临床麻醉与疼痛治疗

（上）

刘晶宇等◎编著

吉林科学技术出版社

图书在版编目（CIP）数据

临床麻醉与疼痛治疗 / 刘晶宇等编著. -- 长春 : 吉林科学技术出版社, 2016.7
ISBN 978-7-5578-1126-6

Ⅰ. ①临… Ⅱ. ①刘… Ⅲ. ①麻醉学②疼痛一诊疗 Ⅳ. ①R614②R441.1

中国版本图书馆CIP数据核字(2016)第168326号

临床麻醉与疼痛治疗
LINCHUANG MAZUI YU TENGTONG ZHILIAO

编　　著　刘晶宇等
出 版 人　李　梁
责任编辑　隋云平　端金香
封面设计　长春创意广告图文制作有限责任公司
制　　版　长春创意广告图文制作有限责任公司
开　　本　787mm×1092mm　1/16
字　　数　1000千字
印　　张　42.5
版　　次　2016年10月第1版
印　　次　2017年6月第1版第2次印刷

出　　版　吉林科学技术出版社
发　　行　吉林科学技术出版社
地　　址　长春市人民大街4646号
邮　　编　130021
发行部电话/传真　0431-85635177　85651759　85651628
85652585　85635176
储运部电话　0431-86059116
编辑部电话　0431-86037565
网　　址　www.jlstp.net
印　　刷　虎彩印艺股份有限公司

书　　号　ISBN 978-7-5578-1126-6
定　　价　170.00元
如有印装质量问题　可寄出版社调换
因本书作者较多，联系未果，如作者看到此声明，请尽快来电或来函与编辑部联系，以便商洽相应稿酬支付事宜。

编　委　会

主　编

刘晶宇　东营市人民医院

刘海旭　滕州市中医医院

侯贺胜　枣庄市台儿庄区人民医院

李华平　中国人民解放军第一五二中心医院

于新平　安阳市第八人民医院

宋正亮　盐城市妇幼保健院

副主编

肖志强　湖北省荆门市中医医院（荆门石化医院）

曾江波　湖北省钟祥市中医院

李虎星　温县第二人民医院

韩裕权　湖北省宜昌市第三人民医院

赵　艳　海军青岛第一疗养院第二疗养区

李　静　焦作妇幼保健院

编　委（按姓氏拼音字母排序）

程　俊　崔彦虎　邓彩英　韩裕权

侯贺胜　雷亨发　李虎星　李华平

李　静　刘海旭　刘晶宇　孟宏伟

宋正亮　王　治　肖志强　于新平

赵　艳　曾江波

前　言

麻醉学是一门研究临床麻醉、生命机能调控、麻醉生理学、监测诊疗和疼痛治疗的学科，其中，麻醉与疼痛诊疗的关系尤为密切。鉴于此，我们特组织一批经验丰富的专家及工作在一线的麻醉医师在总结自身多年经验的基础上，参考国内外大量相关文献资料，著成本书。希望本书的顺利出版，能为大家的日常工作提供些许便利。

全书围绕麻醉与疼痛相关理论与临床进展，较为全面的阐述了麻醉与疼痛相关的基本理论、专科麻醉监测与治疗以及麻醉前病情的估计与准备，同时还介绍了临床中广泛应用的全身麻醉、局部麻醉、椎管内麻醉、静脉麻醉靶控技术等，并对临床常见疼痛进行了详细讨论，包括术后疼痛、急性疼痛、癌痛、腹部、盆腔、会阴痛及特殊疼痛等。在对内容的选取上，既力求丰富广泛，又突出重点，注重其实用性。在文字的表达上，力求简明扼要，通俗易懂，便于理解和记忆。

在本书的编写过程中，虽然每章节内容均经反复认真推敲方得以定稿，但由于每位编者的构思方式和撰稿风格不尽相同，加之编写时间仓促，书中难免会存在些许疏漏或欠妥之处，衷心希望诸位同道不吝斧正，以期再版时修订完善。

目　　录

第一章　绪论

第一节　概述

麻醉学是研究消除手术疼痛，保证患者安全，为手术创造良好条件的一门学科。它是近代临床医学中的一门重要学科。现代麻醉学是临床医学发展最快的学科之一，其发展突破了麻醉原有的领域，包括对手术麻醉期间患者的生命活动和生理功能（如心跳、呼吸、血压和代谢）进行监测、调控和支持，已成为一门研究临床麻醉、镇痛、生命复苏及重症监测治疗的临床二级学科，是医院的一级临床科室。

一、麻醉工作的特点

1.重要性　实践已充分证明近代麻醉学在医学中的重要作用，特别是近20年来近代麻醉专业的巨大发展，对医院许多业务技术建设和救治危重濒死患者起着重大作用，手术禁区的突破，外科学的长足进步和危重患者病死率的降低等成就，无一不是在麻醉学的发展下获得的。这使麻醉学发展成为临床二级学科。

2.专业性　麻醉学是一门完全独立的、专业性极强的、理论性全面的学科。它集中了基础医学、临床医学、生物工程学及多种边缘学科中有关麻醉学的基本理论和工程技术，形成麻醉学自身的理论和技术体系，成为具有多学科理论和技术的综合性学科。其发展趋势是精细的专业分工和多学科的综合统一。麻醉专业是其他学科替代不了的。然而，随着医学科学的发展，麻醉专业与其他学科专业的关系将更加密切，在实践中互相促进，共同提高。

3.实践性　麻醉学是一门理论性很强的应用学科，更是一门实践性很强的学科。麻醉的各项专业知识和技术操作必须要过得硬。无论是麻醉操作，还是手术前、中、后患者的安全维护；无论是急救与生命复苏，还是疼痛治疗；无论是对解除患者痛苦，还是使生命起死回生等诸方面，都发挥着重要的独特作用，是其他科医师代替不了的。

4.机动性　麻醉学与急救医学密切相关，是一门研究死亡与复苏规律的学科。在一定意义上讲，麻醉科是一个急救性科室，突发性任务多，担负着医院内外的急救和复苏任务。在医院应急任务中，均少不了麻醉科医师，且都是接到命令后立即出发的紧急急救任务。

5.连续性　麻醉科又是医院里工作极其辛苦的科室，承担着紧张而繁重的手术麻醉任务，不分昼夜地开展平、急症手术麻醉、抢救危重患者的生命。麻醉科医师长时间不知疲倦地连续进行麻醉工作，常常是无上班和下班之分，既是无名英雄，又要担当极大的麻醉风险。

6.被动性　麻醉工作性质被动性强。一是手术患者的病情是复杂的，对药物的耐受性也存在着个体差异。二是对于外科手术一天有多少，急症手术到底什么时候来，手术患者的思想情况等，麻醉科医师知之甚少，不好预见，给工作带来很多困难和被动性。提高责任心，加强科学性，克服盲目性；增强计划性，以变被动性为主动性，做好麻醉工作。

7.风险性　麻醉科是医院中风险最大的科室，这是由麻醉科所承担的任务及工作性质所决定的。麻醉医师被誉为“生命的保护神”，负责着患者术中的生命安全，麻醉专业是医院的高风险专业，医疗事故及意外较多。麻醉医师要承受巨大压力，责任非常重大。无论复杂的大手术，还是简单的小手术，凡麻醉都具有危险性。因此，麻醉科医师必须加强学习，开阔思路，坚持制度，随机应变，克服各种困难；加强监测和观察，包括监测报警等新仪器的应用，控制手术患者的生命活动，以提高麻醉疗效。

二、麻醉工作的范围

麻醉学的内涵在发展中不断丰富、延伸、拓展，正向着更广泛的医学领域渗透，麻醉医师的工作已从手术室走到医院的各个科室，工作范围在不断扩大，任务日益繁重。

1.手术麻醉

(1)实施麻醉：这是麻醉科的最基本任务，消除手术疼痛，确保患者安全和手术顺利进行，以满足手术需要。

(2)围术期管理：麻醉医师的工作贯穿在手术的全过程。麻醉前访视，与受术者沟通、交流，要对患者全身情况和重要器官生理功能做出恰当评估，并尽可能加以维护和纠正，这是外科手术治疗学的重要环节，也是麻醉工作的主要内容。麻醉期间要确保麻醉效果满意、安全、无痛；麻醉恢复期要迅速让受术者脱离麻醉状态，有效地预防术后疼痛，要防治恢复期并发症。

2.管理麻醉　恢复室和重症监护治疗病房(ICU)在有条件的单位，麻醉科医师单独管理或和病室医师一起直接参与、共同管理。

3.急救复苏　麻醉科是医院保障医疗安全的关键学科，麻醉科急救复苏和重症监护治疗的水平高低体现了医院的整体医疗水平。

(1)参加抢救：平时应备好急救器材(用具及仪器)，由值班麻醉医师协助各临床科及门诊的各种场所中的病人进行复苏及危重患者的抢救工作，并作好麻醉抢救复苏记录。

(2)组织复苏：麻醉医师应充分利用所掌握的专业知识和技术，在各种场所的复苏抢救中发挥应有的作用。

4.麻醉治疗　麻醉科开展疼痛门诊和病房，协助有关临床科室辅助治疗有关疾病，在麻醉的疼痛治疗中发挥专业优势。

(1)协助有关临床科室开展医疗活动，如应用硬膜外麻醉治疗麻痹性肠梗阻、血管神经性水肿及胃肠功能紊乱等。

(2)各种急慢性疼痛治疗，包括顽固性癌痛，可运用麻醉技术和镇痛性药相结合的方法治疗。

(3)应用麻醉技术在产房进行无痛分娩。

(4)在内镜检查、心导管检查、脑血管造影、放射介入治疗室、人工流产室及拔牙术等为病人镇静、镇痛，使患者在舒适的无痛苦的状态下进行检查、治疗。

5.其他工作　做好训练、科研等工作。

(1)按分工负责麻醉记录单的整理、登记及保管工作。

(2)麻醉机、监测仪器及药品的保管，麻醉后及时清洗麻醉用具，定期检查维修，及时更换失灵的部件，定期及时补充麻醉药品及氧气等，按规定管理。

(3)规范化住院医师培训。对毕业实习生、麻醉进修生进行培训及技术指导。

(4)协助处理体系单位的疑难麻醉工作。

(5)负责本单位的麻醉基本知识普及和麻醉技术培训，为战时麻醉工作做好准备。

(6)积极参加业务学习和科研工作，开展临床创新性临床研究等。

三、麻醉工作的程序

对每例手术患者都分配一名麻醉科医师施行麻醉，围术期麻醉工作分为3个阶段：

(一)麻醉前准备阶段

加强麻醉科医师和患者的交流，有利于提高患者对麻醉和麻醉科医师的认识及了解。了解并调整患者各器官功能，使之处于最佳状态，与手术医师共同做好患者必要的术前准备。

1.术前会诊　主要涉及患者情况、手术特点、麻醉处理、生命复苏、呼吸管理、休克抢救、镇痛治疗及呼吸机使用等。

2.术前访视　手术前1天到病房，全面了解病情，阅读病历，检查患者，了解手术的目的，发现对麻醉构成威胁的因素，对实验室检查项目、生理指标、器官功能等做出正确估计。

3.特殊处理　了解患者治疗用药史及特殊病情，如过度肥胖、昏迷、休克等，应拟订相应应急防治措施，并于术前1天晚9时前向上级医师汇报。

4.麻醉准备　认真仔细地准备并检查麻醉用药、麻醉器械、监测仪器和急救设备等。

5.书写预案　将麻醉工作预案和术中治疗预案书写出来，贴到手术室墙上，以便沟通与实施。

6.麻醉前知情协议书签字　有关患者潜在的麻醉安全与危险，手术的益处及可能出现的异常情况，应实事求是地向领导、上级医师或家属交代清楚。提高患者对麻醉和手术的知情权，了解麻醉医师对保障手术安全所起的重要作用；了解本次麻醉情况，包括麻醉期间难免会发生的某些特殊情况及并发症，麻醉的危险性及意外。解释清楚并取得家属和患者的理解和支持后签字。知情同意是《医疗事故处理条例》中明确规定的必须执行的医疗程序。详见附：

附　麻醉知情协议同意书

患者××拟在××麻醉下行手术治疗，麻醉科医师将本着高度负责的精神，严肃认真地进行各项操作，但有可能出现以下情况：

(1)更改麻醉方法和用药。麻醉科医师可根据手术需要更改麻醉方法；必要时，可能应用不在社保范围之内的贵重材料和药品。

(2)麻醉并发症：

①神经阻滞麻醉：局麻药中毒、出血、气胸、神经损伤、椎管内麻醉等。

②椎管内麻醉：头痛、腰背痛、神经根损伤、脑神经症状、全脊髓麻醉、硬膜外血肿、感染、脓肿、导管折断，甚至截瘫。

③全身麻醉：因插管困难致气道损伤(唇、牙齿、咽喉、气管等)、喉痉挛、支气管痉挛、误吸、呼吸抑制、肺不张、肺栓塞、张力性气胸、脑血管意外、循环衰竭、苏醒延迟、术后声嘶等。

④动静脉穿刺：出血、血肿形成、栓塞、气胸、心律失常、感染、循环衰竭等。

(3)麻醉意外：窒息、过敏、呼吸心搏骤停。

(4)麻醉不良反应：术后出现恶心、呕吐、嗜睡、烦躁或其他精神症状。

(5)镇痛用药：麻醉作用消退后，患者常常出现较严重的疼痛，而术后镇痛需要特殊的材料和药物，可能增加住院费用，患者可根据自身经济情况决定是否应用(需要、不需要)。

如患者、家属或单位代表完全明白麻醉是保证手术顺利的重要环节，对上述情况表示理解，同意进行麻醉，请签署意见及姓名。

意见：

患者(家属)签字： 与患者关系：

麻醉科医师：

年 月 日

7.麻醉前复查　核对患者姓名、检查麻醉前用药的实施情况；先测量体温、血压、脉搏和呼吸，若所测数值在正常范围内，开始麻醉。

(二)麻醉实施阶段

按照具体患者的麻醉工作计划和预案，正确执行麻醉操作规程，尽量减少或避免创伤，以保证麻醉效果和术中安全。

1.执行麻醉操作规程　开放静脉，连接监测仪，检查麻醉机、氧气、吸引器、麻醉气体、气管插管盘。按计划实施麻醉诱导、穿刺、插管等操作，麻醉操作应稳、准、轻、快，严格执行麻醉操作规程。

2.保证麻醉效果　与手术医师及手术室护士密切协作，积极为手术创造良好条件，使麻醉效果达到最佳状态，保证患者无痛、安全、安静、无记忆、无不良状态，并满足手术的特殊要求，如低温、低血压、肌肉松弛等。

3.严密观察病情　严守岗位，不擅离职守，严密观察患者情况，掌握麻醉深浅和阻滞平面范围，持续生理监测，按要求记录呼吸、脉搏和血压等生命体征，认真记录手术步骤、患者术中反应、用药及其他特殊处理。如需要时定期检测血型、血气、电解质、血糖等。

4.正确处理生理变化　调节和控制患者生理功能和生理活动，使其处于安全范围内，如采用人工呼吸、控制血压、体温等。必须在短时间内分析判断出各种剧烈生理变化，及时正确处理。防治并发症。

5.做好生理支持 管理好术中输液、输血及治疗用药，维持酸碱平衡，调节输入速度及用量，保证静脉输液通畅，以便使患者更好地耐受麻醉和手术，手术主要步骤结束后，进入麻醉后期管理，逐渐减浅麻醉，使生理指标恢复到安全范围，并为术后康复创造条件。

6.是否保留麻醉导管 手术结束后，即终止麻醉操作，让患者尽早脱离麻醉状态，根据病情考虑是否拔除或保留麻醉插管。

（三）麻醉恢复阶段

待患者生理指标稳定后，安全送回病房或麻醉恢复室，随访观察和完成麻醉总结。

1.认真交接班 决定送回时机后，亲自护送患者回病室、麻醉恢复室或ICU，认真向病室接班医师及接班护士交代术中情况、麻醉后注意事项，并提出有关术后治疗、处理及监测建议。如继续呼吸、循环功能支持、继续进行脑保护、术后监测及术后镇痛等。

2.随访观察 术后继续随访观察1～3d，协助预防和处理麻醉后有关并发症。

3.完成麻醉总结 全部麻醉工作完成后，应做好麻醉后的总结和记录单登记、保管工作。参加有关术后讨论，对于特殊和死亡病例，组织病例讨论，总结经验教训。

四、麻醉急救与复苏

非上班时间内急诊手术麻醉及危重患者抢救，由值班麻醉科医师负责处理。随时做好急诊手术的麻醉和抢救工作。一切处置要在安全的基础上实施，如果处理有困难时，立即报告上级医师。值班期间，严守岗位，随叫随到。需麻醉医师参与急救与复苏的危重濒死患者主要有以下种类：

1.呼吸功能衰竭 如严重肺部疾病，成人呼吸窘迫综合征、中枢呼吸抑制及呼吸麻痹等。

2.呼吸系统急症 有气道阻塞、窒息、呼吸停止（包括新生儿复苏）等。

3.气体中毒 包括一氧化碳、毒气等。

4.休克 包括低血容量性、心源性、分布失常性和阻塞性等休克。

5.循环骤停及复苏后治疗 包括脑缺氧损害后遗症等。

6.药物中毒 如吗啡、巴比妥、地西泮、有机磷和酒精中毒等。

7.肾衰竭 如急性肾功能衰竭。

8.烧伤 如大面积烧伤。

9.脑部疾病 如脑外伤、出血和栓塞等。

10.意外事件 如电击伤、溺水和窒息等。

11.严重心血管病 如心肌梗死、心肌炎、冠心病及严重心律失常等。

12.自然灾害 如地震等引起的挤压伤等。

五、麻醉医师的素质要求

1.思想素质好　良好的思想素质表现在医德医风好，树立全心全意为患者服务的思想，发扬救死扶伤的精神；有高度的责任心；愿意献身于麻醉事业，艰苦创业，不争名利地位，甘当无名英雄，安心本职工作；遇到困难，敢于负责，勇挑重担，任劳任怨，不怕疲劳和辛苦，积极做好工作。

2.资格认可　必须是受过医学教育和专门训练、有能力、被认可的医学专业人员。麻醉专业思想牢固，掌握唯物辩证法。既重视理论，又注重实践，养成分析的习惯，善于抓住主要矛盾。学会全面地看问题，对具体情况进行具体分析，正确处理一般和特殊的关系。

3.医术精湛　包括丰富的临床经验和纯熟的操作能力。通过临床实践和不断学习、不断提高业务技术，熟练而灵活地掌握各项麻醉技能和操作能力。如气管内插管、硬膜外穿刺及神经阻滞等基本操作，掌握动、静脉穿刺术及中心静脉置管术。有条件的专科医院还应掌握肺动脉插管、经食管超声心动图、听觉诱发电位及脑电图等特殊监测方法，会使用电脑监测系统。能正确使用心脏起搏、除颤器。根据病情变化，对于围术期的安全维护、并发症诊断的及时性、处理的准确性、抢救技巧及动作的协调性及灵活性，以及各种用药的合理性等，都能达到掌握并运用自如。

4.理论知识扎实　现代麻醉学是建立在基础医学和临床医学的广泛基础上的边缘性学科。麻醉科医师首先是一名全科医师，其次才是麻醉科医师。不仅要有熟练的麻醉技术和熟悉各种急救措施的临床工作能力，而且还要有扎实的基础医学知识和丰富的临床医学知识；要懂得内、外、妇、儿等一般临床医学知识，特别还应具有麻醉的解剖、生理、生化和药理等基础医学知识，以及先进的边缘学科知识，包括统计、微量分析、自控遥控、参数处理、电子计算机等知识；了解各种手术的主要操作步骤和对麻醉的要求，也了解一些内科疾患与麻醉的关系；不仅知识渊博，还须灵活掌握处理各方面的突发事件、高危事件的能力，也就是既懂科学，又有技艺；要不断学习国内的新知识和掌握新技术、新技能，还须学好外文，借鉴国外先进经验。根深叶必茂。

5.严谨机敏　麻醉医师平时要注意养成严肃、严格和严谨的工作作风。在日常医疗、教学和科研工作中，养成对工作认真负责、一丝不苟的工作态度。工作中要有计划性和预见性，思想敏捷，能机敏地观察问题，及时发现，果断处理。对于麻醉和手术中常遇到的意外事件，既大胆又谨慎，紧张而有秩序，冷静沉着，避免慌张，既有心理和药物准备，又能正确判断和妥善处理。提高应付突发事件的反应能力，严防差错事故发生。

6.沟通能力和团结协作　医师之间应有良好的同事关系，一项手术的成功，是许多人密切配合、通力合作的结果，是集体智慧和劳动的结晶。施行外科手术麻醉或抢救危重患者也不是一个人能完成的，需要各方面的相互配合，才能完成任务。麻醉科医师应及时与手术医师、上级医师和领导沟通，和科室的医师建立良好的合作关系。和外科医师术前协商，团结协作，术中主动配合，谦虚谨慎，虚心听取意见，遇到问题时，能坚持正确的意见和原则，又能虚心听取不同的意见，正确处理分歧意见，不断改进工作。

7.钻研创新　重视调查研究,注意积累资料,认真总结经验教训,不断提高科学技术水平。借鉴他人的经验,运用先进的理论指导临床实践,实事求是地结合具体情况做好每一例麻醉。通过临床实践,不断提高认识。临床医疗工作是进行科研的基础,只要坚持不懈,不断开拓创新,就能总结出新经验,甚至提出新的理论学说,为我国麻醉事业的现代化作出应有的贡献。

8.体魄强健　麻醉工作任务重,要有一定数量和业务能力强的麻醉队伍,且要有健康的身体。麻醉科医师要拥有很好的身体素质,才能够胜任长时间的连台手术麻醉工作。

(宋正亮)

第二节　麻醉科的组织、设备及常备用药

一、组织

1.科室设立　一般的综合医院应设立麻醉科。在省级以上医院的麻醉科内要建立麻醉实验室。

2.人员编配数量　麻醉医师人数必须与外科等手术科室的床位数、人员数以及手术台数相适应。县和市级医院手术台与麻醉科医师人数的比例,至少应达1∶1.5;省级医院及500张床位以上的综合性医院手术台与麻醉科医师比例,至少应达到1∶1.5～2.0。如成立麻醉恢复室或ICU,则视床位和收治范围另行定编。教学医院按科内编制总数,每10人增加麻醉科医师1或2人。另外需配备一定数量的辅助人员,包括技师、检验师等。

3.人员结构及职责　经过系统的专业训练,有较高的理论和技术水平。在职称方面,医师、主治医师、副主任医师和主任医师(医学院校则为助教、讲师、副教授和教授)都应有。麻醉科护士负责麻醉科药品和器械的管理,在麻醉科医师的指导下进行以技术操作为主的一般性麻醉管理,担任麻醉科医师的助手。各级麻醉人员均胜任工作职责。

4.基础设施　设有办公室、麻醉准备室、储藏室、实验室、男女值班室、麻醉研究室、麻醉恢复室和ICU。

5.组织工作　形成医、教、研三者的统一体。不断应用医学新成果和麻醉新器械。开展临床创新工作,发挥自己聪明才智,保证麻醉科整体医疗质量,提高麻醉安全性。

二、设备

1.麻醉给药设备　麻醉机包括普通麻醉机、多功能综合型麻醉机、微量注射泵等。

2.气管插管用具　包括喉镜、气管导管、套囊、管芯及各种接头等。

3.血压计　立式、表式和电子自动式等。

4.必备用品　如听诊器、手电筒、光源、麻醉记录台和吸引装置等。

5.各种穿刺针　包括神经阻滞、腰椎穿刺和硬膜外等穿刺针,硬膜外导管。

6.全麻附件　如麻醉面罩、开口器、舌钳、通气管(道)、滴瓶、钠石灰罐和简易呼吸器等。

7.监测设备　无创性血压计、脉搏监测仪;有创性血流动力学监测仪;脉搏血氧饱和度监测仪;呼吸末 CO_2 浓度监测仪;神经肌肉阻滞监测仪;电子测温监测仪;心电图监测除颤仪(应附有示波、起搏、除颤和记录装置);呼吸容量测定仪和神经刺激仪等。

8.支持器材　氧气、自动充气囊、人工呼吸机;纤维光束喉镜或纤维支气管镜;针头、注射器、套管针等。

9.需配备的设备　在有条件的单位,麻醉科应有以下配备:生化血气分析仪;呼吸气体分析仪;脑电图机;热交换器等。

10.其他　电冰箱、温度计等。

三、常备用药

1.麻醉药

(1)吸入麻醉药:氧化亚氮、氟烷、恩氟烷和异氟烷、地氟烷和七氟烷等。

(2)静脉麻醉药:硫喷妥钠、地西泮、咪达唑仑、羟丁酸钠(γ-OH)、氯胺酮、丙泮尼地(普尔安)、羟孕酮酯钠、阿法多龙、依托咪酯和丙泊酚等。

(3)局部麻醉药:可卡因、普鲁卡因、丁卡因、利多卡因、布比卡因、辛可卡因、氯普鲁卡因和罗哌卡因等。

(4)肌肉松弛药及对抗药:琥珀胆碱、筒箭毒碱、戈拉碘铵、氨酰胆碱、泮库溴铵、哌库溴铵、阿库氯铵、阿曲库铵和维库溴铵、罗库溴铵、杜什溴铵、米库氯铵等。肌松药的拮抗药有新斯的明、依酚氯铵、加兰他明、吡哆斯的明等。

(5)镇痛药及对抗药:吗啡、哌替啶、芬太尼、舒芬太尼、曲马朵、瑞芬太尼、美沙酮、丁丙诺非、喷他佐辛、丙烯吗啡、纳洛酮、丙烯左吗喃和纳曲酮等。

(6)降压药:硝普钠、樟磺咪芬、硝酸甘油、三磷腺苷、尼卡地平、六甲溴铵、酚妥拉明、拉贝洛尔和乌拉地尔等。

(7)镇静催眠药:苯巴比妥钠、异戊巴比妥钠(阿米妥)、戊巴比妥钠和司可巴比妥(速可眠)。

(8)神经安定药:氯丙嗪、异丙嗪、乙酰丙嗪、氟哌啶醇、氟哌利多、利血平等。

2.急救药

(1)抗胆碱药:阿托品、东莨菪碱等。

(2)强心药:毛花苷C、毒毛花苷K和地高辛等。

(3)升压药:肾上腺素、去甲肾上腺素、异丙肾上腺素、麻黄碱、甲氧明、间羟胺、氨力农、去氧肾上腺素、多培沙明和多巴胺等。

(4)中枢兴奋药:尼可刹米、咖啡因、洛贝林、野靛碱、多沙普仑、二甲弗林、戊四氮和哌甲酯。

(5)抗心律失常药:普萘洛尔(心得安)、美托洛尔、艾司洛尔和维拉帕米等。

(6)扩冠药:亚硝酸异戊酯和硝苯地平等。

(7)止血药:酚磺乙胺、氨甲苯酸和巴曲酶等。

(8)纠酸药:碳酸氢钠、乳酸钠等。

(9)脱水药:甘露醇、山梨醇等。

(10)利尿药:呋塞米、依他尼酸等。

(11)抗高血压药:硝酸甘油、乌拉地尔、可乐定、利血平、硝普钠和尼卡地平等。

3.其他常备药

(1)晶体液;生理盐水、复方氯化钠、平衡盐液、氯化钾、氯化钙、葡萄糖酸钙、镁剂、高张溶液等。

(2)大液体:如葡萄糖类。

(3)抗凝血剂:肝素、枸橼酸钠和华法林等。

(4)激素类:氢化可的松、地塞米松等。

(5)血浆代用品:右旋糖酐、羟乙基淀粉(代血浆)、明胶制剂、聚明胶肽(血代)等。

麻醉药品和精神药品按"四专"加强管理,即专人、专柜加锁、专册登记、专用处方。

(宋正亮)

第三节　围麻醉、手术期间病人各项生理参数的监测

一、监测目的和项目

围麻醉、手术期间监测,旨在维护病人各项生理参数在正常范围,是保障病人麻醉安全,提高麻醉质量的重要措施。必须指出,无论使用什么监测手段,都需由训练有素的麻醉医师对各种监测结果及其变化作出恰当分析,并迅速采取正确的预防和治疗措施。

美国麻醉医师协会(ASA)提出,麻醉期间必需的五项基本监测包括心电图(ECG)、血压(BP)、脉搏氧饱和度(SpO_2)、体温(T)以及呼气末二氧化碳浓度($P_{ET}CO_2$),这些监测项目简便实用,是我国各级医院临床麻醉监测的基础。

二、监测方法

(一)全身情况的监测

指对病人的全身状况进行概括性观察和检查,包括对一般发育情况、营养状况的评估,皮肤颜色、弹性观察和体温、尿量等的监测。这些项目不仅是麻醉前病人评估的重要内容,也适用于麻醉和手术期间病情分析。

1.营养状况　营养良好是指病人具有黏膜红润、皮肤光泽、弹性良好、皮下脂肪丰满、指甲、毛发润泽等特征,而营养不良则是病人皮肤黏膜干燥、弹性减低、皮下脂肪菲薄、肌肉松弛无力、指甲粗糙、毛发稀疏,介于二者之间者为营养中等。术前应了解病人近期体重的变化,对于过度消瘦或存在过度肥胖的病人要警惕术中可能发生呼吸、循环系统意外事件。

2.皮肤　皮肤黏膜苍白常由贫血、末梢毛细血管痉挛引起;皮肤发红见于发热、使用阿托品及真性红细胞增多症和 Cushing 综合征病人;紫绀是缺氧致还原血红蛋白增多所造成的;皮

肤出血点见于出血性疾病和重症感染；荨麻疹是过敏反应的重要标志。

体内水平衡状态可通过皮肤观察：脱水时皮肤弹性降低；全身水潴留可表现为凹陷性水肿，轻度者仅见于眼眶、胫前和踝部，中度者全身疏松组织均可见，重度者全身组织严重水肿，低部皮肤紧张发亮，甚至有液体渗出，伴胸腹腔及鞘膜腔积液。

3.体温监测

(1)影响体温的因素：手术和麻醉期间很多因素可能影响体温。①室温：可直接影响病人体温，尤其是对老年病人或小儿，由于自身的体温调节功能较差，因此应将手术室和麻醉恢复室温度控制在一个较恒定的水平。推荐成人手术时室温一般需要超过23℃，婴儿手术可能需要维持室温在26℃以上以维持病人的正常体温。②麻醉方法和麻醉药物：全身麻醉药抑制体温调节中枢，减弱自主神经系统的温度调控能力，使温觉反应阈值轻度升高，冷觉反应阈值下降，导致阈值范围由正常的0.2℃增加到2～4℃，因此全麻病人更易受环境温度影响。椎管内麻醉时，病人的自主性温度调节功能减弱，易于产生低中心体温，表现为术中寒战而无寒冷感觉。颠茄类药、交感神经兴奋药以及较大剂量局麻药物可使体温升高。③胸腹腔大手术野和体腔较长时间暴露、冷液体擦拭、冲洗或输注、输注未经加温的库血均可使体温降低。④敷料覆盖下实施长时间的头面部手术、手术室内热辐射、光照射以及使用的电热毯、加温器等均可影响病人体温，此外术中骨水泥的应用可使局部温度达50℃。⑤病人本身存在严重的败血症、甲亢、破伤风等惊厥性疾病、血型不合输血、脑损伤、变态反应、恶性高热等可导致体温升高。

(2)体温监测方法

1)测温部位：人体各部位温度并不一致，仅体表各部位皮温就可有很大差别，但机体中心温度(如鼓膜、肺动脉、食管远端和鼻咽部)比较稳定，正常范围为36～37.5℃。中心温度监测可适用于大多数全身麻醉病人，麻醉期间用于监测体温的部位包括：①腋窝温度，一般认为比口腔温度低0.3～0.5℃，比直肠温度低0.55℃。②直肠温度，测出的温度与中心体温相差约10℃。放置温度计时注意水银头应超过肛门6cm，否则测量结果不准确。③鼻咽温度和深部鼻腔温度，这两处是目前监测体内温度最常用的部位，但可能受到呼吸气体温度的影响。放置体温计必须轻柔，勿损伤鼻黏膜。④食管温度，体温计探头应放置于食管的下1/3，相当于心房平面，可直接反映中心体温或主动脉血温度。⑤鼓膜温度，鼓膜温度可准确的反映脑温，是测试中心温度的理想方法，但有引起外耳道出血或鼓膜穿孔的风险。⑥肌肉测温，恶性高热发作前，肌肉温度的升高往往先于其他部位，故已有人设计针式温度测量器，可刺入三角肌连续监测肌肉温度，适用于有特殊指征的病人。⑦膀胱温度，在心脏手术中，有人选择膀胱作为温度监测部位，但易于受到尿量的影响，尿流量少时，膀胱温度等于直肠温度，而尿量较大时则等于中心温度。

2)温度计：传统的玻璃管型汞温度计已基本被热敏电阻或热电偶温度计所取代，常用作多导监测仪上体温监测的探头，其他临床使用的温度计包括液晶温度计、深部温度计、红外线温度计等。

(3)体温监测适应证：体温监测的适应证包括婴幼儿、老年人、发热和休克病人、体外循环和低温麻醉、恶性高热以及有自主神经功能障碍的病人，此外当全身麻醉超过30分钟或手术时间超过1小时的病人应监测中心体温，在区域麻醉期间如怀疑有体温改变时应监测温度，除非手术需要，应维持病人的中心温度在36℃以上。

4.尿量监测　尿量不仅可反映肾功能状态，而且反映血容量和器官灌注等情况，故对较大或较长时间手术以及严重创伤、休克等病人都应留置导尿管作尿量监测。

通常认为成人每小时尿量少于17ml或者每天尿量少于400ml，小儿每小时尿量少于0.8ml/kg或10mL/m^2则为少尿；24小时尿量少于100ml或12小时完全无尿称为无尿。膀胱内置留导尿管不但可以监测尿量，还可测定尿pH、尿比重、尿常规、尿渗透压等。

（二）循环系统的监测

监测方法分为无创性监测和有创性监测两种。

1.无创性循环监测

（1）血压监测

1）手动间歇测压：最常用的部位为上肢肱动脉处，对特殊病人也可采用下肢腘动脉处。一般袖带宽度应为上臂周径的1/2，为12～14cm，小儿袖带宽度应覆盖上臂长度的2/3，太窄的袖带会高估血压。

①触诊法：触诊法是通过触摸脉搏获得收缩压最简单的方法，在低血压、休克或其他听诊有困难的病人可以采用。

②听诊法：最常用的间断手动测压法是听诊科罗特科夫音技术。当血压计袖带缓慢放气时，听诊器在其远端可听到响亮的科氏音，即为收缩压；当科氏音音调突然降低时，压力值即为舒张压。放气速度是影响血压测定的重要因素，缓慢放气（3mmHg/s）以听清科氏音可提高测量的准确性。

2）自动间断测压技术：目前临床广泛使用的自动间断无创血压监测设备，其原理基于振荡技术。动脉搏动最强的压力为平均动脉压，收缩压为压力增加过程中最大值的25％～50％而舒张压是搏动从峰值下降80％时的数值。在进行自动间断无创血压测量时，袖带宽度的选择遵循手动测压的标准，但当危重病人应用标准袖带时往往测量值低于真实的动脉内血压，因此建议对这类病人可选择较小的袖带以提高测量的准确性。自动无创测压装置与有创测压结果相比：在房颤、被测肢体活动、心动过缓等脉搏不规律时，测定时间延长；在低血容量和血管强烈收缩时可能导致测量失败。

3）体积描记法：使用红外线体积描记仪持续测定手指动脉的直径变化，从而持续测定动脉血压。测量的血压值与听诊法和直接动脉测压结果相关性良好。

4）多普勒法：用多普勒探头测定充气袖带远端动脉壁运动的声波频率，从而间接测量血压。其优点是在小儿和低血容量病人中常能准确测得收缩压，缺点是不易准确测定舒张压和平均动脉压。

（2）心电图监测：由于Ⅱ导联电轴与心脏电轴平行，易于观察P波，因此术中一般监测Ⅱ导联。通过心率和心律监测，可及时发现和诊断心律失常、心肌缺血、传导阻滞及电解质紊乱，并可监测起搏器的工作性能。

1）心电图监测的导联系统

①标准导联：标准导联为双极导联，测量的是一对电极之间的电位差。常用的是标准肢体

导联，左上肢(+)→右上肢(−)；左下肢(+)→右上肢(−)；左下肢(+)→左上肢(−)。常规监测一般选用标准Ⅱ导联。加压肢体导联是将各电极通过5000fl的电阻连接，成为中心零电位，它同另一正电极之间的电位差代表实际电位，形成aVR、aVL和aVF。有关心脏电活动的其他信息，还可通过心前区单极导联系统V_1～V_6获得，此时标准电极成为无关电极，探查电极放在胸壁。以上三种导联系统的总和即为标准12导联。

②三电极系统：使用三个电极，心电图通过两个电极之间的双导联获得，第三个电极作为地线，该系统简单方便、易于掌握，但对心肌缺血提供的信息有限。

③改良三电极系统：是对标准双极肢体导联的改良方法，可增大P波振幅，有利于诊断房性心律失常和心肌缺血。

④中心锁骨下导联：将右上肢电极放置在右侧锁骨下，左上肢电极放置在V_5的位置，左下肢电极位置不变。Ⅰ导联用于监测心肌前壁缺血，Ⅱ导联可监测心肌下壁缺血或心律失常，是替代V_5导联监测心肌缺血的最好的方法。

⑤五电极系统：用五个电极记录六个标准肢体导联和一个心前区单极导联(V_5)，所得信息全面，可用以监测心肌不同区域的缺血情况，并可对房性和室性心律失常进行鉴别。

⑥其他：如食管心电图、心腔内心电图、气管心电图等可用于某些特殊情况，有利于诊断和治疗某些特殊心律失常。

2)正常心电图的特征：正常心电图波形包括P波、P-R间期、QRS波群、ST段、T波、Q-T间期和U波等。

P波为心房除极波。时间一般＜0.11秒，振幅在肢体导联＜0.25mV，在胸导联＜0.21mV。P波在Ⅰ、Ⅱ、aVF以及V_3～V_6导联直立，aVR导联倒置，其他导联直立、倒置或双向。

P-R间期为P波起点到QRS波群起点的时间。正常成人P-R间期在0.12～0.20秒，小儿相应缩短。

QRS波群代表心室的除极过程。时间为0.06～0.10秒。QRS波群的振幅在各个导联不同，肢体导联每个QRS波幅低于0.5mV或胸前导联低于0.8mV即为低电压。Ⅰ、Ⅱ、V_4～V_6导联R波直立，aVR及V_1导联R波倒置。V_1、V_2导联无Q波，但可能有QS波，其他导联Q波宽度不应超过0.04秒，深度不应超过R波的1/4。

ST段是指QRS波终点至T波起点之间的线段，反映心室早期复极过程的电位变化。正常ST段为等电位线，任何导联ST段下移不超过0.05mV，抬高不超过0.1mV。

T波是心室复极波。T波方向与QRS主波方向一致，振幅不低于R波的1/10。

Q-T间期为心室由开始激动至完全恢复静止状态的时间。正常应在0.32～0.44秒，其长短与心律快慢有关。

U波为心动周期最后一个小波，常出现在T波后0.02～0.04秒，方向与T波一致，高不超过0.5mV。

以上为正常心电图各波段及其正常值。与正常相对的是，在围麻醉期还可能出现多种心律失常，因此，麻醉医师应具备识别和处理各种心律失常的能力，这也是临床医师的基本素质之一。限于篇幅，心律失常的心电图表现就不做论述，请参阅有关书籍。

3)心率变异性:心率变异性(HRV)分析是测定连续正常心动周期之间的时间变异数,反映心率的变化程度,临床上常用于无创伤地反映自主神经系统的功能状况,是定量测定交感和副交感神经张力的指标。麻醉中可用来判断麻醉深度和评价麻醉药物对自主神经功能的影响等。其常用的分析指标有总功率(TP)、极低频段功率(VLF)、低频段功率(LF)、LF norm、高频段功率(HF)、HF norm、低/高频带成分的功率比值(LF/HF)。其中 LFnorm 和 HFnorm 分别为低频段功率和高频段功率标化的值,其单位为 nu,计算方法是用所测得的 LF 或 HF 功率的绝对值除以总的功率减去 VLF 之差,再乘以 100%,标化的 LF 和 HF 值更能直接正确反映副交感和交感神经张力的变化。

4)手术室内心电监测注意事项:手术室内干扰心电图的因素较多,如 50Hz 灯光电源线、外科电刀和电锯、除颤器、体外循环机等。因此,应注意与电极接触的皮肤电阻应尽可能减到最小,可用酒精预先清洁;所用氯化银电极应保持湿润和不失效。此外,术中安放胸前监护导联应注意:①避开手术野。②避开心前区,以备紧急时安放电极板行电除颤。③监测胸前导联心电图主要显示心律失常,作图形分析则欠满意,尤其是 ST 段、QRS 波形态等可能与常规导联有较大差别。④按设计要求,正极必须在负极左侧或下方,否则会出现倒置图形。⑤病人活动可使图形零乱、基线漂移,但安静后心电图应立即恢复,否则应检查电极是否脱落。⑥电极颜色并未统一规定,应根据每个仪器的要求进行连接。

(3)心排血量和心功能监测:心排血量(CO)是指心脏每分钟将血液泵至周围循环的量。心排血量监测可反映整个循环系统的状况。

1)生物阻抗法:利用心动周期中胸腔电阻抗的变化来测定左心室收缩时间间期和计算每搏量,进而演算出一系列心功能参数。但许多心血管疾病可影响其结果的准确性,如房室间隔缺损、瓣膜疾病、心律失常、全身严重周围动脉硬化等。

2)超声多普勒法:超声心动图是利用声波反射的原理来观察心脏与大血管的结构、形态,了解心房、心室的收缩及舒张功能状况与瓣膜开闭的规律。用超声心动图测量 CO,过去主张测定舒张末期左室内径(D_d)和收缩末期左室内径(D_s),然后按公式计算出每搏量(SV)以及 CO。这种方法误差较大,目前大多主张用超声心动图测量主动脉瓣口大小,多普勒技术测定血液流速,由此计算出 CO,较为准确。经食管超声多普勒技术是目前临床较常用的无创或微创的心排血量监测方法之一,对大多数病人而言,将多普勒传感器探头置于 $T_{5\sim6}$ 椎间隙或第 3 肋骨胸骨交界处(成人食管内距门齿 35cm 左右),可获得最佳的降主动脉多普勒回声,食管多普勒监测技术是一种简单、安全、连续、可靠的无创性监测方法,与肺动脉导管热稀释法的测量结果较为一致,整体偏差小。

3)Fick 部分二氧化碳重复吸入法:利用 CO_2 弥散能力强的特点将其作为指示剂,通过测定短暂的重复吸入引起的 CO_2 生成量和呼气末 CO_2 浓度的改变,根据 Fick 原理计算出 CO。目前仅局限于冠脉搭桥病人等特殊群体的术中监测或术后仍应用机械通气的病人的监测。

2.有创性循环监测

(1)中心静脉压监测技术:中心静脉压(CVP)是指胸腔内上、下腔静脉或右心房内的压力,是衡量右心排血能力的指标。其正常值为 4~12cmH_2O。对某些血流动力学不稳定以及行大手术的病人往往需要进行 CVP 监测。中心静脉置管是监测 CVP 的标准方法,还可用于肺动脉导管置入、经静脉心内起搏、快速输注液体、抽吸静脉气栓、完全胃肠外营养等。

1)中心静脉穿刺径路:通过不同部位的周围静脉可插入导管至中心静脉,可供选择的有颈内静脉,锁骨下静脉、颈外静脉、肘部静脉及大隐静脉、股静脉等,临床上以颈内静脉和锁骨下静脉最常用。

A.颈内静脉穿刺:颈内静脉解剖位置固定,较少变异,容易确认,且不因年龄、胖瘦而改变,穿刺并发症少,是临床上常用的中心静脉穿刺径路,因颈内静脉右侧较左侧粗,与无名静脉所成角度小,左侧有胸导管、胸膜顶亦较高,故临床多选用右颈内静脉插管。穿刺时病人取去枕仰卧位,头低 15°～30°,使静脉充盈,并可减少发生气栓,头后仰并转向对侧。颈短病人及婴幼儿可在肩下垫薄枕。操作者站在病人头前,有三种不同的穿刺径路:①前路:在胸锁乳突肌前缘中点进针,针干与皮肤呈 30°～45°角,针尖指向锁骨中、内 1/3 交界处。穿刺时左手食、中指将该处颈内动脉推向内侧,以免误穿入颈动脉。②中路:于胸锁乳突肌胸骨头和锁骨头交汇点即颈动脉三角顶点进行,将颈动脉推向内侧,针轴与皮肤呈 30°角平行于中线进针,或将针尖指向同侧乳头。此法简便可靠、成功率较高。③后路:在胸锁乳突肌外(后)侧缘中、下 1/3 处或外侧缘与颈外静脉交点后方进针。穿刺时肩部垫高,头尽量转向对侧,针干一般保持水平位,在胸锁乳突肌深部指向胸骨柄上窝进针。

B.锁骨下静脉穿刺:锁骨下静脉是腋静脉的延续,起于第 1 肋外缘,成人长为 3～4cm。因左侧有胸导管,临床亦多选右侧锁骨下静脉穿刺。成人送入导管约 12cm,易固定,可长期置管,偶有血胸、气胸等并发症。穿刺径路分锁骨下和锁骨上两种:①锁骨下径路:病人轻度头低位,双臂内收,头偏向穿刺点对侧,可在同侧肩胛下垫一薄枕,保持锁骨略向前,使锁肋间隙张开以便于进针,在锁骨中点下一横指处或锁骨中、内 1/3 交界处,紧靠锁骨下缘进针。针尖指向胸骨上切迹或甲状软骨下缘,穿刺时尽可能保持针干与胸壁平行,避免进针过深刺破胸膜和肺。②锁骨上径路:病人肩部垫高,头转向对侧显露锁骨上窝。在胸锁乳突肌锁骨头的外侧缘,锁骨上 1cm 处进针,针干与锁骨呈 45°角指向胸锁关节,进针 1.5～2cm 即可进入静脉。

2)操作方法:尽管静脉穿刺径路有所不同,但置管技术基本一致。置入静脉的导管为严格灭菌、软硬适度的导管,置入深度因穿刺部位而异,成人颈部置管 12～18cm,锁骨下置管 10～14cm,上肢或下肢插管可达 30～40cm。目前临床多采用由 Seldinger 推荐的以导引钢丝为基础的血管内穿刺法,可极大的提高中心静脉穿刺的安全性。病人取头低位(如前述),操作时应注意严格无菌,消毒范围上至耳垂、下至锁骨和胸骨切迹;再次确定解剖标志,穿刺点行局部麻醉;首先应用接 5ml 注射器的 22G 探针穿刺确定深静脉位置,当小探针探到深静脉后,改用 18G 或 16G 穿刺针沿相同方向进针,注意进针深度,在进针过程中深静脉很可能被压扁,因此当穿刺针超过预计深度后,应在保持注射器内轻度负压的情况下缓慢退针,直至回血通畅,左手固定穿刺针,右手置入导引钢丝,严格控制导丝置入深度并观察心电图是否发生变化;退出穿刺针后应用扩张器扩张导丝周围皮下组织,将导管套穿导丝置入血管中,退出导丝,导管尾端连接输液、测压装置,并牢固固定于皮肤表面。

(2)中心静脉压置管常见并发症

1)急性心包填塞:多由心脏穿孔引起,与导管过硬、置入过深有关,是最严重的并发症。

2)气胸:当穿刺部位较低、穿刺针置入过深时易于发生。

3)血胸、液胸：穿刺针若将静脉甚至动脉穿透或撕裂，同时又将胸膜刺破，则会发生血胸；若CVP导管误入胸腔或纵隔，随后液体输入会导致胸腔或纵隔积液。

4)空气栓塞：在使用针内管的病人，当取注射器准备插管前可有大量空气进入血管。

5)血肿：常见于误伤动脉而又压迫不及时或者使用抗凝药的病人。

6)感染：导管在体内置留过久可导致血栓性静脉炎，无菌操作欠妥可引起局部或全身感染。

(3)直接动脉压测定技术：直接动脉内穿刺测压可反映血压的瞬时变化，适用于各种需要快速测定血压的情况，如各类危重病人、循环功能不全或低血压、休克需反复测量血压者以及间接测压不准确或无法完成者。除了进行持续血压监测，动脉导管还可提供可靠的血管通路，用于多次采集动脉血标本。外周表浅动脉，只要内径足够大，可扪及搏动，均可作动脉置管测压。一般首选桡动脉，此外腋、肱、尺、股、足背和颞浅动脉均可采用。

1)桡动脉穿刺测压方法：桡动脉穿刺技术简单易行，并发症发生率低，且手部有丰富的侧支循环，因此是最常用的有创测压部位。桡动脉穿刺前常规应先作Allen试验，即压迫桡动脉观察同侧尺动脉供血是否通畅。若尺动脉供血不良则不宜作桡动脉穿刺插管。常选用左侧桡动脉。穿刺时病人取仰卧位，腕部和手部轻度背伸，手部固定不动。轻触诊确定桡动脉的位置和走向。常规消毒皮肤，在桡动脉搏动最明显处作局部浸润麻醉，然后用外套管穿刺针对准桡动脉搏动处穿刺，针身与皮肤呈30°～45°角，当有鲜红色血液喷射至针蒂内，将针干压低10°，再进针2～3mm，退出针芯将套管送入血管，尾端连接测压装置和含肝素(6～10U/ml)的生理盐水，注意间断用肝素冲洗以防管腔堵塞。

2)直接动脉压监测的并发症：尽管动脉穿刺置管引起的血管并发症较少，但在某些特殊情况下，如病人存在血管痉挛性动脉疾病、曾经发生过动脉损伤、正在应用大剂量血管收缩药或需要长时间留置导管时，可增加发生并发症的风险。临床常见的与直接动脉测压有关的并发症包括肢体远端缺血、假性动脉瘤、动静脉瘘、出血、动脉血栓形成、感染、外周神经损伤等。

3)压力监测系统：动脉压力监测系统包括动脉导管、压力延长管、三通开关、压力传感器、持续冲洗装置和连接监护仪的线路。当病人处于仰卧位时，传感器最常放置于腋中线的中胸部水平，以便于观察，而放置在第4肋间隙胸骨下5cm水平可减少静水压的影响，更准确地进行压力监测。对于处于坐位的神经外科手术病人，将传感器置于耳部可准确估计脑灌注压，此时记录的动脉压低于心脏水平的血压，两者之差等于两个高度静水压的差值。

(4)肺动脉导管监测：危重病人通过肺动脉导管可测得一系列血流动力学指标，包括心排血量、混合静脉血氧饱和度、肺动脉舒张压和肺动脉楔压。通过这些压力参数的测定，不仅可对左心室充盈压进行评估，而且可指导液体管理及血管活性药物的应用。肺动脉导管监测主要适用于围术期可能发生剧烈的血流动力学变化从而产生严重并发症的择期手术病人或术前存在严重的心肺疾病而术中有可能发生高危不良事件的病人。

1)肺动脉置管技术：任何可进行中心静脉穿刺置管的部位，都可置入肺动脉导管。由于经右侧颈内静脉到达右心腔的距离最短，因此临床多选择此处穿刺放置肺动脉导管。导管置入前的操作过程与中心静脉穿刺置管相同，当放置导引钢丝后，扩张器扩开皮肤及皮下组织，放入大号引导鞘，拔出导丝，将引导鞘固定于皮肤上，侧孔连接输注液体。标准的肺动脉导管包括4个腔,一个腔开口于导管尖端用于监测肺动脉压,另一腔侧开口于距离导管尖端30cm处用于监测中心静脉压及输注液体和药物,第三腔与导管尖端附近的乳胶气囊相通,第四腔内含细导丝连接气囊旁的温度热敏电阻用于监测肺动脉血温。将肺动脉导管与压力传感器相连,套上无菌护套,肺动脉导管经引导鞘放入后,在床旁监护仪的波形监测下,充满气体的套囊可漂浮过右心,引导导管到达肺动脉的合适位置。在整个监测期间应严密监测肺动脉压力波形,以确保导管处于正确的位置,并降低肺血管损伤的风险。从右侧颈内静脉置入肺动脉导管,到达肺动脉的距离应为40～45cm,到达楔入的位置应为45～55cm,但以上仅为参考值,准确定位导管位置需要依靠波形分析以及X线胸片。

2)肺动脉导管监测的并发症:应用肺动脉导管可导致各种并发症,在导管置入过程中可能出现各种心律失常甚至心室纤颤,在导管留置期间可能出现导管打结、血栓栓塞、肺梗死、感染、心内膜炎、心脏瓣膜损伤、肺动脉损伤、肺动脉假性动脉瘤等。

(三)呼吸系统的监测

1.呼吸频率和呼吸音　麻醉期间(尤其是小儿麻醉)应常规监测呼吸频率和呼吸音,临床上通常采用胸前或食管听诊器进行监测。呼吸频率即每分钟呼吸次数,正常成人平静呼吸时呼吸频率为16～18次。但在吸入纯氧时为防止过度通气,在保证足够有效通气量的前提下一般将控制呼吸频率设为10～15次/分。

2.潮气量　潮气量是指平静呼吸时每次吸入或呼出的气体量,平均值男性600ml,女性490ml。根据体重可以计算出VT_1约为10ml/kg。

3.气道压　气道压力包括气道峰压和平台压。目前使用的气道压力监测装置有金属气鼓表或测压仪和压力传感器数字式测压计,后者设高低限报警,较为灵敏。机械通气时一般负压不低于$-5cmH_2O$,正压不高于$+20cmH_2O$。

4.血气监测　围麻醉期的呼吸管理目的在于维持呼吸功能的稳定和确保充分的组织供氧,对病人呼吸状态的全面判断,主要依赖于血气分析,病人的通气、换气、血流及呼吸动力学等方面发生的障碍都会导致血气变化,因此动脉血气分析是测定呼吸功能的重要指标。

(1)动脉血气分析:动脉血气分析包括O_2和CO_2分压、氢离子浓度测定等,它能直接反映肺换气功能状况以及酸碱平衡等。现将成人动脉血气正常参考值列表。

(2)脉搏血氧饱和度(SpO_2)监测:脉搏氧饱和度不仅反映肺换气功能,而且能反映末梢循环功能。脉搏血氧饱和度仪根据血红蛋白的光吸收特性而设计,由于能无创连续经皮监测血氧饱和度,因而被广泛用于手术麻醉和危重病人集中的ICU病房等。使用时只需将不同规格和形状的传感器固定在毛细血管搏动部位(指或趾端、甲床、耳垂,手掌等),开机数秒钟即可显示脉搏率及SpO_2。根据氧离解曲线的特点,SpO_2与SaO_2呈显著相关(相关指数0.90～0.98),所以常能在症状和体征出现以前诊断低氧血症。

5.呼气末二氧化碳($P_{ET}CO_2$)　$P_{ET}CO_2$是肺通气、全身循环状态和机体代谢综合作用的表现,病人通气不足时$P_{ET}CO_2$增高,反之则降低。休克时机体组织灌注不良,不能将组织内的CO_2运送到肺部或者存在动-静脉分流时,$P_{ET}CO_2$的值可能降低;若气管导管误入食管,$P_{ET}CO_2$可很快下降至0°$P_{ET}CO_2$监测有重要的临床价值,可用来证实正确的气管内插管、监测通气功能以及发现某些病理情况(如恶性高热、肺栓塞等)和麻醉机械故障。呼气末二氧化碳值($P_{ET}CO_2$)一般要比动脉二氧化碳分压($PaCO_2$)低,两者在绝大多数情况下具有良好的相关性。但是,若通气/灌注比例、无效通气量和肺血流变化,那么 $P_{ET}CO_2$ 就不能准确反映 $PaCO_2$ 的变化,这时须作血气分析以确定 $PaCO_2$。此外,$P_{ET}CO_2$ 本身可能也有误,因为潮气末二氧化碳浓度应该有一个平台才能精确代表肺泡气体,因此临床上还要强调注意进行 CO_2 曲线趋势图分析。

(四)中枢神经系统的监测

1.*脑电监测*　脑电图(EEG)可显示脑细胞群自发而有节律的电活动,代表了兴奋性与抑制性突触后活动累加而形成的皮层电活动,由丘脑的核团进行控制和协调,与麻醉深度具有直接的生理学相关性。一般清醒时 EEC 以 β 波为主,睡眠时以 α 波为主,麻醉诱导后出现快波(γ 波,频率 30Hz 以上),随着麻醉加深脑电活动逐渐减慢,形成以 θ 波(4～7Hz)和 δ 波(0.5～3Hz)为主的单一波形,当麻醉继续加深时出现抑制波,并可出现爆发性抑制。由于 EEC 受病人的生理、病理因素以及周围环境的影响很大,所以直接作为麻醉深度监测的实际应用价值不高。

脑电双谱指数(BIS)是通过运用多变量数据分析方法将多种 EEC 信号处理方法与大量临床资料相关联,从而产生的单变量参数。BIS 值与麻醉的镇静催眠程度相关性良好,围麻醉期可根据 BIS 指数水平与病人的临床反应对催眠药和阿片类药物的剂量进行合理的调整,以维持适当的麻醉深度。

Narcotrend 麻醉/脑电意识监测系统是近年来开发的新型脑电意识深度监测系统,它通过采集分析即时脑电波的功率、频率和幅度,自动分级后转化为病人的镇静深度状态,是目前用来判断镇静水平和麻醉深度的较为准确的方法。

2.*诱发电位*　诱发电位(EP)是中枢神经系统感受内部或外部刺激后产生的电活动,可分为体感诱发电位(SSEP)、听觉诱发电位(AEP)、视觉诱发电位(VEP)和运动诱发电位(MEP)。

3.*颅内压监测*　颅内压是指正常人侧卧时侧脑室内液体的压力,因脑室与蛛网膜下腔相通,所以颅内压与侧卧位腰穿所测得的压力相等。成人正常值为 60～180mmH_2O(4.5～13.5mmHg);儿童为 40～100mmH_2O(3～7.5mmHg)。对严重颅脑外伤、较大脑瘤、脑积水、脑出血伴较大梗死灶、代谢性脑病以及颅脑大手术等,都应考虑进行颅内压监测。颅内压监测方法较多,无创的方法有经颅超声多普、闪光视觉诱发电位技术等,有创的监测方法可应用压力传感器进行硬脑膜下或脑室内测压等。

4.*脑血流量监测*　脑是人体供血丰富、对缺血耐受力差的器官,脑重量仅占体重的 2%,却接受心排血量的 15%,正常人每分钟全脑血流量 750ml(约 50ml/100g 脑组织),当平均血流量减至 25～30ml/(100g·min)时,即出现精神失常或意识障碍。目前常用的脑血流量监测方法包括经颅超声多普勒(TCD)监测、颈静脉球氧饱和度、脑氧饱和度、诱发电位等。

(五)神经肌肉功能监测

全麻中常用肌松药以阻断神经肌肉兴奋的传递,为了科学合理使用肌松药,减少不良反应和术后正常使用拮抗药逆转肌松药的残余作用,可进行神经肌肉逆转功能监测。澳大利亚和新西兰麻醉医师学会规定,凡是使用了神经肌肉阻滞药的病人,都必须采取神经肌肉功能监测。目前,临床最佳的监测方法是使用神经刺激器,诱发神经支配肌群的收缩,根据肌收缩效应,评价肌松药作用程度:时效与阻滞性质。

(六)吸入麻醉气体浓度监测

使用吸入麻醉气体浓度监测仪可准确测定麻醉机挥发出的麻醉气体浓度。该仪器根据吸入麻醉药物能吸收特定波长的红外线的特性,用光电换能器探测红外线衰减的程度,从而测定样品中麻醉气体的浓度。一般 N_2O 所用红外线波长为 3.9μm,卤素族麻醉药所用红外线波长为 3.3μm。目前最先进的气体浓度分析仪——质谱仪还可同时测出混合气中每种气体的浓度。

(七)电解质和血糖监测

血浆电解质监测可及时发现体内水、电解质平衡失调,适用于:

1.严重呕吐或腹泻、长期禁食、脱水及肾功能障碍病人。

2.心内直视手术或其他大手术。

3.术中或术后不明原因低血压、休克、心律失常及应用利尿药者。

4.经尿道前列腺电切术(TURP)大量使用灌洗液者。

血糖是指血液中的葡萄糖浓度,对判断糖代谢情况及代谢紊乱相关疾病十分重要。正常成人血糖为 4.5～5.6mmol/L(80～100mg/dl),进食后 2 小时不超过 6.7mmol/L(120mg/dl)。

(八)出、凝血监测

临床上合并出、凝血机制紊乱的病情较多,如血液病、危重、休克、产科、肝病等病人,以及低温、体外循环心内直视手术、肝移植、大量输血及大手术后等病人,需随时监测出、凝血指标,以便围术期及时进行诊断和处理。目前临床中常用的监测指标有活化凝血时间(ACT)、血小板计数、肝素治疗试验(HMT)、凝血酶原时间(PT)、活化部分凝血酶时间(APIT)、血小板黏附和聚集功能测定(PAdT、PAgT)、纤维蛋白原定量、纤维蛋白降解产物测定(FDP)等。

(程　俊)

第四节　麻醉机的结构与使用注意事项

一、麻醉机的结构

现代麻醉机的基本结构包括气源、减压装置、气流量计、蒸发器、二氧化碳吸收系统、吸入和呼出活瓣、逸气阀和可调逸气活瓣、贮气囊、呼吸管与面罩、麻醉呼吸器、呼吸功能监测和安全报警装置,麻醉残气清除系统等。

(一)气源

1.中心供气气源设置　大多数教学医院或设备条件较好的医院均采用中心供气气源设置

(氧气、氧化亚氮、压缩空气)。中心供氧气源设置有两种方式:即若干氧气钢瓶串联供气、液氧汽化供气。以同济医院为例:在住院病区旁约 10m 处建有液氧站,置放两个大的低温液体(氧、氮和氩)贮槽,内灌装液氧。在增压器及调节阀的配合作用下,贮槽内液氧不完全汽化(贮槽外壁上压力表汽化压力 0.5～0.55MPa。0.1MPa=1kg/cm^2),经耐高压、耐低温管道输入贮槽后面的汽化器,使其达到临界温度(液氧临界温度为－183℃),完全汽化为压缩氧气气体。经过数十米的高压输送管道,进入设在住院病区一楼的调控站,总输入压力为 0.5MPa,再分支成若干紫铜管道,输送至手术室及其他所需氧气区域。每一手术间均装有中心供氧、氧化亚氮、压缩空气、中心吸引的墙式分压力表及氧气、氧化亚氮、压缩空气、中心吸引专用插孔,其形状各异,不会发生误用。若干分支紫铜管道的起始部分均设置有可调节的分压力表,显示实际输送至手术室及各区域的氧气压力,一般在 0.3～0.4MPa(相当于 3～4kg/cm^2),因麻醉机与呼吸器驱动和使用压力应＞2.7kg/cm^2。

2.*高压钢瓶气源设置*　氧和麻醉气体在压力下以气体或液体贮藏在耐高压的钢瓶内。70°F(21.1℃)时,密闭容器内气体绝对压超过 2.8kg/cm^2,或液化气在 100°F(37.8℃)时,蒸气压超过 2.8kg/cm^2,均属压缩气体。为了便于识别医用气体的钢瓶,避免发生错误,把钢瓶油漆成不同颜色,以便一目了然,但各国颜色尚未统一。氧气钢瓶置放的环境温度不超过 52℃。阀门、接头及压力表严禁用油类或油布擦洗,以免引起爆炸。有无漏气可用肥皂水测试。钢瓶内装的气体量由压力表来测定。在一定温度下,当钢瓶内气体减少时,压力按比例减少。

(二)减压装置

1.其作用是将钢瓶气源内高压转变为能安全使用恒定的低压。原理是使气流从细管腔流入粗管腔,因其容积增大而压力下降。

2.典型减压装置应有两只压力表:一为高压表,表示钢瓶内的气体压力。另一为低压表,表示输入麻醉机上的压力。麻醉用的减压装置常把低压表省掉,另置安全活瓣,使输出气流压力不超过 7.0kg/cm^2。

3.一般气体通过减压装置减压后,输出压为 3～4kg/cm^2 供给麻醉机及呼吸器使用。

(三)气流量计

1.流量计由透明玻璃管、指示计量刻度和流量控制开关三部分组成。

2.使用的流量计是在大气压(760mmHg)和室温(20℃)条件下校准的。在高原或高压室就会变得不准确。

3.气体流进流量计的流速,由一个可调整的针形活门来调节。当孔变大时,气体的流速增加,玻璃管内的浮标升高,当重力与向上的气流相平衡时,浮标停止上升。气流的速率可直接从玻璃管的刻度读出。如锥形浮标,其顶面平齐的刻度数,即为气体流量值;空心金属球形浮标,其球中央平齐的刻度数,即为气体流量值。

4.各种流量计是按测量气体的比重不同分类设计的,所以不可混用。气体按照公制以每分钟立升或立升的分数来测定。国际技术标准确定误差范围为 10%。

5.氧化亚氮流量计最低流量在 0.5L/min 以上,不宜进行低流量麻醉。

6.气体流过流量计后,进入混合室,氧和麻醉气体在此混合后供病人使用。

（四）蒸发器

1.理想的蒸发器应能精确地控制挥发性吸入麻醉药的输出浓度，有效地蒸发麻醉药。

2.蒸发器有多种，如德国 Dräger 公司生产的 Vapor 19 系列、美国 Foregger 公司生产的 Copper Kettle、英国 Cyprane 公司生产的 Tec 系列等，这些蒸发器是在一个大气压(760mmHg)下经过严格测定的。因此，在一定的气流量下输送的是已知浓度的蒸气。

3.在室温下每种吸入麻醉药均有不同的蒸气压和饱和浓度。因此，每种吸入麻醉药均有专用的蒸发器。

4.装有吸入麻醉药的蒸发器，在任何情况下，不可倾斜 45°否则药物易进入旁路，使蒸发浓度升高。

5.蒸发器周围的温度是决定麻醉蒸气浓度的主要因素。蒸发器的制造材料是铜，具有中度的比热和高度热传导性，热量可迅速从房间和麻醉机的金属部分传导到液体，因而维持挥发性麻醉药稳定的挥发性能所需药的相对恒定的温度。

6.没有温度补偿的蒸发器，输出浓度必然逐渐降低，亦无法预知和控制。Dräger Vapor19 系列蒸发器，有控制精确、温度、气流量补偿的装置。该装置由两种不同的金属片制成，利用热膨胀系数差异，根据麻醉药液体温度的变化而膨胀或收缩，改变输出孔的口径以控制蒸发器输出的气体流量。

各种蒸发器温度补偿范围略有差异：Dräger Vapor19 系列补偿范围从 15～35℃；Cyprane Tec 系列补偿范围从 18～35℃。

7.根据蒸发器安置在呼吸环路位置的不同，分为环路内蒸发器（VIC）、环路外蒸发器（VOC）。VIC 其蒸发效能直接受到呼吸通气量和新鲜气流量大小的影响，麻醉蒸气浓度不均匀、也不准确。VOC 所输出的麻醉蒸气浓度较为恒定，现代麻醉机多采用此装置。

8.蒸发器的串联安装，应根据挥发性吸入麻醉药的理化特性规定前后顺序，即麻醉蒸气压小、麻醉效能低的在前级，反之在后级。一般排列顺序为：恩氟烷蒸发器、异氟烷蒸发器、氟烷蒸发器。

（五）二氧化碳吸收系统

1.为了避免密闭、半密闭系统中二氧化碳蓄积的危险，需用含碱的二氧化碳吸收系统。

2.钠石灰是氢氧化钠和氢氧化钙的混合物。钡石灰是氢氧化钡和氢氧化钙的混合物。二者均可有效地从麻醉呼吸回路中除去二氧化碳。因价格低廉，钠石灰应用广泛。

3.颗粒大小以 4～8 个颗粒约 $1cm^3$ 为宜，且表面不光滑为佳。因为有效地吸收依赖于与气体相接触的表面积的大小，且气流阻力小。硬度应适中，太硬影响吸收效果，太松易成粉末，吸入呼吸道有腐蚀黏膜作用。

4.指示剂：化学染料被加入钠石灰和钡石灰颗粒中。当接触不同的酸和碱，染料会改变颜色，因此是麻醉医师用来鉴定二氧化碳吸收的指示标志。

5.新鲜的钠石灰其消耗量约为每小时 100g。

6.氧化亚氮用于密闭系统必须有吸入气体氧浓度(FiO_2)监测。

7.大容量钠石灰罐利用效率高，亦可将 650ml 容积的普通型钠石灰罐重叠串联使用。经测定，单罐钠石灰平均利用率为 50%，双罐串联者为 70%。

（六）吸入、呼出活瓣

呼吸活瓣是单向活瓣，其重要功能是保证呼出气体单向流过二氧化碳吸收器。如无此活瓣则环路气体几乎全重复吸入，可引起严重的呼吸性酸中毒，最严重者可使 pH 达 6.71、$PaCO_2$ 达 234mmHg。

活瓣的制作材料非常重要，是保证呼吸正常功能的关键部件之一。应由轻质金属、塑料或云母制成圆形薄片呈薄膜型，要求四周光滑和表面平整，轻巧耐用和启闭灵活，不因受潮而变形，不因呼出气体中的水蒸气而粘贴。活瓣常装在透明有机玻璃罩内，以便观察。

（七）可调逸气活瓣和逸气阀

1.*可调逸气活瓣* 由弹簧阀门控制，阻力调节范围为 0～40cmH_2O。它仅在麻醉机内气流压力超过预设压力时，才自行开启而排出多余气体。临床麻醉中，多将其设置在 10～20cmH_2O 范围。

2.*逸气阀* 根据需要，逆时针方向可旋开和顺时针方向可关闭逸气阀。当气体流量大于病人呼吸需要量时，过多的气体通过逸气阀排出。

（八）贮气囊

1.贮气囊不仅可以作为贮气用，手压贮气囊还可以了解呼吸环路是否漏气，辅助或控制呼吸，亦可借此检测呼吸道的阻力及肌肉松弛度。

2.贮气囊还可缓冲高压气流对肺的损伤。

（九）呼吸管和面罩

1.呼吸管一般均用橡胶或聚乙烯制成，内外壁制成大螺旋状，可减小呼吸阻力，有螺纹管之称。螺纹管不宜过长，但口径宜大。

2.呼吸管质量应符合规定标准，做压力及扭折试验。压力试验；在螺纹管端连接标准金属塞，将之放入蒸馏水中，周围施加 150mmHg 压力时仍能保持管内的气密性。扭折试验：将螺纹管紧贴在一个直径 50mm 棒上进行缠绕，此时螺纹管壁与棒壁要接触上，但螺纹管应不产生扭折。

3.螺纹管一般长度为 100cm，口径 2.2cm。

（十）麻醉呼吸器

1.有气动、电动或电控气动三种。气动型常用氧气或压缩空气驱动。因氧气无尘埃粒子及水分，对呼吸部件影响小，优于压缩空气。

2.多选用密闭室中的风箱或皮囊式呼吸器、为定量型。可随意调节呼吸参数（潮气量、呼吸频率、吸呼时间比、吸气流速）。

3.优良的麻醉呼吸器能精确调节每分钟通气量。使容量、压力关系适宜，不干扰心血管功能。

（十一）呼吸功能监测

基本包括潮气量、每分钟通气量、呼吸频率、吸-呼时间比、气道压力、呼气末正压、吸气流速、潮气末二氧化碳浓度、吸入气氧浓度、血氧饱和度等项目。

（十二）安全及报警装置

1.氧化亚氮截断装置　包括三个方面：

(1)流量：即氧流量开关不拧开，氧化亚氮流量开关即使拧开，其流量表浮标也不会上升，即无氧化亚氮输入。

(2)压力：当氧气输入压力下降至 1.1kg/cm²，即使氧化亚氮流量仍开着，氧化亚氮流量计浮标自动降至零位。

(3)氧气、氧化亚氮百分比浓度：各种麻醉机设置参数不一致。如北美 Dräger 2A、2B、3、4 设置的氧气最低浓度为 25%+3%，即在此浓度时，即使增大氧化亚氮流量，氧化亚氮所占的浓度百分比也不会提高。

2.低氧压报警　各种麻醉机设置参数不同。如 Dräger Sulla 808 型、北美 2A，氧气输入压力≤2kg/Cm²，Sulla 909 型、北美 2B，氧气输入压力≤2.7kg/cm² 时发生气鸣声或声、光亮报警。

3.低气道压力报警　如北美 2A，气道压一旦低于 8cmH₂O 达 10 秒，即发出声、光亮报警。

4.交、直流电源报警　以北美 Dräger 为例，当交流电源中断或蓄电池电压不足，即会发出光亮报警。

5.轴针安全指示系统　现代麻醉机按国际统一规定，每一种麻醉气体有其各自的固定的轴孔和轴针，只有在贮气筒阀门接口上的轴孔与麻醉机气筒接头上的轴针完全相符合，才能相互连接。

6.有的麻醉机装有一个特殊的活瓣　当氧化亚氮和氧气都阻断时，室内空气可由此进入，因而病人将吸入含有大约 21%氧浓度的室内空气而不会造成窒息。

二、麻醉机使用注意事项

1.麻醉者未使用过的麻醉机，必须首先阅读其使用说明书，事先熟悉该机器的基本性能、动力来源和调节使用方法。

2.使用钢瓶气源，应先缓慢微微开启气瓶阀门，让少量气体冲出，去掉接口处灰尘，以免进入减压装置引起漏气、进入麻醉机气体输入端滤尘器，导致供气流速降低。然后关闭阀门，连接减压装置。

使用钢瓶气源，不应完全耗空，至少应保留 10kg/cm² 以上压力，以免空气或微尘进入。

3.气源开启前，应先关闭气流量计，以免气体突然冲出损坏流量计。仔细检查减压装置与钢瓶气源、高压管与麻醉机的连接是否正确及紧密。开启阀门，使减压装置输出压力为 3～4kg/cm²。注意：使用中心供氧系统时，应安装备用的小氧气钢瓶，但不要同时旋开气源阀门。

4.手压贮气囊观察吸入、呼出活瓣是否启闭灵活。

5.检查通气系统有无漏气：关闭逸气阀，堵住"Y"形管出口，按压快速供氧开关使贮气囊膨胀，使气道压力指针上升至 $30cmH_2O$，观察 15 秒，如气道压力指针不下降则表示无漏气。如气道压力指针下降，提示漏气，拧开氧流量计，使气道压力上升至 $30cmH_2O$，此时的氧流量计相当于维持气道压至 $30cmH_2O$ 拘漏气量。漏气因素多见于：螺纹管或贮气囊破损。钠石灰安装密封不严。钠石灰罐下端的密封垫圈内嵌入钠石灰颗，或钠石灰罐排水阀未关闭。

6.贮气囊 选用规格应约等于病人肺活量(成人 3L)。

7.螺纹管 规格有多种，选择以病人潮气量应大于螺纹管容积为宜。排除气体流速等因素，其容积可参照圆柱体体积式计算。如长度 100cm、口径 2.2cm 规格，容积为 380ml。

8.蒸发器内的药物注入量，应在药液量标志窗的上、下限间。禁忌超过上限，因有溢出和直接吹入呼吸道的危险。

9.麻醉呼吸器 旋开气源阀门或启动电源开关，呼吸器橡囊应自上而下或自下而上运动自如。若出现抖动或摇晃无，可调高吸入气流速。

若无橡皮囊风箱，以压缩气体通过流量控制阀和时间控制直接输送给病人的呼吸器，应预先调节好每分钟通气量、呼频率、吸，呼时间比。

在呼吸器启动情况下，用手掌封闭或开放输出管口，检查气道压力上、下限的报警功能。

以潮气量计检校呼吸器容量刻度。

10.麻醉机使用完毕，非感染病人，橡胶及塑料部分，宜先肥皂水擦洗而后用清水冲洗干净，晾干备用。

(赵 艳)

第五节 麻醉风险管理

麻醉区域是个不安全的地方，所有的麻醉均存在一定的风险。麻醉科医师要时刻警惕，严格执行安全操作规程，防止出现不良后果或发生任何事故，达到保护患者、保护自己的目的。

一、麻醉风险

(一)麻醉致死率

麻醉的安危是重要课题，关系到围术期患者的安全。麻醉的危险性体现在麻醉致死率和麻醉致病率。麻醉死亡，国内外尚无明确定义。一般认为，在麻醉过程中，由于各种相关因素，如麻醉药物、麻醉方法和管理等的影响，使病人的重要生理功能发生失代偿或生命体征不稳定，导致病人死亡，称之为麻醉死亡。其发生率如下。

1.国外 1980 年以来，麻醉致死率为 1∶1 万，并有下降趋势。不同国家报道麻醉死亡不同。美国为 0.9∶1 万，英国 1∶186 056，法国 1∶13 207，澳大利亚 1∶2.6 万。最近报道为 1∶10 万。

2.国内 无麻醉死亡调查，从上海、武汉和沈阳等地数据看，稍比国外高，1∶1 万～1.5∶1 万。最新报道四川大学华西医院(过去 5 年里)1∶5 万。

(二)麻醉死亡原因

1.与麻醉相关因素

(1)麻醉器械故障，造成死亡和身残，包括麻醉机故障、气源搞错、喉镜失灵、氧导管堵塞、吸引器负压不大、监测仪和除颤器故障、供氧和供电中断等。

(2)麻醉药过量。

(3)术前患者准备不够和麻醉选择不当。

(4)术中、术后监测不严密或失误。如缺乏循环、呼吸监测。

(5)麻醉管理不当和处理不及时。如麻醉中低氧血症、高碳酸血症、误用麻醉药或治疗用药、输液过多、急救药品、器械准备不足及搬运动作过大等。

(6)患者本身疾病引起。如心脏病、高血压病、糖尿病和肝硬化等。

(7)手术意外失误,如大出血、创伤和误伤等。

(8)过敏和特异质反应。

2.麻醉中突发事件

(1)急性气道堵塞:窒息死亡,如甲状腺次全切除、气管插管误入食管、导管脱出气道。

(2)脑血管意外:高血压危象致脑卒中。

(3)内分泌意外:术中恶性高热、肺栓塞等。

(4)迷走神经反射:如常见的胆心反射、眼心反射等。

(5)骨粘剂反应:如骨水泥中毒或过敏反应。

(6)手术操作意外:误伤大血管出血。

(7)麻醉并发症:如气胸、心脏压塞、心律失常、动脉破裂等。

二、麻醉意外的防治

在麻醉致死原因中,不少是可以避免的,关键是要树立预防为主的思想。

(一)麻醉风险因素

1.病人因素　是麻醉医师麻醉思维和决策的主要因素。高危人群麻醉风险高于一般病人,急症手术病人麻醉风险比择期手术病人更是明显增加。

2.麻醉因素　麻醉本身就是风险。麻醉医师的能力和麻醉科的设备优劣都可能成为麻醉风险的主要因素。

(二)加强防止麻醉意外意识训练

针对以下原因,以高度责任心,主要是加强预防,增强防患于未然意识,减少意外发生。

1.使用药物不严格　主要是麻醉药物本身的风险。用后未严格观察,未能事先发现苗头,失去抢救时机。

(1)药物过量:不能掌握各种药物的浓度、用法和用量等。①全麻药用量大,全身麻醉过深,静脉全麻药剂量过大或注射速度过快;②局麻药用量过大,如 2%利多卡因局部浸润>10mg/kg 或>7mg/kg;③两种以上药物间的协同或强化作用;④辅助用药量大,如自主神经阻滞药、升压药用量过大。以上情况未能及时发现和处理,均可发生危险。

(2)药物过敏反应:发生率硫喷妥钠 1∶2.9 万～3.1 万,丙泊酚 1∶300 万,琥珀胆碱、筒箭毒、泮库溴铵 1∶5 000。盐酸普鲁卡因,青、链霉素等抗生素,右旋糖酐,羟乙基淀粉,明胶制品,细胞色素 C,输血等,均可发生过敏反应。

(3)药物变质:如硫喷妥钠等变质。

(4)患者用药禁忌:如脑外伤及颅内压高时应用吗啡。颈部炎症或呼吸道梗阻使用硫喷妥钠。甲亢患者使用肾上腺素。

(5)错用药物:配制时装错药液。标签写错药名。使用时看错药名或不懂药物的性能而盲目应用。输错血型。用错氧气,如误将氮气为氧气吸入等。

2.麻醉机械故障　未及时发现和处理麻醉时的机械故障,导致缺氧、窒息、心跳呼吸骤停。

(1)人工呼吸无效:应用肌松药后,人工呼吸无效,导致低氧血症。

(2)钠石灰失效:使二氧化碳蓄积,出现高碳酸血症。

(3)麻醉机出现故障:如阀门、活瓣、流量表、蒸发罐失灵等各种故障。

(4)导管管道失误:导管及管道扭曲、漏气、导管连接处脱接或导管脱出声门裂。

(5)呼吸机失灵。

3.患者因素　麻醉医师要认识麻醉时的患者生理功能失常,认识高危人群。

(1)呼吸功能障碍:最常见的是对呼吸系统疾病估计不足而发生失误,引起严重后果。①呕吐物、异物、分泌物等阻塞气道或导致支气管痉挛;②通气量不足及吸入氧气不充足,中枢抑制、椎管内麻醉平面过高,体位不当,人工控制呼吸不得法等而吸入氧不充足;③肺循环障碍,如肺水肿及肺充血等。

(2)循环功能障碍:受麻醉药等因素的影响,或麻醉医师操作不当,心血管功能发生变化。①失血量补充不足,术前准备不够,或术前病情了解不细,致术中严重低血压和休克;②心衰;③肾上腺皮质功能不足;④输血过量。

(3)代谢紊乱:临床上最常遇到代谢严重紊乱的患者,稍不注意易发生失误。①体液丢失,如中暑或高热;②呼吸性和代谢性酸血症和碱血症;③电解质失调,如高血钾、低血钾和低血钠。

4.麻醉选择不当或失误　麻醉方法或药物选择不当或失误,增加患者痛苦,甚至危及患者生命。

(1)椎管内麻醉适应证过宽:脾破裂误诊肠穿孔,或休克患者未补充血容量,而选用椎管内麻醉,致严重低血压和休克。

(2)违犯用药禁忌:哮喘患者等使用硫喷妥钠等,诱发哮喘发作。

(3)违犯麻醉选择禁忌:肠梗阻患者用开放点滴麻醉,诱发呕吐物误吸,甚至窒息、死亡。

(4)术前诊断失误或准备不足:张力性气胸未作闭式引流处理,就仓促进行气管内插管和施行正压控制呼吸。

(5)麻醉用药选择失误:颈部血肿、巨大包块压迫气管,使气管扭曲移位,麻醉诱导错误地使用了琥珀胆碱等。

5.责任性因素　麻醉科医师业务水平过低引起,一些麻醉事故是可以避免的。

(1)判断错误:全麻误深为浅,血压高误认为低而处理。

(2)缺乏识别能力:缺氧及 CO_2 蓄积不能及时识别。

(3)输液量识别错误:输血输液过多反误为液体补充不足。

(4)掌握麻醉深浅失误:不会辨别麻醉深浅,只会深麻不会浅麻。

(5)使用肌松药失误:误认为肌松药三碘季铵酚不会影响呼吸(指不抑制呼吸),在不做气管内插管,又不做辅助呼吸的情况下使用之,引起严重呼吸抑制。

(6)麻醉操作失误导致气胸:过于相信颈路(肌沟法)臂丛阻滞并发症少,不知会有并发气胸的危险,在应用时不注意、不慎重而损伤胸膜引起气胸。

(7)血细胞比容过低:抗休克时过分强调平衡盐液的使用,使之用量过多、速度过快致使血液过度稀释,造成氧含量减少,而引起肺水肿和呼吸困难综合征。

(8)催醒并发症发生:东莨菪碱静脉复合全麻时,应用催醒宁等药催醒时引起血压过低,脉搏过慢,未能及时发现和处理。

(9)体位性损伤失误:手术中肢体受压过久,或过度外展牵拉造成肢体压伤,或引起臂丛等神经麻痹,或坐骨神经麻痹。

(10)麻醉后截瘫:椎管内麻醉消毒不严格,不符合卫生学要求,或误用未经消毒的药品、器材引起脑脊膜炎或硬膜外脓肿等严重感染。

(11)椎麻后神经并发症:椎管内麻醉穿刺时位置不正确,偏向一侧,穿刺引起脊神经根机械损伤;或出现触电感后,未停止麻醉操作,仍持续进针或置入导管,盲目操作致使肢体麻木、疼痛或截瘫。

(12)全脊麻:硬膜外麻醉穿破硬膜未能及时发现而导致全脊髓麻醉。

(三)提高业务技术水平

由于麻醉科医师经验不足、水平有限、能力不够而发生麻醉失误或事故不在少数,要防范麻醉事故,当务之急是培养和提高麻醉科医师的素质和水平,以适应医学水平的不断发展和手术患者及社会对麻醉的更高要求。

1.改变领导观念　各级领导要重视麻醉专业人员的培养,重视麻醉科的建设和发展,要把麻醉专业看作是智力投资的工作,加强人才培养和设备更新。

(1)麻醉科医师应熟练本职业务:麻醉医师资格认证制度必须严格执行。麻醉医师一旦被录用,要加强训练,重视培养。培养中要高标准、严要求,着重提高理论和操作水平。熟悉业务,会麻醉,会管理呼吸,会抗休克,会复苏,对操作和监测标准要熟练掌握,成为名副其实的麻醉科医师。

(2)麻醉科医师要德才兼备:实践证明,没有经过严格训练的护士、技士或其他非医务人员改行做麻醉工作,是难以胜任麻醉、抗休克及复苏等业务技术工作的,也是绝对不允许的。麻醉科医师最好选择医大本科毕业生,或具有2~3年实践经验的外科医师。要德、才、体并重。只有基础好、有干劲、有技能、责任心强,并加强管理,才能提高麻醉质量、防止事故的发生。

(3)麻醉科医师人数应充足和够用:以便更好地开展麻醉、抢救、治疗和科研工作。否则一个人日以继夜不知疲倦地工作,容易发生事故。

2.注重毕业后教育　麻醉科医师要有广泛的知识。既要有内、外、妇、儿科等临床知识,也要有生理学、解剖学、病理生理学、药物学、生物学、有机化学、物理学等基础知识。采取各种形式的继续教育,不断加强有关临床医学和基础医学的学习,提高业务水平和业务素质,以降低和避免麻醉致死。

3.开展学术交流 麻醉科医师要虚心学习各兄弟医院的新经验,包括请进来,走出去及参加各项学术活动,取人之长为我长,以适应形势发展的需要,

不断开展新麻醉业务,确保手术患者安全。

4.重视麻醉的研究和知识的更新 麻醉科医师要经常开展麻醉专业的临床研究,提高技术业务层次,增加预防和处理麻醉事故的能力。

(四)配齐设备和加强监测

麻醉设备是麻醉安全的必要条件,配齐麻醉设备和加强监测是提高麻醉工作质量,防止麻醉事故的重要措施之一。

1.配备必需的设备 麻醉科应配备常规的临床设备,如麻醉机、监护仪、除颤器和微量注射泵等。把由设备故障导致的意外降低到最低限度。麻醉机的功能要齐全,要添置必备的监测仪器,保障患者麻醉中的安全。在配齐基本设备的工作环境条件下,要做好麻醉器械故障的预防和处理,对麻醉机及附件使用前,按程序进行检查。对麻醉工作中的仪器故障,若得到及时的处理,能最大限度地在仪器使用中保障患者的安全。

2.改善麻醉设备 麻醉致死也与麻醉装备落后、麻醉设备陈旧有十分密切关系。更新陈旧的麻醉机、监测仪和呼吸机是降低风险的一个关键因素。

3.加强监测及准确处理 有价值的监测仪增加了麻醉前、中、后的安全性。保证每一例手术都应在有基本监护的条件下进行麻醉。但监护仪不能代替麻醉医师的观察。麻醉中要精力集中,密切观察患者病情,监测要严密,遇有变化查出原因,及时准确处理。如估计有代谢性酸中毒时应给予碳酸氢钠纠正,忌拖延耽误,必要时请示上级医师协助处理。

(五)严格执行规章制度

1.提高执行各项制度的自觉性 应严格执行规章制度和操作规程。任何时候都要以制度来规范自己的行为,减少或避免麻醉失误发生。做老实人,说老实话,办老实事,经常检查自己执行制度和履行责任的情况。

2.增强质量意识 养成一丝不苟的习惯,不贪图省力和草率行事对防止不良事件和处理危急情况很有帮助。要做到 4 个一样:即有人监督和无人监督一样,小麻醉和大麻醉一样,白天和晚上一样,急诊手术和非急诊手术一样。科领导要以身作则,作群众的表率。

3.麻醉工作规范化 现代麻醉需要一个共同的团队和规范的指南,要求麻醉医师工作要有条不紊,忙而不乱,绝不嫌麻烦。小儿手术,麻醉前一定要测体重、一定要禁食、一定要用颠茄类药物。中、大手术一定要先做好静脉穿刺,保持静脉开放,保证有一个抢救给药和紧急输血输液的途径,然后实施麻醉,再开始手术。

4.坚守岗位与分工明确 麻醉科医师不得擅离工作岗位,更不得擅自离开患者。必须离开时,一定要有人接替观察患者,并做到交接清楚。全麻时,需要两人同时施行麻醉时,责任要有主有次,分工要明确,防止互相依赖而误事。

5.用药目的明确及认真查对 麻醉和手术期间所用药物及输血输液要做到“三查七对”。对药名、剂量、配制日期、用法、给药途径等要经两人认真查对,准确无误后方可使用。特别注意最易搞错的相似药物。如普鲁卡因和丁卡因,异丙嗪和异丙肾上腺素,肾上腺素和苯肾上腺素等。

6.麻醉思路清晰　麻醉中要维护循环系统功能稳定，重视呼吸管理，预防和及时处理低氧血症和高碳酸血症，并做好麻醉药品的保管工作。将要用的麻醉药液放在固定的麻醉台上，防止与巡回护士的输液台相混。复合麻醉药液的静麻液体，要放在麻醉科医师较近位置。输液瓶中麻醉液体的多少要有明显标志（如贴一胶布），便于观察和管理。及时调节麻醉深度，亲自掌握麻醉药液的输注速度，防止他人"帮忙"而发生事故。

（六）带教从严及要放手不放眼

分配麻醉工作任务时，要在保证患者安全的前提下，照顾教学。在带教实施麻醉前，作必要的示范讲解。实施操作中要放手不放眼。如有技术操作上的困难，不可勉强从事，必要时由带教者亲自操作。

（七）高度重视术前访视和麻醉前准备

临床麻醉工作有不可预见性的特点，麻醉医师手术前一天应常规访视手术患者，全面了解病情、病人本身及家属对治疗的期望值，充分估计麻醉手术的危险性。认真做好麻醉前准备，备好所用的仪器、设备、各种抢救药品等，方能开始麻醉。

（八）临床创新工作要科学管理

要严肃谨慎地对待开展新业务、新技术、新药物。使用前有周密计划，报告上级领导批准。事先必须详尽阅读有关文献资料，全面了解药物的性质、特点、副作用，并有积极的预防措施，做到确有把握，以防茫然无所适从。并鼓励医师围绕麻醉的安全与有效性进行创新性研究，促进麻醉质量的提高。

（九）正确处理麻醉意外

重大麻醉意外发生后应积极抢救，及时辅助呼吸，在上级医师协助下控制事态；应详细地做好抢救记录；隔离可疑仪器、药品，上报有关部门。同时做到：

1.科学总结与吃一堑长一智　一旦发生意外事故，要认真地、实事求是地向上级汇报，绝不能隐瞒不报。要按级负责，领导要深入调查。对于事故要认真分析，严肃处理。总结经验，吸取教训，防止再次发生类似的差错事故。要抓苗头，防微杜渐，不断提高麻醉质量，确保安全。

2.认真讨论与共同提高　对麻醉意外、死亡病例，要组织全科或与临床科的病例讨论会，共同进行讨论。对疑难问题和有意义的病例应充分讨论，研究、分析，找出致死原因，总结经验教训及暴露麻醉工作中的缺点、错误，并将讨论结果向上级领导报告。

（十）麻醉质量控制

临床麻醉的管理重点是手术患者的安全，麻醉学为临床医学中的高风险的专业，麻醉质量尤为重要。要建立健全质控组织机构和质控体系，不断改善麻醉质量。忽视质量问题必然遗留明显隐患。

三、麻醉污染预防

麻醉污染，系指麻醉时挥发性液体或气体全麻药逸出致手术室内空气污染，消毒性液体或气体对手术室的污染，及噪声污染等，影响在手术室内工作人员的健康。

（一）麻醉污染的原因

1.全麻药　国内外应用气体和挥发性液体全麻药仍然很普遍，造成麻醉对大气的污染。

(1)吸入麻醉药逸漏：吸入全麻药容易漏出而污染手术室的空气。即使选用半紧闭或紧闭式麻醉法也同样，只是受污染的程度不同而已。

(2)选用吸入麻醉方法不当：实施开放或半开放式麻醉法，全麻气体或蒸气被混杂到手术室空气中，造成空气污染极其严重。

(3)麻醉污染程度不一：在同一间手术室内麻醉污染的程度各处不一样，接近手术台患者头部附近浓度最高。故麻醉科医师比手术医师、护士受污染的机会和程度更大。比较麻醉科医师和外科医师鼻腔部位的全麻药浓度，前者为后者的5～70倍。

(4)使用科学仪器测定：麻醉污染程度需要使用仪器测定，如用红外线分光计测定氟烷浓度，以气体色谱分析法测试混合气体。

2.化学物质　用于空气、器械和手臂消毒的液体气雾和气体，以及各种清洁剂等也会造成手术室内空气污染。

3.感染因素　经常有传染病患者存在，易致污染。如传染性肝炎、传染性肺结核等。麻醉医师经常和感染的患者接触，如与烧伤、化脓感染、铜绿假单胞菌感染、气性坏疽感染等患者接触而使自己受感染机会增多。

4.生活无规律　麻醉医师的麻醉工作时间长，常常不能按时进食和休息，经常处于生物钟紊乱、疲劳状态中，使抵抗力降低。

5.精神紧张　麻醉科医师经常在抢救危重患者时思想高度集中、紧张等，使皮质类固醇分泌增多，通过中枢内分泌系统使免疫防御功能减退。

6.放射线　术中造影及摄片或在放射线辐照下施行麻醉的机会日益增多，麻醉科医师可遭受放射线的直接损害而影响健康等。

7.噪声污染　系指手术室内的不悦耳、可造成情绪紧张的声音。它来自医务工作人员的动作、交谈及机器设备工作时的声音，以及常规手术操作所产生的声音，如手术器械的相互接触撞击声，给患者做气管内吸引、手术器械放入弯盘、器械台及麻醉台轮子滚动及呼吸机的响声，各种监测仪器的报警声等。

（二）污染的危害

1.污染对健康产生危害的途径　麻醉污染对健康造成危害，通过以下途径：

(1)直接损害：全麻药对机体细胞有直接损害作用。

(2)抑制免疫反应：全麻药进入体内抑制机体免疫反应，使白细胞的吞噬作用和淋巴细胞转化活动受到抑制，机体抵抗力降低。

(3)间接损害作用：全麻药吸入体内，其代谢产物直接损害机体细胞，或对机体造成间接影响。

(4)接触传染：麻醉医师直接接触传染病患者，或经常接触有致病菌存在的患者机会较多，被感染的机会增多，如传染性肝炎、肺结核等。

(5)接触腐蚀性损害：化学物质，如空气消毒的甲醛(福尔马林)蒸气、乙醇、苯扎溴铵、过氧乙烷等消毒剂，长时间的对接触者进行腐蚀作用。可对麻醉医师气道黏膜、眼结膜、胃肠等产生直接的损害作用，发生组织慢性充血、增生、萎缩等炎症。

(6)直接损伤作用：放射线对接触者的机体细胞有直接损伤作用。

(7)噪声污染损害：噪声>40 分贝(dB)，对人体有直接损害作用。可造成机体内分泌、心血管和听觉系统的生理改变。如刺激垂体-肾上腺轴，使下丘脑核释放 ACTH，引起皮质激素的分泌增加和髓质分泌肾上腺和去甲肾上腺素增加，使周围血管收缩，血糖和血压升高。超过 80dB，可使有的人听力减退。达 90dB，影响患者休息和安睡，影响麻醉医师的思想集中，使其精力分散，思绪中断，工作中质量下降，容易出现差错和事故。

2.污染对机体危害的后果　麻醉污染和噪声污染均对麻醉科医师的机体产生非常严重的后果，分述如下。

(1)立即产生不良反应：感到疲劳、头痛、皮肤瘙痒、皮肤过敏性药疹。理解力、记忆力下降，识别能力下降，运动能力变化等。

(2)骨髓抑制：氧化亚氮对人体造血系统产生毒性作用，长期吸入氧化亚氮可抑制组织细胞快速分裂，影响白细胞的生成，产生白细胞减少症。其他吸入性全麻药也有类似作用。

(3)对生育的影响：有资料证明，长期在手术室工作的女性麻醉科医师，流产、早产、不孕症和新生儿畸形的发生率较非手术室工作者为高。流产也与麻醉污染有关。麻醉污染对女性不孕症、对胎儿发育的影响和致畸胎作用尚需进一步观察。

(4)致癌：吸入全麻药可能有致癌作用。在一份调查麻醉科医师死因的报告中，显示死于淋巴系统和网状内皮系统恶性肿瘤者高于对照组。女性麻醉科医师中白血病的发病率较高。吸入全麻药的致癌作用，有可能与全麻药抑制细胞生长、使细胞分裂减慢，或产生不正常的分裂物质，影响脱氧核糖核酸(DNA)的合成有关。当然，也与紧张、焦虑和体内免疫功能抑制有关。

(5)肝病：麻醉科医师肝病的发生率较其他医务人员高 1.3～3.2 倍($P<0.05$)。

(6)肾病：麻醉科医师和手术室护士肾病的发病率较对照组高 1.2～1.4 倍(除外膀胱炎和肾盂肾炎)。

(7)胃炎及胃、十二指肠溃疡病：麻醉科医师胃病的发病率略增高，除有生活不规律，精神高度集中、紧张的原因外，找不到直接原因。

(8)心脏病：麻醉科医师心脏病的发病率也略高。找不到直接原因。

(9)呼吸系统疾病：麻醉科医师的鼻炎、气管炎、肺炎、感冒、哮喘的患病率升高。因经常接触全麻药挥发气体及化学气体后，使机体免疫防御功能减退；化学消毒药等对呼吸道黏膜的直接刺激作用等，有时有致敏作用。

(10)耳聋或听力下降：如上所述，噪声对听力及神经系统等的损害。>80dB，听力可减退，严重时可致聋。

(三)污染的预防

麻醉气体或挥发性液体蒸气污染手术室空气，造成对手术室内麻醉医师的危害不应忽视，应积极预防。

1.控制和减少全麻药的临床应用　减少和控制吸入麻醉药的应用概率；尽可能选用静脉复合全麻或椎管内麻醉。

2.清除污染源　对麻醉污染积极预防的同时，尽量做到清除污染源。

(1)建立清除麻醉废气系统：手术室建立废气清除系统，即在麻醉机的排气活瓣连一导气管，与吸引器相连，将废余麻醉气体及时排到手术室外，中间若能通过活性炭以吸收废气中的有机成分，则效果更为理想。

(2)定期维修麻醉机：尽量减少和防止麻醉气体的逸漏。

(3)麻醉中控制和减少污染：麻醉医师操作麻醉时应时刻注意防止麻醉气体外逸对空气的污染。麻醉后应及时关闭气体流量表和蒸发罐、麻醉面罩应与患者面部密切接触；麻醉中尽量避免脱开连接管；向蒸发罐内加添麻药时，为了避免麻药外溅，尽量用漏斗法；应采用完好的气管内导管套囊，以避免漏气。

(4)麻醉方法的改进：根据手术对麻醉的要求和患者情况，尽量选用紧闭式麻醉方法。减少或尽量不用吸入麻醉药，即使采用吸入麻醉药，也要采取静吸复合麻醉，减少吸入麻醉药的用量，并选用低流量紧闭式麻醉，可大大减少污染的机会。

3.改进手术室的通风换气条件　改善通气条件对预防麻醉污染很重要。当前对手术室的通风换气设备非常关注。

(1)手术室空调设施：宜采用无反复循环式空调机，保持室内空气经常清新洁净。确保手术室内(指中央地区)麻醉污染的许可阈值为：氟烷为 15ppm(0.0015％)，氧化亚氮 170ppm(0.017％)，甲氧氟烷 5ppm(0.0005％)。

(2)定时通风换气：手术室定期定时打开门窗，通风换气。

4.手术室女工作人员妊娠期间　宜减少接触全麻药。可参加非吸入性麻醉间的工作。

5.避免手术室内噪声　手术室是抢救和治疗患者的重地，应避免或减少噪声污染，防噪声侵害的标准：手术室噪声应＜90dB。应做到如下几点。

(1)严禁喧哗：限制不必要的交谈，禁止大声喧哗。

(2)限制入室人数：限制进入手术间参观及室内不必要的流动人数。

(3)室内无噪声器械：噪声大的器械尽量移到手术室外。

(4)应用无噪声技术：如凳足加橡皮垫，改制金属性器械为塑料制器械等措施。

(5)落实手术间“四轻”：加强保护性医疗制度，做到“四轻”，即走路轻、说话轻、操作动作轻、关闭门窗轻。

(6)限制参观人数：建立闭路电视可减少入手术室内参观人数。

(7)对手术室墙壁建筑要求：采用无声反射墙壁更为理想。

四、手术室安全管理

(一)预防燃烧爆炸

燃烧爆炸是麻醉和手术室内最常见的危及安全的因素。

1.发生率　据国外资料，1945 年前为 1/(1 万～7.5 万)，1945 年后 1/(8 万～25 万)，1952 年 1/5.8 万。乙醚爆炸事件因乙醚、环丙烷的摒弃而越来越少见，但不能放松警惕，因为用电和用高压氧越来越多。

2.燃烧爆炸物　对氧气(助燃)等易燃易爆物要减少和限制其使用,特别要注意降低手术间空气中氧气的浓度。

3.燃烧爆炸的条件　手术室内常见的燃烧爆炸原因有两点。

(1)明火:如电炉、酒精灯、电灼器、激光刀等。

(2)静电火花:一是通风不良、湿度过低(湿度<50%易产生静电);二是麻醉用橡胶制品,如贮气囊、螺纹管等易产生静电;三是手术室地板无导电装备,可产生静电达千伏蓄积;四是手术室内工作人员的衣着(如尼龙、塑料等)产生静电。

4.防燃烧爆炸措施　手术室内防止燃烧爆炸的措施:

(1)定期进行安全教育。

(2)手术室内杜绝一切火源。

(3)电源及动力电源均应绝缘。

(4)使用易燃性麻药时禁用电刀、电凝及明火,仪器不能漏电。

(5)避免在手术间大量漏出麻醉气体。

(6)手术室应备有通风设备,保持合适的相对湿度(45%~50%为适宜)。

(7)进入手术室工作人员不穿自己的衣服或不穿毛织品及合成纤维类衣着。

(8)手术室内应备有防火设备。

(二)预防用电意外

在手术室和麻醉区的用电意外危及患者及工作人员的健康与生命安全。

1.发生率　电器化的发展使手术室的电器设备日渐增多,电源及电器漏电现象常见,用电意外的发生率有增高趋势。

2.电对人体的伤害

(1)电灼伤:电热效应引起,由于电极板故障所致。

(2)微电冲击。

(3)电击或触电:电击指患者触电后的表现。轻型表现为惊恐等,无心肌损害;重型表现为抽搐、瞳孔散大、意识消失、心跳呼吸停止或心律不齐、心室纤颤等。触电是指医务人员的失误使电流通过机体形成闭合电路时,而引起本身损害,有轻微影响和严重后果之分。

3.触电伤害的影响因素　触电伤害的严重程度决定于以下影响因素。

(1)电流种类:交流电比直流电危害大。

(2)电压:电压愈高危害性愈大,电压高,穿透机体的力量大,伤害重。

(3)电流量:通过人体电流越大、通电时间越长伤害越重。

(4)人体电阻的大小。

(5)电流在人体的通路:通过头部,只使呼吸停止,心脏损害较小;电流通过心脏引起室颤、室扑或心跳停止。

4.触电预防　手术室及麻醉区触电的预防包括以下方面。

(1)学习用电知识。

(2)尽量不用插板或电盒,避免用过长的电线。

(3)电源选用悬吊式。

(4)保护电线,电线不应打结,不让器械车轮子压轧电线。

(5)磨损线及松动插座要及时更换,不得使用已潮湿的电插板和导线。

(6)电器使用地线,电灼器负极板可连地线,电灼脚踏板不用时不要踏住不放。

(7)一个患者切忌用两个以上的电器设备,若必须用时要注意另一个要脱离电源。

(8)使用电源时要尽量保持干燥。

(三)保持适宜的室温和湿度

1.手术室温度要求 25℃(24～26℃)。

2.手术室湿度要求 55%～70%。

(刘海旭)

第二章 麻醉生理学

第一节 麻醉与神经系统

一、痛觉

（一）痛觉感受器与内源性致痛

1.痛觉感受器感 受器遍布于皮肤和体内各处，主要由感觉神经元的末梢构成。痛觉感受器就是游离神经末梢。痛觉感受器的特点是兴奋阈值较高，对伤害性刺激敏感，任何刺激（温度、机械、化学刺激）只要达到损伤组织的程度，都可引起痛觉。如以热刺激皮肤，温度＜45℃时热觉（温度型）感受器即被刺激。当温度＞45℃或更高时，痛觉感受器才被刺激，引起疼痛，说明此时皮肤已有损伤。针刺或用有齿镊夹住皮肤等机械型感受器产生刺激，即产生损伤。许多化学因素，如酸（pH＜5.3）、碱（pH＞9.2）、高渗或低渗盐水等均可刺激多型感受器致痛。痛觉感受器是一种化学感受器。作用于神经末梢产生疼痛，痛觉感受器将痛觉传向中枢。

2.致痛物质 组织损伤或病理情况下，机体内释放或出现一些致痛化学物质，如钾离子、组胺、氢离子、5-羟色胺、血浆激肽、P物质及多肽类活性物质等。

（二）痛觉传入神经纤维

按神经纤维的粗细，分为A、B、C3类，A类最粗，多为有髓鞘纤维；C类最细，为无髓鞘纤维。A类又由粗至细分为α、β、γ、δ四级。也有人将神经纤维分为Ⅰ、Ⅱ、Ⅲ、Ⅳ级。Aα相当于Ⅰ、Ⅱ级，Aδ相当于Ⅲ级，C类相当于Ⅳ级。Aα纤维是最粗（直径13～22μm）的、传导速度最快（70～120m/s）的纤维。当直接压迫或切割神经纤维时引起疼痛，是直接作用于传入纤维，而不是作用于感受器。致痛刺激作用于痛觉感受器，痛觉冲动通过Aδ（Ⅲ）类和C（Ⅳ）类纤维向中枢传导。少数人认为，Aγ纤维也参与痛觉冲动的传导。机体对一个突然的痛刺激，可产生两个痛感觉，开始是一个刺痛（或称快痛），尖锐而清楚，使人立刻发出反应而离开伤害性刺激，而后（1s或稍后）发生使人难以耐受的灼（或称慢）痛。

1.Aδ纤维 刺痛冲动由Aδ纤维传导，速度为3～10m/s，时间、空间和强度均有界限。

2.C纤维 末梢分布于肌肉、关节、内脏，钝痛、慢痛、弥散性痛或灼痛由C类纤维传导，速度为0.5～2m/s。纤维粗细不同，传导速度不一样，此二类纤维传导的冲动，进入中枢神经系统的时间也就不同，故单一刺激是引起快、慢的双重痛感觉的原因。Aδ和C类纤维传导痛觉冲动，也可传导其他感觉冲动。

（三）痛觉冲动的中枢传导途径

痛觉冲动经后根（第 1 级神经元的纤维，其胞体位于后根节）进入脊髓，经由胶质细胞轴突组成的传导束上升 1～2 节段，在灰质后角的神经核内更换神经元，由此神经元发出的轴突，经白质前联合交叉至对侧侧索组成脊髓丘脑外侧束，终止于丘脑腹后外侧核。第 3 级神经元发生自丘脑腹后外侧核，其轴突经内囊至大脑皮质中央后回。痛觉冲动由新脊丘束和旧脊丘束传导，还由脊髓网状束和脊髓顶盖束传导。新脊丘束与快痛、旧脊丘束与疼痛时强烈的情绪反应、脊髓网状束和脊髓顶盖束与灼痛、内脏痛并发情绪的传导有关。

（四）丘脑和大脑皮质的痛觉传导

痛觉冲动到达丘脑后，一是经腹后核发出纤维投射至中央后回；二是经内侧群核、板内核的纤维呈弥散的投射至大脑皮质各区和边缘系统。边缘系统与痛觉关系密切。痛觉冲动进入丘脑，即可感觉到疼痛，但感知的疼痛是模糊的，定位不清楚。而大脑皮质感知的疼痛是明显而定位清楚的。位于中央后回的后下方和外侧裂的上壁皮质第 2 体感觉区，比第 1 体感觉区（中央后回）与痛觉的关系更密切，更易受麻醉药物的影响。有破坏该区来治疗疼痛成功的报道。

（五）内脏痛

内脏痛是内脏器官本身或体壁内表面（如胸、腹膜）受到刺激，传到大脑皮质而产生的疼痛。

1.临床表现　内脏痛主要表现在两方面。

（1）自主神经反应：疼痛伴自主神经反应，如出汗、竖毛或血管运动反应。

（2）躯体反应：疼痛伴躯体反应，如骨骼肌收缩或痉挛等。

2.致痛刺激因素

（1）病理刺激：内脏器官的迅速膨胀、缺血、痉挛、化学刺激、机械刺激和病理刺激，如消化道的运动异常、梗阻、炎症和血供障碍。

（2）致痛物质：引起化学感受器兴奋的致痛物质，如乙酰胆碱、组胺、钾离子、缓激肽等。

（3）化学物质：腹腔脏器的穿孔、破裂后的漏出物，消化酶和残血、脓液等。

3.内脏痛觉感受器　位于紧靠毛细血管和小静脉附近的结缔组织间隙中的游离神经末梢，称傍血管感受神经。

4.内脏痛传入神经纤维　自主神经和躯体神经都参与内脏痛传导冲动。

（1）内脏大神经：属交感神经，其 C 类纤维经胸部、上腰部的脊神经后根进入脊髓，传导胸、腹腔大部分脏器的痛觉冲动。

（2）迷走神经与盆腔神经：属副交感神经，其痛觉纤维将头颈部脏器的冲动传入延髓；盆神经的痛觉纤维随第 2、3、4 骶神经进入脊髓，传导盆腔脏器的痛觉冲动。进入脊髓的内脏传入纤维，先丛集于内脏动脉的起始部，形成与动脉同名的动脉神经丛，如腹腔动脉神经丛；肠系膜上神经丛等。如病变位于神经丛部位，或癌转移到附近，会引起剧烈的内脏痛。

（3）脊神经与膈神经：属躯体神经，传导胸、腹膜壁层、肠系膜根部的痛觉冲动，由脊神经中

Aδ 纤维传入；胆囊、部分心包、膈肌中央部分的痛觉冲动，由膈神经传导。

5.内脏痛与躯体痛的不同点

(1)传入神经数目：内脏痛的传入纤维数目较少，故挤压、搬动、切割和烧灼内脏不会引起内脏痛。

(2)神经粗细：其传入纤维以 C 类纤维为主，Aδ 类仅占少数。因为 C 类纤维细，传导速度慢(0.5～2.0m/s)，反应慢而持续，表现为酸、胀、绞性钝痛感觉，产生不快、不安和恐怖等感受。C 类纤维对缺氧的抵抗力强，但对麻醉药物抵抗力弱，所以，当组织缺氧时，若出现内脏痛是危险信号。

(3)定位：内脏痛常是弥散而定位不清的。因为一个内脏的传入神经纤维，可进入到数个脊髓节段(最多进入 8 个脊髓节段)，而每个脊神经的感受纤维随交感神经丛广泛分布于内脏。身体主要脏器的传入节段。

(4)牵涉痛：某些脏器的内脏痛，可投射于远离该脏器的体表，称为牵涉痛。这是因为病变内脏与出现牵涉痛的部位的传入神经，在脊髓同一节段会聚。临床上误将内脏病认为是来自皮肤的刺激。

6.神经系统内与疼痛调控　在中枢神经系统内有抑制痛觉的结构。

(1)精神状态：日常生活中所见到的精神状态，情绪激动，以及视、听感受等都能使疼痛减轻或缓解，是中央前回和中央后回的下行纤维到各级的感觉核，抑制痛觉冲动向上传导的结果。

(2)脊髓以上水平调控：由皮质到脊髓广泛分布一些结构，受到刺激而兴奋，使疼痛减轻或解除。如刺激基底神经节的尼状核、丘脑的背侧部、丘脑下部外侧区、中脑背盖、蓝斑、延髓的背外侧部等，都能产生镇痛作用。大脑皮质、丘脑导水管周围、A 细胞团等部位有神经递质参与痛的调控。网状结构，中脑和延髓网状结构的一些部位，对脊髓的传入性突触有经常性的抑制作用。主要通过抑制上行系统，激活脑内局部与局部之间的相互作用，激活下行抑制系统。

(3)脊髓水平调控：在脊髓存在众多受体系统，有阿片受体、肾上腺素能受体、5-羟色胺受体、γ-氨丁酸(γ-GABA)受体、胆碱能受体、腺苷受体和神经肽-γ 受体等。通过这些受体的兴奋或抑制实现对疼痛的调控。

(4)外周调控：通过神经递质或介质，如缓激肽、前列腺素、白三烯、组胺、5-羟色胺、去甲肾上腺素、P 物质和钙调素来抑制。

二、意识

意识是大脑皮质在清醒状态下进行的一种高级神经活动，它能感知内外环境的刺激，并经过分析综合，作出相应反应。因为必须在清醒状态下，才能对各种外来信号进行精确分析，给予准确回答。目前已确定网状结构的上行系统的功能，就是使大脑皮质处于清醒状态。

1.影响意识的疾病　当脑干部位有外伤、炎症、肿瘤和血液循环障碍时，往往有不同程度的意识障碍；那些曾因意识障碍而死亡的患者，其脑干网状结构也有不同程度的病变。

2.麻醉对意识的影响　大脑是麻醉药及其辅助药的主要靶器官。全身麻醉药最易影响突触，网状结构为多突触的神经元链，对各种全身麻醉药有高度敏感性。一些麻醉药是由于抑制网状结构而显效，有的镇静药可能是影响了网状结构而起作用。脑干有极其丰富的血循环，当血中麻醉药的浓度高时，对网状结构影响就越大，意识多在麻醉的早期即可消失。

3.麻醉中的意识和记忆　全身麻醉就是失去意识知觉，无疼痛，无回忆。目前认为全身麻醉中存在意识、记忆，与麻醉深度减浅有关。麻醉下大脑是否保留部分信息功能？人们还有待认识。

三、肌张力

在正常情况下，机体没有进行明显的运动，骨骼肌也处于一种持续的、轻度的收缩状态，这就是肌张力。肌肉中的肌纤维轮流交替收缩，以保持一定的肌张力而不易发生疲劳。

1.牵张反射　是当肌纤维被拉长时（如受到重力作用等），肌内的感受器肌梭受到刺激，冲动传到脊髓，使前角的运动神经元兴奋，引起所支配的肌纤维收缩。

2.中枢调节作用　中枢神经系统对肌张力具有重要调节作用，其部位是大脑皮质、纹状体、脑干网状结构、小脑、延髓的前庭核和中脑的红核。当神经系统的不同部位受麻醉抑制时，可产生不同程度的肌肉松弛。

3.肌松药的影响　肌肉松弛药对肌张力的影响，如箭毒等均不是作用于中枢，而是作用于神经肌肉接头处，与乙酰胆碱争夺胆碱能受体，阻碍乙酰胆碱受体复合物的去极化作用，终板电位减弱或不出现，肌肉松弛。

四、麻醉药对神经系统的影响

不同麻醉药对脑氧代谢率（$CMRO_2$）和脑血流量（CBF）的影响差异很大。

1.脑功能　麻醉药可引起脑局部血流和代谢的变化，从而影响中枢神经功能。如戊巴比妥深麻醉时，整个脑组织的局部葡萄糖代谢（ICMRg）的降低是不均匀的。氯胺酮对脑组织多数部位的 ICMRg 是增加的。氟烷和恩氟烷所引起的局部脑血流/局部葡萄糖代谢比率则不同，总趋势是增高的。异氟烷与地氟烷在相同剂量范围内使脑血流-代谢保持匹配，降低脑血管阻力，降低 $CMRO_2$。

2.脑代谢　葡萄糖是脑能量代谢的主要来源。当它穿透细胞膜后，很快磷酸化，大部分可以直接氧化，一部分葡萄糖取捷径而进入氨基酸及脂肪等酸性可溶成分中。麻醉药物将改变糖和氨基酸的代谢途径，降低脑代谢，但能量的产生途径不受影响。麻醉期间，脑组织仍储存高水平的能量代谢产物如 ATP 等。

3.脑血流　氟烷和氯胺酮使脑血流增加、脑血管扩张，颅内压升高。恩氟烷和氧化亚氮次之，异氟烷、七氟烷和地氟烷的影响较小。硫喷妥钠、地西泮和 70%氧化亚氮可使脑血流量和代谢降低。合理使用几种药物，可使脑血流量、脑代谢降低。

4.CO_2 的敏感性　当麻醉药增加脑血流量时，亦增加脑血流对 CO_2 的敏感性。反之亦然。

（孟宏伟）

第二节　麻醉与呼吸

一、呼吸类型与呼吸道

(一)呼吸类型

机体吸收氧和排出 CO_2 的过程,称为呼吸。

1.外呼吸　外呼吸(肺通气),即外界空气中的氧被吸入肺泡和 CO_2 由肺泡被排出体外的过程。

2.肺呼吸　肺呼吸(肺换气),即肺泡同肺毛细血管之间的气体交换。

3.内呼吸　内呼吸(组织换气),即氧由血液循环进入组织细胞和 CO_2 由组织细胞排至血流的过程。

(二)气道

外界气体被吸入肺泡及肺泡内气体排出体外所经过的管道,称为呼吸道,简称气道。包括上、下气道,解剖无效腔等。

1.上气道　从鼻腔至喉头,内有鼻咽、口咽部。

2.下气道　喉头以下部分,有气管、支气管和终末细支气管。

3.解剖无效腔气量　由鼻孔至终末细支气管的气道,无肺泡,不进行气体交换的气量。

4.生理无效腔气量　指因某些生理和病理因素的影响,一部分肺泡不进行气体交换的气量,这个气量比解剖无效腔气量大得多。

5.麻醉危险区　指会厌以下至声门这一区域,是麻醉最易发生阻塞的部位。

6.平滑肌　支气管周围有平滑肌包绕,当交感神经兴奋时,肌肉松弛,气道扩张;当迷走神经兴奋时,肌肉收缩,气道狭窄,气流阻力增大,是下气道阻塞的主要因素之一。

7.分泌物　气道内衬以上皮,位于气管和大支气管的支气管腺内,分泌浆液性及黏液性分泌物,上皮内的杯状细胞的黏液颗粒可分泌更黏稠的分泌物。

8.肥大细胞　位于气道远端的肥大细胞的表面受体,能被抗原、激素及药物所刺激,释放组胺等介质,产生支气管痉挛。

二、肺通气

(一)正常呼吸的特点

呼吸实现肺通气。实现肺通气的器官包括气道、肺泡和胸廓等。

1.呼吸规律　呼吸次数稳定,16～20/min。潮气量较稳定,约 500ml。

2.呼吸运动　呼吸是通过呼吸运动而进行的。呼吸时胸腹部同时起伏,吸气因肋间外肌收缩和肋骨的移动，膈肌的收缩使胸廓的前后径、横径和上下径均增大，胸膜腔因肺的弹性回缩，常保持负压状态，使肺膨胀。胸廓扩大时，胸膜腔负压增大(平静吸气末为－6mmHg)，肺随之扩大，肺内压低于大气压(平静吸气末为－1.95mmHg)，空气向肺内移动。呼气是胸廓恢复原来位置、胸膜腔内压减低(平静呼气末为－2.4mmHg)，肺回缩，容积缩小，肺内压高于大气压(平静呼气末为＋3mmHg)，空气从肺排出。

3.呼吸方式　立位时，胸式呼吸(以肋间外肌收缩为主的)明显。仰卧位时，腹式呼吸(以膈肌收缩为主的)较胸式呼吸明显。

4.副呼吸肌呼吸运动　深呼吸或呼吸困难时，副呼吸肌也参加呼吸运动，包括深吸气时斜角肌、胸锁乳突肌等收缩；深呼气时肋间内肌和腹壁肌收缩。

5.呼吸比呼与吸之时间比，为2～3∶1。

(二)通气量

通气量(VV)包括以下内容。

1.补吸气量(IRV)　平静吸气后，作最大吸气所吸入的气量为1500～2500ml。

2.补呼气量(ERV)　平静呼气后，用力作最大呼气后呼出的气量，约为1000ml。

3.深吸气量　平静呼气后，尽力吸气所吸的气量(等于潮气量加补吸气量)，为2000～3000ml。

4.残气量(RV)　竭力呼气后存留肺内的气量为500～1000ml；功能残气量(FRC)，平静呼气后留肺内的气量，为1500～2500ml。

5.肺活量(VC)　最大吸气后，作最大呼气呼出的气量，为3000～4000ml。

6.肺总量(TLC)　深吸气后肺内所含的气量为4500～5000ml。肺活量＋残气量。

7.每分钟通气量(VE)　每分钟通气量＝潮气量×呼吸频率，为5000～8000ml。

8.有效通气量　有效通气量(肺泡通气量)＝(潮气量－呼吸无效腔量)×呼吸频率。

9.潮气量(VT)　每次呼吸时吸入或呼出的气量，为400～600ml，平均500ml。

10.最大通气量(MVV)　竭力深呼吸后，每分钟所能吸入或呼出的最大气量，为70000～120000ml(70～120L)。

三、气体交换和运输

1.气体成分　吸入气体中氧占20.95%，CO_2占0.04%，氮占79.01%；呼出气体中氧占16.4%，CO_2占4.1%，氮占79.5%，误差是肺毛细血管从肺泡吸氧并排CO_2于肺泡之故。

2.气体移动　肺泡与血液间的气体移动是通过弥散，即从分压高处向分压低处移动。CO_2的弥散能力相当于氧的25倍，故CO_2易从血液弥散到肺泡。

3.运输　气体的移动靠血液运输。99%的氧和95%CO_2都是以化学结合的方式存在于血液内，氧与红细胞内的血红蛋白结合而成氧合血红蛋白(每克血红蛋白能结合1.341。的氧)，其饱和度受氧分压和二氧化碳分压的影响，氧分压升高，血红蛋白的氧饱和度也随之增加，反之亦然。在同样氧分压下，CO_2分压愈高，则氧饱和度愈低。当氧合血红蛋白被带到组织时，此处氧分压低和CO_2分压高，氧被分解出来供组织利用。

CO_2 在体内释放后经碳酸酐酶的作用变成碳酸，小部分碳酸（约 20%）与血红蛋白结合；大部分则与血浆内的钠离子结合成碳酸氢盐而运至肺，转变成碳酸，并迅速分解成 CO_2 和水，经肺排出。正常时，血浆中碳酸氢盐与碳酸之比保持 20∶1 的比例。

四、呼吸的调节

（一）呼吸中枢的控制

位于脑桥和延髓上 1/3 的呼吸中枢，延髓中的呼吸中枢又分为吸气中枢和呼气中枢，脑桥中的中枢称为呼吸调节中枢，共同管制，使呼吸不间断地进行。平时只有吸气中枢主动地发出神经冲动，大部分下传至脊髓的肋间神经中枢和膈神经中枢，使肋间外肌和膈肌收缩，产生吸气动作。一部分冲动上传至呼吸调节中枢，到达一定程度时，便发出冲动，刺激呼气中枢而抑制吸气中枢，使吸气停止而呼气开始。故呼吸调节中枢调节着呼吸的频率和强度。

（二）肺牵张反射

吸气时位于肺泡壁上的拉长感受器受到刺激，发出冲动，沿迷走神经上传至延髓，兴奋呼气中枢而抑制吸气中枢，吸气终止，开始呼气。呼气时，肺缩小，缩小感受器受到刺激而发出冲动，经迷走神经上传至呼吸中枢，吸气中枢兴奋，再次吸气，呼气停止，开始一个新的呼吸周期。

（三）中枢化学感受器

位于延髓腹外侧的表面，对 CO_2 发生反应，非常敏感，当血液内 CO_2 分压升高 1.5mmHg 时，通气量即增加 1 倍。缺氧时主动脉体和颈动脉体受到刺激，反射性地作用于呼吸中枢而使呼吸加快。

五、麻醉对呼吸的影响

1.*手术麻醉的影响* 麻醉影响肺的交换功能及呼吸总顺应性。有诸多影响因素：

（1）麻醉前用药：麻醉前用药过量可抑制呼吸中枢。

（2）麻醉方法及药物：过深的麻醉或全身麻醉抑制呼吸。

（3）麻醉器械：如制作不当，可增加呼吸无效腔和阻力，从而减小有效通气量。

（4）麻醉并发症：如呼吸道阻塞，影响氧的吸入和 CO_2 排出。

（5）椎管内麻醉：过宽的脊椎麻醉平面，使呼吸肌的运动神经受阻滞。

（6）体位：手术体位安置不当，限制呼吸运动而影响肺通气。

（7）手术：浅麻醉下手术刺激可引起呼吸紊乱。

（8）肌松药：肌松药的应用和辅助呼吸不当等，影响通气，导致缺氧和 CO_2 蓄积，甚至危及患者生命。

2.*CO_2 蓄积* 麻醉时缺氧易被发现，而 CO_2 蓄积未被普遍重视。CO_2 蓄积时，患者出现呼吸深快、血压升高、脉搏频速有力、皮肤潮红、多汗、手术野渗血、体温上升、瞳孔散大、肌肉紧张等表现。如未能及时纠正，则可导致血压下降、呼吸停止、心律失常、惊厥，甚至心搏骤停而死亡。

3.加强管理　麻醉时密切观察呼吸，如有频率、类型或通气量改变，立即寻找原因，设法纠正。

（孟宏伟）

第三节　麻醉与循环

一、心脏

（一）血液循环

心脏的跳动推动血液流经全身，将营养和氧气输送给周身组织和各个器官，并从此处运走废物和 CO_2，并保证了体内各种激素和调节物质的运输。心脏是推动血流的器官，是循环系统的原动力。循环系统的生理是麻醉学的重要基础理论。

（二）心肌

心肌具有兴奋性、收缩性、传导性和自动节律性的特性，才能使心脏不断地进行有规律的舒缩活动（心搏）。心搏一次构成一个心动周期。先见两心房收缩，继而舒张；当心房开始舒张时，两心室同时收缩；然后心室舒张，接着心房又开始收缩。

（三）兴奋传导

心搏起源于窦房结，位于上腔静脉与右心房的上部连接处。兴奋由此下传导，一方面沿心肌纤维，另一方面沿心内特殊传导系统（房室结、房室束及浦肯野纤维），传导到全部心室肌纤维而引起收缩。

心脏的兴奋过程可产生电位变化，用心电图描记器记录下来就是心电图。

（四）心排血量

心排血量（CO）是指心室每分钟射出到周围循环的血量。每一次心室收缩射出的血量称为每搏量（SV）。故心排血量（CO）＝SV×心率。心脏指数（CD 表明了心排血量与体表面积的关系，即 CI＝CO/体表面积（BSA）。正常 70kg 成人 CO 平均为 5～6L/min，CI 为 2.5～3.5L/（min·m^2）。左、右心室的 SV 为 60～90ml/次。心率为 60～100/min。

1.CO 变化的原因

引起 CO 变化有众多原因。CO 增加的原因：①心率增快（一定范围内）；②左心室容量增加（前负荷增加）；③回心血量增多；④周围血管扩张所致后负荷减少；⑤动静脉瘘；⑥内源性和外源性儿茶酚胺增加。CO 减少的原因是：①兴奋副交感神经，心率减慢；②前负荷降低；③后负荷增加；④心肌收缩性减退等。

2.心率的调节　心率快慢取决于窦房结的自律性。受神经和体液两个外因因素的控制。兴奋交感神经，心率增快；兴奋副交感神经，心率减慢。心率太快，心脏充盈时间短，SV 减少；

心率太慢，回心血量相对增加，舒张期过长，心室充盈量已达到其限度，故未必能再提高 SV。

3.每搏量(SV)　可反映心肌纤维缩短的程度，是测定心功能的指标之一。SV 决定于 4 个因素。

(1)心脏前负荷：根据 Starling 心脏定律，心室舒张期容积增加，可增强心缩力量。前负荷取决于左心室舒张期末容积(LVEDV)，但临床上难以测出，可借助于超声心动图、心室腔造影和核扫描等方法测得。进行心脏手术时左房压力(LVP)可反映前负荷，同时反映 LVEDP。使用漂浮导管测肺小动脉楔压(又称肺毛细血管楔压，PCWP)，也能间接提示 LVP 的变化。中心静脉压(CVP)不能反映 LVEDP。影响心脏前负荷的因素有总血容量、体位、胸内压力、心包膜腔压力、静脉张力、骨骼肌驱血作用和心房收缩作用。临床上应用漂浮导管进行血流动力学测定，并用温度稀释法测 CO、SV 等，用数据描出 Siarling 功能曲线簇。

(2)心脏后负荷：后负荷指左心室射血时心肌壁所受的力，与心室大小、形态、压力和壁厚度有关。当主动脉瓣正常时，是左心室射血时的阻抗；取决于大动脉的弹性，体循环血管阻力(SVR，TPR)等。测定平均动脉压反映后负荷，测定 SVR 更能反映后负荷，更为确切。

(3)心肌收缩性：若前后负荷恒定，则 SV 即能反映心肌收缩性的状态。增强心肌收缩性的因素：①兴奋交感神经；②抑制副交感神经；③用增强心肌收缩性药，如毛花苷 C 等。减低心肌收缩性的因素：①兴奋副交感神经；②抑制交感神经；③用 BB 肾上腺素能阻滞药；④心肌缺血和梗阻；⑤心肌病；⑥低氧血症和酸中毒。

(4)左心室壁运动异常：常见于冠心病和二尖瓣狭窄者，常能使前后负荷、收缩性和 SV 均降低。

二、血管

血管分为动脉、静脉和毛细血管三大类。动脉和静脉是运输血液的通道，毛细血管是血液与组织之间进行物质交换的场所。

(一)动脉

动脉管壁有弹性，心室射血时推动血流向外周加速流动。动脉管壁因内部压力增高而扩张。容纳一部分血液，心室开始舒张时，心室停止射血，血管仍依靠自已的弹性而回缩，压迫血液，使其继续流动。动脉中血压随着心脏收缩与舒张而一高一低。心缩时动脉血压的最高值称为收缩压(代表心脏收缩力)；心舒时动脉血压的最低值称为舒张压(代表周围阻力)；两者之差称为脉压(代表心脏输出)。影响血压的因素如下。

1.心肌收缩力

主要取决于心肌的健康程度、冠状血流量及心律有无严重失常，同时也与回心血量多少有一定关系。

2.循环血容量　增多时血压上升。反之亦然。

3.周围阻力　决定因素为血液黏滞性和血管口径，尤其是小动脉的口径。血管收缩时周围阻力增加，动脉压上升；反之，血管舒张则动脉压下降。

(二)毛细血管

1.对血压的调节　毛细血管扩张时，大大增加血管容量，静脉回流量减少，心排血量减少，血压下降。

2.通透性 在缺氧、某些物质(如组胺)的影响下,通透性大大增加,以致液体可大量渗出,血压下降。

(三)静脉

静脉的功能,主要是输送血液流回右心房。静脉回流量主要取决于腔静脉与右房间压力差,还与胸腔内负压、肢体肌肉收缩、伴随动脉的搏动和静脉的作用有关。

三、冠状循环

冠状动脉是心肌唯一的供血系统。左右冠状动脉起源于主动脉根部瓣膜的主动脉窦(又名乏氏窦)。冠状动脉无侧支循环,因此一旦栓塞形成,心肌便发生梗死。心肌的小静脉汇集至较大的心前静脉入右心房,占心脏静脉血的15%~20%,来自左心室小部分和右心室大部分静脉血;左心室大部分静脉汇至心大静脉和其静脉经冠状窦入右心房,容量为65%~75%;3%~5%静脉血经心室壁内心最小静脉直接入左右心室。

(一)血流量

70kg的成人静息时冠状循环血流量为225ml/min,为CO的4%~5%,最大活动时可增至10%。冠状血流量的多少取决于动脉血压的高低和冠状血管阻力的大小。冠状血管的阻力受小动脉口径、心肌收缩力及血液黏滞性的影响。

(二)冠状动脉血流量的调节 主要受心动周期、神经、心率等影响。

1.主动脉舒张压 心室舒张时,主动脉舒张压升高,冠状动脉不再受到挤压,故血流加速,血流量增加,心室舒张期冠状血流量约占总冠状血流量的70%;反之,心室收缩时尽管血压较高,但冠状动脉受挤压,血流减慢或无法流动(左心肌),冠状血流相对较少。

2.神经和神经内分泌 当交感神经兴奋时,冠状动脉扩张;迷走神经兴奋时冠状动脉收缩。

3.LVEDP 升高时心内膜下冠状血流减少;主动脉舒张压(DP)下降时,冠状血流也减少。这是因为冠状动脉灌注压(CPP)降低引起。CPP=DP-LVEDP。凡DP下降或LVEDP升高,都能使CPP下降。

4.心率变化 人体70%以上的冠状血流在舒张期流入心肌,心动过速时,舒张期缩短,使冠状血流减少;反之,心动过缓时,冠状血流增多。Hoffman等提出心内膜存活率(EVR),计算公式为:

$$EVR=\frac{DPT}{ITTU}=\frac{(DP-LAP)\times d_1}{SP\times St}=\frac{\text{心肌氧供}}{\text{心肌氧耗}}$$

DP为平均主动脉舒张压,LAP为平均左心房压(或LVEDP),SP为平均动脉压,d.为舒张期时间,St为收缩期时间,DPTI为舒张压时间指数,TTI为张力时间指数。EVR正常值为>1.0,<0.7时,提示心内膜下缺血。从算式可知,HR加速,LAP升高及DP下降,均可导致心内膜下缺血。

5.心排血量(CO) CO增多时冠状血流增多。

6.冠状动脉口径　口径大时冠状血流增多；反之，口径小时冠状血流减少。

7.局部代谢物质　心肌对动脉血氧的利用系数较大，可达65%～75%，一般组织只能利用30%。故心肌代谢率提高时，冠状动脉必须相应扩张，血流增加，以满足需要。缺氧、贫血、肾上腺素、乳酸和二氧化碳过多时，冠状动脉扩张。

四、微循环

（一）组成及功能

微循环是指毛细血管结构及其有关结构，由小动脉末梢的微动脉、中间微动脉、毛细血管、微静脉和小静脉组成，它的功能是对组织的血液供应、正常循环的维持，以及减缓休克的发展等起重要作用。在小动脉与小静脉之间，有中间小动脉（或称直接通路或称中心通道）、真毛细血管网和动静脉岔路（或称动静脉吻合支，或称动静脉短路）。微循环是细胞、组织和血液、淋巴液进行物质交换的场所。微循环在属性、形态、功能、代谢、调节方面，既具有一般循环系统的共性，又有各脏器的特殊性。

（二）病理生理

直接通路的动脉端亦有收缩性能（静脉段则无收缩性）。毛细血管的始端有毛细血管前括约肌，交感神经兴奋可使其收缩。静息时，毛细血管前括约肌处于闭锁状态，血流通过直接通路直接流入小静脉内。当组织内缺氧、CO_2 蓄积、乳酸增多或组胺释放时，可使直接通路和毛细血管前括约肌开放，血液流经毛细血管，从而增加组织供氧并加速排出代谢产物。当机体受侵害后，小动脉及直接通路短期内扩张，继之就出现代偿性收缩，此时小动脉、小静脉、直接通路及毛细血管前括约肌均关闭，血液只能通过动静脉岔路入小静脉，故造成静脉缺氧。如未能及时纠正，由于严重缺氧、代谢产物堆积或毒素的刺激，使小动脉及毛细血管前括约肌麻痹，广泛的毛细血管扩张，大量血流进入毛细血管。缺氧使毛细血管通透性增强，血浆外渗，血细胞在微循环内积聚，使有效循环血容量减少，血压下降。

五、心血管调节

（一）中枢神经调节

调节心脏活动的神经冲动是从下丘脑和脑干及延髓的迷走神经和心交感中枢发出的，支配血管运动神经冲动也来自延髓血管运动中枢。其受内环境和高级中枢影响。

（二）神经体液调节

心脏受自主神经，即迷走神经和交感神经的支配。当刺激迷走神经，心率减慢时，心房肌收缩减弱（对心室肌无影响），兴奋性降低和房室传导延缓。当刺激交感神经时，心率增快，心肌收缩增强，传导速度增快和兴奋性提高；如兴奋过度致室颤。缩血管神经属变感神经，存在于各部分血管，其末梢释放交感素的去甲肾上腺素，使血管收缩。舒血管纤维来源不一致，既有来自副交感神经，也有来自交感神经的。当血液和脑脊液中 CO_2 过多时，刺激缩血管中枢兴奋，内脏血管收缩，血压升高。低钠或低钾时血管收缩反应减弱或毫无反应。皮质激素可加强血管对血管收缩物质的反应，但在低钠和低钾时不起作用。血管内的血管兴奋物质为肾脏所产生，其作用是增强毛细血管前小动脉对肾上腺素的反应；血管抑制物质为肝脏所释放，其作用恰恰相反。当机体遭受侵袭，或肝、肾缺氧时，先是血管兴奋物质增加，促进循环代偿，继之血管抑制物质即增多，削弱循环代偿功能。体内乙酰胆碱和组胺的大量释放，均可使血管扩张，血压下降。

（三）心血管反射

心血管功能是通过反射途径来实现的。

1.*压力感受器降压反射*　主动脉弓和颈动脉窦压力感受器因动脉压过高受刺激时，通过迷走神经的降压神经纤维发出冲动，兴奋迷走神经中枢和抑制交感神经中枢，使血压下降，心率减慢。

2.*压力感受器加压反射*　腔静脉和心房壁的压力感受器因腔静脉压力升高而受刺激时，通过加压神经的传入冲动而反射性地使心率增快，周围阻力增加，血压升高。

3.*化学感受器反射*　当颈动脉体和主动脉体化学感受器受到缺氧和 CO_2 过多等刺激时，发出冲动，一方面刺激呼吸中枢使呼吸增多，另一方面也刺激缩血管中枢，引起加压反射，使血压升高。

4.*肠系膜等血管反射*　当腹腔神经节受刺激时可引起收缩压下降，脉压减小。

5.*眼心反射*　压迫眼球可使心率减慢。

这些反射在麻醉和手术中都有重要意义。

六、循环和麻醉的关系

1.*麻醉影响*　麻醉对人体循环功能有很大影响，由于麻醉药、手术操作以及 CO_2 蓄积等因素的影响，心血管功能常发生变化，导致循环失代偿，重要器官低灌注，严重者危及患者生命。麻醉时应当密切观察，及时纠正循环失代偿，以求正常心血管功能的维护。

2.*麻醉中循环监测*　注意循环功能指标的变化，有助于及时发现异常和适当处理。

3.*麻醉前准备*　原有心血管功能不佳的患者，对麻醉的耐力较小，尤其是对冠心病患者更应提高警惕，认真做好麻醉前准备。

（孟宏伟）

第四节　麻醉与肝脏

一、肝脏的解剖与生理

肝脏为体内最大的实质性器官。成人肝脏重 1.2～1.5kg，由 50 万～100 万个形状相同的肝小叶组成。每个肝小叶有许多由单层细胞组成的板状结构(简称肝板)。肝板间充填着血窦。来自小叶间动静脉的血液进入血窦,均汇流至小叶中心的中央静脉,经肝静脉进入下腔静脉。

肝脏是唯一有双重血液供应的器官。肝脏的血流速度为1.25～1.5L/min,占心排血量的25%。其中1/4来自肝动脉血,3/4来自门静脉血。任何原因引起肝动脉或门静脉的血流减少时,肝总血流量均降低,可能引起肝细胞损害。

一、肝脏的功能

(一)代谢功能

1.蛋白质代谢　肝脏是人体合成和分解蛋白质的主要器官。除免疫球蛋白外,大多数血浆蛋白、部分运载蛋白及凝血因子(Ⅱ、Ⅴ、Ⅶ、Ⅷ、Ⅸ、Ⅹ和ⅩⅢ因子)均由肝脏合成。体内蛋白质的分解,是先经组织蛋白酶水解成氨基酸,再经脱氨作用,进入三羧酸循环。而脱下的氨,在肝内合成尿素后经肾排出。故肝病时病人可能有出血倾向,有时血氨增加可导致肝昏迷。

2.糖类代谢　肝脏对糖类代谢的作用在于维持血糖浓度的恒定。当自肠道吸收入血的葡萄糖浓度增高时,肝脏迅速将葡萄糖合成糖原储存起来,反之,当血糖浓度下降时,肝脏又将糖原分解为葡萄糖以提高血糖浓度。另外,肝脏还能将蛋白质和小部分脂肪转化成葡萄糖。健康肝脏含有糖原约100g,可以维持禁食12小时的葡萄糖供应。

3.脂类代谢　脂肪自肠道吸收后在肝内被分解为甘油和游离脂肪酸,部分脂肪酸在肝细胞内缩合成酮体。酮体不能在肝内分解,而须经血液运至肝外其他组织进一步分解。肝脏能合成脂肪、磷脂、胆固醇等脂类物质。脂类物质与肝内蛋白结合形成脂蛋白。肝脏使胆固醇氧化成胆酸,继而成为胆汁盐。胆汁盐为脂类及脂溶性维生素的吸收所必需。

4.激素代谢　许多激素主要是在肝脏内被分解转化,从而降低或失去其活性,此种过程称为激素的灭活。灭活过程对于激素作用的时间长短及强度具有调节控制作用。胰岛素、甲状腺素T_4、醛固酮、雌激素、雄激素、皮质醇及抗利尿激素等均在肝脏灭活。肝细胞功能障碍时,由于激素灭活能力减弱,必然对机体产生一系列的影响。

5.电解质代谢　肝脏与电解质代谢具有密切关系。肝功能障碍时常发生低钾血症、低钠血症、低钙血症及低磷血症。

6.药物及毒物代谢　直接来自体外的毒物或药物以及代谢过程中产生的毒性物质,均在肝内转变为无毒或毒性小并且溶解度大的物质,因而易于排出体外。肝病时主要通过三方面影响药物代谢:

(1)门脉血中的药物通过侧支循环逃避肝细胞代谢。

(2)肝脏疾病直接损害肝细胞代谢药物的能力。

(3)血清白蛋白减少,药物同血浆蛋白结合率降低,从而使药物在体内分布、代谢和排泄发生改变。

(二)分泌排泄功能

胆汁中的主要成分是胆汁盐、胆红素和胆固醇。胆汁盐促进脂类和脂溶性维生素(维生素

A、D、E、K)及铁、钙等的吸收。如果肠道中数日无胆汁盐即可出现维生素 K 缺乏和脂肪泻。维生素 K 缺乏又会导致凝血因子Ⅴ、Ⅶ、Ⅸ、Ⅹ的合成障碍。胆红素是由衰老红细胞中的血红蛋白在网状内皮系统中分解产生，进入血液与血浆白蛋白结合(非结合胆红素)。此种胆红素在肝细胞中经酶催化，生成葡萄糖醛酸胆红素(结合胆红素)，便由原来解离度小的脂溶性物质变为解离度大的水溶性物质，随胆汁排入肠道。细胞外液中胆红素过多聚积导致黄疸。

(三)肝脏的吞噬与免疫功能

肝脏的库普弗细胞属于网状内皮系统。血流中的细菌、衰老或破坏的红细胞和白细胞、抗原抗体复合物及胶体颗粒、染料等均可被库普弗细胞吞噬。此外，库普弗细胞还有特异免疫应答和调节作用。

(四)体温调节及储存作用

安静时肝脏是体内产热最多的器官，在维持体温恒定上具有重要作用。肝脏除储存糖原外，也储存维生素 B_{12}、铜、铁等。

三、麻醉对肝脏的影响

麻醉与肝脏的关系极为密切，几乎所有的麻醉药均经肝脏代谢、灭活而降低其浓度或在肝脏内转化后经肾排出。大多数麻醉药物属脂溶性和非极化物质，不能经肾排出。因此，肝脏对其转化为水溶性和极化性化合物的功能具有特别重要意义。

(一)麻醉药对肝脏功能的影响

1.*吸入麻醉药*　氧化亚氮.氧麻醉，如氧供应在 20%以上，对肝功能无影响。氟烷与甲氧氟烷因在体内代谢程度较高，中间氟化代谢产物亦多，有引起药物性肝炎的顾虑。恩氟烷优于氟烷。异氟烷与七氟烷对肝脏无明显损害。

2.*静脉麻醉药*　硫喷妥钠和依托咪酯均可使肝血流减少。芬太尼、氟哌利多、依托咪酯和苯二氮草类药物在肝脏病变时消除半衰期延长，需适当减量。丙泊酚的代谢主要靠肝外机制，因此对肝功能无影响。

3.*肌松药*　肝病病人常并存细胞外液增多，非去极化肌松药的分布容积增大，因而对非去极化肌松药有抵抗力，初量宜增加，但维持量宜小，用药间隔应延长。琥珀酰胆碱有赖于血浆胆碱酯酶分解，肝病时此酶合成减少，因此严重肝病病人，琥珀酰胆碱用量宜小。

4.*局部麻醉药*　酯类局麻药如普鲁卡因、氯普鲁卡因、丁卡因等，在血浆和肝内主要由胆碱酯酶水解；酰胺类局麻药如利多卡因、布比卡因、罗哌卡因等则在肝内代谢。因此，肝脏损害病人宜减量，并需注意药物蓄积所致的中枢神经系统毒性反应。

(二)其他因素对肝脏的影响

腹部手术时，压迫牵拉肝脏，能使肝血流量明显减少，损害肝功能。缺氧和低血压均能损害肝脏。高碳酸血症可使内脏血管阻力增加，降低肝血流量而致肝细胞受损。低温虽增强肝脏对缺氧的耐受力，但也抑制肝功能，延长肝内解毒的药物的作用时间。

综上所述，尽管某些麻醉药、麻醉方法和手术操作都可影响肝血流和肝功能，但对肝功能正常的病人，其影响属可逆，一般无大危害；但对原有肝病或心肺疾病，特别是肝功能明显障碍的病人，则有肯定的潜在危险，应切实重视预防。预防的关键就是保证病人在麻醉和手术过程中不缺氧。

四、麻醉前肝脏功能的评估

由于肝脏具有多种重要功能，而且肝脏的再生和代偿能力很强，即使肝细胞已有显著损害，某些肝功能试验仍可能正常或接近正常，故必须选择适当的肝功能检查项目，将检查结果与临床表现密切结合起来分析，才能正确衡量肝功能状态。

五、肝功能异常病人的麻醉

（一）麻醉前准备

1.加强营养　给予高蛋白、高糖、低脂饮食，口服多种维生素。高蛋白可提供肝脏合成蛋白质所必需的氨基酸，促进肝细胞再生。高糖不仅提供热量，节约体内蛋白质的分解，还增加了糖原的储量，因而可避免或减轻麻醉药对肝脏的损害。维生素 B 对肝脏代谢有重要影响，维生素 C 可增强肝细胞抵抗力，促进再生。维生素 E 有抗毒素防止肝细胞坏死的作用。

2.改善凝血功能　维生素 K 是多种凝血因子合成的原料，维生素 K_1 较维生素 K_3 作用迅速，疗效高，副作用少。疑有纤维蛋白原减少时，可输注纤维蛋白制剂。对有出血倾向的病人，最好少量多次输新鲜血浆、冰冻血浆或浓缩血小板制剂。

3.贫血病人　可少量多次输血，力争血红蛋白高于 120g/L，红细胞 3×10^{12}/L 以上，血清总蛋白 60g/L，白蛋白 35g/L 以上。

4.腹水病人　应积极对症处理，如限制水和钠的摄入，使用利尿药，给予促进蛋白质合成药物(苯丙酸诺龙)。必要时可输血、白蛋白等。术前 24～48 小时可穿刺放腹水，一般一次量不超过 3000ml。

（二）麻醉药和麻醉方法的选择

麻醉前用药中巴比妥类在肝内代谢对肝细胞都有不同程度影响，应慎用。地西泮和哌替啶代谢虽与肝脏有关，除非病人已有精神症状，作为麻醉前用药仍属安全。吗啡主要在肝内代谢，应避免应用，芬太尼及其衍生物(舒芬太尼和阿芬太尼)亦应减量，但雷米芬太尼代谢方式独特，不受肝肾功能影响，适用于肝肾功能不良病人。阿托品和东莨菪碱可常规应用。

局麻和神经阻滞对肝脏无大的影响，只要此种麻醉能满足手术要求，宜优先使用。

椎管内麻醉如能维持循环、呼吸稳定，对肝脏无明显影响。

如病人情况严重，不能耐受椎管内麻醉对血流动力学的干扰，或需开胸手术，应选用气管内插管全麻。氧化亚氮对肝脏功能无影响。异氟烷、七氟烷等影响亦小，可单独使用，也可以复合静脉麻醉或连续硬膜外麻醉应用。

术中加强监测，充分供氧并防止二氧化碳蓄积，尽量维持血流动力学稳定，避免低血压。

（曾江波）

第五节　麻醉与肾脏

一、肾脏功能

肾脏的基本单位叫肾单位，由肾小体和肾小管组成，每个肾脏含有 100 万～125 万个肾单位。肾小体包括肾小球和肾小囊(鲍曼囊)，肾小管上段接肾小球，下段汇合至集合管。肾的神经支配主要为胸$_{12}$至腰$_{2}$神经。肾脏大约总共接受 20％的心排血量，1000～1200ml/min。肾皮质为低阻血管灌注，而髓质为高阻血管灌注。肾小球的主要作用是滤过血液，肾小球毛细血管壁构成过滤膜。血液经滤膜过滤后，滤液(原尿)由肾小球囊进入肾小管。正常情况下，血液中绝大部分蛋白质不能被滤过而保留于血液中，仅小分子物质如尿素、葡萄糖、电解质及某些小分子蛋白能滤过。

(一)尿的生成

肾小球滤过率是指单位时间内两肾生成原尿的量，正常成人为 125ml/mm。成人每昼夜生成的原尿量可达 180L，但每日排出的终尿量仅 1～2L，原尿经过肾小管和集合管时，约有 99％的水分被重吸收回血液。终尿与原尿的成分也有很大区别，原尿含葡萄糖，终尿无；终尿含的肌酐、氨比原尿多。

尿的生成一般取决于有效滤过压的大小和肾小球膜的通透性。

有效滤过压＝肾小球毛细血管压力－(血浆胶体渗透压＋囊内压)

肾小球毛细血管压力为动脉血压的 60％，而血浆胶体渗透压约为 24.8mmHg，囊内压为 5.26mmHg。当动脉压降至 50mmHg 时，或囊内压升至 30mmHg 以上时，肾小球滤过率将降到零，尿生成便停止。血压 80～180mmHg 状态下肾滤过率不变。

(二)肾小管的重吸收

肾小管分为 3 段，即近曲小管、髓襻和远曲小管。肾小管的主要作用是重吸收。原尿除含蛋白极微量外，其余成分与血浆相同，但流经近曲小管时约 2/3 水分、钠、钾、氯再吸收；并重吸收 99％的碳酸氢盐、磷酸氢盐、葡萄糖、氨基酸、蛋白质等，分泌氢离子、有机酸、碱和氨离子；经髓襻进一步回收 20％～30％钠及钾；经远曲小管与集合管，则重吸收余下的水和钠，分泌氢离子、钾离子和氨离子。从而完成尿液形成的全过程。肾小管的重吸收作用及排出作用，对调节水、电解质和酸碱平衡有重要意义。远曲小管与集合管对水的重吸收作用，受神经垂体加压素的调节，而排钾、吸收钠的作用则受肾上腺皮质激素特别是醛固酮的影响。

二、麻醉对肾脏的影响

(一)术前准备

术中和术后肾功能衰竭是麻醉和手术的严重并发症，术前准备就应对保护肾功能予以高度重视。

1.心理护理　术前应进行心理方面准备，克服紧张的心理状态，使血中儿茶酚胺及加压素不会增高。

2.肾脏功能　术前应了解肾功能情况，如肾功能减退或障碍，尽量免用影响肾功能的药物，并限制液体和钠的输入。

（二）麻醉管理和手术操作的影响

麻醉和手术影响了肾氧供需，使肾缺氧。

1.应激反应　要减低和对抗大手术创伤和机体应激反应，引起交感神经兴奋所致的内分泌紊乱对肾功能改变的影响。

2.麻醉药选择　不用经肾排泄的药物。

3.维护肾功能　肾功能正常者，也应注意维护肾功能，维持平稳的麻醉，避免缺氧、CO_2蓄积和长时间的低血压，及时补充血容量，维持正常灌注压和CO，必要时应用血管扩张药（如小剂量多巴胺）提升血压，增加肾脏氧供；纠正酸碱和电解质紊乱，应用利尿药，输血时严格执行查对制度，杜绝溶血反应的发生等。

4.积极预防和治疗　肾功能在麻醉和手术中略有下降和减退，一般是不会导致衰竭的。急性肾衰虽可发生在健康肾，但更多地继发于慢性肾病。除药物影响外，创伤、休克、脱水、电解质紊乱或溶血反应等会产生对肾功能损害的影响.若治疗失当和处理不善，可发生急性肾功能衰竭，进而导致周身水肿、心力衰竭和尿毒症。故正确治疗、积极预防急性肾功能衰竭对麻醉医师来说是十分重要的。

（侯贺胜）

第六节　麻醉与内分泌

内分泌系统是机体适应和维护内外环境平衡的重要系统之一，在神经内分泌的支配和调节下，控制着机体生长发育、生存、衰老和死亡的全过程；调节体内各组织器官的生理功能和机体内外环境的动态平衡、新陈代谢和生殖后代。麻醉科医师可以遇到合并有内分泌功能紊乱的麻醉患者，或者外科手术治疗内分泌紊乱疾病，手术和麻醉应激也可引起一系列内分泌、代谢生理功能的改变等情况，要予以掌握有关知识，正确处理，确保手术治疗效果和术后康复。

一、下丘脑-垂体系统

（一）下丘脑

有许多神经细胞核和自主神经中枢控制着交感和副交感神经，以丰富的传导系统，上连大脑新皮质和边缘系统，下接垂体和脑干。位于视上核的神经分泌细胞主要分泌加压素（ADH），室旁核主要分泌缩宫素（OXT）。这两种激素沿下丘脑-垂体束的神经纤维输送到神经垂体储存。ADH 主要作用于肾小管，促进水的重吸收，具有抗利尿作用，同时使全身动脉和毛细血管收缩，血压升高，故又称血管加压素或称抗利尿激素。OXT 促进子宫收缩，用于产后缩宫止血，可促使乳腺分泌。下丘脑正中隆突分泌的各种调节性多肽激素，包括促甲状腺激素释放激素（TRH），促肾上腺皮质激素释放激素（CRH），促性腺激素释放激素（GnRH，LHRH）[包括卵泡刺激素释放激素（FRH）和黄体酮释放激素（LRH）]，生长素释放激素（SRH）以及生长素释放抑制激素（SRIH），催乳素释放激素（SRH）和催乳素释放抑制激素（PRIH），黑素细胞刺激释放激素（MRH）和黑素细胞刺激释放抑制激素（MRIH）等。这些激素通过垂体门脉系统进入腺垂体，调节腺垂体的内分泌功能。

（二）垂体

垂体由腺垂体和神经垂体组成。神经垂体储存和释放下丘脑产生的 ADH 和 OXT。

1.垂体促激素　腺垂体分泌垂体促激素，包括：

（1）促甲状腺激素（TSH）。

（2）促肾上腺皮质激素（ACTH）。

（3）促性腺激素，有促卵巢刺激素（FSH）和促黄体生成素（LH）。这些促激素通过周围腺或称靶腺的内分泌系统发挥作用。

2.其他腺垂体还分泌直接作用于周围器官组织的激素

（1）生长激素：对糖、蛋白质、脂肪等物质代谢发挥作用，促进身体的生长发育。

（2）催乳激素：促进乳腺合成并分泌乳汁。

（3）黑素细胞刺激素（MSH）：增加黑色素的合成，使皮色加深。

3.腺垂体功能减退性危象　当腺垂体功能全部或部分减退时，受到手术创伤、麻醉及感染的侵袭后，可诱发腺垂体功能减退性危象，发展到昏迷。

4.神经垂体功能减退　术前对神经垂体功能减退，加压素分泌过少引起的尿崩症，应与肾性尿崩症相鉴别，后者体内加压素并不缺乏，对垂体加压素的治疗无效。对垂体功能低下者的处理，如非急症手术应做详细检查，查明病因和原发疾病。针对内分泌腺体功能减退的情况，分别进行相应的激素治疗。注意水电解质平衡。此类患者对麻醉药很敏感，若使用吗啡、巴比妥类、吩噻嗪类药物，即使对成年患者也可引起昏迷，麻醉前用药时慎用或不用，仅用小剂量阿托品即可。大手术选用全麻，用小剂量维持浅麻醉，防止缺氧和 CO_2 蓄积。小手术选用局麻或神经阻滞。本病心排血量减少，注意术中输液速度和量，预防心功能不全或肺水肿发生。尿崩症患者麻醉前 1～2h 尽量饮水，术中按尿量估计输液量。术后给予适量的肾上腺皮质激素，以预防低血压、电解质异常、低血糖所致的代谢低下；患者因为对麻醉药敏感性增加，应预防麻醉后清醒延迟。

二、甲状腺和甲状旁腺

（一）甲状腺功能亢进症

因为甲状腺素分泌过多，全身代谢增高，氧化过程加速，临床上出现甲状腺肿大、突眼、心率过速、激动、失眠、体重减轻等症状。

1.预防甲状腺危象　手术麻醉的安全性在于术前控制亢进的甲状腺功能，使之接近正常范围，尽量纠正其他并发症，预防甲亢危象发生。术前抗甲状腺药物治疗应彻底。术前精神紧张者，宜用较大剂量的安定药，不用阿托品。麻醉中注意气道通畅、选择麻醉药和方法不影响甲状腺功能。术后预防伤口出血、气道不畅、声带麻痹和损伤所致气道阻塞引起甲状腺危象。

2.急症患者的处理　急症手术，甲状腺功能来不及控制时，输注碘化钾、氢化可的松等药，根据血压、脉搏适当选用肾上腺素能α和β受体阻滞药。

（二）甲状腺功能减退症

由于甲状腺素分泌不足，严重时发生黏液性水肿，可表现为反应迟钝，皮肤苍白或蜡黄，虚肿状，四肢肿胀无凹陷，冰冷，肌软无力，脉搏徐缓微弱，心脏扩大等。术前应行甲状腺素治疗，改善全身情况。患者对麻醉和手术耐受性极差，若术中发生昏迷时，静注三碘甲状腺原氨酸和氢化可的松进行抢救，同时给氧、保暖、补液和升压药升压等治疗。

（三）甲状旁腺功能障碍

1.甲状旁腺功能亢进症　由良性肿大或腺癌引起甲状旁腺分泌过多，发生原发性甲状旁腺功能亢进症。继发性甲状旁腺功能亢进，是由于血钙过低或血糖过高刺激甲状旁腺分泌所引起。出现骨骼、泌尿、胃肠道等症状。治疗以手术为主，麻醉前低钙饮食并多饮水，术后仍注意预防低血钙。

2.甲状旁腺功能减退症　甲状旁腺功能减退症较少见，多因手术不慎切除或损伤，出现手足抽搐症状。麻醉前应注意补钙，因为低血钙症对神经肌肉接头部位的影响，使肌松药敏感性增加，易发生喉痉挛；使心肌的应激性降低而发生心律失常，应用甲状旁腺素、钙剂及维生素D治疗患者。

三、肾上腺

（一）肾上腺的构成

肾上腺由髓质及皮质构成。肾上腺髓质及皮质都是分泌激素的器官。髓质分泌肾上腺素和去甲肾上腺素，其分泌受交感神经的影响。静息状态时，肾上腺素的分泌量极微，当机体遭受侵袭（如麻醉诱导应激）时，肾上腺素则大量增加，出现心动过速、血压增高等现象。

（二）肾上腺皮质

皮质功能与垂体、中枢神经系统、自主神经系统以及肾上腺髓质有着非常密切的关系。当机体受到侵袭应激时，通过神经内分泌系统的调节，分泌大量肾上腺皮质激素（氢化可的松和醛固酮等），以利机体维持内环境稳定。但若机体受到过强的刺激，使肾上腺皮质兴奋过度，可引起急性衰竭而危及生命。

（三）慢性肾上腺皮质功能减退症

外科手术、麻醉用药、缺氧、感情激动、疼痛均可引起肾上腺皮质的功能耗损，对于原来肾上腺皮质功能不全的患者威胁更大。慢性肾上腺皮质功能减退症患者对手术麻醉、创伤等刺激耐受性很差，术前除病因治疗外应给予皮质激素治疗。麻醉前用药量宜轻，麻醉方法应选择对肾上腺皮质功能影响小的方法，术中术后应注意预防发生急性肾上腺皮质功能不全之危象。

（四）急性肾上腺皮质功能减退症

急性肾上腺皮质功能减退症（肾上腺皮质功能急性衰竭）的临床表现为循环系统的衰竭，如血压降低、脉搏细速、四肢厥冷、周身出汗等；与一般休克的不同在于循环衰竭的症状与失血和手术刺激无明显关系，对输血和用血管收缩药升压效果均不显，而必须用肾上腺皮质激素治疗。对患慢性消耗性疾病者和近期内（6 个月内）使用肾上腺皮质激素治疗者，一般应在麻醉前适当补充肾上腺皮质激素，以预防发生急性肾上腺皮质功能减退。对本症的救治，除激素外，应采取抗休克、给氧、补液和控制感染等。

四、胰腺

（一）胰腺与胰岛素的功能

胰腺的胰岛 B 细胞分泌胰岛素；A 细胞分泌胰高血糖素。胰岛素主要生理功能如下。

1.糖代谢的作用　增加细胞膜对葡萄糖的通透性，促进葡萄糖从细胞外向细胞内转移，加速葡萄糖的利用。能促进葡萄糖的氧化和酵解，并能促进葡萄糖转变为脂肪。胰岛素能促进葡萄糖在肝脏和骨骼肌合成糖原并储存，抑制糖原的分解和异生，减少葡萄糖进入血中，降低血糖。

2.脂肪代谢　对脂肪的代谢作用。

3.蛋白质代谢　对蛋白质的代谢作用。

（二）胰高血糖素的功能

胰高血糖素是胰岛 A 细胞分泌的，主要作用是升高血糖浓度。

1.升高血糖浓度　促使肝细胞的环磷腺苷的浓度增高，促进肝糖原分解和糖异生，抑制肝糖原生成，从而使血糖浓度增高。

2.升高血游离脂肪酸浓度　激活脂肪细胞中的脂肪酶，加快脂肪分解，使血中游离脂肪酸浓度升高。

3.促进蛋白质分解　胰高血糖素还能促进氨基酸进入肝细胞，加速脱氨基作用，增进糖原异生，促进蛋白质分解。

4.对循环和血钙的影响　大剂量胰高血糖素有类似儿茶酚胺的作用，使心率增快，心排血量和冠脉血流量增加。促进降钙素分泌，使血钙降低。

5.对消化道的影响　有增加胆汁分泌、肠液分泌和抑制胃肠蠕动等作用。

（三）高血糖症

高血糖是由于胰岛素相对或绝对的不足引起，临床表现为高血糖、糖尿、多饮、多尿和消瘦等，即糖尿病。患者易并发感染及血管、神经系统并发症。重症时应注意发生酮症酸中毒。术前应详细了解病情及其严重程度，有无并发症。麻醉前根据手术大小、择期或急症手术、糖尿病轻重、曾否治疗等进行术前准备工作。以提高患者对麻醉和手术的耐受能力。

（四）低血糖症

低血糖是由于胰岛细胞瘤等疾病致胰岛素分泌过多而引起，其神经症状常被误诊为精神神经病。血糖过低，大脑皮质受到抑制，继而皮质下中枢，包括下丘脑及自主神经中枢亦受到抑制，严重者波及中脑及延髓；还可引起肾上腺素分泌增加，促进糖原分解以平衡低血糖。还可出现心动过速、心律失常等症状。麻醉前应注意纠正和防止低血糖。

（侯贺胜）

第七节　麻醉与免疫

一、概述

免疫学是医学基础科学的组成部分，也是防病治病的基础。它的应用不再局限于细菌免疫学或传染病学的范围，而是一门涉及医学基础与临床各科的边缘科学，已成为现代临床各科医师必须具备的知识。麻醉科医师学习麻醉与免疫的相互关系，对于处理药物反应、器官移植等方面都非常重要。

（一）免疫反应分型

免疫反应是经过免疫机制所致的反应，又称变态反应或超敏反应，是指机体受到某种物质（抗原或半抗原）的刺激后呈致敏状态，当该抗原再次进入机体时，引起特异性抗体与抗原结合，导致组织的损伤。不经免疫机制介导（直接激发炎性细胞释放介质）的反应称为过敏样反应或称为类过敏反应。变态反应按照其发生机制，分成 4 种类型。

1. Ⅰ型变态反应　亦称速发型超敏反应。临床上最常见，麻醉中也多见。分致敏和发敏两个过程阶段。

2. Ⅱ型变态反应　亦称细胞溶解型或细胞毒型超敏反应。ABO 血型不相容的溶血性反应及 Rh 溶血性反应属于此类。

3. Ⅲ型变态反应　亦称免疫复合物型超敏反应。

4. Ⅳ型变态反应　亦称迟发型超敏反应，约占 10％。

（二）免疫系统功能

免疫系统具有 4 方面功能。

1. 防御感染功能　即清除和阻止各种病原体的侵袭。其功能失调，出现变态反应。

2. 自身稳定功能　即维持体内细胞的均一性，不断清除衰老和受损细胞等废物，参与体内代谢活动。如功能失调发生自身免疫病。

3. 监视作用　即识别和清除体内经常发生的突变细胞，这一功能失调时便发生肿瘤。

4. 保护作用　预防术后感染和癌肿的转移，以及移植排斥反应有重要意义。

（三）免疫反应

人体受抗原物质（变应原）刺激后可出现正常免疫反应和异常免疫反应。正常免疫反应是一种生理反应。异常免疫反应是人体免疫稳定功能失调、生理功能紊乱。

1.非特异性免疫　又称先天免疫，是机体对多种抗原物质的生理性免疫应答，是由先天遗传决定的。

(1)免疫屏障：包括皮肤黏膜、血脑和胎盘屏障。

(2)炎症损害反应：局部血流增加、释放化学物质、增加内皮系统的通透性和小静脉括约肌的张力，局部红、肿、发热等。

(3)吞噬作用：血液中的中性粒细胞、单核细胞和组织中的巨噬细胞对进入人体的微生物、异物及自身衰老细胞及时地吞噬清除。

(4)溶解细胞作用：正常体液和组织中抗微生物物质，其中最重要的是补体系统、溶菌酶和干扰素等，配合其他杀菌因素起到杀菌、溶菌、灭活病菌(毒)、溶解细胞和抗病毒等。

2.特异性免疫　又称获得性免疫，是指人体在生活过程中与抗原物质接触所获得的，主要特点是免疫作用有针对性。包括体液免疫和细胞免疫。

(1)体液免疫：是指抗体参与的特异性免疫。B 细胞在抗原的刺激下产生抗体，抗体与相应的抗原在体内结合发生的各种反应，统称为体液免疫反应。抗体是一种免疫球蛋白(Ig)，按理化性质及免疫学性能，Ig 可分为 5 类：即 IgA、IgD、IgE、IgG、IgM。IgG 和 IgM 与补体一起在防御细菌入侵方面起重要作用。IgE 对皮肤、气道的致敏反应起重要作用。IgA 对肠、上气道起局部防御作用。

(2)细胞免疫：是指 T 细胞在抗原的刺激下所产生的一种特异性免疫功能，其机制：一是直接杀伤，增强靶细胞的杀伤能力；二是释放淋巴因子或淋巴活素等可溶性活性物质，抑制其移动而发挥免疫作用；三是改变血管壁的通透性，引起炎症反应，配合发挥非特异性的免疫效能，使抗原在人体局限化或可从人体内排出。细胞免疫的主要作用：一是抗感染，如病毒、真菌；二是免疫监视，杀伤肿瘤细胞；三是移植物排斥，同种异体器官移植排斥和延迟的过敏反应；四是参与迟发型变态反应和自身免疫病的形成；五是辅助 T 细胞和抑制 T 细胞，还参与体液免疫的调节。

3.两种免疫的关系　非特异性免疫和特异性免疫是密切相关的一对免疫现象。非特异性免疫是基础，特异性是在非特异性免疫基础上建立和发展的，两种免疫是互相渗透、互相促进和互相制约的。

4.一氧化氮　一氧化氮(NO)是一种新被认识的细胞信使，是血管内的内皮衍生松弛因子，在中枢神经系统是一种重要的神经递质。作为一种杀伤因子，它参与免疫系统的防御作用。其作用尚待深入研究。

二、麻醉对免疫的影响

1.白细胞　发生感染或肿瘤时，有大量白细胞浸润，是机体免疫功能的作用。但此反应受麻醉影响而改变，主要是起抑制作用。

2.吞噬作用　主要是应用麻醉药时炎性反应可能受到抑制，细胞从血管转移到组织间隙的活动过程受限，其作用是可逆的。麻醉可抑制吞噬反应。

3.细胞免疫　表现在 B 细胞和 T 细胞功能都受麻醉和手术的抑制。

4.淋巴细胞转化　实验室发现氟烷抑制淋巴细胞的转化，抑制程度直接与剂量有关。氯胺酮等并不抑制淋巴细胞的转化。手术创伤对淋巴细胞的抑制，立即出现并延至术后3周，这与手木创伤严重度、手术时间、输血量及本身的疾病严重性有关。

5.麻醉与应激反应　非特异性应激反应能使免疫机制，尤其是手术麻醉下典型的应激反应能使免疫抑制物质——肾上腺皮质激素和儿茶酚胺增高。

三、麻醉时的免疫反应

(一)感染

氟烷等吸入麻醉药在高浓度时有抑菌作用。传染性肝炎患者麻醉后病程延长。手术后切口感染率与手术麻醉时间有关，受手术操作方法及全身疾病的影响。患者的免疫状况对术后感染影响很大，故凡有感染时，应尽量避免手术。急症手术前用有效的抗生素以及其他抗感染治疗。

(二)变态反应

变态反应是由抗原(变应原)刺激人体产生抗体(变应素)。抗原具有两个性质：即免疫原性和反应原性。仅有反应原性缺乏免疫原性的化学物质叫做半抗原，如青霉素、磺胺、麻醉药或代谢产物皆属此类。这类抗原对大多数人是无害的，但对过敏体质的人就可引起疾病。麻醉期间的变态反应发生率最近在上升，麻醉中发生危及生命的严重反应发生率为1/3500次麻醉，法国为1/6500，澳大利亚为1/1万。其特点是药物诱发，急性突然发作。全麻不能保护变态反应免于发生。临床表现取决于释放出生物活性物质，如组胺产生的部值不同，其作用表现不同。发生在皮肤小血管处时，出现皮肤瘙痒、红斑、团块；发生在咽喉部，出现局部水肿、炎症；发生于平滑肌时，出现支气管痉挛、肠痉挛、剧烈腹痛、呕吐、便血；发生在全身小血管，出现毛细血管扩张、血管通透性增高、血压下降、休克等。细胞内的cAMP增加，可抑制组胺及SRS-A(缓慢反应物质A)的释放。

(三)变态反应的预防和治疗

麻醉中遇到变态反应时，必须立即大力抢救。

1.切断变应原　立即中断变应原的继续输入。

2.注射拟肾上腺素药物　静注肾上腺素5μg/kg，使血管收缩，增加周围血管阻力，促使血压上升，使组织血流灌注改善。异丙肾上腺素0.25～1mg/次，加入5%葡萄糖液100ml内输注。可增加肥大细胞和嗜碱细胞内cAMP的量，抑制组胺及SRS-A释放。

3.氨茶碱　静注氨茶碱治疗支气管痉挛变态反应，使支气管平滑肌松弛，增加心排血量，抑制磷酸二酯酶对cAMP的降解，从而增加了细胞内的cAMP，抑制了组胺和SRS-A的释放。

4.阻滞胆碱能刺激　阿托品0.5～1.0mg静注，对抗组胺所引起的支气管平滑肌痉挛，阻滞胆碱能刺激就能抑制变态反应时的递质释放。

5.抗组胺　苯海拉明0.5～1mg/kg，或异丙嗪25～50mg静注，可通过对特异性受体竞争而发生作用，对组胺引起的荨麻疹较为有效。

6.激素　肾上腺皮质激素，氢化可的松100～1000mg/次，输注，或地塞米松5～10mg/次，静注。减轻各种临床免疫反应，使组胺的再生受到抑制。

（四）器官移植与麻醉

器官移植性手术越来越多，麻醉中主要存在两个问题。

1.排异反应　排异反应是免疫功能的正常反应，但对移植器官的存活不是有利的。对这类患者麻醉是否适当，应以能否抑制对移植器官的免疫排异反应来判断。

2.麻醉抑制免疫反应　麻醉对任何免疫的抑制，均对移植组织和器官的存活有利。氟烷、硫喷妥钠等麻醉药均有抑制免疫反应的作用。利血平、异丙嗪和氯丙嗪等镇静药也有抑制免疫作用。硫唑嘌呤等代谢药，干扰核蛋白的合成，抑制抗体的形成，延迟排异反应，主要不良反应是对骨髓的抑制产生白细胞减少症及肝脏损害等。环磷酰胺等化疗药是强有力的免疫抑制药，能替代硫唑嘌呤。不良反应大，若用小剂量不良反应就不会出现。肾上腺皮质激素，具有减少淋巴细胞及稳定溶酶体的作用。可以抑制抗体的形成及免疫活性淋巴细胞的形成，使用大剂量时可延长移植组织的存活，但不能完全阻止排异反应的出现。异种抗淋巴细胞血清及其球蛋白衍生物等生物制剂，已从对人类淋巴细胞起免疫作用的动物如马、兔和羊取得。一般与硫唑嘌呤或环磷酰胺及泼尼松一并使用，直接杀伤人类的淋巴细胞。

四、术前麻醉管理

（一）增强免疫功能

术前应增强患者免疫功能，提高机体的抵抗力。这对术中耐受麻醉、手术的刺激，降低术后感染、癌肿转移有密切关系。

1.治疗感染　积极治疗术前感染。

2.加强营养　注意加强营养，对贫血、低蛋白症者，术前小量多次输血，使血红蛋白尽量达80～100g/L。

3.稳定内环境　纠正酸碱平衡失调，改善心肺功能。

4.减少消耗　安静休息，降低代谢，避免不必要的活动，使机体有足够代偿能力。

（二）了解药物反应史

事先知道该患者对某种药物过敏而免用。

（三）选用恰当麻醉方法和药物

尽量选择对患者生理扰乱小的麻醉方法和麻醉药。除氯胺酮、丙泊酚、安泰酮、丙泮尼地、琥珀胆碱、维库溴铵、泮库溴铵、阿曲库铵、筒箭毒碱、戈拉碘铵、右旋糖酐、乳胶等可引起变态反应，使用时应注意外，所有麻醉药都是免疫抑制药，尽量减少对免疫的抑制。危重患者尽量选用局麻和神经阻滞。注意诱导平顺、镇痛完善、麻醉不宜过浅。充分供氧、维护循环稳定、保证足够的呼吸交换量。

（四）减少刺激

手术尽可能操作轻柔，创伤范围小，手术时间短，以减少手术创伤打击所致的血中肾上腺皮质激素和儿茶酚胺过多释放，产生免疫抑制。

（王　治）

第八节　麻醉与代谢

机体要维持生存，就必须依靠血流和细胞外液供给能量。正常血糖浓度 4.5～6.7mmol/L。中枢神经系统全靠葡萄糖供给能量，其他组织利用游离脂肪酸或酮体代替葡萄糖作能源，以节省体内葡萄糖。体内能源来源于糖、蛋白质及脂肪。能量消耗是根据氧耗量来测定的。用 kcal（千卡）或 kJ（千焦）表示，或据所耗之糖（4kcal/g）、脂肪（9kcal/g）和蛋白质（4kcal/g）的量来表示。成人静息（卧床休息）时消耗约为 25kcal/kg。

手术是一种创伤，创伤对代谢的影响很大。患者受手术创伤和麻醉的影响使代谢改变。麻醉药对机体代谢参数虽有许多直接和间接的影响，但麻醉对代谢的作用，与外科手术的直接作用之比是很小的。若手术后无并发症，对代谢仅有轻微短暂的影响，反之，严重创伤和感染后，常发生显著的代谢变化。

一、术后能量代谢的变化及其影响因素

（一）代谢改变

手术后代谢改变分 3 期。

1.代谢衰退期　术后早期为代谢衰退期，表现为代谢活性降低，包括氧耗量降低、高血糖和糖氧化减少等。

2.代谢高涨期　晚期，为代谢高涨期或恢复期。代谢率升高，能量消耗亦相应增加，其程度与创伤程度及并发症有关。蛋白质代谢加速，增加尿氮排出，动用脂肪以补充能量。然后进入合成代谢而渐趋恢复。

3.坏死期　如代谢衰退期不能得到恢复，代谢受到损害而进入坏死期。

（二）影响因素

手术创伤改变代谢的因素如下。

1.体液丧失　是诱发代谢改变最强的刺激。体液丧失达体重 3%～5%时，若不给予补充可以致死。大出血后又会产生酸中毒、缺氧和因缺氧性细胞损害等附加的刺激。低血容量时由于压力受体的刺激而释放儿茶酚胺，可引起周围血管收缩和心动过速。

2.手术刺激　传入感觉冲动的刺激，如疼痛等。

3.毒素　毒素均可影响代谢，如代谢产物等。

4.限制因素　如创伤引起的代谢反应也受到患者基本状态的影响。

二、术后能源的利用

（一）高血糖的原因

术后高血糖有 4 种原因。

1.糖原分解　儿茶酚胺浓度升高致糖原分解增加。

2.抑制胰岛素产生　儿茶酚胺抑制胰岛素分泌。

3.胰高血糖素　胰高血糖素分泌增加。

4.糖原异生糖原异生　作用加速。

（二）蛋白质代谢

手术创伤后蛋白质的代谢增加，使尿氮排出升高。血浆中增加“急性期反应物质”。

1.分解代谢　蛋白质来源于肌肉蛋白质和血浆蛋白质。蛋白质分解代谢不是为机体提供创伤后所需的热量，而是提供糖的中间代谢产物和氨基酸，以供合成代谢之用。

2.分解代谢的原因　蛋白质分解代谢的原因是合成受抑制，而不是分解速率增加。

3.分解代谢的表现　手术创伤后全身组织均处于分解代谢状态，而各种组织的蛋白质分解不完全一样，以肌肉蛋白质为主，表现为血和尿中的肌酐含量增加和肌肉明显消瘦。创伤后体重下降的大部分原因是由于非脂肪组织的丧失。创伤后血浆蛋白质分解也增加。中等度创伤清蛋白浓度在第4～5天降低25%～30%，恢复时间与创伤程度有关，需要14～20d或以上。α_1球蛋白在创伤后增加，表现为α_1抗胰蛋白酶和α_1酸性糖蛋白的增加，创伤后第3天达最高限度，增加50%。α_2球蛋白也在创伤后第3天增至最大限度，其主要成分血浆铜蓝蛋白和结合球蛋白均增多50%～100%，β球蛋白在创伤后不变或降低，创伤后第3～9天，其主要成分运铁蛋白和β脂蛋白降至25%～50%。γ球蛋白中的免疫球蛋白在创伤后无明显改变。其C-反应蛋白在正常血清中几乎不存在，创伤后很快出现和增加，24～48h达最大值。

（三）纤维蛋白原代谢

创伤后血内纤维蛋白原浓度增加速度很快，与创伤程度成正比，可达100%，甚至更高，持续数天至数周。

（四）脂肪分解加速

创伤后血浆中的游离脂肪酸和三酰甘油均增加。体内总热量消耗的80%～90%是靠游离脂肪酸供应。创伤后脂肪的氧化过程未受抑制，很少发生酮血症或酮尿症。

三、水和无机盐代谢

1.水和钠潴留　创伤后可发生水和钠潴留，是由于细胞外液和循环血容量减少。钠排出的减少反映肾功能的变化，早期治疗应予注意。还应注意呕吐、腹泻、消化道瘘等肾外失钠情况及钠转移而致低钠血症。

2.钾排出增加　排钾是醛固酮分泌增加的影响和蛋白质分解代谢增加所致。应注意补钾。

3.钙代谢　钙代谢不受影响。磷酸盐排出增多，尿中磷和氮排出增加是一致的。补磷也需补钙。

4.锌代谢　锌的含量降低。若锌缺乏时可影响许多细胞的代谢过程。

四、内分泌系统的调节和变化

1.儿茶酚胺　在创伤后数秒内儿茶酚胺的分泌立即增加，持续几天至几周。促使创伤后分解代谢加速。肾上腺髓质分泌的去甲肾上腺素量也增加 10 倍以上。

2.下丘脑-垂体系统　下丘脑-垂体系统分泌促激素，如 ACTH、促甲状腺激素、促生长激素等。

3.有效循环血容量　创伤后有效循环血容量降低，使肾素-血管紧张素-醛固酮系统的功能活跃。

4.胰岛素　在创伤后早期因儿茶酚胺的抑制分泌减少。在恢复阶段，主张要用葡萄糖、胰岛素和钾盐治疗，以促进细胞功能的恢复。

5.胰高血糖素　因儿茶酚胺增高，可促进胰高血糖素分泌。

五、麻醉对代谢的影响

麻醉药如硫喷妥钠、氟烷、恩氟烷、异氟烷、七氟烷、地氟烷和氧化亚氮等都降低机体对创伤的代谢反应，降低细胞的活动功能。通过对神经内分泌系统的作用，还由于抑制了葡萄糖通过细胞的转运。麻醉对代谢的影响较手术创伤的作用为轻，且为暂时和可逆的。

（侯贺胜）

第九节　体液的渗透平衡和失常

麻醉科医师在处理危重患者时，必须熟知渗透效应的生理知识，以便能合理地选用静脉输液，避免和纠正血浆渗透浓度的失常。渗透力是体内水分布的主要决定因素。麻醉前、中、后保持细胞内、外液于正常的渗透力平衡状态，是麻醉科医师的责任，以维持人体细胞正常功能起到重要作用。

一、基本概念

（一）渗透现象和渗透压

体液渗透和渗透压是维持机体生命最基本的条件之一。

产生渗透现象和渗透压的两个条件：①溶质，在溶剂中必须有溶质存在，构成溶液；②半透膜，只能透过溶剂而不能透过溶质，或只能透过小分子（分子质量＜20000 道尔顿）物质而不能透过大分子的物质，此性质的薄膜叫半透膜。

1.渗透　溶剂或小分子的溶质的单方向转移称为渗透或渗透现象。渗透是一种物理现象。

2.渗透压　终止或对抗溶剂或小分子溶质单方向移动的升高的静水压，就是该溶液的渗透压；也可为阻止溶剂或小分子溶质单方向转移所需施加的压力，或就是半透膜两侧的静水压梯度。

3.渗透压与溶质的关系　溶液的渗透压与单位容积溶剂中所含溶质分子颗粒的多少(颗粒浓度)成正比例，而与溶质分子颗粒的形式、大小、原子价或重量无关。

4.渗透浓度　溶液中溶质所产生渗透压的有效渗透颗粒称为渗透浓度。

(二)血浆渗透浓度

血浆渗透浓度(POsm)测定是临床判断水盐代谢的标志。

1.毫渗浓度　血浆和其他体液所含的起渗透作用的溶质浓度较低，故均以它的千分之一即毫渗浓度(milliosmole，旧制缩写 mOsm，新制为 mmol/L)计量。

2.血浆渗透浓度单位　血浆渗透浓度有两种单位：

(1)重量渗透浓度：指每千克纯水中所含渗透克分子数，包括 1L 纯水加上溶质的容积，以 mmol/L 作单位。

(2)容积渗透浓度，指在每升血浆中所含的渗透克分子数，其中纯水容积＜1L，余容积被溶质所占据，以 mmol/L 作单位。由于溶剂的容积永远＜溶液的容积，故重量渗透浓度＞容积渗透浓度。如血浆含水 93%，POsm＝280mmol/L，重量渗透浓度＝280÷0.93＝301mmol/L；容积渗透浓度＝280×0.93＝260mmol/L。在实际应用中，因为溶液中溶质浓度极低，二者的差别常予不计，但概念上必须明确区分。

3.换算　溶质的 mmol/L 换算成 mOsm/kg 的方法为 mOsm/kg＝n×mmol/L。n 为每 1 分子溶质所能离解成的颗粒数。

4.检验报告

目前应用超冻原理所测的血浆 POsm 或尿渗透浓度都是以 mmol/L(H_2O)作单位报告，mOsm/kg 已趋少用。

(三)POsm 与渗透压的关系

血浆中溶质渗透浓度，特别是血钠变化使体液渗透压发生改变。

1.渗透浓度代替溶质总浓度　根据 Van't Hoff 定律(1882)，渗透压(π)的关系式：$\pi=CRT$，π 为渗透压，以大气压为单位；C 为溶质总浓度，以 mol/L 为单位；R 为一常数，与气体常数(0.082/mol)相同；T 为绝对温度，以 K(Kelvin)为单位。此式在医学上有一定局限性，用以起渗透效应的浓度 Os(Osm/kg)来代替溶质总浓度 C(mol/L)更为合适，故改为：$\pi=OsRT$。Os 为渗透浓度。

2.人体血浆渗透压　在一个大气压(760mmHg＝101.08kPa)时，1mmol/L(H_2O)相当于 19.3mmHg(2.57kPa)。人体血浆的渗透压为 280×19.3＝5404mmHg＝7.11at＝718.73kPa。

3.POsm 的作用　在正常情况下，POsm 处于相对稳定数值范围，和体温、pH、电解质浓度等，共同维持细胞正常生命活动的相对稳定的内环境。

4.测定 POsm 意义　临床上处理危重患者时测定和了解 POsm(或 UOsm)是判断水、盐代谢及肾功情况的重要标志。及时发现低渗或高渗血症。

（四）血浆渗透压

血浆渗透压约300mmol/L(770kPa)。体液渗透压分为晶体和胶体两种渗透压。

1.血浆晶体渗透压　是小分子颗粒，如无机离子和不离解的溶解（如尿素、葡萄糖等）所产生渗透压的总和。其中98%物质是由电解质（钠占50%、氯占30%）提供的。目前不能用简单方法实际测定，只能用超冻原理测出体液的渗透浓度的总和，再测定实际的血浆蛋白质盐渗透压（COP），然后间接算出晶体渗透压。

2.血浆胶体渗透压　由血浆中分子量＞3万的蛋白质等大分子溶质提供。生理上血浆中的蛋白质是以蛋白盐的形式存在，蛋白阴离子和伴随的阳离子一同起渗透作用。可理解为“实际的血浆蛋白盐渗透压”（COP）的5/6由白蛋白提供。血浆胶体渗透压在总渗透中所占分量极小，但在保留血管内外体液分布却起很大作用。它调节和控制着毛细血管内外水分的交换和平衡。当血浆蛋白浓度降低时，有效COP会下降，从而导致组织水肿。故COP的测定在肺水肿、脑水肿、妊娠高血压综合征等疾病的诊断、治疗及预后判断方面是不可缺少的检测指标。血浆的胶渗压为3.2kPa(24.6mmHg)。白蛋白对血浆胶体渗透压起重要作用。

（五）有效渗透分子与无效渗透分子

溶质在细胞膜两侧的浓度变化决定其为有或无效渗透分子。在正常人体中，细胞膜对不同溶质的通透性是不完全相同的。例如Na^+和葡萄糖都不易通过细胞膜进入细胞内液（ICV），当其在细胞外液（ECV）中的浓度发生变化时，能直接造成二者之间的渗透压梯度，而引起水的转移，故Na^+和葡萄糖都是有效渗透分子。尿素能自由通透细胞膜，在膜的两侧不能产生渗透梯度，是无效渗透分子。

COP梯度：微血管壁也属半透膜，将血液与组织液相隔，水、小分子颗粒如Na^+、葡萄糖等能通过，而大分子的颗粒如蛋白质则不易通过。故血浆的蛋白质浓度得以保持高于组织间液，而形成COP梯度。在正常情况下，COP虽仅占总渗透压的0.4%，但在将水保留在血管内，维持有效循环量方面却占有重要作用。因Na^+和葡萄糖在此部位都不能产生渗透梯度，故属无效渗透分子，只有蛋白质是有效渗透分子。

（六）体液渗透浓度的测定和计算

体液渗透浓度的测定和计算对指导静脉输液治疗和判断危重患者预后有重要意义。

1.测定　利用溶质降低水冰点的“超冻”原理，来直接测定溶液的mmol/L，但不能测定其总渗透压。不含溶质的净水冰点为0℃。如将1种或几种溶质1mol加入1L净水中，水的冰点将降低1.86℃，含溶质的血浆水的冰点在正常时约为−0.521℃。则其渗透浓度为：0.521÷1.86＝0.280mmol/L(H_2O)。因所有溶质（包括无效渗透分子的尿素和大分子的蛋白在内）的颗粒都参与降低冰点的作用，所以用超冻原理可测得各种体液的总渗透浓度。

2.计算　在无监测渗透浓度条件的场合，可凭血浆Na^+、葡萄糖、尿素代入公式计算POsm近似值：

$$\text{POsm}=2\times[\text{Na}^+] \quad 或 \quad \text{POsm}=17.5\times[\text{Na}^+]+\frac{\text{BUN(mg/dl)}}{2.8}+\frac{\text{血糖(mg/dl)}}{18}$$

所得之值为容积渗透浓度近似值，除以0.93（血浆含水比率）方为重量渗透浓度近似值，但一般不再换算。

3.渗透量空隙 因为计算的渗透浓度值只包括血浆的[Na^+]、[葡萄糖]和[BUN],而其他溶质都未包含在内,故计算值总是<实测值。二者之差称为"渗透量空隙",正常值在10mmol/L范围内。>20～30mmol/L,则提示存在有高脂血症或高蛋白血症;或输入高渗溶液,或存在内源性有毒物质(如乳酸)所致。若>40mmol/L,即致死。可见于脓毒血症和休克患者,对判断危重患者的预后有重要的参考价值。

4.临床应用

(1)对体液渗透平衡失常作出诊断或鉴别诊断,

(2)判断病人预后。

(3)指导液体治疗。

(4)根据体液渗透浓度的监测结果,对输液的种类、剂量、速度作出选择。

(5)指导静脉内营养,营养液由葡萄糖、脂肪、氨基酸、电解质、维生素、微量元素等组成,是一种非生理途径的营养方式,在临床使用中,常因补充的营养素与机体的需要量不平衡或机体代谢障碍而出现一些并发症,体液渗透浓度监测有利于发现这些问题,并指导静脉内营养方案的调整。

(6)有利于对肺水肿的诊治。通过监测胶体渗透压和肺小动脉楔压,计算其差值,可对肺水肿发生的可能性做出判断。

(7)评价肾的浓缩和稀释功能。

(8)通过计算尿渗量和血渗量之比及自由水清除率,对急性肾功能衰竭作出早期诊断。

(9)可用于中枢性尿崩症、肾性尿崩症、精神性烦渴等的诊断和对血液透析的监护。

(七)等张溶液和等渗溶液

在术中输液中值得注意的是液体的等张和等渗液。

1.等张溶液 凡输入的溶液与ICV间不存在渗透梯度,血细胞比容和形状都不发生改变者为等张溶液。渗透浓度<ICV,使水向细胞内转移,从而使细胞肿胀者为低张溶液;渗透浓度高于ICV,使细胞内水向外转移,从而使细胞容积收缩者为高张溶液。常用的等张溶液有5%葡萄糖及0.9%NaCl溶液,可用下式计算其mmol/L。

毫渗浓度(mmol/L)=$n x$ mg/dl×10/分子量。

5%葡萄糖溶液毫渗浓度:5%葡萄糖溶液,$n=1$,分子量=180,毫渗浓度为1×5000×10/180=277.78mmol/L

0.9%氯化钠溶液毫渗浓度:0.9%NaCl溶液,$n=1.75$,分子量=58.5,毫渗浓度为1.75×900×10/58.5=269.23mmol/L。

两液体的渗透浓度为血浆渗透浓度:如果要使以上溶液的渗透浓度=280mmol/L,那么两液的浓度也可用上式算出。设葡萄糖浓度为xg/dl,列式1×x×10/180=280mmol/L,x=5040mg/L=5.04g/dl;设NaCl溶液浓度为yg/dl,列式1.75×y×10/58.5=280mmol/L=9.36g/L。以上两液的浓度都得以适当提高,方可达到280mmol/L。

2.等渗溶液 溶液的渗透压与血浆渗透压相等的称为等渗溶液。等张葡萄糖和NaCl溶液都可以算作等渗溶液,但等渗溶液并不都是等张溶液。如1.68%尿素的渗透浓度为280mmol/L,虽为等渗溶液,但因它能自由通过半透膜,在红细胞膜两侧不能形成张力梯度,水随尿素进入红细胞内，红细胞膨胀而破裂(溶血)，其效应与蒸馏水相似。又如抗酸的5%碳酸氢钠溶液，其渗透浓度为1094.8mmol/L，其含水比率为0.984，故实际数值为1094.8÷0.984=1112.6mmol/L，为血浆渗透浓度280的4倍，故属于高渗溶液。

二、渗透的正常生理

1.ICV与ECV的渗透平衡　Na^+-K^+ APT泵的作用，把Na^+限制在ECV，Na^+就成为保留于ECV中；同理K^+被限制在ICV中，各成为主要活性渗透颗粒。因ICV中不能通过细胞膜的蛋白质浓度明显比ECV高，通过Gibbs-Donnan效应，ICV有较多的离子颗粒，但因多余的阳离子与蛋白结合后，失去其本身的渗透活性，并有钠泵在起作用，故ICV与ECV仍能达到渗透平衡。

2.血浆与组织间液(ISF)的渗透平衡　根据Starling定律，毛细血管内外水的转移，是由于静水压和COP相互作用的结果。

3.血浆渗透浓度(POsm)的调节　为达到体液平衡目的，POsm受以下因素调节。

(1)中枢调节：POsm正常值为275～290mmol/L，若有1%～2%变异，触发下丘脑-渴感-神经垂体素(加压素)分泌，使POsm恢复正常。

(2)水负荷：水负荷使POsm降低，机体抑制加压素的分泌，增加肾排出，使POsm不会持续性降低。利尿高峰在水负荷90～120min后出现。

(3)机体缺水：缺水时POsm增高，加压素分泌增多，减少肾排水量。渴感是POsm增高的预防反应，增加摄水量，纠正脱水。机体体液溶质增多，如Na^+负荷时，POsm增高，血容量增多与渗透调节系统都将发挥作用，促肾排除多余Na^+和多余的溶质，增加摄水量，有助于POsm降至正常。

三、体液渗透平衡的失常

(一)低渗状态

1.病因　导致低渗状态的病因很多，外科手术病人常见原因是细胞外液丢失后补充不足。

(1)有效循环量减少：如呕吐、腹泻、胃肠瘘及肠梗阻等经胃肠道持续性丢失；利尿药和耗钠性肾病等经肾丢失；烧伤创面渗液、手术后广泛渗液等经皮肤丢失；血管外水潴留、心力衰竭、肝硬化、肾病综合征等水肿状态；钾丢失等。

(2)肾襻利尿药：如呋塞米、利尿酸、氯噻嗪长期使用。

(3)肾衰竭。

(4)肾上腺皮质功能不全。

(5)加压素作用：分泌失调综合征(SIADH)，有效循环量减少。其病因：①加压素分泌增多因素。下丘脑分泌加压素增多的因素较多。一是神经精神病，如感染性(脑膜炎、大脑炎、脑脓肿)、血管性(栓塞症、蛛网膜下腔出血、硬膜外血肿)、原发性或转移性颅内新生物、Guillain-Barre综合征急性精神病；二是药物，如氯磺丙脲等和其他；三是肺部感染，如肺结核和肺炎；

四是手术后患者；五是内分泌紊乱，如甲状腺功能过低。②异位产生加压素，即不在下丘脑，如肺结核、癌、肺燕麦细胞、支气管、十二指肠、胰和胸腺等。③强化 ADH 效应，如氯磺丙脲及其他因素。④外源性摄入 ADH，即血管加压素和缩宫素等。

2.临床表现　根据缺钠程度而有所不同，体液低渗时症状如下。

(1)中枢神经症状：POsm 降低，血液与脑组织间形成渗透梯度，水向脑组织转移，脑水肿。轻度缺钠有疲乏感、头晕、手足麻木、口渴；$[Na^+]P<135mmol/L$；中度缺钠视物模糊，$[Na^+]P<130mmol/L$。

(2)恶心不适：在中度缺钠时出现，$[Na^+]P<125mmol/L$；头痛、乏力及神志迟钝，达 110～120mmol/L；抽搐、昏迷等，甚至后遗永久性神经细胞损害，$[Na^+]P$ 降至 110mmol/L 以下。

(3)低钠血症：低钠血症合并高 POsm(如高血糖症)患者中，症状仍因高渗状态所引起，而非$[Na^+]P$ 降低所致，要明确区别。治疗着重降低 POsm，而不能相反。

3.诊断　依据病史、体检。确诊凭测定 POsm、UOsm、$[Na^+]P$、$[K^+]P$、$[Cl^-]P$、$[HCO_3^-]P$、血糖、BUN、尿 Na^+ 及 pH，即血$[Na^+]P<135mmol/L$，POsm 降低；红细胞数、血红蛋白、血细胞比容、血非蛋白氮及尿素均增高，尿比重<1.010。然后进一步明确病因，尿 Na^+ 常有明显减少，有助于对低钠血症诊断，并可对有效循环量多少作出鉴别性诊断。

4.治疗

(1)针对病因：首先要补充血容量，使患者脱险，使$[Na^+]P>120mmol/L$。同时积极治疗病因。

(2)补 NaCl：针对缺钠多于缺水的特点，根据病情需要，采用含盐溶液或高渗盐水静脉输注。缺钠总量$-0.6\times$体重$(140-$实际$[Na^+]P+140)\times$减轻的体重。

(3)纠正水过剩：水过剩量$=0.6\times$体重$(1-\frac{实际[Na^+]P}{140})$。一是限制水摄入；二是用呋塞米利尿；三是静注高渗盐水，3%～7.5%NaCl 溶液，以尽快弥补钠的排出，使水从水肿的细胞内外移。以后再根据病情，必要时可重复应用，直至患者脱离险境；四是补充有效循环量，输入含钠溶液；五是在肾上腺皮质功能不全时，用激素同时补钠。

(二)高钠血症

以缺水为主，$[Na^+]P>145mmol/L$，呈高钠血症性高渗透状态。

1.病因

(1)不显性失水：体温增高、高温环境使大量水分蒸发、烧伤、气道感染、呼吸增快、消化道病变致饮水困难、脑外伤及脑血管意外等导致渴感中枢迟钝或渗透压感受器不敏感、气管切开等。

(2)经肾失水：中枢性尿崩症；肾源性尿崩症；渗透性利尿等。

(3)丘脑病变：少饮症(渴感减退)和原发性高钠血症。

(4)静脉输入高张 NaCl 或 $NaHCO_3$ 溶液；吞服大量钠盐；原发性醛固酮增多症及库欣综合征等。

(5)肾排钠减少：右心衰竭、肾病综合征、肝硬化腹水等肾前性少尿；肾功能衰竭；代谢性酸中毒；心肺复苏中补碱过多；老年或婴幼儿肾功能不良；库欣综合征及原发性醛固酮增多症；使用去氧皮质酮等。

2.临床表现 高钠血症时主要是神经症状，包括全身无力，肌肉软弱，震颤，抽搐及昏迷，甚至死亡，

3.诊断 从化验作出诊断，测定尿 UOsm 为最有用。＞800mOsm/kg，为 Na^+ 负荷、不显性失水及原发性少饮，无中枢性尿崩症的患者；＜300mmol/L，甚至低于 POsm，则是中枢性或肾性尿崩症；若处于 300～800mmol/L，表示中枢性尿崩症合并血容量减少，或是部分性中枢性尿崩症、肾性尿崩症或渗透性利尿。还可作血管加压素试验或限水试验。

4.治疗 原则是分急性者与慢性者不同的治疗。对急性高渗状态，可快速降低 POsm，使脑迅速恢复原有容积；若慢性高渗患者，快速降低 POsm 将使水进入脑细胞内，脑容积增大，形成脑水肿，发生抽搐或死亡。故须严格掌握，POsm 的降低度＜30～35mmol/L，在 4～6h 内。应根据病因采取具体措施：

(1)补水：失水时。

(2)中枢性尿崩症：可选 ADH 制剂，促进 ADH 分泌的药物，或加强 ADH 作用的药物。

(3)肾性尿崩症：利用 ADH 效应及直接补充水分以纠正高钠血症。

(4)下丘脑异常：原发性少饮症可强迫饮水；无效时，口服降糖药氯磺丙脲(降糖灵)。

(5)Na^+ 负荷：肾功能正常时，很快经尿排 Na^+；肾衰时若静脉输液过多，可用利尿药加快水和 Na^+ 的排出，用 5%葡萄糖液补充所失尿量。

(6)心肺复苏后及婴儿可用 8%葡萄糖溶液作腹膜透析，同时减轻 Na^+ 负荷和水潴留。

(三)高血糖症

血糖超过正常值，呈高渗透状态。空腹血糖≥7.0mmol/L(126mg/dl)或餐后 2h 血糖≥11.1mmol/L(200mg/dl)为糖尿病诊断标准。高血糖症在围术期多见，且常合并糖尿病性心脏病、冠心病、代谢综合征及胰岛素抵抗等，增加手术和麻醉的风险，是围术期麻醉科医师应该高度重视的问题。

1.病因 糖尿病未得到控制，伴有严重的代谢性酸中毒(酮症酸中毒)及血容量减少。急性葡萄糖负荷、药物(抑制胰岛素分泌和抗胰岛素作用)，如甲苯噻嗪、苯妥英钠和激素等也可引起高血糖症。

2.临床表现 呈高血糖及高渗症状：全身乏力、神志迟钝、昏迷。严重的神经症状可在 POsm＞340～350mmol/L(相当于血糖浓度＞38.86～44.89mmol/L)时方才出现，非酮体性昏迷(NKC)血糖浓度＞55.61mmol/L。

3.诊断 多尿、口渴、多饮、多食、消瘦、血容量减少、过度通气、呼出气呈丙酮香味等症状，测定血糖、酮体和尿糖可以确诊。

4.治疗 胰岛素疗法。补充 HCO_3^-、K^+、输液等。还应合理运动，调节糖尿病患者的身心健康，有效地治疗并发症。

(韩裕权)

第三章　麻醉前准备

第一节　病情评估

一、访视患者

（一）目的

为了降低手术相关并发症的发生率，使患者尽快地恢复到正常功能状态。实施麻醉医师于麻醉前1～2d到病室访视患者，可单独进行或与手术科室的经治医师共同进行。若麻醉医师因故不能进行麻醉前访视时，应尽可能通过其他途径了解患者情况。

1.获得患者病史、体格和精神状况的信息资料。

2.了解患者并发症的治疗效果，根据患者意愿和病史提示的危险因素选择诊治计划。

3.完善术前准备，决定需要进一步补充哪些检查和咨询。

4.解除患者恐惧心理，告知患者有关麻醉、围术期治疗及术后镇痛事项。

5.进行麻醉前评估，获得知情同意。

6.了解手术意图及手术人选，判断患者的病情，评估患者的麻醉耐受力，选择最合适的麻醉方法、药物及麻醉前用药。在取得最佳治疗效果下降低医疗成本。

（二）阅读病历和了解病情

对于要手术的患者，麻醉医师麻醉前访视内容包括：

1.详细阅读病历　包括现病史，既往史，个人史，各项常规化验，如血、尿、粪和X线、心电图、心导管检查报告、呼吸功能、肝肾功能等特殊检查。各科会诊意见，手术前讨论及小结等。

2.全面了解病情　重点了解与麻醉有关的因素。

（1）个人史：着重了解患者的劳动能力，能否胜任较重体力劳动，长期卧床否，有无烟酒嗜好，量多少，有无“打鼾”失眠或常服催眠药等特殊病情。

（2）过去史及手术麻醉史：以往曾患过何种疾病，曾否施行过手术，曾用何种麻醉药和麻醉方法，有无不良反应及药物过敏史，全麻后有无并发症或呼吸功能不全等。脊椎麻醉后有无腰背痛等并发症。

（3）家族史：家庭血缘关系中有无支气管哮喘、糖尿病、变态反应性病、血友病及神经肌肉病等。

(4)药物治疗史及药物过敏史:何种药物长期使用,品种和用量;有无麻醉药的过敏史。

(5)重点了解患者对本次手术和麻醉的顾虑和要求,并进行必要的解释和安慰工作,以消除其思想顾虑,取得其信任和合作。

(6)估计患者对施行麻醉的合作配合程度,注意患者精神状态。

(三)体格检查

进行必要的详细的体格检查,包括患者的发育、营养、体重(消瘦或肥胖)、贫血、发绀、水肿、脱水等,重点了解心肺功能,并注意局部检查与麻醉有关的部位和器官情况。

1.头部器官

(1)眼:瞳孔大小,双侧是否等大,对光反应有无异常,虹膜有无粘连,有无眼部炎症等。

(2)鼻:两鼻孔是否异常,鼻中隔位置,鼻甲是否肥大,有无息肉、肿瘤。在小儿应注意有无鼻咽腔炎症,腺样体增殖,鼻旁窦有无炎症等。

(3)口腔:唇色,牙齿排列,有无松动牙齿或义齿,有无张口困难、巨舌症及小腭征,有无鼻咽、上下颌骨畸形,有无下颌关节活动障碍。

2.颈部　颈部活动情况,有无颈静脉怒张,有无瘢痕、肿瘤、炎症。颈部长度,颈与躯干的位置角度,气管位置,有无压迫及移动。

3.呼吸系统

(1)有无气道梗阻及气管移位、变形。

(2)有无胸廓畸形、胸腔积液、脓胸、血气胸。

(3)有无气道慢性炎症,如支气管哮喘、支气管炎、肺化脓症、肺水肿、肺气肿等,痰量多少、痰的性状及咳嗽情况如何,痰多而黏稠者,要做痰培养和抗生素敏感试验。

(4)一般呼吸情况有无异常,包括深度、频率、类型、有无呼吸困难、发绀等。

(5)有无急性炎症,听诊有无湿啰音、哮喘音,呼吸减弱或增强等。

(6)已做肺功能测定及血气分析者,注意有无低氧血症和高碳酸血症。疑有肺功能不全者,应做屏气试验、通气功能试验、换气功能试验或分测肺功能

4.循环系统

(1)除一般检查外,疑有先天性或风湿性心脏病或影响心功能的其他疾病,曾否出现过心功能不全症状,应重点了解循环代偿功能的情况,检查心脏大小、心律、心音和脉律。

(2)应行 X 线检查、心血管造影、心电图,有条件时行心音图、心向量图和超声心动图检查。行心导管检查者,检查心脏贮备能力的程度可做马斯特二阶梯运动试验。

(3)有无出血性休克。

(4)有无高血压、动脉粥样硬化及其严重程度,目前是否服用降血压药等。

(5)有无末梢血管疾病,如雷诺现象、血管血栓闭塞等。

(6)曾否使用洋地黄、体内储量多少。

(7)有无特殊血液病。

(8)凡高血压患者或 40 岁以上患者,术前应施行心电图检查。凡有心房纤颤史的患者,要注意防止其他脏器发生血栓及血压的急骤变化。

5.消化系统

(1)进食情况,有无呕吐、腹泻、肠梗阻、腹胀,原因如何。曾否施行胃肠减压及其结果。注意电解质、酸碱平衡的检查结果,慢性腹泻造成的电解质失调、低蛋白、脱水等,术前应予纠正。

(2)有无肝肾疾病,如肝脾肿大、腹水、腹内巨大肿瘤,其妨碍呼吸的程度如何。

(3)肝功能如何,肝功能有损害者,应注意麻醉前用药及麻醉药的种类及剂量。

6.泌尿系统 肾脏有无疾病,尿常规及肾功能如何。曾否有慢性尿毒症等。肾功能障碍患者,用麻醉药要注意。尿毒症患者,如尿素氮高,出现肾性昏迷。

7.中枢神经系统

(1)患者是否安静合作,对手术有无恐惧,对麻醉有无疑虑,有无神经过敏,精神失常等。并适当做好心理治疗,以稳定情绪。

(2)有无头部外伤、颅内或脊髓损伤。有无脑出血、脑血栓、脑血管畸形、颅内压增高、神经麻痹、脊神经疾病。有无脊柱疾病,脊柱活动情况如何。四肢肢体有无异常,关节活动如何。

(3)有无癫痫、肌肉痉挛、重症肌无力、进行性麻痹、老年性痴呆、意识障碍等。

(4)有无脑炎、脑膜炎、脊髓炎、脊髓灰白质炎、神经梅毒、艾滋病、其他中枢神经疾病。

(5)脊柱有无畸形,邻近有无感染;神经阻滞麻醉前,应检查解剖部位,标志等是否清楚,穿刺点附近有无感染。

8.其他

(1)基础代谢是否正常,有无发热。

(2)是否有维生素或营养缺乏(如贫血、水肿)、过敏性疾病、血紫质症等。

(3)合并有内分泌疾病,如有糖尿病及其他紊乱时,应酌情进行术前准备。

(4)水和电解质平衡、酸碱中毒及其程度,曾否加以纠正。

(5)患者年龄、体重(小儿更为重要)、体质,发育及营养,如女患者是否在行经期。

(6)皮肤病,如出血性疾病及皮肤癌、炎症等。

(7)术前备血多少,四肢浅静脉穿刺有无困难。

(8)补充检查:在了解病情时,若有不明确或麻醉前准备不完善之处,或应有的检查尚未进行、首次检查有必要复查等应与科室主管医师和上级医师及时联系,要求进行哪些补充检查,予以弥补,以防麻醉中发生意外。

二、危险性评估

通过访视主要了解:手术主要解决的问题是什么?哪些生理指标异常?对麻醉构成直接威胁的因素是什么?对病人的全身情况和麻醉耐受力作出较全面的估计。

(一)ASA分级

手术麻醉的安危评定标准,可采用美国麻醉医师协会(ASA)制定的标准(1963),即手术危险性分5级。ASA分级可以看出麻醉风险与患者自身的病情及功能障碍有直接关系。第Ⅰ、Ⅱ级患者麻醉耐受力良好,麻醉经过平稳。Ⅲ级患者麻醉中有一定危险,麻醉前准备要充分,麻醉时有可能发生的并发症应提前采取有效措施,积极预防。Ⅳ级患者麻醉危险性极大,

Ⅴ级患者不论手术与否，生命难以维持 24h，麻醉前准备更应细致周到，并加强手术中的监测和麻醉管理。ASA 分级简单、实用、价廉、真实，被全世界广泛应用。

(二)PECs 分级

PECs 系统是根据术后情况分级，而后反馈性评价术前评估指标。是比 ASA 分级更准确、内容更完整、适应性强、重复性好的科学的术前评估方法，但要求使用条件高，在计算机普及的条件下才能充分发挥作用。PECs 组成如下。

1.资料　术前年龄、性别、既往病史、病理发现、紧迫性、ASA 分级；围术期处理；术后近期发生的意外事件、麻醉方式、手术方式等。

2.PECs 的内容　主要包括：呼吸氧合功能、换气功能；全身反应及系统损害；心血管系统；损伤或创伤；中枢及周围神经系统；血电解质；技术缺陷、失误、错误等共 89 项具体内容。

3.PECs 分 5 级　Ⅰ级术后无需恢复室处理；Ⅱ级需短时恢复室处理；Ⅲ级延长恢复室滞留时间或需病房内特别监护；Ⅳ级需转至 ICU 处理；Ⅴ级致残或致死。

4.循环系统功能评估　患心脏疾病者围麻醉期可能发生心血管并发症甚至意外死亡，故应提高警惕。

三、麻醉方法确定

若确定的麻醉方法与手术科医师的建议不同时，及时向其说明，共同协商确定之。一般多尊重麻醉科医师的选择意见。

四、麻醉会诊制度

为保证麻醉和手术安全，以下特殊患者应常规会诊。

1.危笃患者　特殊手术及衰竭的垂危患者，手术和麻醉施行有较大的危险时。

2.休克患者　患者有严重感染、中毒、脱水、缺氧或休克时。

3.器官功能障碍　患者重要生命器官或系统有严重功能障碍时。

4.手术艰巨　儿童营养和健康情况很差，拟行较长时间艰巨手术。

5.特殊人物　首长、英雄模范人物、外宾及其他重要特殊人物等。

五、病例讨论制度

对新开展、重大复杂、高危性患者手术应由医院组织有关科室进行麻醉前病例讨论。其目的是充分进行术前全面评估，根据病情、手术特点及范围的要求、麻醉科的硬件设备和技术条件，提出麻醉方案，预测麻醉的风险如何？手术中可能发生哪些并发症，甚至意外，以及预防处理方案，提出对麻醉前准备的建议等。也可由麻醉科单独进行术前病例讨论，共同研究，不断提高。

施行特殊麻醉，或麻醉过程中需要特殊器材时，应于手术前通知有关人员，必要时麻醉医师亲自参与特殊器械的准备工作。凡病情危急、发生特殊情况、特殊患者、估计麻醉可能发生困难或意外危险时，应事先汇报上级高职称医师解决。

（程　俊）

第二节　患者的准备

一、一般准备

了解并调整患者与麻醉关系密切的各器官功能，使之处于最佳状态，与手术医师共同做好患者必要的术前准备。增加麻醉期间的安全性。

（一）全身麻醉

为了全面增强患者的抵抗力，降低或抑制患者应激反应，要求做好以下工作。

1.心理准备　术前根据患者的心理状态，做必要的解释工作，解除患者顾虑，消除恐惧、紧张和焦急的心理负担，取得其信任和合作。

2.气道准备

(1)术前应禁止吸烟，加强口腔卫生护理，去掉义齿，活动牙齿相应护理。

(2)麻醉前应对患者进行深呼吸训练，病情允许时，鼓励患者做适当活动，以增强体质。

(3)胸部透视检查，注意有无气道炎症。对于急性上气道感染的患者应尽可能延期1～2周手术。否则要采取积极抗感染治疗，避免用吸入麻醉，并用抗生素预防继发感染。慢性支气管炎和支气管哮喘患者，应在缓解期施术，麻醉前给予抗生素治疗。如系"湿肺"病例，术前应指导练习体位排痰；或雾化吸入，使患者容易咳痰；或解除支气管痉挛等处理。胸部手术应进行肺功能检查。

3.非急症手术加强处置　应检查血、尿、粪常规，肝功能及乙肝表面抗原，肾功能及电解质等。如并发贫血、肝、肾、内分泌功能障碍等应查明原因，须行必要的治疗和处理，使其功能恢复，或相对稳定后，方可施行手术麻醉。

4.循环系统准备　术前应有心电图检查，如有高血压病或心脏病，请心肾内科会诊，正确判断心脏功能。异常时给予适当处理等，积极做好术前准备，可降低心脏患者的病死率。

5.心肺功能评估　对40岁以上，特别是老年患者，术前必须常规检查心电图，以排除冠心病。对心肺功能的代偿程度做出恰当估计。

6.术前测量体重　小儿术前应准备测量体重(kg)，婴儿体重以克(g)计算。

7.保持内环境稳定　根据病情及血液化学的改变，纠正脱水、电解质紊乱和酸中毒，补充血容量，稳定内环境。

8.胃肠道准备　对于营养不良患者，应尽量经口补充营养；如时间不充裕，或患者不能或不愿经口进食，可通过小量、多次输血，静脉注射水解蛋白和维生素等以补充营养。除手术需要外，如胃肠手术应内服抗生素或肠道清洁剂。手术前1天灌肠，手术日晨排空大小便。手术前禁食4～6h。放置胃肠减压管，持续胃肠减压。

9.按“饱胃”原则处理　急症患者，如肠梗阻或消化道内出血；或其他情况需要时，如进食不久的创伤患者、精神极度紧张者和临产足月的孕妇等，以“饱胃”原则处理，即放置胃肠减压管（胃管），将胃内容物抽空，或用盐水冲洗胃，并在头高位下采用气管内插管等安全措施。

10.禁食　小儿根据年龄决定禁食时间，婴幼儿一般术前3～4h即可。

（二）脊椎麻醉

除参考全麻做相应准备外，应做好以下准备。

1.纠正贫血　若并有贫血，应予以纠正。非急症患者对于血红蛋白的要求，男性至少在$L_1$0g/L，女性100g/L以上。

2.肺功能评估　高位、上胸部硬膜外麻醉，或高位腰麻，应注意肺功能检查。没有肺功能检查条件时，仍依据病史、体检及胸部X线做初步估计。

3.维护循环稳定　有休克、低血压应术前予以纠正。

4.灌肠与导尿管　术前1天晚灌肠。子宫、膀胱、结肠和直肠等下腹部大手术放置留置导尿管。

5.禁食　手术当日禁食4～6h。

6.穿刺部位准备　穿刺部位有感染时，不能施行麻醉，待治愈后再行手术或改其他麻醉。

（三）全身状况

采取各项治疗措施，改善患者全身情况，使之处于较佳状态。

(1)无严重贫血与低蛋白血症。

(2)控制高血压和高血糖。

(3)内环境稳定。

(4)增加心脏功能储备。

二、危险性评估

因病情需要，对特殊患者进行特殊准备，将全身情况及重要器官功能调整至最佳状况，以确保麻醉和手术的安全。

1.高血压病　轻度高血压病患者手术时，对接受麻醉和手术有一定危险，Ⅰ期较为安全；但严重的高血压病患者，即Ⅱ～Ⅲ期麻醉和手术危险性极大，麻醉前应进行1周至1个月的内科降压治疗，待血压稳定后再行手术。长期应用降压药物，如利血平、胍乙啶等治疗的患者，因引起体内儿茶酚胺的减少，麻醉前理应停药。但目前认为，术前不一定都停用降压药，根据病情需要，全面分析，麻醉前要谨慎处理伴随疾患。

(1)保持内环境稳定：适当纠正脱水、失血和电解质紊乱等。长期用神经节阻滞药降压药的患者，要特别注意对低钾、心律失常和脱水的纠正。

(2)徐脉治疗：脉搏徐缓时应用阿托品纠正。长期用神经节阻滞降压药者要注意对心动过缓、低血压的纠正。

(3)降压药治疗：急症患者舒张压＞123mmHg时，用时效短而不影响体内儿茶酚胺储量的降压药，如美卡明等。

(4)麻醉前用药：术前药宜给阿托品，有利于麻醉诱导、维持及麻醉管理等。

2.*糖尿病*　老年人糖尿病的发病率增高。高血糖所致靶器官的病理改变是糖尿病患者麻醉的主要危险因素。术前评估糖尿病并发症的严重程度。其晚期并发症病变程度直接影响病死率。

(1)糖尿病性冠心病：糖尿病患者心肌梗死发生率是常人的2倍，是最常见的死因。可无症状，心电图无诊断价值，运动心电图、心肌血液灌注图可诊断，冠状动脉造影可确诊。

(2)高血压：糖尿病患者患高血压主要用α受体阻滞药、钙通道阻滞药和血管紧张素转换酶抑制药治疗。慎用β受体阻滞药和利尿药。

(3)糖尿病心肌病：在无高血压及缺血性心脏病情况下引起特殊心肌病。

(4)控制血糖：择期手术术前应行内科治疗，控制糖尿病患者血糖、尿糖。凡服用降血糖药或注射长效胰岛素者，必须在术前改用正规胰岛素。术前病情若已用胰岛素基本控制，可按原来每日定时定量给予，可根据麻醉和手术的影响，另辅以小剂量的胰岛素。术前空腹血糖以6.1～7.2mmol/L为佳，最高＜11.1mmol/L。术前查尿糖，若(－)～(＋)，则只给原来日需量的胰岛素；若(＋＋)，可另加6U；(卅)另加10U；(卌)另加16U以上胰岛素。术前禁食者，可将其原应给的胰岛素的一次量减为原量的2/3，余1/3留在麻醉开始后给予。除药物为主要准备措施外，还应增加营养，补充热量等，以便安全施术。

3.*急性感染及高热*　原则上手术应延期施行。急症手术，应同时采取抗感染和物理降温等治疗措施。

4.*激素治疗者*　长期应用激素治疗的患者，肾上腺皮质功能减退，容易发生休克，要予以注意。

(1)加大用药量：仍在用激素的患者，手术前1天和手术当天加大用量。

(2)麻醉前用药：术前1～3个月内曾使用激素治疗的患者，常规给预防药。行大手术者，麻醉前用药可肌注氢化可的松100mg，以后每6h1次，连用3d；行小手术者，于术前给药时肌注氢化可的松100mg，以后每6h1次，连用24h；或术前晚和术前各肌注100mg；行短时间疾病检查、处理者，于临麻醉前肌注氢化可的松100mg，手术中输注氢化可的松100mg。如术中已有循环功能不全，且对补充失血和升压药不敏感者，给予氢化可的松100～300mg/次输注，术终氢化可的松50mg肌注，2次；术后可肌注50mg，4次，维持3～5d，逐渐撤停，以预防急性肾功能不全引起的低血压危象。

(3)麻醉前不用药：3个月至2年内用过激素治疗者，术前可以不给激素。经严密观察，若有怀疑时即给。

(4)激素术前准备的适应证：①腺垂体功能减退或艾迪生病患者；②已行或拟行垂体切除或肾上腺切除者；③术前仍在服用激素者；④术前3个月内曾服用激素持续1个月以上者；⑤术前3个月内服用总量超过氢化可的松1000mg以上者。

5.*心血管病*　有严重心律失常和心力衰竭的患者，经内科治疗(洋地黄等)心律恢复正常、心力衰竭得到控制后方能麻醉和手术。凡心力衰竭患者非急症者禁忌手术。心衰Ⅳ级必须在心衰控制后1年方可考虑手术。近期有心肌梗死发作的非急症患者，3个月内禁止手术，6个月以后才能手术。术前长期用洋地黄药物时，要注意低血钾和洋地黄中毒。术中应备有持续心电图监测。

(1)术前心脏功能：心脏功能估计很重要，麻醉医师应熟练掌握。①先天性心脏病，无心力衰竭史、无缺氧，心脏代偿功能正常，接受一般性手术麻醉和手术中较安全，否则很危险。②后天性心脏病的估计方法，以体力活动试验为常用，根据患者活动后的表现估计心脏功能，分代偿功能1～4级。③屏气试验：患者安静后，令深吸气后作屏气，计算其屏气的最长时间。＞30s者示心功能正常；＜20s示心功能代偿低下，对麻醉耐受力差。是一简单而实用的麻醉危险评估方法。④吹火柴试验：患者安静后，令深吸气后吹一定距离的火柴。能吹灭＞6cm的点燃火柴，示心肺功能尚可安全耐受麻醉。也是简单的麻醉危险评估方法之一。⑤起立试验：患者卧床10min后，测量血压、脉搏，然后令患者突然从床上起立，再测血压、脉搏，2min后再测1次。血压改变在20mmHg以上，脉率增快＞20/min，示心功能低下，耐受麻醉力差。本法不适用于心功能Ⅳ级患者。

(2)维持离子平衡：长期用利尿药和低盐饮食患者，有并发低血钾和低血钠的可能，术中易发生心律失常和休克。术前应做化验检查，缺钠、钾患者在严密观察、严格控制输液速度下补钠和钾，防输液过多。

(3)纠正贫血：若伴有失血和贫血，携氧能力减弱，可影响心肌供氧，术前应该少量多次输血，或输用红细胞悬液更优。避免增加心脏负担。

(4)术前洋地黄类药物治疗：对有心力衰竭史、心脏扩大、心电图示心室劳损或冠状动脉供血不足的患者，术前可使用地高辛0.25mg，每日1或2次。

(5)危及生命手术前准备：对严重冠心病、主动脉瓣狭窄或高度房室传导阻滞的患者必须施行急症手术者术前必备：①桡动脉穿刺插管直接测动脉压；②插Swan-Ganz导管测PCWP；③体外心脏起搏器；④准备血管扩张药(硝普钠)、正性收缩药(多巴胺)、利多卡因、肾上腺素等；⑤备电击除颤器等。

6.单胺氧化酶抑制药治疗者　长期接受单胺氧化酶抑制药(MAOI)治疗的患者，如优降宁等，若施行择期手术，最好提前两周停止给药，后实施手术。MAOI可增强镇痛药、巴比妥类药、麻醉药、肌松药和升压药的作用，容易引起低血压。即使停药两周仍可发生惊厥、昏迷、血压剧烈增高和降低等，麻醉前应做到：

(1)麻醉前用药：麻醉前药禁用哌替啶等镇痛药，可选用异丙嗪、咪达唑仑、阿托品或东莨菪碱等。

(2)麻醉选择：选局麻为宜，禁用腰麻和硬膜外麻醉，以免出现意外。

(3)麻醉用药：麻醉时应慎重，全麻药应减量。

(4)出现险情的处理：①静注氢化可的松100～200mg，每30min1次，加快输液；②血压过高时，静注酚妥拉明5～10mg或0.01%硝普钠，或乌拉地尔；③心动过速者，静注普萘洛尔1～2mg(β受体阻滞药)，必要时可10～15min重复使用。

7.创伤及休克患者　预防和积极治疗低血压，维持循环稳定。严重的低血压，特别是内出血合并出血性休克患者，应针对病因，快速大量的输血、补液，纠正脱水、电解质和酸碱紊乱，补充血容量的同时，适当使用升压药，使血压回升，并维持血压在80mmHg以上，脉搏变慢时，方可施行手术。紧急时，一方面抗休克，一方面紧急手术治疗。

8.帕金森患者　术前用左旋多巴治疗的帕金森患者，手术前不必停药，一直用到手术前日晚，不用增强心肌敏感的麻醉药，如氟烷等。

9.术前应用β受体阻滞药患者　术前应用β受体阻滞药，如普萘洛尔、吲哚洛尔治疗的冠心病或高血压病的患者，应在术前2周即开始逐渐停药，至术前1周停止。症状加重时，继用普萘洛尔直至术前48h。术前常规用阿托品，必要时术中追加0.02mg/kg。普萘洛尔在术中使用要慎重。

10.呼吸疾病患者麻醉前评估及准备　呼吸系统病，以呼吸系统慢性感染和肺通气不全最多见，做好麻醉前准备和治疗，可明显降低围术期呼吸系统并发症及其病死率。

（1）哮喘患者：①肺功能检查，肺活量＜1.01或第1s＜60%时，应延期施行麻醉。若必须施行手术，应慎重。②术前血气分析，PaO_2＜46.2mmHg，而$PaCO_2$超过46.2mmHg，一般是病情相当严重的。③术前应进行有效的药物控制气管和支气管痉挛，一般用支气管扩张药、甲基黄嘌呤和色甘酸钠及激素治疗，缓解后施行麻醉。若用激素才能控制者，术前应加大剂量，术中应持续应用氢化可的松，并于术后维持一段时间。④注射抗生素抗肺部感染。⑤麻醉前用药，不用吗啡，而用哌替啶。⑥术中凡增加支气管收缩的药，包括麻醉药和引起组胺释放的药都禁用。

（2）麻醉前肺功能的估计：①测胸腔周径法。测量深吸气和深呼气时胸腔周径的差别，＞4cm，示无严重肺部疾病和肺功能不全。②吹火柴试验（见前心功能估计）。如将置于10～15cm远火柴能吹灭者，示最大通气量（MVV）＞40L/min，肺储备功能好，否则储备低下。

（3）呼暖困难程度分级：呼吸系疾病引起的呼吸困难，根据正常步速、平道步行结束后观察，是衡量肺功能不全的主要临床指标，依此可做出评估。凡呼吸困难程度超过Ⅱ级的患者，术前应予以重视，要有X线检查和肺功能测验。

（程　俊）

第三节　麻醉选择

手术治疗的质量、效果和预后在很大程度上取决于麻醉方法。正确麻醉方法的选择也是麻醉质量、手术患者内环境保持稳定和麻醉前评估与处理正确的前提和标志。由麻醉医师决定每例手术用何种麻醉方法。

一、麻醉选择原则

（一）选择原则

临床麻醉的方法和药物选择十分重要，总的原则是既要达到无痛，便于手术操作，为手术创造必要的条件，满足手术的需要，又要保证患者安全、减少麻醉意外和并发症、主动维护和控制患者的生命体征。在保证麻醉期间呼吸循环生理功能稳定的前提下，达到镇痛良好、安全、舒适、简便，为满足手术需要创造必要的条件。

(二)评价标准

1.安全　掌握适应证和禁忌证恰当，麻醉药和方法不危及患者的生命和健康，麻醉意外少，无麻醉致死或其他不良后果。

2.无痛　能够保证麻醉效果，使手术能在完全无痛(基本无痛)和无紧张的情况下实施。

3.无害　麻醉药作用快，毒性小，无蓄积作用。对患者生理功能的影响限制在最小范围。能维持正常的生理功能，或对生理干扰小，即对心率、呼吸、血压影响小，对重要脏器损伤轻。将所产生的毒性和并发症能降到最低限度，且影响是可逆的。万一发生意外，能及时抢救，能快速有效地排除干扰，使手术自始至终地安全进行。

4.满足手术要求　麻醉效果能达到预期目的，能为疑难手术创造良好的条件，包括时间、深度、手术部位、范围等。例如心脏、大血管手术的低温；胸腔手术的控制呼吸，便于手术操作；腹腔手术有足够的肌肉松弛；高血压患者手术及出血多的手术要及时控制降压等。使既往不能施行的手术成为可行，使不能耐受手术(或麻醉)的患者变得可以耐受。

5.睡眠无记忆　防止觉醒，因为术中觉醒给患者带来潜在的心理障碍性后遗症，听觉模糊记忆影响术后行为。

6.保持适当应激反应　能降低应激反应，阻断向心性手术刺激，血流动力学稳定，减少术中、术后出血，减少输血及其并发症，预防负氮平衡，降低病死率。

7.术后恢复快　麻醉中合理地利用了各药物之间的协同和拮抗作用，麻醉结束患者即醒，可以早期拔管，并在短时间内尽早完全恢复。

8.简便易行　麻醉技术难度不高，方法实用，使用简便，麻药花费不过大，容易掌握，平战能结合。

(三)选择参考依据

1.患者一般情况　依据患者年龄、性别、体格及心、肺、肝肾功能等情况、病理生理改变、患者意见，手术患者病理和病情是主要的参考因素。

2.手术的性质和意图　取决于手术部位、切口、手术卧位、范围、深浅、繁简、创伤和刺激大小、手术时间的长短、是否需要肌肉松弛及手术时可能发生的意外等，如施行胸椎手术、胸壁手术、肾及肾上腺手术等，易误伤胸膜而发生气胸，故采用气管内插管全麻。

3.麻醉设备条件　包括器械设备、药品条件和麻醉医师的技术水平条件(能力和熟练程度)。

4.麻醉药及麻醉方法　根据麻醉药的药理作用、性能和对患者病情的影响、麻醉方法本身的优缺点等，正确选择适当的麻醉药和麻醉方法，达到灵活机动，及时调整。

5.麻醉医师技术能力和经验　根据麻醉医师的技术能力、理论水平和经验：

(1)充分参考术者的意见，选择安全性最大、对机体干扰最小的麻醉方法。

(2)选择自己操作最熟练的方法。

(2)若是危重患者或急症患者时，术前讨论或向上级请示，以保证患者的安全，减少麻醉意外和并发症。

(4)用新的麻醉方法时，要了解新方法的优缺点，还要注意选年轻、健壮的受术者作为对象。

二、根据手术部位选择麻醉

（一）头部

可选局麻或支气管内插管吸入全麻。如颌面、耳鼻喉和颅脑手术。颌面外科患者，常因颞下颌关节疾病、瘢痕挛缩、肿瘤阻碍或对组织器官的推移、变位等，造成张口困难、头后仰受限、上气道的正常解剖位置异常等因素，往往导致气管内插管困难，故需要用鼻腔盲探插管法。颅内手术的麻醉选择，应考虑以对颅内压的影响最小的原则，去选用各种麻醉药和麻醉方法，并根据手术的具体要求及患者全身情况等，来权衡其利弊。

（二）颈部

最常见的是甲状腺手术，包括甲亢手术。可考虑颈丛或硬膜外阻滞。若颈部肿块过大，气道已有压迫或推移，致气管扭曲等已有呼吸困难者，或精神过于紧张而不合作者，可考虑选择气管内插管、复合全麻，以策安全。此类患者如有气管插管困难者，宜采取清醒气管内插管较安全。

（三）胸部手术

1.胸壁　可选局麻、硬膜外或肋间神经阻滞、静脉复合或吸入麻醉。

2.胸内手术　以气管内插管静脉复合或吸入静脉复合麻醉为佳。也可选局麻或硬膜外阻滞，但应注意开胸后对呼吸生理的扰乱，肺部病变对呼吸功能的影响，肺内分泌物的控制。

（四）腹部

硬膜外或腰硬膜联合阻滞比较理想而常选用。也可选腰麻。患者对硬膜外阻滞有禁忌、过度肥胖、过分紧张或全身情况较差、或有危重休克、感染或内出血性患者，可用静脉复合或静吸复合、气管内插管全麻。达到无痛、肌松良好、抑制自主神经反射，术后对胃肠功能扰乱少。全麻时，配合肌松药，可减少对循环及肝、肾等功能影响，能提高麻醉手术的安全性。

（五）肛门会阴部

可选鞍麻或骶管麻醉较满意。有时选硬膜外阻滞，静脉复合全麻或静吸复合全麻。盆腔与妇产科手术绝大部分可在骶管麻醉、鞍麻或持续硬膜外麻醉下完成。

（六）脊柱四肢手术

1.脊柱手术　选局麻往往效果不佳，可用硬膜外阻滞或气管内插管静脉复合或静吸复合全麻。

2.上肢　臂丛阻滞和硬膜外阻滞最常用。高位硬膜外阻滞不如臂丛阻滞安全，臂丛阻滞也要预防气胸等并发症。必要时选气管内插管，静脉复合全麻或静吸复合全麻。

3.下肢　可选用腰麻、腰硬膜联合或硬膜外阻滞，能满足手术需要；气管内插管静脉复合或静吸复合少用。

4.断肢再植　该手术时间甚长，要求循环功能稳定，血管不发生痉挛，使再植的肢体供血良好，避免血栓形成。因患者失血量较多，血容量不足，常有代偿性的血管痉挛。要预防休克、补充血容量、输右旋糖酐-40等胶体液；改善微循环、预防血栓形成；纠正酸中毒，补充碱性药，防止发生毛细血管内凝血，减少血栓形成的机会。患者要处在比较安静的状态下，以保证手术的顺利进行及再植血管、神经的功能。麻醉的选择必须全面考虑，并作必要及时的处理。上肢选用持续臂丛阻滞或硬膜外阻滞，下肢选用硬膜外阻滞，麻醉要辅以足够的镇静或麻醉性镇痛药，减少患者因紧张情绪或疼痛刺激，所致的血管痉挛，满足手术要求。个别精神紧张或重度创伤，或严重休克者，可选用气管内插管，静脉复合或静吸复合全麻，但手术时间冗长，要控制麻药量，以防药物蓄积作用。术中应尽量避免用升压药物，要保温，避免室温过低刺激血管痉挛。

（七）烧伤及瘢痕整形手术

患者曾经过多次手术，对疼痛敏感，上肢可选用臂丛或硬膜外阻滞，下肢可选用硬膜外阻滞，麻醉中辅助一定量的镇痛、镇静药物，均可满意完成手术。手术面积大者或病情严重者，可选用气管内插管，静脉复合或静吸复合全麻。早期创面渗液丢失多，要及时补充血容量，预防休克。特别是头面部烧伤、颈胸或颈颏瘢痕粘连手术者，存在张口困难或颈部不能活动、头向前倾、呼吸困难等病理改变者，往往气管内插管操作十分困难。先要用鼻腔插管或行气管切开或瘢痕松解后方可上麻醉药。气道烧伤、呼吸困难者，应气管造口术。

三、特殊患者的麻醉选择

（一）常见特殊患者

1.有过敏史患者　即使选用局麻，也应注意过敏问题。对静脉麻醉药或吸入麻醉药发生过敏者少见。

2.贫血患者　用腰麻或硬膜外阻滞时，应预防血压下降。严重贫血或大失血者应禁用腰麻或硬膜外阻滞。以选气管内插管静脉复合全麻较安全。应给予较正常浓度高的氧气吸入。

3.癫痫患者　注意避免抽搐的因素，麻醉前苯妥英钠 0.1～0.2g 或地西泮 10～20mg 口服，以预防发作。选气管内插管，硫喷妥钠加琥珀胆碱诱导，维持麻醉不选用普鲁卡因或利多卡因静脉注射。

4.发热患者　无论采取何种麻醉方法，都应采取降温措施并充分供氧。

（二）高危及危重患者

1.全身衰竭　宜用局麻或神经阻滞，禁用腰麻，包括硬膜外阻滞。需用气管内插管，以浅全麻为妥。硫喷妥钠诱导时应减量，或清醒气管内插管，或用咪达唑仑、芬太尼、维库溴铵、丙泊酚静注诱导，气管内插管，浅全麻加肌松药维持，是安全、常用的方法。也可用气管内插管加硬膜外麻醉方法。

2.休克　由于休克患者对麻醉药的耐量低，对巴比妥类药物较敏感。创伤性休克要充分补充血容量，近年来，应用高渗盐水和右旋糖酐溶液有较好的疗效。严重休克时肾过滤率减低，肾排药物不宜应用。一般选用气管内插管、浅全麻维持，用对循环功能影响小的药物，并保持适当的呼吸交换量及供氧。禁忌椎管内麻醉方法。也可用气管内插管加硬膜外麻醉方法。

3.瘫痪　由于患者长期卧床，血容量潜在不足，循环代偿功能差，瘫痪平面高者，影响呼吸功能，或并发坠积性肺炎。胸$_7$以上损伤或病情严重者宜选气管内全麻，尽量不用琥珀胆碱，因其诱发高血钾；保证足够通气和循环稳定。胸$_7$以下损伤或病情较好者，可选硬膜外阻滞。

4.呼吸系统疾病　应根据以下情况选择。

(1)气道炎症：不宜选用吸入麻醉药，以静脉复合麻醉较理想。

(2)哮喘：术前应用色甘酸钠进行有效的药物控制，宜选哌替啶，均不宜用吗啡、硫喷妥钠和筒箭毒碱等，腰麻及高位硬膜外阻滞均应慎重。

(3)"湿肺"及活动性肺结核：由于有大量分泌物或咯血(肺结核活动期、肺炎、支气管感染、支气管扩张、肺脓疡和肺肿瘤等)，应选支气管内插管。如用双腔管插管，可保证术中安全，并防止下气道阻塞和感染扩散。肺叶切除范围较大者，选用对气道刺激小的麻醉药。注意气道的管理。

5.心血管疾病

(1)非心脏手术：应把重点放在心脏问题上。若心脏功能差，术前、术中应适当地应用强心药物。心脏代偿功能较差的心脏病患者，只要不过分紧张，尽量采用局麻，或神经阻滞，配合镇静药。若选用气管内插管、静脉复合全麻时，深度应浅，肌松药均可选用。不宜使用抑制心脏功能的麻醉药和麻醉方法。心脏功能代偿较好的患者，仍可选用硬膜外阻滞，但应慎重。

(2)心血管手术：大而复杂的手术，如心内直视手术，应考虑气管内插管静脉复合全麻、低温麻醉和体外循环。选用药物及方法应避免导致缺氧、CO_2蓄积和低血压，诱导应避免兴奋和挣扎。

(3)病态窦房结综合征患者：均选用静脉复合全麻，心率缓慢用阿托品等对抗，术中监测心电和血压，术前备好起搏器；经食管心房起搏安全。

6.神经系统疾病　包括颅脑外伤、颅内肿瘤摘除及脊髓手术，禁用腰麻，宜选气管内插管，适宜用效能微弱的麻药，如氧化亚氮、羟丁酸钠、氯胺酮或局麻比较安全。颅内术中充分供氧，预防脑肿胀、颅内压剧增。

7.肝病　对肝功不全者，应选择对肝功能影响小的麻醉药或麻醉方法。避免用毒性较大的全身麻醉。用局麻、腰麻或硬膜外阻滞较好。全身情况差者在气管内插管下静脉复合全麻。选用羟丁酸钠、芬太尼、氟哌利多、地西泮及氯胺酮等对肝功能影响小的药物，全麻中应防止缺血、CO_2蓄积和低血压。肝功能障碍者手术选用低温麻醉时，可加重凝血机制的扰乱，应十分审慎。

8.肾病　免用对肾有毒害、由肾脏排泄药物的麻醉方法。如戈拉碘铵、溴己氨胆碱和地高辛等。局麻、腰麻和硬膜外阻滞常用，全身情况差者，在气管内插管下静脉复合全麻。肾炎有水肿、尿少、严重贫血、血浆蛋白低下、腹水，并常有血压的变化，均与麻醉有关，应避免选择影响血液酸碱平衡及易造成缺氧、CO_2蓄积、血压波动大的麻醉药及麻醉方法。尿毒症患者，伴有昏迷、酸中毒和抽搐等，宜选局麻、神经阻滞；气管内插管静脉复合全麻时，可选用羟丁酸钠、氟哌利多、芬太尼等静脉麻醉药；选用不从肾排泄的肌松药，不选用硫喷妥钠。硬膜外阻滞及腰麻平面应控制得当，可慎选。

9.孕妇　忌全麻。腰麻要慎重，因为麻醉平面不好控制。宜选硬膜外阻滞(临产的平面最好不超过脐部)和局麻。

10.小儿　在基础麻醉下加局麻。较复杂、较大的手术用静脉复合全麻也较恰当。腰麻、硬膜外阻滞或神经阻滞，只要施用得法，效果很好，但必须慎用，骶管阻滞效果也好。但要配合基础麻醉。

11.老年人　选用局麻或硬膜外阻滞(慎用，麻醉平面妥为掌握，麻药小剂量、分次)为妥。也选腰硬联合麻。全麻以静脉复合为宜。高血压患者若无心脑肾的并发症，麻醉的选择无问题。凡顽固性高血压经治疗不易下降者，血管弹性较差，血压波动较大，应注意麻醉对血压的影响。全身麻醉掌握得当，对循环影响较小，否则使血压波动剧烈，增加麻醉中的险情。长期服用降压药的患者，术中可能出现严重低血压，不宜选腰硬联合麻。

12.糖尿病　以选局麻及神经阻滞较安全，也可首选硬膜外阻滞。硬膜外麻醉可减少神经内分泌的应激反应，减少分解代谢并发症，增加代谢稳定性。尽量避免全麻。若选全麻时，要注意控制血糖浓度，大剂量强效阿片类药可阻断应激反应，大剂量芬太尼能有效控制血糖，但要限制使用阿片类药物。选氧化亚氮、硫喷妥钠等对血糖影响小的全麻药。术前、术中应给予胰岛素。

(三)急症手术

1.全身麻醉　主要用于颅脑外科、心包填塞、心胸外科、五官科的急症手术或多发性复杂性外伤患者。静脉复合或静吸复合全麻。注意防治休克，维持一定的血压等。

2.硬膜外阻滞　禁忌急症手术，相对禁忌证慎用。注意麻醉管理。

3.部位麻醉　局麻、颈丛、臂丛用于颈部、颌面部、上肢手术等。

4.小儿　选基础麻醉加局麻、部位麻醉或椎管内麻醉。

四、麻醉药选择

(一)一般要求

1.用良好的麻醉药　良好麻醉药应具备以下标准。但目前尚无一种麻醉药能满足以下要求。

(1)诱导快：无刺激性、患者舒适，乐于接受。

(2)不影响生理：对生理无不良影响，在病情危重情况下也能使用。

(3)物理性能稳定：能与钠石灰接触，与光接触或长期贮存均不起变化。

(4)不燃烧爆炸：可用于多种麻醉方法。

(5)无蓄积：无个体差异或个体差异很小。

(6)作用强：麻醉效力强，能产生良好的催眠、止痛作用，并能随意控制麻醉深浅、苏醒快，安全可靠。

(7)对呼吸循环无影响：对呼吸无影响，循环易维持平稳。

(8)满足手术要求：如提供满足手术要求的肌肉松弛及其他特殊手术要求等。

2.联合用药　在目前尚未发现单一麻醉药具备以上标准之前，临床上多采用两种以上的麻醉药联合应用，取长补短，发挥其各自优点，减少不良反应和危害，尽可能满足手术要求，是目前广泛应用的方法。近年来，国内外麻醉发展较快，众多新药物的引进，为麻醉药的多种选择提供了条件，但要达到最佳选择。

（二）吸入麻醉药

1.安全 从患者生存利益出发，首先考虑吸入麻醉的安全性。

（1）麻醉药所需的浓度与氧浓度比例：如氧化亚氮需要高浓度时，氧浓度降低，易致缺氧。

（2）燃烧爆炸性能：目前应用氧化亚氮及氟类吸入全麻药，无燃烧爆炸的危险。

（3）稳定性：氟烷与加热的钠石灰接触即变质，产生剧毒物，说明化学性质不稳定；物理性质也不稳定，在蒸气饱和下，腐蚀锡、铝、黄铜和铅，又能溶解于橡胶和塑料，而后徐徐释出。

（4）安全性：氟烷安全界限小，扰乱心肌正常的应激性，对肝有毒性，肝炎、休克、心功能不全、心肌损害患者禁用。

（5）对自主神经系统功能：氟烷易使血压下降；恩氟烷吸入高浓度时，心排血量减少、血压下降、心率减慢等严重心肺功能不全、肝肾功能损害、癫痫、颅内压高患者勿用。控制性降压时，可选用氟烷配合。重危、重症肌无力和嗜铬细胞瘤患者皆选用恩氟烷。异氟烷心律稳定，增加脑血流量轻微，癫痫患者和颅脑外科首选异氟烷。

（6）对机体的毒性：氧化亚氮在无缺氧时无毒，对肝肾功能则无影响，肝肾功能不全者选用适宜。恩氟烷对肝肾功能损害的危险性存在，肝肾功能不全患者慎用。异氟烷是不引起肝损害的。

（7）对代谢与酸碱平衡的影响：氧化亚氮对大脑代谢有轻度刺激作用，并增加脑血流量（CBF）；氟烷对肝的代谢明显抑制；七氟烷麻醉时 CBF 及脑氧代谢率（$CMRO_2$）明显减少，分别下降 34%和 52%；地氟烷使脑氧代谢下降，抗分解代谢强作用等。注意氟离子释放后的多尿性肾衰。

（8）麻醉后反应：氟烷、恩氟烷、异氟烷、七氟烷及地氟烷等苏醒后无呕吐反应。

（9）环境污染：废气排放虽可减少空气中麻醉气体浓度，但污染仍存在。

2.患者易接受 吸入全麻药的气味和刺激性常使患者不乐意接受。氟烷有水果样香味，七氟烷易被患儿乐于接受，氟类麻醉药对气道黏膜无刺激，分泌物不增多，地氟烷对气道有轻度刺激作用。

3.麻醉效能强

（1）镇痛及麻醉效力：氧化亚氮麻醉效力弱，常作为辅助麻醉并用，氟烷、恩氟烷、七氟烷和地氟烷等效能强，可以单独使用。

（2）作用快慢：氟烷、恩氟烷、异氟烷、七氟烷和地氟烷作用快，诱导快。

（3）苏醒时间：氟类吸入全麻药苏醒快，可减少术后并发症的发生率。

（4）肌肉松弛效果：氧化亚氮肌松作用较差，氟类吸入全麻药中，地氟烷肌松作用最强。氟烷肌松作用最差。

4.药物价格高 恩氟烷、异氟烷、七氟烷和地氟烷效果好，但价格昂贵，广泛应用受到限制。

（三）静脉麻醉药

1.速效药 静脉麻醉药有对气道无刺激性、无燃烧爆炸危险等优点，适应证广，已被广泛接受。速效静脉药包括硫喷妥钠、丙泮尼地、阿法多龙、依托咪酯和丙泊酚等。

2.缓效药 包括有氯胺酮、地西泮、氟硝西泮、咪达唑仑、吗啡、哌替啶、芬太尼、阿芬太尼、神经安定镇痛药和羟丁酸钠等。

3.肌松药　胸部和上腹部手术完全需要肌松药。最适宜的肌松药是阿曲库铵、维库溴铵和米库氯铵等短效肌松药。

（刘海旭）

第四节　气管内插管应激反应的预防

现代麻醉的基本条件和目的之一，就是麻醉前要降低、预防和控制围麻醉期的应激反应，增加围麻醉期患者的安全性。

一、麻醉应激反应概述

应激是机体对手术和外来刺激所表现出来的一种复杂的、代谢的、激素的和血流动力学的保护性反应。应激反应是指机体受到强烈刺激而发生的以交感神经兴奋和丘脑下部-腺垂体-肾上腺皮质功能增强为主要特点的一种非特异性防御反应。围术期应激反应是麻醉和手术共同面临的临床实际问题。应激反应起初可防止机体的进一步损伤，但长时间的应激可产生不良后果，出现高血压、心动过速、释放皮质素、细胞素和淋巴因子及产生代谢紊乱等。

麻醉和手术的创伤和心理因素作为应激原可引起机体的强烈反应。气管内插管术的操作刺激会产生显著的心血管应激反应，为喉镜暴露声门与压迫口、咽、喉、气管的感受器和插管刺激引起神经反射所致。

（一）应激反应的机制

围术期应激反应的确切机制未明，主要与以下因素有关。

1.神经刺激　插管刺激引起全身躯体和内脏自主神经反射，插管时交感神经过度兴奋。

2.体液因子　插管刺激使血中儿茶酚胺等增高，如儿茶酚胺、促肾上腺皮质激素（ACTH）、胆碱乙酰化酶（CH）、5-羟色胺（5-HT）、组胺、P-LPH、β-EP、皮质醇、血栓素 A_2（TXA_2）等体液增加，会严重改变和影响生理功能。

（二）临床表现

插管时表现为血压升高、心率加快、外周和肺循环血管阻力升高、心律失常、心电图缺血性改变等心血管不良反应。

（三）降低应激反应的措施及优点

麻醉前增强抵抗力，使患者处在最佳状态；阻断向心的手术刺激；用心理治疗和药物干预的方法抑制应激反应。其优点如下。

1.保持血流动力学稳定，使心肌氧供需平衡。

2.抑制体液活性物质释放，如儿茶酚胺、皮质激素等。

3.改善缺血引起的心功能不全，减少心肌缺血发生及严重程度。

4.保持血糖在正常范围,减少分解代谢,预防负氮平衡。

5.增强免疫系统功能,保护人体内吞噬细胞(NK-C)功能,减少术后感染并发症。

6.实施控制性降压,可减少出血和输血及其并发症。

7.超前镇痛作用,增加镇痛药的镇痛效果。延长术后镇痛时间。

8.保护纤溶机制,防止高凝状态和血栓形成。

9.减少术后氧耗,缩短术后通气支持疗法。

10.转归好,可提高存活率,降低病死率。

二、围麻醉期应激反应的调控

(一)麻醉前调控

麻醉前调控和降低应激反应,对预防围术期心血管意外发生十分重要。从患者被告知接受手术治疗开始,术前就应做到:

1.术前访视　针对患者的精神顾虑,耐心解释,帮助患者消除各种疑虑、恐惧和焦虑,降低术前应激反应。

2.药物控制和干预　麻醉前应用地西泮、咪达唑仑、巴比妥类药、麻醉性镇痛药等,均能显著降低术前应激反应。

3.基础麻醉　基础麻醉可消除病儿与父母分离的痛苦。

(二)全麻诱导期控制

对喉镜窥视和全麻诱导气管内插管引起的显著血压升高、心率加快等循环系统不良反应,可用下面药物控制和干预。

1.表面麻醉　喷入4%利多卡因于患者咽、喉、气管内,在置入喉镜前2min,静注利卡多因2mg/kg,可有效地预防气管插管反应。

2.α和β受体阻滞药　是针对血压升高、心率加快的治标药物。

(1)安替洛尔:β受体阻滞药,拮抗儿茶酚胺。术前2～4h口服,减轻插管时心率增快和血压增高效果优于普萘洛尔。

(2)拉贝洛尔:α和β双重受体阻滞药。可降低卧位时的血压和周围血管阻力,不降低心排血量和心搏量。冠心病者麻醉前12h静注0.5mg/kg,随后持续输注0.1mg/(kg·h)至诱导前。插管时心率、平均动脉压、收缩压心率乘积显著降低。

(3)埃斯莫洛尔:超短效$β_1$受体阻滞药,选择性作用于心脏。麻醉前静注100～200mg,均能显著抑制插管反应。

3.降压药　是拮抗血压升高的治标方法。

(1)三磷腺苷:直接降低血压。将其1～2mg/kg稀释成10ml,在琥珀胆碱之后静脉注射,收缩压、心率和RPP与术前比无显著差异。注意其降解后产生磷酸,后者与钙镁离子结合致明显心动过缓或心律失常。

(2)硝酸甘油:自鼻腔滴入,0.75μg/kg,滴鼻后,插管时平均动脉压和RPP明显降低。适用于缺血性心脏病和心功能不良者。

(3)硝酸异山梨醇:80μg/kg·在置喉镜时使用,恰好抑制升压反应。

(4)曲眯芬：短效交感神经阻滞药。0.5～1mg/kg，静注，有抑制 RPP 效果。

(5)可乐定：中枢 α_2 受体激动药，口服后吸收 70%～80%，30～60min 产生降压效果明显。麻醉前口服 4～5μg/kg，可有效地控制术前高血压。可预防和减轻气管插管应激反应，与咪达唑仑联用效果更好。

(6)乌拉地尔：0.5～0.6mg/kg，静注，能抑制插管反应。快速静注效好。降血压有一定限度，不会发生低血压危险，相当安全。

(7)硫酸镁：于诱导前静注 60mg/kg，能抑制血压升高和心率加快、血浆儿茶酚胺水平升高。镁离子降低细胞兴奋性，减少交感神经递质释放，直接舒张血管平滑肌，也有松弛横纹肌作用。

4.镇痛药　麻醉性镇痛药在预防插管反应上既治标又治本。

(1)吗啡类：吗啡 0.1～0.2mg/kg，或哌替啶 1～2mg/kg，静注，抑制插管反应及儿茶酚胺释放。

(2)芬太尼类：芬太尼 3.5～8μg/kg，阿芬太尼 15～75μg/kg，舒芬太尼 0.5～1μg/kg，洛芬太尼 0.6～1μg/kg 和瑞芬太尼 μg/kg 加 80mg 丙泊酚静注麻醉诱导，显著抑制插管反应。

(3)其他：如丁丙诺非、二氢埃托啡 0.6～0.8mg/kg 和丙泊酚 2.5mg/kg 麻醉诱导气管内插管静注，均抑制插管反应。

5.钙离子通道阻滞药　抑制血管平滑肌膜钙离子内流而扩张血管(动脉)和负性心肌变时变力作用来拮抗插管反应，起治标作用。

(1)硝苯地平(NIF)：诱导前 10min 舌下含服 10mg，或 NIF10mg 用生理盐水配成 2ml 悬液，诱导前 5min 滴鼻，能预防插管反应。

(2)维拉帕米：以 5%葡萄糖液稀释后，静注 0.1～0.15mg/kg，可有效地预防插管时血压升高，除心率增快外；血压、MAP 及 RPP 均无明显变化。适用于插管困难、有脑瘤或主动脉瘤的患者。不适于缺血性心脏病、传导阻滞和循环功能低下的患者，因其抑制窦房结和房室结的自律性和传导性。

(3)地尔硫䓬：插管前 1min，注射 0.2～0.3mg/kg，MAP、RPP 显著降低，心率升高。

(4)尼卡地平：按 10～15μg/kg，于置管前 1min 静注，插管前、中、后期循环系统非常稳定。是预防插管反应较安全、有效、合适的钙通道阻滞药。

(5)其他：尼群地平、尼莫地平等，均有效抑制插管反应。

6.联合用药　以取长补短、复合诱导用药的原则，预防气管内插管时的心血管应激反应。

(三)加深麻醉或改进插管方法

1.加深麻醉　麻醉抑制应激反应。诱导时加大吸入麻醉药的浓度，可有效地减弱气管内插管的应激反应。但不适于缺血性心脏病或心力衰竭等患者。提高监测手段，保证插管时有一定麻醉深度。

2.改进插管技术　技术熟练，缩短喉镜显露声门和插管的时间，可减弱插管反应。故要加强学习，平时苦练基本操作，这对初学者尤为重要。

3.复合麻醉　一些重大手术选用硬膜外麻醉与全麻合用，可减弱插管反应。

（肖志强）

第四章 麻醉方法

第一节 局部麻醉

局部麻醉是指应用局部麻醉药(以下简称局麻药)暂时阻断身体某一区域神经传导(特别是感觉神经传导)功能的麻醉方法。包括表面麻醉、局部浸润麻醉、区域阻滞麻醉、静脉局部麻醉和神经阻滞麻醉等。

局部麻醉的优点在于简单易行,安全性大,并发症少,对病人生理机能影响最小。但是在施行局部麻醉时除了要取得病人的充分理解与合作外,还必须熟悉该区域解剖关系,选择适当的局部麻醉药及其所用的浓度和剂量,方能取得确实、安全、有效的麻醉效果。

一、常用局麻药

(一)常用局麻药性能

局麻药依其分子结构的不同分为酯类局麻药和酰胺类局麻药。常用酯类局麻药有普鲁卡因、氯普鲁卡因、丁卡因等,酰胺类局麻药有利多卡因、布比卡因、罗哌卡因等。

局麻药作用时间与药物与神经膜中的膜蛋白结合有关。普鲁卡因、氯普鲁卡因与膜蛋白结合差,因此作用时间短。丁卡因、利多卡因、布比卡因、罗哌卡因与膜蛋白结合紧,因此作用时间长。药物脂溶解度越大其效力越强,因亲脂性局麻药容易穿透神经膜。局麻药的 pK_a 决定神经阻滞的起效速度。pK_a 表示局麻药 50%离子化和 50%非离子化时的 pH_a 凡 pK_a 值低者,由于其大部分分子处在非解离状态下,易于透过神经膜。利多卡因、丙胺卡因的 pK_a 为 7.7,布比卡因、罗哌卡因为 8.1,均较普鲁卡因(8.9)、氯普鲁卡因(9.1)、丁卡因(8.6)为低。局部组织的低 pH,也使局麻药起效时间缓慢。增大剂量可以增加阻滞作用时间。

丁卡因毒性大,多用于表面麻醉。普鲁卡因和氯普鲁卡因由于毒性小且弥散性差,常用于局部浸润麻醉。

利多卡因弥散性能好,性质稳定,过敏反应少见,可用于各种局麻。布比卡因为一种长效局麻药,但无表面麻醉作用,运动神经阻滞差,对心脏的毒性较大。罗哌卡因性能与布比卡因近似,但对心脏的毒性较小,且感觉阻滞强于运动阻滞,近年来得到广泛使用。

为了收缩局部血管,延缓局麻药吸收,延长阻滞时间,减少局麻药的毒性反应,在局麻药液中可加用一定量的肾上腺素,常用浓度为 1∶20 万,一次最大量小儿不超过 10μg/kg,成人不超过 200～250μg。

(二)局麻药中毒反应及其防治

1.原因　一次用药超过最大剂量,或虽未过量,但病人体质衰弱,对局麻药的耐受性差;局麻药误注入血管或局部血管丰富,局麻药吸收加快致血药浓度升高。

2.临床表现

(1)中枢神经系统:早期有精神症状,如眩晕、耳鸣、多语、烦躁不安或嗜睡,舌唇麻木,眼球震颤;中期常有恶心、呕吐、视物模糊、肌肉震颤或抽搐;晚期全身肌肉痉挛抽搐,严重者昏迷。

(2)循环系统:早期表现为循环兴奋;晚期表现为循环抑制,严重者心力衰竭或心跳停止。血管内误注入布比卡因,可引起心血管虚脱,因其与组织结合较强,治疗效果差。

(3)呼吸系统:胸闷、气短、呼吸困难,惊厥时出现发绀,严重者呼吸停止。

3.紧急处理

(1)立即停止局麻药注入。

(2)早期吸氧,维持呼吸、循环稳定,静脉注射地西泮 5～10mg。

(3)抽搐、惊厥者可静脉注射地西泮或 2.5%硫喷妥钠 3～5ml,如仍不能制止抽搐者可静脉注射肌肉松弛药,气管插管控制呼吸。

(4)生命支持疗法:包括吸氧,扶助呼吸或控制呼吸,输血补液,升压药应用,心肺脑复苏等,同时快速一次性给予 20%脂肪乳 1.5ml/kg(在成人可一次给予 100ml),必要时还可继续以 0.25ml/(kg·min)的速度输注 10 分钟。

4.预防　注意局麻药的一次最大用量;特别对老年、小儿和一般情况衰弱者应适当减量;局麻药中加入少量肾上腺素以减慢吸收;麻醉前应用巴比妥类药或地西泮;注药前必须回抽,防止误入血管;主要神经阻滞时应分次和逐渐加量给药。

二、表面麻醉

将渗透作用强的局麻药与局部黏膜接触,使其渗透过黏膜,阻滞浅表神经末梢而产生的无痛状态,称为表面麻醉。常用的有:

1.眼部表面麻醉　病人仰卧,滴入 0.25%～0.5%丁卡因或 1%～2%利多卡因 2～3 滴,滴后嘱病人闭眼,每 2 分钟滴一次,重复 3～5 次。如用丁卡因,在两次滴药之间滴 1∶1000 肾上腺素一滴。作用持续 30 分钟,必要时可重复。

2.鼻腔内表面麻醉　用小块棉片或纱条浸入到麻黄碱中,取出挤干再浸入 2%～4%利多卡因或 0.5%～1%丁卡因之中,挤去多余局麻液,然后将浸润棉片或纱条填敷于需麻醉部位,3～5 分钟即可。也可用喷雾器将药物喷入鼻腔。

3.咽喉部及气管内表面麻醉　先令病人尽量张口,当病人深吸气时,用喷雾器对咽喉部喷入 2%利多卡因或 1%～2%丁卡因 3～4 次,连续 3 次,每次间隔 2～3 分钟。气管内黏膜麻醉时,可经环甲膜用注射器针头穿刺,当回抽有气时嘱病人屏气,快速注入 2%利多卡因或 0.5%丁卡因 2～4ml,迅速拔除针头,并鼓励病人咳嗽,以利局麻药分布均匀,3～5 分钟后出现局麻作用。气管内注药忌用肾上腺素。

4.尿道表面麻醉　男性病人可用注射器将局麻药或含局麻药的凝胶逆行挤入尿道,然后用龟头夹子挟住阴茎头部,3～5 分钟即可达到表面麻醉作用。女性病人可用细棉棒浸入局麻药后塞入尿道内 3～5 分钟。操作应轻柔,一旦黏膜损伤,局麻药吸收极为迅速。

5.近年来有一种新表面麻醉配方局麻药低共熔合剂(EMLA),即利多卡因和丙胺卡因非离子化碱基乳膏,可透过完整的皮肤,起效时间约 1 小时。多用于儿科以减轻静脉穿刺的疼痛以及一般情况较差病人的植皮。

三、局部浸润麻醉

局部浸润麻醉是指沿手术切口线分层注射局麻药,以阻滞组织中的神经末梢。根据手术时间的长短,选择适当的局麻药:短时效普鲁卡因或氯普鲁卡因,中等时效利多卡因或甲哌卡因,或者长时效布比卡因或罗哌卡因。麻醉时先将局麻药用 22G 细针在手术切口一端作一皮丘,使皮肤隆起呈现白色橘皮样外观,后沿皮肤切口在皮内作连续皮丘。作新皮丘时,注射针应在前一皮丘内刺入,以减少穿刺时疼痛,然后再经皮丘按层浸润皮下、肌膜、腹膜或胸膜。也可浸润一层切开一层,以延长麻醉时间和减少单位时间内局麻药的剂量。注药时应加压,一边注药一边进针,使其在组织内形成张力性浸润,增强局麻效果,并对周围组织起到水压分离及止血作用。感染及癌肿部位不宜用局部浸润麻醉。

四、静脉局部麻醉

系指在肢体上端结扎止血带后,经静脉注入局麻药,使止血带远端肢体得到麻醉的方法。

常用局麻药:成人上肢 0.25%普鲁卡因 100～150ml;或 0.5%普鲁卡因 60～80ml;或0.5%利多卡因 40ml;下肢用量为上肢的 1.5～2.0 倍。

操作方法:用静脉套管针穿刺固定后,抬高患肢或以弹力绷带或电动气压驱血带驱血,并在该肢体上端结扎止血带,通过静脉套针在其远端静脉内注入局麻药,3～10 分钟即可产生局麻作用。

为防止出现止血带压迫疼痛,可在肢体上缚两套止血带,先行近端止血带充气,待肢体麻醉后,再充远端止血带(麻醉区),然后放松近端止血带。

如手术时间超过 1～1.5 小时,可暂时放松止血带,恢复肢体循环,再次充气并注射 1/2 首次量的局麻药。

术毕止血带要缓慢间歇放气,以防局麻药涌入全身循环导致中毒反应。

五、神经阻滞麻醉

神经阻滞麻醉系将局麻药注射到神经干周围,暂时地阻断神经传导功能,达到手术无痛的方法。神经阻滞定位有解剖定位、异感定位、神经刺激器定位、放射定位及超声定位等。在过去的 50 年里,异感法是神经阻滞中常规采用的方法,之后神经刺激器定位技术(PNS)在近 20

年里逐渐发展并在西方发达国家成为主流的方式，可明显提高周围神经阻滞（如臂丛、腰丛、坐骨神经、股神经、椎旁神经等）的成功率。在PNS应用前，应给病人开放静脉通路，适当镇静，吸氧并建立监测系统。根据电刺激混合神经可引发支配肌群运动反应的原理，将PNS的正极与病人相接，负极连接于特制阻滞针的导线上，将PNS的初始电流设定为1.0mA，频率1～2Hz。按解剖定位进行穿刺并调整穿刺针的位置，使针头接近欲阻滞的神经，直至该神经所支配的肌群发生有节律的颤搐。随后减少PNS的电流（0.3mA左右）并微调针头直至产生最大幅度的颤搐。说明针尖已接近神经，定位准确，回抽无血，即可注药或置管。

这种方法与传统的寻找异感法比较，其优点在于减少病人的不适，避免术后神经损伤并提高了定位的准确率。

随后，越来越多的研究表明，超声定位用于外周神经阻滞具有优势，尤其是对儿童的神经阻滞以及深部神经阻滞（如坐骨神经阻滞和腰丛阻滞）更具优势。超声定位直视下操作可提高多种区域阻滞技术的质量。在高分辨率超声的辅助下，能清楚地分辨上肢和下肢多个水平的神经结构，有助于改善阻滞质量，减少并发症。直视下操作还能辅助麻醉医师观察局麻药扩散，如果药物扩散不良，可在超声引导下调整穿刺针位置，改善药物分布。

对深部神经阻滞，如坐骨神经或腰丛，联合神经刺激器和超声可能大大提高成功率。另外，对于成片分布的神经丛，如臂丛，联合超声和神经刺激器将有助于快速找到拟阻滞的目标神经，有助于实现选择性阻滞。

随着超声成像技术的发展，近年来，超声技术在外周神经阻滞的应用得以普及，尤其是将超声定位与神经刺激器联合使用时，可减少并发症，定位更准，麻醉效果确切。下面将分别介绍几种常用的神经阻滞方法。

（一）颈神经丛阻滞

1.*适应证* 颈动脉内膜剥脱术和颈部手术。

2.*解剖* 颈神经丛由$C_{1\sim4}$脊神经前支组成，每一神经出椎间孔后，越过椎动静脉在各横突尖端连接成丛。颈丛的分支有浅支和深支，浅支由胸锁乳突肌后缘中点处自深筋膜穿出，向前、向上和向下方分布于颌下和锁骨以上整个颈部、枕项部的皮肤和浅层组织。深支分布于颈深层的肌肉和组织。

3.*药物* 多用2%利多卡因与0.75%布比卡因（或0.3%、丁卡因）等量混合，如无禁忌（如甲亢等）可加1∶200000肾上腺素。

4.*阻滞方法* 病人去枕仰卧，头偏向对侧。常规消毒，在胸锁乳突肌后缘中点与颈外静脉交叉处，即甲状软骨上缘水平处，摸到第四颈椎横突尖，乳突下方约一横指处摸到第二横突尖，两者之间为第三横突。以长4～5cm的22G针尖在C_4横突处垂直皮肤刺入，然后略向后向下，直达横突骨面，若病人出现异感，则更为准确。然后回吸肯定无血或脑脊液，注入局麻药5ml。然后退针到胸锁乳突肌深面，沿其向尖端及脚端注射局麻药共5ml。同法在第二、三颈椎横突上注射局麻药各2～3ml。

另有仅在第四颈椎横突处注药，然后压迫穿刺针下方肌间沟，促使药液向头侧扩散，配合浅支阻滞亦能获满意效果。不可同时作双侧深颈丛阻滞。

5.*并发症* 颈丛阻滞可引起局麻药中毒、高位硬膜外阻滞、全脊麻、椎动脉血肿等严重并发症。应小心操作，一旦出现，积极处理。另外，颈丛阻滞常出现一过性膈神经阻滞，喉返神经阻滞及 Horner 综合征，多为一过性，术毕多能恢复。

为了避免上述并发症，在进行颈丛阻滞时，每侧各用局麻药 12ml，于胸锁乳突肌后缘中点与颈外静脉交叉处作为穿刺点，刺入皮肤后缓慢进针，当遇一穿破肌膜的落空感后，即将局麻药 6ml 注入肌膜下，将针尖拔至皮下，再向乳突、锁骨和颈前方向各浸润注射局麻药 2ml，也同样可得到良好的阻滞效果，且不易发生喉返神经麻痹、膈神经麻痹和 Horner 综合征等并发症。

（二）臂丛神经阻滞

1.*适应证*　肩、臂和肘的手术。

2.*解剖*　臂丛神经主要由 $C_{5\sim8}$ 及 T_1 脊神经的前支组成。以上各脊神经，从椎间孔穿出，在前、中斜角肌之间形成臂神经丛，行于锁骨下动脉周围，经锁骨后方进入腋窝。臂丛神经乃至颈丛神经自颈椎到腋窝远端一直被椎前筋膜及其延续的筋膜所包绕，臂丛神经处于此连续相通的筋膜间隙中，故从腋鞘注入局麻药，只要有足够的容量，便可一直向上扩散到神经根部。

3.*药物*　短于 1 小时的手术用 2%～3%的氯普鲁卡因；2 小时左右的手术用 1%～1.5%的利多卡因；超过 3 小时的手术，用 2%利多卡因加 1%罗哌卡因等量混合液。

4.*阻滞方法*

(1)肌间沟径路：病人仰卧，患侧肩下垫薄枕，头转向列侧，手臂贴体旁。先令病人抬头，显露胸锁乳突肌的锁骨头，在其后缘可摸到一条小肌肉即前斜角肌，前斜角肌后可摸到一条大小相同的肌肉即中斜角肌，两肌间的凹陷处即前中斜角肌间沟。食指沿沟下摸，在锁骨上窝可触到锁骨下动脉搏动，同时向沟内重压，病人诉手臂麻木或异感，即证实定位无误。从环状软骨向后作一水平线，与肌间沟的交叉点即为穿刺点，如与颈外静脉相交叉，可牵拉皮肤，避开颈外静脉。用 22G 穿刺针垂直刺进皮肤，略向脚端推进，直到在 0.2～0.4mA 的刺激电流下诱发出三角肌、臂、前臂肌肉收缩反应，回抽无血或脑脊液，注入局麻药 20～25ml。也可使用超声对肌间沟径路的臂丛神经进行定位，方法是将探头置于环状软骨下 2cm 水平的胸锁乳突肌表面，观察到颈总动脉和颈内静脉后，将探头水平外移，直到看到前中斜角肌间隙内多个圆形或椭圆形区域低回声葡萄样结构，对每一支分支分别阻滞。

此法优点是小剂量局麻药即可使肩及上臂外侧阻滞完善且不会发生气胸，是肩部手术的首选麻醉方法。对尺神经阻滞起效慢，作用有时不完全，故手、前臂尺侧的手术须增大药量(30ml)，才能取得好的麻醉效果。常见并发症有 Horner 综合征、膈神经麻痹、喉返神经麻痹和刺破血管等。

(2)锁骨上径路：体位同肌间沟径路。沿前中斜角肌间沟下摸，在肌间沟最低处可摸到锁骨下动脉搏动，紧靠动脉搏动点外侧，持 22G 穿刺针沿中斜角肌前缘向下进针，能体会到刺破臂丛鞘的感觉。再向前进就会出现异感。若无异感可使针稍偏内后，即针刺方向朝对侧足跟，常获异感，回吸无血、气或液体即可注入局麻药 20～30ml。此法又称锁骨上血管旁阻滞。超声定位为将探头置于锁骨上窝，冠状斜位切面扫描，识别锁骨下动脉后，臂丛位于其后侧和头侧。

锁骨上径路适用于上臂及肘部手术，位置表浅，定位简单。缺点是血胸、气胸发生率高，连续阻滞时导管不易固定。

(3)锁骨下径路:病人仰卧,麻醉者立于需阻滞的对侧,通常患肢外展90°,头转向对侧。在锁骨中点下方一横指处进针,与皮肤成45°角向锁骨下动脉方向(如不能扪及动脉,可向肱骨头方向)进针,出现异感或在0.2～0.3mA的刺激电流下诱发出手的肌肉颤搐反应,回抽无血,注入局麻药20～30ml。超声定位的探头位于三角肌胸大肌间沟外侧做旁矢状切面扫描,可见围绕腋动脉走行的高回声臂丛纤维,有时可清楚分辨外侧束、内侧束和后束。

此法气胸发生率较锁骨上径路为少,可阻滞肌皮神经、腋神经及肋间臂神经。用于肩至手的手术。

(4)喙突下径路:病人仰卧,头偏向对侧,肥胖者可在肩下垫一薄枕,阻滞侧上肢外展45°,自然悬垂。在锁骨肩峰端下方,肱骨头内侧可摸到一骨性突起,即为喙突。测量喙突至胸廓外侧壁最近距离(通常为第二肋外侧缘)并作一连线,即喙胸线。喙胸距离×0.3+8(mm)即为喙突下进针点,一般相当于三角肌-胸大肌间沟处。与皮肤垂直进针,针尖过于偏向下肢方向易引起气胸,偏向肩峰则往往阻滞不够完全。刺破胸大、胸小肌可有两次突破感,当针尖进入胸小肌与肩胛下肌间隙,病人可有异感,且可见针头随动脉搏动而摆动。回吸无气、无血,可注入局麻药25～30ml。此法易于阻断肋间臂神经,有于缓解上肢手术中止血带所引起的疼痛,是前臂手术的首选麻醉方法。

(5)腋窝径路:病人仰卧,头偏向对侧,阻滞侧上肢外展90°,肘屈曲,前臂外旋,手掌贴枕部作行军礼状。取22G穿刺针,在腋动脉搏动最高处,穿刺针与动脉呈10°～20°夹角刺进皮肤,缓慢进针,直到出现刺破鞘膜的落空感,松开持针手指,可见针头随动脉搏动而摆动。神经刺激技术的有效指征是在0.2～0.4mA的刺激电流下诱发出手的肌肉颤搐反应。回抽无血,即可注入局麻药30～40ml。超声定位方法是将探头置于胸大肌与肱二头肌交点,探头呈矢状斜位与腋动脉走行垂直,尺神经通常位于最靠近尺侧,桡神经多位于腋动脉下方,正中神经位于腋动脉浅面。待退针至皮下时再注入2～3ml局麻药以阻滞肋间臂神经。

此法无气胸及药物注入硬膜外间隙或蛛网膜下隙的顾虑,但局麻药中毒发生率偏高。腋窝径路是手、腕及前臂尺侧部手术的首选。锁骨上径路和肌间沟径路是桡侧手术的首选麻醉方法。

(三)腰丛阻滞

1.适应证　髋部、大腿前面和膝部手术。

2.药物　2%利多卡因和1%罗哌卡因混合液。

3.阻滞方法　病人侧卧,患侧向上,髋关节屈曲。以两髂嵴最高点做一连线,在此连线中点旁开4～5cm处为穿刺点,用7号腰麻穿刺针垂直进针,如触到L_4横突,调整方向针尖滑过横突上缘,再进针0.5～1.0cm,在0.5～1.0mA的刺激电流下诱发出股四头肌颤搐反应,回抽无血,即可注药25～30ml。超声定位腰丛神经阻滞技术要求较高,需联合使用神经刺激器。先作旁矢状扫描,判断横突间隙和腰大肌位置,然后在背部中线L_4水平做轴位扫描,找到棘突,然后侧向移动3～4cm,可找到脊柱旁区的关节突和横突,获得典型的超声图像。

(四)坐骨神经阻滞

1.适应证　膝、胫骨、踝和足的手术。

2.药物 2%利多卡因和1%罗哌卡因混合液。

3.阻滞方法

(1)侧卧位坐骨神经阻滞法(坐骨大孔处阻滞):病人侧卧,阻滞侧在上,膝关节屈曲。由股骨大转子与髂后上嵴作一连线,再于连线中点作一垂直线,此垂线与股骨大转子与骶裂孔连线的交点即为穿刺点。取长8~10cm的22G穿刺针,经皮肤垂直进针直至在0.2~0.5mA的刺激电流下诱发出腘绳肌、小腿、足或足趾的肌肉颤搐反应。若触到骨质,针可略偏向内侧再向前穿。引出坐骨神经刺激反应后回抽无血,注入局麻药15~20ml。

(2)平卧位坐骨神经阻滞法(股骨大转子与坐骨结节间阻滞):病人仰卧,髋关节屈90°并略内收,膝关节屈曲90°以上。在股骨大转子与坐骨结节连线的中点可摸到凹陷,用8~10cm 22G穿刺针经此点刺入,针干与床平行,刺向头侧而略偏内直至在0.2~0.5mA的刺激电流下诱发出足或足趾的肌肉颤搐反应。回抽无血,注入局麻药15~20ml。注药时以手指压迫神经远端以便药液向尖端扩散取得较好效果。

超声定位下的坐骨神经阻滞有骶旁入路、前路、臀下间隙入路、臀横纹肌下入路和腘窝入路等方法,可根据病人的一般情况、手术部位及手术方式选择合适的径路。我科对下肢手术多进行腰丛联合坐骨神经阻滞,以保证麻醉效果。

(五)肋间神经阻滞

常用于肋间神经痛、带状疱疹及肋骨骨折的治疗。也可作为鉴别疼痛来自腹腔还是腹壁及胸腹部小手术的麻醉。

阻滞时病人侧卧、俯卧或坐位,于肋骨角(背棘肌外缘)或腋后线处,用4cm22G针头自肋骨下缘稍上方垂直进针,到达肋骨骨面,然后将穿刺针沿肋骨面向肋骨下缘移动,使针头滑过肋骨下缘,再进针0.2~0.3cm有落空感,病人亦可能有异感。嘱病人屏气,回吸无血或气后注入局麻药3~4ml。切忌穿刺过深,以防发生气胸。

(六)胸椎旁神经阻滞

可用于乳房手术,胸部手术或肋骨骨折后的疼痛处理。胸椎旁间隙是位于脊柱两侧的楔形区域,其周壁由前外侧的壁胸膜,内侧的椎体、椎间盘和椎间孔以及后面的肋横突上韧带所构成。椎旁间隙内的脊神经是以小束走行在椎旁脂肪组织内,并且脊神经未被厚筋膜鞘所包裹。因此,脊神经相对容易被注入的麻醉药所阻滞。

病人取坐位或侧卧位,背部后弓,类似于椎管内阻滞所需的体位。穿刺点为对应胸部目标皮区的棘突旁开脊柱中线2.5cm,垂直进针。在穿刺针触及胸椎横突后,后退穿刺针至皮肤水平,并向上或向下调整穿刺进针方向,以避开胸椎横突。最终目标是穿刺针通过肋横突韧带时的突破感或将穿刺针推进到恰好越过胸椎横突1cm处,回抽无血或脑脊液后每节段注入0.5%罗哌卡因3~5ml。应注意避免向内侧穿刺进针,因为可导致穿刺针进入蛛网膜下腔导致全脊髓麻醉。

(七)指(趾)间神经阻滞

可用于手指(脚趾)的手术。每指(趾)由指(趾)间腹侧神经及背侧神经各一对支配,神经接近于手指(脚趾)的四角,与骨膜相近。在指(趾)根部背侧作皮丘,在指(趾)两侧各注入1.

5%利多卡因 1～2ml。注意局麻药量不宜大，且其中不应含肾上腺素，以免影响指(趾)血运。

(八)骨折血肿内浸润

骨折处的骨膜及软组织均能通过骨折血肿内浸润而获得满意麻醉。此法安全简单，通常5分钟起效。操作如下：在骨折处作皮丘，针头刺入血肿(回抽有血)，注入不含肾上腺素的1.5%利多卡因 10～15ml。注射过快易引起疼痛。缺点为无肌肉松弛作用，用于单纯骨折闭合复位。

(于新平)

第二节 椎管内麻醉

将局麻药注入椎管内的不同腔隙，药物作用于脊神经根，暂时阻滞脊神经的传导，使其所支配的相应区域产生麻醉作用，称为椎管内麻醉。椎管内麻醉包括蛛网膜下腔阻滞和硬脊膜外腔阻滞两种方法，后者也包括骶管阻滞。

一、椎管的解剖与生理

(一)脊椎与脊柱

1.脊椎　脊椎包括椎体、后方的椎弓和由椎弓发出的棘突三部分。椎体的功能是承重，椎弓根及椎板位于椎体后方，呈半环形。其中椎弓与椎体相连接的部分(侧方)称椎弓根，其余部分(后方)称椎板。相邻两个脊椎的椎弓根切迹之间围成的孔叫椎间孔，脊神经由此通过(见图4-2-1，脊椎示意图)。棘突是椎板向后突出延伸部分，颈椎和腰椎的棘突基本呈平行排列，而胸椎(从第4到第12胸椎)棘突呈叠瓦状排列，棘突与椎体呈锐角。

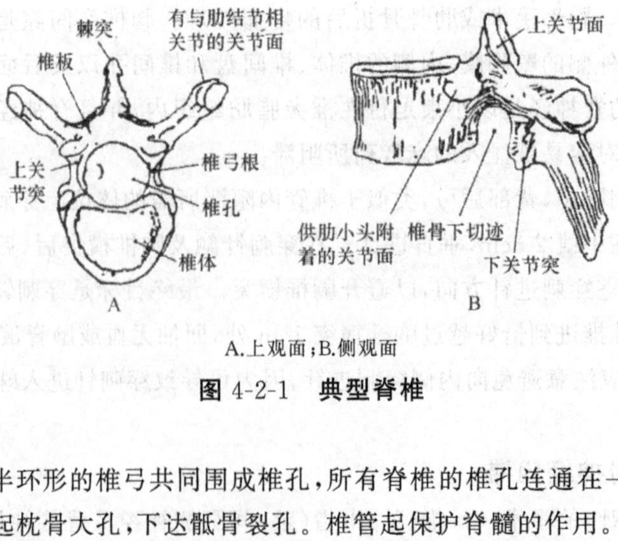

A.上观面；B.侧观面

图 4-2-1 典型脊椎

椎体及与后方半环形的椎弓共同围成椎孔，所有脊椎的椎孔连通在一起形成的骨性管道称为椎管。椎管上起枕骨大孔，下达骶骨裂孔。椎管起保护脊髓的作用。骶管位于骶骨(由5块骶椎融合而成)中央部分，是椎管内硬脊膜外腔向下的延续，上自第2骶椎，下至骶骨裂孔，后者为硬脊膜外腔隙的终止点。

连接棘突尖端的韧带较坚韧，称为棘上韧带。连接棘突间的韧带较疏松，称为棘间韧带。棘间韧带前方在椎板部与黄韧带相接，后方与棘上韧带相连。连接椎板间的是坚韧厚实并富有弹性的黄韧带。在椎管内麻醉穿刺时，穿刺针尖穿过黄韧带时，可有明显的落空感。

2.脊柱及其生理弯曲　脊椎重叠构成了脊柱。它由7节颈椎、12节胸椎、5节腰椎、5节骶椎（融合成一块）和4节尾椎组成。正常成人脊柱呈四个生理弯曲，即颈曲、胸曲、腰曲和骶曲。仰卧位时，正常脊柱的最高点分别位于L_3和C_3，最低点分别位于T_5和骶部。有时其生理弯曲度会受某些病理生理因素的影响，如妊娠晚期孕妇腰曲前突增大，脊柱后凸时则后弯曲增大等。生理和病理弯曲对药液在蛛网膜下腔的移动乃至麻醉效果产生重要影响，应综合局麻药液的比重、病人体位等因素注意这个问题。

（二）脊髓

椎管内容纳有脊髓及包裹脊髓的脊膜。脊髓上端从枕骨大孔开始向上与延髓相连，下端在成人一般终止于L_2上缘或L_1，但个体差异较大，约有10%终止于L_2以下。小儿则终止于L_3或L_4。在人类生长发育过程中，脊椎的生长速度快于脊髓，形成脊神经根在离开脊髓（颈髓以下）后在椎管内向下斜行穿出相应的椎间孔的现象，且愈接近末端愈明显。成人从L_2以下至S_2之间的蛛网膜下腔只有脊神经根（即马尾神经），其腔隙称为终池。这就是腰椎穿刺时多选择L_2以下间隙的原因。

脊髓的脊膜从内到外共分三层，即软膜、蛛网膜和硬脊膜。软膜覆盖于脊髓表面，与蛛网膜之间形成蛛网膜下腔。蛛网膜与硬脊膜紧贴，两层之间的潜在腔隙称为硬脊膜下腔。硬脊膜与椎管内壁之间构成的腔隙称为硬脊膜外腔。

（三）脊神经

脊神经有31对，包括8对颈神经、12对胸神经、5对腰神经、5对骶神经和1对尾神经。脊神经从脊髓发出后，分别经过蛛网膜下腔和硬脊膜外腔出椎间孔而离开椎管。每条脊神经由前、后根合并而成。前根（腹根）司运动，从脊髓前角发出，由运动神经纤维和交感神经节前传出纤维（骶段为副交感神经纤维）组成。后根（背根）司感觉，从后角发出，由感觉神经纤维和交感神经传入纤维（骶段为副交感神经纤维）组成。各种神经纤维粗细不同，分为无髓鞘和有髓鞘纤维。在相同局麻药浓度下，其阻滞顺序依次为：交感神经血管舒缩神经纤维→冷觉→温觉→温度识别觉→慢（钝）痛→快（锐）痛→触觉→运动→压力觉→本体感觉。即最细的交感和副交感纤维最先受到阻滞，其次是感觉纤维，而运动纤维相对较粗，较迟受到阻滞，且运动神经阻滞持续时间短。在阻滞范围上，运动神经阻滞平面比感觉神经阻滞平面一般低（或少）1～4节段，而交感神经阻滞平面又比感觉神经阻滞平面高（或多）2～4节段。

（四）蛛网膜下腔及脑脊液

蛛网膜下腔在蛛网膜与软膜之间，上与小脑延髓池和脑室相通，下端止于S_2平面，蛛网膜下腔内含脑脊液。脑脊液主要由侧脑室及第Ⅲ、Ⅳ脑室的脉络丛分泌。成人脑脊液量为120～150ml，其中60～70ml在脑室，35～40ml在颅蛛网膜下腔，25～30ml在脊蛛网膜下腔分布。从S_2开始向上计算，每脊椎节段约分布脑脊液1ml。脑脊液压力正常时，每天生成12ml脑脊液。如在人工引流的情况下，分泌速度明显加快，如丢失20～30ml脑脊液，在1小时内即可补足。

正常脑脊液外观无色透明，pH约7.4，比重1.003～1.009，渗透压292～297mmol/L。脑脊液中含葡萄糖2.5～4.5mmol/L，蛋白质0.2～0.45mmol/L，氯化物120～130mmol/L（以NaCl计算）。含糖量是决定脑脊液比重的重要因素，氯化物则对维持渗透压有重要意义。

脑脊液压力：正常成人平卧时不超过100mmH_2O，侧卧时70～170mmH_2O，坐位时达200～300mmH_2O。颅内占位性病变、静脉压上升和$PaCO_2$升高等可使脑脊液压力增高，而脱水和老年病人等压力偏低。

（五）硬脊膜外腔及骶管

1.硬脊膜外腔　硬膜由硬脑膜和硬脊膜两部分组成。颅腔内的硬膜称为硬脑膜，分内层和外层，在静脉窦处两层分开，其他部位两层紧密融合。椎管内的硬膜称为硬脊膜，在枕骨大孔处与枕骨骨膜连着，从此以下分为内外两层，形成间隙。硬脊膜相当于内层及其在枕骨大孔向下延续部分，形成包裹脊髓的硬脊膜囊并终止于S_2。因此，通常所说的硬脊膜实际上是指硬脊膜的内层，俗称为硬膜。而椎管内壁的骨膜和黄韧带融合形成外层。内外两层之间的腔隙即为硬脊膜外腔（也称硬膜外腔），该腔上方因在枕骨大孔处闭合，故不与颅内相通。可以说，硬膜外腔起于枕骨大孔，终止于骶骨裂孔。

硬脊膜外腔为一潜在腔隙，充满血管、脂肪、淋巴及疏松结缔组织，其中血管以静脉丛为主。硬脊膜外腔后方（背间隙）从背正中或黄韧带至硬脊膜之间的距离上窄下宽，下颈部为1.5～2mm；中胸部为3～4mm；腰部以L_2间隙最宽，为5～6mm。成人硬脊膜外腔总容积约100ml（骶部占25～30ml）。其容积受诸多因素的影响，如妊娠末期由于腹内压增加使硬脊膜外腔静脉丛怒张或老年人骨质增生等因素使椎间孔变窄均可造成硬脊膜外腔隙的窄小。

硬脊膜包裹着脊髓和脊神经根，在向外延伸中形成神经鞘膜管，后者一般止于椎间孔内。椎间孔内的神经鞘膜远较椎管内的神经鞘膜为薄，易为一定浓度的局麻药所渗入并暂时麻痹脊神经根，这便是关于硬脊膜外腔阻滞作用机制方面获得多数学者支持的椎旁阻滞学说。当然，局麻药可经多种途径产生阻滞作用，经蛛网膜绒毛阻滞以及药物弥散通过硬脊膜进入蛛网膜下腔产生脊麻亦可为其作用方式。

关于硬脊膜外腔穿刺时出现负压的机制众说纷云，至今尚无定论。主要归纳为如下几种：①硬脊膜被穿刺针推向前方，间隙增大而产生负压。②胸膜腔内负压通过椎间孔或椎旁静脉系统传递至硬脊膜外腔。③脊柱屈曲使硬脊膜外腔间隙增大产生负压。④穿刺针尖压顶黄韧带，黄韧带弹性回缩时形成负压。颈胸段负压发生率可高达90%以上，腰段负压发生率在50%～80%不等，而骶管穿刺则不出现负压。妊娠、咳嗽、憋气等可使负压变小，甚至出现正压。

2.骶管　骶管是硬脊膜外腔的终末部分，从S_2开始向下渐窄直至骶骨裂孔，呈三角形。成人骶管容积占硬脊膜外腔的25%～30%，其间含有疏松结缔组织、脂肪组织和丰富的静脉丛。骶骨裂孔是骶管阻滞的穿刺部位，从尾骨尖沿中线向上摸到骶骨末端呈“V”或“U”形的凹陷处即为骶骨裂孔（成人尾骨尖至骶骨裂孔的距离一般为4cm左右，但应注意变异较大），其两侧上方可触及豆大结节为骶角，骶裂孔中心与两髂后上棘相互联线，呈一等边三角形，可作为寻找骶裂孔的参考，见图 4-2-2。应当指出，骶裂孔的解剖变异较大，可偏向一侧，一般成人骶裂孔至硬脊膜囊的长度为 4.5cm 左右，但有相当一部分病人的骶裂孔位于 S_4 甚至 S_3，从而缩短了其距离。为避免刺破硬脊膜囊使药物进入蛛网膜下腔，穿刺针切勿超过髂后上棘连线（相当于 S_2）。

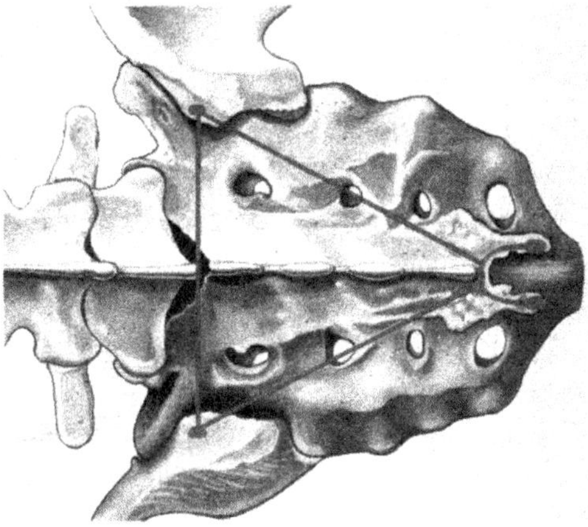

图 4-2-2　骶裂孔与髂后上棘三角区示意图

（六）脊神经根的体表分布

一般按照从脊髓相应节段发出的脊神经根自上而下分别称之为颈段、胸段、腰段和骶段脊神经根。胸段中 T_6 以上为上胸段；T_8 以下为下胸段。蛛网膜下腔阻滞骶段时称“鞍区”麻醉，硬脊膜外腔阻滞骶段时则为骶管阻滞（麻醉）。结合体表解剖标志可便于记忆脊神经在躯干皮肤的支配区域。甲状软骨 C_2；上肢 $C_5 \sim T_1$；胸骨柄上缘为 T_2；两乳头连线为 T_4；剑突下为 T_6；肋弓下缘为 T_8；平脐为 T_{10}。；两髂前上棘连线（耻骨联合）为 T_{12}；大腿前面为 $L_1 \sim L_3$；小腿前面和足背 $L_4 \sim L_5$；足底、小腿及大腿后面、骶部及会阴部，逐次为 $S_1 \sim S_5$。

二、蛛网膜下腔阻滞

把局部麻醉药注入蛛网膜下腔，由脊髓发出并经过蛛网膜下腔的脊神经根受到药物阻滞，使脊神经所支配的相应区域产生麻醉作用，称为蛛网膜下腔阻滞，习称脊椎麻醉，简称脊麻或腰麻。

根据脊神经阻滞平面的高低，蛛网膜下腔阻滞可分为：

高平面脊麻：阻滞平面在 T_4 以上。阻滞平面超过 T_2，有发生呼吸和心跳骤停的可能，故已罕用。

中平面脊麻：阻滞平面在 $T_4 \sim T_{10}$。可对呼吸和循环有影响，易于纠正。

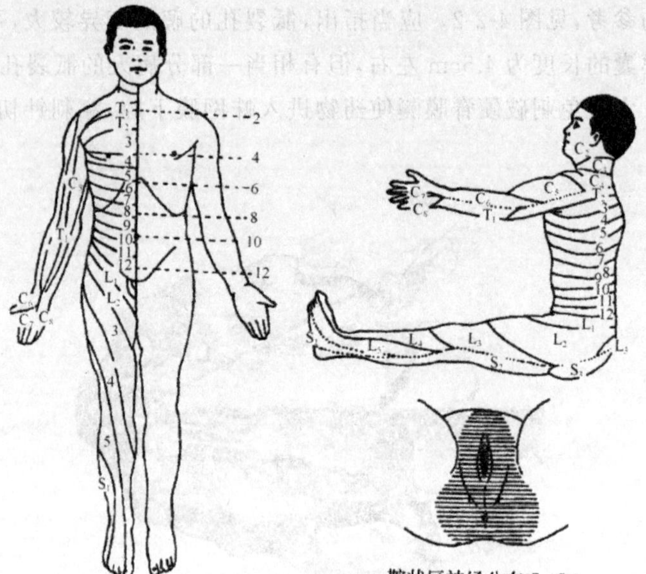

鞍状区神经分布(S_3~S_5)

图 4-2-3 为脊神经在体表节段的分布

低平面脊麻：阻滞平面在 T_{10} 以下。对呼吸和循环基本无影响。

鞍区麻醉：仅骶尾神经被阻滞，适用于肛门、会阴部手术。

（一）适应证与禁忌证

1.适应证

(1)盆腔手术，如阑尾切除术、疝修补术、膀胱手术、子宫及附件手术等。

(2)肛门及会阴手术，如痔切除术、肛瘘切除术等，选用鞍区麻醉更为合理。

(3)下肢手术，如骨折或脱臼复位术、截肢术等。

2.禁忌证

(1)中枢神经系统疾病，如脊髓和（或）脊神经根病变、颅内高压等。

(2)严重高血压、心功能不全，若高血压心脏代偿功能良好，并非绝对禁忌。而高血压并存冠心病，则禁用脊麻。收缩压超过 160mmHg 和（或）舒张压超过 100mmHg，一般应慎用或不用脊麻。

(3)休克、血容量不足，休克病人绝对禁用脊麻。血容量不足会促使麻醉期间低血压的发生。

(4)慢性贫血，可考虑低平面脊麻，禁用中平面以上脊麻。

(5)穿刺部位有感染、全身性严重感染。

(6)有凝血机能障碍或接受抗凝治疗者。

(7)脊椎外伤、脊柱畸形或病变。

(8)老年人，尤其是并存心血管疾病、循环储备功能差者，阻滞平面不宜过高。除鞍区麻醉外，其他种类脊麻应视为禁忌。

(9)精神病、严重神经官能症、不能合作的小儿等病人。

（二）常用局麻药

1.*常用局麻药及其剂量、浓度与作用时间* 常用的局麻药有丁卡因、布比卡因、利多卡因和罗哌卡因等。为了防止局麻药的毒性作用，应严格按限定剂量给药，不应超过最大剂量。根据麻醉平面高低、病人脊柱长短、病情等因素确定具体用药剂量。从局麻药注入到充分显示麻醉作用的这段时间称为脊麻的起效时间。起效时间可因局麻药的种类、溶液的比重以及溶液的配合方式不同而异。一般说来，利多卡因起效时间最短(1～3 分钟)；丁卡因和布比卡因需 5～10 分钟。

脊麻持续时间主要取决于药物浓度，也与药物种类和剂量有关。通常浓度高则作用维持时间长，麻醉效果也确实可靠，但应注意过高的浓度可造成神经损害甚或永久性麻痹的不良后果。表 4-2-1 为蛛网膜下腔常用局麻药剂量、浓度及作用时间。在临床剂量许可限度内适当增加药物剂量或在局麻药液中加入缩血管药物如肾上腺素等均能延长其持续时间

。 **表 4-2-1 蛛网膜下腔阻滞常用局麻药剂量、浓度及作用时间**

局麻药	高平面(mg)	中平面(mg)	低平面(mg)	鞍区(mg)	最高剂量(mg)	最低有效浓度(%)	常用浓度(%)	维持时间(min)
丁卡因	10～12	8～10	6～8	4～6	15	0.1	0.33	75～120
利多卡因	100～120	80～100	60～80	40～60	120	—	2～4	75～150
布比卡因	12～15	7.5～12	4～7.5	2.5～6	20	—	0.5～0.75	180～360
罗哌卡因	12～14	10～12	8～10	6～8	15	0.2	0.2～0.8	90～120
地布卡因	9～11	6～8	4～6	3～5	12	0.05	0.3	180～240

2.*局麻药液的比重* 脊麻用局麻药可配制成重比重、等比重和轻比重三种药液，临床上最常用的是重比重液。比重大于脑脊液的局麻药为重比重液；一般 1%丁卡因、生理盐水溶液等与脑脊液比重相等，为等比重液；低于此浓度或低于脑脊液比重的则为轻比重液。利用重比重液下沉，轻比重液上浮的特性，配合体位的变动，可使注入蛛网膜下腔的药物向一定方向和在一定范围内移动。药物比重与脑脊液比重差别愈大，则药液愈易移动。要使局麻药液配成重比重液，可加入 10%葡萄糖液。

3.*常用蛛网膜下腔阻滞用药的配制方法*

(1)丁卡因重比重液：1%丁卡因、10%葡萄溶液和 3%麻黄碱各 1ml，即配制成所谓 1∶1∶1 溶液。

(2)利多卡因重比重溶液：一次用量 60～100mg。加入 5%或 10%葡萄糖溶液 0.5ml，再加入 0.1%肾上腺素 0.2ml，混匀后即可应用。

(3)布比卡因重比重液：0.5%或 0.75%布比卡因 2ml(分别含布比卡因 10mg 或 15mg)，加 10%葡萄糖溶液 0.8ml，再加入 0.1%肾上腺素 0.2ml，配成重比重液 3ml。

关于上述各药的一次用量和最高剂量，与平面高低等因素有关，请参考表 4-2-1。

（三）蛛网膜下腔阻滞麻醉方法

1.*麻醉前用药* 常用巴比妥类药，目的是为了镇静并增强对局麻药的耐受性。也应用抗

胆碱药，以抑制椎管内麻醉期间的迷走神经功能亢进作用。

2.麻醉用具　包括9号(20G)或7号(22G)腰椎穿刺针(如有24～26G可同时准备)1～2根，2ml和5ml注射器各一副，5号(25G)和7号(22G)注射针头各一枚，消毒钳一把，无菌单四块或孔中一块，以及药杯、砂轮、棉球、纱布等，包好后高压蒸汽灭菌备用。目前多采用市售的一次性脊椎麻醉穿刺包。同时准备好给氧、人工通气器具及急救药品，以备急用。

3.体位　一般采用侧卧位，两手抱膝，大腿膝盖贴近腹壁，头向胸部屈曲，使腰背部尽量向后弓曲。背部应平齐手术台边沿，以利于穿刺操作。鞍区麻醉则应采取坐位。

4.穿刺部位与消毒范围　脊麻穿刺常选 $L_{3\sim4}$ 或 $L_{4\sim5}$，棘突间隙为穿刺点。两侧髂嵴最高点在背部作连线时与脊柱相交处即相当于 $L_{3\sim4}$ 棘突间隙或 L_4 椎棘突。消毒范围：上至肩岬下角，下至尾椎，两侧至腋后线。

5.操作方法　穿刺点用1%～2%利多卡因作皮内、皮下和棘上、棘间韧带逐层浸润。

(1)直入穿刺法：固定穿刺点皮肤，穿刺针在棘突间隙中点刺入，注意与病人背部垂直，穿刺针方向应保持水平，针尖略向头侧，缓缓进针并仔细体会各层次阻力变化。针尖穿过黄韧带时，有阻力突然消失的“落空感”，继续推进时可有第二次“落空”感，提示已穿破硬脊膜与蛛网膜，进入蛛网膜下腔。

(2)侧入穿刺法：也称旁入穿刺法。在棘突间隙中点旁开1.5cm处穿刺，穿刺针向中线倾斜与皮肤成75°角对准棘突间孔方向进针。本穿刺法不经过棘上韧带和棘间韧带层次，经黄韧带、硬脊膜和蛛网膜而到达蛛网膜下腔。适用于韧带钙化的老年人，或棘突间隙不清的肥胖病人等。直入法穿刺未成功时，常改用本法。

针尖进入蛛网膜下腔后，拔出针芯即见有脑脊液流出，如未见流出而又相信已进入蛛网膜下腔时，应考虑有无颅内压过低的情况，可试用压迫颈静脉或让病人屏气、咳嗽等迫使颅内压增高的措施，以促进脑脊液流出。疑有针孔阻塞时，可反复以针芯通透。考虑针头斜口被阻塞时，可转动针芯，或用注射器缓慢抽吸。若仍无脑脊液流出则应调整深度或重新穿刺。

穿刺成功后将盛有局麻药的注射器与穿刺针紧密衔接，用左手固定穿刺针，右手持注射器先轻轻回抽见有脑脊液回流再开始缓慢注射药物，一般于10～30秒内注完。注完后再稍加回抽并再次注入。这一方面可证明药物已确实注入蛛网膜下腔内，另一方面也可将或许残留在注射器内的药液全部注入。一般在注药后5分钟内即有麻醉现象出现。对双侧脊麻，注完药物后即可平卧。单侧脊麻则利用药液比重仍采取侧卧位。鞍区麻醉注药后保持坐位(重比重药液)，至少5分钟后才能平卧。

6.阻滞平面的调节　麻醉平面的调节是指将局麻药注入蛛网膜下腔后，要在较短的时间内主动调整或限制阻滞平面在手术所需要的范围内。这涉及麻醉的成败和病人的安危，是蛛网膜下腔阻滞操作技术中重要环节之一。

影响阻滞平面的因素很多，局麻药注入蛛网膜下腔后药液在脑脊液中的移动成为主要影响因素。这种移动又受到体位和药液比重的影响。体位的影响主要在麻醉后5～15分钟内起作用，此期间应注意通过改变体位调节阻滞平面。一旦平面确定之后，则体位的影响较小，但即使超过30分钟，仍有少数人阻滞平面受体位影响而扩大的可能，必须严密观察。此外，局麻药的剂量、容积、注药速度、针尖斜口方向等均对阻滞平面产生影响。阻滞平面超过 T_4 很容易出现循环、呼吸的严重扰乱，应予避免。一般以每5秒注入1ml药物为宜，鞍区麻醉坐位推药时可减慢至每20～30秒注药1ml，使药液集中于骶部。

另外，因脊柱的四个生理弯曲，穿刺部位也影响药液的移动方向。如在$L_{3\sim4}$或$L_{4\sim5}$穿刺注药，病人平卧后大部分药液向骶段移动，而在$L_{2\sim3}$穿刺注药，平卧后药液可向胸段移动。

（四）麻醉中的管理

蛛网膜下腔阻滞所可能引起的一系列生理扰乱程度与阻滞平面密切相关，也与病人的病情等因素有关。因此麻醉中必须严密观察病情变化，加强对呼吸和循环等的管理。

1.*血压下降*　常由于阻滞平面过高和病人心血管代偿功能较差所致。血压下降程度一般与阻滞神经节段呈正相关。胸腰段交感神经缩血管纤维受到广泛阻滞时可引起血管扩张，外周阻力降低，回心血量和心排血量骤减，以致血压下降。阻滞平面超过T_4时心交感神经受到阻滞，迷走神经活动亢进引起心率减慢。少数病人可发生血压骤然下降，严重者可因脑供血不足引起恶心、呕吐和烦躁不安，甚或意识丧失。

遇有血压下降，在分析其原因时，首先应考虑阻滞平面是否过高，病人心血管代偿状态如何，有无血容量不足或酸中毒等。有血容量不足时处理上应首先补充血容量。

考虑因血管扩张引起血压下降时，应肌肉或静脉给予小剂量的麻黄碱（15～30mg），同时加快输液即可恢复。血压下降明显者，可抬高下肢，以利于增加回心血量，同时配合输液和升压药（如多巴胺5～10mg静脉滴注）的使用，多可很快纠正。对心率缓慢者可静脉注射阿托品0.25～0.5mg。

2.*呼吸抑制*　阻滞平面过高时（如T_2）大部分肋间肌麻痹或低血压使呼吸中枢缺氧引起呼吸抑制，表现为胸式呼吸微弱，腹式呼吸增强。严重时病人呼吸困难、潮气量锐减、咳嗽和发音无力，甚至发绀、呼吸停止。此时必须有效给氧，如面罩给氧辅助呼吸。如呼吸停止应立即采取气管内插管控制呼吸，维持循环等抢救措施，直至肋间肌张力恢复，呼吸和循环功能稳定为止。

3.*恶心呕吐诱因*

（1）阻滞平面过广，血压急骤下降，脑供血锐减，兴奋呕吐中枢。

（2）脊麻后迷走神经功能亢进，胃肠蠕动增加。

（3）手术牵拉内脏。

处理：如系血压骤降引起，应用缩血管药、加快输血输液提升血压的同时吸氧。暂停手术，减少对迷走神经的刺激，或施行内脏神经阻滞。亦可考虑使用异丙嗪或氟哌利多等药物镇吐。

（五）麻醉后并发症及其处理

1.*头痛*　多在麻醉作用消失后24小时内出现，术后2～3天最剧烈，多在7～14天消失。其发生原因至今尚不完全清楚。一般认为是脑脊液经穿刺孔外漏，或软脊膜受到刺激使脑脊液吸收增加，脑脊液压力降低所致。因此，选用细穿刺针、减少脑脊液外漏，输入或摄入足够的液体以及脊麻后嘱病人去枕平卧是预防头痛的根本方法。

发现头痛则应持续平卧位，腹部应用加压腹带，硬脊膜外腔注射中分子右旋糖酐30ml，或5%葡萄糖液或生理盐水30～40ml。应用肾上腺皮质激素亦有一定疗效。还可口服烟酰胺100mg，一日3次，以增加脑脊液的生成。

2.*尿潴留*　主要是支配膀胱的骶神经恢复较晚所致，也可由下腹部手术刺激膀胱、会阴和肛门手术后疼痛所造成。病人术后不习惯于在床上卧位排尿也是不可忽视的因素。可改变体位,鼓励病人自行排尿,下腹部热敷也有一定的作用。尿潴留一般多在术后1～2天恢复。潴留时间过长,上述措施无效时可考虑导尿。此外亦可用针灸进行治疗。

3.下肢瘫痪　为少见的严重并发症,原因尚不清楚,但多认为是药物化学刺激所引起的粘连性蛛网膜炎所造成。一般潜伏期为1～2天,以运动障碍为主,呈进行性,可向上发展影响呼吸和循环。无特殊疗法,主要为促进神经功能的恢复,可用激素、大剂量维生素B_1、维生素B_{12},配合理疗等。恢复情况视病变严重程度而定,轻者数月,重者数年以上。

4.脑神经麻痹　偶尔发生,以外展神经麻痹多见。术后2～21天先出现脑膜刺激症状,继之出现复视和斜视。多认为是穿刺后脑脊液外漏,脑脊液压力降低,脑组织失去脑脊液支持而下沉,使展神经在颞骨岩部伸展或受压所致。一旦发生应对症处理。半数以上在4周内自行恢复,个别人病程长达两年之久。

三、硬脊膜外腔阻滞

将局麻药物注入硬脊膜外腔,阻滞脊神经根,使其支配的区域产生暂时性麻痹,称为硬脊膜外腔阻滞。简称硬膜外阻滞。

硬膜外阻滞可分为连续法和单次法两种。单次法是指穿刺后将预定的局麻药一次注入硬膜外腔进行麻醉的方法。因可控性差,易发生严重并发症或麻醉意外,故已罕用。连续法是通过穿刺针在硬膜外腔隙内置入硬膜外导管,借此导管分次给药,视具体情况随时掌握用药量,使麻醉作用时间得以延续,手术时间不受限制,并发症明显减少。目前临床上主要采用连续硬膜外阻滞。

临床上根据不同的阻滞部位可将硬膜外阻滞分为四类:

1.高位硬膜外阻滞　穿刺部位在C_5～T_6之间,阻滞颈段及上胸段脊神经,适用于甲状腺,上肢或胸壁手术。

2.中位硬膜外阻滞　于T_6～T_{12}之间进行穿刺,常用于上、中腹部手术。

3.低位硬膜外阻滞　穿刺部位在腰段各棘突间隙,用于盆控及下肢手术。

4.骶管阻滞　经骶裂孔穿刺,阻带骶神经,适用于肛门、会阴部手术。

(一)适应证与禁忌证

1.适应证

(1)适用于腹部手术、蛛网膜下腔阻滞的下腹部及下肢等手术,均可采用硬膜外阻滞。

(2)颈部、上肢和胸部手术也可应用,但应加强对呼吸和循环的管理。

2.禁忌证

(1)严重高血压、冠心病、休克及心脏功能代偿不良者。

(2)重度贫血、营养不良者。

(3)穿刺部位有感染者。

(4)脊柱严重畸形或有骨折、骨结核、椎管内肿瘤等。

(5)中枢神经系统疾病。

（二）麻醉准备

1.麻醉前用药　术前应给予地西泮或巴比妥类药，以预防局麻药的不良反应。对高平面阻滞或迷走神经兴奋型病人及其他病人，应常规加用阿托品，以防止心动过缓。

2.硬膜外穿刺用具　包括连续硬膜外(16G 或 18G)穿刺针及硬膜外导管各一根(两点穿刺需 2 根硬膜外导管)。15G 注射针头(供穿刺皮肤用)一枚。5ml 和 20ml 注射器各一副。5号(25C)和 7 号(22G)注射针头各一枚。50ml 局麻药杯两只。无菌单两块，消毒钳一把，纱布数块，棉球数个。将以上物品(硬膜外导管除外)包好进行高压蒸气灭菌消毒备用。硬膜外导管应用煮沸消毒或 75%酒精浸泡消毒 1 小时以上，使用前用生理盐水冲洗导管腔及导管壁。近年来国内外厂家已有一次性硬膜外穿刺包供应使用。

3.急救用具　硬膜外阻滞时，应有给氧装置，气管内插管器具及其他急救药品，以备紧急情况使用。

（三）穿刺点的选择及体位

1.穿刺点的选择　应以手术切口部位和支配手术范围中央的脊神经的棘突间隙为穿刺点。各手术部位穿刺点的选择，见表 4-2-2。

表 4-2-2　手术部位穿刺点的选择及导管方向

手术部位	手术	穿刺间隙	导管方向
颈部	甲状腺、甲状旁腺颈淋巴系	$C_{4\sim5}$ 或 $C_{5\sim6}$	向头
上肢	上肢各种手术	$C_7\sim T_1$	向头
胸壁	乳癌根治等	$C_4\sim C_5$ 或 $C_{2\sim3}+C_{5\sim6}$	向头
上腹部	胃、肝、胆、脾、胰手术	$T_{6\sim7}$；$T_{8\sim9}$	向头
中下腹部	小肠、结肠手术	$T_{9\sim10}$	向头
	乙状结肠、回盲部、阑尾手术	$T_{11\sim12}$ 或 $T_{12}\sim L_1$	向头
腹壁	腹股沟疝手术	$L_{2\sim3}$	向头
泌尿系统	肾、肾上腺、输尿管手术，膀胱切除、前列腺手术	$T_{10\sim11}$ $T_{11\sim12}$；$L_{2\sim3}$	向头
盆腔	子宫全切	$T_{11\sim12}+L_{3\sim4}$	向头
	剖腹产、宫外孕手术	$T_{12}\sim L_1$	向头
会阴	肛门、会阴、尿道手术	$L_{3\sim4}$ 或骶管阻滞	向尾
下肢	大腿、小腿手术	$L_{2\sim3}$ 或 $L_{3\sim4}$	向头

下列体表解剖标志有助于确定相应棘突的位置：

(1)颈部最明显突起的棘突为 C_7 棘突。

(2)两侧肩胛冈连线为 T_3 棘突。

(3)两侧肩胛下角连线为 T_7 棘突。

(4)两侧髂嵴最高点连线为 L_4 棘突或 $L_{3\sim4}$ 棘突间隙。

2.体位　分侧卧位和坐位两种，临床上多采用侧卧位，具体要求与蛛网膜下腔阻滞相同。

(四)操作方法

1.穿刺方法　硬脊膜外腔穿刺可分为直入法和侧入法两种。

(1)直入法:在所选定的棘突间隙作一皮丘,再作深层次浸润。硬膜外穿刺针针尖呈勺状,较粗钝,穿过皮肤有困难,可先用15G锐针刺破穿刺点皮肤,再将硬膜外穿刺针沿针眼刺入,缓慢进针。针的刺入位置及到达硬膜外腔的位置必须在脊柱的正中矢状线上,在经过皮肤、皮下组织、棘上韧带、棘间韧带和黄韧带后,即到达硬脊膜外腔。穿透黄韧带有阻力骤减感,提示针尖已进入硬膜外腔。判断针尖在硬外腔后,即可通过穿刺针插入硬膜外导管。另外,在穿刺过程中应注意保持针尖斜口与纵行韧带纤维相平行,以免切伤韧带纤维。

(2)侧入法:也称旁入法。对直入法穿刺有困难,如胸椎中下段棘突呈叠瓦状,间隙狭窄、老年人棘上韧带钙化等情况可用侧入法。棘突正中线旁开1～1.5cm处为穿刺点,局麻后,用15G锐针刺破皮肤并沿针眼刺入硬膜外穿刺针,做法同直入法。应垂直刺入并推进穿刺针直抵椎板,然后退针约1cm,再将针干略调向头侧并指向正中线,沿椎板上缘经棘突间孔突破黄韧带进入硬膜外腔。侧入法所经过层次为皮肤、皮下组织、肌肉、部分棘间韧带、黄韧带、硬脊膜外腔,避开了棘上韧带。

2.判断穿刺针进入硬脊膜外腔的方法

(1)阻力骤减:穿刺针抵达黄韧带时,操作者可感到阻力增大,并有韧性感。此时取下针芯,将装有一定空气量(5ml注射器含有2ml左右空气)的滑润注射器与针蒂衔接,推动注射器芯可有回弹感觉,表明针尖已触及黄韧带。此后边徐缓进针边推动注射器芯试探阻力(图4-2-4)。一旦突破黄韧带,即有阻力骤然减弱或消失的"落空感",此时注射器内空气即被吸入,再推进注射器芯可毫无阻力,表示针尖已进入硬脊膜外腔。应注意针尖位于椎旁疏松组织时,阻力也不大,易误认为是在硬脊膜外腔。鉴别方法:①注入空气时,手感穿刺部位皮下组织肿胀。②置管遇到阻力。

(2)负压试验:穿刺针触及黄韧带时有坚韧感,拔出穿刺针芯,先用空注射器试探阻力,如阻力很大,在针蒂上悬挂一滴局麻药或生理盐水,继续缓慢进针。当针尖突破黄韧带而进入硬脊膜外腔时,可见到悬滴液被吸入,此即为悬滴法负压试验。为便于操作,可将盛有液体的玻璃管与针蒂相接,当针尖进入硬脊膜外腔时,管内液体可被吸入,并可见液柱随呼吸而波动,此谓玻璃管负压测定法。负压现象一般在颈胸段穿刺时比腰段明显。

(3)正压气囊试验:针尖抵达黄韧带后,于针蒂处接一个正压小气囊,穿刺针尖进入硬脊膜外腔时气囊因气体进入硬脊膜外腔而萎瘪。

(4)进一步证实针尖已进入硬脊膜外腔的方法有:①抽吸试验:接上注射器反复轻轻抽吸,无脑脊液被吸出则证明针尖确已在硬脊膜外腔。②气泡外溢试验:接上装有2ml生理盐水和3ml空气的注射器,快速注入后取下注射器,见针蒂处有气泡外溢则已得到证实。③置管试验:置入导管顺利,提示针尖确在硬脊膜外腔。

3.置管方法

(1)皮肤至硬膜外腔的距离＝穿刺针全长(成人穿刺针长10cm)－针蒂至皮肤的距离。

(2)置管:硬膜外导管进至10cm处(与针蒂外缘相对应的刻度)可稍有阻力,此时导管已达针尖斜面,继续徐徐插入3～5cm,一般至导管15cm刻度为止,不宜置管过深。

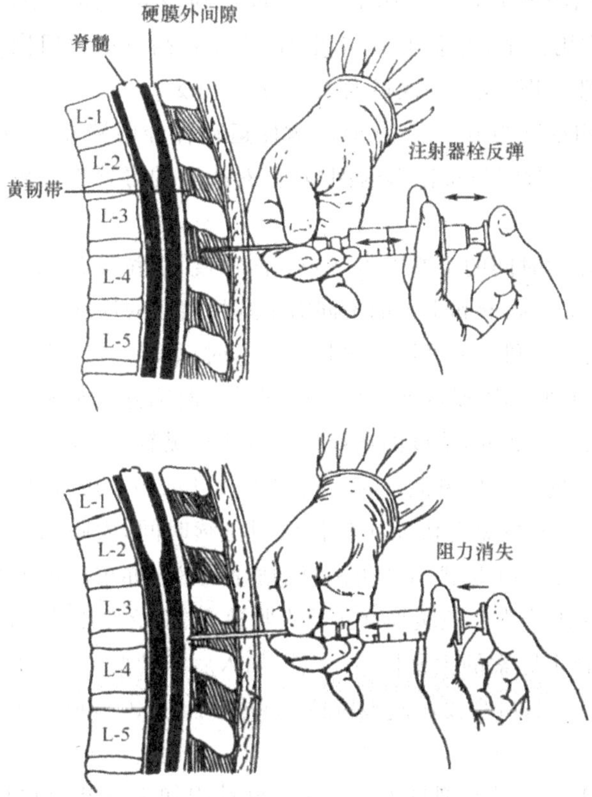

图 4-2-4　用注射器试探阻力

（3）拔针、调整导管深度、固定导管：应一手拔针，一手固定导管，以防拔针时将导管带出。拔针时切不可随意改变针尖斜口方向，以免斜口切割导管。拔针后，根据刻度及所测得的距离，适宜退出导管，调整导管在硬脊膜外腔的长度，一般以 3～4cm 为宜。置管后，将导管尾端与注射器相接，回吸无回血或脑脊液，注入少许空气或生理盐水无阻力则表明导管通畅，位置正确，即可固定导管。

（4）注意事项：置管遇到阻力需重新置管时，必须将导管连同穿刺针一并拔出，否则有导管被斜口割断的危险。不提倡以导管芯作为引导，导管太软时应更换导管，以防导管在硬膜外腔卷曲盘绕或穿破硬膜外腔进入蛛网膜下腔。置管过程中病人有肢体异感甚或弹跳，提示导管已偏于一侧椎间孔刺激脊神经根，应重新穿刺置管。导管内有血流出说明导管进入静脉丛，少量出血可用生理盐水冲洗，仍无效时应另换间隙重新穿刺。

（五）常用局麻药及注药方法

1.常用局麻药

（1）利多卡因：起效快，潜伏期短（5～12 分钟），穿透弥散能力强，阻滞完善，常用 1%～2% 溶液，作用持续时间为 60～90 分钟。成年人一次最大用量为 400mg。

（2）丁卡因：常用浓度为 0.15%～0.33%，用药后 10～15 分钟发挥作用，20 分钟左右麻醉作用完善。作用持续时间为 3～4 小时，成人一次最大用量为 60mg。

(3)布比卡因:常用浓度为0.5%～0.75%,效能比利多卡因强4倍,用药后4～10分钟起效,15～30分钟麻醉作用完全,可维持4～7小时,浓度较高方产生肌肉松弛效果。由于布比卡因对心脏的较强毒性作用,成人一次最大用量为100mg。

(4)罗哌卡因:常用浓度为0.3%～0.5%,欲使运动神经阻滞完善,可以将浓度提高至0.6%～0.8%。起效和维持时间与布比卡因相当,但对心脏的毒性作用较弱。成人一次最大用量100～150mg。

决定阻滞强度和作用时间的主要因素是局麻药浓度,但浓度过高又易产生局麻药不良反应。因此,应根据穿刺部位高低和手术的不同需求选择适宜的局麻药浓度。一般来说,穿刺部位愈高,浓其度应愈低。如利多卡因用于颈胸部手术时以1%～1.3%为宜。浓度过高加之阻滞平面过广,可引起肋间肌和膈肌麻痹。用于腹部手术时为达到麻痹运动神经进而腹肌松弛的需求,需用1.5%～2%。此外,浓度的选择也与身体状况有关,健壮病人所需的浓度宜偏高;而虚弱或老年病人所需的浓度要偏低。对一般成人,1%利多卡因和0.15%丁卡因混合液,内加1:200000肾上腺素,可缩短潜伏期而延长作用持续时间,为临床上应用较广泛的配伍方法。小儿用0.8%～1%利多卡因即可取得满意的麻醉效果,亦可满足手术的需求。

2.局麻药中加用肾上腺素　减缓局麻药的吸收速率、延长作用持续时间,并减少其中毒概率是局麻药液中加用肾上腺素的主要目的。一般加入后浓度变为1:200000,即20ml药液中加入0.1%肾上腺素0.1ml,对高血压病人应免加或仅用1:400000即可。

3.注药方法

(1)试验剂量:一般注入试验剂量为3.5ml,5分钟内如无下肢痛觉和运动消失,以及血压下降等体征,则可排除药液误入蛛网膜下腔的可能。如发生全脊麻,应立即进行抢救,维持呼吸和循环功能稳定。另外,注入试验剂量前应常规回吸,观察导管(需透明)和注射器内有无回血。注药后心率增快30次/分以上,持续30秒以上,部分病人尚可有头晕目眩、血压升高等反应时,应考虑为药液注入血管内所引起。如先前已有回血则更能证实导管进入血管内,此时应停止给药,放弃硬膜外阻滞法,改用其他麻醉方法。

(2)诱导剂量:不同神经节段的硬脊膜外腔容积不等,阻滞每一节段所需药量也不尽相同。一般为颈段1.5ml/节段;胸段2ml/节段;腰段2.5ml/节段。根据阻滞平面及手术需求等,以此确定首次诱导剂量(也称初量),一般需15～20ml(结合药物种类、浓度、一次最大用量等因素确定容量)。在试验剂量用后观察5～10分钟,证实无蛛网膜下腔阻滞征象后,则应分2～3次并每次间隔5分钟左右注入诱导剂量。用针刺法或温差法试验并判定阻滞平面。

(3)追加维持量:术中病人由无痛转而出现痛感,肌肉由松弛变为紧张,病人出现内脏牵拉反应如鼓肠、呃逆等,则说明局麻药的阻滞作用开始减退。如循环功能稳定,可追加维持量,一般用量为首次诱导剂量的1/2～1/3。追加时间依所用局麻药种类不同为40～90分钟不等。以后随手术时间的延长,病人对局麻药的耐受性将降低,应慎重给药。

(六)硬膜外阻滞平面的调节

穿刺部位(相当于注药部位)是影响硬膜外阻滞平面的主要因素,应按手术要求选择适当的穿刺点。其他影响因素如导管的位置和方向、药物容量和注射速度,以及病人体位及全身情况等也不可忽视。

1.导管的位置和方向　导管偏于一侧，易出现单侧阻滞；导管进入椎间孔，则只能阻滞几个脊神经根。导管置向头侧，药液易向头侧扩散；置向尾端，则多向尾侧扩散。

2.药物容量和注药速度　容量愈大，阻滞范围愈广，反之则阻滞范围狭窄。一般来说，注药速度稍快，可能有利于加快局麻药的扩散速度，使阻滞范围扩大。但临床实践表明，注药速度过快则对扩大阻滞范围的影响有限。

3.体位　一般认为硬膜外腔局麻药液的扩散很少受体位因素的影响，但体位可影响到硬膜外腔的压力，而压力则间接影响局麻药的扩散。如头低位可使腰段硬膜外腔压力降低，药液易于扩散；头高位时腰段硬膜外腔压力增高，药液不易扩散，用药量相对增大。

4.病人情况　老年人硬膜外间隙狭小，椎间孔变窄甚或闭锁，药液易于扩散，阻滞范围扩大，用药量可减少 20%～30%；小儿硬膜外腔也相对窄小，药液易向头侧扩散，用药量也需减少。因此，应遵循分次注射，仔细观察的用药原则。

妊娠末期，因腹内压增高，下腔静脉受压使硬膜外腔静脉丛充盈，间隙变小，药液易于扩散，用药量可减少一半。其他腹内压增高(如肿瘤)、血容量不足、脱水等病理因素均可加速药物扩散，应格外慎重。

（七）硬膜外阻滞的并发症与处理

1.血压下降　多发生于胸段硬膜外阻滞，主要是胸段交感神经受到阻滞引起血管扩张，外周阻力降低，回心血量和心排血量减少，血压下降。同时副交感神经相对亢进引起心率减慢。多于用药后 15～30 分钟内出现，处理措施：

(1)缩血管药物，一般麻黄碱 15～30mg 静脉注射多可奏效。效果不明显或病人有心率增快时，可用去氧肾上腺素 25～50μg 静脉注射，常可获得满意效果。

(2)加快输液输血，补充血容量。如考虑到血容量不足为主时，则应先迅速补充血容量，再用缩血管药物。兼有水电解质失衡和酸中毒存在时，必须同时给予纠正。

2.呼吸抑制　一般阻滞平面低于 T_8，对呼吸功能并无影响。颈段及上胸段硬膜外阻滞时，由于肋间肌或膈肌受到不同程度的麻痹，一般阻滞平面超过 T_4，可出现呼吸抑制，呼吸困难甚至呼吸停止。因此，术中必须加强呼吸管理，仔细观察病人的呼吸(频率、潮气量、呼吸类型、分钟通气量、有无发绀等)，并做好给氧及人工通气等急救准备。对颈段及胸段硬膜外阻滞病人，无论阻滞平面如何，建议常规合并气管插管给氧吸入，并作辅助通气，才能保证安全，同时应有脉搏血氧饱和度(SpO_2)监测。

3.恶心呕吐　其发生机制及处理原则同蛛网膜下腔阻滞。

4.全脊髓麻醉　硬膜外阻滞时，误将药物注入蛛网膜下腔且未及时察觉或判断失误，可于短时间内出现凶险的全脊麻，导致呼吸停止，血压剧降和神志消失，挽救不及时病人可因严重缺氧而迅速死亡。麻醉医师对此必须保持高度警惕，具有足够的思想认识和急救准备，掌握呼吸管理及心肺脑复苏技术。处理要点以保证呼吸和循环系统的稳定为原则。预防措施：仔细穿刺操作，置管后反复回吸证实无脑脊液，注射试验剂量，注药后严密观察阻滞平面及呼吸循环和神经系统的改变。

5.神经根的损伤　多为穿刺操作不当所致。硬膜外穿刺针较粗，且针尖斜口较宽，操作粗暴，进针过快或针体方向偏斜易损伤神经根，可造成不良后果。穿刺过程中遇有病人诉说电击样疼痛并向单侧肢体放射传导，则不应强行进针，需退针后调整进针方向。最好改用其他麻醉方法，并于术后严密观察肢体的感觉与运动功能，给予维生素 B_2、维生素 B_{12} 等神经营养药物、理疗等治疗措施。

6.硬膜外血肿或脓肿　术前病人凝血机制障碍，穿刺置管又不顺利，易引起硬膜外腔出血并有引发硬膜外血肿的可能。因此，应严格掌握硬膜外阻滞适应证并谨慎操作。硬膜外腔静脉丛在背正中线较两侧为少，力求穿刺针在背正中线（无论是直入法还是侧入法）进入硬脊膜外腔，不要强行置管，可最大限度地减少硬膜外腔出血的并发症。严重的硬膜外腔血肿可引起脊髓压的迫症状，特别是老年人硬膜外腔隙窄小，更易引起压迫症状。出现下肢进行性麻痹时，应手术切开清除血肿。此外，硬膜外腔血肿亦可演变为脓肿，不按无菌原则操作，消毒处理穿刺器具不够严格，更易导致硬膜外腔发生感染，术后数日出现背部剧痛和脊髓压迫症状，并进行性加重，一旦确诊，当及时手术引流。

四、骶管阻滞

骶管阻滞是经骶裂孔穿刺，穿刺针抵达骶部硬膜外腔（骶管腔），并注局麻药于该腔以阻滞骶部脊神经，是硬膜外阻滞的一种方法。适用于直肠、肛门及会阴手术，小儿骶管阻滞可代替腰部硬膜外阻滞。

骶管穿刺术：一般取侧卧位或俯卧位。侧卧位时，腰背应尽量向后弓曲，双膝关节屈向腹部。俯卧位时，髋关节下需垫一厚枕，两腿伸开，大脚趾向内、足跟向外旋转，使臀肌松弛，显露并突出骶部。穿刺者位于病人一侧，消毒铺巾后，触及并触认骶裂孔，于骶裂孔中心进行皮内及皮下局部浸润，用 9 号（20G）或 7 号（22G）穿刺针垂直刺进皮肤，当刺到骶尾韧带时有弹韧感，稍作进针穿过骶尾韧带则有阻力消失感。此时，应将针体放平（向尾侧方向倾斜），使针与皮肤呈 30°～45°角，继续进针 1～4cm，即可达到骶管腔。注意针刺深度不得超过髂后上棘连线。接上注射器，抽吸无脑脊液及回血，注射生理盐水或空气无阻力，亦无皮肤隆起，则证实针尖确实在骶管腔内，即可注入试验剂量 3～5ml，观察 5 分钟后如无蛛网膜下腔阻滞征象，即可全部或分次注入其余药液。

骶管穿刺成败的关键在于是否掌握好穿刺针的方向。针体过度放平，针尖常抵骶管后壁；针体近于垂直，针尖则可触及骶管前壁。遇及阻力时不宜暴力强行进针，应退针少许重新调整针体的倾斜度后再进针。以免引起不必要的剧痛或损伤骶管静脉丛。另外，对手术时间长者亦可用硬膜外穿刺针按上述操作方法在骶裂孔穿刺并置硬膜外导管，即为连续骶管阻滞，目前多不主张应用。

由于骶裂孔解剖变异较多，约 10％病人有骶裂孔畸形或闭锁，20％病人有骶管解剖学异常，是传统骶管阻滞失败率较高的主要原因。近年有人主张骶管阻滞改良法：嘱病人侧卧，在 S_2 平面以下先摸清骶裂孔，穿刺针自中线垂直进针，类似于腰部硬膜外阻滞法，一般较易进入骶裂孔。这种改良法失败的概率减少，并发症发生率也相应降低。另外有人主张如对骶裂孔辨认不清或触摸不到骶裂孔时，改为鞍区麻醉效果比较可靠。

骶管内有丰富的静脉丛，抽吸回血时最好改换其他麻醉方法。注药时如下肢或大腿有异感出现，常证实穿刺针确在骶管腔内。同时应注意注药速度不应过快，否则可引起眩晕和头痛等不良反应。

五、脊麻和硬脊膜外麻醉的联合使用

1982年，Coates和Mumtaz报道了于一个节段进行腰-硬联合麻醉(CSEA)的操作方法。先用16G Tuohy穿刺针进行硬膜外腔穿刺，进入硬膜外腔后继用稍长1cm的25～26G脊麻穿刺针，以16G Tuohy针为导针作蛛网膜下腔穿刺，注入脊麻用药，拔出脊麻针，然后放入硬膜外导管，称为单间隙穿刺法(SST)。该法可以减轻疼痛，减少感染及发生血肿的机会。Tuohy针作为脊麻穿刺针的引针，可减少皮肤上的芽胞细菌污染脊麻穿刺针。1995年Steenberge对此技术作了改进，即所谓针套针的方法。

CSEA适用于8岁以上病人，T_2以下平面的外科手术。常用于产科分娩病人，这类病人硬膜外腔的静脉丛充盈致腔隙窄小，故麻醉平面易于升高。另外，产妇的神经纤维对局麻药也较敏感，这也是麻醉效果好的另一原因。产科病人经硬膜外导管注入较低浓度药液，运动神经可以不受阻滞，而不影响产程。

CSEA应用的剂量和试验剂量一般在施行CSEA后麻醉平面较单独进行脊麻或硬膜外麻醉为宽，因此，在临床实际应用时两者的剂量均减少。应用CSEA时，先按通常注入脊麻剂量后已达到一定的脊麻平面。由于硬膜外导管不慎置入蛛网膜下腔，则通常试验剂量即可引起全脊髓麻醉的严重并发症，应特别注意加以辨别，采取小量分次注药的方法。

CSEA自推广以来，已受到重视和广泛用于临床，尤以产科病人应用较多。其优点是，麻醉起效快，若手术时间延长可以通过硬膜外导管给药延长麻醉时间，而且还可进行手术后镇痛。

（刘晶宇）

第三节　全身麻醉

一、静脉麻醉药

采用静脉麻醉药行麻醉诱导的目的是使患者平稳过渡至意识丧失的状态，且保持血流动力学的稳定。一些常用的全麻诱导药物也是麻醉维持药物，或使用小剂量作为镇静剂。

二、挥发性麻醉药

采用挥发性麻醉药(VAs)进行吸入诱导提供了另一种诱导方法，用于儿童患者，或需要保

留自主呼吸以减少气道受限或梗阻风险的患者。

(一)定义

1.最低肺泡有效浓度(MAC) 使50%的个体对有害刺激或疼痛刺激失去反应所需的浓度。

2.ED_{95} MAC 使95%的个体对极度疼痛刺激失去反应所需的浓度,通常为1.3×MAC。

3.清醒MAC 使50%个体无法对指令做出适当反应所需的浓度。

4.遗忘MAC 使50%的个体失去记忆所需的浓度。记忆丧失一般发生在比清醒MAC略小的浓度,视药物效能而有所不同。

5.MACBAR 使50%的个体在极度疼痛刺激时交感兴奋受到抑制的MAC浓度;通常为1.5×MAC。

(二)物理性质

1.早期VAs(氯仿) 使用氯进行卤化。

2.现代VAs(异氟醚、氟醚) 用氟和氯进行卤化,降低了易燃性和毒性。

3.最新的VAs(地氟醚、七氟醚) 仅用氟进行卤化,药物在血和组织中溶解度较小,麻醉苏醒更加迅速。

(三)作用机制

1.现认为VAs作用于中枢神经系统的脑和脊髓水平,产生遗忘、镇痛和一定程度的肌肉松弛,尽管具体机制仍未明确。

2.众多理论认为,作用位点在神经元细胞膜水平。

3."统一理论"认为所有的VAs共用一个作用机制。

(1)这一理论受到Meyer-Overton假说的支持,Meyer-Overton假说显示麻醉药的效能与其脂溶性直接相关。

(2)有些药物与此假说不符。

4."5埃理论"认为麻醉作用是由被5埃分开的两个位点/受体产生的。

这一理论源自药物效能在5碳/埃时最高的实验数据。

(四)药代动力学

1.吸入和肺泡浓度

(1)VAs通过呼吸环路输给患者。

(2)到达患者的VA浓度是吸气浓度(Fi)。

(3)由于机体对VA有吸收,肺泡浓度(Fa)低于Fi。

(4)以Fa/Fi表示。

(5)当Fa/Fi接近1时达到平衡。

2.摄取

(1)机体摄取多的VA,Fa/Fi较小,诱导时间较长。

(2)VAs的摄取决定于:①麻醉剂的血液溶解度;②肺泡血流;③肺泡腔与静脉分压差。

(3)溶解度:①VAs在血浆和组织中溶解度较小,得以在血流和CNS中快速蓄积。VA溶解度越小，起效和排出越快。②VA 溶解度以分配系数表示。③此系数是药物在两个房室平衡时的比值。④一般用血/气分配系数进行比较。⑤溶解度较小的 VAs(氧化亚氮、地氟醚)由于血液吸收的少，有较小的血气分配系数。因此，肺泡和血液中分压快速达到平衡，诱导过程较快。

(4)肺泡血流：①由于肺泡血流对于结构正常的心脏等于心输出量，心输出量的变化会影响药物摄取。②如果心输出量增多，药物摄取增多，肺泡分压上升较慢，会导致诱导变慢。③在低心输出量时，摄取减少，肺泡分压上升较快，会加快诱导。

(5)肺泡腔与静脉血分压差：①反映 VA 从血液到组织的交换。②高灌注器官，例如脑、心脏、肝脏、肾脏达到平衡迅速，源于它们具有中度可溶性和占体重比例较小。③肌肉体积较大，具有中度可溶性，达到平衡需要数个小时。④脂肪溶解度极大，灌注不高；需要数天才能达到平衡。

3.清除

(1)主要通过肺泡呼出气体。

(2)少量经皮肤、开放的腹腔或生物转化排出。

三、全身麻醉分期

20 世纪 30 年代 Guedel 创立了经典分期，运用肌张力、呼吸模式和眼部征象描述了乙醚麻醉的四个阶段。

(一)镇痛期

特点是呼吸缓慢规律，从膈肌和肋间肌呼吸，角膜反射存在。患者遗忘、无痛和镇静

(二)兴奋期

患者意识丧失，神经反射处于敏感状态。查体包括呼吸不规则，瞳孔散大，角膜反射存在。反流、喉痉挛以及心律失常风险较大

(三)外科麻醉期

1.第 1 级　躯体肌肉轻度松弛，呼吸规律，仍有眼球运动

2.第 2 级　以眼球运动消失和呼吸改变为特点，吸气时间缩短，吸气与呼气之间有短暂停顿

3.第 3 级　腹肌完全松弛，以膈肌呼吸

4.第 4 级　肋间肌完全麻痹，呼吸不规则，胸壁矛盾呼吸，以及瞳孔散大

(四)呼吸麻痹期

肌肉完全松弛，瞳孔散大，此期心血管和呼吸可出现骤停。

四、神经肌肉阻滞药物(NMBs)

(一)概述

1.神经肌肉阻滞药物在临床已应用 60 多年。

2.是否需要使用肌松药取决于：

(1)手术类型。

(2)主刀意见。

(3)患者情况。

3.尽管在很多情况下使患者肌肉松弛是有裨益的，但全身麻醉并不一定要使用肌松药。

4.肌松药可改善插管条件和机械通气，也可改善手术情况。

(二)作用机制

目前所用的NMBs是烟碱型胆碱能受体的竞争性或非竞争性拮抗药。

(三)定义

1.NMB药物的ED_{95}是指使50％患者对单个刺激达到95％阻滞的药量。

2.ED_{95}越高，NMB药效越弱。

3.药效越强，ED_{95}越低。

4.药效越强的药物起效时间较慢，因其阻滞同样数目的受体需要更多的时间。

(四)监测

1.由于患者对NMB的敏感性存在差异，在使用中效至长效制剂时进行神经肌肉功能监测是非常重要的。监测对量化速效制剂也十分有用。

2.通常，使用一对标准ECG电极片进行外周神经刺激，选用尺神经(在拇内收肌处测量)或面神经(在眼轮匝肌处测量)。需要避免直接肌肉刺激(假阳性测量)，应将电极置于神经走行处而非肌肉本身。

3.有多种模式的电刺激可用于监测NMB的程度。较常用的有：

(1)肌颤搐刺激：单个0.2ms的方波脉冲，可每1～10s重复。阻滞增强导致对连续刺激的肌肉收缩减弱。

(2)4个成串刺激(TOF)：2s内4个成串的肌颤搐刺激。①受体被阻滞得越多，肌肉收缩对TOF的反应逐渐减弱。②最后一个肌颤搐和第1个肌颤搐的比值是衡量肌松的敏感指标。③由于在临床条件下难以对反应进行量化，可以测量肌肉收缩何时消失，第4个肌颤搐消失，约有75％的终板已被阻滞；第3个肌颤搐消失，80％阻滞；第2个肌颤搐消失，90％阻滞。

(3)强直刺激：50～100Hz最强刺激：①持续收缩(至少5s)显示NMB已在临床意义上恢复完全。②由于此种刺激增加运动终板的乙酰胆碱浓度，其后的TOF刺激可使反应增强。③这种现象被称作"强直后易化"。

(五)NMB药物的分类

1.去极化型肌松药

(1)琥珀胆碱(SCH)是唯一的可用于临床的去极化肌松药。

(2)作用于突触前、突触后和运动终板的接头外受体。

(3)尽管确切机制不明，SCH被认为能结合乙酰胆碱受体，造成运动终板去极化，肌肉收缩，之后运动终板失活，肌肉弛缓性瘫痪。

(4)不合用其他药物时的ED_{95}为0.05mg/kg。插管时的剂量为1～1.5mg/kg。

(5)确切剂量取决于是否应用抑制肌束颤搐剂量的非去极化 NMB。

(6)Ⅰ相阻滞

1)给予 SCH 后产生的正常阻滞。

2)Ⅰ相阻滞的特点:①单个刺激的肌肉收缩减弱。②持续刺激的振幅减弱,但有持续的反应 TOF 减弱>70%。③无强直后易化。

(7)Ⅱ相阻滞

1)见于多次给予 SCH 或持续输注 SCH。

2)与非去极化 NMBs 的神经刺激模式相似。

3)Ⅱ相阻滞的特点:①单个刺激的肌肉收缩减弱②出现强直性衰减③TOF<40%④出现强直后易化

(8)SCH 的不良反应有窦性心动过缓伴逸搏,过敏(10000 剂中 1 例),肌束颤搐,肌痛,胃内压增高,眼内压增加(增加 5~15mmHg),颅内压增加,血钾增加 0.5~1.0mEq/L。

(9)SCH 的禁忌证

1)恶性高热患者。

2)可能发生恶性高热的患者,包括杜氏肌营养不良和中央轴空病患者。

3)增加高钾血症风险的继发情况。严重去神经损伤、中风/脑梗、心梗、创伤、严重烧伤、长期无法活动、脊髓横断和肌肉萎缩。

4)开放性眼球损伤(担心眶内容物突出)。

5)因可以增加腹部及颅内压力,慎用于腹部开放性损伤或疑有颅内压升高的患者。

6)避免用于有非典型性血浆胆碱酯酶缺乏或血浆胆碱酯酶缺乏的患者,因其 NMB 的作用时间延长。

7)因有在诸如 Becker 型肌营养不良等隐性骨骼肌肌病的儿童致高钾心搏骤停的报道,许多人避免对<10 岁的儿童使用 SCH。

2.非去极化肌松药

(1)非去极化 NMB 竞争性结合乙酰胆碱受体的 α 亚基,抑制刺激传导,致使肌肉麻痹。

(2)非去极化 NMB 分为两类:

1)氨基类固醇(例如罗库溴铵、维库溴铵、泮库溴铵)。

2)苄基异喹啉(例如阿曲库铵、顺式阿曲库铵)。

3.增加非去极化 NMB 的剂量,可增加其起效时间和持续时间,强效药物的起效时间较长。

4.当需要使用快速且长效的 NMB(例如快速控制气道时)但不希望有肌束颤搐时,在给予 SCH 前可使用抑制颤搐剂量的非去极化 NMB。

(六)拮抗 NMB

1.去极化 NMB

(1)由体内的血浆假性胆碱酯酶逆转。

(2)没有商业化的 SCH 拮抗药。理论上讲,SCH 被血浆胆碱酯酶快速降解,无须拮抗。

(3)血浆胆碱酯酶异常的纯合子患者(每 2000 人中有 1 例),使用 SCH 后麻痹时间延长,可达 3~6h。

1)支持疗法。

2)由于新鲜冰冻血浆含有血浆胆碱酯酶,可用于缩短这类患者去极化阻滞的恢复时间。

3)但是使用血浆有风险,不建议使用此种方法。

2.非去极化 NMB

(1)抗胆碱酯酶药是目前唯一用于拮抗非去极化 NMB 的药物。

1)这类药物抑制降解乙酰胆碱的乙酰胆碱酯酶。

2)最终结果是在运动终板有更多的乙酰胆碱与非去极化 NMB 竞争。

(2)目前使用的有依酚氯铵、新斯的明和吡斯的明。

1)具有相似的半衰期,但是达峰时间不同。

2)吡斯的明(15～20min)＞新斯的明(7～12min)＞依酚氯铵(1～2min)。

3)众多研究显示新斯的明拮抗强效阻滞最为有效。

(3)抗胆碱酯酶药的不良反应有心动过缓、唾液分泌增多以及胃蠕动增强。

(4)由于心脏中的烟碱受体乙酰胆碱增多,可致显著的心动过缓,在给予抗胆碱药之前需使用抗胆碱药——阿托品或格隆溴铵。

(5)使用超过治疗剂量的抗胆碱酯酶药不能获益。

1)例如,新斯的明的治疗剂量为 0.07mg/kg。

2)使用更高剂量不能增加达峰时间或持续时间。

(6)Sugammadex:

1)罗库溴铵和维库溴铵"包裹型"拮抗药。

2)快速拮抗 NMB,没有自主神经不良反应。

3)现处于 3 期试验,尚未经 FDA 批准。

(七)影响 NMB 的因素

1.重症肌无力

(1)自身免疫病,有作用于乙酰胆碱受体的抗体,导致咽肌/眼肌无力。

(2)常需长效抗胆碱酯酶药治疗。

(3)对去极化 NMB 不敏感,而对非去极化 NMB 极为敏感。

(4)可有阻滞时间延长和对拮抗药不敏感,术后长时间无力。

(5)尽量避免使用 NMB。

2.肾和(或)肝功能不全

(1)氨基类固醇类药物经不同程度的肝肾代谢。

(2)在此类患者需根据药效调整药物剂量,或选用苄基异喹啉。

(3)高镁血症、高热和氨基糖苷抗生素可延长去极化药物的作用时间。

五、血管内置管

(一)导管相关血行感染(CRBSI)——概述

1.统计数据

(1)90%的 CRBSI 与中心静脉导管(CVC)相关。

(2)美国每年发生400000例CRBSI。

(3)CRBSI与10%至20%的死亡相关。

2.增加CRBSI风险的因素

(1)在成人,股静脉的感染风险较高。锁骨下静脉风险最低。

(2)多腔导管。

(3)给予TPN或脂质的导管。

(4)身体其他部位感染。

(5)导管留置>72h。

(6)置入导管者经验不足。

(7)使用三通。

(8)置入导管时有切开操作。

(9)置入导管之前未能清洁导管的圆盘。

3.预防CRBSI的措施

(1)尽快撤除血管内导管。每日查房询问是否需要保留血管内导管。

(2)置管前即使用前注意手部卫生。用含有酒精的洗手液洗净双手。

(3)用氯己定消毒皮肤。

1)用消毒海绵擦拭皮肤。

2)用氯己定反复擦洗至少30s。

3)不可将消毒液擦除或污染。

4)待消毒液风干后再行穿刺(约2min)。

(4)置入CVC的最全面屏障防护。

1)操作者身着无菌手套、防护服、帽子和系戴口罩。

2)将穿刺部位及周边完全充分消毒。

3)用大号铺单覆盖穿刺周边部位。

4)管理该患者的其他人员有相同的屏障防护。

5)有足够的空间进行无菌操作而不被污染。

(5)尽量选用锁骨下穿刺点。

(6)确认所有需要的物品触手可得。

(7)使用核对单来确保所有操作者遵照最佳的操作规范。

(8)敷贴

1)在移去无菌铺单前将无菌敷贴贴于穿刺部位。

2)使用透明敷贴以便观察穿刺部位。

3)如果穿刺部位有渗液,则不用透明敷贴,改用纱布敷贴。

4)当敷贴潮湿、松动或被揭开后,更换中心血管接口装置(C-VAD)敷贴。

4.不建议用于减少CRBSI的措施

(1)预防应用静脉抗生素。

(2)常规更换导丝或旋转部位。

(3)使用抗生素软膏。

(二)置入CVC安全措施

1.说出置管过程中任何不如意之处,及早寻求帮助。

2.总有合格的助手在旁。从不独自操作。

3.不要为了重置导丝而剪断导管或管腔。

4.时刻握住导丝,不能放手!

5.永远只用刀尖切割皮肤切口。

6.任何置管患者必须处于仰卧位。

7.颈部置管时必须采用头低足高位——拔除导管时也要用此体位。

8.三次失败尝试则应另寻更有经验的操作者。

(三)获取CVC培养的方法

1.去掉所有敷贴和管帽。

2.涂抹消毒液,包括无菌区域。

3.整体移除CVC。任何情况下都不可在移除之前切断导管。

4.无菌移除导管,避免接触患者皮肤和导管盘。

5.使用无菌剪刀(不是用于切断导管缝线的刀片)剪下5cm导管尖端。

6.将其置于培养用的容器内。

六、预防手术部位感染

1.在手术切皮前1h内给予预防用抗生素(万古霉素或氟奎诺酮需要在120min内)。

2.根据所行手术选用合适的抗生素。

3.术后24h内停用抗生素(心脏手术48h)。

4.不用剃刀除去毛发。如果需要,用电动剪刀除去毛发。

5.避免低体温(<36℃)。

6.控制术后血糖水平。

七、体温管理

(一)整体考虑

1.体温经由下丘脑严格控制。

2.体温上升时,血管扩张和出汗造成快速热量散失。

3.体温下降时造成外周血管收缩和寒战。

(二)低体温

1.定义 核心体温低于36℃。

2.病因

(1)中枢体温调节受到抑制(全身麻醉)。

(2)麻醉导致的血管扩张造成从身体核心到周围组织的热量再分配(全身麻醉和局部麻醉)。麻醉第1个小时,患者核心体温迅速下降1～2℃。

(3)热量经由辐射、传导、对流和蒸发传递给周围环境,体温继续降低,直至3～4h达到平衡。

3.危险因素

(1)手术室环境温度低。

(2)年龄过小或过大。

(3)腹部手术。

(4)长手术切口。

(5)手术时间长。

(6)使用大量溶液或血制品进行复苏。

4.影响

(1)轻中度低体温

1)PVR增大。

2)心律失常。

3)凝血障碍及血小板功能下降,致使手术出血增多和输血需求增大。

4)寒战和术后低体温不适。耗氧量显著增加,增加心肌缺血风险。

5)药物代谢减慢,例如,肌松药持续时间延长。

6)意识状态改变。

7)心脏事件发生率增加3倍。

8)手术部位感染率增加3倍。

9)切口愈合受到影响。

10)住院时间延长。

(2)严重低体温。

1)心室功能障碍及传导异常。

2)肾脏血流减少,源于血管阻力的增加。

3)钠钾重吸收减少,导致"冷利尿"。

4)温度越低,血液越偏碱性。

5.控制性低温

(1)常用于预计冠脉灌注或脑部灌注受损的病例,例如,心脏搭桥、动脉瘤夹闭、体外停循环等。

(2)低温减少组织代谢率,降低组织对氧的需求,对缺血提供保护。

1)每降低1℃,全身代谢减慢8%。

2)CBF的下降与代谢率成正比。

(3)实现途径:

1)冷气毯,降低环境温度。

2)给予低温的静脉补液或灌洗液。

3)体外循环(全部或部分旁路循环)。

4)冰袋置于血管位置,头/颈部。

6.预防低体温

(1)减少皮肤热量流失。

(2)避免热量重新分布。

1)手术室温度尽量温暖。

2)保护患者不在冷气循环下(通风口),减少皮肤暴露。

3)为静脉补液、血制品和手术灌洗液加温。

4)使用加热毯。全身麻醉或局部麻醉前30min预热,可减少麻醉初始的热量再分布损失。

5)儿科患者考虑使用暖灯或取暖器。

6)需要时气道加温和湿化。

7)若严重低体温,考虑热水胃/膀胱灌洗。

(三)体温过高

1.定义　核心体温＞38.5℃。

2.病因

(1)被动/医源性体温过高——保温过度。

(2)环境暴露——“中暑”。

(3)全身性炎症。

(4)感染。

(5)中枢调节紊乱——头部创伤,卒中。

(6)抗精神病药恶性综合征。

(7)恶性高热。

3.预防/治疗

(1)麻醉药和阿片类药可抑制发热。

(2)不可抑制感染造成的发热,除非发生了有害的生理反应。

(3)常用退热药为NSAIDs和对乙酰氨基酚。

(4)除去外源性热源(若为医源性)。

(5)避免使用冰袋和皮肤降温方法,因其造成外周血管收缩,效果不佳且患者显著不适。

4.影响

(1)患者不适。

(2)畏寒/寒战——常在体温骤升骤降时。

(3)心动过速——可导致心肌缺血或心律失常。

(4)血管舒张——可导致低血压和(或)低灌注。

(5)代谢率和耗氧量增加。

(四)术中体温监测指南

1.全身麻醉患者需要监测核心体温。

(1)短小手术(<15min)可除外,但是应记录术后体温。

(2)热量核心区为高灌注组织,即中心血流(肺动脉导管)、远端食管、鼓膜和鼻咽部。

(3)使用直肠和皮肤温度需谨慎,因其在恶性高热时并不相应增高。

2.当预计或怀疑有体温变化时,局部麻醉也应行体温监测。

3.除非需要低温,术中核心体温应控制在36℃以上。

八、患者体位

(一)理想的患者体位减少神经和软组织损伤

(二)1970～1995年,神经损伤的索赔占到麻醉科索赔的16%(第二大原因)

1.尺神经病变——28%。

2.臂丛——20%。

3.腰骶神经根——16%。

4.脊髓——13%。

5.坐骨神经——5%。

(三)常见肢端神经损伤

1.臂丛

(1)常见于正中胸骨切开术,继发于分离胸骨时牵拉神经丛。

(2)也与使用护肩有关。

2.尺神经病变

(1)尺神经走行于肱骨内上髁和肘管韧带之间,较易受损。

(2)因女性肱骨内上髁和肘管韧带间的脂肪较多,男性尺神经病变多于女性。男性肘管韧带较厚,喙突也大于女性。

(3)尺神经病变也可在术后无原因发病。

(四)术中体位

1.仰卧位

(1)最常用的手术体位。

(2)由于在仰卧位肘部的尺神经沟受压,最常发生尺神经损伤。

(3)建议将双臂置于外展<90°,掌心向上,或保持中立位。

(4)建议在双臂放衬垫;尚无证据显示此法可减少神经损伤。

2.截石位 (图4-3-1)

(1)妇科和泌尿外科的常用体位。

(2)截石位相关的损伤:

1)腓骨和支架间神经受压可致腓神经损伤。

2)长时间手术可致下肢骨筋膜室综合征。

3)当手术床回位时可碾伤手部。

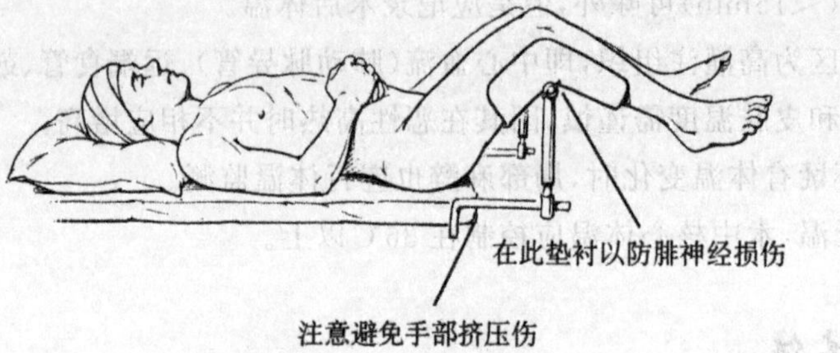

图 4-3-1　截石位

3.侧卧位　(图 4-3-2)

(1)胸廓切开术、腹腔镜肾脏手术及髋部手术的常用体位。

(2)侧卧位相关的损伤。

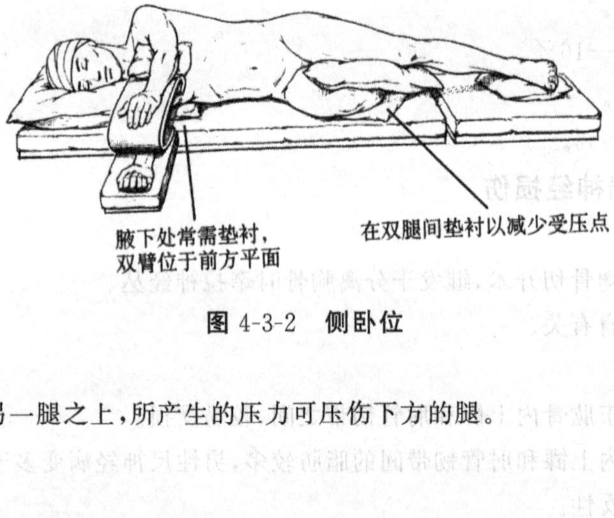

图 4-3-2　侧卧位

1)臂丛损伤。

2)一条腿架在另一腿之上，所产生的压力可压伤下方的腿。

3)眼睛磨损。

4)耳挫伤。

(3)侧卧位时需要注意以下方面：

1)如果手术床在侧卧位时弯曲，需确保颈部支撑充分，与胸椎保持一条直线，避免颈部损伤。

2)将手臂放置在前板上，可避免臂丛受到牵拉。

3)腋部放置衬垫，以避免牵拉臂丛。

4)在膝部、踝部和其他受压部位放置衬垫。

5)手术过程中定期检查眼部及耳部是否安全。

4.俯卧位

(1)脊椎后路手术、下肢或颅后窝手术的常用体位。

(2)胸部垫衬用于支撑胸部，改善膈肌运动。

(3)老年人的上臂可收在身体侧方。年轻人选择上臂 90°，肘部弯曲。

(4)俯卧位相关的损伤。

1)乳房受压:乳房置于中间或侧面,加用衬垫。

2)角膜擦伤和失明:①可因眼睛受压所致。②常用有眼、鼻、口沟槽的泡沫塑料枕头或马蹄形头架避免眼部受压。③每 15min 及每次移动头部时检查眼睛。

3)阴囊受压导致阴囊坏死。

5.坐位　(图 4-3-3)

(1)肩部、颅后窝颅骨切开术和后路颈椎手术的常用体位。

(2)若屈颈,胸骨与颏部之间至少留有两指宽。

(3)屈膝以避免牵拉坐骨神经。

(4)垫衬坐骨切迹以减少神经缺血。

(5)坐位相关的常见问题:

1)静脉空气栓塞和反常空气栓塞。

2)颈部过于屈曲,导致脊髓缺血,椎动脉和颈动脉受压。

3)若上臂垂于两侧可致臂丛损伤。

4)若双腿伸直,坐骨神经受到牵拉,可致坐骨神经损伤。

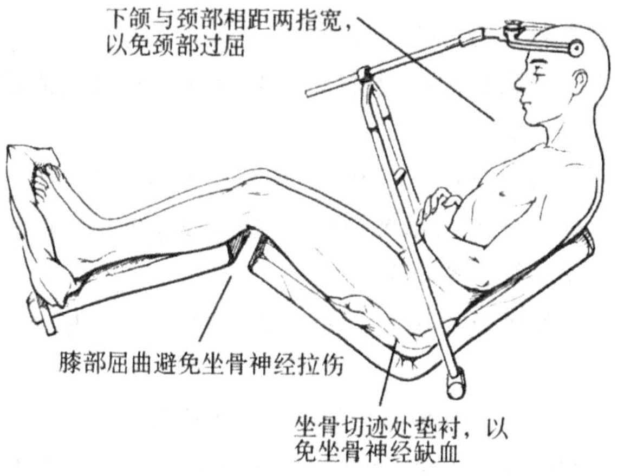

图 4-3-3　**坐位**

(邓彩英)

第四节　气管与支气管内插管术

气管与支气管内插管术是全身麻醉的重要组成部分,是麻醉科医师必须掌握的最基本操作和抢救技术。在临床麻醉和呼吸功能障碍的紧急危重患者抢救及心肺复苏治疗中的重要措施。

一、气管内插管

气管内插管是将一特制的气管内导管，经声门置入气管的技术，能为气道通畅、通气供氧、气道吸引和防止误吸等提供最佳条件。是气道管理中应用最广泛、最有效、最快捷的手段之一，对抢救患者生命、降低病死率和提高抢救成功率具有至关重要的作用。

1.优点

(1)增加安全性。保持气道通畅，充分给氧，减少气道阻力，呼吸平稳。增加了安全性。

(2)肌松药使用有保障。肌松药能方便地进行辅助和控制呼吸，使肌松药的使用有了保障。

(3)方便手术操作。控制呼吸便于心血管及开胸手术的操作顺利进行。

(4)方便呼吸管理。使呼吸的管理更方便，可随时进行气道分泌物或异物

(5)增加有效通气量。减少气道死腔，增加有效通气量。防止患者缺氧和二氧化碳潴留。

(6)便于吸入麻醉药使用。使吸入麻醉方法容易进行，成为有效的气管内麻醉。

2.缺点　气管内插管可引起机体循环等各系统的应激反应，特别是血压骤增，心率增快，甚至心律失常，应预防和警惕。

3.适应证

(1)头颈部手术全麻患者。便于呼吸管理。

(2)心胸上腹部手术。开胸心血管、上腹部手术，需要术中辅助或控制呼吸的手术，或需要肌松便于肺、食管等手术操作的实施。

(3)急性肠梗阻或急症饱胃患者。可预防术中误吸或窒息的发生。

(4)颅脑外科手术。充分给氧，降低颅内压，对抗呼吸停止和呼吸紊乱的变化。

(5)口腔内手术。预防血性分泌物误吸。

(6)特殊体位手术。如俯卧位或气管受压(颈部局部巨大包块，或纵隔肿瘤)等，影响气道通气量的手术。

(7)特殊手术麻醉患者。低温及控制性低血压手术麻醉。

(8)急救重危患者。呼吸功能不全，如急性呼吸窘迫综合征等需机械通气者、不能自主清除上气道分泌物、胃内容物反流或呕血、咯血误吸者。

(9)心搏骤停复苏。患者心跳、自主呼吸突然停止，本法为手术室内外的抢救提供安全、可靠的机械通气和呼吸支持疗法。

(10)新生儿复苏。婴儿呼吸衰竭等复苏与抢救的人工气道。紧急气管内插管是否及时？直接关系到抢救的成功与否、患者能否安全转运及预后。

气管内插管无绝对禁忌证。但喉头急性炎症、喉头严重水肿、主动脉弓巨大活动瘤患者应谨慎。

4.副损伤　因操作不当，不熟练或强行插管可引起以下损伤：

(1)牙齿脱落。牙齿脱落是气管插管的常见损伤。

1)原因：主要为插管操作时以上颌牙为支点，向上撬的结果。或患者过度肥胖，或颈部粗

壮的患者，或已有牙齿残缺松动等因素引起。给患者增加痛苦，脱落的牙齿还可误入食管、气管，发生气管异物堵塞气道等严重并发症。

2)预防方法：①正确掌握喉镜使用要领，喉镜显露声门只能往上提，不能以上颌牙为支点向上撬；②注意保护残牙，操作时避开不碰；③加深麻醉或使用肌松药后置管；④清醒插管时，表麻要充分，令患者合作，尽量张开口；⑤使用塑料牙托对牙齿进行保护，尤其对松动牙齿或老年人。脱落牙齿应找到，并保存于盐水中，术后再植。术前检查有义齿者和已松动牙齿应去除或摘掉。

(2)口腔损伤。多为口腔黏膜、鼻咽腔黏膜及舌损伤。当置入喉镜于口腔时，将上、下唇或舌尖挤压在切牙与镜片间而造成误伤。

(3)声门损伤。喉头损伤可引起术后喉头水肿，常在术后24h内出现。

1)原因：①导管过粗；②麻醉过浅，病儿反复多次呛咳、吞咽等，使气管导管与声门组织不断发生摩擦；③插管动作粗暴；④插管困难，导管多次强力试插，造成损伤；⑤近期有上气道感染，或导管无菌程度差而诱发急性喉炎；⑥长时间置管操作对局部组织的刺激作用。

2)预防方法：①选管要细；②动作要轻柔，待声门完全开启时再插入，避免导管与声门顶撞，保护声门、咽后壁黏膜，减少喉头水肿的发生；③维持一定深度的麻醉；④插管困难者不要一味强插；⑤严格无菌操作；⑥对长时间置管操作的患者要注意预防，必要时行气管切开。声门损伤的主要症状：严重者术后1～3h出现吸气性呼吸困难，声嘶、鸡鸣；肺部听诊无异常；严重时发绀、大汗、三凹征、窒息。

3)治疗与急救：①雾化吸入，地塞米松5mg加抗生素，2～3/d；②地塞米松5mg加麻黄碱30mg加生理盐水5ml喷咽喉，每次0.5ml，每小时1次；③输注或静注地塞米松5～20mg，每日2或3次；④吸氧；⑤镇静；⑥半坐位；⑦喉痉挛严重、发绀不能纠正者，立即行环甲膜穿刺给氧，或者施行气管切开，不允许犹豫耽误。病儿发生率比成人多见。

(4)下颌脱臼。置管操作粗暴所致。

(5)杓状软骨脱臼。喉镜片过分深入所致。

(6)颈椎脱位。头后仰过度、用力过大和喉镜伸入过深，形成用力过猛所致。

(7)纵隔气肿。气管壁损伤致纵隔气肿等。

上述损伤的预防，关键是注意操作轻柔，禁用暴力。一旦发生，应给予适当处理。

(8)食管损伤。有作者报道气管插管致食管损伤。拔管后咽喉疼痛，进食后颈部增粗，扩散到颜面部、胸闷，致颜面出现捻发音，气管造口术有食物残渣脓性分泌物流出。证实为气管食管瘘。由插管困难所致，要预防。

(9)气管动脉瘘。是气管内插管最严重的并发症，要警惕。

5.并发症

(1)咽喉炎。术后咽痛，多发生在女性；喉部异物感或声嘶，一般术后48～72h自愈，无后遗症。与导管过粗和组织损伤有一定关系。雾化吸入或口含片或对症处理。

(2)肺损伤。吸入干燥空气对肺泡组织有一定损伤作用。

(3)导管误入食管。气管插管时误入，或麻醉中导管脱出而盲目推进误入食管。

1)后果：当保留自主呼吸时，不致引起严重后果。如果使用肌松药，当致严重后果，如不能及时发现，可因缺氧心搏、呼吸骤停而致命。

2)预防方法：①置管后常规肺部监听，用贮气囊加压，在肺部和剑突处对比听诊，不难判断是否误入食管。胸部视诊、挤压贮气囊的感觉均能辅助诊断导管是否误入食管。若误入食管后拔出重插。②插管时尽量做到裸眼看清导管尖端进入声门才放心。

(4)导管探入过深。导管易误入一侧总支气管，引起对侧总支气管堵塞。肺部监听或观察呼吸动度以确诊。发现插入过深时，可回拔少许，再次肺部听诊以确定。插管前要估计插管深度，一般到门齿为21～23cm。患者翻身或变动体位后，均应进行肺部听诊，预防过深。

(5)导管插入过浅。与过深相反，插管过浅，容易脱出声门，出现险情。患者若出现发绀等改变时，进行肺部听诊和检查。若已脱出声门，予面罩吸氧，待缺氧病情改善后重新插管。插入深度应合适，也要预防脱出。

(6)导管阻塞。此并发症较常见。

1)原因：①分泌物、痰、血、异物堵塞；②导管扭曲、弯折；③充气囊老化，气囊一侧膨胀堵住导管管口；④因患者体位如头后仰或俯卧位，使导管斜口贴向气管壁；⑤气囊套在导管上很松，滑向管口而堵塞；⑥连接管过细，造成阻塞。

2)预防：应选择与导管相匹配的气囊套，凡松动者用丝线捆扎，固定在导管上，防止其滑脱落入气道；检查导管的位置，防止导管口位置不当。一旦发生，经处理无效者，必要时更换导管；导管堵塞的症状：①呼吸阻力大，不能挤压氧入肺；②肺听诊无呼吸音或极弱；③患者呼吸困难，三凹征，严重时发绀。

(7)呛咳及支气管痉挛。由麻醉过浅引起。对患者影响很大，应立即制止，静注芬太尼0.05～0.1mg，适当加深麻醉或静注琥珀胆碱，控制呼吸。

1)对机体的危害：①低氧血症：轻度呛咳引起阵发性腹肌紧张、屏气；中度呛咳有颈后伸、下颌僵硬、屏气、发绀；重度呛咳使腹肌、颈肌和支气管平滑肌痉挛、长时间屏气而严重发绀。②腹内压升高：使手术中腹腔内脏鼓出，切口缝线断裂和组织撕裂。③颅内压剧升：使原有颅内病变加重，出现脑出血或脑疝意外。④血压剧增：伤口渗血增多，心脏做功增加，诱发心衰。

2)支气管痉挛，造成下气道梗阻和缺氧。

3)处理方法：①加压氧控制呼吸；②加深麻醉；③不见好转，氨茶碱0.25g静脉缓注；④静注氯胺酮25～50mg；⑤无效时，琥珀胆碱50～100mg静注，迅速有效；⑥情况好转后，立即吸痰，但不要影响通气。

(8)喉溃疡和肉芽肿。发生在声带后部，女性多见，为导管摩擦声带所致。诱因为颈过度后仰，头位变动过频，咽喉反射抑制不完全等。长时间留置导管者，都发生喉溃疡。经口插管者比经鼻插管者易发生喉溃疡。有时在溃疡基础上发生肉芽肿。肉芽肿发生时间为术后3～21d。溃疡形成后患者声嘶、咽痛、异物感，严重时有气道阻塞。处理：雾化吸入、严格限制声带活动、吸氧等治疗即可治愈。若长期有嘶哑、咽痛和异物感时为肉芽肿形成，请喉专科处理。一般在直达喉镜下，切除肉芽肿，使声带绝对休息，可痊愈。

(9)声带麻痹。左侧发生率高于右侧2倍。男比女高7倍。为迷走(喉返)神经分支受刺激或受压所致。或原已有声带麻痹，无明显症状而未发现，气管内插管使声带受机械刺激而诱发。预防方法：麻醉诱导药物剂量要偏大，操作要熟悉，导管气囊充气适当。

(10)气管炎。导管斜口摩擦气管黏膜致使发炎和溃疡形成，出现咳嗽和胸前不适感。

(11)气管狭窄。气管狭窄是气管内插管后期的严重并发症。

1)原因：导管气囊压力、导管移动等，加之细菌感染和局部缺血等原因，局部黏膜缺血性坏死，日后形成瘢痕挛缩，致气管狭窄，出现呼吸困难。应及时治疗。先行气管扩张术，必要时手术切除狭窄部分。

2)预防：用低压气囊，并定期进行充气气囊放气，恢复局部血供，当可避免；适当加深麻醉，消除吞咽反射；尽量避免头部移动。

(12)肺炎。无菌操作技术规程执行不严，并发肺部感染。请肺专科协助处理。

(13)防止插管意外。气管内插管操作在挑起会厌时，可发生迷走神经反射，有可能造成呼吸、心搏聚停，特别是患者已生命垂危、原有严重缺氧、心功能不全时更易发生。是气管内插管早期最严重的并发症。麻醉前应向患者家属交代清楚。预防：插管时应充分吸氧、监测、备好急救药及器械。一旦发生，立即行心肺复苏。

【气道解剖】

1.上气道轴线　是指口腔至气管之间所存在的3条解剖轴线。

(1)口轴线(AM)：从口(或鼻)腔至咽后壁的连线。

(2)咽轴线(AP)：从咽后壁至喉头的连线。

(3)喉轴线(AL)：从喉头至气管上段的连线。AM与AP呈角90°，AP与AL呈锐角。

为显露声门，使平卧位的患者头尽量后仰，使3条线重叠为一条线，并利用喉镜上提会厌，来显露声门，便于气管内置管。

2.喉部　位于颈$_{4\sim6}$椎体前面，舌骨以下，上连咽腔，下为喉腔，是气管的入口，也是发音的器官。其位置越低越易看到声门；越高越难显露声门。

(1)会厌：会厌在声门上方，并覆盖着声门。少数人长＞3cm，厚＞5mm，使之用喉镜挑起困难。

(2)喉头：喉头有丰富的迷走神经分支支配，当用喉镜时的刺激，使声门裂或喉头处于收缩状态，出现喉痉挛，使插管不能成功，且有窒息危险。

(3)喉肌：为肌块小而多的横纹肌，对声门裂的大小、声带的紧张松弛，喉入口的开闭有显著调节控制作用。

3.总支气管　位于胸$_{4\sim5}$的水平，全长10～14cm，上连喉头软骨，下至于隆突分左右各一主支气管。插管深度至总支气管的中段即可。不宜触及隆突，否则因刺激其分布丰富的迷走神经而引起剧烈呛咳。门齿至隆突长22～27cm。左主支气管长约5cm，与总支气管呈45°角；右主支气管长1.5～2cm；与总支气管呈25°角，气管导管插入过深易入之。与不同年龄气管的长度、内径及气道各段距离不同。表4-4-1供插管时参考。

(4)鼻腔：鼻腔轴与鼻外纵轴成垂直，鼻前庭由软骨组成，可塑性较大。

1)鼻道：有下鼻甲、鼻中隔影响，可塑性小。从鼻孔到后鼻孔成弧形，相当于鼻翼到耳垂的长度，成人12～14cm长，腔较狭小。

2)鼻腔插管路径：鼻孔宽1～2cm，鼻腔插管经鼻孔沿下鼻道插入鼻腔。后鼻孔对准声门，导管可顺利通过声门。

表 4-4-1 气管各段的长度和内径(cm)

部位		成人	小儿	婴儿
门齿－会厌	长度	11～13	10	9
门齿-声门		13～15	8～10	
会厌-隆突		10～14	4～6	3.5
门齿-隆突		22～32	15～19	12.5
鼻孔-隆突		28.4～33	17～21	
声门	内径	1～1.5	0.8～1	0.5～0.6
气管		1.6～2.0	0.6～1	0.6
右总支气管		1.2～1.6	1～1.5	
左总支气管		0.8～1.2	0.5～1	

3)经鼻插管要求:鼻腔内表面是黏膜,血管丰富,容易损伤出血。经鼻插管的导管必须细、薄、软、韧,操作须轻柔。

7.插管前准备

(1)用具准备

1)喉镜:喉镜 1 把,直和弯喉镜片的弯曲度及直面宽度要合适,灯泡接触要良好。

2)导管:选气管内导管 3 根,即术前估计适合患者的直径号的略大 1 根和略小 1 根。有一定弯曲度,管端有斜面口,且有侧孔者较好。

3)管芯:软硬度合适的软细铜丝最好。

4)牙垫:牙垫 1 个,表麻用硅胶塑料管 1 根。

5)插管钳等:开口器、润滑剂、插管钳、喷雾器等。

6)秃针头注射器:有秃针头的注射器备充套囊气用。

7)血管钳:直血管钳 1 把。

8)吸引器:吸引连接管 1 根,吸痰管 3 根(1 根吸口腔备用,2 根吸气管内备用)和吸引器 1 个(或中心吸引器)。

9)其他:必要的各类金属接头、橡皮接头及其他全麻器械。直型、弯直角型和弯锐角型接头全备齐。

10)麻醉机:麻醉机、氧气和各部件功能正常完好状态。

(2)用具性能测试:气管插管用具用前进行检查,保证其功能处于最佳状态。

1)气囊:气囊的容量、压力,是否漏气。

2)喉镜:喉镜是否好用,电灯泡照亮程度。

3)导管:导管质量如何,是否容易发生锐角扭折,导管内有无异物。导管前端 0.5～1cm 处安装套囊,必须紧贴导管壁,不能过紧和过松。目前多自带套囊,应先检查是否有漏气。

4)衔接管及喷雾器:各衔接管是否合适。喷雾器功能效果好。

5)吸引器:吸引器功能是否好,有无吸力。

6)麻醉用药:抽好一切备用麻醉用药,注明标签,一一核对放置盘内。

7)监测:患者入室后连接好各项监测仪,监测各项生理参数。

(3)气管导管选择:理想导管坚韧有弹性,易弯不折叠,壁薄而光滑,硬度适中无毒性,顺应性好。

1)鼻腔导管:如施行经鼻插管时,应选软而有韧性的导管 2～3 根。选择鼻插管导管号码原则上比口腔导管法制编号小 3～4 号数。如成人,36－4＝32;28－4＝24;鼻腔最大可以通过 F28～32 号,导管充分涂润滑剂。长度比口腔导管长 2～4cm。

2)口腔导管:经口成人导管 F30～42,男性 F32～38,女性 F30～34。

3)小儿导管:小儿进行气管内插管时,应妥善选择气管内导管的口径,若选内径编号导管与下编相对应表 4-4-2,以求粗细适当。小儿气管插管的号码按年龄＋17 或 18 估计,见表 4-4-3。

表 4-4-2　气管内导管型号内径及长度

分号(mm)(内径规格)	相当法制(F)编号	导管长度(cm)
2.5	12	14
3.0	14	16
3.5	16	18
4.0	18	20
4.5	20	22
5.0	22	24
5.5	24	27
6.0	26	28
6.5	28	29
7.0	30	30
7.5	32	31
8.0	34	32
8.5	36	33
9.0	38	34
9.5	40	35
10.0	42	36

4)气管气囊:理想气囊是软气囊,低压(＜20mmHg)、薄壁、高容量的气囊。＜8 岁不用气管气囊,小儿非必要时不用气管插管。

(4)注意事项:凡气管内插管用具经乙醇浸泡消毒 30min 后,应按顺序排放于麻醉平车或专用无菌盘内,用无菌巾盖好,尽量避免医源性交叉接触污染。吸痰管、气垫、管芯或导管、表麻塑料管用具均经消毒后放置在消毒的吸痰罐内备用。目前多趋向于使用一次性导管、牙垫和吸痰管等。

表 4-4-3　年龄与选择气管内导管的参照

年龄	F 编号	导管内径编号(mm)	门齿至气管内长度(cm)
初生儿～3 个月	10～14	2.5～3.0	10～11
3～6 个月	16～19	3.5～4.0	10～13
6～12 个月	18～20	4.0	12～14
1～2.5 岁	20～22	4.5	12～15
2.5～5 岁	22～25	5.0	14～17
5～7 岁	24～26	5.5	15～19
7～9 岁	25～28	6.0	16～20
9～12 岁	28～30	6.5	17～21
12～15 岁	28～32	7.5～10.0	18～22
成人	32～42	10.0	20～26

【插管方法的选择】

1.*经口腔明视插管法*　经口腔明视插管是用喉镜暴露声门后，直视下将导管送入气管内，此法操作快速、方便，全身麻醉及心肺复苏等抢救时常用，是临床上应用最多、最广的插管法，是麻醉科医师必须熟练掌握的一项基本技能，要求做到安全、正确和无损伤。

(1)分类：插管时患者是否清醒，分为清醒插管及全身麻醉插管两种。明视经口腔全麻后插管最为可靠，采用较多。

(2)麻醉深度：气管内插管的麻醉深度要求达到嚼肌和咽喉肌完全松弛，咽喉反射消失。达到预防心血管应激反应的目的。

(3)头位：插管时一定要有正确的头位。即将头极度后仰位，使口、咽和喉 3 条轴线重叠成 1 条直线。右手拇指、示指分开上下唇。用左手持喉镜从右口角轻置入喉镜片，边推进边向中线移动，将舌体推向左侧，显露悬雍垂；沿舌背推进镜片深入抵达舌根，上提喉镜，可见到会厌；若用直喉镜片，稍微继续推进，越过会厌的喉侧面，上提喉镜，应挑起会厌而显露声门。若用弯喉镜片，继续推进镜片抵达会厌与舌根交界处，上提喉镜，可显露声门。右手以握笔式姿势将导管对准声门裂，轻柔插入气管内。放入牙垫，退出喉.镜，拔出导管芯，再进入少许，导管入气管内长度成人约 5cm，小儿 2～3cm。听诊双肺，判断进入气管内无误后，将导管与牙垫一起妥善固定于面部。导管连接麻醉机，立即加深麻醉。气囊注气，钳夹或自带堵塞塞住小气管，使气囊紧密有效地封闭气管。

(4)判断导管位置：插入导管后，立即用听诊器听诊胸部，在胸骨柄上、左右肺部、左上肺尖部、剑突下的上腹部听诊，挤压贮气囊或麻醉科医师用口向插管内吹气，若肺部听到明显呼吸音，上腹部未听到气过水声，证明导管在气管内；也可用一手或双手挤压胸部，用一耳贴在导管口近听，若有气流冲出，即导管在气管内。

(5)经口插管管理

1)预先吸氧，快速诱导前，先用面罩半开放法吸氧，祛氮 5～10min(8L/min)，亦可加压贮囊换气，以提高祛氮效果。

2)看清声门，显露声门是经口气管内插管术的关键步骤，必须依解剖标志循序推进喉镜片，不看清声门不盲目插入。

3)防缺氧和 CO_2 蓄积：在快速诱导时，显露声门操作动作必须迅速准确。如在 2min 内仍未插入气管，或麻醉已经转浅、麻药已消失作用时，插管更不易成功。应立即放弃插管动作，用面罩加压吸氧 1～2min，再行第 2 次快速诱导，如插管仍有困难，时间较长，可行第 3 次快速诱导，直到成功插入为止。但诱导过程中切忌缺氧和 CO_2 蓄积。

4)置入喉镜正确操作要领是：应将喉镜着力点放在镜片的顶端，向上提喉镜，不可以上切牙作为支点，否则向上"撬"动会撬落牙齿。并应妥善保护上、下唇，尤其应注意避免压伤下唇。

5)导管插入声门要轻柔，禁用暴力。最好采用旋转导管法作轻柔推进的动作，避免强力。如遇到阻力，可能为声门下狭窄或因导管过粗所致，应换小一号管，不要勉强硬插而造成副损伤。

6)喉痉挛的处理：一旦因喉镜或导管的刺激而诱发喉痉挛，应立即停止插管，面罩下加压吸氧，待喉痉挛解除后，或静注琥珀胆碱 50～100mg，待肌颤停止，过度通气后插管。

7)选用盲插：体胖、颈短、喉头过高及张口障碍等特殊患者，显露声门困难，插管时无法看清声门，在尽量挑起会厌的情形下，有目的地盲插，也可成功。

8)判断导管在气管内的方法，一是插管完成后，立即用听诊法判断导管是否在气管内，用听诊器听肺部有呼吸音；二是用加压过度通气法，两肺吹起，胸廓有呼吸动度，两侧肺对称性使胸部膨胀；三是双手挤压胸部，用一耳凑近导管口，或将手放在导管口感到有气流冲出；四是将棉签细毛放在管口，随挤压呼吸看到细毛波动；五是如有呛咳，可证明导管已在气管内。

9)气管导管勿插入过深，成人越过声门 5～6cm(小儿 2～3cm)，避免插入过深进入一侧支气管，或插入过浅脱出声门。导管插入的深度估计为：插管深度-鼻翼到耳垂距离加 5～6cm(成人)。

10)妥善固定导管，确定导管插入气管后，应先垫妥牙垫，再取出喉镜。将导管和牙垫一起，用胶布妥善固定于口外面部，不使导管上下移动。

11)正确使用管芯，如用管芯时，应预先测定其长度，其内端应比导管口短 1～1.5cm，决不可突出管口外，以免损伤气管黏膜组织，用前调整其曲度。

12)导管外端适宜，所用导管不宜过长，以外端恰露口外为佳。

13)气囊注气量勿过多，要注意注气数量和时间，注气量以恰不漏气为度，切忌注气过多，增加压力压迫气管黏膜，使气管软骨环软化和坏死。注气量<10ml。如手术时间长，可隔 1～1.5h 做 1 次短时间放气，以恢复气管黏膜血供。

14)吸痰，导管插入气管后，常规做第一次吸痰，将导管内的肺部痰液清除干净，也可检查导管有无阻塞。如有阻塞应做适当处理，始终保持导管要通畅。

2.经鼻腔明视插管法　是将导管经鼻腔出后鼻孔到达咽腔，再用喉镜暴露声门，直视下将导管送入气管内的方法。

(1)适应证:①口腔、颌面、咽腔手术。②经口插管有困难或不可能者(如张口受限、头后仰受限等)。③可能损伤牙齿者:如切牙松动避免损伤者。④在呼吸、心跳骤停抢救时,采用经鼻腔气管内插管较方便、易固定、不影响口腔护理。但如有鼻息肉、鼻咽部血管瘤,不宜经鼻腔气管内插管。

(2)方法:基本上与经口腔插管法相同,不同点:①先用麻黄素行收缩鼻腔黏膜血管和表麻鼻腔黏膜,选择较大一侧鼻孔或不影响手术操作侧的鼻孔。插管前,用1%麻黄素滴双侧鼻孔,使黏膜血管收缩,鼻腔扩大,利于插管,减少出血。以0.5%～1%丁卡因喷雾或贴敷棉片,表麻鼻腔黏膜。鼻腔滴入液状石蜡,导管前端涂抹润滑剂。达到合适的全麻深度后开始插管。②插管时右手将导管做垂直方向插入鼻孔,沿鼻纵隔左右捻转而推进,导管经鼻腔出后鼻孔到达咽腔,有阻力减低感时,听到导管内的呼吸音,可用喉镜经口明视下显露声门裂,右手推进导管送入声门裂内再进入气管。当送导管遇有困难时,可借助插管钳夹持导管尖端送入声门。退出插管钳,仍以轻柔的动作旋转推进5～6cm,呼吸无阻力时,将导管固定,接麻醉机。③填塞咽腔,为进行辅助呼吸或防止误吸的需要,导管周围咽腔填塞纱条。

3.经鼻腔盲探插管法　是因无法暴露声门,又必须插管施行气道管理的方法。

(1)适应证:多用于张口困难或喉镜不能置入口腔或后仰困难的患者。术中需保持气道通畅,或需要全麻而行时间较长的手术。

(2)插管方法:插管方法与经鼻腔明视插管法相同。

(3)导管尖端位置判断:因不用喉镜协助显露声门,根据患者保留的自主呼吸的气流通过导管的声音,以判断导管尖端的位置。①以呼气声判断,导管出鼻后孔,在导管外口近听呼气声及强度。徐徐把导管左右移动,或令患者颈部前倾后仰,并略向高处移动头的位置。在导管外口气流响声最明显处,推进导管,探插多能成功。②趁吸气声门张开时送入导管,导管触及声门可听到气笛声,说明麻醉过浅,应将导管停在原处不动,当患者深吸气时,迅速将导管送入声门,患者若出现剧烈咳嗽,立即加深麻醉。③当送管时,若气流声突然中断,可能误入咽后间隙或食管。应将导管拔出少许,使气流声重新出现,并旋转导管90°,重新探插入,多能重新达咽喉腔进入声门裂。④线带法辅助插管,对于头颈部活动受限者,或不能置入喉镜者,因不能调整导管方向,常难以成功。有人经口腔塞入一带,呈半弧形置于咽后壁,两端留口外,导管出后鼻孔后入带半弧圈,牵拉口外线带两端,以调整导管斜口方向,同时推进导管,较易成功。

(4)咽腔填塞:为了控制呼吸或预防误吸,在导管四周咽腔填塞纱条。

(5)经鼻插管管理:①插管成功必备3个条件,导管曲度好、弹性和光滑度合适;鼻腔无畸形、腔够大;适当深度麻醉和保留自主呼吸。②避免损伤,插管不可用暴力,遇到阻力,稍微用力,如仍不能通过,退管重插。③处理鼻出血,偶有鼻孔出血,要予以处理。④插管时喉痉挛处理,有喉痉挛发生或发绀者,应将导管退出少许,等待其缓解。给氧,加深麻醉,待缓解后重插。⑤插管成功的标志,呛咳,管口气流感很强,或管口棉毛波动,或贮气囊有呼吸动度。⑥填塞咽腔时,可用湿盐水或油纱布条,在导管周围均匀填塞,并将纱条一端留于口外。填塞操作不要使导管脱出;不可压力过大,将导管压扁,造成气道梗阻或缺氧而发生险情。⑦导管外端长短适宜,导管不宜过长,恰在鼻孔外为佳。

4.经口腔盲探插管法　对一些特殊患者,也可采取经口盲探法。

(1)适应证:①不能置入喉镜,但能容纳导管和牙垫的部分张口困难患者;②气道部分梗阻;③颈项强直;④颈椎骨折脱臼;⑤颈前瘢痕挛缩;⑥喉结过高;⑦颈项短粗;⑧小颌或下颌退缩等。

(2)优点:经口可以插入较粗导管,以减少通气阻力。

(3)方法:插管方法较多,只介绍两种。①鱼钩状导管法,用管芯将导管弯曲成鱼钩状。经口插入,利用导管内气流声引导,在气流响声最大处,将导管滑入,拔出管芯,再推进5～6cm,有呼吸气流冲出,固定导管接麻醉机。应先将牙垫置入磨牙间。②手指探触引导法,有人将左示指伸入口腔,探触到会厌,将其挑起,将鱼钩状导管用右手插入声门裂。

5.清醒气管内插管　清醒状态下插管的方法,可分清醒经鼻、清醒经口两种插法。清醒经鼻基本与经鼻腔明视插管法相同,所不同的是患者清醒,应做好解释工作,取得患者合作。

6.气管造口插管　对于麻醉操作与管理同手术操作相互干扰的患者施行全麻者,经气管造口插管。

(1)适应证:需要做气管切开插管全麻者,常有以下情况:①术前已行气管造口者;②气道有明显梗阻,麻醉诱导无法保持通畅者;③喉切开术。

(2)方法:局麻下行气管造口。当气管切开后,用1%的丁卡因喷入气管做表麻,然后插入带气囊的气管切开导管(F28～30,长15～20cm),同时静脉注入麻药。吸痰后连接麻醉机。

二、支气管内插管

(一)单侧支气管内插管法

支气管内插管可隔离双侧肺及气道,实施单肺(健侧)通气,以防止病侧分泌物、血液和组织等流入健侧,造成污染、扩散和阻塞。但单肺通气时常有低氧血症、高气道阻力等缺点。

1.适应证

(1)"湿肺":如肺脓肿、支气管扩张、一侧肺毁损,其痰量>30ml/d。

(2)开放性结核:其分泌物有扩散感染可能者。

(3)近期有大咯血者:术中若突然发生咯血易引起窒息。

(4)气道瘘管:如支气管皮肤瘘和支气管胸膜瘘、外伤性支气管断裂者,以健肺维持有效通气量和一定麻醉深度。

(5)常见胸科手术:巨大单侧肺大疱、中心型肺癌、肺泡蛋白质沉积症及肺泡纤维化行支气管肺灌洗术、视频辅助胸腔镜(VAT)、肺叶切除术、肺切除术和胸主动脉瘤手术等。

(6)分侧肺功能测定。

2.导管选择　导管较细,常选用F26～32,长度32～36cm。左右不同,右侧支气管导管开口向右,前端呈舌状,以利导管插入后保持其位置,避免阻塞右上叶支气管开口。因技术上缺陷,不能吸引非通气侧肺内的分泌物及操作不满意,现已少用。

3.麻醉要求　全麻要求较深,并用肌松药,隆突表面麻醉完善。

4.方法　施行右侧支气管插管时,导管弧度弯向右,患者头部尽量偏向左,导管尖端触到隆突时有阻力感,导管继续插入时通气量减少,即导管已越过隆突,再推进2cm进入右健侧支气管内即止。左侧支气管插管时,导管弧度弯向左,其顶端沿气管壁的左后侧滑行,患者头部尽量偏向右侧,同样依据导管尖端触及越过隆突的感觉,再推进 3～5cm 即进入左健侧支气管内。在肺部听诊时,插入侧呼吸音响亮,对侧则微弱或消失,即示插管成功。插入气管后,套囊充气,并判断导管位置无误后,固定牢靠。多用于一侧肺全肺切除术。

(二)双腔管插管法

双腔支气管导管与支气管插管不同的是,可使左、右支气管的通气完全隔开,且分别用一侧或双侧施行通气麻醉,或进行单侧通气,另一侧吸除分泌物。目前应用广泛。

1.适应证　同单侧支气管插管。是目前最常用的支气管内麻醉法。

2.导管选择　双腔管插管是用 Robertshaw 双腔导管,左右不同,使左右支气管通气隔离。导管号 F35～39,男性常用 F37～39,女性常用 F35～37,结构较特别。

3.方法　麻醉深度与单侧支气管插管相同。插管的技巧是采用旋转法使舌状小钩容易通过声门。插管时,先把左通路管送进声门,再把导管旋转 180°,使舌状小钩位于上方,继续推进导管,当舌状小钩通过声门后,再顺时针方向旋转 90°,左通路管顶端沿着气管左侧壁滑行,进入左支气管内,若遇到阻力,多因小钩骑跨在气管隆突上。估计插管困难,或是初学插管时,也可将卡仑小钩用粗线与导管绑紧,并结一活扣,称缚线法。这样便于使舌状小钩进入声门裂。此时松开活扣,再将导管按上法推进。声门显露非常困难的患者,用缚线法并用管芯,当舌状小钩入声门后,拔出管芯,松开活扣,再将导管按上述法推进,直至成功。

4.麻醉管理　接上麻醉机,将左侧气囊先充气,再将导管套囊充气。用听诊器反复进行肺部听诊,分辨左右肺呼吸音,证明双腔管的位置和插入的深度无误后,用胶布固定双腔管。贴胶布处应在管壁包有一层薄纱布,以免损坏管壁。双腔管管腔较细窄,呼吸阻力大为增加,麻醉中必须持续进行辅助呼吸或控制呼吸,吸痰管左右分开,要求有弹性的硬塑料管,吸痰动作要轻柔。为了定位准确,可经气管导管腔,插入纤维支气管镜,直视下协助插入。

(三)纤维喉镜、纤维支气管镜插管法

当经口腔明视插管失败、或鼻腔盲插困难的患者,可以用纤维喉镜或纤维支气管镜引导插管。

先将纤维喉镜通过气管内腔窥视喉头及声门情况,然后将纤维喉镜通过气管导管,重新窥视喉头,当纤维喉镜进入声门后,将气管导管顺纤维喉镜往下滑,直至进入声门裂。退出纤维喉镜。纤维支气管镜也是这种方法。

(崔彦虎)

第五节　静脉麻醉靶控技术

静脉麻醉靶控技术是静脉麻醉给药的新方法和技术,即计算机化静脉自动给药系统,是静脉麻醉划时代的新进展。是麻醉输注技术和可控性、方便性的一种进步。

一、靶浓度输注

麻醉药静注后，即达到血浆峰浓度，但发挥作用则依赖于靶器官（脑）浓度，通过调整靶浓度来控制麻醉深浅，故靶浓度或叫效应室峰浓度，比血药峰浓度更重要。

1.滞后 滞后是达到血浆峰浓度与靶器官峰浓度之间的间隔。

2.$t_1/2$Keo 血浆浓度与效应室之间平衡达到50％血浆浓度所需的时间为$t_1/2$Keo，而药物自效应室转运至中央室（血浆）的速率常数称为Keo。效应室峰浓度：

（1）取决于该药的药动学特性，一次推注血浆浓度迅速降低的药，效应室迅速达峰浓度（如阿芬太尼效应部位，90s，达到峰浓度）。

（2）取决于Keo，前者与Keo值关系不大。具有快速Keo的药物，注药后血浆浓度缓慢降低，效应室峰浓度主要取决于Keo，而与血流动力学关系小（如芬太尼效应室峰浓度在注药后3～4min达到）。当芬太尼达效应室峰浓度时，则已有80％的药物已转移到周围组织或被排出；而当短Keo药物阿芬太尼达到效应室峰浓度时，大约有60％药物已分布到周围组织或经肝肾排出，分布越慢的药物，需较多药量，而且起效较慢。故如欲迅速起效，就应选短Keo药物，用阿芬太尼诱导，峰浓度和琥珀胆碱气管内插管时间相同；用作用较慢的非去极化肌松药与芬太尼或舒芬太尼诱导，可同时达到最大作用。

3 .Cp50 可防止50％患者对伤害刺激产生反应的血浆浓度称Cp50，与吸入麻醉药的MAC有类似意义。

（1）Ce50：是指防止50％患者对伤害刺激产生反应的效应室浓度。

（2）确定Ce50的方法：一是建立达到血浆和效应室药物浓度相平衡的稳定的药物血浆浓度，此时Ce50≌Cp50；二是根据麻醉药对EEG的作用，即提供EEG50％最大抑制的稳态血浆浓度，称之为IC50，是测量麻醉效应的常用方法。

（3）Ce50意义：Ce50值为合理用药提供的科学的基础。Ce50是大量患者的平均值，不同患者对同一伤害刺激可能有不同的麻醉需求，同理，每个患者对不同的伤害刺激也会有不同的麻醉药需求，在决定给药剂量前，应考虑到可能改变患者对麻醉需要的因素。

二、静脉给药的理论基础

为了更好地理解靶浓度给药，首先要对静脉给药的理论基础进行了解和复习。临床静脉麻醉基本上采用两种方法，即间断静注和连续输注，前者常用，但血药浓度波动大，注药初血药浓度上升且超过治疗浓度，带来不良反应，随之药物在体内的重新分布及代谢，血药浓度降低，达不到有效浓度，麻醉处于不平稳状态。随着静脉新麻药的研制，静脉给药装置的完善，微机技术的应用，输注的方式日趋增多，明显地提高了静脉麻醉质量。

（一）药动学基础

体内药物浓度随时间变化的规律，影响其作用的强度和性质，是用数学方式来表达基本过程。对临床合理用药等有重要指导意义。

1.连续输注　稳态浓度的高低取决于输注速率。

(1)负荷剂量(DL),为了得到一个即时的治疗效应,必须在一开始(即零时间)给予一个较大的剂量,该剂量称为负荷剂量。DL= C_{ss} · Vd,C_{ss}为稳态血药浓度,Vd为表观分布容积。

(2)理想输注速率(I),即单位时间给药量。I=K · Vd · C_{ss},K为消除速率常数。

(3)总体消除率(Cl),Cl=K · Vd,消除速率决定于消除速率常数K。

2.间断静注　此法不能精确地维持稳态浓度,在平均稳态浓度(Cav)上下波动,即处于最高稳态血药浓度(C_{ssmax})与最低稳态血药浓度(C_{ssmin})之间。

(1)平均稳态浓度(Cav),$Cav=\frac{DM}{T}\cdot Cl$,式中维持剂量为DM,给药间隔为t,则药物平均摄取速率为DM/t。

(2)维持剂量(DM),为维持Cav所需要的维持剂量。DM=Cl · Cav · t或DM=K · Vd · Cav · t,式中Cav为所要维持的浓度,K和Vd为常数。故DM与t成正比,即t较短,维持剂量就下降,浓度较小。浓度波动性变小,给药安全性改善,反之亦然。常用镇静、镇痛药药动学参数见表4-5-1。

表4-5-1　临床常用镇静镇痛药药动学参数

	C_{ss}(μg/ml)	Vd(L/kg)	Vdss(L/kg)	Cl[ml/(kg · min)]
硫喷妥钠	5～20	0.4	2.5	3
甲己炔比妥	1～4	0.3	2	11
甲苄咪唑	0.1～0.5	0.3	4	17
丙泊酚	1～10	0.3	2	30
咪唑西泮	0.05～1.0	0.4	1.5	7
氯胺酮	0.5～2.5	0.5	3	18
吗啡	0.02～0.2	0.3	3	14
哌替啶	1.0～2.0	0.7	4	11
芬太尼	0.002～0.035	0.6	4	13
舒芬太尼	0.000 2～0.002	0.1	2.5	11
阿芬太尼	0.05～0.5	0.15	0.7	6

注:C_{ss}.稳态血药浓度;Vd.表观分布容积;Vdss.稳态表观分布容积;Cl.总体消除率

(二)生理学模型

将机体视为一个"生理室"的概念,静脉麻醉药的注速和疗效,不仅取决于血浆药物浓度,还取决于效应室或生物相浓度。因为血浆浓度和效应室浓度并非为完全对应关系。血浆药物浓度可存在有限滞后期,是因不同药物而异,详见表4-5-2。测定血浆、脑脊液及脑容量的药物浓度,发现它们间的关系,使之更合理地指导临床用药。

表 4-5-2　镇静、镇痛药血脑平衡半衰期($\overline{x}\pm s$)

	$T_{1/2}$ Keo(min)	E_{max}(Hz)	IC50(mg/ml)
硫喷妥钠	1.2(0.3)	16.6(6.7)	19.2(6.3)
甲苄咪唑	1.6(0.5)	7.2(1.2)	0.93(0.14)
氯胺酮	—	7.9(1.7)	2.0(0.5)
地西泮	5.4(0.8)	—	0. 19(0.11)
眯唑西泮	1.6(0.8)	—	1.0(0.21)
丙泊酚	2.9(2.2)	8.6(1.5)	2.3(0.8)
芬太尼	4.7(1.5)	13.0(2.7)	7.8(2.6)
阿芬太尼	0.9(0.3)	13.5 (4.1)	479(271)
舒芬太尼	6.2(2.8)	—	0. 68(0.3)

注：$t_{1/2}$ Keo，血脑平衡半衰期(biophase)；E_{max}.脑电图波幅最大抑制程度；

IC50.50%脑电图最大减慢速度的血浆药物浓度

三、静脉麻醉给药新方法

要用不同的给药方法尽早达到稳态血药浓度(Css)。

1.恒定速率输注　可使血药浓度呈指数增加，但不能缩短到达稳态浓度的时间。

2.负荷剂量加恒速输注　负荷剂量使初始血药浓度高于稳态血药浓度，维持剂量的血药浓度在有效浓度之上，但低于毒性浓度。在治疗窗较宽的药物，如 $T_{1/2}$ 在 6～12h，负荷剂量约为维持剂量 2 倍，治疗窗较小的药物，负荷剂量应小。

3.双重速率输注　为避免负荷剂量可能导致的明显不良反应出现，采取快速输注和维持量输注，即为双重速率输注，以快速输注代替负荷剂量，维持量根据需要的稳态血药浓度计算。

4.单次大剂量静注　加两种以上速率输注 单次静注使之达到有效血浓度，其剂量为稳态血药浓度乘初始分布容积($C_{ss}\cdot Vd$)；补充药物代谢和排泄的维持量(E)，即 $E=C_{ss}\cdot Clp$；指数降低速率(T)，以补充药物从中央室输送到周围组织的量，即 $T=C_{ss}\cdot K12\cdot e^{-k21t\cdot V}1$。计算过程复杂，只有应用计算机控制输入。

5.改变溶液浓度输注　是近年提出的新的不需要通过复杂计算而达到稳态血药浓度的方法，注速恒定，根据需要改变溶液中浓度，全程由微机控制。详见下面靶控输注。

四、靶控输注技术

靶控输注系统(TCI)是靶浓度控制性输注的简称，是一项静脉麻醉给药的新技术和新方法。是按照某一药物的药动学与药效学原理为基础，以血浆或效应室的药物浓度为指标，应用微机控制输液泵静脉给药输注速率的变化，按临床需要调节麻醉、镇痛和深度的麻醉方法。用药量较人工方法减少，苏醒速度也略快于传统方法。临床发展前景很好。

靶控输注适用于时间短、刺激强度大且变化迅速的手术，其特点是起效快、维持平稳、可控性好、恢复迅速彻底、安全有效、操作简单、使用方便、麻醉效果确切和不污染环境。

(一)药物选择

(1)所用药的药代模式。选择适合的病例、手术和药物，短效和无蓄积作用的药物，最适于TCI给药法。也要求药物的血浆浓度和效应部位浓度间，有良好的相关性，易达到新的、可预期的平稳。丙泊酚高脂溶性，$t_{1/2}$ Keo 2.4min，Keo 快，被公认为最适用、有效的药物。瑞芬太尼、舒芬太尼等为TCI新药物。

(2)人群药代参数资料。性别、年龄、体重。

(二)理想的麻醉用泵和微机硬件

使用安全和简便是基本要求，还要具备用电安全性和效果准确性；灵敏度高；不仅维持恒定的血药浓度，还可按需要调节稳态血药浓度。临床上常用的微型泵包括 Ohmeda 9000 泵、Graseby 3400 泵、IVACP 4000 泵、Medfusion 2010(ICu 的)泵、INFUSOMAT 泵、3MAV1600 微型泵和 Terumo 输液泵等。微机程序和模拟药代转换控制系统性能要稳定。

(三)方法步骤

1.*靶控输注的建立*　进入20世纪90年代，在不同外科各种静脉麻醉药刺激时血浆和效应室浓度，各种药物持续用药维持稳定血浆浓度，在输注停药后，血浆浓度下降50%的所需时间值已被确定，以丙泊酚为代表的靶控输注，已通过计算机控制泵走向临床。正确设置药物的输注模式(儿童或成人)和配制浓度，并选择适当的靶控浓度，开始靶控输注。

2.*给药基础*　为达到靶控输注的目的，以给予负荷量迅速建立预期的血药浓度，再用维持量输注，以补偿从血浆和效应部位中清除的药物，作为给药的基础。麻醉过程中，根据具体情况调节靶控浓度。TCI麻醉控制呼吸或保留呼吸。

(1)负荷量：根据药代学，负荷量＝效应室分布容积(Vd)×药物血浆浓度(C_{ss})。

(2)维持量，根据药代学，维持量＝清除率(CI)×药物靶部位浓度(CT)。

(3)何时停药：大多数静脉麻醉药，血浆浓度需降低到50%时才能恢复清醒。麻醉科医师根据 context-sensitive half-time 值来决定手术结束前何时停药。手术结束前，选择适当的时机停止靶控输注。不宜过早。

3.*靶控输注丙泊酚芬太尼全静脉麻醉*　丙泊酚芬太尼靶控输注方案：

(1)准备微机及软件：靶控输注应用PC微机与两台佳士比3500输液泵的R_{232}接口连结，分别输注丙泊酚和芬太尼。控制软件应用jacobs以效应室浓度为靶控目标的计算方法。

(2)选病例分组：成年患者，A组X例应用Shafer报道的丙泊酚与芬太尼药代学参数与药效学参数，维持丙泊酚效应室3～4μg/ml和芬太尼效应室2ng/ml的目标浓度。B组X例，对参数重新选用。

(3)指令微机给药：麻醉开始，给予指令，微泵同时输注芬太尼与丙泊酚。

①负荷剂量：给予指令，微泵以最大速率(1200ml/h)输注负荷剂量，使效应室在最短时间内达到目标浓度，患者入睡后静注琥珀胆碱，气管内插管。效果满意。

②维持剂量：麻醉维持中，丙泊酚与芬太尼目标浓度不变，辅以维库溴铵。

(4)检测血药浓度:以上腔静脉导管等部位抽取血标本检测血药浓度。丙泊酚应用荧光法,芬太尼应用放射免疫法。药效学指标,BIS 保持在 40 左右。

(5)结果对比:以血浆为靶控目标,维持恒定血药浓度时,丙泊酚 10min 方达到 95%的效应室平衡。芬太尼 20min。以效应室为靶控目标,丙泊酚与芬太尼约 4min 达到效应室的目标浓度。

每推注 10mg 丙泊酚,提高血浆浓度约 0.25μg/ml,或 15mg 丙泊酚,提高血浆浓度 0.375μg/ml。丙泊酚清除率约 2.2L/min,计算维持量,每增加 0.75mg/(kg·h),血药浓度可提高 0.37μg/ml。已证实,丙泊酚血浆浓度 0.8～1.2μg/ml 为镇静作用,1.2～2.0μg/ml 为催眠作用,>2.0μg/ml 为麻醉作用,诱导时 8μg/ml。

(王 治)

第六节 低温麻醉

1950 年后将低温应用于麻醉。我国 1956 年用于临床麻醉。1973 年 Barratt-Boyes 首次将深低温停循环(DHCA)技术用于先心病的手术修复。用药物抑制体温调节中枢,用物理方法将体温降到预定温度,达到降低麻醉患者机体代谢率,减少氧耗量,提高机体对缺氧和阻断血流供应的耐受能力目的,称低温麻醉。用于心血管和颅脑手术,预防其导致重要器官的缺氧性损害,是目前最常用的一种麻醉方法。也适用于治疗心肺复苏后脑缺氧性损伤。低温可分 4 类:34～32℃为轻度低温、31～28℃为浅低温、27～20℃为深低温、20～10℃为超深低温。

【生理影响】

1.对代谢的影响 在低温下,耗氧量明显下降,脑和其他器官循环被阻断的时间可延长。酶的作用受到干扰,需氧代谢降低,氧合血红蛋白的离解曲线左移,释放至组织的氧减少。身体各器官的氧耗量也有不同程度的下降。当温度降至 26～27℃时,总的氧摄取量为常温的 40%,心脏 50%,每 100g 脑组织对氧的摄取量由常温时的 2.5～4.7ml/min,降温到 27℃时为 0.8～1ml/min。实验证明,当体温降至 28℃左右,阻断脑循环 10～12min,或阻断全身循环 6min 是安全的。阻断的时间界限与年龄、体质、阻断循环前有无低血压,缺氧、脑压高低,心脏功能状况、有无贫血、脱水、开放循环后血压能否维持等有一定的关系。如深低温度降至 20℃以下,阻断循环 45min,动物生存率可在 90%以上。低温使代谢普遍降低,每降低 10℃,代谢率降低一半。由于葡萄糖的代谢降低,可发生血糖增高,而在低温下注射胰岛素时,其作用较常温为强,使血糖下降幅度较大,可能与肝糖原分解酶和胰岛素分解酶的活性减弱所致。低温对蛋白的合成速度也降低,代谢率与体温的关系见表 4-6-1。

2.对血液内电解质的影响 对血清钠没有影响,血氯化物变化不明显或轻度增加,血清磷酸盐可有轻度下降,血钙无变化,血清钾增高。这可能与低温时酸碱度下降有关,或与低温时细胞损伤有关。

3.对酸碱平衡的影响 低温易有代谢性酸中毒趋向,尤其循环停滞时,组织缺氧,产生大量酸性代谢产物,更易发生代谢性酸中毒。CO_2 在血浆内的溶解度增加,故血中含有较多的碳酸而其张力将会下降。

表 4-6-1　代谢率与体温的关系

体温(℃)	代谢率(%)
36.8	100
31.8	75～80
30.3	60～70
26.8	50
20.0	25
16.8	20
15.0	15
6.8	6

4.对血液的影响　当体温下降后，血液黏稠度增高，血容量减少，血液浓缩，细胞外液量无明显变化。白细胞和嗜伊红细胞减少。出血时间和凝血酶原时间延长，血小板和纤维蛋白原减少，血块收缩不良，复温后，可重新恢复正常。低温对凝血功能的影响，尚不足引起致死性出血倾向的程度。但若是术前有肝硬化等凝血机制紊乱疾病的患者，则可达到难以控制的出血而危及生命。

5.对中枢神经的影响　低温时，脑代谢、神经系统的兴奋性与传导性均降低。中枢神经系统各部位的活动降低或停止的顺序是：中枢大脑皮质、脊髓。低温使脑血流减少，脑体积缩小。体温至 20℃以下，脑电活动逐渐消失。

6.对循环系统的影响　降温初期心率加速，随体温的下降，若无寒战时，心率可逐渐减慢，是低温对窦房结及希氏束传导的抑制所致。故用阿托品或其他抗副交感药物效果均显著。心脏收缩期和舒张期均随体温下降而逐渐延长，以舒张期延长为显著。心脏的整个不应期和心室传导时间亦显著延长，但在复温后，均可恢复。若复温后心率仍过缓，则可能预后不佳。体温低于 30℃时，心电图有 P-R 间期延长，P 波变宽，QRS 波时间延长，Q-T 间期延长，T 波平坦，甚至倒置的改变。心输出量早期有轻度增加，而后逐渐下降；血压轻度降低，有心功能不全或血容量不足的患者，则下降更为显著。当体温降至 24～26℃时，出现严重心律失常，如窦性心律停止、严重心动过缓、房室传导阻滞，频繁的室性期前收缩，甚至室颤，达 20℃时，心搏可完全停止。室颤与低温的作用有关，当体温在 28℃以上时，则极为少见。同时与心肌本身状况有关，如风湿性心脏病或心肌肥厚劳损时，易发生室颤；与心肌缺氧、血液酸碱度的改变、手术直接对心肌的机械性刺激、血液电解质变化、血内肾上腺素含量等，均对室颤的发生产生一定的影响。

7.对呼吸系统的影响　低温使呼吸变慢、变浅，当 28℃以下时，呼吸可逐渐停止。其原因是低温对中枢的抑制作用，低温时代谢降低，CO_2 产生减少，CO_2 血内溶解增加，血内 CO_2 张力减低是呼吸抑制的原因之一。有研究认为，26℃时，体内 CO_2 的作用不再是刺激呼吸，而是抑制呼吸。但此时缺氧仍能引起呼吸增快。低温使支气管扩张，解剖无效腔增加。

8.对肝肾的影响　低温使肝脏分泌胆汁的功能减低，并使解毒时间延长。抑制肝功能，复温后肝功无变化。低温增加肝脏对缺氧的耐受力，是肝叶切除术阻断循环需要低温的依据。低温使血压下降，肾血管阻力增加，肾血流量减低，肾小球过滤率减少，尿量常减少。肾小管的浓缩能力和重吸收作用降低。降温过程中，尿钠和氯增加，钾排泄减少。恢复体温后恢复正常。

9.对内分泌的影响　低温使内分泌都受抑制。恢复体温后，功能恢复，还可能出现亢进的肾上腺功能现象。

10.寒冷反应　冷刺激可使局部血管扩张，若行体表降温，一些末梢循环较差的部位，长时间接触低温，有发生冻伤的危险。浅麻醉下，视丘下部和皮肤对冷的感受器间出现温差增加时，产生寒战反应。其结果使代谢、心率及呼吸频率增加。当体温30℃左右时，低温对中枢抑制加强，不易发生寒战反应。

【适应证】

1.心血管大手术　如心内直视手术的肺动脉瓣狭窄、主动脉瓣狭窄、主动脉瘤手术、房间隔缺损、室间隔缺损和法洛四联症等。

2.颅脑外科出血较多的手术　如脑动脉瘤、颅血管畸形或其他血管丰富的肿瘤。

3.耳鼻喉出血较多的手术　如鼻咽腔巨大血管瘤等。

4.极度衰竭的患者施行侵袭大的手术　增加机体对失血、创伤的耐受力，减少对重要器官缺血性贫血引起的损害。

5.特殊患者　高热或特殊情况的患者而必须行大手术治疗者。

6.减轻脑缺氧　预防和减轻脑缺氧，如复苏后。一般无特殊禁忌证。

7.其他　肝叶切除术阻断肝循环时。

【麻醉前准备】

1.重要脏器功能检查及人造冰等物品准备　确定施行低温麻醉后，术前做肝、肾功能及心电图检查，并应于手术前一日准备好人造冰等物品。接触皮肤处，要隔以毛巾，以防皮下冻伤性缺血坏死。

2.低温麻醉前用药　镇静药量要大。应于预定手术时间，提前1h开始麻醉。

3.麻醉前检查开始麻醉前，对降温及其他设备、仪器进行检查。

【麻醉方法】

1.先行全麻　一般在全麻及肌松药应用条件下降温，以防寒战反应发生。必要时可酌用冬眠合剂。加深全麻，以平衡麻醉维持。开始降温，随着降温的加深，麻醉可逐渐减浅。降温期间严格监测血压、脉搏、呼吸、体温及心电图的变化。

2.降温幅度及方法　可分为浅低温（33℃左右）、中度低温（28～30℃）和深低温（20℃以下）。常用降温法如下。

（1）体表降温法：此法操作简便，适用范围广，常用于浅低温及中度低温的降温。在深全麻和肌松药配合下，于大血管周围，即枕后、颈两旁、双腋窝、腹股沟及腘窝放置冰袋。若加以降温毯效果更好。当血液循环通过体表浅层被冷却的组织变冷后，带至全身，使全身温度逐渐下降。对颅脑手术和外伤患者，以头部降温为重点，可将冰袋放在颈两旁、枕部、头顶、额及两颞部。体温下降的速度较缓慢，但只要下降1℃以后，降温速度逐渐加快。体温降到预期温度前1～2℃，可适当撤去部分或大部分冰袋，依靠续降作用达到预期温度。持续一段时间后，自然复温，初复缓慢，当达32～33℃后，则复温较快。当手术主要步骤完成后，不需维持低温时，开始复温。复温方法有热水袋、电热毯、变温器等法，促使体温回升，当复至33～35℃时，即可停止复温。冰水浴法是一个常用降温法，在手术台上铺一橡皮布或塑料薄膜，将患者平置其上，将橡皮布四周兜起，患者浸泡于冰水中或包埋在冰屑中，接触面积大，降温迅速。夏季浸泡30min，肛温33～34℃时出水；冬季浸泡15～20min，肛温至34℃左右才出水。出水后体温可继续下降，少者2～3℃，多者5～6℃，出水后可用冰袋辅助续降至所需温度。其他同冰袋法。其他体表降温法如用降温垫、降温毯或半导体降复温毯等，虽然使用方便，但价格昂贵，易于失灵。

(2)体腔降温法：体腔血管丰富，表面积大，是良好的热交换场所。又分为胸腔、腹腔和胃内降温法等。

胸腔降温法：开胸患者将冰屑盐水灌入胸内，通过心肺的血液来降温。其缺点：不断地灌冰屑水及吸引，较麻烦又影响手术操作；消耗大量的冰屑盐水；冰屑盐水对心脏直接形成刺激，容易发生心律失常。故一般单独少用。可与体表降温合用。

腹腔降温法：机制同胸腔降温法。单独应用冰屑盐水量太大，一般应用较少。

胃内降温法：自胃管将冰盐水灌入胃内，保留时间短，抽出后反复灌注，进行降温。此法不简便，效果差，少采用。

(3)血流降温法：利用体外循环将血液经变温器降温后输入机体，使体温下降的方法。此法多用于体外循环时的降温。可以先在一般常温下手术，当手术需要时再配合此法降温。此法降温速度快、复温快、可控性强，但方法复杂，需降温机及在体外循环下进行，不宜广泛应用。一般低温麻醉，不用血流降温法。

【降温指征】

1.最低温度　心血管手术一般最低体温不应低于28℃。降温至28℃，一般手术可耐受阻断循环8(6～10)min，否则不安全；若深低温，体温降至15℃左右，可以阻断循环45min。

2.大血管手术温度　如主动脉瘤、主动脉狭窄和肺动脉狭窄等手术，一般降到30℃左右。在肾动脉以下阻断主动脉者，则不一定要低温。

3.心内直视手术温度　二尖瓣狭窄等后天性心脏病及房间隔缺损等先天性心脏病，以血流降温法为佳，降至中度低温即可。

4.大出血及创伤大的休克患者低温　术中因急性大出血或手术创伤大而出现休克的患者，采用低温可增强对失血、创伤的耐受力，减少缺血、缺氧对重要器官的损害。采用浅低温30℃，增加其安全性。

5.颅脑手术温度　如阻断颈内动脉行脑动脉瘤手术时，降至浅低温(30℃左右)即可。

6.肝叶切除的温度　降至浅低温(28～30℃)，肝门血管阻断1h。

7.脑复苏的头部降温　在脑水肿高峰到达前，尽早开始，效果较好。脑温降至28～30℃、中心温32℃左右为宜。

【降温标准】

通常以鼻咽温(NPT)为标准。降温中如出现鸡皮样变化、肌肉强硬、寒战、面色苍白等明显的御寒反应时,应加深麻醉,加大肌松药的用量,或酌用少量冬眠1号药物或氟哌利多等。

【麻醉管理】

1.*充分供氧*　低温过程中,要注意充分给氧,血流降温法多与体外循环机并行。阻断循环前一般应控制呼吸,加强换气,避免缺氧和 CO_2 蓄积。

2.*详细记录循环阻断时间*　主动脉阻断后,应停止人工呼吸,用秒表记 录阻断时间,并将循环阻断时间详细记录。以上、下腔静脉完全阻断时起至其中之一(一般是上腔)开放时,为循环绝对阻滞时间。至上、下腔静脉完全开放时为相对循环阻断时间。如发生室颤时,注明室颤发生时间、除颤方法、次数等,及其室颤消失时间和血压能听到的时间。

3.*贮气囊加压*　当心内修复手术将完成时,以压力挤压贮气囊,送氧入肺,可使肺内血液返回左心,或其他的方法协助排出心内空气。

4.*控制呼吸*　开放循环后立即施行控制呼吸。

5.*及时处理异常情况*　阻断循环后应密切注意监测心电图等,观察心脏有无蠕动及血压情况。并与手术医师、手术室巡回护士密切合作,进行必要处理,如心肌缺氧、低血压和心律紊乱的处理等。

6.*及时复温*　心内直视手术主要步骤操作完成后,即进行复温,复温速度每3～4min 1℃。复温至35℃左右,手术结束,血压、脉搏及呼吸良好者,方可送回苏醒室。导管可不急于拔除,带回苏醒室进行术后呼吸治疗。

7.*防治并发症*　在术后应特别注意低温麻醉和呼吸循环方面的多见并发症,与科室医师进行必要的检查和处理。

(1)心律失常,是低温对心脏传导系统和收缩力的抑制而引起,术后应持续心电监测。

(2)呼吸抑制,术后应辅助呼吸,按时血气分析,避免缺氧和 CO_2 蓄积。

(3)寒战。

(4)体温反跳。

(5)冻伤等。

8.*停循环延长者要做好脑保护*　停循环时间尽可能＜30～45min,一旦＞45min者,或估计循环阻断时间过长者,或心肌功能恢复较困难者,而易招致脑缺氧的患者,应继续行冰帽降温,以减轻对脑细胞的缺氧损害。

(王　治)

第七节　体外循环下心脏手术麻醉

自1950年Bigelow介绍低温,就开创了心脏手术的新纪元。体外循环麻醉1953年应用于临床,揭开了麻醉发展史上光辉的一页。我国1958年6月,第1例体外循环(CPB)心内直视手术，在西安成功完成。目前全国各地均开展了此项工作。

【适应证】

适应于复杂的心内直视手术，或一些大血管手术，需要阻断循环抢救时间较长的手术。

1.先天性心脏病，如房间隔缺损、室间隔缺损、法洛三联症或四联症等外科治疗的必要条件。

2.后天性心血管疾病，如瓣膜成形或置换术、主动脉弓移植术等外科治疗的确切保证。

3.冠状动脉的手术，如CABG等。

4.临床上抢救，还可用于气管切除吻合术、肝移植手术、恶性肿瘤的局部药物灌注，成人ARDS及小儿呼吸循环功能衰竭的支持(ECMO)，心肺复苏的抢救，急性或慢性循环呼吸功能不全的辅助，恶性高热的迅速降温等。

【麻醉前准备】

1.*用药* 按常规给麻醉前用药，但用药量要小。不同的心功能用不同剂量的术前药，个别的可免用。应用1个剂量的抗生素。吗啡0.08～0.2mg/kg，东莨菪碱0.006mg/kg；也可用哌替啶、氟哌利多合剂1/4～1/2；精神紧张者，咪达唑仑3～5mg肌注。应使患者有足够的镇静。与患者术前沟通、解答疑问、说明麻醉优点及危险性，尽可能减少患者恐惧、焦虑及由此引起的心血管刺激反应。

2.*心功能评估及化验检查* 由心电图、超声心动图、心脏导管、放射学造影等综合评估心功能状态，麻醉前抽血做pH及其他化验检查。消除感染病灶；纠正贫血、肝肾及其他脏器功能障碍和心力衰竭。术前保护心肌。

3.*对术前长期药物治疗者的准备*

(1)洋地黄：宜在术前2d停用，因低温和体外循环后，易发生洋地黄中毒，导致心律失常。若术前已洋地黄化，体外循环后若有心功不全，则将增加处理的困难。利尿药也应在术前48h停用。

(2)BB受体阻滞药：亦宜于术前停药，因其可影响心肌对肾上腺素和异丙肾上腺素等药物的反应。

(3)促红细胞生成素：术前2～3周皮下注射，每周100～600μg/kg。可提高术前Hct，减少同种血液输注的需求，改善术后红细胞恢复指标。

4.*监测* 体外循环(CPB)患者先用袖带测血压、数脉搏。有条件时，连接经食管超声心动图(TEE)、光导纤维导管血氧饱和度仪(FCO)、脑氧饱和监测仪和颈静脉血氧饱和度(SjO_2)等。

(1)有创动脉测压：动脉内置管，在CPB无搏动时的平均动脉压测定，及抽取血标本，是常用的方法。

(2)心电图：Ⅱ导或V_5连续监测。

(3)尿量：调整液体平衡、判断肾功的良好指标，也是心功能的判断指标。

(4)体温：鼻咽温和肛温同时监测，评估复温情况。

(5)血气和血钾监测：准确调整通气和氧合，每30min1次。

(6)CVP、Swan-Ganz和TEE：有条件时监测使用。

5.放置硬膜导管

术前12～24h或手术日放置，或与肝素注射时间至少早1h。

【方法】

静脉复合麻醉、芬太尼麻醉和低温麻醉是目前体外循环心内直视手术最常用的麻醉方法。

1.诱导

(1)开放静脉：左上肢先建立一支输注麻醉药的静脉通道。

(2)吸氧祛氮：面罩下吸氧，祛氮5～15min。

(3)快速诱导：用咪达唑仑0.1～0.2mg/kg、芬太尼5～15mg/kg、丙泊酚1.5～2mg/kg、泮库溴铵0.12～0.2mg/kg或阿曲库铵0.3～0.6mg/kg，或维库溴铵0.07～0.15mg/kg等，静注，快速诱导，气管内插入单腔或双腔支气管导管。控制呼吸。

(4)辅助用药：诱导中要根据具体病情选用辅助药，当患者紧张、心率增速，则加用咪达唑仑；若患者血压较高，则加用氟哌利多；若心律整齐，而心率慢时，则加用少量氯胺酮(0.2～1mg/kg)等。全麻加硬膜外阻滞可减少手术期间的应激反应，会使全麻更加完善，全麻用药量明显减少，苏醒快，缩短术后拔管时间，改善术后早期肺功能，减少室上性心动过速的发生；硬膜外阻滞又可用于术后镇痛。

(5)降温：同低温麻醉处理。肛温及咽温(NPT)两极测温。

(6)动脉穿刺置管和中心静脉测压：诱导后施行桡动脉穿刺或切开术，连接导管与血压表，做平均动脉压持续监测和抽取动脉血样。同时中心静脉穿刺，从大隐静脉置入中心静脉导管，深至下腔静脉水平；或自右颈内静脉置管深至上腔静脉，连接输液器及中心静脉压测压管，并有专人记录直接测平均动脉压及中心静脉压的变化。为预防低血压，插管时，输注706代血浆500ml或50%葡萄糖60ml(小儿40ml)。可根据具体情况，于麻醉前或麻醉后进行。

2.麻醉维持　静脉复合麻醉维持，不宜过深。

(1)芬太尼类：大量芬太尼(30～50μg/kg)输注，或阿芬太尼2μg/(kg·min)或舒芬太尼10～20μg/kg配合泮库溴铵，或维库溴铵或阿曲库铵分次静注，控制呼吸。于切皮前、锯开胸骨前、转机前或必要时，静注芬太尼0.1～0.2mg，泮库溴铵1～2mg；或吸入恩氟烷或异氟烷等，辅助加深麻醉。

(2)吗啡：吗啡配合咪达唑仑镇痛，复合麻醉，辅以泮库溴铵或阿曲库铵分次静注，控制呼吸。加深麻醉方法同上。现已少用，被芬太尼族替代。

(3)丙泊酚：3～6mg/(kg·h)，静脉微泵注入，与芬太尼、氯胺酮合用，或丙泊酚与芬太尼加氯胺酮，辅以肌松药分次输注，加深麻醉的方法同上。

(4)建立CPB：建立体外循环管道，连接无误后开始体外循环，并行循环数分钟后，进入完全体外循环状态，同时进行血液降温。CPB——开始停止输注复麻液和吸入麻醉药。

(5)阻断主动脉：当并行循环，或阻断上、下腔静脉后，在阻断主动脉、肺动脉前，尚有一部分血液经肺循环回至左心，故仍需行控制呼吸，才能使血液有充分的氧合。当体温降至30℃左右时，阻断升主动脉。立即从主动脉根部灌注管灌入4℃冷心停搏液(10～15ml/kg)，同时心脏表面用4℃冰盐水或冰屑降温，使心脏迅速停跳。当阻断主动脉及肺动脉后，即停止控制呼吸。若联合用硬膜外阻滞可经硬膜外阻滞做适当止痛和降压。

(6)降温的限度:体温降至30℃或以下。

【麻醉管理】

1.监测尿量 将留置导尿管用皮管引至量筒中,随时测量和监测。记录CPB前、CPB中及CPB后的尿量,最低尿量保持在1ml/(kg·h)。并注意观察CPB后的排尿时间和颜色,并记录于麻醉记录单中。

2.预充液的准备 安置动静脉插管前,再次检查pH及其他化验,然后按2～3mg/kg的肝素用量,自右心耳注入心脏,使血液肝素化全身抗凝。机器内加入预充液的肝素量为1mg/100ml,预充血内肝素量1mg/100ml。肝素化时间超过1h,追加肝素量为机器内总量的1/3。但预充液完全的流体的Hb＞70g/L;血细胞比容＞25%。预充液液平衡盐液、羟乙基淀粉或右旋糖酐-40等,按30～50ml/kg预充机器内,不足时再用新鲜血液。

3.停循环 阻断循环前,加强换气。

(1)灌注停搏液:当温度降至30℃,主动脉冷灌注停搏液。用量为10～15ml/kg,使心搏完全停止,20～30min再灌注第2次停搏液,甚至第3次,同时于心包内放置冰屑或小冰盐水袋,以使停搏的心肌保持安静、低温状态。停降温后,可续降1～3℃。

(2)肺内轻度充氧:阻断主动脉、肺动脉后,停止控制呼吸,但应打开低流星氧气开关,使贮气囊内鼓胀及肺内要轻度充氧,气道压5cmH_2O,避免肺脏完全萎陷。

(3)氧供:开放循环后,再开始控制呼吸,加强换气。

4.观察眼部体征体外循环中,注意患者眼压、瞳孔、眼结膜等充血或缺氧情况,与机器操作者联系。

5.心内排气 如果需要时,配合手术医师,进行左室压水试验和心内排气工作。

6.复温及心复跳 复温开始时,输注硝普钠0.5～3μg/(kg·min),减低周围阻力和左心负担,增加心排血量。若阻断时间不长,体温不低于32℃时,一般当心内手术主要操作步骤完毕,即开始血流复温,心跳即可自恢复。否则,应先行心脏按摩,待心室纤颤变粗大时,用电击除颤,血流复温达到一定温度后,便于除颤的成功。保证生理条件下复苏成功。心跳恢复后,保持一般时间心脏无负荷跳动,以利心肌功能恢复。输注多巴胺,100mg加入10%葡萄糖100ml内或2～10μg/(kg·min),或氨力农1.5mg/kg,静注,再连续输注10μg/(kg·min)等,以辅助循环,直至手术后。但要注意输速不要过快。尚需并行循环一段时间,以辅助心脏搏动,降低心脏负担。阻断时间越长,辅助循环的时间也越长,以利心脏代谢及功能恢复。逐渐减低流量。用硝普钠血管扩张药同时也用多巴胺。

7.容量管理 出血量按CPB前、中、后等分别收集,并定时记录之。一旦停机后,立即输血,等量补充失血。机器内剩余血,少量多次输还。防止血容量不足,也要防止输入速度过快而使心脏膨胀、过荷,损害心肌功能。一般2～4ml/(kg·h),输液的量及速度根据血压、尿量、中心静脉压、心脏的充盈度来决定,平均动脉压在50～70mmHg。CVP6～12cmH_2O,尿量2～10ml/(kg·h)。

8.拮抗肝素 当心脏功能状况及血压稳定时,拔出心脏插管后,及时从静脉及心内各注入1/2的(肝素量的1～3倍)鱼精蛋白,以拮抗肝素。其中1/2自右心耳注入心内,减少创面出血。余1/2在10～15min连续输注完。

9.全血凝固时间(ACT)监测　CPB期间，常规应用ACT作为肝素抗凝水平的监测，ACT还可了解鱼精蛋白中和肝素情况。用完鱼精蛋白后，连续观察出、凝血时间，再以ACT测定，直至回到正常为止。大量渗血时，可给予止血药物。手术野彻底止血后方能关胸。术中采用缝合结扎止血法较稳妥。

10.补充血容量　CPB后，连续观察血压及CVP作为输血指标，输入新鲜血及血浆补足血容量。同时要观察心跳及心脏充盈情况，作为输血指标。当CVP＞15cmH_2O时，输血，补液应缓慢。

11.抽取血样标本　麻醉后，手术前，手术中分别采取动脉或静脉血标本，检查血气分析，测定pH和通气情况，及其他必要的化验检查。一般排出500ml尿，应输入0.7～1.0g氯化钾，为防止液体过度负荷，可用6∶1000～15∶1000氯化钾溶液输注。为预防CPB引起的代谢性酸血症，术中给予5%碳酸氢钠100ml，从机器内给予，转流中及后给予150～250ml，以后根据血气分析中的pH，尿中有血红蛋白时再补充。

12.送回患者的时机　术后患者入复苏室，血压、脉搏、呼吸稳定、清醒后方能送回病房。气管导管带至复苏室，或送ICU病房，进行严密监测治疗。

13.记录化验结果　将所有的化验检查结果转记在麻醉记录单上。

14.术后镇痛　静脉PCA或PCEA均有最佳的镇痛效果。利于术后咳嗽排痰，防止术后肺部并发症。

（宋正亮）

第八节　体外循环心肌保护

体外循环对患者心脏都有不同程度的损害，甚至有的心脏扩大达120%以上，肺动脉高压达100mmHg以上，发绀患者血红蛋白200g/L以上等。1977年Hearae首次提出了缺血再灌注损伤(IRI)的概念。系指局部组织或器官的缺血将导致其损害，但随着血供恢复，而损伤逐渐加重的现象。病情重、手术复杂、CPB停止循环长达1h以上者，心肌处在缺氧状态，如何有效地保护心肌，就成为心脏复苏、防止术后严重并发症发生及手术成败的关键。心肌保护涉及整个围手术期影响心功能的因素。

一、围术期保护

(一)手术前

心肌保护应从术前开始，贯彻始终，手术中及转机中为重点。

1.改善心脏功能状况　如病情程度和病理生理，内科治疗是否满意，术前评估，强心药的准备，纠正电解质紊乱等。

2.选择麻醉药和方法　注意选用对心肌抑制作用轻微，对心脏复跳影响小的麻醉药。丙泊酚、巴比妥类药、依托咪酯、氯胺酮和吸入麻醉药等具有自由基清除和心肌保护作用。

3.放血或血液稀释 发绀患者有较高的血细胞比容时，使血细胞比容降至60%即可。取出的红细胞或放出的全血，术后可回输。

4.重组促红细胞生成素(CA) 术前2～3周静注或皮下注射CA，也能维持围术期的Hb水平。100～600μg/kg，每周量，皮下注射。

(二)转机前

注意纠正影响心功能的要素，保持循环系统的稳定。

1.处理危险因素 转机前突发性高血压或肺动脉楔压上升，冠心病症状、左室功能障碍等，必须处理，静注硝酸甘油等药治疗。

2.保持血动力稳定 麻醉诱导时，要保持血动力稳定，转机前适量补充胶体液或晶体液，尽力使血压、心率、心律、心电图及肺动脉楔压平稳。

3.加强麻醉管理 麻醉中血压、心率平稳，保持呼吸交换量，纠正心律失常，药物的追加要少量多次等。

(三)转机中

减轻和防止心肌缺血、缺氧和再灌注后损伤主要手段是采用停搏液、低温和体外循环。

1.停搏液灌注 是心肌保护的主要方法，目前停搏液的配制、温度和灌注方法，已有很大的改进和完善。

(1)升主动脉冷灌注：局部深低温的方法，心肌耗氧量降低，对心肌保护效果很显著，是目前最常用的方法。阻断主动脉后，在升主动脉的近心端，缝一荷包后，插入18号针头(短斜面式)，连接输液瓶或塑料袋装液体。将预先降温至4℃左右所备好的冷停搏液，加压灌注入心脏内，成人2～3min，首次用量8～15ml/kg，成人300～500ml，小儿150～200ml。

(2)晶体停搏液组成：低温晶体停搏液，国内外多年来采用St.Thomas停搏液，高钾冷停搏液有多种配方，各种配方的基本组成为：钾离子、镁离子及普鲁卡因，使心脏立即停搏的作用；高渗葡萄糖、ATP、适量胰岛素；血液或血浆，提供有氧与无氧代谢所产生的能量，血经氧合，能提供一定氧量；碳酸氢钠等为缓冲物质，使心肌pH能够维持在正常范围(7.5～7.6)；钙、地塞米松等膜稳定剂，钙能稳定心肌细胞的胞膜；甘露醇，防止心肌细胞缺血后水肿反应和肿胀；钙通道阻滞药，具有停止心肌细胞的电机械活动效应，减少心肌停搏时ATP的耗用，在心脏冠状动脉重新恢复血液灌注时，不致心肌细胞内集积钙离子；氨茶碱，可提高pH值至7.4左右，用停搏液冲洗心肌内阻断循环后发生的微血栓，以减少对心肌的损害。缺陷：此液低温可影响酶的功能、细胞膜的稳定性、糖的利用、ATP的生成和利用及pH值和渗透压的平衡，造成缺血性再灌注损伤；不能携带氧；心肌在阻断循环后，仍处于无氧代谢，会导致严重的代谢性酸中毒；晶体液不含胶体成分，易致心肌水肿等。

(3)插入针头技术：经主动脉根部顺行灌注时，注意针头不要插入过深，而造成出血，不易止血。

(4)低温血停搏液：低温血停搏液于1978年由Follete等用于临床。由低温停搏液加充氧血组成，除低温、高钾外，还含有较高氧，血中蛋白成分使其具有胶体压，可预防心肌水肿，补充缓冲物质，红细胞既可提供对微血管流体力学的改善，又可连同血浆清除自由基，还可避免大量停搏液体进入心内，使体内水超负荷及组织水肿。与晶体停搏液对比，无论从心肌氧，乳酸摄取率、血清酶漏出量、心肌超微结构、心脏复跳率、术后多巴胺用量等各方面，均明显优于晶体停搏液，故含血停搏液已在逐渐代替晶体停搏液。目前血液与液体比多为 4∶1，或 8∶1，血液比例还会提高。

(5)顺灌＋逆灌：应用顺灌加逆灌术可明显提高保护心肌效果。冠状静脉窦灌注，是将插入针从右房插入，逆行灌注停搏液的方法，广泛用于临床，有良好的停搏液分布，使粥样硬化物及气栓反流，可避免冠状动脉直接插管的损伤，缺点是可能损伤冠状窦，灌注压 40mmHg，＞50mmHg 造成心肌水肿和出血。

(6)含钾温血停搏液持续灌注：此停搏灌注液为心肌保护开辟了一个新领域。克服了冷停搏液及间断缺血的不足。自主动脉根部持续灌注氧合温血流量 150～200ml/min，同时以微量泵将 15％氯化钾经三通泵入此温血中，初泵速 120～160ml/h，停搏后泵速 15～20ml/h，维持停搏状态。

(7)常温不停搏心内直视手术：优点是温血更有利于心肌代谢的恢复，有效保护高能磷酸键，改善术后血流动力学，组织对氧的摄取及血液对 pH 和渗透压改变的缓冲能力也明显加强。主动脉阻断前灌注心肌保护液称之为温血诱导，主动脉开放前灌注称之为终末温血再灌注，二者均使心肌在常温停搏下，获得充分的氧供，补充心肌的能量储备，修复心肌损害。近年国内已开展，又可分为体外循环、心脏空搏手术及非体外循环下冠状动脉旁路移植术。因心脏处于跳动状态，更加接近生理，心肌损伤较小，可避免低温和 CPB 心肌缺血等不良影响。

2.局部降温　心脏表面局部冰屑降温，对心肌保护起主要作用。

3.全身降温　是最常用心肌保护法，低温有助于心肌保护。

4.手术操作因素　减少手术操作对心肌功能产生影响。

5.阻断时间　血流阻断的时间要短。尽量减少对心肌的损害。

(四)转机后

主要是保持循环稳定。

1.纠正心律失常如室上性心动过速。

2.纠正低血压　余血回输分次，鱼精蛋白分次注入，术后输注多巴胺等。

二、控制性心动过缓

又叫诱导性心动过缓，心率控制可减低心肌氧耗，将为手术提供良好条件。一般为心率控制在 40～50/min，常采取下列措施。

(一)术前预处理

术前用药合理是术中心率控制的基础。术前 30min，肌注，吗啡 0.2mg/kg，东莨菪碱 0.3mg外，另在术前 1～1.5h，口服 β 受体阻滞药和钙通道阻滞药，可为术中心率控制奠定牢固基础。精神过度紧张者加服地西泮。

(二)麻醉用药合理

用小剂量的芬太尼(5μg/kg)时，持续静脉泵入丙泊酚、辅助吸入安氟烷或七氟烷，肌松药用不加快心率的维库溴铵或泮库溴铵。要达到一定的麻醉深度。

(三)前负荷及后负荷

麻醉中要维持一定量的容量负荷,但应避免容量过多。当以上方法处理后不理想时,使用β受体阻滞药、钙通道阻滞药和M受体兴奋药等药物降低心率。

1.艾司洛尔　10～20mg静注,每5min追加1次,每次剂量<50mg。

2.美托洛尔　1～2mg静注,每10min追加1次,每次剂量<5mg。

3.M受体兴奋药　当以上处理后心率仍快时,用小剂量的M受体兴奋药。新斯的明0.1～0.5mg,每5min1次,每次剂量<0.5mg,应注意新斯的明对肌松药的拮抗作用,防止患者体动。

4.钙通道阻滞药　可酌情使用负性心率的钙通道阻滞药,起到心肌保护作用。

三、微创体外循环

系指孔口入路CPB,要求整个治疗组(外科医师、麻醉医师、巡回护士、洗手护士及灌注医师)经过专门培训、长期合作、协调操作,可改善临床效果。要加强术中的麻醉管理,通过TEE或荧光镜,导引放置冠状静脉窦导管,详细地掌握"管道"。监测主动脉内阻塞导管,顺行和逆行孔口心脏停搏液的输注和预防并发症。

四、并发症预防和治疗

(一)气栓或固体栓塞

CPB心脏手术后,如果出现严重中枢神经系统的并发症,不但意味着手术失败,而且气栓可导致死亡,预防很重要。心内手术操作时,要注意减少气栓发生。否则,预后甚为危险。应从多方面预防。

1.$PaCO_2$　术中$PaCO_2$保持在36.5～45mmHg,CPB期间,$PaCO_2$每变化1mmHg,大脑中动脉血流速度平行变化1.9%～4%,$PaCO_2$越高,脑的氧代谢抑制越明显。一般要求灌注压>60mmHg,应用肌松药等,采取正压呼吸。术中监测动脉血气,颈静脉血氧饱和度(SjO_2)监测,也反映脑对氧的利用率。

2.体外循环操作　CPB时,动脉的滤过可预防或清除动脉中的微栓;逆行性脑灌注可避免血管损伤,手术视野清楚,减少空气及动脉粥样纤维素的栓塞,达到有效的脑氧输送;使空气和血液交界面高于二尖瓣和缝合的缺损处。吸引器不应伸入左心房吸引。

3.左室引流　常规做左室引流,在排气时使心尖抬高,可按摩心底部以助排气,未做左室引流者,用排气针刺入排出左室内气体。

4.心腔内残留气泡　使缺损部位处于高位,则空气不易进入。

5.心肺机　防止心肺机产生气泡(软盘式),氧合血除去所有气泡(鼓泡式氧合器)。采取膜式氧合器,可减少脑栓塞发生率。

6.手术操作　心内手术操作期间,心脏处于停搏状态。在有明显主动脉病变者而游离操

作时，应避开主动脉病变节段，以免发生组织脱落，

7.排气针排气　开放主动脉钳前，在升主动脉高处插入排气针，后开放主动脉钳，或用空针将空气抽出。

8.谷氨酸　谷氨酸受体（NMDA 及 AMPA 型）拮抗药，应用于 CPB 可起到神经保护作用。

9.氧自由基清除剂　静注氧自由基清除剂预防脑损伤。

10.监测　新的影像学方法和监测手段，如 TEE、rSO_2 和经颅多普勒超声监测（TCD）等监测，有助于确定有无主动脉硬化，发现心内气泡和颗粒物质。

（二）术后出血

凝血障碍是 CPB 后常见的重要并发症，有一定的发生率。多发生在术后早期。主要因素是凝血因子的减少或功能低下，如血小板、纤维蛋白原、凝血酶原、凝血Ⅴ、Ⅶ、Ⅷ、Ⅸ因子均减少。关键在于预防，即术中、停机后要耐心细致地彻底止血。术后出血的处理措施如下。

1.针对诱因治疗　CPB 后凝血障碍（PCC）的原因如下。

（1）大量输血：包括预充血和补充失血的量过大。使凝血因子很快发生缺乏。等量输新鲜全血和新鲜冷冻血浆（FFP）或干冻血浆予以纠正。或输入血小板。

（2）DIC：全部凝血参数均明显异常，Dimers 试验（栓溶二聚体，D-dimers）阳性是最特异诊断指标。用抗纤溶物及小剂量肝素治疗。

（3）纤溶：是指纤维蛋白溶解亢进。CPB 后出血的 12%～15%与纤溶有关。纤维降解产物（FDP）的效价＞1∶32 或 30μg/ml，便可导致术后出血。测定 FDP、凝血弹性描记图（TEG）或 D-dimers 试验可确诊。适当使用止血药，用氨基已酸（EACA）、氨甲环酸（凝血酸，AMCA）和氨甲苯酸（止血芳酸，PAMBA）、抑肽酶等治疗。抑肽酶用法：先静注 200 万血管舒缓素抑制剂单位（KIU）负荷量（280mg），在 CPB 预充液中加 200 万 KIU，接着术中以 25 万～50 万 KIU/h 维持输注至缝皮。可避免二次手术开胸止血，减少术后失血量和输血量，继发于血管内凝血或原发性纤溶。

（4）肝素中和不完全：CPB 后未完全中和肝素，CPB 结束后每 100U 肝素需鱼精蛋白 1～1.5mg，才有比较满意的效果。若要回输机器余血 100ml，还需追加鱼精蛋白 5mg，也只能中和 90%肝素，因患者对肝素的个体反应差别很大。

（5）使用鱼精蛋白过量。

（6）溶血，如输入血型不和的血液。

（7）CPB 通路不清洁，血小板易破坏，或因细菌内毒素的作用产生渗血不止。

（8）血浆蛋白变性。

（9）手术止血，当出血较多、较猛，动态观察中无减少趋势，应当机立断，在病人还未发生休克时，手术室内进行止血手术。

2.消耗性凝血病　CPB 后的渗血不止，常与创伤、休克、大量输血后的弥散性血管内凝血相似，即所谓消耗性凝血病。表现：血小板减少、纤维蛋白降低及 APTT、PT 延长等，但 Dimers 试验阴性。预防方法：肝素用量要够，用低分子右旋糖酐和其他预充液，使血液有一定程度的稀释，采用高流量灌注，大量维生素 C 等。

3.心脏压塞　术后出血而未能引流出，被限制在心包或纵隔内而产生心脏压塞。常不易与低心排血量综合征相区别。当CVP＞23cmH_2O、血压下降、对强心升压药物反应不佳时，应及时确诊，紧急送手术室内，手术清除血块、积血、彻底止血。

（三）急性心脏扩张

虽然CPB时，上、下腔静脉血被引流至体外，但仍有两条途径的血液回至心内。一条冠状循环入右心房；另一条来自支气管动脉与动脉间的许多吻合支进入肺循环，经肺静脉入左心房。若血液在心内不能排出，可导致急性心脏扩张。用CPB时，高流量灌注不可使灌注压过高。预防方法，是血液自心腔引出，不使心脏过度充盈。

（四）心律失常

心内手术操作及心脏疾病本身是导致心律失常的重要因素，包括CPB的插管或阻断循环，对冠状窦的吸引、低血钾和气栓等。CPB术后心律失常的主要原因是低血钾，可用治疗心律失常的药物维拉帕米5～10mg或甲氧明5～10mg静注；或氯化钾0.4%～0.6%输注。房颤也可用电复律；反复出现的室早、室速用利多卡因1～2mg/kg静注，如反复出现，利多卡因50～100mg静点或1～3mg/(kg·min)输注。

（五）低心排血量综合征

心内直视手术术中或术终不久，出现血压下降及低心排血量。在瓣膜置换术后易发生，是CPB最常见、最严重的一种并发症，其死亡率是较高的。

1.原因　低心排血量综合征原因有多种。

(1)前负荷过低，包括血容量不足；麻药或组胺所致的血管扩张；过敏反应；严重心动过速；心脏压塞；右室衰竭(左室前负荷下降)；肺动脉栓塞(左室前负荷下降)。

(2)各种原因所引起的心率过慢。

(3)心肌收缩力低下，包括麻药及其他药的影响；心肌缺血；心肌梗死；心律失常；缺氧；酸碱失衡；心肌病；心室功能障碍，手术后心功代偿不全。

(4)手术的影响，包括手术本身的创伤；冠状动脉气栓、微粒等异物栓塞；心肌保护不当，心肌缺血；未能解决心脏病变等。

(5)后负荷增加，包括交感活性增加；肾素-高压素及其他内分泌血管加压素的释放增多；拟交感性增强心肌肌力的药物不良反应；主动脉或肺动脉血栓形成；肺不张；肺动脉高压等。

(6)后负荷下降，包括过敏反应；发热；感染、败血症性休克；CO_2蓄积、直接作用于血管；药物的不良反应等。

2.处理　主要为针对病因改善心功能。

(1)注意补充血容量：停机前将机器血尽可能输入体内，要求适当正平衡；停机后机内余血缓慢输入。使MAP达60～80mmHg，$CVP_1$5～20mmHg。停止机器余血输入后，立即输新鲜血，根据尿量、MAP及CVP调整速度及量。或以左房测压指导输血治疗。或定期查血细胞比容和血红蛋白，以指导输血治疗。当血压、中心静脉压、肺动脉楔压及心排血量都低下时，先补充液量，若经少量输注后，血压及心排血量有好转，则额外补给500～1000ml液体。

(2)强心药：如补液不见好转，且肺动脉楔压＞15mmHg，心排血量仍低，考虑左室衰竭，应用强心药西地兰 0.4～0.8mg 静注后，血压、心排血量、肺动脉楔压及外周总阻力，都可逐渐正常，每 2h 后再静注 0.1～0.2mg，但总量应<1.2mg/24h。

(3)血管扩张药：如发现外周总阻力大，用血管扩张药可改善心脏功能，减轻心脏前后负荷。硝普钠 0.5～5μg/(kg·min)输注，若血压、心排血量及外周总阻力恢复正常，处理即满足。

(4)升压药提高血压：肺动脉楔压<15mmHg，心排血量仍低，可能血容量不足，输注多巴胺 2～10μg/(kg·min)后，血压、心排血量、肺动脉楔压、外周总阻力恢复至正常范围。两种药同时输注，有利于心功能恢复，治疗低心排效果较好。

(5)心脏辅助循环：但当肺动脉楔压仍<15mmHg、外周总阻力及心排血量仍低，应考虑为难治性左室衰竭或严重的病人，采用心脏辅助循环或主动脉内球囊反搏等。

(六)出血性肺不张(灌注肺)

为 CPB 产生最严重的并发症之一，可因进行性肺功能不全而死亡。

1.症状　肺的顺应性逐渐降低，进行性缺氧，胸 X 线片可见弥散性多发阴影，听诊可闻及湿鸣音。术后数小时，即可出现上述症状，并进行性加重，常难以控制。尸解有肺充血、出血、实变，支气管内常有血性液体，镜检有红、白细胞浸润，但与肺不张和肺水肿不相同。

2.机制　系 CPB 灌注过程中或结束时肺毛细血管压力增高所致，特别是心搏骤停或阻断循环时，自支气管动脉回流入左房的血液不能排出，左房过度充盈，使肺毛细血管压力增高，造成毛细血管损伤。左房减压可以减少其发生，但不能完全防止。此出血性肺不张与循环过程中的低血压、弥散性血管内凝血、组织的缺氧、酸中毒等有关。也与肺表面活性物质的下降有关。

3.防治　采用灌注高流量、少用血预充、用较大量的肝素等方法，可降低其发生率。减少酸中毒、预防弥散性血管内凝血，对减少此并发症可起一定作用。

(七)ARDS

CPB 后常发生 ARDS。原因为肺毛细血管被血小板、白细胞和巨噬细胞栓塞，并释放溶酶体酶和血管活性物质、自由基，使肺毛细血管内膜和肺泡上皮细胞受损，增加肺毛细血管通透性，导致肺渗出和肺出血，血浆胶渗压下降使渗出和出血加剧。临床特点为呼吸困难、支气管痉挛、肺顺应减退，X 线呈弥散不透亮区。

(八)肾衰竭

CPB 后发生肾衰竭的原因为术前肾病、肾功不全、年龄大、长时间 CPB、灌注不足、大量溶血、血容量不足、失血和低心排综合征等。CPB 后约有 30%的发病率。

(九)电解质紊乱

CPB 后最常见低钾，低钾引起心律失常。原因为预充液中钾不足、血液稀释、利尿药和肾素、血管紧张素-醛固酮系统被激活等。尿量正常时，CPB 后补钾应达 100mmol 以上。CPB 后有轻度低钠，不需处理，术后 2～3d 多能自行恢复。CPB 后常发生低镁血症，造成心动过缓、室性心律失常、快速性心律失常、心功能低下和呼吸衰竭而导致突然死亡。故 CPB 后应常规补充氯化镁 2g 或静脉输注硫酸镁 10～40mg/kg。

(十)其他

1.预防　溶血及机器故障。

2.预防污染　心内直视术患者常出现严重的感染性并发症，是麻醉对患者免疫功能干扰、污染及各种促炎性细胞因子等所致。术后3～5d有严重感染，严重者出现脓毒血症。表现为发热、白细胞增多、毛细血管通透性增加、组织间隙液体积聚等。预防和治疗是用常温CPB，用皮质类固醇，术前2～3d、术日麻醉前用药、术中机器内和术后应用大剂量抗生素；术中操作、各种通道的建立，均应严格遵守无菌操作规程，防止污染。

3.防治贫血　血液稀释引起严重的贫血；CPB使红细胞存活时间缩短。术后1～2周内出现贫血。

4.防治循环灌注不足　CPB的有效灌注量较正常的心输出量为低，有人称为控制性休克。加强监测，但血压在血管收缩时不能反映组织灌注情况；脑电图难以与脑灌注情况有区别；尿量可大致反映肾的灌注量；血气分析可反映代谢情况，代谢性酸中毒使碱基缺乏，常提示流量不够，使脑贫血造成程度不同的神经损害。

5.心脏手术危险性及并发症预测

(1)死亡的有关因素：休克、左心室功能不全、肾衰和再次手术。

(2)并发症的有关因素：充血性心衰、红细胞老化率高、高血压、脑卒中史。

(侯贺胜)

第五章 腹部麻醉

第一节 腹部创伤的麻醉

一、腹部损伤

1.急诊患者的临床特点急诊患者伤情紧急，维护呼吸道通畅、抗休克、建立静脉通道等需同时进行。

2.了解受伤史和检查体征，有无内脏损伤、什么脏器受到损伤、是否有多发性损伤。

3.有时合并腹部以外的损伤(脑部损伤、胸部损伤、各类骨折)。

4.胃肠道、胆道等空腔脏器损伤时，主要表现为弥漫性腹膜炎。

5.腹部闭合性损伤患者的早期症状不明显，容易被漏诊，尤其是意识不清的患者。

6.腹腔实质性脏器损伤以肝、脾破裂者居多，以脾脏破裂最为常见，特别要重视早期出现休克征象者。

7.有排尿困难、血尿、外阴或会阴牵涉痛者，提示泌尿系统损伤。

8.腹腔大血管破裂出血凶猛的患者，往往来不及抢救即死亡。

9.有时诊断困难，超声评估和高分辨率CT明显提高诊断的准确性。

二、腹部创伤手术的麻醉处理要点

1.在麻醉前的第一时间，详细了解患者的一般情况，做好相应的准备，主要包括建立通畅的呼吸道，供氧，动静脉穿刺置管，输血输液，麻醉药和血管活性药等，麻醉方式的选择。肝脾损伤等严重出血伴休克的患者，可能没有充分准备的时间，应在输血输液的同时，积极做好手术前的准备。

2.创伤患者都应被视为饱胃，全麻诱导前应插入粗口径胃管尽量吸净胃内容物，应用 H_2 受体阻滞剂降低胃液酸度和减少胃液分泌，麻醉诱导期和苏醒期的刺激均可引起呕吐、误吸，诱导后患者无意识时可行环状软骨压迫，即Sellick法，控制呼吸的压力应小于 $10cmH_2O$，待肌松药充分起效后行气管插管，立即将套囊充气，再松开环状软骨。

3.严重出血、循环不稳定者，建立足够通畅的静脉通道尤显重要。在保证氧供的情况下，尽可能建立有创动脉监测，同时作血气分析，有利于纠正酸中毒，中心静脉建立后行 CVP 监测。

4.腹膜腔未被肠内容物污染者，应准备血液回收装置。

5.开腹手术前补充足够的血容量，维持血流动力学相对稳定，维持血细胞比容于 25%～30%，避免进腹腔时，腹压骤减导致循环虚脱和心搏骤停；明确容量不足血压不稳者禁忌使用血管收缩药，液体复苏早期收缩压维持在 80～100mmHg 比较合适。

6.尿量 0.5～1ml/(kg·h)是组织灌注满意的指标，大量输血输液及长时间的手术体温监测可避免低体温的发生，应积极保温，维持中心温度＞350℃。

7.输血大于 4U 浓缩红细胞考虑补充新鲜冰冻血浆，如果凝血功能恶化，可根据情况补充冷沉淀、特殊凝血因子和血小板。有条件者做血栓弹力图可指导节约输血。

8.合理运用止血药，但要注意任何形式的止血药都不能代替有效的外科止血。

9.病情严重、手术复杂患者，常常需要术后继续容量治疗和呼吸支持，术后转入 ICU 尤显重要。

三、腹部创伤手术麻醉前用药

1.抗胆碱药　不宜省略抗胆碱药，可选用东莨菪碱 6μg/kg，麻醉前 30 分钟皮下或肌内注射；盐酸戊乙奎醚是较理想的抗胆碱药，抑制腺体分泌比阿托品强，对心率有双相调节作用，人手术室后静脉注 0.01mg/kg 或肌内注射。

2.镇静镇痛药　对于生命垂危及昏迷的患者可免用；苯二氮䓬类的咪哒唑仑适合高度紧张、焦虑的患者，0.05mg/kg 静脉注射；镇痛药可选用静脉注射小剂量芬太尼 0.05～0.08mg，止痛迅速且无呼吸抑制。比较适合清醒状态下行有创动静脉穿刺前的镇痛镇静。

3.胃内容物调整药　抗酸药可选用质子泵抑制剂，如奥美拉唑或泮托拉唑，可以预防应激性溃疡；胃动力药甲氧氯普胺可排空胃内容物，增加食管下端括约肌张力。

四、腹部创伤手术麻醉方法选择

所有腹部创伤的手术均适合气管插管全身麻醉，但特殊环境如战地等条件不允许情况下，局部麻醉常常是主要的麻醉方式，监护性麻醉在这类手术中应用的优势也越来越突出。与全身麻醉相比，局部麻醉有其独特的优越性：

1.不影响患者的意识。

2.有一定术后镇痛作用。

3.易操作、安全、恢复快。临床上，局部麻醉与全身麻醉往往相互补充。针对腹部创伤手术，局部麻醉仅介绍局部浸润麻醉和椎管内麻醉。

（一）局部浸润麻醉

适合小范围、表浅软组织的清创术；生命垂危患者应保持呼吸道通畅、供氧；意识不清或不合作的患者应避免使用局部麻醉。

局部浸润麻醉应根据手术时间长短，选择短时效(普鲁卡因等)、中等时效(利多卡因等)或长时效(丁哌卡因或罗哌卡因)局麻药，使用适宜浓度、有效剂量和作用持续时间；每次注药前应回抽，不要超过极量，以防局麻药中毒；感染部位不宜用局部浸润麻醉。

(二)椎管内麻醉

椎管内麻醉包括硬膜外阻滞、蛛网膜下隙阻滞和硬腰联合阻滞。椎管内麻醉对患者的生理功能干扰小，可阻断各种不良神经反应，减轻手术创伤所致的应激反应及恢复，保留硬膜外导管术后镇痛等优点。适合病情较轻、术前经治疗低血容量得到有效纠正的腹部创伤患者。硬膜外给药前应保证满意的静脉通路，分次小量给药，严格控制麻醉平面。蛛网膜下隙阻滞和腰硬联合阻滞更应严格掌握适应证，必要时辅以血管活性药。创伤性休克代偿期患者，可能血压正常，即使小范围的硬膜外阻滞，都可以导致血容量的严重不足而致心搏骤停。因此，腹部创伤不能配合，严重低血容量、出血过多凝血功能异常、穿刺部位感染或脊柱外伤者，应视为禁忌。

(三)监护性麻醉

监护性麻醉适合于所有局部麻醉或不需麻醉而需要监护和控制生命体征的腹部创伤的患者，特别适用于被认为属高风险性手术而不宜采用全身麻醉的患者，如突发事件所致严重腹部创伤的早期处理。

1.监护性麻醉对麻醉医师的要求

(1)进行无创呼吸和循环功能的监测，必要时予以吸氧。

(2)静脉给予小剂量的镇痛镇静药和抗呕吐药。

(3)根据需要给予心血管类药物和支气管扩张药等。

(4)控制患者手术中的行为。

2.监护性麻醉对患者的要求

(1)具有一定合作性的患者。

(2)对部分小儿或不合作的患者，可采用深度镇静控制患者术中的行为。

(3)以下患者不适合监护性麻醉：肥胖和睡眠呼吸暂停综合征等困难气道者；呼吸道及呼吸道周围的手术；极度紧张不配合者；需要特殊手术体位和手术时间太长的患者。

3.监护性麻醉对镇痛镇静剂的要求　短效、起效快、水剂量、复合用药。以下给药方法可供参考：

(1)间断静脉给药：常用于简单和短小的操作；先给镇静药咪哒唑仑 0.05mg/kg 或丙泊酚 0.5mg/kg 手术开始前 3～5 分钟给芬太尼 25～50μg，必要时追加镇痛镇静药，应防止反复追加引起镇静过深。

(2)连续静脉输注给药：对局麻效果良好者，咪哒唑仑 0.05mg/kg 复合丙泊酚 0.5～1mg/kg，再持续输注丙泊酚 25～75μg/(kg·min)，或丙泊酚效应部位靶控 0.8～1.3μg/ml；对于术中需要镇痛或单用镇静药效果不佳者，可加用镇痛药芬太尼 25～50μg 或氯胺酮 0.3mg/kg 或瑞芬太尼 25μg 单次静注或瑞芬太 0.05～0.15μg/(kg·min)。

(四)全身麻醉

1.全身麻醉诱导　麻醉诱导的关键:保证呼吸道通畅,迅速控制呼吸道;选择合适麻醉药及剂量,维持循环稳定;防止胃内容物反流、呕吐和误吸。意识丧失患者极易出现舌根后坠,需立即取头后仰并托起下颌位;或放置咽喉通气道,合并颌面口腔复杂外伤、颈椎制动者最好采用保留自主呼吸下纤维支气管镜或纤维喉镜插管,如果因气管变位、水肿而无法插管者,应及时气管切开插管,气道阻塞紧急情况时可先用粗针头作环甲膜穿刺供氧。

(1)防止胃内容物反流呕吐和误吸/可采取以下措施:

①放置粗口径鼻胃管,诱导前尽量吸净胃内容物。

②应用 H_2 受体阻滞剂降低胃酸酸度和减少胃液分泌,以减轻误吸酸性胃内容物所造成的危害。

③表麻下经纤维支气管镜或纤维喉镜清醒气管插管。

④辅助环状软骨压迫即 Sellick 法行快速静脉诱导气管插管。

(2)全身麻醉诱导药物的选择:硫喷妥钠和丙泊酚能够抑制交感神经和心肌收缩力,对循环系统抑制较明显,禁用于休克患者;对循环稳定者也应当采取分次、小剂量给药法;依托咪酯对血压的影响轻微,适用于休克患者,依托咪酯 0.2～0.3mg/kg,意识不清、昏迷患者,仅需要小剂量的芬太尼 1～2μg/kg 及适量肌松药琥珀酰胆碱 1.5～2mg/kg(或罗库溴铵 0.8～1mg/kg)。对病情虽严重而神志反应仍然存在的患者,可酌情采用下列方法之一完成气管内插管术:

①仅在供氧和肌松药下完成插管。

③仅在静注芬太尼 2～3μg/kg 和琥珀酰胆碱 1.5～2mg/kg(或罗库溴铵 0.8～1mg/kg)下完成插管。

③插管后待血压稳定时再追加地西泮或咪哒唑仑 0.05～0.2mg/kg 以促使患者入睡和记忆消失。

创伤后 24 小时内的患者才考虑使用琥珀酰胆碱,为了消除琥珀酰胆碱所致的肌颤,可预先注射小剂量的非去极化肌松药。

2.全身麻醉维持　麻醉维持主张采用多种麻醉药物复合的超短效平衡麻醉的原则,可选择瑞芬太尼或芬太尼、氧化亚氮、丙泊酚、七氟醚或异氟醚、顺式阿曲库铵或维库溴铵等;低血容量性休克患者对全身麻醉药、肌松药的耐受量明显减少,小剂量即可满足麻醉效果;氧化亚氮对循环无影响,复合吸入可减少吸入和静脉麻醉药的用量,但禁用于合并气胸、皮下及纵隔气肿或气栓的患者。

3.全身麻醉苏醒　病情轻微的患者可以考虑在手术室完全清醒后拔除气管导管,应防止呕吐误吸的发生;重症患者应送入重症监护病房继续治疗。

(邓彩英)

第二节　腹腔镜手术麻醉

腹腔镜临床应用有近40年的历史，最初用于妇科疾病的诊断，腹腔镜下胆囊切除术的开展使其临床应用范围迅速增加，逐步扩展到胃肠、肝胆、脾、肾脏等手术。如目前已开展的手术有：腹腔镜胆总管探查术、腹腔镜胰腺切除术、腹腔镜脾切除术、腹腔镜迷走神经切除术、腹腔镜胃大部切除术和胃癌手术及胃、十二指肠穿孔修补术、腹腔镜直肠和结肠切除术、腹腔镜阑尾切除术、腹腔镜疝修补术、腹腔镜肾及肾上腺切除术、腹腔镜精索内高位静脉结扎术等。妇产科腹腔镜除用于诊断外，也可用于手术治疗，包括输卵管妊娠胚胎清除术、输卵管切除术、卵巢巧克力囊肿囊液抽吸、腹腔和盆腔粘连松解、输卵管伞端成形术、输卵管造口及吻合术、输卵管通液、卵巢肿瘤切除术、浆膜下子宫肌瘤剔除术和子宫切除术、绝育术等。随着操作技术的进步，接受腹腔镜手术的患者群体也发生了变化，由原来一般情况较好的青年女性患者为主，逐渐发展到各种年龄层次、病情轻重不一的患者，包括小儿、老年人、孕妇和危重患者

一、麻醉要求及人工气腹对机体的影响

腹腔镜手术时必须施行人工气腹以显露术野，便于手术操作。对麻醉的要求相对较高。要求麻醉选用快速、短效的药物，维持适当的麻醉深度。既不影响生命体征、保证手术期间通气量和血流动力学稳定，又要术后立即苏醒。保持术中适当的肌松，并尽量消除或减轻人工气腹对呼吸、循环的影响，保证术中生命安全。

（一）人工气腹对呼吸功能的影响

二氧化碳气腹是目前腹腔镜手术人工气腹的常规方法，其对呼吸的影响较大。腹腔充入一定压力的 CO_2 气体，腹内压增高使膈肌上升，肺底部受压，肺顺应性可减少30%～50%。同时由于腹壁膨胀，活动受限，胸壁顺应性下降，气道压上升，潮气量、分钟通气量降低。其程度与腹内压相关。同时气腹时气道压升高，使肺内气体分布不均，通气、灌流比例失调，影响气体的交换功能。对氧合功能有障碍的患者，有缺氧的危险。另外，气腹也可使气管导管的位置发生移动。气腹时由于膈肌升高，使原本在气管内的位置偏深的导管滑入一侧支气管，造成单肺通气，影响肺换气。因此，在气腹后，对于身材矮小、气管较短的患者，要重新确认导管的位置，以防止引起缺氧和 CO_2 蓄积。

（二）人工气腹对血气和酸碱平衡的影响

人工气腹引起 $PaCO_2$ 升高，主要有两方面的原因，一是胸肺顺应性下降导致的肺泡通气量下降；但更重要的是二氧化碳通过腹膜的快速吸收。所吸收的二氧化碳占机体二氧化碳总排出量的20%～30%。二氧化碳排出量和 $PaCO_2$ 的增加是逐步的，这与体内可以储存大量的二氧化碳有关。二氧化碳吸收与其分压差、弥散性能、腹膜面积和腹膜血流灌注情况有关。腹内压力的增高仅仅引起二氧化碳分压的轻微上升，而压力升高对腹膜血流灌注影响更甚（包括心排血量下降和血管受压），所以在腹压增高对二氧化碳的吸收起延缓作用。手术结束腹腔

降压后，残留的二氧化碳吸收加快，能引起一过性二氧化碳呼出增加，加之组织内储留的二氧化碳逐渐释放进入血液，所以术后短期内 $PaCO_2$ 仍会偏高。此时麻醉、肌松药的残留作用对呼吸仍有抑制，故应注意呼吸监测和支持。$PaCO_2$ 增高的其他原因包括腹压增高、体位影响、机械通气、心排血量减少等可导致肺泡通气/血流比例失调和生理死腔量增加，尤其在肥胖和危重患者。麻醉深度不足引起的高代谢、保留自主呼吸时的呼吸抑制也是原因之一。二氧化碳气肿、气胸或气栓等并发症则可导致 $PaCO_2$ 显著升高。

$PaCO_2$ 升高引起酸中毒，对器官功能有一定影响，但目前对 $PaCO_2$ 升高的容许范围已明显大于 20 年前的认识水平。人工气腹引起的 $PaCO_2$ 升高一般通过增加肺泡通气量 10%～25%即可消除。

呼气末二氧化碳（$P_{ET}CO_2$）监测可间接反应 $PaCO_2$，正常情况下两者之间相差 3～6mmHg，即 $P_{ET}CO_2$ 小于 $PaCO_2$ 3～6mmHg，这主要是由于呼出气中除有肺泡气外，还有部分死腔气，在呼气末虽然主要是肺泡气，但仍混有小量的死腔气，尤其是肺泡死腔增大的患者，死腔气中不含二氧化碳，所以对呼出气的二氧化碳起到稀释作用，导致 $P_{ET}CO_2$ 小于 $PaCO_2$。肺泡弥散功能的障碍一般对肺泡气和动脉二氧化碳分压差影响较小。二氧化碳气腹后，虽然 $P_{ET}CO_2$ 和 $PaCO_2$ 之间的平均差值无显著变化，但不同患者个体间的差异增大，危重患者尤其是术前呼吸功能不全的患者，两者差值增大。例如，ASAⅡ～Ⅲ级患者，两者差值明显高于 ASAI 级患者，可达 10～15mmHg，所以有人认为用 $P_{ET}CO_2$ 代表 $PaCO_2$ 时应谨慎，怀疑二氧化碳蓄积时应查动脉血气。

（三）人工气腹对循环功能的影响

腹腔镜手术对循环功能造成影响的主要原因有气腹的影响、患者体位、高二氧化碳血症、麻醉及迷走神经张力增高和心律失常等造成的影响。气腹压力超过 10mmHg 者可影响循环功能。表现为心排血量下降、高血压、体循环和肺循环血管张力升高，其影响程度与压力高低有关。心排血量下降多发生在人工气腹建立时的充气期，心排血量下降程度与充气速度也有关。扩容和头低位能帮助提高回心血量。快速腹膜膨胀、胆道牵拉等刺激引起迷走神经亢进是心律失常原因之一，可导致心动过缓甚至停搏。服用β受体阻滞药的患者或麻醉过浅者更易发生麻醉亢进。处理包括腹腔放气、阿托品应用、加深麻醉等。

二、麻醉前准备

（一）心理准备

多数患者术前均有不同程度的焦虑心理，麻醉医师应于术前一日进行随访。要善于和患者进行沟通，做好耐心细致的解释工作，消除患者的疑虑。对个别高度紧张的患者，可酌情应用镇静药物。

（二）胃肠道准备

术中建立人工气腹，可增加胃液返流误吸的机会，应采取必要的防范措施。如禁食水、留置胃管、应用减少胃液分泌及中和胃酸的药物等。对腹腔镜手术患者，术前常规放置胃管。其作用为:便于抽吸胃液,防止误吸;便于吸出胃内的空气使胃炀空虚而充分显露术野;便于术后管理,降低术后呕吐的发生。

(三)合并症的处理

对于一些心肺功能严重损害的患者,特别是合并急性感染的、冠心病心脏储备能力低下、动脉硬化合并高血压、严重贫血、凝血功能障碍、糖尿病未能控制、酸碱平衡失调、低血容量性休克的患者,术前要积极进行全面的处理和内科治疗,待病情稳定后再考虑麻醉手术,以保证安全。

(四)麻醉前用药

为了减轻患者的紧张、焦虑情绪,完善麻醉效果,减少一些应激反应发生,常规口服或肌肉、静脉给予一些药物。目前一般使用咪哒唑仑、阿托品或东莨菪碱。

三、麻醉方法选择

(一)硬膜外麻醉

在有严密观察和监测的前提下,心肺功能正常且无其他合并症的患者,对脐平面以下的腔镜手术,如妇科、泌尿外科、腹部外科等,可谨慎选用。优点是:通过阻断伤害性刺激传入,减低术中的应激反应,能减少血浆中儿茶酚胺、肾素、ACTH 及抗利尿激素的含量;脐平面以下阻滞的手术部位,能减少围手术期的负氮平衡;能通过脊索受体活化调节疼痛反应,使术后切口疼痛减轻;误吸的发生率较全麻少;对机体自调能力影响较小。缺点是:多数患者有明显的不适感;硬膜外麻醉本身就有一定的呼吸抑制作用;加上手术操作的各种不良反应特别是手术的牵拉反应,要求加大辅助药的用量及 CO_2 气体对膈肌的刺激均可引起严重的呼吸抑制;术中保持清醒,电刀声音的恶性刺激,可影响患者的身心健康;膈肌摆动影响术野显露与操作;硬膜外特有的并发症等。

硬膜外麻醉的实施,通常选用 $T_{8\sim9}$ 或 $T_{9\sim1}$。穿刺,头向置管,阻滞范围 $T_4\sim T_{12}$。术中要严密观察和监测,特别是对循环和呼吸的观察和监测。最常见变化是血压下降、心率减慢、严重呼吸抑制。应及时发现并做有效处理。若难以纠正,则改用全麻。总之,硬膜外麻醉对气腹下腔镜手术不是理想的麻醉选择。在效果和安全性方面远不如全麻。

(二)全身麻醉

气管内插管全身麻醉是腹腔镜外科最好的麻醉选择。既能足手术要求,做到安全无痛、肌肉松弛等,又可维持循环稳定和良好的呼吸管理。

1.*麻醉药物选择*　全麻所选的镇痛、吸入、静脉麻醉药物应对各实质器官的生理影响轻微;药物半衰期短;苏醒迅速,患者舒适,无燃烧爆炸的药物为首选。对心血管功能较差的患者应避免应用直接抑制心肌的麻醉药,选择扩血管为主的麻醉药如异氟醚更为有利。异丙酚的快速清醒特点和较少的术后副作用使其应用较多。腹膜牵张能增加迷走神经张力,术前应给予阿托品,术中也要备好阿托品。

2.*麻醉诱导及气管内插管*　临床上常用快、慢诱导法。因腹腔镜手术时间较短,而慢诱导比较费时，除特殊情况如颈短、过度肥胖、口、面、颈部畸形等估计气管插管困难者外，通常采用快诱导法。静脉注射咪达唑仑 50～200μg/kg、(或丙泊酚 1.5～2mg/mg 或依托咪酯 0.3mg/kg)、芬太尼 2～4μg/kg、氯化琥珀胆碱 1～2mg/kg(肌松药可换用潘库溴铵 0.1mg/kg、维库溴铵 0.1mg/kg、或阿库溴铵 0.4～0.6mg/kg 等，静脉注射 50～60 秒后即可插管)，给药前充分面罩吸氧去氮 3～5 分钟，以提高体内氧的储备量和肺内氧浓度，纠正潜在的低氧血症，缓冲插管"无通气期"的缺氧，延长插管呼吸停止的时限，提高其安全性。给药自主呼吸停止后行气管插管，听诊双肺呼吸音是否一致，确认导管在气管内，调整深度，气管套囊充气固定，接呼吸机行控制呼吸。建立人工气腹后或体位改变均应重新确定导管的位置，以免导管脱出发生意外。另外，遇有身体肥胖、颈短粗或有口、面、颈部异常情况，术前估计气管内插管困难者，应行清醒气管内插管。一般应用氟芬合剂 2～4ml，静脉滴入。1%丁卡因或 2%利多卡因环甲膜注射，咽喉部充分表麻，行气管内插管。其优点是患者神智清楚、保留自主呼吸，以减少插管延时造成的缺氧，保障患者生命安全。

3.麻醉维持及术中管理　静脉复合麻醉用药有静脉麻醉剂(依托咪酯、丙泊酚、咪唑安定等)、麻醉性镇痛药(芬太尼、舒芬太尼、瑞芬太尼、雷米芬太尼等)；吸入性麻醉药有各种挥发性麻醉药(安氟醚、异氟醚、七氟醚等)和氧化亚氮等。一般常用静吸复合麻醉方法，因为它可充分发挥静脉和吸入麻醉的优点。但在一些大型的医院，为了减少术中空气污染，已经开始应用靶浓度控制输注麻醉给药系统(TCI)使用短效的无蓄积作用的麻醉药(丙泊酚＋瑞芬)进行全凭静脉复合麻醉。为了减少某些副作用，完善麻醉效果，需采取一些方法：

(1)静吸复合麻醉＋肌松药＋气管插管＋间歇正压通气或双向高频喷射通气。

(2)选择不易燃烧及爆炸的吸入麻醉药，并用循环麻醉方式＋排污装置。

(3)选择分布、排除半衰期短的阿片类药物作静脉复合为主的用药。

(4)应用无蓄积、降解迅速、对心血管影响轻微的新一代肌松药。

(5)加强术中监测，包括脉搏、呼吸、心电图、血氧饱和度、气道压、血压、血气、$P_{ET}CO_2$。

(6)术中严密观察气栓的发生，迅速诊断并及时处理。

(7)防止返流、误吸的发生。

4.苏醒期的管理　手术快结束时，将麻醉减浅，逐渐放出腹腔中的气体。此时，要注意观察各项生理指标保持循环血压的平稳。当腹压降低时，需注意潮气量、分钟通气量、频率、气道压的改变；当患者自主呼吸已恢复，注意观察胸廓运动的幅度、肌张力恢复的程度等。然后脱离呼吸机让患者自主呼吸，观察 5～10 分钟血氧饱和度，若＞90%则认为呼吸恢复良好；若＜90%应考虑麻醉过深、阿片类药物对呼吸的抑制或肌松药的后遗效应等。如患者的痛觉、听觉已恢复，可排除麻醉过深，应用肌松拮抗药对抗肌松剂的后续作用。如考虑是阿片药物的影响，可给予纳络酮拮抗。待患者自主呼吸恢复，循环稳定，潮气量、每分通气量、脉搏氧饱和度至正常范围，咳嗽反射、吞咽反射恢复正常，呼唤有反应能睁眼，最好能完成指令性动作再考虑拔管。将气管内、口、鼻、咽喉部存留的分泌物吸引干净，可拔除气管导管。凡手术麻醉结束患者能达到：

(1)醒觉和警觉状态，能辨认时间、人物和地点

(2)血压、脉搏平稳，或血压虽比麻醉前低，但不超过 20mmHg(收缩压＞90mmHg)。

(3)能做深呼吸和有效咳嗽,呼吸频率和幅度正常。

(4)能自动或按指令活动四肢或抬头。

(5)末梢循环良好,皮肤红润、温暖等,可直接送返病房。腹腔镜的患者,要防止气腹 CO_2 弥散吸收引起呼吸再次抑制,护送途中和回病房后要注意观察,发现问题及时处理,保证患者安全。

四、术中麻醉监测

(一)无创血压(BP)监测

可根据袖套充气方式的不同,分为手动测压法和自动测压法两大类,前者包括搏动显示法、听诊法和触诊法;后者分为自动间断测压法与自动连续测压法。目前临床上一般采用进口或国产多功能电子监护仪,可连续动态监测收缩压、舒张压、平均动脉压和心率。

(二)心电图(ECG)监测

常用标准导联Ⅱ,可监测术中的心律失常。腔镜手术围术期心律变化的因素很多,包括麻醉用药、CO_2 蓄积、呼吸性酸中毒、腹腔充气压力过高及迷走神经张力增高等。

(三)动脉血氧饱和度(SaO_2)监测

SaO_2 是围术期基础标准监测项目之一。能为患者的氧合变化提供快速指示,是监测有效通气的指示器。主要诊断围术期的低氧血症。当早期出现低氧血症时,SaO_2 首先出现变化,可以及时判断和处理。

(四)呼气末二氧化碳张力($P_{ET}CO_2$)监测

$P_{ET}CO_2$ 监测是目前有重要价值的监测方法。对判断患者的通气功能、循环功能、肺血流和 CO_2 的交换功能,对呼吸系统和循环系统均有临床意义。

(五)超声多普勒诊断仪

可及时诊断气栓的发生,以便及时处理。

(六)潮气量(VT)气道压(Paw)监测

可使用潮气量计,测得潮气量及分钟通气量。麻醉机环路内的压力表可以监测气道压力。

(七)脑电双频指数(BIS)监测

BIS 能准确反映手术患者进入全身麻醉状态及麻醉深度的变化,避免麻醉过深、过浅,防止术中知晓的发生,提高了麻醉的安全性。

五、腹腔镜手术的常见并发症

妇科腹腔镜手术的历史较长,积累的病例和经验也较多,手术后死亡率为 1/10000～1/100000,严重并发症为 0.2%～1%,其中 30%～50%为腹腔脏器损伤,出血等血管方面的并发症占 30%～50%,烧伤占 10%～20%。腹腔镜胆囊切除术的死亡率是妇科腹腔镜手术的 10 倍左右,约 1%的腹腔镜胆囊手术患者需改行开腹手术。脏器穿孔发生率 0.2%,总胆管损伤 0.2%～0.6%,出血 0.2%～0.9%。腹腔镜胆囊手术较轻的手术并发症多于开腹手术,但全身并发症如术后肺部感染等低于后者。

（一）CO_2 皮下气肿

人工气腹时发生 CO_2 皮下气肿是最常见的并发症。多数是由于建立人工气腹时穿刺针没有穿通腹膜进入腹腔，针尖仍停留在腹壁组织中，注入的气体进入腹壁各层之间的空隙，即形成气肿。检查可见腹部局限性隆起，腹部叩诊鼓音不明显，肝浊音界不消失。这类气肿一般不会引起严重的不良后果，亦无需特殊处理，这也是人工气腹常用二氧化碳的原因之一。但皮下气肿严重时，可导致建立人工气腹失败，影响手术的进行。CO_2 皮下气肿多为建立人工气腹过程中注气失误造成；也有些情况是难以避免的，如疝修补或盆腔淋巴结清扫，必须人为造成软组织间的人工空腔，则皮下气肿必然发生；膈肌裂孔修补术中气体可经过纵隔形成头颈部皮下气肿。发生皮下气肿后，二氧化碳的吸收很快，$PaCO_2$ 显著升高，导致 CO_2 呼出增多，这种情况下依靠调节潮气量往往不能有效地降低 $PaCO_2$，所以术中若出现 $PaCO_2$ 显著升高而增大潮气量仍不能很快使其恢复者，应怀疑 CO_2 皮下气肿的可能。二氧化碳吸收的速度也与压力有关，必要时可适当减低气腹压力，以减少二氧化碳吸收，若发生严重 $PaCO_2$ 升高，一般措施不能纠治时，应暂停手术，停止气腹后 $PaCO_2$ 升高可在短时间内消除。发生 CO_2 皮下气肿者，术终应等待 $PaCO_2$ 恢复正常后再拔除气管导管，但少量的皮下气肿并不是拔管的禁忌证。

（二）纵隔气肿、气胸

脐带残存结构可能导致腹腔与胸腔或其间结构薄弱，膈肌裂孔存在或手术撕裂等均可能导致腹腔二氧化碳进入胸腔、纵隔；或腹膜外气肿延至纵隔。纵隔气肿范围大时后果严重，表现为呼吸气促、心传导障碍及自发气胸，甚至休克或心跳骤停。此时，应立即停止手术，穿刺排气。

气胸的原因除了腹腔气体经过胸腹腔之间的上述薄弱结果漏入胸腔外，手术中为保证通气量而增大通气压力造成的肺大泡破裂也是气胸原因之一。两种类型的气胸表现和处理有一定差别，二氧化碳漏入胸腔造成的气胸，二氧化碳吸收面积增大，吸收显著加快，$P_{ET}CO_2$ 升高明显；而肺大泡破裂的气胸，$P_{ET}CO_2$ 不增加，还有可能减低。这是因为从肺泡进入胸腔的气体是肺泡气，其二氧化碳含量较低，血液不会从胸腔气中吸收二氧化碳。因胸膜吸收二氧化碳的速度很快，在停止充气后，漏入胸腔内的二氧化碳在30～60分钟内会全部自行吸收，不需行胸腔引流；而肺大泡破裂的气胸，胸腔内气体为呼吸的气体，不易被吸收，而且因为肺泡破裂口的存在，会有气体持续进入胸腔，所以应行胸腔闭式引流，单次胸腔抽气可能作用不大。

气胸量较小和压力较低时，对循环影响可能不大，低氧血症也不多见，张力性气胸时循环干扰明显。术中气胸诊断以听诊为主，术者经腹腔镜观察两侧膈肌位置和运动情况的差异也有助于诊断，气胸的确诊一般依靠X线检查。发现气胸后，应立即停止氧化亚氮麻醉，调整呼吸参数防止缺氧，并经常与术者保持联系，尽可能减低人工气腹压力。非肺大泡破裂引起的气胸可加用PEEP，肺大泡引起者禁用PEEP。

（三）气管导管移位

体位和气腹的因素可使气管插管位置发生改变。腹腔内容物因重力作用而移位，同时可使膈肌位置发生改变。胸腔纵轴长度发生变化，一般缩短1～2cm，从而引起导管过深或滑脱。因此，建立气腹或改变体位后，要重新确定导管的位置。

（四）气栓

气体进入血管内则形成气栓。患者出现呛咳，呼吸循环障碍，大量气栓可致猝死。

气栓发生率低但后果严重，腹腔镜和宫腔镜同时进行时发生率增加。气栓一般发生在人工气腹建立时，多为注气针误入血管所致，可能为误入腹壁血管，也有误穿内脏的可能，尤其在有既往腹腔手术史的患者。也有报道气栓发生在手术后期。二氧化碳溶解和弥散性能好，且能被血红蛋白、血液碳酸氢盐结合，小的气栓能很快消失，这也是气腹常用二氧化碳的原因之一。二氧化碳注入血管的致死量约为空气的5倍。因多系气体大量注入血管，所以症状凶险，表现为气体存留于腔静脉和右房导致回心血量减少，循环衰竭。气体可能撑开卵圆孔进入左心，尤其体循环栓塞。空气栓塞常见的支气管痉挛和肺顺应性变化在二氧化碳栓塞时少见。

（五）心律紊乱

气腹对循环有广泛的影响，尤其在术前已有明显心肺功能不全的患者、年老、体弱患者，影响更为显著。在建立气腹的过程中，如果开始 CO_2 流量过大，可发生严重的心律紊乱。因此，建立气腹应从低流量开始，逐渐增加每分钟流量，维持腹腔内压力的稳定，术中严密监测心肺功能的变化，发现问题及时处理。

（六）血压下降，心动过速或心动过缓

由于体位改变或气腹对腹膜的牵拉作用引起。

（七）胃内容物返流

主要与腹腔充气胃内压升高有关。预防：严格控制饮食，术前置胃管。

六、术后处理

腹腔镜手术对循环的干扰可持续至术后，包括外周阻力升高和循环高动力状态，这些变化对心脏病患者有较大影响。呼吸的干扰也可持续到术后，包括高二氧化碳和低氧，所以要常规吸氧。术后另一常见问题是恶心、呕吐发生率较高，应加强预防和处理。

（一）术后疼痛

开腹手术患者主诉的疼痛主要为腹壁伤口疼痛，而腹腔镜手术后患者疼痛主要为内脏性疼痛，如胆囊切除术后有胆道痉挛性疼痛，输卵管手术后有盆腔痉挛性疼痛，肩部疼痛不适多与膈肌受牵扯有关，术后24小时内80%患者有颈肩部疼痛。二氧化碳气腹所引起的术后疼痛比氧化亚氮气腹重，腹腔残余二氧化碳加重术后疼痛，所以应尽量排气。疼痛治疗方法一般均有效，包括镇痛药、非甾类抗炎药、胸部硬膜外阻滞等。于右侧膈下腹腔内注射局麻药（0.5%利多卡因或0.125%布比卡因80ml，含肾上腺素），可防止腹腔镜下盆腔小手术术后肩痛，但对腹腔镜胆囊切除术术后肩部疼痛效果不理想。

（二）恶心、呕吐

腹腔镜手术术后恶心、呕吐的发生率较高，达40%～70%，术中应用阿片类增加其发生率，而异丙酚能减少其发生。

（李虎星）

第三节 腹部外科手术麻醉

【特点与要求】

1.麻醉前准备 麻醉前积极而适当地处理和纠正生理紊乱，改善全身营养不良，提高患者对麻醉的耐受性。

(1)纠正生理紊乱：腹部外科手术，多系腹腔内脏器质性的慢性疾病。多为久病后，并发全身营养不良、贫血、低蛋白血症及水电解质紊乱等病理生理改变。为保证手术麻醉的安全，减少术后并发症，术前应予以纠正。包括输入全血、血浆、水解蛋白和液体，改善患者的营养及全身情况。

(2)全面估计病情：腹部外科手术以急腹症多见。病情危重，必须施行的急症手术，麻醉前往往无充裕时间准备和检查。急腹症手术麻醉的危险性、意外和并发症的发生率均高于择期手术。麻醉医师应在术前有限时间内对病情作出全面估计，争取时间有重点地进行检查和治疗，选择适当的麻醉前用药和麻醉方法，以保证麻醉手术病人的生命安全和手术的顺利进行。

2.安全无痛 麻醉要镇痛完全，对生理扰乱小，对代谢、血液化学、循环和呼吸影响最小。

3.肌肉松弛 在确保病人生命安全的条件下，麻醉必须要有足够的肌肉松弛。但肌松药不能滥用，要有计划地慎重应用。

4.降低病人应激反应 要及时处理腹腔神经丛的反射——迷走神经反射。腹内手术中内脏牵拉反应显著，严重时发生逃走神经反射，不仅影响手术操作，且易导致血流动力学的改变和严重的心律失常，甚至心搏骤停。要重视术中内脏牵拉反射和神经反射的问题，积极预防和认真处理，严密观察病人的反应，如血压下降，脉搏宽大和心动过缓等。可辅助局部内脏神经封闭或应用镇痛、镇静药，以阻断神经反射和向心的手术刺激，维护神经平稳。

5.预防呕吐和反流引起的误吸 误吸是腹部手术麻醉常见的死亡原因。术前应留置胃管行胃肠减压；对胃内容物潴留病人，采取清醒插管、全麻诱导平顺等有效的预防措施，可以避免呕吐误吸和反流误吸。若发生呕吐时，应积极处理。

6.术前做好输血准备 腹腔脏器血供丰富，粘连性手术或癌肿根治性手术，术中出血较多，失血量大。采用中心静脉穿刺，术中应保证输液通畅，均匀输血，防止输液针头或导管脱出。消化道肿瘤、溃疡、食管胃底静脉曲张和胆囊等，可继发大出血，术中也有误伤大血管发生大出血的可能。如果一旦发生大出血，补充血容量不及时，或是长时间的低血压状态，易引起严重后果，甚至危及性命。麻醉前就补充血容量和细胞外液量，并做好大量输血的准备。

7.预防手术的高腹压反应 手术常使严重腹胀、大量腹水、巨大腹内肿瘤等高腹压骤然下降，而发生血流动力学及呼吸的骤然变化。应做好预防治疗，避免发生休克、缺氧和二氧化碳蓄积。

8.维持术中气道通畅 对于慢性缺氧和术中头低位的病人，应施行辅助或控制呼吸，改善肺泡通气量。防止缺氧和二氧化碳蓄积。

9.预防术后气道并发症 避免麻醉前用药过重，麻醉过深；避免区域阻滞麻醉平面过宽、过广；避免肌松药用量过大等，否则导致术后长时间的呼吸抑制。忌辅助镇痛、镇静药量过大、用药种类过多，以防引起术后苏醒延长等。患者因术后刀口疼痛、麻醉因素等原因，咳嗽反射弱，分泌物阻塞，易造成感染的机会。在术中不能发现的反流误吸，也可导致术后吸入性肺炎或肺不张等严重后果。术后要采取麻醉术后镇痛措施，经常协助患者翻身、咳嗽和练习深呼吸运动。

10.重视胆道外科麻醉　胆道疾病是腹部外科最多的手术之一。往往伴有反反复复的感染、梗阻性黄疸和肝功能损害。麻醉中要注意肝功的维护、纠正凝血机制的紊乱、肾功能的保护及术中胆-心反射，或迷走-迷走神经反射的防治。

【麻醉前用药】

颠茄类药物绝不可缺，镇痛药和镇静药常需应用。

【麻醉选择】

1.连续硬膜外麻醉　是目前腹部手术最常用的麻醉方法之一。

(1)优点：①痛觉阻滞完善；②腹部肌松满意；③对生理扰乱小、呈节段性阻滞，麻醉范围局限在手术野范围，对呼吸、循环、肝、肾功能影响小；④因能阻滞部分交感神经，可使肠管收缩、塌陷，手术野显露较好；⑤麻醉作用不受手术时间的限制，分次按时间追加药，使手术长时间内持续不间断进行；⑥术后并发症少，恢复快，不需特殊护理。导管还可用于术后止痛等。

(2)缺点：肌松比全麻要差，内脏牵拉反应存在，并需要术中辅助用药解决为其缺点。然而仍为较理想的麻醉方法。

2.全麻　全身麻醉在腹部手术的应用日益增多。凡不适宜选用硬膜外麻醉，或手术有特殊要求者，或患者过于紧张而不合作者，或主动要求全麻者，可选全麻。如全胃切除，高位选择性迷走神经切断术、胸腹联合切口手术(肝右半切除及巨脾切除)及休克患者手术等，适宜选用全身麻醉。选快速诱导或清醒插管。以丙泊酚静脉复合麻醉、NAL复合麻醉、或静吸复合麻醉等维持。辅助肌松药，效果满意。具有易控制、麻药用量少、安全范围大、术后苏醒快等优点。但是，全麻对生理扰乱大，术后恢复期需特护，价钱昂贵及术后并发症的发生仍为其不足。

3.腰麻硬膜外联合麻醉　适用于下腹部及肛门、会阴手术。麻醉效果好，肌松满意，肠管塌陷，手术野显露清楚。麻醉维持时间不受限，术后患者头痛及尿潴留等并发症少，有待观察。

4.全麻加硬膜外麻醉　上腹部及危重患者手术使用全麻加硬膜外麻醉，可抑制手术引起的应激反应，安全平稳，麻醉效果更可靠。先行硬膜外穿刺注药、置管后再行气管内插管全麻。

【常见手术麻醉】

1.阑尾切除术　阑尾切除术麻醉为腹部外科最常见的小手术，但无小麻醉。

(1)麻醉选择：成人手术选硬膜外麻醉、腰麻硬膜外联合麻醉。硬膜外麻醉经胸$_{12}$～腰$_{1}$椎间隙穿刺。腰硬膜外联合麻醉选腰$_{1\sim2}$或腰$_{2\sim3}$椎间隙穿刺。

(2)小儿患者：小儿手术选基础麻醉加局麻，或基础麻醉加硬膜外麻醉，或恩氟烷等吸入(开放或半开放)麻醉，或氯胺酮静脉复合全麻。

(3)病情复杂患者：肥胖、估计病情复杂、手术困难时，如阑尾异位、阑尾粘连严重、阑尾穿孔形成腹膜炎或阑尾周围脓肿等，宜选硬膜外麻醉或全麻。

2.疝修补术　优选硬膜外麻醉、腰硬膜外联合，也很少出现术后并发症。小儿疝修补术以基础麻醉加局麻为常用。个别患者选用静脉复合全麻。硬膜外选胸$_{12}$～腰$_{1}$穿刺。

3.胃及十二指肠手术

(1)连续硬膜外麻醉：安全、有效、简便，为首选麻醉方法之一。硬膜外麻醉可经胸$_{8\sim9}$或胸$_{9\sim10}$椎间隙穿刺，向头侧置管，阻滞平面以胸$_{4}$～腰$_{1}$为宜。麻醉中应严格控制阻滞平面，并观察呼吸的变化。为消除内脏牵拉反应，进腹腔前，静注哌替啶及氟哌利多合剂0.25～0.5ml，或氟芬合剂0.25～0.5ml，辅助。

(2)全麻：全胃或未定形的剖腹探查术选用。快速诱导或急症饱胃者清醒插管后，辅助肌松药。手术可在浅全麻下进行。注意呼吸、循环及尿量的变化，维护水电解质、酸碱平衡。

4.胆囊及胆道手术　为腹部外科手术麻醉中最常遇到的，因病人为迷走神经紧张型，应足够重视。

(1)麻醉选择：常选用连续硬膜外麻醉或气管内全麻。

(2)麻醉前准备：使患者各器官功能处于最佳状态。

①详细了解心、肺、肝、肾功能。对并发的高血压、冠心病、肺部感染、肝功能损害及糖尿病等应先进行内科治疗。

②心脏情况术前要详细了解和重点检查。心绞痛与胆绞痛易混淆，两者往往同时存在，因合并心绞痛时，病死率高。

③多伴有反复感染，麻醉前要给予抗感染、利胆和保肝治疗，合并严重肝功能不全时，其手术死亡率相应增高。

④阻塞性黄疸可导致胆盐、胆固醇代谢异常，维生素K吸收障碍，致使维生素K参与合成的凝血因子减少，发生出凝血异常，凝血酶原时间延长。麻醉前常规用维生素K_1治疗，使凝血酶原时间恢复正常。若凝血酶原不能恢复正常，提示肝功能严重损害，手术应延期。加强术前保肝治疗，尽量使肝功能改善后，再行手术。

⑤血清胆红素升高者或黄疸指数高达100U以上者，多为阻塞性黄疸，术后肝肾综合征的发生率较高，术前宜先加强保肝治疗，行经皮胆囊引流，使黄疸指数降至50U以下，或待黄疸消退后再手术。术中、术后应加强肝肾功能维护，预防肝肾综合征发生。

⑥防治迷走神经反射。胆囊及胆道反复发炎的刺激，特别是阻塞性黄疸患者，受胆色素、胆酸的刺激，自主神经功能失平衡，迷走神经紧张性增高，心动过缓。加之手术操作的刺激，表现为牵拉痛、反射性冠状动脉痉挛，心肌缺血，心律失常和低血压，易发生胆-心反射和迷走-迷走神经反射而致心搏骤停。麻醉前常规肌注阿托品以预防。

⑦纠正生理及水电解质紊乱。此类患者常有水、电解质、酸碱平衡紊乱、营养不良、贫血、低蛋白血症等继发性改变，麻醉前均应全面纠正，然后手术麻醉。

(3)硬膜外麻醉穿刺间隙。经胸$_{8\sim9}$或胸$_{9\sim10}$椎间隙穿刺，向头侧置管，阻滞平面控制在胸$_{4\sim12}$。为预防迷走神经反射，麻醉时应采取预防措施。①入腹腔前，静注哌替啶50mg加氟哌利多2.5mg，或氟芬合剂2ml静注，以减轻牵拉反应和应激性；②入腹腔前应加深麻醉；③入腹腔后，对肝、十二指肠韧带或腹腔神经丛等部位用局麻药封闭；④必要时，术中应用阿托品对抗心动过缓；⑤吸氧；⑥当血压剧降时，暂停手术，待病情好转，血压回升后继续施行手术。

（4）保肝：麻醉中应避免低血压，注意保肝治疗。当手术开始后即适当加快输液，术中及时补充血容量，血压不回升或呈“拉锯战”而波动过大时，应用升压药稳定血压，使收缩压维持在90mmHg以上。胆道探查术者应逾量输血。

（5）用抗纤溶药物：术中如果有异常出血，应立即检查纤维蛋白原、血小板，并给予抗纤溶药物或纤维蛋白原等处理。

（6）禁用损肝药物：术中对肝功损害者，应多输糖、维生素，少用治疗药物。特别是对肝肾有损害者，对通过肝肾排泄的药物要禁用、少用。禁忌用吗啡及吸入麻醉药，如氟烷等。

（7）麻药量个体差异大：年老、体弱和肝功能差等患者，麻药量要小，用成人量的1/2～1/3。要防止缺氧，充分吸氧。肥胖者逐年增多，麻醉选择与处理的难度也更复杂。

（8）监测：麻醉中连续监测血压、脉搏、呼吸和心电图、尿量、尿比重等。

（9）送ICU监测治疗：危重患者及感染性休克患者，送麻醉恢复室及ICU监测治疗：持续监测血压、脉搏、呼吸和心电图等，直到病情稳定；监测尿量及尿比重；保肝保肾治疗，预防肝肾综合征；持续鼻腔导管吸氧，并行血气分析检验，根据检查结果给予调整治疗；记录出入量，及时输液，保证水电解质及酸碱平衡；预防肺部并发症等。

5.脾切除术　脾切除术麻醉在腹部外科麻醉占有一定比例，尤其在腹部创伤急症手术麻醉中占50％。

（1）连续硬膜外麻醉：对于无明显出血倾向及出凝血时间、凝血酶原时间已恢复正常者，选连续硬膜外麻醉最佳。经胸$_{8\sim9}$或胸$_{9\sim10}$椎间隙穿刺，向头侧置管。麻醉操作要轻柔，避免硬膜外间隙出血，但要防止血压波动，防止脾功能亢进者术中肝昏迷的发生。凡有明显出血者，应弃用硬膜外麻醉。

（2）全麻：巨脾切除、周围广泛粘连者、脾脏位置深、肝功能严重损害、病史长、体质差或病情危重的患者，有明显出血者选用全麻。有的必须采用腹胸联合切口才能完成手术，必须用全麻。可根据肝损害的情况，选用静脉复合或静吸复合麻醉，并用肌松药，控制呼吸，注意预防术后肝昏迷。气管内插管操作要轻柔，防止口咽腔黏膜损伤导致血肿或出血。

（3）针麻和局麻：均不能达到良好肌松的目的，术野暴露困难，仅用于极个别重度休克和衰竭患者。

（4）麻醉要求：必须有良好的肌松，全麻时并用肌松药，肌松当无问题。硬膜外用药选用2％利多卡因，剂量要适当增大，或用0.75％～1％耐乐品；并辅助镇痛、镇静药物，使手术野暴露满意。

（5）麻醉处理的难度：主要是决定于脾周围粘连的严重程度，游离和搬动脾脏、结扎脾蒂等操作动作刺激性较大。应适当加深麻醉，做好防治内脏牵拉反应的准备。

（6）肝功能损害者：麻醉前用药要轻，免用对肝脏有损害的药物，尽量避免用吸入麻醉药物。

（7）避免低血压：麻醉中预防失血性休克是麻醉医师的一项主要职责。脾切除术中易出血的原因：①脾功能亢进、血小板减少，正常凝血功能遭到破坏，患者已有贫血；或术前已反复合并上消化道出血，对失血的耐受力差。②脾脏周围广泛粘连，和肝脏粘连，并建立起丰富的侧支循环，手术分离脾脏周围时渗血增多，强行分离易撕脱肝脏表面或撕破大静脉，发生意外大出血。③巨大脾脏切除术后,脾内含血 400～1000ml。术中应及时补充失血,保证输液、输血通畅,必要时静脉切开或深静脉穿刺,保证紧急时的快速大量输血。即使切除脾脏前已输 600～1000ml 全血,但仍不能保证不发生出血性休克。已有慢性失血的患者,如发生急性大出血,所出现的休克常常是极为严重和顽固的,血压长时间测不到,十分危险,必须紧急抢救处理。包括停止麻醉和手术、加压输血或成分输血、使用升压药、纠正酸中毒及使用巴曲酶(立止血)等止血药等抗休克措施。

(8)全麻插管时对口腔、气管内黏膜要妥善保护,以防损伤出血和血肿形成。一旦出血不止时,可成分输血,辅助静脉注射止血药和激素。术前长期服用激素的患者,术中继续给予激素维持量,以防止肾上腺皮质功能急性代偿不全。

(9)如为外伤性脾破裂,手术很紧迫,应立即大量输血,迅速补充血容量,争取尽早做脾切除术。麻醉的选择同休克患者。必要时行动脉输血。手术一旦进入腹腔,即尽快用止血钳夹住脾蒂,使出血减少,血压可回升到正常值。当血压不回升时,注意有无漏诊其他器官并存损伤,避免发生意外。

(10)脾切除时,可做脾血回收,自身回输,以减少输入过多的库存血,并节约血源。脾脏切除前应做好收集脾血回输的准备工作。

(11)改善全身状况:脾肿大、脾功能亢进、贫血、肝功能损害,黄疸和腹水等病理生理的改变,使患者对麻醉手术的耐受能力显著降低。术前应充分纠正贫血、放腹水、保肝、输血或血浆,改善特别差的全身状况。待贫血基本纠正,肝功能改善,出凝血时间和凝血酶原时间基本恢复正常后再行手术。

(12)粒细胞缺乏症者:患此症者常有反复感染史,术前应积极治疗。

(13)术前输血准备:术前要做好输血准备工作。

(14)麻醉后注意事项:在严密监测血压、脉搏、呼吸和血红蛋白的同时,凡硬膜外麻醉后,应观察预防硬膜外血肿的发生。预防内出血及广泛大量渗血、继续补充血容量。已用激素者,应继续给予激素维持量。

6.门脉高压症手术　门脉高压及肝硬化可直接或间接损害肝脏功能,手术麻醉的选择与处理应引起重视。

(1)特点:门脉高压症是指门静脉的压力因各种病因而高于 25cmH_2O(2.45kPa)时,表现出一系列症状的病理变化。其特点为:①肝硬化或肝损害;②高动力型血流动力学改变,容量负荷与心脏负荷增加,动、静脉血氧分压差降低,肺内动、静脉短路和门、肺静脉间分流;③出凝血功能改变,有出血倾向和凝血障碍;④低蛋白血症;⑤脾功能亢进;⑥电解质紊乱,钠和水潴留,低钾血症;⑦氮质血症、少尿、稀释性低钠、代谢性酸中毒和肝肾综合征等。

(2)麻醉前准备:门脉高压症病人手术前应认真做好准备。

①判断门脉高压症麻醉危险性的指标。黄疸指数＞40U;血清胆红素＞20.5μmol/L;血浆总蛋白量＜25g/L;A/G＜0.8;GPT、GOT＞100U;溴磺酞钠(BSP)潴留试验＞15%;吲哚氰氯(ICG)消失率＜0.08。糖耐量曲线如＞60 值者,提示肝细胞储备力明显下降,麻醉手术死亡率极高。要做好麻醉前危险性评估。

②麻醉前治疗。因门脉高压症多有不同程度的肝损害,麻醉前应重点做好改善肝功能、出

血倾向及全身状态的准备。

③高糖高热量、高维生素、高蛋白及低脂肪饮食，总热量应为125.6～146.5kJ/kg。必要时可静输葡萄糖胰岛素溶液。静注0.18g/(kg·d)蛋白氨基酸，脂肪＜50g/d；每日肌注或口服维生素B_6 50～100mg；维生素B_{12} 50～100μg；复合维生素B_6～12片口服，或4mg肌注；维生素C_3 g，肌注。

④维生素K_1肌注，或输新鲜血或血浆，以纠正出、凝血时间和凝血酶原时间，提高肝细胞合成的凝血第Ⅴ因子功能。

⑤伴有大量腹水者，说明肝损害严重。腹水直接影响呼吸、循环和肾功能，应采取补充白蛋白，利尿，补钾，限水和麻醉前多次、少量放腹水等措施。禁止一次大量放腹水。

⑥水电解质、酸碱平衡紊乱者，麻醉前应逐步得到纠正。

(3)麻醉选择与处理：根据肝功能损害的程度，选用最小有效剂量的麻药，使血压＞85mmHg。具体处理如下。

①麻醉前用药：阿托品0.5mg，或东莨菪碱0.3mg；镇静药，咪达唑仑5～10mg，其他镇静镇痛药减量或免用。

②硬膜外阻滞：经胸$_{8\sim9}$或胸$_{9\sim10}$。椎间隙穿刺。辅助用药以氟芬合剂为好。

③全麻：诱导用氯胺酮加咪达唑仑加琥珀胆碱静注后快速插管。或氟芬合剂加琥珀胆碱静注，快速插管。麻醉维持用氯胺酮、咪达唑仑、泮库溴铵静脉复合麻醉；或氟芬合剂、泮库溴铵静脉复合麻醉；或在上两种方法中吸入氧化亚氮和氧1∶1；或复合少量吸入恩氟烷或异氟烷等。

④禁忌使用：巴比妥类药、吗啡类药、箭毒、局麻药等。

⑤维持有效的血容量：术中连续监测血压、脉搏、呼吸、中心静脉压、尿量等，维持出入量平衡，等量输液，避免血容量过多或不足。预防低血压和右心功能不全、维护肾功能。要限钠输入，避免肺水肿和加重肝功能、肾功能损害。监测血气和电解质，测定血浆和尿渗透浓度，以指导纠正水、电解质紊乱和酸碱失衡。

⑥补充白蛋白：使白蛋白＞25g/L，以维持血浆渗透压和预防间质水肿。

⑦维持血氧输送能力：使血细胞比容保持在30%左右；对贫血者可输浓缩红细胞。

⑧补充凝血因子：麻醉前有出血倾向的病人，输用新鲜血或血小板。缺乏维生素K合成的凝血因子者，应输新鲜血浆。术中一旦发生异常出血，应立即检查各项凝血功能，对病因行针对性处理。

⑨输血：以全血为佳。适量给予血浆代用品。注意补充细胞外液，纠正代谢性酸中毒。充分给氧和及时补钙。

⑩麻醉止痛完善，避免应激反应。

7.类癌综合征麻醉　类癌肿瘤源于肠嗜铬细胞的增生。肿瘤好发于阑尾、直肠、小肠和支气管。约有5%的类癌肿瘤发展为恶性类癌综合征。此类手术麻醉虽然少见，但应根据其因色胺酸代谢紊乱，分泌5-HT、缓激肽、组胺等造成病人在麻醉中易使神经节阻滞药作用增强，致血压下降、支气管痉挛、高血糖，5-HT使中枢产生抑制，使麻醉苏醒延迟等病理特点以及手术部位和手术对麻醉的要求做好麻醉选择。手术目的是解除肠梗阻、切除原发肿瘤和(或)部分肝转移灶、结扎肝动脉或置换三尖瓣和(或)肺动脉瓣。

(1)麻醉前准备:对怀疑类癌综合征的病人,应重点检查,全面估价。对症治疗。

①麻醉前用5-HT拮抗药左美丙嗪、缓激肽拮抗药抑肽酶及皮质类固醇等进行试探性治疗,找出敏感有效药物,以供麻醉处理时参考。

②改善全身状况及营养不良,纠正水电解质失衡。术前禁用含大量色胺酸的饮料和食物(如茶、酒、脂肪及某些蔬菜)。

③麻醉前用药要重,以保持病人镇静,防止交感-肾上腺系统兴奋。

(2)麻醉选择及管理

①全麻:神经安定药,咪达唑仑和泮库溴铵静脉诱导,气管内插管。以氟芬、咪达唑仑和泮库溴铵维持麻醉。充分供氧,维持气道通畅,预防支气管痉挛,可立即施行辅助呼吸。

②局麻、神经阻滞、脊麻和硬膜外等区域麻醉会引起类癌综合征病人症状发作,不宜选用。

③吗啡、氟烷、硫喷妥钠、右旋糖酐、多黏菌素E,可促使5-HT增加,禁用。

④琥珀胆碱可增高膜内压,筒箭毒碱可诱发病人血压波动和支气管痉挛,应慎用。

⑤麻醉力求平稳,诱导期避免应激反应和儿茶酚胺释放等因素,要控制适当的麻醉深度,要尽量避免导致血压下降和呼吸抑制的各种因素。

⑥严密监测,一旦发生严重低血压或发作性心动过速与高血压的心血管衰竭时,是缓激肽危象的表现。应禁用儿茶酚胺类药,因其可增加缓激肽的合成,可使低血压更加严重;必要时选用甲氧胺、间羟胺或加压素等升压药升压;要选用5-HT、缓激肽和组胺的拮抗药及激素;补足有效血循环容量,纠正水电解质及酸碱失衡,对并存心肌、心瓣膜损害的类癌病人,应防止右心负荷增加的因素,正确掌握输血、输液的速度和总量,监测尿量,预防心力衰竭。手术操作挤压肿瘤、变动体位、缺氧和二氧化碳蓄积、低血压等因素都会促使类癌的活性物质5-HT、缓激肽的分泌增加,诱发综合征发作,应注意预防和处理。故抗介质活性药物直用到手术切除肿瘤。手术探查肿瘤时,静注善得定10～20μg,4～5min达血浆峰值,后维持输注,450μg/d。

8.肝叶切除术

(1)硬膜外麻醉:用于左肝叶切除。经胸$_{8\sim9}$或胸$_{9\sim10}$椎间隙穿刺,向头侧置管,严格控制阻滞平面,以防止低血压和缺氧对肝功能的损害。

(2)全麻:右肝叶切除时选用,麻醉药及处理都应注意对肝的保护。

(3)麻醉前准备:重视纠正贫血和低蛋白血症。加强保肝治疗,提高对麻醉、手术和失血的耐受性及抗感染能力。充分做好输血和抗休克的准备。

(4)选择对肝影响小的药物:麻醉中禁止用对肝脏有害的药物,尽量减低镇痛药及全麻药对肝脏的影响。

(5)加强肝脏保护:选用局部低温保护法,以减少出血和对肝脏的保护,具体方法是在肝周围放置小盐水冰袋或用冰盐水冲洗。

(6)肝包囊虫病手术:要尽量避免包囊虫壁破裂,包囊虫液刺激腹膜后,可引起过敏性休克。其他详见肝病病人手术麻醉部分。

9.胰腺手术　麻醉处理较为特殊,麻醉选择应考虑以下几点。

(1)硬膜外麻醉:循环呼吸功能稳定者,可选用连续硬膜外麻醉,穿刺间隙选胸$_{8\sim9}$和胸$_{9\sim10}$，向头侧置管。

(2)全麻：选用对心血管系统和肝肾功能无损害的麻醉药。

(3)急性坏死性胰腺炎的麻醉：起病急骤、最主要的症状是腹痛，循环呼吸功能还好者，一般选硬膜外麻醉，有休克者选全麻；选用的全麻药不影响呼吸、心血管和肝肾功能；麻醉中注意补充血容量，纠正水电紊乱；输注多巴胺，尽快纠正低血压；在抗休克同时，尽快实施麻醉和手术，清除坏死组织；术中补钙；避免缺氧、缺血，注意心肌抑制和循环衰竭发生，必要时静注毛花苷C(西地兰)0.2～0.4mg；注意呼吸的变化，预防诱发间质性水肿，使呼吸功能减退，甚至发生急性呼吸窘迫综合征(ARDS)。同时警惕肾功能衰竭，对少尿、无尿等经快速输液无效时，用利尿药利尿。

(4)胰腺癌切除术的麻醉处理：胰腺癌是极度恶性肿瘤之一。手术切除是胰腺癌的唯一疗法。麻醉选择仍以连续硬膜外常用。个别情况太差，恶病质和特殊要求时选全麻。术式是行广泛癌肿切除。胰腺头部癌的手术范围更广，包括切除胰腺头部、胃幽门前部、十二指肠的全部、胆总管下段和附近淋巴结，再将胆总管、胰管和胃分别与空肠吻合。是腹部外科最大的手术之一，手术时间长，手术创伤刺激大，麻醉前准备要充分。根据病史、体检和各种检查结果，进行麻醉前评估；改善全身状况和营养不良，纠正水电解质失衡；纠正贫血、低血糖，适量补糖；必要时输新鲜血或血浆；有出血倾向者，给予维生素K等止血药；麻醉前选用颠茄类药物、镇痛药及咪达唑仑；麻醉中注意保肝，保证镇痛完善，避免应激反应。切除肿瘤前输液以补糖为主；一旦切除肿瘤及时终止输糖液，改换输乳酸钠林格液和生理盐水。根据血糖水平，适量补胰岛素、氯化钾等，防止高血糖代谢性酸中毒，而加重脑损害。

10.*直肠癌手术*　一般行直肠癌根治手术，经腹会阴联合切口，手术取截石位，选用连续硬膜外麻醉。采用一点穿刺法时，经胸$_{12}$～腰$_1$椎间隙穿刺，向头侧置管。腹部先进行手术操作，将乙状结肠、直肠游离完后，再行会阴部手术操作。阻滞平面充分、简便、阻滞效果满意。术中适当加用辅助用药以消除内脏牵拉反应。在麻醉效果满足手术要求的情况下，注意尽量减少局麻药用量，避免过宽、过广阻滞平面对循环的扰乱。也宜用两点穿刺双管法连续硬膜外麻醉。一点取胸$_{11\sim12}$或胸$_{12}$～腰$_1$椎间隙穿刺，向头侧置管；另一点取腰$_{3\sim4}$椎间隙穿刺，向尾侧置管，更能保证满意的麻醉效果。但要注意药物逾量及阻滞平面过宽对呼吸、循环的影响。先经低位管给药以阻滞骶神经，再经高位管给药，使阻滞达胸$_6$～骶$_4$，加适量辅助药以控制内脏牵拉反应，麻醉可满足手术的要求。采用腰硬膜外联合麻醉，效果好，小剂量腰麻药可迅速获得完全的、持续时间较长的腰骶神经阻滞，硬膜外给药满足较长持续手术的要求。先于胸$_{11\sim12}$连续硬膜外穿刺置管，再于腰$_{3\sim4}$行腰穿，注入布比卡因7.5～10mg；平卧后根据麻醉平面要求，向硬膜外腔注入2%利多卡因3～5ml，作为腰麻的补充。也可选腰$_{2\sim3}$椎间隙腰硬联合(CSEA)穿刺，注入0.5%布比卡因2ml后，置入硬膜外导管，术中必要时注入2%利多卡因，是直肠癌根治术有效的麻醉方法。病人情况差时，选用气管内插管，静脉复合全麻或静脉吸入全麻，可充分供氧，维持气道通畅，便于意外情况发生后的抢救。麻醉管理如下。

(1)预防休克：手术部位在盆腔内，位置深，手术时间长，出血多，手术创伤对神经刺激性大，易发生出血性及反射性休克。

(2)维持呼吸循环稳定：手术范围广，分腹部和会阴两手术组同时操作，组织损伤严重。麻醉中应注意体位改变对呼吸循环的影响。常规面罩给氧,并应注意维护呼吸通气量。加强监测,维护呼吸循环功能的平稳。

(3)预防低血压:术前纠正贫血和血容量不足。必要时术前要适当输血,恢复正常血容量,以增强病人对失血的耐受力。取截石位体位时避免因搬动患者体位引起的循环紊乱。术中及时充分补足失血。如果在进行腹内手术操作中未能使血容量得到充分补充,当行会阴部手术操作时,出血将会更多,会引起十分严重的低血压。术中出血要随时根据出血量,给予补偿。因有发生意外大出血的可能,要做好大量快速输血的准备。当直肠与骶骨粘连被强行分离时,易误伤骶前静脉丛。损伤一旦发生,止血相当困难。当止血效果仍不佳时,可将压迫纱布垫留置在直肠后间隙,暂时作为压迫止血的用物。缝合盆腔腹膜,关腹后可达到止血目的。将纱垫经会阴伤口引出一角,也可起到引流作用,当停止出血后,48～72h逐渐拉出。待病人生命体征稳定后送回病房或ICU监测治疗。麻醉科医师向医师及值班护士交代清楚病情后方可离去。

11.结肠及肠道手术　肠道手术可首选连续硬膜外麻醉。右半结肠切除术可选胸$_{10\sim11}$或胸$_{11\sim12}$椎间隙穿刺,向头侧置管,平面控制在胸$_6$～腰$_2$为宜。左半结肠手术可选胸$_{12}$～腰$_1$椎间隙穿刺,向头侧置管,阻滞平面需达胸$_6$～骶$_4$。空肠或回肠手术选胸$_{11\sim12}$椎间隙穿刺,向头侧置管。进腹手术探查前可静注哌替啶50mg和氟哌利多2.5～5mg,以减轻内脏牵拉反应。休克病人或身体情况差者,或手术范围过于广泛者选用全麻。选用肌松药,控制呼吸。麻醉维持在浅麻醉下,维持血压平稳,保持气道通畅。用琥珀胆碱时,应注意与链霉素、新霉素、卡那霉素或多黏菌素等抗生素的协同作用,引起的呼吸延迟恢复等不良反应。麻醉前肠道准备除服用抗生素外,常需多次清洁灌肠。故应注意血容量和血钾的变化,以防低血压和心律失常等意外发生。术中加强监测,尤应监测心电图。

(程　俊)

第六章　神经系统麻醉

第一节　神经系统监测

一、颅内压监测

（一）适应证

急性颅脑创伤、脑血管意外、颅内肿瘤及其他脑功能受损的疾病需要监测颅内压，指导临床治疗者。

（二）有创颅内压监测

1.操作方法　根据传感器放置位置的不同，可将颅内压监测分为脑室内、脑实质内、硬膜下和硬膜外测压。其准确性和可行性依次为脑室内导管＞脑实质内光纤传感器＞硬膜下传感器＞硬膜外传感器。

(1)脑室内压力监测：是目前测量颅内压的金标准。它能准确地测定颅内压与波形，便于调零与校准，可行脑脊液引流，便于取脑脊液化验与脑内注射药物，安装技术较简单。无菌条件下，选右侧脑室前角穿刺，于发际后 2cm（或眉弓上 9cm）、中线旁 2.5cm 处颅骨钻孔，穿刺方向垂直于两外耳道连线，深度一般为 4～7cm，置入内径～1.5mm 的塑胶导管，将导管置入侧脑室前角，导管的颅外端与传感器及监测仪相连接。将传感器固定，并保持在室间孔水平。如选用光导纤维传感器需预先调零，持续监测不会发生零点漂移。如选用液压传感器，则监测过程中应及时调整零点。适用于有脑室梗阻和需要引流脑脊液的患者。缺点：易引起颅内感染、颅内出血、脑脊液漏、脑组织损伤等并发症；脑室受压、塌陷变小时置管困难；脑室消失时不能通过脑脊液间接测压。

(2)脑实质测压：是目前国外使用较多的一种颅内压监测方法。操作方便，技术要求不高。在额区颅骨钻孔，将光纤探头插入脑实质（非优势半球额叶）内 2～3cm 即可。优点：测压准确，不易发生零点漂移；创伤小、操作简便；容易固定；颅内感染发生率低。缺点：创伤稍大；拔出后不能重新放回原处；价格较昂贵。

(3)硬脑膜下（或蛛网膜下隙）：压力监测（亦称脑表面液压监测）

用于开颅术中，将微型传感器置于蛛网膜表面或蛛网膜下隙，可对术中和术后患者进行颅内压监侧。因为没有硬脑膜的张力和减幅作用，测量结果比硬膜外法更可靠。优点：颅内压测定准确，误差小。缺点：传感器置入过程复杂；置入时间一般不超过1周；易引起颅内感染、脑脊液漏、脑组织损伤、颅内出血等并发症。

(4)硬脑膜外压力监测：于颅骨钻孔或开颅术中，将光纤传感器或电子传感器置于硬脑膜与颅骨之间，紧贴硬脑膜。硬脑膜外压力比脑室内压力高2～3mmHg。优点：能保持硬脑膜的完整性，减少颅内感染、出血等并发症；监测时间较长；不必担心导管堵塞；患者活动不影响测压，监测期间易于管理。缺点：由于硬脑膜的影响有时不够敏感，影响监测的准确性；光纤传感器价格昂贵。

2.临床意义

(1)颅内压分级参见表6-1-1。

表 6-1-1 颅内压分级

分级	颅内压
正常	5～15mmHg (0.67～2.00kPa)
轻度增高	15～ 20mmHg(2.00～2.67kPa)
中度增高	20～ 40mmHg(20mmHg 为需要降低颅内压的临界值)
重度增高	＞40mmHg (5.33kPa)

(2)颅内压监测波形分析监测颅内压的同时可记录到相应的波形，有A、B、C三种类型。根据波形的变化可以了解颅内压增高的程度和特性。

1)A波(高原波)：为颅内压增高特有的病理波型，即颅内压突然升至50～100mmHg，持续5～20min。后骤然下降至原水平或更低，可间隔数分钟至数小时不等反复出现，也可间隔相同时间反复出现。提示颅腔的代偿功能濒于衰竭。此种波型除见于脑水肿外，还可见于脑血管麻痹、颅内静脉回流障碍。反复的A型波发作提示脑干压迫和扭曲严重，脑血液循环障碍，部分脑组织出现“不再灌流”现象，脑功能发生不可逆的损害。

2)B波：为振荡波中较多见的一种，呈较恒定的节律性振荡，没有其他波夹杂其间，颅内压可高达20～30mmHg，振幅＞5mmHg，每分钟0.5～2次，颅内压上升呈较缓的坡度，而下降则较陡峭，顶端多呈明显尖峰，亦多发生于晚间与睡眠时。“斜坡波”为B波的变异，可见于脑积水的患者。

B波的发生常与周期性的呼吸变化而改变的$PaCO_2$有关。因此B波的发生也与脑血容量的增减有关。上升支开始时呼吸较慢，而后逐渐加快，下降支呼吸也较快，当呼吸节律快到足以使$PaCO_2$下降时，则脑血管收缩，颅内压迅速下降。

3)C波：正常或接近正常压力波型，压力曲线较平坦，存在与呼吸、心跳相一致的小的起伏。呼吸运动时胸腔内压力影响上腔静脉回流，导致静脉压力变化，脑血容量发生变化，颅内压亦随之波动，波幅为5～10mmHg。由于心脏的每一次搏出引起动脉扩张，因而颅内压亦随心跳波动，波幅为2～4mmHg。

(三)无创颅内压监测

1.经颅多普勒(TCD)　TCD搏动指数(PI)与颅内压(ICP)水平密切相关，临床上可用

TCD 观察脑血流动力学变化，从而间接监测 ICP，可用于评价药物对 ICP 的治疗作用。

（1）优点：技术操作方便、无创、快速、可重复，能床旁监测；能反映脑血流动态变化；可观察 ICP 增高时脑血管自动调节功能的变化，提示临床积极治疗的时机。

（2）缺点：TCD 测量的是流速而非流量指标，当脑血管舒缩受多种因素（$PaCO_2$.PaO_2、pH、血压、脑血管的自身调节）影响时，ICP 和脑血流速度的关系会发生变化，用 TCD 准确算出 ICP 有一定困难；TCD 表现血流速度增加时，须鉴别是脑血管痉挛还是脑功能损伤后脑过度灌注。

2.视网膜静脉压　在正常情况下，由于视网膜静脉经视神经基底部回流到海绵窦，视网膜中央静脉压≥ICP。ICP 影响视网膜静脉压的部位为视神经基底鞘部。ICP 增高将导致视盘水肿和视网膜静脉搏动消失。视网膜静脉压测定为瞬间测定 ICP 提供了方便，可以容易地重复测定，使用范围较广，但不适合长期持续监测。

（四）并发症

1.感染　监测过程中应始终注意无菌操作，一般监测 3～4 天为宜。监测时间长，感染的机会也增多。轻者为伤口感染，重者可发生脑膜炎、脑室炎和脑脓肿等。

2.颅内出血　虽然其发生率较低（0.2%～1.4%），但却为 ICP 监测中的严重致命性并发症。其发生率与监测方法直接相关。与脑实质内监测装置相比，脑室内监测装置更易发生出血并发症。另外，颅内出血亦与凝血机制障碍或监测系统安置中的多次穿刺有关。

预防：在安置 ICP 监测系统前，应纠正存在的凝血功能异常。在安装技术方面，应避免反复穿刺，并应防止 CSF 引流过快或将 ICP 降至不合理的低水平。在进行 CSF 引流的清醒患者，防止其随意变动 CSF 引流系统的状态极为重要。

3.医源性颅内高压　由于颅内容量增加所致的意外性 ICP 增高是应用脑室穿刺和空心螺栓时的潜在并发症，通常发生在技术失误的情况下。因此在 ICP 监测中，应仔细标记监测系统的每一根管道，并严格按照操作规程处理。输液系统不能与 ICP 监测系统相连接，以防止其意外性开放而将液体输入颅内。

4.脑实质损伤　主要由穿刺方向失误或监测装置放置过深引起，最常发生在脑室穿刺患者。脑室穿刺方向不当常可损伤尾核、内囊或丘脑前部的神经核群；监测装置放入过深，常损伤下丘脑。

（五）注意事项

1.调零　ICP 监测系统的组成包括光导纤维及颅内压力换能系统或外部充液换能系统。颅内换能 ICP 监测系统常将换能器置于 ICP 导管内，因而无需调零；而外部充液换能系统，因换能器位于颅外，需要将液体充满导管，并需将换能器固定在正确的位置以便调零。外部传感器正确的调零位置应与颅内导管或螺栓的尖端相对应。硬膜外/下螺栓对应于颅外传感器；脑室内导管的外部传感器的体表标志应对应室间孔位置，建议以耳尖和外眦的假想连线中点为零参照点的位置。

2.测定数据失真

（1）基线漂移或结果失真：此类问题常发生在电子传感器或其相应的连接系统，如脑室穿刺套管针或硬膜外/下 Richmond 螺栓的连接管出现轻微渗漏。光纤导管 ICP 监测系统的基线漂移不应超过 1mmHg/d,而且基线趋于向压力升高方向漂移,如果确信光纤导管的读数存在错误,应立即拔除并在无菌状态下更换另一新的导管。

(2)信号消失:监测系统导管中液体阻尼增加可使 ICP 信号消失。阻尼增加的原因有:①导管系统中存有气泡;②脑室导管或空心螺栓出现阻塞或漏液;③光纤导管损坏等。

3.引流过度 行控制性持续性闭式引流术时,压力控制在 15～20mmHg 很重要,不能将颅内压过度降低,否则会引起脑室塌陷。

4.非颅内因素 应避免非颅内情况而引起的颅内压增高,如呼吸道不通畅、躁动、体位不正、高热等。

二、经颅多普勒脑血流监测

(一)适应证

1.危重患者的脑血流动力学监测。

2.对脑血管意外、脑外伤等危重患者进行长时间监护,以发现脑血管痉挛、脑血流减少、颅内高压和颅内循环停止。

3.脑死亡 经颅多普勒脑血流监测(TCD)是诊断脑循环停止的一个高度特异性的无创性辅助检查。脑循环停止的 TCD 特征性表现为颅内动脉、颈内动脉颅外段、椎动脉颅外段、眼动脉、颈总动脉呈振荡血流或无血流信号。

4.评价外科手术、药物治疗或颈交感神经阻滞的治疗效果。

5.颈内动脉内膜剥脱术、脑血管内介入治疗期间脑血流和栓子监测。

(二)操作方法及程序

1.超声窗的选择 超声波的衰减和散射与颅骨的厚度有关,选择颅骨质较薄的部位能通过超声束并准确探及血管的部位称为“超声窗”。

(1)颞窗:位于颧弓上方,从眼眶外侧至耳之间的区域内,根据监测的位置不同,分为前窗、中窗和后窗。颞窗是最常用的监测窗口,可以观察大脑前动脉、前交通动脉、大脑中动脉、颈内动脉终末段、后交通动脉、大脑后动脉和基底动脉分叉处。

(2)眼窗:探头经眼眶途径,可以观察颈内动脉虹吸段和眼动脉。

(3)枕窗:检测时,头应尽量前倾,加大头颅与环椎之间的空隙。探头放在枕骨粗隆下方 1～1.5cm 处,超声束指向眉弓。可以观察椎动脉颅内段、小脑下后动脉和基底动脉。

2.颅内动脉的识别

(1)大脑中动脉(MCA)

1)经颞窗前、中、后三个窗口均能监测,取样深度为 4.0～5.5cm,确定了大脑中动脉的走行,就可以从浅至深 3.5～5.5cm,间距取样来追踪脑底动脉网。一般在 6.0cm 以上大脑中动脉信号消失。

2)透射角为探头向上、向后方向。

3)血流朝向探头,是正向多普勒频移信号。

4)压迫颈总动脉时信号明显减弱或消失,放开后迅速恢复。

(2)大脑前动脉(ACA)

1)经颞窗监测，一般以中、后窗为主，取样深度为5.5～7.5cm。如监测其近端信号，取样深度宜采用5.5～6.0cm。

2)血流方向背向探头，所以信号是负向多普勒频移。

3)压迫颈总动脉时负向多普勒频移信号明显减弱或消失，同时可出现正向多普勒频移信号，这是大脑前动脉判别的主要依据之一。

(3)大脑后动脉(PCA)

1)经颞窗监测，取样深度为6.0～6.5cm，向上跟踪信号不会超过7.0cm。最佳投射角为探头向后、向下倾斜。

2)大脑后动脉前交通段的血流方向是朝向探头，所得信号是正向多普勒频移；而后交通段的血流方向是背向探头，所得信号是负向多普勒频移。继续增加取样深度，可追踪到基底动脉分叉处，出现双向血流。

3)压迫颈总动脉时大脑后动脉多普勒频移信号无明显影响。

(4)颈内动脉颅内段

1)经颞窗监测，取样深度为5.5～6.5cm。

2)当在颈内动脉终末端，大脑中动脉及大脑前动脉的分叉处时可见到正向和负向同时并存的多普勒频移信号。如在分叉之上的颈内动脉，则为正向多普勒频移信号。

3)压迫颈总脉时，正向多普勒频移信号明显减弱或消失，放开后恢复。

3.常用脑血流　为了对多普勒频图像进行定量分析，以减少对疾病判断的误差。目前多数仪器能对多普勒频谱图像进行计算机分析，并显示各参数的计算结果。

(1)收缩期血流速度(Vp)：指收缩期内的最高血流速度，也反映整个心动周期的最高血流速度。

(2)平均流速(Vm)：指一个心动周期的多普勒频谱图像中，最高血流速度及最低血流速度之间的平均值。

(3)舒张末期血流速度(Vd)：指心动周期末期的最高血流速度，在一定程度上反映了脑血管的弹性阻力。

(4)阻力指数(RI)：反映脑血管的舒缩功能、阻力状况。

(5)搏动指数(PI)：反映脑血管弹性。

(6)栓子数量：将探头用特殊头带固定在颞窗，持续监测手术侧的MCA或颈内动脉颅内段的血流，可计数栓子的数量和血流速度的变化。

(三)注意事项

1.对操作人员的技术要求很高，必须具备相当水平者方可胜任。

2.TCD测定的是脑动脉的血流速度，而不是脑血流量。

3.不同仪器分析的参数可能会有差异。

4.由于不同心动周期所持续的时间不等，所测得的频谱图像持续时间也会不等。

5.监测结果必须结合临床症状进行分析，才能获得准确的结论。

三、无创脑血氧饱和度监测

无创脑血氧饱和度监测可连续监测局部脑组织的血氧饱和度($rScO_2$)。目前应用较多的是经颅红外线频谱法(NIRS),它的基本原理是利用血红蛋白对可见近红外光有特殊吸收光谱的特性,进行血氧定量和血流动力学监测,无需动脉搏动,直接测量大脑局部的血氧饱和度。$rScO_2$ 实质是局部大脑血红蛋白混合氧饱和度,主要代表静脉部分,可为临床治疗和脑氧供需平衡的监测提供重要依据。

(一)适应证

1.脑缺氧(缺血)的监测

2.心血管手术时的监测

(1)颈动脉内膜切除术:术中或在建立旁路循环时需阻断病变血管,侧支血流充足与否需要持续监测。

(2)心脏手术:心脏外科手术中应用脑血氧饱和度仪监测,可敏感地测定脑氧供和(或)氧耗,甚至当其他监测参数尚在正常范围时,即可监测出突发的脑缺血,提醒尽早采取脑保护措施。

(3)深低温停循环手术:由于75%的信号来自静脉血,故不受低温引起的动脉血管收缩的影响,也不受有无搏动血流、低血压甚至循环停止的影响,为深低温停循环手术期间提供脑氧代谢的连续监测。

3.机械通气期间的监测　机械通气时脑血氧饱和度仪是可靠和灵敏的脑氧代谢监测仪。

(二)应用评价

1.优点　脑血氧饱和度仪具有无创、连续、方法简便、灵敏度高的特点,在低血压、脉搏搏动减弱、低温甚至心脏骤停等情况下使用不受限制。在脑缺氧的诊断上与脑电图相比,反应更迅速而较少受药物影响。

2.缺点　由于目前对红外光在头部这个复杂介质中的特性还缺乏认识,光在组织界面的反射作用未能全部了解,存在潜在的误差。大脑硬膜下、硬膜外和脑室积血会影响测量结果。

四、颈静脉球血氧饱和度监测

(一)原理

颅内大脑静脉窦的血液通过颈静脉孔引流入颈内静脉,紧靠颈静脉孔外部的静脉扩张,形成颈静脉球。临床常以颈静脉球血氧饱和度($SjvO_2$)代表脑混合静脉血氧饱和度。根据 Fick 公式,在 SaO_2 和 Hb 稳定的情况下,$SjvO_2$,与同期的 SaO_2 结合分析就能够反映出大脑氧供和氧耗之间的平衡情况。任何使脑氧消耗增加和(或)脑氧供减少的因素都可使 $SjvO_2$ 降低。应用 $SjvO_2$ 进行脑组织氧监测比应用 SpO_2 和 SaO_2 更加合理准确。

氧供和氧耗可由以下公式计算得出:

氧供＝脑血流量（CBF）×动脉血氧含量（CaO_2）

氧耗（$CMRO_2$）＝脑血流量（CBF）×［动脉血氧含量（CaO_2）－静脉血氧含量（CjO_2）］

由氧耗计算公式得出：

静脉血氧含量（CjO_2）＝动脉血氧含量（CaO_2）－氧耗（$CMRO_2$）/脑血流量（CBF）。

$SjvO_2$ 的正常范围是 55％～75％，有时高达 85％，它反映了大脑氧供和氧耗的匹配程度。$SjvO_2$＜50％提示大脑氧供不足以维持代谢需要，造成这种情况的原因可能是脑血流降低时没有相应的脑氧耗的降低，也可能是动脉血氧含量降低所致。供应给脑代谢需要的氧量增加时，$SjvO_2$ 可增高至 75％以上。因而，对脑静脉血氧饱和度进行测定可望获得有关大脑氧代谢动力学的信息，为临床处理处于脑缺血危险状态的患者提供帮助。

（二）适应证

1.脑梗死。

2.颅内静脉窦血栓。

3.脑外伤。

4.颅脑手术。

5.颈动脉手术。

6.低温体外循环。

7.脑死亡的判断。

（三）操作方法

$SjvO_2$ 监测是有创技术，需做颈内静脉逆行穿刺，放置导管使顶端达颈内静脉球部，根据监测的需要，间断采取血样测定 $SjvO_2$，也可置入带有光纤探头的 $SjvO_2$ 测定导管，连接测量仪，进行连续实时 $SjvO_2$ 监测。

1.穿刺与置管　行颈内静脉逆行穿刺，放置导管使顶端达颈内静脉球部，常采用颈内静脉穿刺中路法逆行穿刺，在胸锁乳突肌三角顶点颈动脉搏动外侧向颅底方向进针。穿刺成功后，置管直至遇阻力后回撤 1cm，使导管顶端约在第 2 颈椎椎体水平，X 线下可见位于乳突中点附近。若撤管超过 2cm，血样可能会受颅外血（主要是面静脉和下颌后静脉）掺杂的影响。成人通常从穿刺点至导管顶端为 10～15cm。导管接肝素生理盐水（1000U/L），2～3ml/h 以维持通畅。

若为光纤探头持续测量，则将光纤测定导管直接连接于测量仪即可；若为间断采取血样测定 $SjvO_2$，则自颈静脉球取血时，回抽血液的速度不能太快，否则会影响 $SjvO_2$ 测定值的准确性。

2.血管选择

（1）如果只是脑内局灶性病变或损伤，则应选择病变侧颈内静脉。

（2）监测颅内多发病变或广泛颅脑损伤时，应选择引流颅内血占主导地位的一侧颈内静脉置管。

（四）注意事项

$SjvO_2$ 监测可反映脑氧供需平衡，当脑氧消耗、全脑缺血缺氧的症状和体征尚未表现出来时,往往 $SjvO_2$ 已有下降,从而可发现临床难以注意到的短暂、早期的脑缺血缺氧,为早期诊断和治疗提供依据。

局限性:①$SjvO_2$ 对全脑氧合程度反映良好,而对局部脑缺血、缺氧反映较差;②两侧 $SjvO_2$ 值往往不同,尤其是脑外伤患者,两侧可有 5%的差异;③当 CBF 严重减少时,颅外血的掺杂成比例增长,使 $SjvO_2$ 值相对升高;④用光纤导管连续监测时如果固定不牢固,可产生误差。

五、脑电图监测

脑电图(EEG)描记的是脑细胞群的自发性、节律性的生物电活动,主要反映皮质锥体细胞产生的突触后电位的总和。随着电子技术的发展,脑电图的持续监测及数字化分析成为可能。

(一)适应证

1.用于脑缺血、缺氧的监测。

2.用于昏迷患者的监测。EEG 对判断昏迷的严重程度,特别对判断患者的病情及预后有重要意义;视频脑电图对于鉴别癫痫的发作类型与假性癫痫发作具有重要价值。

3.用于脑功能判断与预后预测。

4.用于诊断、监测大脑癫痫放电及预后评估。动态 EEG 对无抽搐样发作性癫痫进行诊断具有较好的优越性,可及时发现病情变化并及时处理。

5.监测全麻深度。

6.脑死亡的判定。

(二)操作方法

1.脑电图监测目前通用国际 10/20 导联系统。各电极安放位置如下:

鼻根与枕骨粗隆连线为 100%距离,为纵轴;双侧外耳道连线为 100%距离,为横自;两轴相交处即 Cz,距 Cz 20%处为 C_3、C_4;双侧外耳道上方 10%距离处为 T_3、T_4;鼻根向上 10%为 FPz,FP_1、FP_2 为距 FPz 左右各 10%距离,枕外粗隆至鼻根过 T_3、T_4 的连线全长 100%,O_1、Oz 分别距 Oz 左右 10%;其余点分别取两点之间连线的中点位置。

FPz:位于前额正中;Pz:顶中央中线。

Cz:头顶正中,双侧外耳道连线与经过眉心正中枕骨粗隆正中连线的相交点。

Oz:枕骨粗隆向上 10%的距离。

FP_1、FP_2(左、右额极):位于 FP_2 旁 10%、向上 10%的距离,一般正对瞳孔上方。

C_3、C_4(左、右中央区):位于 C_2 旁 20%的距离。

T_3、T_4(左、右中颞):位于左、右外耳道上方 10%的距离。

O_1、O_2(左、右枕区):位于枕外粗隆向外、向上各 10%的距离。

F_3、F_4(左、右额区):位于 FP_1、FP_2 与 C_3、C_4 之间。

P_3、P_4(左、右顶区):位于 C_3、C_4 与 O_1、O_2 之间。

F_7、F_8(左、右前颞区):位于 FP_1、FP_2 与 T_3、T_4 之间。

T_5、T_6（左、右后颞区）：位于 T_3、T_4 与 O_1、O_2 之间。

A_1、A_2（耳电极）：直于左、右耳垂上或乳突上。

2.电极数目可根据需要增减，重症患者的脑电图监测最好不少于8个电极。

3.每次记录至少30min。

4.在记录最平稳时段给予声音刺激或疼痛刺激，观察是否存在EEC反应性。

（三）注意事项

1.电极放置要准确无误，并与EEG监测仪正确连接。

2.检查电极与患者头皮连接是否完好，尽量减少电极阻抗。

3.注意EEG是否存在心电及脉搏的干扰。

4.脑电监测仪和前置放大器尽可能远离各种干扰源，避免各种电源线或电缆与EEG电极导联交叉。

六、脑电双频谱指数监测

脑电双频谱指数（BIS）是应用非线性相位锁定原理对原始EEG波形进行处理并数字化的持续脑电图监测技术，能反映大脑皮质功能状况。

（一）适应证

BIS主要用于麻醉镇静催眠深度监测。在ICU主要用于镇静水平的监测。是目前最常用的客观指标之一。

（二）操作方法

1.患者额部、颞部皮肤用乙醇进行清洁、脱脂。

2.将BIS传感器（电极片）贴在患者额颞相应的部位，传感器与数字信号转换器连接，将转换器固定于患者头部附近。

3.将转换器与BIS监护仪连接，开始进行监测。

4.监测数值范围为0～100，数值越大，患者越趋于清醒，数值越小，则提示患者大脑皮质的抑制愈严重。BIS值在85～100表示清醒状态；BIS值在65～84表示镇静状态；BIS值在40～64表示适当的麻醉状态；BIS值低于40表示深度催眠和各种意识不清的麻醉状态并可能呈现暴发抑制。

（三）注意事项

1.BIS传感器、转换器及连线等，尽量不要与其他传导物体连接，以减少干扰。

2.BIS能够为临床提供许多有价值的趋势信息，但BIS像主观评分一样也存在个体化，BIS用于ICU镇静监测应该将主观与客观评估相结合。

3.不推荐用于小儿镇静监测。

4.由于BIS受肌肉活动的影响较大，因此在患者烦躁或其他原因导致患者的“体动”均可使得BIS值假性增高。

5.低血糖、低血容量、低体温以及中枢神经系统疾病会导致BIS值下降。

6.BIS不能反映氯胺酮的催眠镇痛深度。

七、肌电图监测

肌电图(EMG)测定肌肉的电活动,其变化反映运动系统中各个环节的损害,包括上运动神经元(皮质和脊髓)、下运动神经元(前角细胞和神经轴索)、神经-肌肉接头和肌肉。

(一)适应证

1.肌萎缩　鉴别其为神经源性肌萎缩、肌源性肌萎缩或其他原因肌萎缩。

2.周围神经损伤　周围神经外伤、神经根压迫等。

3.与系统疾病相关的多发性周围神经损伤。

4.肌无力综合征、内分泌疾病和营养不良等引起的肌无力。

5.呼吸机脱机困难者。

(一)操作方法

1.设备要求

(1)仪器:肌电诱发电位仪要具备较强的抗干扰能力,接地良好。

(2)刺激电极:粗、细、长、短各种型号不等。

(3)记录电极:检测不同部位的电极针、表面电极。

2.操作方法

(1)检测前,应仔细复习病历,做认真的神经系统临床检查,使肌电图测定的目的明确、方法恰当。

(2)把检测可能引起的不适向患者讲清楚。

(3)按选用电极不同实施无菌操作或清洁被检部位或应用导电膏。

(4)按检测部位正确安置仪器,注意仪器电极的正确连接。

(5)接地电极置于检测肢体刺激电极与记录电极之间。

(6)嘱患者将肌肉完全放松,观察有无自发电位及其变化。

(7)重复电刺激可选择近端肌和远端肌,一般近端肌阳性诊断率高,必要时选择块肌肉进行测定。

(8)选择所需刺激频率而进行电刺激,如要再次重复试验需间隔30s。

(9)肌肉小力自主收缩状态嘱患者做不引起关节活动的肌肉收缩,测定运动单动作电位时限、波幅、波形及多相波百分比。

(10)肌肉大力自主收缩状态嘱患者做最大用力收缩,观察募集现象,指肌肉在力收缩时运动单位多少及发放频率快慢。

(三)注意事项

1.有凝血功能障碍或易感染者,原则上不使用经皮穿刺。

2.对使用的电极应严格消毒,提倡使用一次性电极。

3.良好地固定记录电极,避免因肌肉收缩而使之移位。

4.重复电刺激试验前应尽量停止服用影响神经一肌肉接头处兴奋传递的药物，溴吡斯的明(停用至少3～6h，最好24h以上)。

八、诱发电位监测

(一)适应证

诱发电位(EP)在麻醉和ICU中主要用于以下几种情况。

1.监测神经系统的结构和功能完整性。

2.监测脑功能，判断脑功能损伤程度和预测预后。

3.判断脑梗死和脑外伤患者的预后。

4.脑死亡的判断。

5.全麻镇静深度监测。

6.神经外科手术神经刺激和损伤程度的监测。

(二)操作方法

1.躯体感觉诱发电位

刺激部位	腕横纹上正中神经	踝后胫后神经
记录部位	C_3、C_4后2.0或2.5cm	Cz′(Cz后2.0cm)、Cv_2
参考部位	Fz	Fz
接地电极	靠近刺激电极	靠近刺激电极

滤波带通100～2000Hz或100～3000Hz，分析时间上肢50ms，下肢100ms，平均叠加次数500次，刺激强度5～20mA，刺激间隔0.2ms，增益4万。

2.听觉诱发电位 脑干听觉诱发电位(BAEP)记录电极一般置于Cz或FPz，参考电极置于刺激同侧耳垂或乳突。

刺激形式：Click短声刺激。

记录部位：Cz。

参考部位：A_1、A_2。

接地电极：FPz。

滤波带通100～1500Hz，分析时间12.8ms，平均叠加次数1000次，刺激强度60～80dB，增益16万。

3.视觉诱发电位

刺激形式：红光闪烁刺激。

记录部位：O_1、O_2。

参考部位：Fz。

接地电极：FPz。

滤波带通1.5～50Hz，分析时间300ms，平均叠加次数100次，增益2万。

(三)注意事项

(1)诱发电位应在安静环境内完成,排除外界各种干扰。

(2)受试者应尽可能处于放松状态,以避免眼电、肌电伪迹。

(3)受试者躁动不能配合检测时,可给予镇静药。

九、脑死亡判定方法

(一)适应证

昏迷原因明确的不可逆性深昏迷。

(二)禁忌证

(1)血流动力学不稳定。

(2)严重的肺功能损害。

(3)严重的内环境紊乱。

(三)操作方法

1.临床判定　以下三项必须全部具备。

(1)深昏迷:①用拇指分别强力压迫患者两侧眶上切迹或针刺面部,没有任何面部肌肉活动;②格拉斯哥昏迷量表(GCS)测定昏迷评分为3分。

(2)脑干反射全部消失:①瞳孔对光反射消失;②角膜反射消失;③头眼反射消失;④前庭眼反射消失;⑤咳嗽反射消失。

(3)无自主呼吸:通过观察胸、腹部无呼吸运动和自主呼吸诱发试验证实无自主呼吸。

1)先决条件:肛温≥36.5℃(如体温低下,可升温);收缩压≥90mmHg或平均动脉压≥60mmHg(如血压下降,可用药物升压);$PaCO_2$位于基础水平,肺通气功能正常者为35～45mmHg(不足时,可减少每分钟通气量);PaO_2≥200mmHg(不足时应吸入100%纯氧10～15min)。

2)试验方法及步骤:脱离呼吸机8min,将输氧导管通过气管插管插至隆突水平,输入100%氧气6L/min;观察腹部及胸部有无呼吸运动;8min内测$PaCO_2$不少于2次。

3)结果判定:若$PaCO_2$≥60mmHg或超过基线水平20mmHg,仍无呼吸运动,即可确定无自主呼吸。

2.确认试验　以下三项中至少有一项阳性。

(1)脑电图呈静息。

(2)经颅多普勒超声无脑血流灌注现象。

(3)体感诱发电位P_{14}以上波形消失。

3.脑死亡观察时间　首次判定后,观察12h,复查。

4.脑死亡判定　首次检查及复查的临床判定及确认试验均符合上述结果,判定为脑死亡。

(四)注意事项

(1)脊髓反射的存在不影响脑死亡判定。

(2)脑死亡者不应有去大脑强直、去皮质强直、痉挛或其他不自主运动。

(3)自主呼吸诱发试验期间如出现严重低氧血症、低血压、心律失常或其他危险时,应立即终止试验。

(崔彦虎)

第二节　颅脑手术麻醉

一、颅脑外科手术麻醉的特点及管理

颅内肿瘤或脑外伤,可引起颅内压力增高,使呼吸、循环功能发生障碍,麻醉管理应避免加重脑功能的损害,维持正常的循环功能,降低增高的颅内压。

(一)颅脑手术麻醉的特点

1.*颅脑生理及其正常值*　颅腔内有三种内容物,即脑组织、脑脊液、血液。三者的体积与颅腔容积相适应,使颅内保持着稳定的压力。

脑组织的供血来自颈内动脉(67%)和椎动脉(33%)。脑静脉血进入静脉窦离开颅腔后,经颈内静脉到上腔静脉。成人的脑血流量(CBF)常温时约为50ml/(100g·min),占心排血量的15%～20%。

静息时,脑氧代谢率($CMRO_2$)约3.5ml/(100g·min),全脑氧耗量占全身氧耗的20%,氧耗较高。由于脑无明显的氧储备,极易受循环变化引起缺氧。当脑灌注中断10秒(如在心跳停止情况时)就会引起病人昏迷;中断15～25秒EEC活动消失;中断2分钟脑的高能量代谢ATP停止生产;中断5～6分钟就会引起不可恢复的脑缺氧性损害。如果事先应用低温措施降低$CMRO_2$,则上述时限可有所延长。

仰卧时,正常颅内压(ICP)为8～12mmHg。脑灌注压(CPP)是平均动脉压(MAP)与颅内压之差,其公式:CPP＝MAP－ICP。

当MAP介于70～150mmHg时,脑循环有调节其血管阻力而维持CBF不变的能力。脑血管阻力(CVR)为1.5～2.1mmHg/(ml·100g·min)。对CBF影响较明显的是呼吸中CO_2浓度,当$PaCO_2$在2.7～8kPa(20～60mmHg)时,CBF随$PaCO_2$升高而增加,$PaCO_2$每改变1mmHg,CBF可增减2%～3%或1～2ml/(100g·min),但超过12～24小时,$PaCO_2$对CBF的影响明显减弱。缺氧可使脑血管明显扩张,PaO_2低于6.7kPa(50mmHg)时可引起CBF迅速增加,PaO_2低于30mmHg时,发生意识障碍。但是PaO_2介于60～300mmHg时对CBF不致有影响;仅使CBF轻度降低,也不改变脑氧耗量。

2.*颅内高压的症状*　头痛、恶心、视乳头水肿、嗜睡、意识丧失和行为改变。动眼神经麻痹引起同侧瞳孔散大及无对光反应。展神经麻痹引起对侧偏瘫或轻偏瘫。颅后窝压力增高引起血压、呼吸改变,强迫体位。

3.*颅内高压的处理*　降低颅内高压的主要目的是使其不发生脑疝和高颅压危象。降低的方法:应用过度通气、脑脊液引流和使用高渗药物、利尿药、皮质激素及巴比妥类药等。

(1)降低脑血容量(CBV)

1)确保呼吸道通畅,避免缺氧和 CO_2 蓄积。因为缺氧和 CO_2 蓄积都可引起脑血管扩张。

2)适当过度通气,使 $PaCO_2$ 维持在 3.33～4.0kPa(25～30mmHg),可产生脑血管收缩,是紧急处理颅内高压的有效方法。

3)维持头部静脉引流通畅,可置头高 30°体位。避免因咳嗽、躁动及气道压升高引起的胸腔内压升高。应用 PEEP 治疗时,应以最低 PEEP 达到最好的氧合效果。

4)积极治疗高血压、疼痛、恶心呕吐及躁动不安。

(2)减少脑组织容积

1)渗透性降压:维持较高的血浆渗透压(305～320mOsm/L)减轻脑水肿,可有效降低脑容积。如甘露醇,静脉注射 0.5～2.0g/kg 可使血浆渗透压迅速提高,促使水从脑组织向血管内转移,减少脑容积,降低颅内压。注药后 10～15 分钟起效,30 分钟达高峰,60 分钟 ICP 开始回升,4～8 小时达治疗前水平。

2)利尿:常用药为呋塞米,可减少脑脊液的产生,并使血液浓缩和渗透压升高,达到脑组织脱水和降低颅压的目的。呋塞米静脉注射后 5～10 分钟起效,1～2 小时达高峰。常与甘露醇合用,效果更佳。

3)激素可防治因肿瘤引起的脑水肿,改善颅内顺应性及降低颅压,但治疗因创伤或缺氧引起的脑水肿效果不佳。因其起效慢,越过 2 小时,一般不用于治疗急性颅压升高。

(3)减少脑脊液(CSF)容量:CSF 引流或术中针吸可暂降低 ICP。

(二)麻醉管理

1.病情评估

(1)复习 CT、MRI、PET(正电子发射体层摄影)判断病情严重程度。ICP 增高早期症状包括头痛、呕吐和意识障碍;晚期出现脑疝、高血压、心律失常、呼吸改变、瞳孔散大、无对光反应、偏瘫,最后昏迷和呼吸停止。

(2)颅内大肿瘤、脑膜瘤手术可能导致大出血,需作 CVP 监测。坐位手术易发生空气栓塞(见后文)。

(3)进食差、液体限制、利尿、脱水的病人往往易出现电解质紊乱,术前应适当纠正。

(4)长期服抗癫痫药、抗高血压药者术前不必停药,但应注意其与麻醉用药之间的相互影响。激素治疗者术后应继续使用。

(5)外伤引起的低血容量可因 ICP 升高而不易觉察,但麻醉期间易出现血流动力学的波动。术前应根据尿量或 CVP 进行治疗。

2.麻醉前用药　应根据病人意识状况考虑,对 ICP 高、无症状、精神紧张或剧痛者,术前用药可减轻病人焦虑。对兴奋、躁动者镇静药稍大,以不抑制呼吸为要旨,避免用镇痛药。

3.麻醉诱导　力求平稳,避免呛咳、缺氧、肌肉僵硬等,因可引起 ICP 升高。插管前给予利多卡因(1mg/kg 静脉注射)可减轻置喉镜的反应。

4.麻醉维持　麻醉期间避免发生兴奋和躁动,多以复合麻醉维持。因为脑实质没有痛觉,故在颅骨和硬膜切开后麻醉药的需要量就大量减少。持续输注丙泊酚[50～150μg/(kg・

min)]和(或)瑞芬太尼[0.1～0.5μg/(kg·min)]可提供一个稳定的麻醉深度并且可以允许快速苏醒。ICP高时过度通气减少脑血容量,利尿药及甘露醇也可降低ICP,此时建议减少或停用吸入麻醉药,麻醉维持以静脉麻醉药为主。对出血较多者可用血浆代用品补充血容量,但注意用量过多引起凝血酶原或部分凝血激酶时间延长(尤其是淀粉类),建议每天输注量不超过20ml/kg。对失血较多者可根据CVP、Hct、Hb指导输血。

(三)术中管理

1.体位

(1)仰卧头高位:促进脑静脉引流,有利于降低ICP。但扭转头部可能使颈静脉回流受阻,ICP升高。

(2)俯卧位:应注意维持循环稳定和呼吸道通畅。术前低血容量可引起严重的体位性低血压。在翻身前后,都应检查并固定好导管位置,维持良好的供氧和通气。

(3)坐位:便于某些手术的操作;脑静脉引流通畅,有利于降低ICP,也可减少失血;易于观察和维持呼吸道通畅,并可增中胸肺顺应性;利于对面部、胸部和四肢的观察和处理。但有发生以下合并症的可能。

1)低血压和脑缺血。为了准确计算脑灌注压,应将动脉压力换能器置于病人的前额水平。

2)气栓,空气由手术野开放的静脉进入。发生气栓时,$ETCO_2$降低,CVP和PAP升高,$A\text{-}aDO_2$和$PaCO_2$增加,血压降低。一旦发生,应立即通告手术医师压迫开放的静脉并停吸N_2O,将病人置于水平或左侧头低足高位,必要时由CVP导管将气体抽出。

3)外周神经损伤。

2.呼吸管理

(1)避免发生呼吸道梗阻、CO_2蓄积和低氧血症;吸入氧的浓度以50%～60%为好。长时间吸入高浓度的氧可能会使肺泡表面活性物质丧失活性,术后易发生肺不张。

(2)维持足够的麻醉深度,避免发生呛咳和支气管痉挛。

(3)轻度过度通气,维持$PaCO_2$在4.0～4.67kPa(30～35mmHg)时降低ICP最明显,而低于3.33kPa(25mmHg)时有可能导致脑缺氧。

(4)多主张机械通气,如保留自主呼吸,应以SIMV或手法辅助呼吸,即可避免气道压过高又能达到适当过度通气的目的。

(5)PEEP对ICP不利,但在合并肺部疾病而发生低氧血症时,则应视低氧血症和PEEP对CBF及ICP影响的利弊。应以最低PEEP达到最好氧合,以利于脑的氧供。

3.循环系统　术中应维持正常血容量以保持循环功能的稳定,避免加重脑水肿。静脉输液选择上肢较好;输液的速度要匀速,避免输注含糖液。术中可交替输注乳酸林格氏液和生理盐水来维持血清渗透压。但在需要大量输液的情况下(多发伤、动脉瘤破裂、脑静脉窦撕裂等)联合应用等张晶体液和胶体液可能更为合适。对较大颅内肿瘤、脑膜瘤、颅内动静脉畸形应作控制性降压。

(四)术中监测

1.常规监测ECG、血压、SpO_2、$ETCO_2$和尿量。

2.取特殊体位,手术创伤大及需要控制性低血压者应监测有创动脉压。

3.合并心血管疾病、颅内高压者,应监测 CVP,必要时放置 Swan-Ganz 漂浮导管监测 PCWP 及全套血流动力学参数。

4.对于创伤大及脑严重外伤者,围术期应监测 ICP 及体温,以指导治疗。

(五)术毕管理

1.手术最后阶段可针对性地应用血管活性药(如艾司洛尔、尼卡地平等),在手术中应用右旋美托咪定也可减少紧急情况时高血压的发生。开始头部包扎时静脉注射利多卡因 1.5mg/kg 可减少包扎时因气管导管移动引起的呛咳和屏气。

2.气管内导管拔出时,如麻醉太浅,易出现呛咳、憋气。应趁麻醉维持一定的深度时吸引呼吸道分泌物,待呼吸功能恢复,如潮气量＞300ml,有吞咽动作,可拔管。

3.拔管后,病人的下颌下坠,可放置通气道,或将下颌托起面罩给氧,如不改善,可考虑重新气管内插管。

4.拔管后观察 10～20 分钟,病人呼吸、循环稳定,唤之能睁眼,脉搏氧饱和度在 95%以上方可送回病房。

二、颅内动脉瘤和动静脉畸形手术的麻醉

颅内动脉瘤是指动脉管壁扩张,好发于大动脉分支或分叉部。动脉瘤破裂出血常表现于蛛网膜下腔出血。颅内动静脉畸形是指脑血管发育障碍引起的脑局部血管数量和结构异常,并对正常的脑血流产生影响。两者的麻醉处理基本相同。

(一)术前评估

1.精神紧张或是焦虑不安者,应防止再次出血,术前可用地西泮来减轻病人恐惧,但应注意病人的呼吸功能改变。

2.术前应防治呼吸道感染及便秘,以防再次出血。

3.颅内动脉瘤分成五级:Ⅰ级(无症状,或轻微头痛及轻度颈强直);Ⅱ级(中度及重度头痛,颈强直,有神经麻痹,无其他神经功能缺失);Ⅲ级(嗜睡、意识模糊,或轻微灶性神经功能缺失);Ⅳ级(木僵,中度至重度偏侧不全麻痹,可能有早期去脑强直及自主神经系统功能障碍);Ⅴ级(深昏迷,去脑强直,濒死状态)。若伴有严重全身疾患如高血压、糖尿病、严重动脉硬化、慢性肺部疾患及动脉造影示严重血管痉挛者,其评级需加一级。

(二)麻醉的选择及管理

1.开放 2 条或以上静脉通路,以备必要时能快速输血输液。

2.麻醉诱导力求平稳,无呛咳,防止气管插管时血压骤升而发生动脉瘤破裂出血,或心血管功能紊乱。

3.麻醉维持,用静脉复合或是静吸复合麻醉,术中维持脑松弛,以便实施动脉瘤手术。

4.维持合适的平均动脉压,防止近期受损的、目前灌注接近正常的区域或主要依靠侧支循环的区域 CBF 明显减少。

5.控制性降压,术中在分离、钳夹动脉瘤血管时,一定要使血管张力降低,防止血管破裂,

有利于钳夹血管。降压药选用硝普钠、硝酸甘油或吸入异氟烷，或用丙泊酚降压。

6.控制性升压，在临时阻断动脉时，为了增加侧支CBF，可能需要升高血压。此外在钳夹动脉瘤后，有些外科医师需要穿刺动脉瘤来确定合适的钳夹部位，此时可能需要暂时升高收缩压至150mmHg。在以上两种情况，均可使用去氧肾上腺素。

三、颅后窝手术的麻醉

（一）术前评估

1.颅后窝肿瘤可引起颅神经麻痹及小脑功能障碍；第Ⅳ脑室阻塞可致脑积水；舌咽神经和迷走神经周围肿瘤可导致吞咽困难，容易发生误吸而引起肺部感染；脑干周围的手术极易发生循环呼吸改变。

2.术前进食困难、呕吐、利尿以及限制液体均可引起低血容量，麻醉前适当补充液体，以免诱导时发生低血压。

3.病人一般情况尚可选坐位。改变体位时应缓慢。对老人、小儿及低血容量病人更应谨慎，气管导管应选择金属螺纹导管。

（二）麻醉选择及管理

1.麻醉选择全身麻醉，诱导力求平稳，避免呛咳、ICP增高。麻醉诱导可选择硫喷妥钠或丙泊酚、咪达唑仑、芬太尼及非去极化肌松药。诱导时禁忌头过度后仰，以免延髓受压而呼吸停止。

2.麻醉管理

(1)体位：颅后窝手术常采用坐位，不仅易于显露手术野，而且有利于静脉引流和脑脊液引流从而减少出血，降低颅内压。坐位时，下肢应裹弹力绷带，改变体位时应缓慢，以防体位性低血压。血容量不足的病人，应及时输液或输血。

(2)在麻醉管理上除维持一定的麻醉深度外，应预料到手术操作引起循环和呼吸的改变。在脑桥和脑干周围操作时，可引起心动过缓，室性期前收缩；刺激三叉神经根可致血压突然升高，心动过速；刺激迷走神经时，可引起心动过缓和低血压。如果保持病人的自主呼吸，刺激迷走神经常有呼吸减弱或呼吸急促的表现，也可有咳嗽。当呼吸停止，应停止手术，辅助呼吸或控制呼吸，设法使呼吸恢复。当呼吸难以恢复时，可行过度换气。另外可用脱水药。呼吸仍不恢复时，说明第四脑室附近的生命中枢直接受到刺激或损害，后果严重。因此，应加强术中的监测。

(3)空气栓塞：坐位时手术的部位高于心脏平面，静脉压低于大气压，可有静脉空气栓塞的危险。静脉空气栓塞的诊断：①超声多普勒换能器置于右心前区(胸骨右侧第三、六肋间)监测，当突然出现散在的隆隆声响代替了常规的瑟瑟声，示静脉气栓发生。②潮气末CO_2分压突然下降低于正常值的5%，反映死腔的增加，因为空气堵塞血管，肺泡没有血灌注，使排出CO_2的浓度突然降低。③经食管超声心动图(TEE)进行监测，因为它置于右房前，不仅可以监测心脏功能，也有助于检测出气栓。一旦出现气栓，早期听到空气在血液中的滚动声，晚期可出现低血压，心动过速，心衰及发绀等。一旦怀疑空气栓塞应立即停用N_2O，告诉手术医师填塞手术区以防止空气再度进入。可将病人置于水平或左侧位,同时从CVP导管迅速抽气.对症处理低血压及心律失常等。

(4)呼吸管理:术中应保持病人绝对平稳,麻醉应有一定深度,在脑干附近操作时,有的术者要求保留自主呼吸,通过呼吸深度和频率来判断手术是否损伤脑干或缺血,因为呼吸改变早于心血管系统及诱发电位的变化。但一些作者认为,保留自主呼吸无监测作用,反而增加手术的危险性。因吸入麻醉药都有呼吸抑制,呼吸抑制势必引起 $PaCO_2$ 升高使脑血流量增加,颅内压升高。另外吸入麻醉药浓度过大使脑血管扩张,也增加脑血流量,颅内压升高。是否保留呼吸主要取决于肿瘤的大小,还取决于术者操作方式和操作技巧。如保留呼吸,应以同步间隙性指令通气(SIMV)或手法辅助呼吸,即可避免气道压过高又有能达到适当过度通气的目的。

(5)手术完毕,病人尚未完全清醒时,拔除气管导管,放置口咽通气道。如自主呼吸难以恢复,应考虑到手术影响,可以留置气管导管或者做气管切开。拔管后要警惕呼吸道梗阻致呼吸困难。

四、经鼻蝶窦肿瘤切除的麻醉

1.术前评估　术前重要的问题是对病人的内分泌功能进行评估,术前应纠正严重的肾上腺皮质功能低下及伴随的低钠血症。甲状腺功能减退很少见,但是如果发现术前甲状腺功能减退,应引起重视并纠正,因为甲状腺功能减退的病人通常不能耐受麻醉药对心血管的抑制。分泌ACTH的腺瘤(库欣综合征)通常伴随高血压、糖尿病和向心性肥胖。进行性肢端肥大的病人可出现舌体肥大和声门狭窄,应仔细评估气道。

2.麻醉管理

(1)肢端肥大:可能出现气管插管困难,选用纤维光导喉镜帮助进行气管插管。

(2)选用金属螺旋气管导管。导管固定口腔左侧,手术过程中不需放牙垫。咽部填塞可防止血液流入胃内,减少术后呕吐,术毕放置牙垫,清除填塞物。

(3)对二氧化碳的管理视情况而定,一般情况下,要求使用低二氧化碳血症来减少脑容积,从而最大限度减轻蛛网膜凸入蝶鞍的程度。

(4)尿崩症是此类手术的一种可能的并发症,但通常发生在术后4～12小时。当确诊尿崩症后,合适的液体补充方案为,每小时的液体维持量加上前一个小时尿量的2/3。

(5)术毕将口腔及气道充分吸引干净,病人完全清醒后才能拔管。

五、颅脑损伤手术的麻醉

(一)病情评估

1.颅脑损伤后造成意识障碍、嗜睡、躁动、抽搐:昏迷等。损伤严重程度根据Glasgow昏迷评分,依睁眼反应、语言反应和最佳运动反应三方面进行评分。评分在5分以下者,脑损伤严重,死亡率高。

2.早期急救主要是维持生命和防止继发性脑损害。对呼吸道不通畅者,首先要解除呼吸道梗阻,保持呼吸道通畅。对颈椎骨折的病人,颈部不能过度后伸和前屈。

3.气管插管时，可能会遇到诸多问题，包括ICP升高、饱胃、颈椎状况不明、气道状况不明、血容量状态不明、病人不合作、低氧血症等；没有绝对正确的方案，最好的方法是衡量各种因素的利弊和病情的紧急程度，开始时不必过分强调ICP，需要始终坚持复苏的步骤。

（二）麻醉的选择及管理

1.一旦气道或者颈椎状况不明，应当避免使用直接喉镜插管。

2.一般情况尚可者，选全麻气管插管。注意压迫环状软骨和保持脊柱轴线稳定。虽然琥珀酰胆碱可能会增加ICP，但在重症颅脑损伤病人并不增加ICP，因此创伤性颅脑损伤病人并不禁用琥珀酰胆碱。

3.脱水和激素的应用：预防颅内压升高，减轻脑水肿。不推荐预防性使用过度通气。

4.补充血容量、纠正休克，积极维持CPP在60～70mmHg。

六、脑脊液分流手术的麻醉

【麻醉管理】

1.一般不需要采用有创监测。应选择避免进一步增加ICP的麻醉技术。常采用中度过度通气（25～30mmHg）。

2.当脑室首次置管时，血压可能会突然下降（脑干压力减轻），有时会需用短效升压药。

3.分流术后病人取仰卧位，防止脑室系统过快塌陷。

（崔彦虎）

第三节　癫痫手术麻醉

癫痫是一种常见的疾病，其在人群中的发生率为0.5%～1%，而大约3%的人在其一生中的某段时间内曾被诊断为癫痫。癫痫是一种慢性、致残的神经系统疾病，以癫痫反复发作为主要特征。虽然癫痫治疗已经取得了显的进展，且治疗癫痫的新药也不断推出，但癫痫治疗方面仍存在很多问题亟解决。大约30%的患者无法通过药物治疗（包括联合药物治疗）完全控制癫的发作；另外一些患者癫痫发作虽然能够控制，但却无法忍受药物所带来的作用。这部分患者越来越倾向于选择手术治疗。

一、病理生理学

癫痫是一种症状，而不是一种疾病，它可以长期存在，也可以继发于另一种病理改变（表6-3-1）。在正常情况下，脑内的电活动能够受到良好控制，而在癫痫患者，这一调控功能发生了改变。一部分神经元能够自主产生爆发性放电的能力，其在脑电图上表现为间歇性的尖波。正常抑制机制的失效使得这些尖波扩播至邻近大脑区域，这种失控的神经元放电造成了电生理和临床上的癫痫。膜通透性的变化、γ-氨基丁酸介导的突触抑制作用的受损以及局部神经递质水平的改变都与这一复杂的过程有关。

癫痫可以分为全身性癫痫和部分性癫痫两种(表 6-3-2)。全身性癫痫累及双侧大脑半球，其特点为以意识丧失作为起始症状。电活动只局限于起始放电的某一大脑区域则表现为部分性癫痫。单纯部分性癫痫发作由脑内局部放电引发，不伴随意识障碍。而在复杂部分性癫痫发作中，初始的局部放电扩散至较广的区域，造成继发性意识丧失。包括颞叶癫痫在内的复杂部分性癫痫是最常见的癫痫发作方式。

表 6-3-1　癫痫的病因与危险因素

出生时或新生儿期的损伤	代谢紊乱
基因缺陷	药物或酒精滥用
颅脑损伤	脑血管疾病
肿瘤	脑退行性病变
颅内或脑膜感染	脱髓鞘疾病

表 6-3-2　癫痫的分类

全身性癫痫	部分性癫痫
全身性失神发作——小发作	复杂部分性癫痫——颞叶癫痫
全身性强直-阵挛性发作——大发作	单纯部分性癫痫
肌阵挛发作	
张力性/失张力性发作——跌倒发作	

二、抗癫痫治疗

选择何种抗癫痫药物是由癫痫发作的类型、发作的病史、患者的年龄以及副作用等因素共同决定的(6-3-3)。对于很多患者而言，单药就足以控制癫痫的发作，而有些患者则需要使用二线和三线的辅助用药。

表 6-3-3　抗癫痫药物的使用指征和副作用

药物	一线指征	副作用
卡马西平	复杂部分性癫痫，单纯部分性癫痫，全身性强直-阵挛性发作	皮疹，镇静状态，血小板减少症，白细胞减少症，胆汁淤积，低钠血症
乙琥胺	小发作	皮疹，嗜睡，共济失调，易怒，恶心，腹部不适，厌食症
加巴喷丁	单纯部分性癫痫，复杂部分性癫痫	行为改变，体重增加
拉莫三嗪	二线治疗	失眠，皮疹，Stevens-Johnson 综合征
左乙拉西坦	二线治疗	行为问题

续表

药物	一线指征	副作用
苯巴比妥	复杂部分性癫痫，二线治疗	皮疹，镇静状态，巨幼细胞性贫血，Stevens-Johnson 综合征
苯妥英钠	大发作，复杂部分性癫痫，全身性强直-阵挛性发作	皮疹，牙龈增生，共济失调，巨幼细胞性贫血，Stevens-Johnson 综合征
丙戊酸钠	大发作，全身性强直-阵挛性发作	震颤，体重增加，脱发，血小板减少症，肝酶异常
托吡酯	二线治疗	行为影响，体重减轻，肾结石，皮疹，少汗症
氨己烯酸	二线治疗	镇静，易怒，精神异常，体重增加

三、手术指征

具有局部癫痫灶、且癫痫发作具有抗药性或服药后出现严重副作用的患者应考虑行手术治疗。颞叶癫痫对手术治疗的疗效尤为明显，且颞叶扩大切除术包括杏仁核海马切开术可为此类患者带来显著的益处。手术切除散在的致癫痫病灶（如肿瘤或小血管病变）同样是一种有效的治疗方法。

四、术前评估

术前应注意癫痫发作的模式、类型及频率。并存的医疗相关问题也很常见。应注意抗癫痫药物的用量及其可能出现的副作用（表 6-3-3）。围术期药物通常继续使用并应调整用量以维持适当的血浆浓度。对于大多数患者，术前可使用苯二氮䓬类药物，但对计计划在术中行发作期脑电波检测的患者则应避免使用。

五、术中管理

癫痫手术麻醉过程中需要特殊注意的事项包括术中可能需要行脑电活动记录、癫痫灶的激发以及术中进行脑功能区定位。

对于某些患者，需要在皮层上放置小型网格电极以记录术中的脑电活动。这项监测技术称为皮层脑电图（ECoG），可以对癫痫灶进行定位并有助于确定病灶的切除边界。通过采用对正常及癫痫脑电活动影响最小的麻醉技术，大部分行全身麻醉的患者都可得到满意的皮层脑电图结果。而对于其他患者，尤其是切除范围侵犯功能区的患者，皮层脑电图最好与脑功能区定位联合使用，并采用局部麻醉加静脉镇静的麻醉方法。然而，随着影像学成像技术的不断成熟，术前对癫痫发生灶和正常脑功能区域的准确定位已成为可能，同时结合小病灶切除的发展趋势以及对于皮层脑电图及皮层功能定位与癫痫发作之间关系的不断置疑，局部麻醉加静脉镇静的指征正在发生改变。在以英国为首的一些地区,使用对皮层脑电图影响最小的全身麻醉技术的趋势越来越明显。了解麻醉药物对于脑电图的影响有助于麻醉方法的合理选择。

(一)麻醉药物的电生理效应

麻醉药物对于脑电图的影响非常复杂。临床当中存在一种矛盾的现象,很多报道显示能导致临床癫痫发作的药物却同时具有抗惊厥的作用,其作用呈剂量相关性。低剂量往往具有致惊厥的作用而较高的剂量则具有抗惊厥的作用。临床剂量下的硫喷妥钠具有抗惊厥作用且常被用于控制癫痫发作。美索比妥和依托咪酯能激发脑电活动因此癫痫患者应避免使用。然而,这两种药物有时会在手术当中小剂量使用以激活癫痫灶。有研究显示丙泊酚具有激活颞叶癫痫患者的脑电图的作用,并可使非癫痫患者出现癫痫发作及角弓反张。然而,丙泊酚也是一种抗癫痫药物,并广泛应用于其他治疗方法无效的癫痫持续状态的治疗。丙泊酚对脑电图的影响具有显著的剂量相关性,小剂量的丙泊酚会造成癫痫发作而大剂量(临床剂量)的丙泊酚则有抑制爆发(抗癫痫)的作用。众所周知,地西泮及其他苯二氮䓬类药物具有控制癫痫的作用并广泛应用于癫痫的治疗。吸入性药物对于脑电图的影响同样具有剂量依赖性。低剂量的异氟烷可以抑制癫痫样的脑电活动,而 2MAC 的异氟烷则会引发等电位脑电图。七氟烷和地氟烷的作用与异氟烷类似,但与此相反,高剂量的恩氟烷则可诱发癫痫发作,且其致癫痫作用可随着动脉血二氧化碳分压的升高而增强。一氧化氮对于脑电图的影响同样具有剂量依赖性,其在较高的吸入浓度下主要表现为抗癫痫作用。

(二)麻醉方法

大部分的癫痫手术都可在全身麻醉下安全的进行,同时也可以进行充分的术中电生理记录。全身麻醉有诸多益处,如可以控制动脉血二氧化碳分压及血压以提供适宜的手术条件,确保患者不发生体动并对整个手术过程无知晓等。然而,采用交流和语言评估进行术中皮层定位的方法在全身麻醉下无法实施。

不同的癫痫手术团队对不同麻醉药物作用的熟悉和掌握程度截然不同。因此,术前进行详细的讨论是有必要的。癫痫手术的全身麻醉方法与其他颅内手术相似,当需要进行术中皮质脑电网监测时,应注意麻醉药物的选择。谨慎调节挥发性麻醉药的呼气末浓度,并加用中等剂量的短效阿片类药物,可使麻醉深度不影响皮质脑电图的记录,同时又可将患者术中知晓的风险降至最低。另外也可使用静注丙泊酚和雷米芬太尼的方式维持麻醉,但这种方法对皮质脑电图的影响还不是完全清楚。为了避免催眠药物可能造成的混杂效果,一些团队更倾向于使用阿片-一氧化氮麻醉联合头皮区域阻滞,同时还加用右旋美托咪啶作为辅助用药。在减浅麻醉深度行皮质脑电图检查时时应维持充分的神经肌肉阻滞作用,同时由于肌松药和抗癫痫药物之间存在相互作用,因此必须监测神经肌肉的功能。血压可通过逐渐增加阿片类药物或β-肾上腺受体阻滞剂或两者联合应用进行控制。对于那些不进行术中脑电波活动监测的患者,麻醉医生应使用具有抗癫痫作用的麻醉药物。小剂量的美索比妥、依托咪酯、硫喷妥钠、丙泊酚、阿芬太尼都可以达到这一目的。

术中癫痫发作在全身麻醉过程中较为少见,但确实有某些原因可导致癫痫发作。术中癫痫发作有可能被神经肌肉阻滞作用所掩盖,但出现突发的室性心动过速,高血压或呼气末二氧化碳浓度升高可能是癫痫的预警信号。术中癫痫发作可通过皮质脑电图得到诊断。静脉推注丙泊酚或硫喷妥钠加深麻醉一般可使术中癫痫发作得到控制。

六、术后护理

手术后，患者应被转入神经外科重症监护室或高依赖病区，同时手术后应继续保留有创监测。手术后数小时内癫痫发作的风险有所增加，且有发生癫痫持续状态的潜在可能性。可能导致癫痫发作的因素包括代谢的改变、高碳酸血症、药物以及潜在的癫痫灶。可造成术后癫痫反复发作的外科因索，如血肿，应通过 CT 检查加以排除。如出现癫痫发作则应积极加以治疗以防造成大脑损伤或引发癫痫持续状态。由于苯二氮䓬类药物的作用时间较长，在使用其他镇静/麻醉药物之后使用药物可能会影响发作后神经功能的评估。丙泊酚或硫喷妥钠是有效的代替药物，小剂量的丙泊酚或硫喷妥钠能够迅速有效的终止手术后癫痫发作，并能够保证患者迅速复苏。注意检测长效抗癫痫药物的血浆浓度，必要时调整至最大治疗量。手术后反复出现癫痫发作可能需要加用辅助治疗方法。

【要点】

1.必须考虑到抗癫痫药物的副作用及药物之间的相互作用。

2.应仔细选择麻醉药物以满足术中记录癫痫电活动的需要。

3.手术治疗时，术中和术后都存在癫痫发作的风险。

（刘海旭）

第四节　清醒开颅手术的围术期管理

对于神经外科医生而言在开颅手术中行全身麻醉有很多优点，比如通过控制动脉血二氧化碳分压和血压创造良好的手术条件，同时能够避免患者发生体动等。而对于患者而言，最大的优点当然是对整个手术过程不发生知晓。虽然人部分开颅手术都可以在全身麻醉下进行，但在某些特定情况下，比如需切除的肿物或癫痫灶紧邻重要的大脑功能区，包括言语或运动控制中枢等，更适合采取“清醒”开颅手术。这种手术方式允许在术中进行皮层功能区定位以及记忆力和语言功能的评估。

在美国清醒开颅手术已经是一项十分成熟的技术，多数情况下是采用局部麻醉联合镇静或真性睡眠-清醒-睡眠的技术。而在英国，长期以来神经外科医生和患者都不大愿意接受清醒的颅内手术，但随着此项技术潜在优势的日益凸显和麻醉新技术的发展，他们的观念也发生了玫变。清醒开颅手术对神经外科医生和神经科麻醉医生提出了更高的要求，同时也需要患者的高度配合。

一、清醒开颅手术的指征

清醒开颅手术治疗癫痫已经得到了广泛的认可，而清醒开颅手术治疗肿瘤的技术——尤其是切除重要脑功能区附近的肿瘤——也越来越盛行。立体定向及深部电刺激手术(用于治疗帕金森病或其他运动失调)同样可以清醒开颅手术下施行,手术的指征如下:

1.癫痫手术。

2.立体定位手术。

3.功能性神经外科手术,例如深部电刺激治疗帕金森病或其他运动失调。

4.重要功能区附近的占位切除术。

二、背景

清醒开颅手术技术已经经过多年的发展,可以是单纯局部麻醉的方法,但更常用方法是采用局部麻醉联合镇静或全身麻醉结合术中唤醒。早期神经安定镇痛术的出现使得此项技术取得了一定的进步,但短效药物(例如丙泊酚和雷米芬太尼)的问世使得神经麻醉医生能够对镇静和镇痛进行更加准确的滴定,从而使患者的镇静程度更加可控,苏醒更加迅速。

三、术前评估

术前对患者进行详细的评估和解释对于清醒开颅技术的成功而言十分重要。麻醉医生与患者建立良好的关系并向患者详细解释该技术的细节问题是最为关键的一步。除常规的术前访视评估外,麻醉医生还必须判断该患者在手术当中是否能够有效的配合手术,并能够在整个手术过程当中保持静止平躺。

四、皮层功能定位

皮层电刺激有助于我们识别运动、感觉及语言中枢,而配合神经心理学评估还能够帮助我们确定不同的语言区。皮层功能定位能够帮助神经外科医生确定手术的切缘,这对于优势大脑半球的占位切除尤为重要,因为适当范围的肿瘤切除可以将术后神经功能缺损的风险降到最低。尽管有皮层功能定位的辅助,大多数神经外科医生仍然倾向于在患者清醒的情况下完成整个占位的切除,以便于及时发现脑功能区的受损。

在癫痫手术中,术中皮质脑电图可用于识别癫痫发生灶的范围,与感觉运动映射联合使用时,医生可以安全的切除边缘已经侵及功能区的癫痫灶。虽然清醒手术技术可使麻醉药物对于皮质脑电图的影响降至最低,但现代个体化全身麻醉技术同样可使皮质脑电图检查得到良好的效果。

五、术中麻醉管理

术前须事先通知所有的手术团队成员,手术室内必须保持一种镇定的气氛。在局麻下行常规的心血管系统有创监测,如果手术时间较长则应插导尿管。由于手术通常会持续数个小时，故在镇静及麻醉之前须让患者以舒适的体位躺在铺有软垫的手术台上。患者的头部最好在局部麻醉下采用三针式固定器进行固定以防止手术过程中发生移动，同时也可使镇静过程中的气道管理更加容易。铺盖手术无菌单以利于麻醉医生能够持续的管理患者及其气道，同时又不污染外科医生的无菌区域。

清醒开颅手术中可选择的麻醉方法包括单纯的局部麻醉，局部麻醉加镇静或全身麻醉加术中唤醒的真性睡眠-苏醒-睡眠技术。某些手术，例如立体脑活检或者深部刺激电极植入，可以在局部麻醉加少量镇静的情况下完成，而较为复杂的手术，尤其是需要开颅的手术，则更适合在联合麻醉技术下进行。

无论选择哪种方法，采用区域阻滞、局部麻醉或硬脑膜阻滞等技术使手术部位达到良好的局麻效果都十分重要。由于皮肤、头皮、颅骨膜以及颅骨外骨板的骨膜都有广泛的感觉神经分布，采用局麻药皮下浸润的区域阻滞方法或阻滞特定的感觉神经分支都能够有效的阻滞来自头皮各层的传入感觉神经。钻透及打开颅骨并不给患者带来不适，因为颅骨自身并没有感觉。然而，硬脑膜具有丰富的神经支配，因此必须阻滞与大脑中动脉伴行的神经干，同时对开颅手术区域的边缘进行区域阻滞。由于需要使用的局麻药物剂量可能较大，故必须注意药物的毒性反应。

当患者感觉舒适时，可适当的给予静脉镇静或全身麻醉。对于镇静技术而言，小剂量丙泊酚静脉注射后采用滴定输注或靶控输注的方式都可以得到很好的效果。使用丙泊酚的患者自控镇静技术同样有文献报道。可以根据呼吸频率滴定式的增加短效阿片类药物（例如芬太尼）的剂量，但应警惕患者发生呼吸抑制或呼吸暂停的可能。雷米芬太尼作为芬太尼的替代品得到了安全广泛的使用。右旋美托嘧啶是一种高度特异性的 α_2-肾上腺受体阻滞剂，在清醒开颅手术中使用右旋美托嘧啶作为辅助用药可以为皮层功能定位及肿瘤切除提供充分的镇静及镇痛效果。在清醒开颅手术中，应使用镇吐药物以减轻手术过程中的恶心，尤其是癫痫手术中颞叶牵拉所引起的恶心。真性睡眠-苏醒-睡眠技术一般是采用输注丙泊酚和雷米芬太尼的全凭静脉麻醉，此项技术与镇静技术差别较大，只是在使用的药物剂量上有所类似。在睡眠阶段可使用麻醉深度监测仪对镇静及麻醉深度进行监测。

（一）气道控制

某些睡眠-苏醒-睡眠按术采用常规的气道装置，在苏醒阶段拔除气道装置，而再次镇静/麻醉后重新插入该装置。同时还有文献报道了其他的方法：比如使用气管插管且苏醒期不拔管（此时无测验语言功能），使用气管插管且苏醒期拔管后再次插管以及放置、拔除、再放置喉罩或带套囊的口咽气道等方法。使用气管插管或喉罩可在必要时辅助通气并控制动脉血二氧化碳的分压。然而，在清醒开颅手术中使用气道装置也并非万无一失。拔除气管插管或喉罩的过程有引发咳嗽的风险，在硬脑膜已经打开的情况下这种咳嗽可导致严重的后果。除此之外，再次麻醉后，气管插管和喉罩的插入往往十分困难。

由于存在这些潜在的风险，镇静/睡眠阶段不使用气道装置的技术发展十分迅速。使用25％可卡因糊剂涂抹鼻黏膜后通过一侧鼻道插入柔软的鼻咽导气管，整个手术期间鼻咽导气管的位置都不会发生移动。同时在气道末端连接侧流二氧化碳监测仪即可监测呼气末二氧化碳浓度。氧气可从对侧鼻孔给予。采用这种气道管理方法很少出现需要紧急处理的气道问题

(<1%),并且在镇静阶段避免使用阿片类药物还可进一步降低这一风险。然而,显著肥胖的患者风险较高,故应采取正规的气道管理方法。

(二)手术中的问题

清醒开颅手术的并发症发生率非常诋,且通常情况下患者都能够很好的耐受。然而,由于有些患者不愿意施行清醒手术有时需要加深镇静深度,镇静程度的加深可使并发症的发生风险增高。过度镇静会造成患者去抑制不合作,且可能引起呼吸抑制和动脉血二氧化碳分压水平升高所致的脑水肿。虽然气道管理通常比较安全,但镇静剂的使用会不可避免的导致气道梗阻和呼吸暂停的风险升高,因此紧急气道管理设备应该事先准备好。癫痫发作的可能性同样存在,尤其是在皮质电刺激的过程中。癫痫发作应快速终止,静脉注射丙泊酚(20~40mg)或由手术医师在大脑皮质表面喷洒冰盐水都可以达到目的。和全身麻醉相比,清醒开颅手术中高血压、低血压和心动过速往往更为常见。这些血流动力学变化早期发现早期处理后,很少造成不良的后果。在清醒手术中的镇静阶段,动脉血二氧化碳分压通常都会升高,但除非出现显著的呼吸抑制,这种改变都不会造成明显的并发症。具有实性占位性病变的患者出现 $PaCO_2$ 相关性的脑水肿风险最高,但行癫痫或功能性手术的患者很少出现 $PaCO_2$ 相关性的脑水肿。

六、术后护理

手术后的护理由具体的神经外科手术所决定,麻醉方法本身并没有特殊要求。清醒开颅手术后患者十分清醒且能够充分地合作,因此无需长时间安置在高度依赖病房。局部麻醉效果消失前应给予患者充分的镇痛。

九、要点

1.良好的手术条件十分重要。

2.镇静阶段的气道管理至关重要。

3.清醒开颅手术中存在癫痫发作的风险。

4.清醒开颅手术中患者的合作十分重要、立体定位神经外科手术的应用。

(于新平)

第五节 立体定位神经外科手术麻醉

立体定位神经外科手术被广泛用于多种神经系统疾病的诊断和治疗中。立体定位这个词来源于词根 stereos,意为“三维”,词根 tactus,意为“触摸”。现代立体定位外科手术利用神经放射影像学技术,对人类神经系统特定部位进行三维立体定位。立体定位外科手术已有 100

年历史，但直至20世纪七十年代才随着神经影像技术的发展流行起来。九十年代，影像技术以及电生理技术的进展极大地提高了立体定位外科手术在运动障碍疾病治疗中的作用。

一、技术方面

（一）使用头颅固定环的立体定位神经外科手术

通常，立体定位神经外科手术通过一套立体定位系统来完成，包括用于固定于患者头部的头颅固定环。第一步是神经外科医生安装头颅环，即对已镇静的患者于头皮四个区域进行局部麻醉，并用4根固定针将患者的头部部固定在头颅环上。随后对患者进行头颅CT或磁共振扫描。神经外科医生或神经影像学医生或两者根据所获得的图像计算出特定区域的坐标并计划出最合适的开颅部位（颅骨转孔）。

立体定位头颅环和手术台相连并保持固定。在颅骨钻孔部位进行局部麻醉后，切开皮肤并进行颅骨钻孔。打开硬膜后，可使用活检针、微电极记录仪或射频探测器等到达目标部位。操作完成后，缝合头皮并撤除头颅环。

立体定位放射术是一种进行单次大剂量放射线治疗的方法。它需要使用立体定位头颅环和神经放射影像技术。但该操作可在手术室外进行，也无需切开皮肤。应用立体定位头颅环和影像学技术计算出三维的放射治疗靶点，是颅内转移瘤或动静脉畸形常用的治疗方法。头颅环常与放射装置相连，给予放射线治疗后撤除头颅环。

（二）无需使用头颅环的立体定位神经外科手术

一些手术不需要使用头颅环。首先在患者的头部贴上特殊定位标志（参照点）并进行MRI扫描。手术室中，患者的头部通过三个固定针固定于手术台上，并与神经导航系统相连。通过特殊的指针，参照点与MRI影像学图像结合，用于指导影像学导航过程。

二、立体定位神经外科手术的应用

立体定位神经外科手术可用来治疗多种神经系统疾病。常用的术式包括：①运动障碍疾病（帕金森病和原发性肌张力异常）的深部脑刺激器（DBS）植入术；②立体定位放射治疗；③脑活检术。

帕金森病是一种慢性、进展性神经系统疾病，典型表现为震颤、运动迟缓、姿势异常和木僵。近年来，用深部脑刺激器（DBS）对双侧底丘脑核刺激是进展期帕金森病最有效的治疗手段之一。在底丘脑核植入一个或两个电极对深部脑组织进行高频率刺激，可缓解帕金森病相关的木僵。刺激电极可在轻度镇静、微电极记录引导或全麻下采用立体定位术植入。

如前所述，患者首先需安装头颅环并进行MRI扫描。然后在手术室里通过立体定位和神经生理微电极记录技术及术中功能测试（通常为观测肢体的活动）进行治疗靶点的定位。永久电极置入后撤除头颅环，麻醉诱导后进行电极延伸并将脉冲发生器/电池置入上胸部。双侧电极植入时，电极可分别由脉冲发生器控制。

肌张力异常属于运动障碍疾病，主要表现为不自主运动和肌肉持续收缩并导致扭曲姿势。

肌张力异常可影响身体的部分区域或全身。除药物治疗外,原发性肌张力异常可通过苍白球或底丘脑核选择性破坏(苍白球切除术)或高频刺激治疗。尽管肌张力异常的最佳治疗靶点尚不清楚,苍白球、丘脑和底丘脑核均为有效的治疗靶点。由于双侧苍白球切除术会导致多种不良后果,目前肌张力异常的主要治疗方法为深部脑刺激器植入术。与苍白球切除术相比,深部脑刺激的优点为:具有可逆性、安全的双侧植入路径、并能对靶点进行持续治疗。但这样刺激需要频繁更换电池。

苍白球切除术、丘脑切除术以及苍白球、丘脑或底丘脑核 DBS 植入术均涉及立体定位并需要使用头颅环。这些手术与 DBS 植入术步骤类似,通常在清醒情况下进行,以评估患者对试验性刺激的反应。但严重肌张力异常患者需在全麻下进行。

立体定位放射术由 Leksell 于 20 世纪 50 年代首创。它将神经立体定位和固定技术与放射技术结合起来,对影像学定位的靶点给予高能量放射治疗,并尽可能减少周围脑组织的辐射。该操作可在门诊进行,致残率低,且不会导致死亡。立体定位放射术用来治疗脑肿瘤(特别是脑转移瘤)、动静脉畸形、脑膜瘤、三叉神经痛和听神经瘤。神经放射影像学技术和剂量控制软件的进步提高了立体定位放射术的治疗效果。已证明立体定位放射术可改善脑肿瘤患者的生存率、生活质量和肿瘤控制率。

对于难于达到的深部病灶进行脑活检时,通常需采用立体定位神经外科技术。活检通常在手术室进行,可使用或不使用头颅环。如前所述,立体定位引导下将活检针插入目标区域。撤除头颅环前,应将活检标本送至病理科以确定所取标本为所需的组织。该手术创伤小,时间短,可在镇静或全麻下进行。

三、麻醉注意事项

许多神经系统疾病的治疗和操作均采用立体定位神经外科手术,因此麻醉注意事项与操作(不同的临床中心不同)和患者常见的并发症相关。目前此方面的文献非常有限。因为许多操作要求患者清醒以进行术中神经生理测试,所以麻醉的主要目标是减轻焦虑,并使患者在手术过程中保持舒适,尤其手术时间较长时。通过局部注射麻醉药物和/或神经阻滞进行头皮局部麻醉。

轻度镇静(咪达唑仑)和局部麻醉后即可安装头颅环,而影像学扫描时无需加深镇静。手术室中,可给予丙泊酚或右旋美托咪啶进行镇静,并可辅以芬太尼或雷米芬太尼。在电极植入和功能试验过程中不使用镇静或麻醉药物。使用拉贝洛尔将收缩压维持在 140mmHg 以下,以减少颅内出血的发生。喉罩置入后全麻下可以行电极延伸和脉冲发生器植入。

深部脑刺激时,头颅固定环会影响麻醉医生对气道的控制。术前应该准备好气道处理方案,应避免镇静所致的气道梗阻。深部脑刺激通常是在半坐位下进行,因此术中气体栓塞是潜在的并发症,应及时发现并处理。

虽然清醒状态下无法控制患者的动脉二氧化碳分压,全麻时应避免低碳酸血症以防止脑组织(靶点)移位而与清醒时 MRI 图像不一致。

目前很少有文献报道全麻对微电极记录的影响。使用丙泊酚麻醉或镇静以及美国使用的丙泊酚加右旋美托咪啶镇静能保证足够的微电极记录信号。

部分肌张力异常患者,仅在深度镇静或全麻时才能获得满意的神经影像学图像。由于需要使用头颅环,我们更倾向于采用全身麻醉。

侵袭性的立体定位神经外科手术有颅内出血的可能。医生团队应能识别颅内出血的发生,并根据出血严重程度制定治疗方案。

许多运动障碍疾病患者术前减药,因此围术期症状更加明显。如果患者的震颤干扰无创血压监测,则应考虑有创动脉血压监测。

四、风险

立体定位神经外科手术的风险,取决于操作方式和手术团队的经验。立体定位放射术致残率低,死亡率为零,较其他有创操作风险低。

深部脑刺激最常见的风险为硬件障碍(电极损坏/移位)、感染并被迫移除植入系统、抽搐、气道梗阻、围术期颅内出血(2%～4%)和气体栓塞。颅内出血常表现为意识模糊、躁动或昏迷。清醒患者气体栓塞的表现为呼吸节律异常、喘息样呼吸、咳嗽和胸痛,部分患者出现肺水肿。

五、新方向

在过去的 15 年内,立体定位神经外科发展迅速。然而,仍有许多问题需要解决,如不同运动障碍疾病深部脑刺激的最佳靶点以及运动障碍疾病治疗中基底节靶点的理想位置和范围。同时,一些新技术的出现,如立体定位技术在放射治疗和生物治疗(基因治疗)中的应用以及实时 MRI 引导下 DBS 植入。电脑辅助外科手术、机器人和影像学技术的进步将推动这一领域的发展。

(于新平)

第六节 垂体手术麻醉

一、解剖

(一)位置

垂体位于颅底(蝶鞍)骨性凹陷处,即垂体窝。蝶鞍外侧壁紧邻海绵窦、颈动脉以及第Ⅲ、Ⅳ、Ⅵ对脑神经。

(二)组织细胞类型

垂体由不同胚胎起源的两部分组成。垂体前叶起源于经管腹侧缘,至少由五种不同类型的细胞组成并分泌不同的激素。而无功能细胞可发展为无功能垂体肿瘤。第三脑室底部向下生长形成垂体后叶，其细胞不分泌激素，具有储存和释放下丘脑分泌激素的功能（血管加压素和催产素）。

二、生理

垂体前叶细胞分泌的不同激素及其对靶器官和其他内分泌腺的作用总结见表 6-6-1 和表 6-6-2。

表 6-6-1　垂体前叶不同细胞分泌的激素

细胞类型	垂体前叶肿瘤的比例(%)	分泌的激素	下丘脑反馈	临床疾病
生长激素细胞	50	生长激素	生长激素释放激素生长抑素(抑制性)	肢端肥大症
泌乳素细胞	10～25	泌乳素	泌乳素释放激素泌乳素抑制激素(多巴胺)	泌乳素瘤
促肾上腺皮质激素细胞	15	促肾上腺皮质激素	促肾上腺皮质激素释放激素	库欣病
促甲状腺素细胞	5～10	促甲状腺素	促甲状腺素释放激素	甲亢
促性腺激素细胞	10	卵泡刺激素黄体生成素	黄体生成素释放激素	

表 6-6-2　激素对靶器官和其他内分泌腺体的作用

激素	靶器官	作用
生长激素	多种组织	刺激骨和软骨生长，增加蛋白合成和脂肪分解，通过胰岛素样生长因子 1(ICF-1)降低机体对胰岛素的敏感性
泌乳素	乳腺组织	泌乳
促肾上腺皮质激素	肾上腺	增加肾上腺皮质激素的分泌
促甲状腺素	甲状腺	增加甲状腺血供，促进碘与甲状腺的结合，增加 T_3、T_4 的合成和释放
卵泡刺激素黄体生成素	性腺	促进卵泡成熟、排卵和精子生成，促进睾酮分泌

【反馈机制】

垂体前叶激素的分泌受下丘脑控制。垂体门脉系统将下丘脑激素通过动脉运送至垂体前叶。这些激素将抑制或促进垂体前叶激素的释放（表 6-6-1）。

胰岛素样生长因子1(ICF-1)水平的增高刺激下丘脑分泌生长抑素，并减少垂体前叶生长激素(GH)的分泌。同样，甲状腺素通过反馈机制减少促甲状腺素释放激素(TRH)和促甲状腺素(TSH)的分泌，皮质醇能减少促肾上腺皮质激素释放激素(CRH)和促肾上腺皮质激素(ACTH)的分泌。

三、垂体病理及临床表现

垂体肿瘤占所有颅内肿瘤的10%～15%，多为良性，部分患者为尸检发现(10%～25%)或做其他检查时偶然发现。肿瘤高发年龄段为中年，可为微腺瘤或大腺瘤(肿瘤大小≥1cm)。

垂体前叶肿瘤可分为功能性和无功能性肿瘤。功能性肿瘤的首发症状常与激素分泌过多相关。泌乳索瘤是最常见的功能性垂体腺瘤;但它的占位效应可能更显著。非功能性肿瘤也可导致泌乳素分泌增加，因为非功能腺瘤压迫垂体柄导致运输至垂体前叶的多巴胺减少，下丘脑对泌乳素分泌的抑制减少。

其他常见的临床表现如下：

占位效应，多见于大腺瘤，症状出现较晚。占位效应可为局部的，如视交叉或动眼神经受压。较大的腺瘤可导致脑脊液(CSF)回流障碍，颅内压升高。

垂体功能低减。肿瘤在鞍区生长可压迫周围正常垂体组织，导致垂体功能低减。此外，垂体放疗、手术或垂体内出血也可导致垂体功能低减

非特异性症状，包括不孕和癫痫。这些症状可能是大腺瘤的首发表现。

四、术前诊断和治疗

垂体疾病起病隐匿，且医生对其认识不足，诊断常被延误。对于疑似病例应结合激素水平和影像学检查来确诊。磁共振有助于微腺瘤的诊断，而CT有助于骨侵袭的诊断。

(一)特定肿瘤的治疗泌乳素瘤

未用多巴胺拮抗剂的情况下，血浆泌乳素水平升高时应该怀疑泌乳素瘤。以溴隐亭和卡麦角林为代表的多巴胺激动剂为一线治疗药物。不能耐受药物治疗副作用或药物治疗后视力进一步恶化的患者需要手术治疗。

(二)生长激素瘤

血IGF-1水平升高、随机GH水平升高以及口服葡萄糖后GH分泌不受抑制时可诊断肢端肥大症。生长激素瘤药物治疗常无效，需手术和放疗。

(三)促肾上腺皮质激素瘤

此类肿瘤诊断过程复杂，此类患者常采用手术治疗或辅以化疗(尤其是儿童)。

双侧肾上腺切除加激素替代治疗可导致Nelson综合征(ACTH生成过量导致皮肤颜色变深)，并有垂体增大压迫周围组织的危险。

（四）促甲状腺素微腺瘤或卵泡刺激素/黄体生成素瘤

这些肿瘤诊断依赖于激素水平的提高，首选治疗为手术。无功能性火腺瘤首选治疗方法也为手术。

（五）术前评估

垂体手术患者的术前评估应关注以下问题：颅内压力（ICP）的升高；过量激素的影响。

（六）点位效应

患者出现头痛、恶心、呕吐及视乳头水肿时，应怀疑颅则个压力升高，应适当调整麻醉方案，避免导致颅内压力升高的操作。此外颅内压正常时，也可有局灶性神经系统受损表现，如双眼颞侧偏盲和象限偏盲。

（七）激素高分泌综合征

1.肢端肥大症　对于生长激素过度分泌的患者，麻醉科医生应密切关注上呼吸道、心脏和呼吸系统受累情况。上呼吸道改变包括巨舌、下颌前凸及错位咬合以及咽部软组织、会厌、杓会厌襞增生所致声门开口变小。声音嘶哑患者应评估其咽喉受累或喉返神经损伤情况。推荐使用间接喉镜和影像学检查判断患者是否为困难气道。70％的肢端肥大患者患有阻塞性呼吸睡眠暂停综合征（OSA），其病因为外周型或罕见的中枢型。肺功能检查容量一流速曲线提示胸外气道梗阻，而气体交换受限较为少见。

心脏疾病是未接受治疗肢端肥大患者最常见的死亡原因。心脏方面的影响包括左室肥大伴或不伴高血压、心肌纤维化所致的心肌病、冠心病、室上性心律失常和传导异常。常见的心电图改变包括 ST 段压低和 T 波改变。25％肢端肥大患者有糖耐量低减或糖尿病。

2.库欣综合征　库欣综合征患者的多系统表现是麻醉医生关注的内容（表 6-6-3）。患者常合并高血压，常由多因素引起：心排血量增加，肝脏血管紧张素合成增多导致肾素一血管紧张素系统活性增加以及具有扩血管作用的前列腺素合成减少。Ⅰ型血管紧张素Ⅱ受体表达量增加和血管平滑肌三磷酸肌醇合成增加导致机体对内源性和外源性血管加压素的敏感性增加。

表 6-6-3　库欣综合征的多系统表现

受累系统	临床表现
循环呼吸系统	高血压对内源性和外源性血管活性药物的敏感性增加、左心室肥厚和心肌劳损、充血性心力衰竭、阻塞性呼吸睡眠暂停
电解质失调	低钾血症、高钠血症
内分泌系统	糖尿病
骨骼肌肉系统	骨质疏松、股骨头无菌性坏死、椎体压缩性骨折、近端肌病、毛细血管脆性增加
其他	肥胖、多血质、伤口愈合缓慢、皮肤菲薄、胃十二指肠反流

（八）术前激素功能的优化

1.围术期类固醇激素的补充　既往，所有垂体手术患者麻醉诱导时均给予氢化可的松，术后24小时内再补充两次后逐渐减量。不同的临床中心激素给药方法不同。库欣综合征患者可给予地塞米松(对血浆皮质醇干扰最小)或围术期不补充皮质醇,常规监测血浆皮质醇,仅在血浆皮质醇减低情况下进行类固醇替代治疗。

2.术前甲状腺功能控制　促甲状腺素垂体瘤虽然很少见,但常为侵袭性,术中出血风险高。此类患者药物治疗可能有效(抗甲状腺素药物、生长抑素类似物)。因此甲亢患者垂体手术前常进行积极的药物治疗。

五、术中注意事项

(一)手术方式

垂体肿瘤传统术式为经鼻或经鼻中隔经蝶窦入路。较大肿瘤的完整切除和减压常需行开颅术。更新的技术,如内镜下经鼻入路可更好地显露鞍区和鞍上结构。术中打开鞍隔并在直视下对视交叉处减压。这种方式能减轻患者的不适,减少尿崩症(DI)的发生,并能减少患者的住院时间。

部分患者通过腰段鞘内置管控制脑脊液压力,以便术中更好地显露肿瘤。颅内压升高时常将肿瘤推向术者方向。术中可通过导管向颅内注入空气,以利于X线透视下肿瘤轮廓的清楚显露,但术中禁用笑气。若术中硬膜刺破,术后可留置导管引流。

(二)麻醉管理

鼻腔黏膜的局部麻醉常由外科医生完成。有多种药物可供选择,而丁苄唑啉安全性高,作用时间长,效果好,最常使用。

(三)气道管理

肢端肥大患者,术前气道评估和Mallampati分级对困难气道程度的预测性较差。软组织肥大和上呼吸道组织增生常导致困难气道,插管时常需要使用气道辅助装置和其他技术来确保气道的安全。使用直接喉镜插管时常需使用长喉镜柄。对于可能的困难插管,清醒纤支镜引导下插管是最佳的选择。由于舌体肥大,喉罩和光导纤维支气管镜的置入通常困难。

库欣综合征患者常有困难气道的特征,如肥胖。因此麻醉诱导时应谨慎。气管插管后常进行咽喉部填塞以减小经蝶骨入路手术时血液的误吸,但拔管前应将填塞物拔除。

(四)药物选择

经蝶窦手术时可采用静脉和吸入麻醉。与药物的选择相比,遵循神经外科手术麻醉的基本原则对于手术成功的决定性更强。手术结束前给予短效药物有助于患者术后迅速清醒。经蝶窦手术术中刺激较大时,应选择雷米芬太尼。

(五)患者体位

经蝶窦手术或经额下开颅术时,患者通常取仰卧头高位。

(六)监测

对于合并心脏疾病或库欣综合征患者,除了常规基本监测外,还需行有创动脉血压监测。动脉置管前应考虑有无腕管综合征(肢端肥大患者更常见)和Allen试验的结果。合并严重心肺疾病患者需行中心静脉压监测。

部分医学中心术中监测视觉诱发电位(VEP)。但视觉诱发电位受麻醉药物影响,检测结果的假阳性和假阴性率较高,且缺乏术后视敏度提高的证据,因此VEP监测未在在体手术中广泛开展。

六、术后护理

麻醉苏醒应平稳、快速,避免鼻腔填塞物或支架的移位,并有利于术后早期进行神经系统功能评估。由于鼻咽部出血或肢端肥大患者气道形态改变,术后早期常出现气道梗阻,因此应注意保持患者气道通畅。睡眠呼吸暂停患者术后应在监护病房观察一段时间。经蝶窦手术术后伴有中度疼痛,弱阿片类药物即可缓解疼痛。开颅术疼痛较重,通过患者自控镇痛(PCA)泵入吗啡可有效缓解疼痛。垂体手术术后常伴恶心、呕吐,常规预防性应用止吐药能减少呕吐的不良后果。

七、并发症

经蝶窦手术失血量常很少。但手术区域与海绵窦和颈内动脉相邻,有大出血甚至致命性大出血的可能。海绵窦损伤更常见,可引起持续性静脉渗漏。颈动脉损伤少见,但可能是致命的,术中控制性低血压有利于手术视野的暴露和手术操作。手术切口处脑脊液漏是常见的并发症,手术结束前Valsalva屏气呼吸有助于找到渗漏部位。从大腿取一块肌肉填塞到垂体窝可减少脑脊液漏的风险。

经额下垂体切除术具有开颅手术相关的所有风险,尤其是周围组织的损伤、额叶缺血、术后嗅觉丧失和癫痫的发生率较高。

八、激素相关并发症

术后可出现高钠血症或低钠血症。

经蝶窦手术后的一过性尿崩症常造成高钠血症,通常发生在术后24~48小时。低钠血症的病因为抗利尿激素分泌失调综合征或少见的脑盐丢失综合征。而多数情况下是由液体输入过量或抗利尿激素分泌过多所致。

九、要点

1.垂体手术患者术前常有激素分泌过多的症状和体征。这些综合征常提示特殊的麻醉注意事项,需要仔细进行术前评估和围术期处理

2.术前评估包括判断患者是否存在困难气道。困难插管患者,需要使用光导纤维支气管镜和其他辅助器械

3.因为大多数患者术前类固醇基础分泌量已达最大,不能满足机体的应激状态,围术期常规进行类固醇替代治疗

4.经蝶窦入路或经鼻入路垂体肿瘤切除术已经取代了多数颅内操作,它更加安全且住院时间短;但它也有其相关的并发症

5.术后水电解质失衡(SIADH、DI、CSWS)常见;应加强体液平衡的管理并重复进行实验室检查。

(刘晶宇)

第七节　头部创伤患者的麻醉

头部创伤显著影响着国民健康:它占 5～35 岁年龄段的人口死亡情况的 15%～20%,占成人的全部死亡情况的 1%。

一、分类

格拉斯哥昏迷评分(GCS)常用于评价头部创伤的严重程度。在以下的分类中,ccs 评分指的是纠正了低血容量、低氧血症、药物及酒精作用之后的评分:

1.轻度头部创伤(GCS 评分 13～15)

2.中度头部创伤(GCS 评分 9～12)

3.高度头部创伤(CCs 评分低于 9)

因头部创伤入院的患者中,5%为重度头部创伤。其联合死亡率为 25%以上,死亡者多为年轻人,因年轻人所伴发的可危及生命的创伤促成了不良结局。

二、病理生理

原发性脑损伤是不可逆的。它发生于撞击之时,神经元受损的原因是轴索在剪切力作用下发生断裂。在最初的损伤发生后,继发性损伤可能来自低氧血症、低血压、颅内高压等原因导致的大脑缺血。因此,适当的药物干预可以减轻或阻止继发性损伤。全身及中枢神经系统监测有利于早期发现和积极治疗可能引起或加重继发性损伤的因素。在患者入院前、转运中、进入手术室内以及转入 ICU 后都要遵循这一原则。

三、外伤形态学

出血性脑挫裂伤是表浅位置的、双侧多发性出血,通常影响颞叶和额叶的灰质。其计算机断层影像(CT)的特点是“盐和胡椒”,原因是散在出血与水肿。磁共振成像显示脑挫裂伤更为清晰。

脑内血肿，与脑挫伤不同，通常影响白质或基底节，另一区别于脑挫伤的特点是正常和受损大脑之间界限清晰。这可能引起迟发性的神经功能损害，通常预后较好，除非发生了明显的占位效应。对于任何有颅骨骨折的患者，都应该警惕脑内血肿（有25%的可能发生脑内血肿）。

硬膜下血肿的原因是硬脑膜与软脑膜之间大脑表面回流到静脉窦的桥静脉撕裂。CT上表现为新月形，常见于下部额叶以及前部颞叶。SDH分类是急性（发病小于3～4天，CT示高密度影）、亚急性（发病4～20天，CT示等密度影）以及慢性（发病超过20天，低密度影）。如果SDH为双侧或进展迅速或者手术处理延迟超过4小时（对于急性SDH），结局较差。

硬膜外血肿有90%为脑膜中动脉（继发于颅骨骨折）受损导致。余下10%是由于静脉窦撕裂。累及顶叶与顶颞叶区域，CT表现为颅骨与硬膜之间的双凸镜形病变。由于动脉性出血，因此昏迷进展很快，因此缩短创伤和手术之间的间隔时间至关重要。因为其下的脑组织损伤不重，因此在出现神经系统体征之前可能会有清醒期。手术时患者的意识越差，结局通常越差。

弥漫性创伤代表着不同级别的加速性-减速性创伤造成的脑损伤疾病连续谱。脑震荡位于该谱病情最轻的一端。弥漫性轴索损伤总体而言结局较差，其特征是位于脑白质、胼胝体、脑干上部的小面积双侧非出血性病变；其分类为轻度（昏迷6～24小时）、中度（昏迷超过24小时，不伴去大脑体位）或者重度（昏迷超过24小时，伴去大脑体位）。

外伤性动脉静脉损伤（例如夹层、瘘、假性动脉瘤）可通过血管造影诊断，这些损伤可能与蛛网膜下腔出血及继发性血管痉挛有关。

四、外科处理指征

以下神经损伤或后遗症需要紧急神经外科干预：

1.颅骨骨折　如果骨折陷入程度超过颅骨厚度或者复合性骨折伴硬脑膜撕裂，须外科解决。

2.颅内占位病变　中线偏移超过5mm或者CT示基底池受压提示即将发生小脑幕切迹疝。

3.急性硬脑膜下和硬脑膜外血肿　血肿应于受伤后2～4小时内清除，才能最大限度的康复。

4.脑室内血肿　是否需要手术需结合临床情况和颅内压（ICP）考虑。有大面积颞叶病变（具有小脑幕切迹疝的风险）及后颅窝积血（有脑干受压风险）时需要紧急手术。

5.顽固性颅内高血压　可能需要行去颅骨减压术。此条是否为手术指征尚无定论，但目前正在进行一项多中心随机对照试验。

五、术前处理

外科结局的成功有赖于预防在创伤发生之初就已经开始的继发性损害。另外，40%严重头部外伤的患者伴有其他致命创伤，早期出现的低血压通常并非头部外伤所致。合并头部外伤的多发性创伤患者通常需要给予麻醉，以紧急优先处理其他致命(非神经系统的)创伤。

(一)病史

在发生创伤当时及其后的时间内通过评价急性创伤的程度和 GCS 评分来评估患者的病情是十分重要的。同时应警惕是否伴随其他创伤以及是否有心脏呼吸功能不稳定。所有输液与药物治疗都应记录。在进行麻醉评估时，AM-PLE 可以帮助回忆出病史中的关键点(A＝allergies，过敏史；M＝medications currently used，近期用药史；P＝past medical history，既往病史；L＝last meal，最后进食时间；E＝events/environment related to the injury，与外伤相关的事件/环境)。既往病史对 SDH 患者尤为重要，因为其常伴有重要的伴随疾病。

(二)体格检查

在使用 GCS 评分、瞳孔大小和反应能力来重新评估神经系统功能时，要不断重复对基本情况(气道、呼吸、循环)的评价。在实施进一步复苏术的同时应对患者进行术前准备。

移动患者时要注意保护颈椎。2%～5%的严重头部外伤患者有脊髓损伤，因此在根据当地操作指南确定脊髓无碍之前，要假设已有脊髓损伤。

(三)实验室检查

对于所有神经外科的患者，要特别注意凝血功能检查结果，并确保交叉配血后有血可用。还应当根据高级创伤生命支持流程及其已知化验结果进行与创伤有关的实验室检查(例如胸片、心电图、全血细胞计数、尿及电解质)。

六、术中管理

基本监护应包括心电图、指氧、二氧化碳曲线。有创的血流动力学监测非常必要——有创动脉压力监测可以帮助判断每次心搏时的血压变化、采取血标本，而中心静脉压监测有助于调整血容量和液体平衡。麻醉过程中要监测动脉血气、血糖、电解质、红细胞比容以及凝血功能。

术中管理的目标与择期开颅手术相同，但应额外注意：

1.因为可能出现脑水肿，CPP 要维持在 60mmHg 以上。

2.可能使用血管加压素或正性肌力药。

3.避免发生过度通气，$PaCO_2$ 应当维持在 4.0～4.5kPa(30～35mmHg)。

联合使用丙泊酚和雷米芬太尼的全身静脉麻醉应用广泛。七氟烷(浓度<1MAC，MAC即最小肺泡浓度)是吸入麻醉药的一个选择。应避免使用笑气。应给予患者肌松药及足够的镇痛药，尤其当其合并有其他导致疼痛的外伤时。

对于所有神经外科患者，应当有正常血容量，有与年龄相匹配的红细胞比容及正常的血糖水平。在外伤患者，低血容量可能是由于外伤失血所致。现有证据表明高张盐水(5%)溶液可能对头部外伤患者维持血管内容量最为有益，因为这样可以维持 CPP，从而减轻脑水肿，特别是在儿科患者。不要使用低张或含葡萄糖的溶液。虽然中度低温至 33℃并未显示能改善结局，然而维持核心体温低于 37℃并避免体温过高仍然是很重要的。

七、并发症

1.有将近20%的SDH患者会在血肿祛除后突然发生严重的局部脑水肿。这种情况下需要增大通气量(以保证$Sjvo_2$大于50%)、给予利尿药(甘露醇或5%盐水或二者合用)以及放除部分脑脊液。应该考虑使用硫贲妥钠或丙泊酚可导致EEG爆发抑制。须收缩(可能导致进一步的脑损伤)或切除水肿的脑组织。

2.ICP显著升高的患者外科手术减术后可引发突然的严重低血压,需要非常积极的治疗。

3.大脑穿通伤可能引发大量出血,出血通常来源于静脉窦。

4.严重脑外伤患者中有15%会发生创伤后癫痫。最初的表现可在围术期就出现,创伤后应予以苯妥英至少1周。

八、术后管理

取决于术前GCS评分及其他外伤的表现。有进行性意识障碍的患者,须给予持续镇静、机械通气,监测并调整ICP。当多发外伤需要进一步的手术时,比较谨慎的方法是维持镇静,直到进行相应的手术。然而,这些患者的神经系统状态较难监测。

气管插管拔管后,需使用专门仪器密切监测患者神经系统损害。术后ICP可能因局部水肿或新发病变而升高,尤其常见于脑实质血肿清除术后。

九、要点

1.避免继发性损伤。所用的麻醉方法应当能允许医生对可能加重这种创伤的因素进行早期检测和积极治疗。

2.CPP应当维持在60mmHg以上。

3.头部创伤患者的麻醉原则从受伤时开始适用,包括将患者从受伤地点转运至神经外科医院及整个围术期处理过程。

4.多发创伤患者的相关外伤可以引起严重的生理功能紊乱。尤其是,胸部外伤会引起低氧、低血压(继发于失血、心肌挫伤或急性瓣膜病变)。

5.术后需要有包括ICP监测及神经功能监测在内的专门监护或重症监护。

(雷亨发)

第八节 脊柱手术麻醉

大多数脊髓手术的目的在于脊髓或神经根减压、切除肿瘤或增加脊柱稳定性并预防继发性神经损伤。脊椎管或神经根管的狭窄(椎管狭窄)可以在很多情况下发生,而某些患者患有先天性椎管狭窄。椎间关节骨赘的形成(颈椎强直)是最常见的问题。肿瘤、感染、外伤、椎间盘突出和类风湿性关节炎是导致椎管狭窄的较少见的病因。在某些上述情况下(特别是外伤、感染、肿瘤和类风湿性关节炎等),由于锥管不稳定或严重锥管狭窄,脊髓也可能受累。许多患者都有明显的并发症。

一、术前评估

除需要全面、系统的病史问诊和体格检查,进一步了解与手术操作相关的特殊情况和有关的病理结果也是非常必要的。

呼吸情况必须经过仔细评估,特别是有严重脊柱侧凸、脊髓损伤和风湿性关节炎的患者。有严重呼吸功能不全的患者(肺活量<15ml/kg)可能需要术后呼吸支持。此时需要检测肺功能和动脉血气分析的基础值。

在脊髓损伤的患者中,心血管状况不稳可能是自主神经系统反射亢进的结果。一旦出现上述情况,应避免诱发因素的刺激。心血管功能不全能在肌营养不良和严重脊柱侧凸的患者中出现。高血压患者应严格控制其血压,以保证术中的脊髓灌注。应避免使用血管紧张素转换酶和血管紧张素Ⅱ抑制剂,以使围术期发生严重的低血压风险降至最低。

神经功能缺损应在术前进行记录。颈椎外伤(特别是高位外伤)伴发创伤性脑损伤的发生率非常高。如果近期发生严重脑损伤后拟行脊髓后路手术,应严格监测围术期的颅内压。

血液学检查十分重要。许多患者会使用抗血小板药物,如非甾体类抗炎药物等(NSAIDs)。应在围术期停用影响凝血功能的药物以使凝血功能恢复正常。这一点对颈椎前路手术的患者尤为重要,因为术后此处形成的血肿会压迫气道,即便是少量出血也会压迫脊髓。并且无论何时都应有充足的血源以备输血。

对于其他系统,颈椎疾病患者术后可能长期存在吞咽困难等问题,对此,术前进行经皮胃造口术可能有所帮助。类风湿性关节炎患者所服用的免疫抑制药物可能会造成肾脏或肝脏损伤。

体格检查必须包括对气道的认真评估。许多患者存在可预知的困难气道,颈椎僵直或畸形可能对面罩通气和喉镜暴露造成困难。颈椎外伤伴发上颌面部损伤的发生率非常高。

必须回顾所有影像学检查结果以对脊髓压迫程度进行定量评价。对外伤病例行影像学检查时,须排除大血管受损的情况。

二、麻醉诱导和维持

(一)脊髓灌注

麻醉技术必须保证脊髓在任何时候都有充足的灌注,尽管目前尚无理想灌注压的具体数值。然而,正常灌注压的保持可能需要给予升压药物以实现,并且需要迅速纠正低血压。

如有发生大出血的潜在可能,放置若干大口径静脉套管是必要的。当脊髓压迫严重或者需要特别关注脊髓灌注是否充足时,有创血压监测十分重要。当可能发生大出血时,应监测中心静脉压。

如果可能发生大出血，应考虑使用血液回输机。围术期行血液稀释或使用抑肽酶(或二者皆采用)也可能降低输血的需要。一些血管肿瘤与术前血栓相关，因此异常的凝血功能需要迅速纠正。气道在困难气道患者中，一定要警惕继发性神经损伤。

应用加热器保持正常体温十分重要，因为术中患者有大量体表面积暴露在外，因此低体温很常见。低于 36℃的体温会增加术后感染的风险。

(二)麻醉维持

麻醉维持的药物选择可能受术中躯体感觉诱发电位或动作诱发电位的限制。为进行脊髓动作和感觉诱发电位监测，需选择输注丙泊酚和阿片类药物。如仅进行感觉诱发电位监测，亦可使用低剂量吸入麻醉药。

三、体位

在麻醉的每一步中，小心颈部体位是非常重要的，特别是对在颈椎水平存在脊髓压迫的患者而言。总体上，屈颈比伸颈更具危害。应注意避免头低脚高体位，因为静脉压升高会进一步损害脊髓灌注。

在以固定体位搬动患者时，为了保持脊柱的正常位置并保证静脉置管等不发生移位，必须有足够的人员参与搬移(有脊柱不稳的患者需要 5 个人)。

如果在摆放体位时损伤颈髓的风险较高，经常会选择纤支镜引导下的清醒气管插管，并在患者清醒的状态下将其置于俯卧位。如果没有新现神经系统症状出现，这一体位将继续保持并行麻醉诱导。大多数医疗机构倾向于将患者进行全麻诱导后再摆放体位，并通过即时放射性扫描确定脊柱位置正确及摆放体位前后的 SSEPs 和(或)MEPs。

脊柱后方及脊髓手术是在患者牌俯卧位的条件下进行的。患者被置于特殊的垫子或支持物，以允许腹部在通气时的自由运动。但在实践中，患者总会面临某些受限，这一点对体胖患者尤为明显。腹内压升高可导致下腔静脉受压，从而降低心排血量。麻醉诱导时使用晶体或胶体增加前负荷可以减轻上述现象。一旦置于俯卧位，尽快测量血压是非常重要的，这样才能迅速处治低血压。

当处于俯卧位时，患者的颈部必须悬空于垫子并合理放置。面部和颈部的静脉及淋巴回流受阻所致水肿足以导致气道梗阻。如果在术后发现面部/颈部水肿明显，拔管时间须延迟直到水肿缓解。无论手术部位在何处，颈部的最终位置应尽可能居中，并避免任何过度旋转。

视野缺损是一种俯卧位手术后少见但严重的并发症。最常见的原因是由于动脉低血压和(或)眼内压升高导致视神经供血不足，最终造成缺血性视神经病变。视野缺损也可由视网膜中央动脉阻塞造成，而该动脉阻塞可能由头圈及其他器械放置不当、眼球直接受压所造成。术中使用 Mayfield 头夹可降低上述问题的发生率。角膜损伤也可通过采用眼外防水层加以避免。

在俯卧位胸部/腰部手术中，如果患者上肢需要置于头侧以行影像学检查，则必须注意避免牵拉臂丛。

胸椎前部的暴露需通过开胸手术，在此过程中须行单肺通气。优势肢体的臂丛神经、腓总神经和尺神经最易受到损伤，因此不能给予过大压力以防止任何损伤发生。较好的液体治疗可使复张性肺水肿的风险降至最小。

四、脊髓监测

在过去的10年中，SSEPs被广泛应用于术中脊髓功能的监测。近年来积累了一些在脊髓手术中应用MEPs监测脊髓功能的经验。

术中感觉传导束的功能是以SSEPs进行监测的。尽管感觉传导束紧邻运动传导束，但二者血供不同，因此可能发生患者术中SSEP记录“正常”，术后却出现运动功能障碍的情形（脊髓前动脉综合征）。只要有可能，就应进行MEPs监测，特别是患有脊髓肿瘤、运动功能受损风险较高的患者。

麻醉深度应尽可能保持稳定，以便正确解读信号的强度及延迟。麻醉药物，尤其是吸入性麻醉药物，对两种诱发电位均可产生显著影响，但诱发电位通常不会被“标准”剂量的阿片类药物和丙泊酚所影响。“唤醒”实验已很少应用，因其已被SSEPs和MEPs所代替，然而在困难病例电仍有应用。

五、术后管理

应提前预期术后并发症。经过仔细计划并采取预防措施，大多数并发症应该可以避免。

颈椎融合术后，一个原本“简单”的气道可能最终变为困难气道。这一问题应在计划拔管时就考虑到。如果一次颈椎手术既包括前入路又包括后入路，那么患者应保持插管过夜，以使气道肿胀（可能是隐蔽的）得以恢复。总之，只有当在套囊已放气的气管插管周围闻及低压＜20cmH_2O）漏气声时才可拔管。

术后短时期内应避免使用颈圈，因其可能掩盖颈前血肿的形成和潜在的气道梗阻。任何可疑有气道梗阻的情形均应紧急处理。

许多患者术后需转入重症监护室以进行呼吸或血流动力学监测或者二者兼有之。只要有可能，对插管患者应进行轻度镇静，使其耐受插管并配合进行准确的神经系统评估。任何“新的”术后运动功能障碍都应考虑让患者立即重返手术室，此时无需再为一次磁共振检查而延误时间，而应立刻返回手术室以排除血肿导致的脊髓压迫。上述措施应配合脊髓快速复苏和大剂量甲泼尼龙的使用。

【术后疼痛治疗】

脊柱手术，特别是后入路手术，是最为疼痛的神经外科手术之一。充分的缓解疼痛有助于患者早期下地和咳痰。

通常需要规律给予对乙酰氨基酚（醋氨酚）——一种NSAID类药物——和阿片类药物，同时还要按需追加阿片类药物。许多外科医生不允许使用NSAIDs因为他们担心此类药物有损骨融合。然而目前尚无一级证据证明这一观点。

在实行脊柱手术后的患者中，硬膜外镇痛并不是没有风险的。在排除病理性原因之前，不能将“新的”神经功能缺损归因于硬膜外镇痛的作用。这就要求停止局麻药输注以便进行迅速的外科评估。

短期地塞米松治疗可能对急性神经病理性疼痛有较好的疗效。如果疼痛持续一段时间未缓解，就应开始应用某些针对神经病理性疼痛的镇痛药物如阿米替林和加巴喷丁等。文献报道，超前使用加巴喷丁、地塞米松或氯胺酮均可以明显减轻疼痛。

六、要点

1.许多患有颈椎病的患者都存在困难气道。

2.在麻醉的各个阶段均应维持脊髓灌注压。

3.小心摆放患者体位对优化手术条件和预防损伤(特别是眼部损伤)是非常重要的。

4.许多手术都可能发生大出血。

5.术后疼痛可能很严重，必须有效处理，以利于早期活动。

（雷亨发）

第九节　气道管理和颈椎疾病

颈椎疾病可使所有的气道管理技术，从面罩通气到气道切开，都变得困难。但是可以说，与可能的气道管理困难相比，可能存在的脊髓损伤更让人担心。

颈椎病对气道管理的影响并不涉及其全长。枕寰枢椎复合体(OAA)的疾病比其下节段疾病有更大的影响。

一、枕寰枢椎复合体和气道管理

枕寰枢椎复合体的活动度对于麻醉尤为重要，是由于以下原因：

1.“头部倾斜”在基本气道管理中是必需的。有趣的是，颈椎病并不是面罩通气困难的危险因素。可能是因为这部分有问题的颈椎病患者被选择行清醒气管插管了。几种颈部俯屈畸形会使得患者不能应用面罩。然而如果患者可以用面罩，那么通气上可能有一定困难，但很少完全不能通气。

2.枕寰枢椎复合体的伸展在应用直接喉镜时是有意义的。应用直接喉镜时，枕寰枢椎复合体后弯是很重要的，而且在 C_2 以下节段脊椎活动度很小。在一项研究中观察到，分别有40%的枕寰枢椎复合体颈椎病患者和7%的 C_3 以下颈椎病患者喉镜检查困难。

3.张口和枕寰枢椎复合体伸展有关。95%头部被固定在中线位置的患者的切牙间距离少于37mm，(95%置信区间，29～37mm)。切牙间距减少或 Mallanpati 三度患者存在枕寰枢椎复合体活动困难的可能更大。

4.寰枢关节不稳。这是在多种疾病中的常见并发症，其中最常见的不全脱位是前脱位。旋转性脱位主要发生在合并上呼吸道感染的儿童，并导致“扭脖”畸形(Grisel 疾病)。其他与寰枢关节不稳相关疾病包括风湿性关节炎、唐氏综合征、黏多糖病、感染(特别是结核病)和Klippel-Feil 畸形。

5.遗憾的是，目前仍然没有一种可靠的无创性的临床方法，用以检测枕寰椎复合体活动度显著降低。枢椎下节段的代偿可以掩盖枕寰枢椎复合体的低活动度，因此头颈活动度测量是不可信的。在颈椎中位或屈曲位的侧位片中，枕寰枢椎复合体的后部粘连是喉镜检查困难的一个良好指征。

二、颈椎狭窄和颈椎不稳

容纳脊髓或神经根的空间狭窄是神经源性疾病常见的原因。骨赘、血管翳、椎间盘突出或韧带增厚侵犯椎管，可导致椎管狭窄。锥体不稳导致的异常活动也可减少脊髓空间。由于椎动脉穿过颈椎骨，所以脊柱疾病也可导致脊髓血供的异常。

(一)“颈椎不稳”定义

广义的颈椎不稳的定义应包括脊椎在开始的数月到数年中并无明显异常但是最终表现出明显畸形的情况。脊椎不稳的情况则可以从完全分离到仅有很小畸形。

【概述】

“在正常生理负荷下，既无原发也无继发的脊髓或神经根损伤，既无导致功能障碍的畸形也无严重疼痛，却不能保持椎体间的正常关系”。

【影像学测量】

1.平移

(1)$C_1 \sim C_2$：前寰椎齿状突间距(ADI)$>$5mm，后 ADI$<$13mm。

(2)$C_2 \sim T_1$：相邻椎体点间距$>$3.5mm。

2.成角　椎体间$> 11°$。

上述数值虽被广泛应用，但影像学异常与神经症状和体征的关联性较弱。

【脊椎前后柱的完整性】

脊柱可以被想象为两个柱(前柱与后柱)；前桂破坏可造成脊柱伸展时不稳，后柱损伤则易造成屈曲位时脊柱不稳。

(二)脊椎不稳与气道管理

这个话题仍然是有争议的。目前还没有证据表明何种气道管理方法在神经学结果上是最好的或最不好的。由于颈椎病神经损伤的多因素本质和临床实验上难以实现的大样本病例数量，使得这个问题的解决变得很困难。需要强调的是，很多怀疑气道管理后脊髓损伤的病例报告包括了脊椎稳定的患者。一些观点可作参考：

1.在高危患者中进行颈椎活动度和成角的对比研究是存在伦理学困难的。颈椎不稳的尸体制备或者模仿、的颈椎僵化是我们可以应用的样本，而这些明显妨碍了对“清醒”操作的研究。

2.对脊髓不稳尸体模型的研究显示基本气道管理技术，比如“双手托颌法”，与其他气道管理策略相比，可导致相同或者更多的移位或成角。如果真是这样，那些关于全麻下何种喉镜或气管插管技术造成的颈椎移动最小的讨论，就显得有点脱离实际了。

3.在颈椎病真实或模拟患者身上进行的研究发现 Bullard、GlideScope 或者 Airtraq 喉镜，Lightwands 或 Bonfils 内镜等设备可以在更小的颈椎活动下提供更好的声门视野，但是一般来讲比直接喉镜(Macintosh 喉镜)需要更长的插管时间。

4.尸体研究提示，在采用柔性光纤技术时.移动和成角幅度最小。但以毫米或度数计量时其绝对差值很小，故其临床意义不明显。

5.在美国开展的关于麻醉医师意见的调查显示，大多数麻醉医师在处理有脊髓损伤风险的患者时，倾向于选用柔性光纤技术。然而，一些支持这种观点的医师承认，他们对自己操作柔性内镜的技术并不自信。尝试使用纤维内镜插管可引发严重的并发症，所以一个经验不足的内镜医师操作一项他并不熟悉的技术时，患者的利益是否得到了最有效的保障便有待商榷。

6.病例报道的麻醉后神经损伤的原因还存在不确定性。有观点认为，由气道管理所致的可能性相对较小，因其所造成的颈部移动相对很小。在此过程中患者血压会有所升高(直接喉镜)，而这会促进灌注，更重要的是，血压升高的持续时间很短。

7.在脊柱正常的个体中，脊髓损伤可继发于颈部变形，而对脊柱异常的患者，其对错位的耐受性更低。这就提示在清醒状态下摆放体位是最合理的选择，因为患者应该是对有利体位的最佳裁判。但是，手术要求的体位可能与对患者有利体位相冲突，并且清醒插管技术可以导致假阳性的神经损伤恶化的结果和假阴性的结果(即虽没用清醒插管技术，患者的神经损伤也没发生变化)。许多，甚至可能是绝大多数富有经验的医疗中心都不常规在患者清醒时摆放体位。

(三)“弄清”可疑的颈椎损伤情况

25%～50%外伤性颈椎损伤的患者都有相关的头部损伤，因此我们常常需要面对确定或者排除意识不清患者是否存在颈椎损伤的难题。尽管各地的实际做法不同。

颈椎外伤性损伤后的神经恶化是一个令人担忧且被误解的现象。在以颈部外伤性损伤入院的患者中，近 5%会发生神经恶化。大多数恶化发生在早期(24 小时以内)，有一些会延迟(1～7 天)，偶尔会有患者发生晚期恶化(数周之后——亚急性外伤后上行性脊髓病)。

(四)何为颈椎疾病中良好的气道管理?

就目前而言，尚无明确证据表明气道管理对神经系统有明显的影响。大量权威试验尚未、并且也不大可能被实施。再次重申下述几个观点：

1.很可能继发于低氧血症和低血压的损伤对脊髓的影响和其对大脑的影响是一样的。在急症的处理中，上述考虑促成医师迅速实施插管，而大多数操作者会采用直接喉镜。

2.当对可疑颈椎不稳定患者进行气道管理时，手法原位固定(MILS)是目前保护颈椎的标准操作。但是，因为建立气道对患者而言是极为重要的，必要时 MILS 也可以放松。

3.在为具有潜在或确实不稳定性的患者操作直接喉镜时，可以联合运用胶质弹性探条，这样就可以仅暴露与插入探条相应的声门，从而使声门暴露面积最小。如果使用直接喉镜有困难，就没有必要继续尝试插管。这就意味着负责气道管理的操作者也应该掌握除直接喉镜以外的其他技术。

（五）纤维支气管镜插管——一项现代技术

意识清醒的患者可以很好地耐受纤维支气管镜，因此当直接喉镜暴露困难或面罩通气压力很高时，这一技术一直被作为“金标准”。但是，内镜操作也不是没有风险的，并且并非适用于所有患者。

（六）操作要点

1.根据作者的观点，操作者应该熟悉站在患者一侧来操作内镜。此位置（患者半坐位）于患者清醒时最为适用，医生也应该熟悉在同一位置对麻醉后的患者进行内镜操作。

2.有人称将内镜上提时应该使患者体外的部分的内镜保持竖直。根据作者的经验，这并非必要，且致操作者疲劳，对于如此具有弹性的器械而言，这也是一个不合乎逻辑的要求。

3.在全身麻醉时，经口途径通常比较合适。Berman 或 Ovassapian 等气管插管比较有帮助。若遇直接喉镜失败或血与分泌物干扰视野时，使用经喉罩（LMA）内镜是很好的补救措施。对于这个目的，“经典”的喉罩通气最为简单可用。医生可以使用 Aintree 管、6.0mmFlexilum（3 号或 4 号 LMA）或者使用 6.5mmFlexilum 加 5 号 LMA（使用前在 LMA 的主干上剪去 5cm）。

4.对于清醒患者采用经鼻途径通常最为简单，因为可以避免呕吐和咬合。

5.必须充分减轻声门关闭反射。完全气道梗阻和声门损伤通常是由清醒下尝试纤支镜插管操作所致。利多卡因要尽可能充分使用（极量 9mg/kg），“边进边喷”。可以将硬膜外导管（之前要将有多个孔的部位以上的末端剪去）顺着内镜的吸引通道插下去以便于喷利多卡因。可以给予干燥剂如格罗溴铵 0.2mg，使得表面麻醉更为有效。

6.输注雷米芬太尼对于清醒内镜插管非常有用。应该使用稀释溶液（10～20μg/ml）以便快速调整输注速率。0.05～0.15μg/（kg・min）的输注速率有效。如果需要消除记忆，可以给予小剂量咪达唑仑（1mg）。

7.靶控输注 1～2μg/（kg・min）丙泊酚可以成功镇静，加用低剂量氯胺酮（0.25mg/kg）进行镇痛。也常用右旋美托嘧啶伴或不伴低剂量氯胺酮。

8.小直径弹性导管最容易通过，多次旋转导管进行“螺旋式插入”经常有助于插管。

三、要点

1.OAA 复合体疾病对喉镜的使用造成困难，但是体检发现 OAA 复合体固定并不可靠。

2.颈椎不稳定很难定义，而且临床意义也不同。

3.麻醉带来脊髓损伤的风险，且不限于颈段。原因不明。稳定和不稳定的颈椎都曾出现发生损伤昀报道。

4.纤支镜插管仍是颈椎患者直接喉镜最好的替代方法，但从神经系统结局来讲，并未证明其更为安全。

（雷享发）

第十节 颈动脉内膜剥离术

在导致脑卒中的所有起因中，颈内动脉（ICA）的严重狭窄约占 20%。在由于颈内动脉狭窄而导致脑卒中的患者中，约 1/3 去世，1/3 恢复，剩余的 1/3 病患处于神经系统的损害中。颈动脉内膜剥离术（CEA）已被证实能够减少某些患者卒中的风险，这些患者是指近期存在短暂性脑缺血发作症状或由于严重的（70%～99%）ICA 狭窄，尚未失能的卒中患者。对于 50%～69%的狭窄并伴随症状或 60%～99%的狭窄而无伴随症状的患者，CEA 是否优于内科治疗尚不确定。虽然 CEA 是有效的，但卒中的风险或是术后 30 天内的死亡率会达到 8%，而且出现心血管并发症的比例几乎是死亡率的 50%。目前，很多人致力于研究颈动脉狭窄的颈动脉血管成形术和支架。而且证据显示，在择期患者中，它的安全与疗效与 CEA 是相当的。

一、外科技术、阻断和脑灌监测

在 CEA 的手术过程中，颈动脉于病变部位的上端和下端被阻断。阻断后血管内的粥样斑块需要很小心地去除。阻断会冒着同侧大脑半球低灌注和缺，血损伤的风险，尤其是在 Willis 环血流不足的情况下。因此需常规监测脑血流是否满意，虽然这种好处还没有经前瞻性随机对照试验所证实。以下几种方法经常会用到：

1.临床评估。

2.残余压力。

3.脑电图。

4.体感诱发电位。

5.经颅多普勒超声。

6.近红外光脑血氧饱和度。

二、术前管理

大多数要经历 CEA 的患者主要患有心血管和脑血管疾病，也有一些患者患有慢性阻塞性肺病或糖尿病。他们通常患有高血压，不同程度的缺血性心脏病，也因此经常接受内科治疗。一份详细的病史和心脏，呼吸以及神经系统的检查，能够协助完成对器官功能降低程度的评估，也能够帮助提出面对多种疾瘾存在时内科治疗的最佳方案。基本检查应该包括全血细胞计数、电解质、凝血功能、12 导联心电图和胸片。对于患有严重缺血性心脏病，较差的运动耐受和心脏瓣膜病的患者，超声心动图是很有价值的。平躺时气喘或者心绞痛频繁发作的患者是不适合接受局部麻醉方案的。应该对患者进行有关麻醉和镇痛计划的详尽的解释，包括任何局部麻醉过程的风险及并发症。术前应用阿司匹林以减少术后卒中的危险，大多数患者术前给予短效的苯二氮䓬类药物通常可以有效地达到抗焦虑的目的。

二、麻醉方法

（一）全身麻醉

全身麻醉可以保证患者不动，创造最优的手术条件，并且可以通过调控动脉：氧化碳含量及脑代谢来控制过高的脑灌注。在麻醉诱导前，应该监测心电图，包括ST段的分析，脉搏血氧饱和度及血压。对于心血管疾病较轻的患者，麻醉诱导时可以用无创血压监测，但是手术中所有患者都应该用有创的血压监测。实现平稳地静脉内麻醉诱导，最小的血流动力学波动（<20％术前值）。麻醉的维持可以通过吸入麻醉药和间断给予短效阿片类药物或者用丙泊酚和雷米米芬太尼全凭静脉麻醉的方法。短效的非去极化肌松剂（罗库溴铵、阿曲库铵、维库溴铵）是适用的。

建议通过通气维持正常碳酸浓度，以避免低碳酸血症引起的脑血管收缩和高碳酸血症的"窃取"现象的产生。在这些病例当中，出血是一个少见的问题，因为大血管是暴露的，手术可以控制。通常在术中使用适量的无糖晶体溶液。在动脉阻断前，应全身肝素化，最多5000国际单位的肝素。一旦颈动脉被夹闭，在没有干预的情况下，平均动脉血压（MAP）就会升高。应用血管活性药调整，以保证威利环充足的血流。最低的MAP目标值应与患者的术前治疗值相同，而其最大值应不超过此值的20％。保证脑灌注是非常重要的，但要小心防止后负荷过度增加导致心肌缺血。由于手术干扰颈动脉窦，所以心动过缓和低血压是可能出现的；在此区域用局部麻醉药浸润可以解决这个问题。

一旦手术完成，应该让患者尽快恢复和拔管。目的是迅速平稳地苏醒并维持血流动力学的稳定。高血压，室性心动过速和强烈的咳嗽会导致心肌缺血或影响组织和血管的吻合，从而导致伤口出血。利多卡因，β-受体阻滞剂，血管扩张剂和阿片类药物，加上审慎的拔管时间，会减弱这些反应。

（二）局部麻醉

局部麻醉方法的优点包括对患者神经系统状况的简单而直接的评估，更好的围术期血流动力学稳定性，减少术中分流的需要，缩短住院时间和减少并发症的出现。无论是全身麻醉方法还是局部麻醉方法，其发病率和死亡率都尚未定论。最近，一项对比全身麻醉和局部麻醉的前瞻性试验（GALA试验）正在进行，将可以回答这个问题。

CEA手术最好用颈深和颈浅神经丛联合阻滞（CPB），产生C_2～C_4皮区的麻醉。术中局部浸润，尤其是对颈动脉鞘，是十分必要的。首先阻滞颈深神经丛，这些神经位于颈椎横突，距离皮肤1.5～3cm。分别注射C_2或C_4或者三点注射（C_2至C_4）的方法都行。体表定位十分重要。从乳突（C_1）到环状软骨水平（C_6），胸锁乳突肌（SCM）后缘后1cm垂直画一条线，三点的间距大约1.5cm。在每一点用22号短斜边的针缓慢向后及尾部刺入，直到发现横突或者引起异常感觉。在小心回吸后，固定针，注射局麻药3～5ml。

颈浅神经丛阻滞常与颈深神经丛阻滞联合使用。从胸锁乳突肌后缘中点，阳头和尾的方向皮下注射局部麻醉剂20ml。为了阻滞面部神经的传入分支，可以浸润下颌骨下缘，以减少继发于手术牵拉引起的疼痛。

在颈丛阻滞下的手术，需要与全身麻醉相同等级的监测，在阻断时可以输注雷米芬太尼或丙泊酚轻度镇静。阻断后的任何时间里都会发生神经损伤和精神错乱，这可以通过增加 MAP 和给予高浓度氧来治疗。

局部麻醉下行 CEA 的成功很大程度上依靠患者在术中保持平卧、静止和合作的能力。当然，更好的保障要基于合适的挑选，充足的信息，最小的外科侵袭，短暂的手术时间和麻醉师的在场监护。颈丛阻滞时可能出现的并发症，包括局部麻醉药误入血管内或蛛网膜下腔导致惊厥、意识丧失、心血管虚脱和阻滞膈神经、交感神经链（霍纳综合征，鼻充血）、喉返神经（声嘶）和舌咽神经（吞咽困难）。

三、术后护理

患者应该以头高位被转移至监测齐全的麻醉后护理中心，所有监测包括经颅多普勒超声都要重建。应用平常使用的药（β-受体阻滞剂，血管舒张剂）控制高血压，因为它可以导致伤口血肿和气道受压，甚至可以导致高灌注综合征。如果显示神经损伤，应该防止低血压的出现，但一定要考虑到该原因可能是心源性的。任何意识水平的恶化，肢体无力或者言语困难，表示栓塞，ICA 血栓形成或罕见的脑出血。

需要紧急的脑血管造影术和（或）外科再次探查以治疗颈动脉闭塞或明显的残余狭窄，右旋糖酐溶液的使用会减少栓塞的现象。也会出现其他外科并发症，包括第Ⅶ、Ⅸ、Ⅹ和Ⅻ对脑神经的功能障碍。

四、要点

1.行 CEA 手术的患者有近 5%卒中或死亡的风险

2.心血管并发症是死亡的主要原因。

3.CEA 可以在局部麻醉或全身麻醉下完成。

4.血流动力学稳定的维持是首要问题。

5.为了判断脑灌注是否满意需要适当的监测。

6.在恢复期中严格的血压控制十分重要。

（于新平）

第十一节　介入神经放射学的麻醉

介入神经放射学（INR）手术，包括脑动脉瘤、颈动脉狭窄、缺血性卒中和脑动静脉畸形的麻醉处理。广义的 INR 指经血管通路传送治疗性物品，包括药物和装置，以治疗中枢神经系统疾病。随着 INR 的快速发展，越来越多的麻醉医生参与到该领域中。

一、麻醉前注意事项

应仔细评估基础血压和心血管储备功能，尤其当预计要进行血压控制及可能有血压波动时。术前用钙通道阻断剂预防脑缺血会使患者易患低血压。有时这些药物或经皮的硝酸甘油可以用于降低导管诱发的血管痉挛的发生率。

对于无安全气道保障下的手术的处理，紧急情况下常规评估可能的喉镜检查时应考虑直接进入气道可能会受手术台或房间条件的限制。应该进一步探究女性患者妊娠的可能性和既往对放射性造影剂的副反应史。

二、监测和血管通路

在X线检查过程中，应该具备可靠的静脉通路，该通路要有能够使注射的药品和液体从影像增强部位流至最远距离的足够的延伸管道。当患者被布盖住而其胳膊被束缚在体侧时，接近静脉或动脉导管可能比较困难；连接应该是牢固的。抗凝药、主要的麻醉药或血管活性药的输注应该经死腔最小的导管近端出口。

对于颅内手术术中和术后的管理，放置一根动脉导管有利于进行动脉血压的连续监测和血样采集。可以利用股动脉导管鞘的侧孔，但是手术一结束该鞘可能就会被取出。所以对于术后需要持续监测血压的患者，方便的做法是再额外放置一个桡动脉导管。

除了标准的监测之外，可以在即将放置股动脉导管鞘的那侧脚的踇趾上连接一个脉搏血氧仪，它对于股动脉堵塞或远端血栓栓塞可以提供早期的警示。由于经常要用到大量肝素化的溶液和放射性造影剂，尿管有利于液体管理，患者因此也会感觉比较舒适。

三、麻醉技术

在多种麻醉方法的选择中，尚未明确哪种更好。常常需要从麻醉状态中迅速恢复以进行神经学检测。

（一）静脉镇静

许多神经血管造影手术本身并不痛苦，但会造成心理上的压力。压力点的谨慎疏导以及与患者共同努力获得一个最舒适的体位可以帮助患者耐受长时间的仰卧位和制动，并因此降低了对药物的需要程度。

有很多镇静方法是可以使用的，最终的选择取决于医者的经验和麻醉管理的目标。常用的药物包括间断给予咪唑安定和芬太尼、低剂量的丙泊酚[25～75μg/(kg·min)]、雷米芬太尼[0.03～0.1μg/(kg·min)]或右旋美托咪啶[0.3～0.7μg/(kg·h)]。所有静脉镇静方法的共同问题是潜在的上呼吸道梗阻。对于接受抗凝治疗的患者，放置鼻咽通气道可能会诱发棘手的出血，通常要避免。

（二）全身麻醉

气管内插管全身麻醉的使用有逐渐增多的趋势，其特别适用于成像过程中需要对动作进行干预时，包括短暂的呼吸停止，尤其在年龄较小的儿童和不能配合的成年人中更为适用。麻醉药物的选择主要基于对其他心血管和脑血管方面的考虑。全静脉麻醉或吸入与静脉结合的麻醉方法有利于迅速恢复。由于 N_2O 有导致气体栓子进入脑循环的可能性，是否避免使用 N_2O 成为理论性的争论点，但是尚无证据支持这种观点。

三、抗凝

术中和术后需要小心地处理凝血功能以防止血栓栓塞并发症。通常，在获得活化凝血时间（ACT）的基础值后，静脉给予肝素（70U/kg），其目标是达到 ACT 基础值的 2～3 倍。此后在每小时测一次 ACT 的情况下连续或间断地给予肝素。偶尔会出现患者耐药而无法达到充分的抗凝，此时可以考虑将牛肝素换成猪肝素或将猪肝素换成牛肝素。如果疑有抗凝血酶Ⅲ缺乏，输注新鲜冷冻血浆可能是必要的。手术结束时，需要用鱼精蛋白拮抗肝素。

抗血小板药物（阿司匹林、噻氯匹定和糖蛋白Ⅱb/Ⅲa 受体拮抗剂）越来越多地被用于处理脑血管疾病以及抢救血栓栓塞并发症。由于缺乏关于血小板聚集的精确床旁测试，所以很难去监测这些药物效果。由于上述药物的作用时间较长，快速拮抗抗血小板效应可能只能通过输注血小板来实现。同时使用肝素的患者更容易出血。

四、控制性降压

控制性降压的两个主要适应证是检测近端血管闭塞患者的脑血管储备功能以及在注射黏合剂之前减慢营养脑动静脉畸形的动脉的血流。在选择降压药时，最重要的一个因素是能够在安全迅速达到预期血压的同时维持患者生理机能的稳定。药物的选择应该取决于医师的经验、患者的身体条件以及在特定临床背景下血压降低的目标。已被使用的药物和技术包括加深麻醉、钠硝酸盐、硝酸甘油、拉贝洛尔和艾司洛尔。静脉使用腺苷可以诱发短暂的心脏停搏，可作为诱发部分血流停止的一个可行方法。

五、控制性升压

在急性动脉闭塞或血管痉挛时，唯一行之有效的方法是通过升高全身血压提升侧支的灌注压来增加侧支的血流。Willis 环是脑循环中一个主要的侧支旁路。然而，在约 21%的正常人中，该环可能并不完整。

血压升高的程度取决于患者的情况和疾病的性质。通常来讲，全身血压可以升高至高于基础值的 30%～40%或直到缺血症状改善为止。去氧肾上腺素通常是一线药物，需要调节用量直至达到预期的血压水平。必须权衡导致缺血区域出血的风险与提高灌注的益处，但就急性脑缺血而言，多数情况下提高血压很可能具有保护作用。

六、神经学危象与手术过程中并发症的处理

一个周密的计划，加上麻醉医生与放射科医生之间快速有效的沟通对于产生好的结果是至关重要的。

麻醉医生的主要责任是保证气体交换，如果有必要的话，建立气道。气道管理的同时，对于麻醉医生而言，决策的第一步就是与 INR 人员进行沟通并确定问题是出血性的还是闭塞性的。如果是闭塞性的，治疗的目标是通过升高血压来提高远端灌注伴或不伴有直接溶栓。如果问题是出血性的，应立即停用肝素，并用鱼精蛋白拮抗。作为紧急拮抗剂量，每 100U 产生治疗性抗凝作用的初始肝素剂量可以用 1mg 鱼精蛋白进行拮抗。然后根据 ACT 调节最终的鱼精蛋白剂量。输注鱼精蛋白的并发症有低血压、过敏反应和肺动脉高压。随着新型长效直接凝血酶抑制剂如比伐卢定的出现，将需要出台新的紧急抗凝拮抗方案。

头痛、恶心、呕吐和与穿孔部位相关的血管疼痛通常预示了出血的存在。意识的突然丧失并不总是源于颅内出血。造影剂反应或短暂缺血引起的癫痫发作以及随后的发作后状态可能也会使患者意识模糊。对于麻醉了的患者，心动过缓的突然出现或者血管外科医生对造影剂外渗的诊断可能是进行性出血存在的唯一证据。

七、术后管理

血管内手术的患者应该在有监测的情况下度过立即开始的术后阶段以观察血流动力学不稳定或神经功能恶化的征象。血压的控制，无论是控制性降压还是控制性升压可能都需要延续至术后阶段。存在并发症的患者可能首先要接受 CT 或其他影像学的检查；转运和影像检查过程中可能需要加强重症监护管理。

八、特定脑血管疾病的处理

（一）颅内动脉瘤

INR 治疗脑动脉瘤的两个基本方法是封堵近端的主级动脉和消除动脉瘤的囊。随着国际性蛛网膜下动脉瘤试验结果的发表，用线圈栓塞颅内的动脉瘤已经成为多数中心处理多种病变的一个常规首选治疗方法。使用线圈和球囊可能能够使动脉瘤的囊消失。麻醉医生应该始终为动脉瘤破裂和急性蛛网膜下出血（SAH）做好准备，它们可能来自脆弱的囊的自发破裂，也可能是来自血管操作对动脉瘤壁的直接损伤。

血管成形术可以用于治疗继发于动脉瘤性 SAH 的症状性血管痉挛伴有对最大剂量药物治疗无效的相关血管造影显示的狭窄。通过直接动脉内输注血管舒张剂如罂粟碱进行“药理性”血管成形术也是可能的，但该方法存在潜在的中枢神经系统毒性作用；还可以使用其他药物如钙通道阻滞剂（尼卡地平和维拉帕米）。上述药物可以造成一过性的低血压，可能会需要处理。

（二）颈动脉狭窄

血管成形术复合支架治疗涉及颈动脉和颅内动脉的粥样硬化性疾病越来越引起人们的兴趣。该手术要解决的主要问题是远端的血栓栓塞。正在开展的多个试验对比了各种装置进行的支架治疗和颈动脉内膜剥脱术的效果。支架的使用很可能会继续增多，因为很多数据都支持了它的安全性和疗效。

气囊膨胀带常引发心动过缓，可以静脉使用阿托品或葡萄糖吡啶对其进行治疗。麻醉处理的准备包括在因刺激颈动脉窦而引起严重心动过缓或心脏停搏的患者中经皮放置起搏电极。在对抗心动过缓的治疗过程中，需要考虑心肌耗氧量增加带来的不利影响。

潜在的并发症包括血管堵塞、穿孔、夹层、痉挛、血栓栓塞、邻近血管闭塞、暂时性的脑缺血发作和卒中。颈动脉血管成形术后，约 5% 的患者有发生症状性脑出血或脑水肿的风险，这一点与颈动脉内膜剥脱术相似。虽然发生该综合征的原因还不清楚，但是其与脑部高灌注还是有关的，而且这可能与术后血压控制不佳或严重的狭窄有关。

（三）缺血性卒中

在急性闭塞性卒中中，可以通过动脉内使用高选择性的溶栓治疗使闭塞的血管再通。可以通过一个微导管将高浓度的溶栓剂引至栓子处或者与机械方法结合来分解栓子。如果在颈动脉缺血发作后的 4～6 小时之内或椎基底动脉缺血发作后的 24 小时之内完成了治疗，神经系统损害就可以被逆转，同时不伴有任何其他的继发性出血。虽然并发症罕见，但是血栓或栓子移位、颅内血管损伤以及自发性出血还是可能发生的。它们可以迅速出现，并危及生命。是否能够对所有的颅内并发症作出充分的准备可能决定了预后的好坏。

（四）脑动静脉畸形

颅内的动静脉畸形是很典型的复杂病变，它由一团异常血管（称病灶）纠结而成，这些血管常常包括了几个由营养动脉和引流静脉形成的不连续的动静脉瘘。栓塞治疗的目的是消除尽可能多的瘘管和它们各自的营养动脉。脑动静脉畸形的栓塞通常是外科手术或是放射治疗的辅助治疗，尽管少数病例可以通过该治疗达到全部消除的目的。

氰基丙烯盐酸黏合剂可以使异常血管达到相对的“永久性”关闭。黏合剂流入引流静脉可以导致急性出血；在年龄较小的患者中，还可能会发生黏合剂所致的肺栓塞。鉴于这些原因，控制性降压可以提高黏合剂输注的安全性。

九、总结

在 INR 中，麻醉处理可以帮助成像和操作。适当地控制血流动力学是许多手术成功和疾病转归良好的关键。在危急情况下，与神经介入科医生进行及时的沟通是至关重要的。

十、要点

1.应仔细评估基础血压和心血管储备功能，尤其当预计要进行血压控制及可能有血压波动时。

2.在手术过程中,对患者进行制动有利于成像。

3.术中和术后需要谨慎地管理凝血功能以防止血栓栓塞的发生和处理出皿并发症。

4.在脑血管系统的血管内操作过程中,并发症可以迅速出现,并危及生命,此时需要多科协作。

5.在术后,需要监测血流动力学不稳定或神经功能恶化的征象。

（刘海旭）

第十二节　婴儿和儿童神经外科的麻醉

婴儿和儿童安全有效的神经外科麻醉需要考虑到细致的解剖生理学和临床因素,两个即分离又密切相关的方面。首先,手术方案必须考虑年龄相关因素的影响,其次,神经外科手术操作通常有他们自己特殊的需求(如体位、诱发电位)。

一、术前评估

(一)神经学评估

应该结合影像学报告评估颅内压增高(ICP)的症状和体征。呕吐导致肺误吸的风险很难评估,但应该记住其可能性。大多数患者用皮质类固醇和 H_2 阻断剂进行治疗。中枢神经系统功能障碍(如糖尿病尿崩症或抗利尿激素分泌异常综合征)或治疗(如利尿剂,甘露醇,皮质类固醇)都可能导致电解质异常,其治疗方法要依据疾病发展的速度和异常的程度来选择。

在颅面部手术和颅骨切开术的操作过程中,特别容易发生栓塞的危险。在所有患有先天性心脏病的新生儿和患者中,空气(或其他异物)可以从右心房或心室进入全身循环。对于新生儿,必须要考虑卵圆孔是否闭合,它是一个栓子进入动脉循环的入口,即使心脏其他解剖正常。从外周静脉进入右心室或(和)肺循环的栓子导致右室流出道的阻塞而引起的血流动力学的不稳定更为常见。

(二)异常/生理状况

儿童心肺,肾脏和肝脏系统发育不全会显著影响其对多种麻醉药物,抗生素和抗癫痫药物及静脉内液体分布的反应和剂量需求。与年龄相关的正常的生理和实验室指标(血细胞比容、血凝研究、电解质、肌酐清除率)变化较大。同时存在的异常,现用药物和较差的营养状态会放大正常发育不全器官的复杂性。

(三)一般概念

许多神经外科手术操作过程的持久会严重影响患者体温,增加继发损伤的风险,并常常需要一个合适的设备提供机械通气支持。在新生儿和较小的儿童中,这些风险/需求会被放大。仔细地固定气管导管是非常关键的,尤其是在俯卧位时,因为此体位时分泌物最容易影响带子的粘连性。确保理想的位置(即中段气管)是很重要的,因为在手术中重复固定气管导管具有极大的挑战性和风险。应该加热和加湿吸入的气体。应该对静脉内液体和浓缩红细胞(RBCs)加温,床上应该使用加热毯,同时应该监测室温以把对患者体温的影响降到最小。

二、监测/静脉通路

不太复杂的神经手术仅需要常规的监测,但典型颅骨切除术和复杂的颅面部重建手术就需要有创动脉监测,使术中很容易监测到血压,一个监测尿量的弗利导管可以指导静脉输液及给药。适当的静脉通路是必需的。然而,穿刺和维持静脉通路的风险往往超过了其所带来的临床价值。

【静脉输液】

充足的血管内液体量是很重要的,但保守的液体量会最小程度减轻脑部原有的水肿。较低的肌酐清除率/肾小管功能不全结合这个年龄组特定的心肺功能会使情况更为复杂。在血流动力学稳定的患者中,当10%的血液丢失时,应该用血制品替代晶体液来维持体液的缺失(血液,尿),所以应该避免给予大量的晶体。要计算好从晶体中分解出来的葡萄糖,这样才能避免发生低血糖和高血糖。在新生儿期以后,任何代谢需求的异常(如糖尿病,遗传性代谢障碍),在神经外科手术中应该避免给予葡萄糖,这样可以防止可能加重的缺血损伤

三、特殊性操作

两种在手术室进行的神经外科手术的一般原则:

1.新生儿神经管缺陷的修复。

2.颅面部重建术。

(一)新生儿的神经外科手术操作:脊髓脊膜膨出修复和脑室腹腔分流术

神经管闭合的缺陷会导致脊髓脊膜膨出/脊髓膨出,需要在新生儿出生后的一天之内快速的外科治疗。与麻醉治疗联系紧密的主要风险是和新生儿生理有关。一定要评估电解质/酸碱平衡、葡萄糖、钙含量和液体入量。另外,如果有必要的话,也要在手术过程中监测。在新生儿出生后几天之内心肺功能进入"过渡期",所以手术室要有与新生儿的氧合和通气相适合的系统。

手术过程与病变的大小和它需要的治疗相关。完成一例简单的神经管闭合手术通常少于1~1.5小时,但较大的缺陷就需要较长时间的复杂手术(如一个皮瓣)。患者在术前通常需要维持俯卧位或侧卧位,这样能减少对病变部位的压力。在麻醉的诱导阶段时,患者需要仰卧位,这时要用到一个环形的垫子以避免脆弱开放的神经管部位受压。同样的,术中和术后的管理必须要保证安全的俯卧位或侧卧位。

大多数脊髓脊膜膨出的患者(>70%)常常需要在出生后一周内进行一个脑室腹腔分流术。由于骨缝未融合,ICP增高在患有脑水肿的较小婴儿中很少见。相反,当骨缝分离,囟门会隆起,最终发展为巨头。心血管和呼吸状况可能需要给予另一种麻醉药。在脑室腹腔分流

术中不需要有创的监测，除非药物性或神经性的问题出现。血液丢失应该减少到最小，术后机械通气支持反映了术前状况和术中意外事件。

（二）年长儿的神经外科手术操作：颅面部重建

颅缝早闭会阻止头骨垂直的生长，这样会影响骨缝，并导致其他部位代偿性的生长。例如未成熟的矢状缝闭合在外侧方向上停止生长，而在前后的方向上加速生长，这样就发展成为舟状头（"船型头骨"）畸形。颅缝早闭可以是一个孤立的病变（如矢状缝、冠状缝、额缝或多种颅缝早闭），也可以是畸形综合征（染色体缺失或重复，单基因综合征或药物相关综合征[如苯妥英、维甲酸]）的一部分。综合性的颅缝早闭表明了多种异常的可能性，这对手术和麻醉有重要意义。

与颅缝早闭（冠状缝早闭多余矢状缝早闭）相关的颅内高压（升高的 ICP）不太常见（少于 10%），但这一直以来都在增加。在复杂的颅骨畸形（如 Apert、中，约有 50%的患者有 ICP 增高，但这些患者没有症状。

1.*颅缝早闭的麻醉* 颅骨切除术是一项治疗单融合骨缝（如矢状缝、冠状缝）最经常实施的操作，该操作在 1 岁以内进行，通常在 6 个月以前。下述是为做此手术的大于 3 个月及大于 6 个月的较长的婴儿设计的一般麻醉计划。

(1)术前评估：

1)阐明手术计划，包括体位（如仰卧位或俯卧位）。

2)避免家人的焦虑。讨论麻醉风险/计划和术后支持治疗（儿科重症监护病房[PICU]，通气支持）。工作人员在手术期间向家属更新最新信息以消除家人的疑虑。讨论输血事项。

3)麻醉前用药不是必需的；对这个年龄（<6 个月）的患者来说，在麻醉诱导阶段，双亲在床旁并没有优势。

(2)术中事项

1)在大多数病例中，无创的监测已经足够。

2)很少需要特殊的麻醉药剂/方法，它包括吸入性药剂、麻醉剂、丙泊酚和在一些病例中所用的肌松剂。由于 ICP 可能会升高，在麻醉诱导阶段应该使川缓和性的过度通气（PCO_2 = 30mmHg），并维持直至完成手术。如果需要进一步降低 ICP 时，也可以使用其他的药剂（甘露醇、利尿剂、巴比妥酸盐）。一些麻醉医生会着重使用一种吸入性药物（<0.75 最小肺泡浓度[MAC]）和最小量的麻醉剂；其他人会选择以静脉麻醉剂为基础，加以低剂量的吸入性麻醉剂（<0.5MAC）。

3)血液丢失范围经常在血液总量的 10%～20%。头皮/骨骼的切口是血液丢失的主要环节，其次是矢状窦或其他大血管的意外损伤。输血则是依靠红细胞比容值，进行性血液丢失率和心血管状况。很小的婴儿无法耐受血液丢失，因此大多数麻醉医生会遵从"丢多少血液，补充多少胶体"的原则。大约 6～8 个月的婴儿在补充胶体液之前，可以耐受近似 10%的血液丢失。

4)晶体液输注速率决定于 RBC 的容量和其他胶体液，心血管状况和预期事件。

①暴露于手术视野的蒸发或"第三间隙"的丢失或继发性组织损伤是最小的。

②应该持续维持晶体液的输注。

③血液丢失不能被胶体液替代，这还需要补充约血液丢失量的2～3倍的晶体液。

④必须权衡输血的相关风险与大量输入静脉液体相关风险。

5)在一个简单的颅骨切除术后，患者通常要在PICU中进行术后监测，但普遍来说，并不需要机械性通气支持。

2.多发颅缝早闭的麻醉

在简单和复杂的颅缝早闭中，两个重要的区别在于：

(1)多种异常。

(2)病变和它所需的外科治疗的复杂性。

多发的颅缝早闭的手术经常出现两种情况：

(1)在3～4个月的时候进行颅面重塑，避免在1岁以内脑快速生长的损害。

(2)提高面中部，这是一个要推迟在3～4岁做的二次手术过程。

颅面重塑的一般技术涉及了一个双冠状切口以及头皮反折到前面的颅骨。受影响的骨骼部分被移动，转移，并常常被切割为多个部分，扩大，然后重塑。重塑的骨骼被重新安置，固定在新的地方。具体方法因人而异。

提高面中部的外科方法涉及了多种截骨术的结合：

(1)LeFort Ⅰ(上颌发育不良)。

(2)LeFort Ⅱ(较低的上颌和鼻部的向前移动)。

(3)LeFort Ⅲ(完整的面中部提高——鼻部、上颌、眼窝)。

血液丢失、气管导管的损伤和静脉空气栓塞都是很容易描述的并发症。

(三)术前评估

应该在术前与外科医生讨论患者的身体改变，有关的身体成像中的巨大改变，重症的术后恢复，显著的发病率(甚至死亡率)。术前主要评估患者的心肺功能.肾、肝和神经状况的以下一些内容：

1.上呼吸道梗阻(如打鼾)及其并发症(肺高压)的证据。

2.曾经困难气道病史(颈部活动性差，面罩通气和插管的经历)。

3.心脏疾病(外科和内科治疗、并发症)，神经状况(发育迟滞、对镇静药反应不同、癫痫障碍和治疗)。

4.血液学状况(红细胞比容、出血异常、输血反应、供体血)。

5.讨论气管造口术，术后机械通气，广泛的包扎和上下颌的固定。

6.上呼吸道处理的挑战会覆盖术前用药或双亲在诱导阶段的陪护的优点。一定要考虑与高碳酸血症相关的风险和ICP增高。

7.实验室检查是基于共存的医疗问题和外科计划。最少要做到，一个全血细胞计数，血小板计数，凝血和血库中的样本。动脉血气分析也是需要的。

(四)术中事项

1.除常规的无创监测和导尿外，监测/通道应该包括：

(1)有创动脉血压检测。

(2)约2～3个静脉导管。

(3)可一个中心静脉导管。

2.因为外科的分离面很广泛，所以需要补充大量的胶体和晶体液，但容易导致面部，颈部和头皮水肿，所以在术后的12～48小时内需要机械通气。根据术后插管的适应证，进行上颌间固定。在患者离开手术室之前，其床旁必须要有可用的解除固定的工具。

麻醉药剂的选择应该考虑血流动力学的稳定性和术后通气计划。

3.失血量可能是巨大的(两倍或更多的血量)，但随着外科医生的经验越来越多，失血量范围一般在血容量的40%～60%。一些外科医生和麻醉医生介绍说“控制性降压”可以减少血液丢失，但这种方法尚有争论，尤其是在年幼的婴儿手术中，因为他们的脑自身调节范围弱于成人。当血液丢失量接近患者的血容量，那么必须监测其酸碱状态，电解质，钙含量，血红蛋白和凝血功能，这些能恰当的反映出血或血流动力学的稳定性。

4.麻醉用药应该使用联合方案(如过度通气，<1.0MAC吸入性药物，甘露醇，类固醇)以把ICP的升高减少到最小，降低颅内顺应性。

(5)保持体温恒定是很重要的。

(6)患者家属参加术中信息更新和病情讨论是很有用的。

四、要点

1.年龄相关因素包括血压，心率，血细胞比容，液体需求，这些一定要与婴儿和儿童的术前评估，术中管理和术后治疗相结合。

2.由于新生儿特殊的心肺，肾脏和肝脏的生理，所以对于麻醉药物的应用来说是一种挑战。

3.一定要评估在各个年龄段手术和麻醉对心理的影响和父母在不在场的作用及麻醉前给药的影响。

4.一定要在术前仔细的评估神经学损伤/异常的影响，其包括呕吐，电解质紊乱，ICP升高和治疗用药(如甘露醇、利尿剂、皮质类固醇)的副反应。

5.由于颅面手术可能会导致严重的血液流失、手术操作和静脉内液体造成的水肿以及并存的先天性的异常，所以术中需要大量的监护和支持治疗。术后也应考虑重症监护。

6.婴儿的手术操作过程中，热量丢失是很严重的。一定要把综合的防严重的低体温结合进手术计划里。

(孟宏伟)

第十三节　儿科神经系统损伤的麻醉处理

儿科神经系统损伤(创伤性脑损伤[TBI]和脊髓损伤[SCI])是导致1岁以上儿童死亡的

首要原因。儿童的神经系统损伤往往导致严重的残疾，并对长期的功能愈后有重要的影响。

一、流行病学

所有儿童在创伤后都应该考虑 TBI，尤其是那些创伤机制可疑，意识消失，多次呕吐，行气管插管和颅外伤的患者。大多数复合伤的儿童存在 TBI，并且多数外伤死亡与 TBI 相关。机动车造成的碰撞(顿挫伤)是 TBI 的最常见机制，但在小于 4 岁的儿童中，30%～50%的 TBI 是由摔倒和击打(iTBI)造成的。有 10%～15%的 TBI 非常严重，其死亡率为 50%。TBI 后，儿童的死亡率低于成人(2.5%对 10.4%)，但某些因素预示预后不良。

二、损伤形式

儿童更加易患 TBI，因为他们的头身的比例较大；颅骨较薄对颅内容物保护作用差；有髓神经组织较少，使其更容易受伤；出现弥漫性损伤和脑水肿的概率高于成人。儿童在罹患 TBI 后，颅内压升高的发病率高于成人(80%对 50%)。弥漫性 TBI 是最常见的一种损伤类型，它会导致一系列严重的损伤，从脑震荡到弥漫性轴突损伤和永久的残疾。TBI 的诊断主要依靠脑部的计算机成像(CT)，并伴有 ICP 升高。弥漫性轴突损伤的患者尽管有严重的神经症状和升高的 ICP，但可能早期 CT 扫描结果正常；重复行 CT 检查常常显示脑水肿造成的继发性损伤。与成人相似，儿科 TBI 的紧急治疗针对防止全身性低血压、缺氧、低碳酸血症和高血糖造成的继发损伤。

三、生理学和病理生理学

(一)脑代谢速率、脑血流和脑的自身调节

儿童对氧和葡萄糖的全脑代谢率(CMR)要大于成人(氧，5.8 对 3.5ml/100g 脑组织/min；葡萄糖，6.8 对 5.5ml/100g 脑组织/min)。与成人不同，儿童的脑血流(CBF)随年龄不同会有改变，女孩的 CBF 要高于男孩。在 TBI 后，CBF 和 $CMRO_2$ 便会不匹配，这样会导致脑缺血或脑充血，但近来的研究已经表明脑充血的发病率仅有 6%～10%.并且 TBI 后的 $CMRO_2$ 可能是正常的、偏低的或是偏高的。

数据显示在低剂量的七氟烷麻醉下，健康的婴儿和年长一些的儿童一样，可以自动调节 CBF。然而，年少儿童比年长儿童有更低的自动调节低限(LLA)这一长期以来的假设可能是错误的(年少儿与年长儿的 LLA 范围相同：46～76mmHg)。因为血压随年龄增长而逐渐升高，年少儿由于更低的血压储备(平均动脉压-LLA)所导致的脑缺血风险可能会更高。与成人相似严重的 TBI 对脑自动调节能力的损伤概率要高于较轻的 TBl(42%对 17%)，TBI 后早期出现脑自动调节能力受损的儿童长期预后差。与此相关的解释可能是低血压，因为低血压在儿科 TBI 后较常见，并可导致脑缺血。

（二）颅内压

成人正常的 ICP 在 5～15mmHg 之间，相应的，儿童正常的 ICP 在 2～4mmHg 之间。与成人较差的头颅顺应性不同的是，囟门未闭的婴儿能够通过头骨的扩张容纳缓慢且小量增加的颅内容物。然而，即使可能颅内容量增加小，但其快速扩张仍能够导致婴儿 TBI 后并不少见的迅速恶化。儿童中 ICP 升高的处理与成人的处理相似。

（三）击打创伤性脑损伤

多数击打伤造成的死亡病例都涉及 TBI。iTBI 的儿童经常显示意识的改变、昏迷、癫痫、呕吐或易激惹。病史常常缺乏，且与病史或发育程度不成比例的损伤应提示临床医生考虑此诊断。损伤的类型包括硬膜下血肿、蛛网膜下腔出血、头骨骨折和弥漫性轴突损伤伴或不伴有脑水肿。iTBI 预后较差。

（四）颈椎和脊髓损伤

损伤机制不明，多系统创伤，TBI 或锁骨以上损伤的儿童，都应该怀疑有颈椎的损伤。由于组织很好的柔韧性，所以脊髓损伤（SCI）的发病率比成人低（1%）。机动车碰撞是最常见的原因，运动损伤是青少年第二常见的原因。一半 SCI 的儿童于损伤当时死去。接近一半的颈椎损伤的儿童伴发 TBI，TBI 的出现增加了脊髓损伤的风险。儿科 SCI 应用大剂量类固醇的作用尚不明确，但它们的使用不是一个医疗标准。

60%～70%的颈椎损伤病例发生在大于 12 岁的儿童身上。年少的患者会损伤到上部颈椎，而这与颈部运动（C_1～C_3）的支点相关。在大于 12 岁的儿童中，支点会往下移至 C_5～C_6。完成常规的颈椎影像学评估包括一张前后位像，颈胸交界的侧位像和齿状突的成像。因为年少儿童有较高的上颈椎损伤的比率，应考虑增加切经 C_3 至颅底的 CT 扫描。单靠 X 线成像检查无法清晰地显示脊椎情况。一位有正常颈椎 X 线成像的儿童应保持在颈椎制动位，直至完成全面检查。

在儿童中，颈椎骨折发生时，可以没有神经受损，同样，神经受损也可发生于无骨折时。无骨折时的神经受损被称为 SCIWORA（脊髓受损而无影像学异常）。SCIWORA 是一个有核共振成像之前的一个时期时的诊断，而现在大多数儿童都会去做 MRI。SCIWORA 会发生在颈椎或胸椎中，在 1/4 患有 SCIWORA 儿童中，神经受损是延迟出现的。一开始，症状包括短暂的感觉或运动缺失，随后会发生更为严重的症状。大多数的 SCIWORA 损伤是由于为屈曲或过度牵拉，这是由韧带的伸展或破裂造成的，而没有骨骼的损伤。由于会出现复发的损伤，所以受伤的儿童需要脊椎制动治疗。

四、临床处理

（一）初始评估

首诊外伤后的儿童，包括行首要和次要的检查。着手对所有损伤的治疗，根据关于严重脑损伤治疗的脑创伤基础指南中列出的原则，治疗严重 TBI 的儿童要在全身麻醉下进行。格拉斯哥昏迷指数（CCS）评分（儿童专用）是最常用的神经学评估方法。

(一)颈椎制动

在小于6个月的婴儿中,应该立即用脊椎板和绕过前额的绷带以及绕过颈部的毯子或毛巾来制动头部和颈椎。在6个月或以上的婴儿,既可以用前述的方式固定头部,也可以用一个小号硬质的颈托来固定头部。大于8岁的儿童则需要一个中号的颈托。这种硬质颈托的使用非常重要,因为它会防止在喉镜操作过程中颈椎分离错位。由于小于7岁的儿童枕部突出,所以在胸椎下面垫一个垫子可以保持脊椎呈正中直线位以避免在仰卧位时的过度屈曲。这两项操作对于避免医源性的颈椎损伤至关重要。

(二)气道处理

在主要的处理阶段中,最重要的要素就是建立一个适当的气道。对一位神清,血缸流动力学稳定的儿童可用保守的治疗方法,但如果儿童已经意识改变,就应该吸引咽喉部,抬头举颏和双手托颌法或插入一个口腔气道以尝试建立气 jccs 评分低于9分的儿童需要通过气管插管来进行气道保护和处理升高的ICP。然而,近来并没有研究证明在儿科的TBI中院前气管插管比院前面罩通气有更高的生存率或功能上的优势。最常用的气管插管的方法仍然是在麻醉诱导后环状软骨加压,喉镜直视下经口气管插管,纯氧通气以及非牵引线性人工固定。在颅底骨折的患者中,禁忌经鼻气管插管。可能没有纤维光学支气管镜设备,而且它的分辨率经常很低,抽吸功能不强。此外,它不能用于躁动的儿童。

(三)麻醉技术

大多数关于选择麻醉方法和监测的推荐是根据成人的数值进行推断的,所以麻醉医生应该知道血流动力学和生理学的推荐指标。

1.静脉麻醉药　包括巴比妥、依托咪酯、丙泊酚在内所有静脉应用来行气管插管的镇静催眠诱导药剂是有效的脑血管收缩药,它可以匹配地减少CBF和$CMRO_2$,并能减低ICP。阿片类药物和地西泮能够安全的用于气管插管,但应该给予小剂量。氯胺酮应慎用于TBI的患者中。在血流动力学不稳定而妨碍使用大剂量镇静催眠剂的患者,利多卡因作为一种可以防止行喉镜和气管插管操作时使ICP升高的麻醉辅助药而经常使用。

2.吸入麻醉药　所有吸入麻醉药都是脑血管舒张剂,但与其他药剂相比,七氟烷小于1个的最小肺泡浓度(MAC)时是不会升高CBF中间流速的。因此,相比于异氟烷、地氟烷或氟烷,七氟烷是在儿科TBI中最好的一种挥发性药剂了。氧化亚氮能够升高ICP。肌肉松弛剂

3.肌肉松弛剂　在脑循环中影响甚微。无论是否联用抑制肌束收缩剂量的非去极化肌松剂,琥珀胆碱都能够安全的使用,而不会升高ICP。如果考虑有困难气道,那么相比于罗库溴铵来说,琥珀胆碱是一个更好的选择。

4.静脉通道　在一名受创伤的儿童身上建立静脉通道是一件有难度的事情。通畅的20号或者更大的外周静脉导管能够满足麻醉诱导的需要。经常使用的静脉是隐静脉。在诱导之后就应该建立第二条静脉通路。急诊病例中,如果外周静脉通道在两次操作之后都没有成功,那就应该建立骨内途径。中心静脉导管应该由有经验的人员置入。

5.静脉液体　与成人不同,儿童可以因为头皮损伤和孤立的TBI而导致低血容量。等渗的晶体溶液在麻醉和脑复苏过程中经常被使用。低渗的晶体溶液是避免使用的,另外胶体溶

液的使用仍存在争议。由于羟乙基淀粉会加剧凝血病，因此不提倡使用它。0.1～1.0ml/kg的高渗盐溶液可以降低ICP，并提高CPP。

6.葡萄糖 回顾性研究表明高血糖（葡萄糖含量为200～250mg/100ml）与预后差有关。

7.监测 美国麻醉医师学会监测标准和有创的动脉血压监测都是提倡的。中心静脉压监测可能有用。在颈内静脉置入中心静脉导管的操作是安全的，其使用也不会升高ICP。逆行颈静脉饱和度监测有利于指导TBI患者过度通气程度，但不是标准治疗手段。因为可以计算CPP，ICP监测在颅外损伤的手术中作用明显，但是任何原有的凝血紊乱都必须要在监测探头置入前进行治疗。尿量也需要进进行监测。关于对TBI的儿童降低体温是否存在好处这一点尚不清楚，但是目前一项儿童的多中心随机对照试验正在进行之中。每小时的动脉血气分析和凝血都需要检查。ICP监测应该用于指导非手术治疗的TBI儿童的血压管理。

8.脑血流力学（颅内压和血压） 库欣反射和自主功能紊乱可能是ICP升高的唯一表现。虽然收缩压低于5个百分位数即为低血压，但在缺乏ICP监测和怀疑ICP升高时，可能需要较高的收缩压来保持CPP。至少应该使用血管加压药使平均动脉压不低于年龄相关的IF常值。在我们医院，经常使用血管内去氧肾上腺素灌注来治疗低血压并维持CPP在50mmHg以上。

五、手术适应证

最近发布了关于TBI成人患者手术治疗和ICP升高的儿童TBI患者的手术治疗的循证医学指南。然而，其手术适应证在许多方面上仍存在争议。TBI手术的主要目标是促进存活脑组织的恢复。大多数手术都涉及病变组织的清除，其目的是阻止发生脑疝，颅内高压或CBF改变。一般来说，除非认为足小的静脉，否则昏迷患者的硬膜外血肿应该被清除。与脑疝相关的硬膜下血肿的厚度通常大于10mm或会产生大于5mm的中线偏移，这些血肿应该被清除。关于实质病变的手术治疗适应证包括与病变相关的进行性神经性恶化，CT显示大片阴影或顽固性的颅内高压。对于贯通伤来说，如果它的范围小足很大，只形成很小的颅内肿块（解释见前），那么它通常的处理方法包括局部的清创和防水的封闭。严重脑水肿的患者在CT片上的表示为脑室压缩或中线偏移或监测出颅内高压的患者也是行去骨片减压术的适合群体。儿科患者弥散性脑水肿发病率的相对较高使儿童更易成为这种治疗的对象。当ICP升高和它的影响已成为患者恢复的主要障碍，颅内高压范围接近或达到内科难以治疗范围时，就应该考虑行常规去骨片减压术以及硬脑膜成形术。单侧颅骨切除术适合那些单侧脑水肿的患者；双侧减压则适合弥漫性疾病的患者。

一般来说，给昏迷患者实施病灶切除术应该尽早，越早越安全。由于这经常涉及不完全复苏的患者，所以手术和麻醉之间的紧密配合是非常重要的。应该保持有关问题的双向沟通，包括手术的进程，预期和实际的血液丢失，全身系统稳定性和意外事件，这样手术可以随时调整，甚至在必要时停止。

六、总结

儿科 TBI 会造成很多社会耗费。因此，努力提高预后是极为重要的。虽然很多处理儿科 TBI 的一般原则和成人相似，但患有 TBI 儿童的特殊的解剖学，生理学和病理生理学特征是值得认识的。

七、要点

1.TBI 是大于 1 岁的儿童中主要的死亡原因。

2.50％脊髓损伤的儿童都伴有 TBI。

3.弥漫性损伤是 TBI 最常见的一种类型，脑水肿是头部 CT 最常见的一种表现。

4.受损的脑自身调节，低血压以及 CBF 与脑代谢不匹配导致继发性 TBI。

5.GCS 评分低于 9 分或清醒程度不断降低的儿童需要行保护气道的气管插管及处理升高的 ICP。其颈椎必须制动。

6.应该静脉用脑血管收缩剂和肌肉松弛剂来进行诱导，另外应该使用少于 1MAC 的挥发性麻醉药剂，阿片类药物负荷量和肌肉松弛剂来维持全身麻醉。

7.除了标准的监测之外，一个动脉导管和两个较大的外周静脉导管也应植入。

8.TBI 后的低血压（收缩也低于 5th 百分比）应该积极治疗，通过容量治疗和使用血管收缩药恢复体液正常。

9.应该避免轻度的或预防性的过度通气（$PaCO_2$＜35mmHg），除非脑疝的证据出现。

10.高血糖，体温过高，缺氧或凝血障碍这些会导致继发性脑损伤的因素都应该防止或予以积极的治疗。

（韩裕权）

第七章　胸科麻醉

第一节　胸科麻醉监测

一、胸科手术围术期监测

由于胸科手术对胸壁完整性的破坏及手术操作在胸腔内进行，因此，手术操作对机体重要脏器——心、肺、大血管、自主神经系统等的干扰较大，容易造成呼吸、循环功能的紊乱，因此，胸科手术麻醉的监测项目要求较多，以便于麻醉医生能够快速发现问题，及时，正确处理以保证患者的安全。

【胸外科手术围术期基本监测】

(一)心电监测

由于胸外科手术中心电图电极粘贴的位置必须让位于手术野，因此，需要更加注意心电图波形的动态变化。心电图监测可以观察到心律、心率及ST-T的变化，随时掌控患者心律、心率的变化及是否存在心肌缺血，并获取其他如电解质变化的信息。胸外科术中心脏、肺或胸腔内自主神经受到操作的直接刺激、牵拉、压迫等可以引起心律失常。因心律失常通常发生在心电图受到干扰的电灼、电凝期间，因此，应同步观察脉搏血氧饱和度波形和有创动脉压力波形的变化，以便迅速发现危及患者生命的心律失常，如心搏、骤停。术中对于心律失常的处理取决于心律失常对于体循环血压的影响程度。如果是心动过速、房性期前收缩、偶发室性期前收缩非快速房颤等对循环干扰较轻的心律失常，应查找原因，对因处理重心律失常，明显干扰体循环血压者，则应处理心律失常海市胸科医院连续12832例普胸手术发现，围麻醉期心搏骤停的发生率为0.1%，多发生在肺门周围操作期间，而此时恰逢使用电凝心电图受到干扰的情况下，有创动脉压监测可不受电凝的干扰，从动脉压力波形改变的瞬间观察到血压的骤降，此时让术者暂停手术，分析心电图波形即可得到心搏骤停类型的诊断，在心脏按压的同时，针对心搏停止、无脉电活动及心室纤颤采用相应的心脏复苏措施，一般均可获得良好的治疗效果而无不良后果。

(二)脉搏氧饱和度监测

脉搏氧饱和度监测中不仅要观察脉搏氧饱和度的数值，而且要观察脉搏氧饱和度的波形，从而获取患者动脉血氧合、有效血容量多寡及外周血管舒缩及末梢灌注的信息。如果患者血容量不足，呼吸运动对于回心血流量的影响就较大，脉搏氧饱和度波形的基线可以随着呼、吸呈现不稳定的起伏。如果无有创动脉压监测，那么术中脉搏氧饱和度波形突然消失，应立刻检查心电图，以便及时发现心搏骤停。在纵隔镜手术中，持续监测右手脉搏氧饱和度过程中，如果波形突然消失，要排除头臂干动脉受压，提醒术者调整纵隔镜镜身位置，对于防止长时间头臂干动脉受压造成脑缺血、脑梗死意义重大。

（三）血压监测

血压的高低与心肌收缩力、心脏的前、后负荷、外周血管阻力、血液的黏滞度等有关，因此血压是循环功能正常与否的综合指标。

1.*无创动脉血压监测* 通常人手术室后开始监测无创血压，在监测下开放外周静脉，然后小剂量镇静、镇痛后建立对侧有创动脉压监测并行两侧对比。对于不进胸腔的胸壁短小手术可仅在无创血压监测下完成手术。

2.*有创动脉血压监测* 可以实时、直接观察到每一心搏的血压情况，通过动脉波形升支、降支的观察、分析可以间接了解到心脏的收缩功能、外周血管的舒缩状态及末梢循环的灌注情况。因此，对于危重患者或在麻醉诱导过程中血压容易波动的患者，可在麻醉诱导前就开始建立有创动脉压监测，术中乃至术后持续监测直至循环功能稳定后。此外，有创动脉血压在心肺复苏时还可以直接观察到心脏按压的效果，对于后续治疗有明显的指导意义。

（四）呼气末二氧化碳分压的监测

正常情况下，连接至呼吸回路上呼气末二氧化碳分压（$P_{ET}CO_2$）监测探头测定得到的$P_{ET}CO_2$。接近动脉血 CO_2（$PaCO_2$），即 $PaCO_2-P_{ET}CO_2=5\sim8mmHg$。通过每一次呼吸测定得到的 $P_{ET}CO_2$ 可以间接反映 $PaCO_2$，因此，在机械通气时监测 $P_{ET}CO_2$，可避免频繁的动脉血气分析测定。胸外科患者术中（$PaCO_2$-$PFTCO_2$）的差值往往增大，不仅与患者术前的肺功能情况有关，也与术中胸外科手术操作对于呼吸、循环功能的干扰及单肺通气等有关，差值增大反映了其有效通气效能的下降及肺泡死腔量的增加。机械通气时应以 $PaCO_2$ 作为调整通气的目标，而不能仅仅看 $P_{ET}CO_2$，因此，动态观察（$PaCO_2$-$P_{ET}CO_2$）差值的意义更大，因为其受呼吸和循环功能的双重影响，呼吸与循环功能调整的结果要使得 V/Q 趋于匹配，从（$PaCO_2$-$P_{ET}CO_2$）差值的增减可以判断其调整的效果。在抽取动脉血样行血气分析时，应记录 $P_{ET}CO_2$，然后计算得到（$PaCO_2$-$P_{ET}CO_2$）差值。在监测 $P_{ET}CO_2$ 时还要同步观察有创动脉血压和中心静脉压，如果术中 $P_{ET}CO_2$ 突然骤降，然后有创动脉血压下降、中心静脉压升高则要高度怀疑肺栓塞；如果有创动脉血压下降在前，然后 $P_{ET}CO_2$ 下降，中心静脉压也下降则与全身循环血量下降有关。

（五）中心静脉压监测

可经颈内静脉、锁骨下静脉或股静脉穿刺留置中心静脉导管（多腔导管还可作为血管活性药物的给药途径）来持续测压获得中心静脉压的监测数值。中心静脉压不仅可以获取静脉回心血容量多寡，还可以了解右心室心肌收缩力，因此临床常作为液体管理的主要监测方法之一，但在胸外科手术中要考虑胸内手术操作、正压通气及肺切除等对中心静脉压的影响，因此，需要与有创动脉血压同步、动态观察并结合患者的心功能状况、手术操作、呼气末二氧化碳等监测数值来综合判断中心静脉压数值的意义才更有价值。此外，在监测中心静脉压时需要注意在穿刺完毕应该测量并记录平卧位中心静脉压，然后在改变体位后再次测量记录，注意中心静脉压测量的零点位置应该是水平于左心房。当血容量不足需要补充液体时，如果快速补液在中心静脉压升高或不变的情况下，动脉压升高，说明治疗有效；如果中心静脉压升高，动脉压不变或进一步下降，则提示右心室功能不全，出现右心室前负荷过大、左心室前负荷不足的现象，此时，需要增强右心室功能或扩张肺血管，将补充的容量能够进入左心室，提高左心室的的负荷。此外，在紧急状况下中心静脉通路能够为药物迅速起效提供便捷的给药途径。

（六）体温监测

可了解围术期的体温变化，经皮探头可以粘贴在腋下或麻醉后置入鼻咽温探头，持续监测体温的变化，可及时发现体温异常情况，指导术中采用保温及复温措施，避免体温异常对机体代谢、凝血等功能产生不良影响。

（七）尿量监测

对于手术较长、潜在出血的胸外科手术应留置导尿持续观察、间断计量。因为尿的产生在一定的血压范围内直接与肾脏的灌注压相关（排除利尿药的干扰），且脏器在血容量不足或循环功能不稳定时首先牺牲的是肾脏血流，因此，了解尿量是围术期判断脏器是否灌注良好的重要指标。持续观察、间断计量，便于及时发现问题、及时治疗以获取良好的预后。一般尿量在1ml/(h·kg)以上可以认为脏器灌注良好，尿量的监测应贯穿于整个围术期，术前要了解患者每天的尿量，作为术中、术后处理的依据。

（八）呼吸力学监测

为机械通气患者的常规监测，对胸外科手术患者尤其是单肺通气患者肺保护甚为重要。最基本的监测项目是气道压力（含呼吸道峰压、平台压、呼气末压力）、潮气量、呼吸频率。有条件可采用旁气流通气功能监测的方法，连续监测通气压力、容量、气流速率，从而得到吸入、呼出潮气量、流速、顺应性和阻力等多项呼吸力学指标。

（九）动、静脉血气分析和电解质监测

动脉血气分析可直接反映肺的通气和换气功能，结合循环功能和静脉血气分析还可以及时了解机体代谢的情况，对及时了解组织细胞水平是否存在缺氧、酸碱失衡具有重要意义。测定血细胞比容（或血红蛋白）、血糖、K^+、Mg^{2+}、Na^+、Ca^{2+}等电解质水平，有益于全面了解患者的内稳态并及时调整这些参数在接近生理范围内，应在胸外科围术期全程监护。

（十）纤维支气管镜检查

纤维支气管镜检查在胸外科手术的麻醉管理中具有不可或缺的作用。首先，纤维支气管镜是肺隔离技术导管定位的必备工具；其次，是对湿肺及大量分泌物患者做气道清理、排出分泌物的必备工具；第三，用于肺移植术中支气管吻合口后开放前、后检查的工具；第四，气管外压型肿瘤切除后，在拔除气管导管前应常规纤维支气管镜检查，观察在自主呼吸下是否存在气道闭合，以判断气管软化。

【胸外科手术围术期特殊监测】

（一）心排血量和混合静脉血氧饱和度监测

1.心排量(CO)　是指每分钟心脏将血液泵至周围血管的血量(SV×HR)，与心脏的收缩力和前、后负荷有关，仅用于危重或高风险胸外科手术患者，如肺移植及合并有严重心脏病的患者。CO监测可以通过漂浮导管监测，同时获取肺动脉压力及肺动脉楔压，并依据血流动力学计算公式得出体循环阻力(SVR)和肺循环阻力(PVR)；对于无房颤的老年、高危胸外科患者也可用微创测量CO的方法，如脉搏轮廓法来监测CO。

2.混合静脉血氧饱和度监测(SvO_2)　反映了组织氧供和摄取关系，正常值为70%。其数值的高低与呼吸、循环和代谢三者都有关系，因此，可以通过诸如增加吸入氧浓度、增加血红蛋白、改善通气来提高氧供，通过加深麻醉、降低心脏后负荷等来降低代谢以持 SvO_2 的正常。

（二）肺动脉压监测

术前心肺状况良好的全肺患者由于肺血管床巨大的代偿作用在一侧肺动脉阻断后并未见肺动脉压力明显升高，因此肺动脉压监测不作为常规监测，仅用于危重或高风险胸外科手术患者。用浮导管可以直接测得肺动脉压力，同时测定CO并通过公式计算以得到SVR和PVR用于指导治疗。对肺移植术中一侧肺动脉阻后是否需要体外循环，肺动脉压力有重要参考价值。

（三）脑电双频谱及脑电图监测

胸外科手术，尤其是危重患者，如肺移植术中循环波动较大，易出现“浅麻醉”而并发“术中知晓”，采用脑电双频谱(BIS)监测，BIS_{50} 为目标维持麻醉深度，既可预防“术中知晓”又可避免过深麻造成的危害。术中脑电图监测价值除了监测麻醉深度外，更主要是监测术中，特别是全身麻醉无意识状态下患者全脑或局部脑缺血、缺氧的发生，但由于自发脑电信号复杂，常规目测脑电图监测分析法容易忽略许多重要信息，因此，很难进行不同时间上的比较或精确地定量分析。现代科学技术的发展，将计算机、信号处理系统与传统的脑电图监测技术相结合，产生了定量脑电图。虽然脑电图监测敏感性很高，但特异性不强，不同原因的中枢神经病理变化可出现相同的脑电图改变，因此，在发达国家将术中脑电图的持续记录在计算机内，一旦患者有情况需要分析即可获得术中的资料。研究显示，在患者处于危急状态时，BIS下降与脑氧饱和度降低往往是同步发生，虽然其意义有待进一步观察，提示应积极处理，慎防长时间脑缺氧。

（四）脑氧饱和度监测

利用近红外光谱技术持续监测局部脑氧饱和度($rScO_2$)，如果低于55%应考虑有脑缺氧存在，其对脑缺氧的敏感性高于脑电图。在潜在脑缺氧风险，如脑血管病变、肺移植患者术中有重要意义。因 $rScO_2$ 80%的信号来源于静脉血，故不受动脉血管收缩的影响，也不受无波动血流的影响，可直接反映脑氧供的满意程度；在肺移植中也可作为是否需要体外循环支持的一个指标。

（五）经食管超声心动图(TEE)监测

一般在麻醉诱导后，经口腔置入经食管探头测量，并与术前经胸壁超声心动图作比较。由于TEE可以直观地得到心脏结构、心肌舒缩功能和血容量等多方面的信息，对处理围术期循环问题具有重大的指导意义，在发达国家TEE已作为心胸麻醉的常规监测。在危重患者如肺移植术中，TEE监测还可观察肺动脉阻断时心功能的变化，以判断心脏是否能够耐受；也可在移植后观察肺静脉与左心房的吻合是否恰当；另外还可发现气栓等。

二、胸科手术麻醉监测异常及处理

（一）心电图监测异常

1.*心率或心律异常* 成人正常窦性心率为60～100次/分。由于心排血量与心率相关，过慢的心率对于已经存在心室顺应性降低的患者是有害的；而过快的心率使得心肌氧耗增加，显然不利于潜在心脏缺血的患者，尤其是对于冠心病患者围术期的风险将增高。对于麻醉中心率增减超出正常范围是否要处理，最为重要的决策依据仍然是患者的病情、心率或心律对于血液动力学的干扰程度及潜在的危害。术中无论是心率变化还是心律变化，首先同步观察其对于血流动力学综合指标——血压的影响，如果血压影响不大，应查找引起变化的原因而对因治疗，如失血引起的心动过速，应以补充血容量治疗为主，无须使用减慢心率的药物治疗；如果心率或心律变化引起血压明显下降甚至威胁心脏自身的血供，则应立刻处理心率或心律问题，例如胸科手术中突然的快速房颤引起血压下降，则应立刻处理快速房颤（同步电复律或用β-受体阻断药或胺碘酮控制心室律）维持血流动力学的稳定、保障心脏自身血供，以避免进一步心肌缺血。窦性心动过缓在丙泊酚、芬太尼尤其是瑞芬太尼及维库溴铵麻醉诱导中多见，一般对于无潜在心血管疾病的患者，心率在50次/分左右对血流动力学干扰不大，可以继续观察暂不作处理，如果心率在40次/分左右则宜选用阿托品来提升心率。近年来右美托咪定在临床的应用日趋广泛，在获取其良好药效的同时，需警惕其引起心动过缓的不良反应。由于胸腔内自主神经丰富，在牵拉肺门时迷走神经张力增加也是心动过缓的高发时期，适当提前应用阿托品有一定的预防作用。如果心率减慢同时伴有血压降低，可用麻黄碱5～10mg处理，甚少需要用异丙肾上腺素。对于手术操作刺激引起的心动过缓或心律失常，一般暂停手术多可自行消失。如果再次操作仍出现明显的心动过缓，则应静脉给予阿托品提升心率后再手术；对于循环受扰明显的心律失常，如频发室性期前收缩，可在再次操作前静脉注射利多卡因或由术者对肺门周围进行局部神经阴滞，以降低频发室性期前收缩的发生。当然，对于术中容易发生心律失常的患者，首先应排除其内环境紊乱，术中维持患者正常的氧供、二氧化碳、水电、酸碱、血糖是防治心律失常的基础。

2.*ST-T异常* 虽然开胸手术中无法将心电图电极粘贴于标准，的胸导联位置上，但应尽可能使用标准Ⅱ导和Ⅴ5导联心电图监测，以便能够及时发现心律失常和心肌缺血。虽然现在电解质的床旁检测已经容易获得，无须仅靠心电图ST-T的变化来判断血钾与血钙的水平，但对于高耸的T波或低平的T波等特征性改变仍应引起重视，排除高钾或低钾。开胸手术患者一般较少见高钾血症，但低钾血症在临床并不少见，可在补液中适当补钾、补镁，以增加心肌细胞的稳定性，降低心律失常的发生。在不能获得Ⅴ5导联心电图时，可获取其他胸导联心电图。对于ST-T变化意义的判断更加强调动态变化过程，整个麻醉过程中应尽可能使得心脏氧供增加、氧耗降低，使得ST-T的变化趋于心脏氧供的改善。如术中见ST段弓背样抬高，应暂缓手术，尽快查找原因并提升血压，避免心肌缺血进一步加剧。

（二）脉搏氧饱和度监测异常的处理

脉搏血氧饱和度首先所反映的是动脉血氧合状态，故在开胸手术中，尤其是单肺通气期间，脉搏血氧饱和度下降应立刻查找原因，对因处理。通畅的呼吸道、适宜的通气/血流比及良好的呼吸运动是保持正常动脉血氧分压、二氧化碳分压的基础。双腔导管位置不当是单肺通气中最为常见的原因，可以结合听诊，气道压力、呼气末二氧化碳波形的变化来判断双腔导管的位置是否妥当，纤维支气管镜检查可以明确诊断。其次，对于肺内分流较多的患者，脉搏血氧饱和度也可以降低，此时需要提高吸入氧浓度，尽快阻断无通气肺的肺血流；对于无法耐受单肺通气的患者，也可在非通气侧应用 3～5cmH_2O CPAP 或高频喷射通气以增加机体氧合。

对于开胸手术中，我们不仅关注脉搏血氧饱和度的数值，而且要同时观察脉搏血氧饱和度的波形，从而获取患者动脉血氧合、有效血容量多寡及外周血管舒缩及末梢灌注的信息。如果患者血容量不足，呼吸变化对于回心血流的影响就较大，脉搏血氧饱和度波形的基线可以呈现不稳定起伏。如果无有创动脉压监测，那么术中脉搏血氧饱和度波形突然消失，应立刻检查心电图，以便及时发现心搏骤停。在纵隔镜手术中，持续监测右手脉搏血氧饱和度过程中，如果波形突然消失，要排除头臂干动脉受压，提醒术者调整纵隔镜镜身位置，对于防止长时间头臂干动脉受压造成脑缺血、脑梗死意义重大。此外，如果脉搏血氧饱和度机器不能获取良好的指脉搏波形，在排出探头位置不当后，理应检查肢体末梢的微循环和温度，应以改善机体微循环为目标调整循环管理（如补充容量、扩张末梢血管、增加心排血量等措施），使得机器能够获得并显示良好的指脉搏波形。

（三）血压监测异常的处理

血压的高低与心肌收缩力、心脏的前、后负荷、外周血管阻力、血液的黏滞度等有关，因此血压是循环功能正常与否的综合指标，是胸科手术中最为重要的监测项目。有创动脉压能实时观察每一心搏的血压情况，通过动脉波形升支、降支的分析可以了解到心脏的收缩功能、外周血管的舒缩状态及末梢循环的灌注情况。开胸手术中循环波动大，推荐应用有创动脉压监测。有创动脉压监测中应注意始终保持测压系统的通畅，尤其是在摆放患者体位时避免动脉测压导管受影响。这样在动脉血压出现异常情况时能集中精力查找导致血压变化的原因。在监测有创血压时应同步观察心电图、脉搏血氧饱和度波形、呼气末二氧化碳波形及中心静脉压。如果血压下降、心率增快，伴有中心静脉压降低、呼气末二氧化碳降低、脉搏血氧饱和度波形基线不稳，常提示存在严重血容量不足，应迅速补充血容量。在快速补液中要注意心率的变化，避免心动过缓使心脏过度膨胀致心肌受损。如果血压下降、心率增快，中心静脉压升高，往往提示右心负荷过重，此时宜适当增强心肌收缩力。

有创动脉压监测是危重患者在围术期处理中不可或缺的监测手段，对于此类患者，应在麻醉诱导前就建立有创动脉压监测，术中乃至术后持续监测直至循环功能稳定。

如果在胸外科手术中发现有创动脉压骤降（此时往往电刀干扰心电图使得波形难以辨认），应立刻让术者暂停手术（出血的情况除外）观察心电图。此时心电图无异常罕见，检查有创测压系统纠正之。术中有创动脉压突然骤降多为心搏骤停的信号，心电图可示室颤、平线或室性自主心律（无脉性心搏骤停），应立刻心脏按压，同时采用电除颤、肾上腺素等药物复苏措施。在心肺复苏时持续监测有创动脉压可以判断心脏按压的效果，对于后续治疗有明显的指导意义。即便心律恢复，如果有创动脉压过低不能满足机体灌注，仍应持续按压直至达到理想的血压水平。

血压升高，首先查明原因，排除浅麻醉、高碳酸血症等，术中高血压多见于术前有高血压病控制不良者，或在气管插管后或拔除气管导管前。除了应用阿片类药物如芬太尼或舒芬太尼或瑞芬太尼控制应激反应外，现在较多应用右美托咪定 1μg/kg，于 10 分钟内微泵静脉注射，期间可能出现一过性血压升高，但在患者清醒状态下应用可以观察患者用药后的主诉，风险较低。用右美托咪定后再开始麻醉诱导，可明显降低气管插管后及拔管前高血压的发生。对于术中高血压的处理可以依据患者病情及术前用药情况，选用硝酸盐类如硝酸甘油，钙拮抗药如尼卡地平、硫氮革酮，及较为温和降压作用的乌拉地尔等。用药时宜用小剂量试验性治疗、微量泵控制注射速度、滴定式管理，以保证安全。

（四）呼气末二氧化碳分压监测异常的处理

$P_{ET}CO_2$ 异常时应立刻抽取动脉血行血气分析，检查 $PaCO_2$，计算（$paCO_2$-$P_{ET}CO_2$）的差值。

$P_{ET}CO_2$ 升高首先排除机体二氧化碳产生过多，如麻醉过浅、恶性高热（结合体温监测）及 CO_2 吸收器再检查。胸外科术中、术后 $P_{ET}CO_2$ 升高常常提示通气量不足，尤其是术前存在阻塞性肺通气功能减退者。处理上要权衡高碳酸血症的利弊及术后肺损伤的风险。为有利于患者的恢复更加注重术中肺保护，避免高容量、高气道压力机械通气，采用小潮气量、延长呼气时间、适当 PEEP、肺复张手法等保护性肺通气策略，允许性高碳酸血症的存在。

$P_{ET}CO_2$ 降低或提示通气过度可适当降低潮气量；或提示（$PaCO_2$-$P_{ET}CO_2$）的差值增大，肺血流减少或肺间质水肿或肺泡通气/血流比不匹配，体内排出二氧化碳减少，此时如果因体循环血压降低所致，应增加循环功能，增加肺血流来促进二氧化碳的排出，缩小（$PaCO_2$-$P_{ET}CO_2$）的差值，提高通气效能。肺间质水肿或肺泡/通气血流比不匹配胸外科手术多见于大出血、大量输血或严重感染、二次手术的患者，此类患者多存在一定程度的肺功能不全，往往提示需要继续呼吸支持治疗。

术中在监测 $P_{ET}CO_2$ 时还要同步观察有创动脉血压和中心静脉压，如果术中 $P_{ET}CO_2$ 突然骤降，随即有创动脉血压下降、中心静脉压升高则要高度怀疑肺栓塞，应根据对循环的干扰程度立刻开展抢救，如果心搏骤停则开始心肺脑复苏，必要时需要体外循环支持治疗。

（五）中心静脉压监测异常的处理

在胸外科手术中中心静脉压的数值要考虑到胸内手术操作、正压通气及肺切除等对中心静脉压的影响，因此，特别强调与有创动脉血压同步、动态观察并结合患者的心功能状况、手术操作、呼气末二氧化碳等监测数值来综合判断中心静脉压数值的意义。注意中心静脉压测量的零点位置应该是水平于左心房。当中心静脉压降低提示血容量不足需要补充液体时，如果快速补液在中心静脉压升高或不变的情况下，动脉压升高，说明治疗有效；如果中心静脉压升高，动脉压不变或进一步下降，则提示右心室功能不全，出现右心室前负荷过大、左心室前负荷不足的现象，此时，需要增强右心室功能或扩张肺血管，将补充的容量能够进入左心室，提高左心室的前负荷。此外，在紧急状况下中心静脉通路能够为药物迅速起效提供便捷的给药途径。

在胸外科手术中中心静脉压突然升高，首先要排除机械性压迫，尤其要警惕手术操作或病情变化引发的上腔静脉综合征，应提醒术者作进一步处理(如搭桥减压)，此时，麻醉医生的重点在水肿的防治，必要时可以将静脉静脉导管作为引流导管，避免脑静脉回流不畅或受阻引起的脑水肿，同时所有液体经下腔静脉系统补充。如 CVP 突然升高同时伴有 $P_{ET}CO_2$ 的下降，应高度怀疑肺栓虽然并不多见，但是如果全肺切除后中心静脉压升高，要考虑全肺切除后另外一侧肺的失代偿，致使右心负荷增加，应有扩张肺血管的措施来减轻右心负荷。

(六)体温监测异常的处理

体温异常中体温升高在胸外科手术中少见，但凡全身麻醉都要警惕潜在的恶性高热，作好救治准备。

低体温是胸外科手术中常见的现象，尤其是在夏天，室内冷空调反而较冬天更容易发生低体温。

对部分手术创伤大、手术时间长，应做好保温工作，可用加温水或热风式保温毯覆盖非手术区域。在麻醉恢复室内也可以用热风式保温毯复温。输注氨基酸溶液对于保持正常体温也可起到一定的效果。应避免体温异常对机体代谢、凝血等功能产生不良影响。

(七)呼吸力学监测异常的处理

为机械通气患者的常规监测，对胸外科手术患者尤其是单肺通气患者肺保护甚为重要。最基本的监测项目是气道压力(含呼吸道峰压、平台压、呼气末压力)、潮气量、呼吸频率、顺应性环与阻力环。

气道压力和顺应性环突然消失通常是麻醉机与气管导管脱落，或手术台上气道切开，一般在台上气道切开前应作好准备，采用其他适宜的通气方式或连接其他管道，如台上支气管插管等。

设定机械通气的呼吸参数时，气道峰压对于成人正常肺功能患者，双肺通气时控制在 15cmH_2O 以下，单肺通气时控制在 25cmH_2O 以下；对于异常肺功能者，双肺通气时控制在 20cmH_2O 以下，单肺通气时控制在 30cmH_2O 以下，以降低术后急性肺损伤的风险。

如果麻醉中气道压突然升高，对于单肺通气患者首先要排除导管移位使得气道受阻引起的气道压升高，术中分泌物堵塞或分泌物刺激致气道痉挛也可引起气道压升高，如果同时有顺应性监测，也可发现压力-容量环变得扁平，顺应性下降。呼气末二氧化碳波形从方形平台波变成斜率向上的波形。

对于麻醉诱导后气道压明显升高，甚至通气障碍的患者要排除支气管痉挛的可能，对于气道高反应者重在预防，提前使用糖皮质激素、避免浅麻醉及使用可致组胺释放的药物，如阿库溴铵等，一旦在气管插管后发现因支气管痉挛致通气功能障碍，最为快捷的处理方法为七氟烷吸入治疗。

(雷亨发)

第二节 胸部创伤麻醉

各种原因造成的胸部损伤都会因为循环血量丢失、肺部挫伤、血肿、肺泡塌陷导致肺组织的空气交换与通气血流比值失调从而导致低血氧、血碳酸过多、酸中毒等。胸部创伤增加患者的危险性包括：意识下降导致肺换气不足，呼吸道保护性反射减弱；胸内大血管损伤失血导致失血性休克、低温以及严重血流动力学紊乱；胸部完整性及其运动受破坏，胸膜腔的生理功能严重障碍从而导致肺的通气和换气功能障碍等。以上情况均需进行特殊的麻醉处理，以利于病情转归。

一、胸部外伤的特点及病理生理变化

（一）胸部创伤患者特点

（1）可能存在不同程度的呼吸功能障碍。

（2）可能存在严重的循环障碍。

（3）异物、咽喉创伤、气管损伤皆可造成呼吸道阻塞换气不良，以致低血氧。

（4）很有可能存在其他部位创伤和脏器创伤。

（二）胸部创伤的分类

1.张力性气胸　张力性气胸主要是空气由胸壁或肺部的单向阀进入胸膜腔后，却无法排出所造成。同侧肺叶受到压迫因而完全塌陷，纵隔被推向对侧，导致心脏血液回流受阻，及对侧肺叶受压迫而换气不良。临床表现是气管偏移、呼吸困难、单侧肺呼吸音减弱、颈静脉怒张、同侧胸部在叩诊时有鼓音且听诊时无呼吸声。

2.连枷胸　胸壁的一部分失去与其他骨骼的连续性。主要是发生在外伤后合并多处肋骨节段性骨折的患者，会造成正常胸壁呼吸运动的严重破坏。再加上肺挫伤程度严重，可能导致严重缺氧。实际上，连枷胸所造成的呼吸困难主要在于肺部受到严重的挫伤。胸壁不稳定会造成胸壁在吸气与呼气时的反方向运动，但还不致引起严重缺氧。反而是合并出现的疼痛及肺部的伤害会造成呼吸形态的改变及缺氧。临床表征是呼气量明显减少，胸壁起伏不对称、不协调、异位性呼吸，触诊发现肋骨或肋软骨间有摩擦感。

3.开放性气胸　较大的胸壁缺损若仍保持开放，会形成一个吸入式伤口，立刻使胸膜腔内的压力与大气压力产生平衡；若胸壁缺损的大小达气管口径的 2/3，因空气会选择走压力最小的路径进出胸腔，以致每次呼吸时，空气会经由胸壁缺损进出胸腔而不再由正常呼吸道进出，有效的气体换气即被抑制造成缺氧。

4.大量血胸　一般指胸腔内的出血量达 1500ml 以上。最常见于穿刺伤造成系统性或肺血管的伤害所致；另外钝伤也可造成血胸。大量血液压迫肺叶，明显地造成换气不良，缺氧。临床表征是休克患者，颈静脉可以因缺血性休克造成凹陷，也可能因大量血胸造成纵隔移位使得血液回流不畅而肿胀，呼吸音消失，叩诊实音加强。

5.心包填塞 主要是由穿刺伤所造成，但是钝伤也可引发心脏、大血管、心包膜血管出血造成心包填塞。只要少量的出血即可抑制正常的心脏跳动，影响心脏血液回流。诊断可能有些困难，典型的Beck三联征（静脉压上升，动脉压下降，心音遥远）只出现在1/3的伤患。另外收缩压下降超过10mmHg的奇脉也可以不出现。Kussmaul征（自然呼吸吸气时，静脉压上升）才是真正因为心包膜填塞所产生的反向静脉压。

6.胸主动脉破裂 外伤性胸主动脉破裂是车祸或高处坠落造成立即死亡常见原因。主要是因胸部钝伤所致。若能及早诊断和治疗常常可以幸存；胸主动脉破裂断裂的位置通常是在动脉韧带的位置，若动脉外膜层仍然维持完整则可避免立即死亡。

7.气管支气管断裂 绝大多数是由胸部钝伤造成主支气管在隆突周围2.5cm处断裂。一般来说，患者常会出现咯血、皮下气肿、张力性气胸、纵隔移位。若胸部外伤合并气胸经胸腔闭式引流后，持续有大量气体逸出时，暗示有气管支气管损伤的可能。

8.心脏钝伤 心脏钝伤可造成心肌挫伤、心间隔破裂、瓣膜破坏，成为胸部钝伤后另一主要死亡原因。患者会胸痛，但常常会被胸壁钝伤或胸骨、肋骨骨折所掩盖。表现为低血压、心电图有明显传导障碍、心脏超声显示有心脏壁运动异常、血中心肌酶谱异常升高。

9.横膈破裂 左侧横膈破裂会有胃、肠管及鼻胃管出现在胸部而较易诊断。钝伤较易造成横膈放射性的裂伤，穿刺伤则是造成小的破洞，前后方向挤压易造成纵向破裂，左右方向挤压易造成横向破裂。受伤早期的X线片常因为左横膈上升、急性胃扩大、局部血气胸、肺下血肿而容易误诊为血胸或气胸，因而要靠造影剂摄影的帮助。

10.肺挫伤 在胸部外伤中，肺挫伤是具有相当高死亡率的致命性、潜在性伤害。它所造成的呼吸衰竭并非立即出现，而是随时间延迟出现呼吸窘迫症状。因此确定的治疗需依照持续的观察和不断地再评估。

二、胸部创伤患者的麻醉处理要点

1.术前准备

(1)尽量全面粗略了解全身受伤情况，采取初步快速应急措施。

(2)张力性气胸在麻醉前胸腔闭式引流，并比较双侧呼吸音差异。

(3)心包填塞应行心包腔穿刺引流或麻醉后心包切开减压。

(4)创伤性膈疝、饱胃者应行胃肠减压。

2.麻醉药物选择

(1)全麻应偏浅，宜尽量选用对心血管抑制轻微的麻醉药。

(2)应小心地加用吸入麻醉药物，对低血压患者应警惕是否觉醒。对低血容量患者一般不用吸入药物，也应避免使用N_2O，因为它会降低吸入氧浓度，而这类患者肺泡动脉氧分压差可能很大。

(3)如不需要术后呼吸支持的应选用不引起术后呼吸抑制或苏醒延迟的药物。

(4)常用静脉麻醉药均可较好的适用于胸部外伤患者。

3.麻醉方法的选择 胸部创伤患者如仅需要做胸腔引流等操作可在局麻下完成。椎管内麻醉证明在胸部创伤后可缩短在ICU的时间以及减少高龄患者髋部骨折复位时失血和深部静脉血栓形成。但缺点是低血容量患者交感神经阻滞后易发生低血压，饱胃患者不能给镇静药，长时间手术患者有不适感，区域麻醉起效时间也比全麻明显减慢。所以胸部创伤一般选用全身麻醉，其优点是起效快，全麻后置入双腔管使用单肺隔离技术，有利于外科手术操作。

4.麻醉实施要点

(1)快速气管内插管保持呼吸道通畅和有效通气，包括先插入气管导管再根据手术要求更换为双腔导管。同时在插管时避免呛咳，以免增加创伤出血。但是否使用镇静和止咳药物要依据时间而定。未插入气管导管时，患者咳嗽反应是有利的，应避免使周止咳药；对于已插管的患者，吸引可代替咳嗽，这时使用止咳药可减少出血。

(2)因胸部损伤而有大咯血症状的必须给予100%氧气，并且有必要选择清醒气管插管，以免麻醉时给予肌松剂后看不清气道而窒息。并且在诱导前使用出血侧肺在下的体位，应采用双腔管肺隔离技术，用正压通气并充分吸引患侧。在气道已控制以及出血侧肺隔离好后，才将患者体位改为出血侧肺在上。

(3)尽快建立几个粗大的静脉通道，准备好足够的血液制品，积极输液输血。做好直接动脉压和中心静脉压的监测。心包填塞未引流或肺大面积撕裂伤或爆震伤者，输血(液)速度应适当控制。

(4)全面监测循环和呼吸等各项参数，对患者做好全方位的监护。优先考虑的顺序是：通气与氧合、血压、心电。放置直接动脉插管不间断监测患者血压变化。检查血气、红细胞比容、血生化学及凝血参数，测体温及尿量等。随时监测患者血气，动态了解病情变化。胸部创伤、烧伤或老年患者需放置中心静脉压(CVP)或PA导管监测充盈压和心功能。

(5)多数胸部创伤患者常出现低容量状态，尤其是老年人，在血液未送到之前应当用足量温暖的晶体液恢复灌注，如失血量很大，在未得到同型血之前可给予无反应的O型血。大量输血时最好能通过血液加温器输血，以避免大量输入冷库血引起的低温。

(6)当输血过多时要注意提防大量输血并发症。胸部创伤患者因失血多，到达医院时常见低钾血症，而大量快速输血往往发生高钾血症，如输库血大于100ml/min，还可能发生因枸橼酸中毒引起低钙血症。其次是大量输血输液造成稀释性血小板减少，如果合并长时间低温和进行性酸中毒，则可能已发生致命的凝血障碍。创伤后凝血障碍死亡率可高达77%。

(7)创伤患者由于暴露、休克和输冷的液体常出现低温。低温可导致心律失常、心肌收缩力受损、凝血功能障碍和寒战并增加氧耗，因此将液体加温，使用空气加温器和室内保温很重要。

(8)应警惕输入大量液体或血液而不能同时控制出血，可能会进一步加重出血。因此创伤患者未完全控制出血时，不必过分强调将血压纠正到正常值，仅需保持在心肺脑等重要器官灌注水平即可。

(9)大约50%胸部创伤患者有乙醇中毒，乙醇的复杂作用包括意识不清、麻药需要量少。对严重创伤合并休克，低温或意识消失患者无需任何麻醉，仅需给氧，通气或肌松剂，但血压、体温、酸中毒或血中乙醇含量均不能作为患者意识的可靠预测指标，麻醉医师应时刻想到患者知晓的可能性，一有迹象就给予咪达唑仑、阿片类等麻醉药。

(10)创伤后抗休克治疗是选择晶体液还是胶体液复苏并不影响转归,但应避免输葡萄糖液,因为如联合颅脑损伤后血糖往往升高。

5.术后苏醒期处理

(1)对胸部创伤患者不建议早期拔管。应重点监测全麻药物的逆转状况,尤其是对术后意识状态有变化的患者。

(2)因为中枢神经和肺及胸壁等的直接创伤,大量输血和上呼吸道水肿所以大多数的创伤患者都是需要持续呼吸支持的。

(3)必要时可给予镇静药物,使患者情况进一步稳定。进行12~24小时的术后呼吸支持,确认复苏与手术成功,血流动力学基本稳定才能安全的拔出气管导管。否则将需要进行更长时间的呼吸支持。

(4)胸部创伤患者拔管标准:

①精神状态:能遵照指示活动,无躁动,镇痛基本完全。

②呼吸道解剖和反射,能做咳嗽和张口动作,能避免呼吸道误吸,呼吸道无过度水肿。

③呼吸功能:有足够的潮气量和呼吸频率,肌张力基本恢复正常。

④全身稳定性:充分的容量复苏,观察末梢循环良好,体温正常。

(雷亨发)

第三节 术前病人的评价及准备

一、病人的评价

术前评价的重点是围绕病人呼吸和心血管等重要器官的功能状况,对围术期心肺功能障碍的危险性作出判断,降低术后并发症的发生率。

1.病史 首先注意病人有无呼吸和心血管系统的疾病史、症状与体征。呼吸疾病的重要征象有咳嗽咳痰、分泌物异常增多、呼吸困难、支气管痉挛、胸痛、咯血等。

(1)咳嗽咳痰:为非特异性症状,多因呼吸道受刺激而致支气管分泌物增多,应注意询问咳嗽开始和持续的时间以及严重程度,痰的量、颜色和黏稠度。黄或绿痰伴有恶臭说明呼吸道感染的存在,术前应给予雾化吸入,稀释痰液,还要应用抗生素控制感染,体位引流有利于痰的咳出。

(2)呼吸困难:为特异性的症状,说明病情较重。提示呼吸道的任何部位存在狭窄、痉挛或梗阻。发生阻塞性呼吸困难,表现为呼吸运动增强,呼吸时相延长,呼吸频率发生改变,由于机体缺氧可伴有心搏加快。心脏病如左心衰、肺水肿也可出现心源性呼吸困难。必须注意呼吸困难出现及持续的时间、严重程度,一年中变化规律和诱因。哮喘者要询问过敏源,术前用支气管扩张药(氨茶碱)治疗。气管受压或者移位也是引起呼吸困难的原因之一,术前要充分估计气管插管的难度,必要时可选择清醒气管插管术。

(3)咯血:由于炎症、结核或肿瘤的侵犯,腐蚀了肺支气管血管导致肺内出血。急性大咯血常常阻塞呼吸道而引起窒息,该类病人麻醉诱导过程中应始终保持呼吸道通畅。

(4)吸烟史:长期吸烟者,术后易患肺部并发症。应询问吸烟史、时间长短、每天的吸烟量,术前戒烟至少两周。

此外,要正确评价病人心血管的功能状况及代偿能力。下列情况会增加麻醉的风险,应给予高度重视:高血压、糖尿病、肥胖、心脏病(心肌缺血或心律失常)、心衰。

(1)高血压:原发性高血压病人血压持续高于 180/110mmHg 时,麻醉和手术的危险性显著增加。同时,与高血压是否累及心血管、脑、肾器官功能及其严重程度有关。高血压病人术前未得到有效的控制,术中极易发生心衰和脑血管意外。

(2)糖尿病:此类病人存在代谢紊乱、心血管及肾脏等重要器官的病变以及易受感染等危险因素,麻醉和手术可促使原有病情恶化,增加手术的危险性和死亡率。术前空腹血糖应控制在 8mmol/L(144mg/dl)左右,最高不超过 11mmol/L(198mg/dl)。除非急诊手术,术前必须控制酮体达阴性,防止手术应激下发生酮症酸中毒,以致发生不可逆性的昏迷。

2.体检

(1)呼吸功能:应特别注意有无发绀,呼吸的频率及方式,呼吸时间是否延长,有无支气管痉挛、端坐呼吸和三凹征,胸部触、叩、听诊的其他发现。

(2)心血管功能:慢性肺疾病病人要注意右心衰和肺动脉高压的检查:①胸骨右缘隆起。②全身水肿。③肝肿大。④颈静脉怒张。⑤肝颈回流征阳性。⑥有固定增强的肺动脉瓣第二心音。⑦胸骨左缘奔马律。

3.实验室检查及特检 除肝肾功能及常规检查外,术前应查动脉血气分析,了解肺换气功能。

心电图对于所有胸腔手术的病人都是必不可少的,必要时还需做 24 小时长程心电图检查。肺动脉高压者可能出现右心负荷过重的征象:

(1)P 波>0.25mV。

(2)电轴右偏。

(3)右室肥大。

(4)完全或不完全右束支传导阻滞。

所有开胸手术术前需拍正、侧位胸片,必要时加拍断层胸片、CT 或 MRI,以了解下列问题:①气管受压及偏移的程度(估计插管的难度或呼吸道通畅度)。②肺不张或肺水肿(影响气体的交换)。③肺大疱(破裂或挤压邻近组织)。④肺脓肿(有向健侧肺扩散的危险)。

4.肺功能检查

(1)肺功能简易估计法:①屏气试验:>30 秒说明肺储备功能好,麻醉无危险。②吹气试验:嘱病人深吸气,然后用力快速呼气,能在 3 秒内全部呼出者,提示肺功能良好。

(2)肺功能测定法:通过测定最大通气量(MVV)、肺活量(VC)、第一秒用力呼气量(FEV_1)、残气量/肺总量比值(RV/TLC)、肺弥散率(DL)结合血气分析,来判断肺功能及手术的危险性(表 7-3-1)。

表 7-3-1 术前肺功能评定标准

肺功能评定*	最大通气量(MVV,%)	残气量/肺总量(RV/TLC,%)	第一秒最大呼气率(FEV_1,%)
正常	>75	<35	>70
轻度损害	60~70	36~50	55~69
中度损害	45~54	51~65	40~54
重度损害	30~44	66~80	25~39
极重度损害	<29	>81	<24

十重度:三项中至少有两项达重度损害者。

中度:①三项中轻中重度损害各一项。②三项中至少有两项中度损害者。

轻度:不足中度者。

二、术前准备

常见开胸手术后的并发症有呼吸功能不良,肺不张,肺炎和支气管痉挛等,术前采取有效的预防措施,可降低肺部并发症的发生率和病人的死亡率。

控制急性呼吸道感染和治疗慢性肺疾病很有必要。对于呼吸道疾病病人来说,完整的术前呼吸道准备策略包括5个方面:

1.戒烟,至少两周以上

2.扩张气道

(1)β_2 受体激动剂,如沙丁胺醇。

(2)异丙托溴铵:尤其是对于严重的COPD病人。

(3)吸入肾上腺皮质激素:当支气管痉挛严重时需注射用药。

(4)色甘酸钠:必须在支气管痉挛前使用。

3.稀释分泌物

(1)呼吸道水化(湿化器/雾化器)。

(2)充分补水。

(3)黏液溶解剂和祛痰剂。

4.排出分泌物

(1)体位排痰。

(2)咳嗽训练。

(3)胸部理疗(胸部拍打和振动)。

5.其他治疗

(1)抗生素:在有脓痰或支气管炎时使用。

(2)抗酸剂:若有症状性反流时使用 H_2 受体阻滞剂和质子泵抑制剂。

6.加强教育,增加术后护理的依从性

(1)心理准备。

(2)术前呼吸功能训练。

(3)术前锻炼。

(4)增加或减少体重。

(5)稳定其他病理情况。

慢性阻塞性肺疾病(COPD)等导致的肺心病病人,以右室和肺动脉高压为特点,术前应静卧,低浓度(25%～35%)、低流量吸氧,慎用利尿药。肺心病病人应用洋地黄治疗后可以发生较大变化,无明显心衰表现者术前48小时应停药,以防洋地黄中毒。

(雷亨发)

第四节 胸科手术麻醉

一、术前评估

1.标注详细的病史和体格检查

2.心脏疾病风险评估

3.确定肺功能障碍的性质和严重程度

4.临床优化

(1)试图让患者手术前4～6周戒烟。

(2)手术前加强急性和慢性感染的治疗。

(3)尽可能治疗支气管收缩,考虑使用类固醇。

5.术前肺功能检查 因指导管理的实用性不明确,存在争议。但以下发现与胸科手术高发病率有关:

(1)FEV_1<2L。

(2)FEV_1/FVC<0.5。

(3)肺活量<15ml/kg。

(4)动脉低血氧或高碳酸血症

二、监测

1.标准ASA监测 包括5导联心电图和体温监测。

2.动脉置管

(1)连续监测血压,因心脏的操作、麻醉影响和潜在出血可能导致潜在的血流动力学不稳定。

(2)经常监测血气,评估气体交换和氧合。

3.中心静脉通路和(或)PAC 根据患者的合并症和预期需要血管活性药或容量复苏来决

定是否放置中心静脉通路。

4.TEE

(1)由患者的合并症决定。

(2)纵隔肿物可能是放置TEE的适应证。

三、麻醉选择

1.多数胸科手术通常需要全麻。

2.区域阻滞麻醉有利于术后镇痛,并降低麻醉性镇痛药相关的镇静、呼吸抑制风险。

3.开胸术是最痛的手术之一。胸部切口对呼吸功能有立即和中等持续的负面影响。

4.术后镇痛的选择:

(1)胸段硬膜外。

(2)鞘内注射镇痛药。

(3)胸膜内导管。

(4)肋间神经阻滞。

四、外科操作的特别考虑

(一)支气管镜检查

1.纤维支气管镜

(1)常在手术室外实施。

(2)镇静或全麻下实施。

(3)通过喉罩或气管内导管管理气道;喉罩不能有效防止误吸。

(4)利多因卡表面麻醉喉和气管减少刺激。

(5)常用吡咯糖小剂量静脉注射止涎。

2.硬质的支气管镜

(1)需要全麻,要求较高肌松水平。

(2)静脉麻醉更合适。

只有在操作中间可以间断地给予吸入性麻醉药。

(二)纵隔镜检查

1.术前评估　应包括对气道梗阻或变形的仔细检查。

2.纵隔结构损伤的危险罕见,但有意义。

3.血管结构可能被压迫或损伤,导致出血、低血压、心律失常。

4.推荐全麻,使用肌松药。

5.监测。

(1)操作期间,无名动脉可能受压,使右臂监测的血压不可靠。

(2)通过袖带或动脉置管的血压监测应在左臂。

(3)血氧饱和度应放在右手,监测右臂灌注情况。

(4)对短时间低血压耐受差的患者,考虑有创血压监测。

6.体位。

(1)通常双臂置于患者的两边。

(2)摆体位前,必须建立良好的静脉注射通路。

(三)前纵隔肿物

1.特别关注问题

(1)大肿瘤可能压迫气管、主支气管,或两者同时被压迫。

(2)可能直到全麻诱导或肌肉松弛才发生气道梗阻,导致胸内气道扩张压力下降。

(3)梗阻导致患者不能通气或插管。

2.额外的术前评价

(1)引出体位性(仰卧)喘鸣、呼吸困难或吞咽困难的详细病史。

(2)流量-容积环显示胸内梗阻变化的证据。

(3)放射学证据评估气管与支气管压迫。

3.假如有气道压迫风险,麻醉计划如下

(1)确保慎重的术前准备,包括与外科医师讨论。

(2)诱导前置入有创动脉监测,建立足够的静脉通道。

(3)患者半坐位(床头抬高 45°)自主吸入麻醉的方法。

(4)缓慢加深麻醉,床变平,逐步尝试辅助通气。

(5)假如能轻易辅助,包括完全呼出,迅速加深麻醉,给予短效肌,松药。

(6)假如通气困难,可以控制模式减浅吸入麻醉。

(7)假如气管内导管不能通过,可用硬质支气管镜通过压迫的部位,并用其通气。

(8)考虑保持患者插管和镇静,直到确定肿物处理(化疗、放疗或手术)完成。

(四)胸廓切开术

1.单肺通气很大程度地暴露手术视野,但不被强制使用。

2.考虑术后镇痛。

3.推荐有创血压监测。

4.患者置侧卧位,手术侧在上。关注患者体位和受压部位护垫十分必要。

5.推荐谨慎补液。目标是保持患者相对“干”。

(五)胸腔镜检查

1.涉及内镜插入胸腔和胸膜腔。用于诊断胸膜疾病、渗出、染性疾病、肿瘤分期、化学胸膜固定和肺活检。

2.要求单肺通气,允许在密闭的胸腔内暴露手术野。

3.可以在局麻、区域阻滞或全麻下实施。

(1)根据操作的持续时间和患者的临床状态。

(2)假如自主呼吸的清醒患者不能耐受操作,改全麻。

(3)术后疼痛管理通常不需要椎管内镇痛。

(六)胸腺切除术

1.适应证

(1)重症肌无力。

(2)手术在患者缓解期实施更合适。

2.特别关注问题

(1)确定疾病的严重程度和术后需要机械通气的可能性。

(2)评估患者气道压迫的临床和影像学证据。

(3)避免或最小剂量使用非去极化肌松药,因为重症肌无力患者可能对肌松药十分敏感。重症肌无力患者可能对琥珀胆碱的神经阻滞效应有抵抗。

(4)假如患者有明显的症状,计算患者在门诊溴吡斯的明的总剂量,在手术室换算为新斯的明静脉注射。

(5)为方便术中和术后疼痛管理,考虑用全麻联合硬膜外麻醉。

(七)肺减容术

1.适应证　进展性肺气肿。通常 $FEVL_1$ 600～800ml。

2.特别关注问题

(1)术前患者进行肺功能锻炼,补充氧以改善病情、力量和营养状态。

(2)患者必须无肺部感染,必须治疗优化。

3.麻醉考虑

(1)避免导致术后呼吸抑制的治疗。

(2)高位胸部硬膜外置管;全麻诱导前确定感觉神经阻滞平面。

(3)额外的监测包括动脉置管,足够的外周静脉注射通路(假如必要,中心静脉置管)。

(4)双腔管是单肺通气必需的。

(5)吸入支气管扩张药加强对支气管痉挛的治疗。

(6)患者必须清醒、恢复自主呼吸,动态血气分析显示通气足够,才可以拔管。

(7)在转运到ICU之前,应在手术室密切观察,确认患者有足够的通气。

4.患者在手术室和ICU潜在的问题

(1)胸腔积气和内源性PEEP可导致低血压。

(2)保持患者"干"——可能导致低血压。

(3)肺漏气较常见。假如潮气量丢失超过50%,可能需要外科手术处理。

(4)假如硬膜外镇痛导致低血压,应开始用血管活性药。

术后镇痛十分必要。

(雷亨发)

第五节　单肺通气

一、绝对适应证

1.隔离渗出或污染

(1)感染——支气管扩张和肺脓肿

(2)大出血

2.控制通气分布

(1)支气管胸膜瘘

(2)支气管胸膜皮肤瘘

(3)巨大单侧肺囊肿或大疱

(4)气管支气管树破裂

(5)单侧肺疾病导致的危及生命的低氧血症

(6)单侧支气管肺灌洗

(7)肺泡蛋白沉积症

二、期望单肺通气手术暴露的外科操作

1.胸主动脉瘤。

2.肺切除术。

3.肺上叶切除术。

4.纵隔暴露。

5.胸腔镜检查。

6.经正中胸骨切开肺切除术。

7.食管切除术。

8.中或低位肺叶或段切除术。

9.胸段脊柱手术。

三、单肺通气相关问题

1.通常是外科的需求:单肺通气常采取侧卧位,通过非依赖肺塌陷,提供一个“安静”的术野。麻醉管理的复杂性可能大大增加。

2.主要生理学的顾虑是继发于通气灌注不匹配的动脉低血氧。

(1)只要分钟通气量保持不变,单肺通气不影响 CO_2 排出。

(2)通常有必要经常检测 PaO_2 和 $PaCO_2$,动脉导管常常十分必要。

3.侧卧位,非依赖肺优先通气,因为其顺应性增加。相反,因为重力,依赖肺接受更多的灌注(总血流的>60%)。

4.当因适应胸科手术,非依赖肺塌陷,所有通气到依赖侧肺。

(1)但是血液继续流向无通气的非依赖肺,导致血流右向左肺内分流。

(2)氧合和去氧合血在肺静脉混合,导致低血氧。

5.减轻这个影响的主要机制是缺氧性肺血管收缩。

(1)因为非依赖肺氧张力低,肺血管阻力增加,因此,使血改向流往通气肺。

(2)单肺缺氧性肺血管收缩可减少 50%的肺血流。

(3)数个因素能抑制缺氧性肺血管收缩,包括吸入麻醉药、扩血管药如硝酸甘油和硝普钠和肺部感染。

6.单肺通气期间麻醉医师可以采取改善氧合的措施。

(1)增加吸入氧浓度。吸入氧浓度增加,不仅增加 PaO_2,也降低通气侧肺血管阻力,并改善血流。

(2)呼气末正压:

①依赖肺使用 $2.5\sim10cmH_2O$ 的 PEEP,能帮助减少肺膨胀不全和改善通气。

②必须注意高气道压导致肺血管阻力增加。

(3)CPAP

①非通气肺辅助以 CAPA 可以短暂地使氧合血进入塌陷肺,也增加该侧肺的血管阻力,进一步使血流向通气侧。

②CPAP 通过 Mapleson 环路连接至非通气肺。与外科医师交流很重要,因为这些操作能导致肺缓慢重新膨胀,氧流量和限压阀应相应调整。

(4)如低氧持续,可能有必要间断恢复双肺通气。最后,可要求外科医师临时夹闭非通气肺的肺动脉。

(5)外科医师应始终对持续低氧保持警惕。

四、肺隔离技术

肺隔离技术通常有两种方法完成:支气管封堵器或双腔支气管导管。在小儿和极少数成人,肺隔离也可以由传统的气管导管进一步置入主支气管完成。

(一)支气管封堵器

1.支气管封堵器是尖端带气囊的导管,它穿过一个标准的气管内导管,在手术侧主支气管内充气。

(1)需要纤维支气管镜确定封堵器在正确的位置,最常用的支气管内封堵器(Arndt 支气管内封堵器 Cook 公司)可以通过任何足够大小的气管内导管放置,用滑过支气管镜的小尼龙圈指导定位。

(2)特殊的三端口的气管内导管连接器允许同时通气、支气管镜检查和导入封堵器，使封堵器定位更容易。

2.与双腔管相比，支气管封堵器的优势：

(1)双腔管的外径明显比单腔管大，在小儿、身材矮小成人和困难气道患者，以及气管切开和其他解剖异常的患者，双腔管插入具有挑战性。

(2)在紧急情况，能通过已存在的单腔气管导管置入导管。

(3)如术后机械通气，不需要更换气管导管。

(4)可用于只需要很短时间肺隔离的长时间病例。

3.支气管封堵器的缺点：

(1)左侧封堵器置入困难。

(2)肺放气缓慢，因为它主要依赖潴留氧吸收。

(3)低血氧时，塌陷肺吸引和 CPAP 通气困难。

(4)因气管或近端右肺上叶支气管分叉，5%的患者可能无法达到右肺隔离。

(二)双腔支气管导管

【技术考虑】

1.最常用的双腔支气管导管是一次性的 Robertshaw 管。

(1)由两个 D 形管腔组成：

①长支气管腔有一个设计用来进入主支气管的弯曲。

②短支气管腔在隆突上开放。

(2)支气管套囊在支气管腔末端，气管套囊在开放气管腔的近端。

(3)有右侧和左侧两种双腔支气管导管，大小 35F、37F、39F 和 41F。

(4)通常 37F 双腔支气管导管用于平均大小女性，39F 双腔支气管导管用于男性。

2.尽管左和右侧导管都可用，但几乎所有的病例都可以用左侧管。

3.右肺上叶支气管近端分叉接近到隆突(约 2cm)，为右上肺叶通气，需要在右侧支气管套囊附近开口。

(1)这使置管更具挑战性。

(2)右侧双腔支气管导管限于涉及左主支气管外生性占位，严重的左主支气管狭窄，或比邻肿瘤致左主支气管扭曲的病例。

【双腔支气管导管放置】

1.因为双腔支气管导管更粗、更硬，操作困难，比单腔导管插管更具挑战性。

2.通常用 Macintosh 镜片实施，因这种镜片可以建立更宽的通道，粗导管可以进入。

3.双腔支气管导管更远端的支气管部分应弯曲朝前插入声门。

4.因为使用的导引丝非常硬，在双腔支气管导管进入气管之前应拔去，避免损伤和破裂。

5.一旦支气管套囊过声带，导管旋转 90°(左侧支向左，右侧支向右)，向前进入直到遇到阻力(通常 29cm)。

6.然后气管套囊充气，气管内定位(听诊、E_TCO_2 等)。

7.双腔支气管导管定位由临床评估和纤支镜组成。

8.气管内定位后，接着采取步骤确保左侧导管在正确的位置。

(1)支气管套囊充气 1～2ml。

(2)夹闭导管腔。

(3)听诊两肺：

①左边单侧呼吸音提示支气管管腔进入左主支气管。

②持续双肺呼吸音提示支气管在气管开口或支气管套囊密封不足。

③右边单侧呼吸音提示支气管管腔进入右主支气管(不正确)。

(4)开放气管腔，夹闭支气管腔。

提示支气管腔堵塞气管远端或气管邻近隆突开放。

9.软纤支镜应通入气管腔。

10.应清楚地看到隆突，通过气管环确定前后方向(气管环前面完整，后面不完整)。

11.应进入左主支气管看导管的支气管内部分，看到支气管套囊近端蓝色的边缘。

12.支气管镜进一步进入右主支气管，看到右肺上叶分叉，隆突远端～2cm。

13.摆体位后，导管位置应重新确认，因为移位很常见。

【双腔支气管导管的禁忌证】

1.占位出现在沿导管通路的某处的患者(如，气道狭窄和腔内肿瘤)。

2.患者小，35F 导管太大，不能顺利地通过喉。

2.患者病情特别严重，已经单腔气管插管，不能耐受脱离机械通气和 PEEP，即使脱离时间很短。

【并发症】

1.患者牙齿可能撕裂气管导管的套囊。假如必须插单腔导管，可用特别设计的导管交换器引导。

2.位置不正导致低血氧。

3.气管和喉损伤；气管支气管破裂。

4.导管意外缝合到支气管。

(雷亨发)

第六节　呼吸疾病手术麻醉

【麻醉前评估】

1.评估目的

(1)围手术期避免呼吸衰竭：术中避免低和高碳酸血症。在非全麻手术患者，因辅助药物对呼吸中枢的抑制，加之供氧和通气不足，易发生呼吸衰竭。

(2)保持循环稳定：在原有肺疾病病人，全麻和气管内麻醉激发支气管痉挛，是引起循环不稳定的重要因素。支气管痉挛时呼吸阻力增加，肺泡内压和胸内压上升，回心血量减少；加上心排出阻力增加，必然引起心排血量下降，产生低血压。

(3)减少术后并发症：术后的主要并发症为肺炎和肺不张。术前采取一切措施预防肺部并发症。发生率胸部和上腹部手术为63%，下腹部3%。

(4)尽量缩短术后机械通气时间：术后机械通气有利于病人渡过呼吸困难关，但长期机械通气也有对病人不利之处，停用机械通气和拔除气管导管要依据临床综合判断而定。

2.评估依据

(1)呼吸症状：咳嗽、多痰和呼吸困难为主要症状。

①咳嗽：表明气道黏膜受刺激、气道分泌物增加，气管纤毛传导分泌功能障碍。应了解咳嗽起始时间、严重性和咳痰情况。

②咳痰：痰量和颜色(黄或绿色发臭痰表示感染严重)，痰的黏稠度，规律性，与体位的关系等。

③呼吸困难：起止时间、程度、季节性和激发因素。以什么方法有助于缓解。有无胸痛、哮喘和咯血史，有无吸烟史。

(2)体格检查：主要观察呼吸困难的临床表现，辅助呼吸肌是否参与，呼吸节律和深度；观察嘴唇和指甲有否发绀，患者肥瘦程度，气管插管条件如何。听诊有否哮鸣音。通过体格检查基本确定肺部病变范围、有无肺实变、肺气肿、肺纤维化、肺水肿和哮喘等，确定有无支气管痉挛在术前评估中有特殊意义。胸部X线拍片对确定肺部病变范围和手术方式有指导意义。气管有无偏移、阻塞对麻醉选择有重要意义；心肌缺血和心脏扩大患者对麻药的耐受性差；肺实质的病变使通气和灌注比例失调，有肺内分流存在。有10%血气异常的患者，X线表现却无异常。

(3)肺功能检查：有助于诊断肺病类型，确定病变范围和严重程度，判断治疗效果，监测疾病进展情况，区别限制性或阻塞性肺功能障碍。对手术的可能性和手术范围做出客观判断，确定手术的安全性。当高碳酸血症、第一秒时间肺活量(FEV_1)<0.85或$FEV_1<2L$、最大呼气容量(MBC)$<50\%$预计值时手术的危险性大。

(4)肺血管和右心室功能：呼吸疾病患者多数有长期吸烟史，存在慢性阻塞性肺疾病(COPD)，肺血管阻力(PVR)也随之升高，右心室肥大和扩张。心电图表现为右心房、右心室肥大和心肌缺血。麻醉和围术期引起PVR进一步升高的因素很多。正常情况下肺叶切除不会引起PVR上升，但在COPD的病人，肺血管弹性减退，PVR上升，导致肺叶切除后肺水肿。

【麻醉前准备】

1.术前停止吸烟　中止吸烟可减少气道刺激和气道分泌物，降低HbCO的浓度，提高Hb携氧能力。

2.治疗肺部感染　选用广谱抗生素，如氨苄西林和头孢菌素，或根据痰细菌培养和药敏试验，选用敏感抗生素。

3.控制气管和支气管痉挛　应用支气管扩张药。

(1)β-拟交感药：特布他林气雾剂0.5mg，吸入5～10min生效，维持4h左右；2.5～5mg口服，30min生效，持续5～8h。

(2)甲基黄嘌呤类：茶碱 250～375mg 20min 内缓慢静注，继以 250mg 静脉输注，每 8h 1 次，一日总量＜1.0g。氨茶碱 6mg/kg，用 0.2～0.8mg/(kg·h)连续输注。与 β_2-拟交感药合用有协同作用。

(3)过敏递质释放抑制药：色甘酸钠是一种拮抗支气管收缩递质的新药，治疗效果显著。色甘酸钠(DSCG)粉雾吸入，20～40mg，每日 4 次，治疗慢性哮喘效果显著，可预防性使用。

4.胸部物理治疗　气道雾化吸入湿化黏膜，刺激咳嗽、拍击胸部和体位引流排痰，对减少术后肺部并发症非常重要。纠正营养不良、间歇经鼻给低流量氧(1～2L/min)，对缺氧引起的红细胞增多症有治疗作用，同时减轻低氧性肺血管收缩，降低 PVR，对治疗肺心病有利。

5.洋地黄的应用　病人术前有室上性心律失常和心力衰竭时用洋地黄；肺切除后，肺血管床减少，引起 PVR 升高，右心室右心房增大而导致心律失常，使用洋地黄治疗。但要注意低氧和高碳酸血症病人容易发生洋地黄中毒，故手术日停用洋地黄。

6.麻醉前用药　麻醉前镇痛、镇静和颠茄类药物均不能缺少。但对肺功能差的病人、COPD 病人应慎重。

(1)肺功能好者：术前选用阿片、咪达唑仑和颠茄类，以提高术中镇静、镇痛效果，保证气道通畅。

(2)肺功能差者：阿片和安定类药抑制呼吸，应谨慎应用。手术短小者，可免用任何术前药。当 PaO_2＜60mmHg，$PaCO_2$＞45mmHg 时，少量给或不给术前药。

(3)COPD 患者：颠茄类药易使 COPD 患者气道分泌物变干，增加排痰和咳嗽的困难，也使支气管有扩张作用，增加了死腔容量和无效通气，故免用。

【麻醉时机的选择】

1.急性呼吸衰竭　当有急性呼吸窘迫综合征(ARDS)、肺炎、肺不张、充血性心力衰竭的患者麻醉时，会加重低氧血症，其中以 ARDS 者最重。肺内分流由术前的 23%上升至术后的 30%。如果管理得当，术后短期内可自行恢复正常。一般麻醉呼吸机不能提供高流速气流，因其不能提供高吸气峰值压，弹性的麻醉回路管道随吸气压力升高而扩张，其扩张容量可达到 10ml/0.77mmHg，如峰值压达 39mmHg，将有 500ml 潮气量留在管道内，不能进入人体，故增加潮气量以补偿损失的容量。

2.气道感染　近期有过气道感染(UPI)的患者，手术中易发生支气管痉挛，有哮喘史者更易激发支气管痉挛。故有 UPI 病史者在临床症状消失后 2～3 周施行手术为妥。术前有 UPI 的病儿，气管内麻醉术后肺部并发症增多，且气管内麻醉术后易发生肺部感染。若气道感染病情紧迫又必须进行紧急手术时，术中和术后对 SpO_2 应进行连续监测追踪观察。

3.激素的应用

COPD 患者支气管弹性消失，其病理改变已不可逆。故激素无助于治疗 COPD。但用后仍有效。胸外科用激素雾化吸入，是治疗术前支气管哮喘的首选方法，能减少全身用激素治疗的不良反应。如外科需紧急手术，激素治疗 1d 也有益；若外科手术能等待，可用泼尼松递减疗法，第 1 天 40mg，第 2 天 30mg，第 3 天 20mg，以后用 10mg/d，使哮喘症状短期内缓解。

(雷亨发)

第七节　无痛支气管镜

一、概述

支气管镜检查是临床上重要的检查、治疗手段。这种内窥镜有两种类型:一种由金属空心硬管制成,可以窥查各分叶支气管,常用于气管异物取出术等治疗。另一种是光导纤维支气管镜,管身细、柔软并可弯曲,照明充分,图像清晰,可导入各肺段支气管内,常用于诊断支气管病变,特别是早期肺癌等。纤支镜还可以通过安装在内镜顶端的电荷耦合固体件把光能转化成电能,再经视频处理把气管内的影像显示在电视监视屏上,使医生能更直观、更方便地观察和判断病变情况,称为电子支气管镜。

支气管镜主要用于气管及支气管黏膜检查和组织活检;清除分泌物;气管、支气管异物取出;支气管肺泡灌洗;气管、支气管治疗,如气管狭窄处放置支架、治疗气管食管瘘、治疗咯血等。

痛苦和恐惧使大部分接受支气管镜检查的患者抗拒检查或不能很好配合支气管镜检查。Poi PJH 等研究表明,62%的患者恐惧检查过程中可能出现的疼痛和呼吸困难,对检查产生焦虑。向患者讲解支气管镜的检查程序和介绍以往接受检查的患者的经验对消除患者的恐惧帮助不大。Mendes 等研究认为,68%的患者焦虑恐惧的主要原因是,害怕检查后可能被诊断为癌症和检查中出现的呼吸困难或窒息。镇静可以消除焦虑和减少应激,改善患者的舒适度和合作度,促进支气管镜检查的顺利进行,使患者遗忘痛苦的经历,更愿意接受重复检查。支气管镜检查引起的不适和反射会造成患者呼吸、循环系统的剧烈波动,包括氧饱和度降低、心率加快和血压升高,增加患有心血管疾病患者的风险。国外曾报道在支气管镜检查过程中,70%的患者发生心律失常,17%的患者发生心肌缺血。对接受支气管镜检查的患者采用麻醉是必要的。

接受支气管镜检查的患者大部分为中老年人,合并肺部疾病,可能合并心血管疾病,对刺激和麻醉药物的耐受力差。支气管镜检查占用气道,增加麻醉呼吸管理的难度。实施麻醉后,患者可能因肺泡换气不足造成低氧,引起心肌氧供和氧耗之间的不平衡,导致心律失常、心肌缺血和最终梗死。在支气管镜检查的并发症和死亡原因的分析中,提出因通气不足引起的严重低氧血症导致心律失常甚至心搏骤停的比例较高。鼻导管吸氧不能完全改善缺氧状态。阿片类药物有呼吸抑制的副作用,与剂量及合用的镇静药物有关。因此支气管镜检查的麻醉具有非常高的风险和难度。

二、适应证

1.不能耐受检查的患者,检查过程中的刺激对其可能产生危险的患者。

2.不能配合检查的患者,如小儿或老年人。

3.对检查有焦虑、恐惧情绪的患者。

4.要求对检查过程完全无感觉的患者。

三、禁忌证

(一)相对禁忌证

以下情况的患者进行无痛支气管镜检查的风险较大,是无痛支气管镜检查的相对禁忌证。经验丰富的麻醉医生经过对患者全身情况的细致评估后,制订合适的麻醉计划并作好有关的麻醉前及麻醉后抢救的充分准备,是可以进行无痛支气管镜检查的。

1.气管部分狭窄,估计支气管镜不能通过的患者,可导致严重的通气障碍。

2.肺功能较差,低氧血症及高碳酸血症的患者。

3.预计麻醉后可能有中重度上呼吸道梗阻的患者。

4.肥胖症伴有呼吸、循环系统症状的患者。

5.食管气管瘘的患者。

6.饱胃的患者。

7.无人陪护的门诊患者或妊娠和哺乳期妇女。

(二)绝对禁忌证

以下情况的患者行无痛支气管镜检查的风险极大,为无痛支气管镜检查的绝对禁忌证:

1.极度衰竭,肺功能极度低下,哮喘急性发作,呼吸运动耐受性差,呼吸衰竭不能平卧者,呼吸道有急性化脓性炎症伴高热,严重的肺动脉高压(活检时可发生严重的出血)。

2.心血管功能或血流动力学不稳定,如低血压、高血压、心绞痛未控制,近期(3~6个月)急性心肌梗死,严重心律失常,严重心脏瓣膜病,严重的上腔静脉阻塞综合征,主动脉瘤患者,心力衰竭而端坐呼吸者。

3.耐受缺氧能力较差,缺氧代偿能力低下。

4.有气促、声嘶、呛咳症状(特别是前两者)伴氧饱和度低下,未排除喉头肿物或气管肿物的患者。

5.患支气管扩张症、咯血量较大且症状持续者。

6.肝功能重度损害。

7.尿毒症,血尿素氮高于30mg/dl,血肌酐高于3mg/dl(活检时可发生严重的出血)。

8.预计麻醉后可能有重度上呼吸道梗阻并有困难气道史的患者。

9.凝血功能障碍,有不能纠正的出血倾向的患者。

四、麻醉评估

为保证患者安全和减少术后并发症,对接受无痛支气管镜麻醉的患者术前进行充分评估非常有必要。除常规麻醉前评估外,需特别注意患者合并的肺部疾患,评估心肺功能,注意有无端坐呼吸、气促，是否合并声嘶或呛咳等情况。长期患肺部疾病如慢性支气管炎、肺气肿的患者，可能合并心脏疾病，要注意评估。合并通气障碍的患者应了解其通气障碍为阻塞性还是限制性，注意发现哮喘病患者。患者术前都应常规行胸部正侧位X线检查，有需要的时候可以要求患者进行肺活量计检查、血常规和动脉血气分析。

1.肺活量计测定可给肺功能评估提供有力依据。肺功能测定需通过肺活量计来进行，先让患者吸足空气，然后将吸入的空气用力快速呼入肺活量计直至残气位。从时间-容量曲线可以得出用力肺活量（FVC）、残气量（RV）、最大呼气中期流速（MMFR）、最大分钟通气量（MMV）等重要指标。这些指标有助于预测术后发生肺部并发症的危险性。

2.慢性呼吸系统疾病的患者血红蛋白大于160g/L，血细胞比容大于60%往往提示有慢性缺氧，白细胞计数及分类可反映出有无感染。

3.合并有肺源性心脏病和肺动脉高压的患者心电图可发生改变，如心电轴右偏、肺性P波、右心室肥厚及右束支传导阻滞，应行超声心动图进一步了解心脏功能。

五、术前准备

（一）肺部准备

1.戒烟　对于长期吸烟者，术前应尽可能戒烟，越早越好。

2.控制感染　急性上呼吸道感染患者择期检查应在经治疗好转后进行。慢性呼吸道疾病患者，合理应用抗生素治疗防止肺部感染，痰或气道分泌物的致病菌培养＋药敏试验有助于抗生素的选择。

3.药物处理哮喘　支气管哮喘和慢性支气管炎患者都可出现支气管痉挛，是支气管镜检查常见的可逆性阻塞性病变。临床常用的支气管扩张剂包括：β_2-受体激动剂、抗胆碱能药物以及甲基黄嘌呤类（茶碱）药物，剂型和给药途径多样。对于部分急性重症患者，用β_2-受体激动剂或抗胆碱能药物雾化吸入，因其剂量大，使用方便，效果较好。检查前接受此类治疗的患者应坚持用药至检查当日。嘱患者自行于检查前2h应用沙丁胺醇、激素合剂喷雾。

（二）麻醉前准备

1.排除相对或绝对禁忌证。

2.常规麻醉前准备。

3.SpO_2较低的患者，吸氧后SpO_2如能上升至98%者一般可耐受支气管镜检查。

4.检查采用平卧位。

六、麻醉方法

（一）支气管镜检查的常用麻醉方法

目前国内外对支气管镜检查采用的麻醉方法主要有以下几种：

1.局麻药物作气道表面麻醉。

2.表麻的基础上使用咪达唑仑,或合用芬太尼麻醉。

3.表麻的基础上使用丙泊酚麻醉。

4.丙泊酚合用芬太尼或舒芬太尼或瑞芬太尼麻醉。

单纯表面麻醉一般使用雾化吸入局麻药或直接对气道喷射局麻药实施,麻醉效果差,患者体动明显。单纯表麻不能达到满意的效果,即使在表麻的基础上合用镇静药物,大部分患者仍不能耐受检查。全身麻醉下行支气管镜检查是舒适诊疗的必然趋势,近年受到广泛接受与推广。

(二)支气管镜检查的常用麻醉药物

1.利多卡因　是最常用的局部麻醉药物,短效,安全性较高和组织毒性较小。适用于上气道黏膜,高峰期血清利多卡因的浓度是25%～50%,低于静脉注射相同剂量下的血清浓度。Mainland等发现,支气管镜检查的患者达到完全有效的局麻时需要雾化吸入1%利多卡因10～20ml,检查后患者血浆中利多卡因不能立即消除,可能引起局麻药中毒。

2.安定类镇静药　地西泮镇静效果约为咪达唑仑的25%～50%,口服给药需要1小时才能产生镇静或抗焦虑作用。静脉注射地西泮镇静的患者比非注射镇静剂的患者更好地耐受检查和更少咳嗽。咪达唑仑是一种水溶性、短效苯二氮䓬类镇静药,提供良好的镇静和顺行性遗忘作用,可以多途径(口服、肌内注射、静脉注射)用药。咪达唑仑起效时间和达峰时间较迟,代谢较慢,检查结束后血浆有较高浓度的残余,患者离院时间延长。

3.丙泊酚　近年来广泛应用于临床的静脉麻醉药,具有起效快、时效短的特性。它不仅恢复迅速,无蓄积作用,而且恢复后头脑清醒,精神愉快。在门诊麻醉中应用广泛。研究比较咪达唑仑与丙泊酚镇静用于门诊支气管镜检查,报告丙泊酚比咪达唑仑更快起效和恢复,无苏醒延迟。临床上个体差异性大,有必要个体化给药。

4.短效阿片类药物　芬太尼,镇痛作用产生快,持续时间较短,临床上常与丙泊酚复合用于门诊内镜检查的麻醉。研究报道,复合芬太尼0.1μg/kg,丙泊酚TCI血浆靶浓度6μg/ml下行支气管镜检查取得满意效果,并推荐当丙泊酚TCI效应室靶浓度为4.5μg/ml时开始检查。阿芬太尼,短效阿片类药,镇痛效果良好。国外一项研究比较单独使用咪达唑仑、阿芬太尼,或两者复合用于支气管镜检查麻醉,使用阿芬太尼的患者明显咳嗽较少,利多卡因需要量明显减少,咪达唑仑和阿芬太尼复合用药时,血氧饱和度比每种药物单独给予时有较大下降。瑞芬太尼,是一种新型超短效μ受体激动剂,主要经血液和组织中非特异性脂酶水解,起效迅速,作用持续时间短,清醒快且代谢不依赖肝肾功能,重复或长期用药无明显蓄积作用,特别适用于门诊麻醉。Agnew等采用瑞芬太尼2μ/kg单次静脉推注,伍用丙泊酚靶控输注作支气管镜检查麻醉,可以达到满意效果,患者清醒迅速。舒芬太尼,一种新型阿片类镇痛药,为芬太尼的衍生物,是高选择性μ受体激动剂,其镇痛作用更强,对呼吸有抑制作用,其抑制程度与等效剂量的芬太尼相似,但持续时间更长。国内也有医院采用单次静脉推注舒芬太尼,伍用丙泊酚TCI作为支气管镜麻醉的。

5.右美托咪定　新一代α_2肾上腺素能受体激动剂,通过高选择性激动α_2肾上腺素能受体,具有镇静、镇痛、抗交感而无呼吸抑制等临床特点。静脉输注后,快速分布相的分布半衰期($t_{1/2}$)大约为6分钟;终末清除半衰期($t_{1/2}$)大约为2小时;稳态分布容积(Vss)大约为118L。

清除率大约为 39L/h。静脉注射 0.5～1.0μg/kg 可在 5min 内呈现镇静作用，达峰时间为 15min，并可持续 1.5h 和 2h。本品的镇静作用可被选择性 α_2 受体拮抗剂 atipamezole 完全逆转。右美托咪定可以改善心血管系统的稳定性，减轻喉镜检查、气管插管的心血管反应。最常见的不良反应包括低血压、高血压、恶心、心率减慢、发热、呕吐、缺氧、心动过速和贫血。右美托咪定明显的镇静作用和无呼吸抑制的特点，使其越来越受到麻醉学界的重视和研究应用。

6.抗胆碱能药物　阿托品，用于气道干燥剂，防止心动过缓和支气管痉挛。makker 等在术前未使用阿托品，行 1000 例气管镜检查，没有发现心动过缓或分泌物增多。一项研究以支气管扩张、分泌物、气管/支气管出血、氧饱和度与心律失常作为参数进行调查，发现阿托品与安慰剂无显著差别。阿托品用药可能会引起口干、视物模糊、青光眼或室性心动过速。

7.其他药物　可乐定可以减少气管插管应激反应，口服可以作为支气管镜检查前用药。

（三）支气管镜检查麻醉的通气与氧供

支气管镜检查占用气道、刺激咳嗽都可能导致患者通气不足。检查中患者血氧饱和度减少是公认的。检查时供氧一般是采用鼻导管吸氧，使 PaO_2、SaO_2 有所升高，但与术前比较仍明显降低。Milman 研究发现，对防止低氧血症，咽导管给氧优于鼻导管。有研究指出支气管镜对气道的刺激和阻塞，常引起患者通气量下降，可使患者的 PaO_2 下降 8～20mmHg。国外报道有患者在单独使用阿芬太尼或伍用丙泊酚，以及单独使用哌替啶（杜冷丁）或伍用咪达唑仑镇静下行支气管镜检查，吸氧下氧饱和度仍降至 30%。另一项研究中，丙泊酚镇静的患者和咪达唑仑镇静的患者，血氧饱和度中位数分别为 83%和 86%，国内有关文献报道支气管镜检查中患者的 PaO_2 平均下降（2.64±1.72）kPa。缺氧可能无法被及时发现，而导致呼吸停止、高血压和心律失常。在支气管镜检查时监测 PCO_2，可以提供换气不足的证据。有效维持通气和氧饱和度是无痛支气管镜麻醉研究的重点。

全麻的患者，纤支镜可以通过气管导管专用转角接头的密封圈插入气管内，机械通气仍可照常进行，只是气管导管内存在支气管镜，使通气腔隙减小，增加了流经气管导管气流的阻力，因此，气管插管时应选用尽可能粗的气管导管，麻醉的维持也仍可用吸入麻醉。纤支镜检查也常用肌松药和机械控制呼吸，以减少气管黏膜刺激引起的呛咳反射。应用肌松药物后，复苏时间会有所延长。

在清醒镇静和麻醉的患者，喉罩气道也可用做纤支镜插入的通路，虽然喉罩气道内腔比气管导管大，但当插入支气管镜后需控制呼吸时，仍需注意可能增加的气流阻力。且喉罩成本较高，会加重患者的经济负担。

另一种纤支镜检查的通气方法可用于保留自主呼吸的患者，即通过连接于麻醉面罩的转角接头或经过改良面罩上的另一开孔将支气管镜插入上呼吸道。这一方法可避免在气管导管或喉罩气道中通气间隙减少的问题，但因为面罩的密闭性能较差，在控制呼吸的患者中应用受到限制。

有学者提出以高频喷射通气（HFJV）作为支气管镜检查供氧设备。有报道高频喷射通气管接鼻塞单侧给氧，取得满意的效果。有研究认为，以高频喷射通气管连接支气管镜的吸痰管道给氧，安全方便，但占用支气管镜的吸痰管道，不利于检查中清除呼吸道分泌物。

（四）无痛支气管镜检查的具体麻醉方法介绍

支气管镜检查除了给患者带来一定疼痛外，还有伴随窒息感的强烈不适和恐惧。真正做到支气管镜检查无痛，必须是进行全身麻醉，使患者对检查过程完全不知晓。而支气管镜检查刺激较大，全身麻醉必须维持足够的深度，用药量相较其他无痛内镜多，更容易造成呼吸抑制。而且检查占用气道，给维持患者足够的通气和氧供带来困难。清醒的患者可以因有窒息感而反射性增强呼吸，全身麻醉后的患者不能增强呼吸，可能因通气不足导致缺氧。采用气管内插管维持通气除了增加患者咽喉损伤的机会外，还需要加用肌松药物，使复苏时间大大长于检查时间。因此，支气管镜检查的麻醉常陷于两难境地，多年来一直没有重大突破。近年，随着新型麻醉药物的出现和麻醉设备的改进，使支气管镜检查的麻醉有了很大的改善空间，麻醉同行们都积极地进行研究。下面介绍几种常用的无痛支气管镜检查麻醉方法。

1.丙泊酚复合芬太尼麻醉

（1）芬太尼1～2μg/kg静脉推注，30秒后缓慢推注丙泊酚1.5～2.5mg/kg，待患者入睡、睫毛反射消失、呼吸平稳后开始进镜检查，必要时追加丙泊酚0.3～0.5mg/kg。呛咳情况严重时可经支气管镜注入2%利多卡因1～2ml作表面麻醉。

（2）单次静脉注射芬太尼1μg/kg，复合丙泊酚靶控输注，血浆靶浓度设为4～6μg/ml。待丙泊酚血浆靶浓度达到4.5μg/ml后开始进镜检查。如检查过程中患者有体动或者呛咳，可提高靶浓度1μg/ml或者静脉单次追加丙泊酚0.5mg/kg，也可经支气管镜注入2%利多卡因1～2ml作表面麻醉。检查结束前停药。

单纯丙泊酚静脉全身麻醉的方法，即使检查前患者的镇静深度已经到达麻醉状态，置镜后仍有很大部分患者出现无意识挣扎和剧烈咳嗽，迫使麻醉医生提高丙泊酚用量，呼吸抑制作用明显增加，经常需要停止检查，给予面罩手控辅助呼吸。丙泊酚复合芬太尼麻醉方法，相对单纯丙泊酚麻醉效果较好，可以明显减低丙？白酚的用量和维持较满意的氧饱和度。但患者苏醒较迟，醒后有头晕等宿醉感。

2.丙泊酚靶控输注复合舒芬太尼麻醉　单次静脉注射舒芬太尼0.1μg/kg，复合丙泊酚靶控输注，血浆靶浓度设为4～6μg/ml。待丙泊酚血浆靶浓度达到目标靶浓度后开始进镜检查。如检查过程中患者有体动或者呛咳，可提高靶浓度1μg/ml或者静脉单次追加丙泊酚0.5mg/kg，也可经支气管镜注入2%利多卡因1～2ml作表面麻醉。检查结束前停药。值得注意的是，舒芬太尼可出现血浆第二峰值，应用于年老体弱患者可能会引起延迟性呼吸抑制，对于有肺部疾病的患者尤为危险，应强调对呼吸功能的严密监测。

3.丙泊酚复合瑞芬太尼麻醉　缓慢推注丙泊酚2～2.5mg/kg，患者入睡后以微量泵输入瑞芬太尼3μg/kg，睫毛反射消失后置入喉罩，行控制呼吸及检查操作。以丙泊酚4～6mg/(kg·h)，瑞芬太尼0.5～1μg/(kg·min)维持麻醉。根据患者反应情况调节用量。检查结束，拔除支气管镜前停止所有用药。患者自主呼吸恢复，潮气量正常，咳嗽、吞咽反射活跃时拔除喉罩。

4.丙泊酚复合氟比洛芬酯麻醉　氟比洛芬酯50mg静脉推注，30秒后缓慢推注丙泊酚1.5

～2.5mg/kg，待患者入睡、睫毛反射消失、呼吸平稳后开始进镜检查。必要时追加丙泊酚 0.3～0.5mg/kg 或经支气管镜注入 2%利多卡因 1～2ml 作表面麻醉。

5.依托咪酯复合瑞芬太尼麻醉　检查前依托咪酯靶控输注，血浆靶浓度为 6μg/ml，瑞芬太尼靶控输注，血浆靶浓度为 3μg/ml，二者靶浓度达到目标浓度后开始检查。如检查过程中患者有体动或者呛咳，可提高依托咪酯靶浓度 1μg/ml。依托咪酯对心血管系统的影响很小，适用于年龄较大、身体状况较差的患者。对于部分合并心肺疾患而需要进行无痛支气管镜检查的患者，使用依托咪酯麻醉更为有利。但依托咪酯的麻醉效能较低，用量比较大才能达到满意的麻醉效果。依托咪酯用量增大后，肢体抖动现象明显，且提高了麻醉的费用。如维持依托咪酯的用量，加大瑞芬太尼的用量，则患者呼吸抑制明显且呕吐增加，需严密管理呼吸以及检查前伍用止呕药物单次静脉注射以预防呕吐。

6.无痛支气管镜检查麻醉方法

(1)丙泊酚靶控输注复合瑞芬太尼、右美托咪定非插管全身麻醉：开放外周静脉，经面罩给予纯氧的同时右美托咪定 0.2～0.4μg/kg 静脉泵注，5 分钟左右泵注完毕后，采用威利方舟 TCI-Ⅲ型靶控输注泵，靶控输注丙泊酚 4～6μg/ml、瑞芬太尼 1ng/ml。继续嘱患者深呼吸，待其入睡后在 F8 吸痰管辅助下予 2%的利多卡因喷洒鼻道和声门周围区域作表麻，完成后继续予纯氧吸入，保持患者自主呼吸。待麻醉深度达到要求后，嘱术者入镜，同时给予鼻导管吸氧。观察患者反应，调整丙泊酚血浆浓度在 4～8μg/ml，以保持患者自主呼吸为限。支气管镜窥见隆突或患者有呛咳反应时经气管镜侧孔推注 2%的利多卡因。术中患者出现呼吸抑制或低氧，经调整麻醉深度无改善时嘱术者出镜，予麻醉机辅助通气或吸纯氧。术毕出镜时停药。这个方法优点在于应用右美托咪定加深镇静深度，减少丙泊酚，特别是瑞芬太尼的用药量，有利于保持患者自主呼吸和更好地维持血流动力学稳定；术前应用局部麻醉药物充分表麻可以减少刺激引起的缺氧或气道痉挛的危险。缺点在于麻醉诱导时间较长，患者清醒和定向力恢复较慢。适用于检查时间长、ASA 分级Ⅲ～Ⅳ级的住院患者；不适用于患有睡眠呼吸暂停综合征的患者和门诊患者。

(2)丙泊酚复合瑞芬太尼双靶控输注非插管全身麻醉：患者入室后开放静脉通路，给予 0.9%氯化钠注射液 100ml 静脉滴注，中流量鼻导管吸氧，连续监测 ECG、心率、血压、脉搏氧饱和度。检查前以丙泊酚复合瑞芬太尼行全凭静脉麻醉。采用威利方舟 TCI-Ⅲ型靶控输注泵，予丙泊酚效应室靶浓度 5.0～6.0μg/ml 靶控输注、瑞芬太尼效应室靶浓度 3.0～4.0μg/ml 靶控输注，二者效应室靶浓度均达到目标浓度时开始检查，成功进镜至气管隆突后可适当把丙泊酚效应室靶浓度调低至 3.0～4.0μg/ml、瑞芬太尼效应室靶浓度调整为 1.5～2.0μg/ml。检查结束准备抽出纤支镜时停止用药。麻醉诱导时采用面罩给氧，视呼吸情况给予手控辅助通气。检查期间采用特力 TKR-400(T)电脑多功能高频喷射呼吸机进行高频喷射通气。以 F6 吸痰管连接高频喷射呼吸机通气管，出气孔在距离纤支镜镜头 10cm 处固定并贴附在纤支镜上。高频喷射通气模式为：频率 150 次/分，推动压力 0.2MPa，吸：呼为 1∶1.5。检查结束后视患者呼吸情况给予面罩中流量吸氧或手控辅助通气，至患者完全清醒。

注意事项：入镜的同时予 2%利多卡因重点喷洒咳嗽反射器密集的主气管后壁、隆突及其分叉处可减少呛咳，减少麻醉维持药量。SpO_2＜85%时纤支镜退至总气管行双侧肺高频通气，患者如有自主呼吸也可加盖面罩在口鼻上方增加吸入氧浓度，以上方法仍未缓解者可退出纤支镜并采用面罩供氧手控辅助呼吸，SpO_2 恢复到90%以上后继续检查。检查中出现连续阵咳或支气管痉挛时，使用2%利多卡因2.0ml经纤支镜注入气管作表面麻醉。平均血压下降大于基础血压30%时或心率低于55次/分时予麻黄素5mg(每次)静注。患者体动明显、平均血压高于基础血压30%或心率高于120次/分时升高丙泊酚靶浓度1μg/ml，体动停止或血压、心率回稳后恢复原靶浓度。ECG示心律失常马上结束检查，对症处理。

采用丙泊酚复合瑞芬太尼双靶控输注作为无痛支气管镜检查的麻醉方法，诱导快、苏醒迅速完全，可以使麻醉的可控性更高。但是，由于诱导麻醉的深度足够，在取得良好麻醉效果的同时，呼吸抑制和血流动力学影响较为明显。检查时间较长和ASA分级Ⅲ～Ⅳ级的患者不建议采用这种方法。另外，由于该方法采用高频喷射通气给氧，不利于无自主呼吸的患者排出 CO_2，患有慢性阻塞性肺疾病(COPD)的患者慎用。

(3)丙泊酚复合瑞芬太尼气管内插管全身麻醉：检查前瑞芬太尼靶控输注，血浆靶浓度为4μg/ml；丙泊酚靶控输注，血浆靶浓度为6μg/ml；单次静脉给予罗库溴铵0.6mg/kg或者不给。瑞芬太尼和丙泊酚靶浓度达目标浓度后插入气管导管或喉罩，机械控制呼吸或者视自主呼吸情况辅助呼吸。纤支镜通过气管导管专用转角接头的密封圈插入气管内行检查。术中根据血压、心率等情况调整麻醉深度。无疑这种麻醉方法效果好且安全，不必担心患者呼吸管理问题。最大的缺点就是复苏时间大大延长，占用呼吸机，严重影响支气管镜检查室里患者的周转速度。如不使用肌松药物，在深度镇静下置入喉罩后检查，可解决复苏时间长的问题。但喉罩的费用高昂，增大了患者的经济负担。因此，这种方法最适用于呼吸衰竭、气道梗阻、哮喘等高危患者的支气管镜检查麻醉。

支气管镜检查术后发生气道梗阻的危险明显增加，气道内出血、分泌物潴留、气道黏膜损伤水肿均可导致梗阻。这些导致梗阻的因素在术后一段时间内可持续存在甚至逐步加重，所以无论采用何种舒适支气管镜检查的麻醉方法，检查结束后必须继续监测和吸入纯氧，保证充足的氧供。必要时，直接在喉镜下吸出上呼吸道分泌物和血液。拔出支气管镜后，以面罩，或咽喉通气道，或喉罩，或插入气管导管以保证通气满意。活检后患者宜取病肺在下位，以保护健侧肺不受污染，直至咳嗽反射完全恢复。

实际上，支气管镜检查刺激性最大的是内镜经过声门至到达隆突的一段。过隆突后刺激性下降，可以调低静脉药物的靶浓度。决定什么时候降低药物靶浓度和停药，和支气管镜检查的操作者有很大关系。有些术者操作内镜的手法熟练轻柔，刺激性小，检查时间短，用药量也随之下降。有些术者操作内镜的手法生疏粗暴，刺激大，检查时间长，用药量也增加。作为麻醉医生，熟悉患者的病史、检查的过程和操作医生的习惯是相当有益的。如一位以肺部肿物为主诉的患者，检查时可能要取活检，就不应该过早停药，需要等活检取完、术野基本止血后，术者准备结束检查才停止用药，以免患者提前苏醒呛咳挣扎，血压升高引起出血等并发症。如以痰多为主诉的患者，检查可能只需要吸痰和观察支气管黏膜，过隆突后就可减药，检查完一侧支气管再到另一侧次级支气管时就可以停药了。其次，不同的术者处理基本情况相同的患者，支气管镜检查时间最短的为2分钟，最长的可达20分钟。另外，熟悉检查的流程也有利于决定用药时间。如检查过程中，发现支气管壁上有赘生物可能要取活检；发现痰液比较多的可能要取痰液培养;发现黏膜肿胀的可能要涮检;发现咯血后血块堵塞的可能要取血块;发现支气管异物的要取异物等等情况,都需要延长支气管镜检查的持续时间,麻醉时间也相应需要延长,不能过早停止麻醉药物的输入。如患者年轻因咳嗽行支气管镜检查,临床上无任何阳性体征或影像学的疾病证据,又正好术者操作技术极为熟练,在支气管镜进入气管时无其他异常情况,便可以在内镜经过隆突时就停止药物注射,术毕患者可呼之睁眼。当然,要做到麻醉可放可收,除了超短效的药物、先进的靶控技术外,还需要麻醉医生积累大量的经验。刚开始不熟悉术者时,可以嘱咐术者快结束检查的时候告知麻醉医生停止药物输入。为此,实施无痛支气管镜检查麻醉的麻醉医生相对固定,可以让麻醉医生更好地操控麻醉,使患者更安全、苏醒时间更短、术中更舒适。相对固定的麻醉医生可以使支气管镜室患者周转更快。

高频喷射通气是佛山市第一人民医院无痛支气管镜麻醉检查期间的供氧措施之一。高频通气(HFV)的气体交换机制至今未充分阐明,其基本原理与直接肺泡通气、对流性扩散、并联单位间的气体交换、增强扩散以及纯粹的分子弥散均有关。高频喷射通气将喷射通气和高频通气技术紧密结合,是 HFV 最常用的一种方式。它兼具高频率、低潮气量、低气道压、循环干扰少,不影响自主呼吸、不增加颅内压及不产生因通气引起的手术区干扰等特点,合乎支气管镜麻醉的供氧要求。HFV 浅而频繁的呼吸方式依然可以维持正常的血气,为麻醉中应用 HFV 提供理论支持。全凭静脉麻醉行支气管镜检查中,如果选择保留患者呼吸,则麻醉深度不足以减少呛咳,反而容易诱发气道痉挛。保持相对较深的麻醉是气道安全的保障。深麻醉往往导致患者呼吸暂停,因患者缺氧加重而不得不退镜行人工通气,使麻醉风险增高且需中断检查,是开展"无痛支气管镜"的绊脚石。高频通气的设备简单,操作简便,适合在门诊应用。高频通气还使麻醉医生得以离开患者头部,避免妨碍检查者操作。在临床应用中,HFJV 可通过固定在支气管镜上的细吸痰管进入气道通气,与支气管镜并行,能保障通气位置无误,且避免吸痰管随喷射通气摆动。

TKR-400(T)高频呼吸机具有特别设计的程序Ⅰ、程序Ⅱ、CPAP 等多种通气模式。程序Ⅰ可在一个周期中用较长的时间进行高频通气,较短的时间辅以较大潮气量的常频通气,以达到迅速提高血氧含量和正常排出 CO_2 的作用;程序Ⅱ则与之相反,即在一个相同周期中,用较长时间进行常频通气,用剩下的时间辅以高频通气,以避免在长时间呼吸管理中的 CO_2 潴留。针对这两种通气模式的对比研究发现,HFJV 用于 ASAⅠ～Ⅱ级患者的支气管镜检查中缺氧发生率低,安全可靠,效果满意。常频与高频两种通气方式效应无明显差别,可单独应用或交替使用。常频组能维持与高频组相近的血氧分压的原因可能为:高频通气的潮气量小易有肺泡萎陷,常频通气每次喷射的时间较长,潮气量较大,气流经过的距离更远而有利于肺泡内气体交换,减少肺内功能性分流。该试验中,固定高频通气出气管口(即吸痰管口)距离支气管镜头端 8cm 处,可使管口大部分时间位于隆突上方,保证检查过程的双肺通气,对提高供氧有帮助。在对 CO_2 排出的影响上,两种通气方式有一定的区别。有研究指出 HFV 附带产生的功能残气量或呼气末正压的效应会使肺过度膨胀,从而导致 CO_2 清除受阻;而常频通气气道压较高,不利于 CO_2 排出。另有文献指出,常频通气或常频、高频交替应用与单用高频通气相比可防止高碳酸血症,原因是高频通气每次呼气相较短易妨碍 CO_2 的排出。以上文献都着重于高频通气用于呼吸道疾病的治疗,属于长时间应用。对 HFV 辅助通气下行无痛支气管镜检查麻醉的有关研究发现，根据血气分析资料，高频与常频两种通气方式氧合效果良好，均没有导致二氧化碳潴留。原因可能是，一方面支气管镜检查时间较短，每例患者高频通气的时间约20min，短时间通气方式的不同不足以引起血气分析的改变；另一方面，多数患者在人镜后呼吸动作逐渐恢复，也可缓解 $PaCO_2$ 的变化。该研究中除 1 例患者需中途直接退镜行人工面罩通气外，其余 6 例供氧不良患者均通过退镜至隆突处通气而得到缓解。临床应用中，灵活切换高频与常频两种通气方式也能收到良好效果，根据需要可自主选择 TKR-400(T)高频呼吸机的程序Ⅰ或程序Ⅱ。

麻醉中应用 HFV 需警惕潜在的风险。无症状的气胸患者或潜在肺大疱患者行高频通气时有导致大量气胸、纵隔移位甚至急性心肺衰竭的可能；高频通气管如果不慎进入食管或置于食管开口处，有胃肠过度充气、肠破裂、肠穿孔的风险；较长时间通气可并发二氧化碳潴留、酸中毒；通气压力过大可致气道伤。HFV 应用于开放气道，在需克服气道阻力的情况下效果不理想。常频与高频两种通气方式，导致以上后果的严重程度与其通气压力、通气量及频率有关。有文献指出，严重心肾功能不全、频发心律失常、严重水/电解质紊乱、重度颅脑损伤以及胸肺顺应性明显降低和气道阻力显著增高的患者麻醉中使用 HFJV 应列为相对禁忌，以上患者行支气管镜检查时可否应用 HFJV 还需根据临床情况具体分析，镜检时间一般较短，在利大于弊以及可维持氧合的条件下可谨慎操作。同时应备有其他气道支持措施(气管内插管、呼吸机)及在严密监测下进行麻醉。特别指出的是，气道支持应急设备中还应包括双腔气管导管或支气管堵塞器，以应对镜检过程中难以控制的气道大出血。遇单侧肺大出血时快速隔离双肺是抢救成功的关键。

HFV 在支气管镜检查麻醉中的应用会随着无痛医院的建设得到推广。高频双向喷射通气因使解剖和生理死腔量减少可增强 CO_2 的排出，使通气效能得到进一步改善；高频振荡通气已逐渐用于各类型的呼吸衰竭及小儿支气管镜检查，有望为临床麻醉带来更大益处。

七、并发症的预防及处理

(一)低氧血症

全身麻醉时，如果麻醉深度偏浅，当纤支镜置入时，患者常有屏气、呛咳，甚至发生呼吸暂停；静脉麻醉药物如丙泊酚、瑞芬太尼等都或多或少有呼吸抑制的作用；同时由于纤支镜占据气道空间，使通气阻力增加，易发生 CO_2 蓄积。这些都是造成无痛支气管镜检查期间患者低氧血症的原因。检查过程中要维持足够的麻醉深度，减少检查刺激对患者的影响，同时需要密切监测患者呼吸情况，如发现呼吸抑制和 SpO_2 降低，应暂停检查采用面罩手控辅助呼吸，待情况改善再继续检查。如情况不能改善，应果断进行气管插管，机械控制辅助呼吸，以保证患者的安全。高频通气时亦需注意通气不足导致的 CO_2 蓄积，并妥善固定好通气管道，防止通气管道误入食管而未能发现，导致气腹、皮下气肿等并发症。

(二)喉、支气管痉挛

多发生在支气管镜插入声门时，因支气管哮喘患者的气道反应性增高，故喉、支气管痉挛的发生率高，声门及气管麻醉不良常为诱发的原因。出现支气管痉挛后应立即加深麻醉，拔出支气管镜停止检查，并充分清除呼吸道分泌物，用支气管扩张剂如沙丁胺醇（舒喘灵）气雾剂或静脉滴注氨茶碱、糖皮质激素，吸氧，必要时给予气管内插管及人工通气。

（三）心血管并发症

插入支气管镜时，由于迷走神经反射兴奋可发生心动过缓，可能需要静注抗胆碱药物。操作刺激，也可引起儿茶酚胺释放增加导致心动过速。缺氧与高碳酸血症也可能引起心律失常，在给予抗心律失常药之前，应加强通气予以纠正。有严重高血压、冠心病患者术中易发生心血管意外事件，加深麻醉可以减少刺激，降低心血管系统并发症的发生率。

（四）出血

出血多由于活检时局部撕裂造成，术后痰中少量带血一般不予处理，出血多者可用 1∶2000 肾上腺素溶液 2～4ml 经支气管镜注入局部止血，仍不能止血者，可给予静脉滴注垂体后叶素，或果断行支气管动脉介入栓塞止血。对于大出血时镜下止血效果不佳且影响氧供者或考虑出血量较多导致浸润对侧肺者应果断行双腔气管插管隔离双肺或选择支气管堵塞器，必要时考虑手术。

（曾江波）

第八节 胸腔镜手术麻醉

一、麻醉要求

胸腔镜手术对麻醉的要求较高，要求麻醉深度适当、单肺通气增加操作空间、保证术野清晰、维持呼吸循环稳定，防止低氧血症的发生。

二、单肺通气对氧合的影响

肺循环为低压，肺内血流分布受重力影响。正常情况下，肺低部血流较丰富。肺部疾患患者，手术时健侧肺一般是下肺，这种变化对降低分流有有益作用。单肺通气时虽然塌陷的上肺无通气，但仍然保持血流灌注，但因肺泡内无气体交换，所以动脉端流向静脉端的血液为非氧合血。当非氧合血与有通气肺的氧合血混合后，动脉氧分压会明显降低。因此，单肺通气时，氧合明显受损。影响氧合的因素多，如手术前塌陷侧肺的肺功能受损，而通气侧肺功能正常，单肺通气时产生的分流较少，可以因改善了健侧肺的通气与血流比而改善氧合。低氧性肺血管收缩是肺毛细血管对缺氧的生理反应，可使缺氧肺的血流降低，减少分流。术中所有影响肺毛细血管收缩的因素皆可使肺的分流量增加。心输出量下降而分流量不变化，则分流率增加。其他影响氧合的因素有：腋垫位置不合适；下肺顺应性降低；纵隔使下肺部分受压；腹部受压使通气损害等。

三、麻醉前准备工作

(一)麻醉前评估

全面体格检查,重点注意患者的心肺功能,有无冠心病及其严重程度,是否存在心律失常、左室功能障碍、低氧血症、糖尿病及肾功能不全等有关内科情况。测试运动耐量,常规胸部X光摄片及肺功能试验。注意患者咳嗽是否有效,其用力肺活量至少为潮气量的3倍。如果比预计值低50%,则提示术后依赖呼吸机的可能性增加。产生术后肺不张及感染的可能性增加。用支气管扩张药治疗能改善呼气峰流速的患者,术前应给予支气管扩张药。

(二)麻醉前用药

可给予短效苯二氮䓬类药,以解除术前焦虑和恐惧,但要防止术毕苏醒延迟。给予抗胆碱能药物以拮抗术中心动过缓和涎液分泌。此外,应继续患者心血管及呼吸系统的常规用药,注意控制术前支气管痉挛。

四、麻醉方法选择

胸腔镜手术的患者应施行双腔支气管插管全身麻醉,以利于手术操作,并可防止对健侧肺的污染。

(一)导管选择

常用的导管有3种类型:Carlen管(左侧管);White管(右侧管);Robertshaw双腔支气管导管。目前临床上使用的一般是一次性的Robertshaw导管。其特点是不设置隆突钩,有利于导管插入;管腔比较大,可降低气流阻力和便于支气管内吸引;有利于全肺切除术或靠近隆突部位的手术操作。右侧型管前端的套囊中间也带有裂隙,以保证右肺上叶通气;左侧管前端的套囊具有限制充气套囊过大而迷入隆突部位的设计,由此可保证右肺通气。套囊都呈明亮的蓝色,有利于纤维光束支气管镜检查时的识别。左、右侧导管的前端都带有黑色标记,可在X线下显影。

(二)麻醉诱导

常用快速静脉诱导,辅以肌松剂,给予小剂量镇痛剂预防插管的心血管反应。依托咪酯0.3mg/kg(或咪达唑仑50～200μg/kg或丙泊酚1.5～2mg/kg),芬太尼0.1～0.2mg,琥珀胆碱1.5～2mg/kg静脉注射(肌松药可换用潘库溴铵0.1mg/kg,维库溴铵0.1mg/kg或阿库溴铵0.4～0.6mg/kg等)。

(三)双腔支气管插管

一般在普通弯喉镜显露声门后在盲探下完成,但最好在纤维光束喉镜直视下进行。将充分润滑的可塑性探条插入长管腔内,使长管构成到达声门所需要的弯度。双腔导管的前端外壁涂以1%丁卡因或4%利多卡因油膏润滑。当导管通过声门后,拔出管芯,旋转导管,使导管的曲度与气管、支气管的曲度吻合,继续送入至合适深度。

【导管前端位置的判断】

1.置管过程顺利，气囊充气后正压通气，管内壁有气雾，双侧听诊呼吸音正常，胸廓抬动一致，最为重要的是右肺上叶呼吸音正常。

2.初步确认导管位置正确后，临时阻断一侧通气以作鉴别：阻断侧应该听不到任何呼吸音和无胸廓抬起动作；而通气侧的胸廓抬起十分明显，且其呼吸音正常；如果阻断侧仍有呼吸音，或通气侧的通气不够顺畅，呼吸音也异常，提示导管前端可能发生折屈，应试着稍退出导管以作调整。

3.听诊呼吸音的部位为双侧肺底部、肺中部和肺尖部，两侧相应部位的呼吸音应基本一致。如果右侧肺尖部听不到呼吸音，表示右肺上叶无通气，首先应放出套囊内气体，并慢慢稍稍退出导管少许，每次约 1cm，然后再充气套囊，并逐次听诊，直至能够明确听到呼吸音为止。

4.仅施行支气管插管侧肺通气，同时将总气管侧导管口敞开于大气，应无任何气体漏出，表示进入主支气管导管的套囊密封良好。

5.如果上述试验仍不能确定导管的正确位置，则必须通过 X 线放射检查和纤维光束支气管镜检查求确证。

6.摆好手术体位后，同样还需要用听诊器测听两侧肺的呼吸音，以再次证实导管位置的正确性。因体位改变或头位有变动，提示双腔导管前端的位置已发生变动，必须重新鉴别、确定和调整导管的位置。头屈位可使支气管导管前端继续深入，有可能堵塞肺上叶通气；相反，头伸位可引起支气管前端移出主支气管。

7.确认导管位置正确后，方可分别注气充张总气管套囊和主支气管套囊，后者的充气量不应超过 3ml。

（四）麻醉维持

静吸复合麻醉，如静脉微泵输注丙泊酚＋瑞芬，静脉分次注入维库溴胺或阿曲库胺及异氟醚或七氟醚等持续低流量吸入麻醉药维持麻醉，控制呼吸。

五、术中麻醉管理

（一）监测

胸腔镜手术对呼吸和循环影响较大，应重点监测血压、动脉血氧饱和度、心电图、呼末二氧化碳、血气等。

（二）加强呼吸管理，防止低氧血症的发生

一般要维持动脉血氧饱和度＞90％，吸入氧浓度应增加至 50％以上，单肺通气的潮气量并不一定要减少，既往主张的低潮气量高频率通气，因通气效率差而较少应用，但应用正常潮气量通气时要严密监测气道压。如果通气有问题，应以纤支镜检查双腔管位置是否正确。当低氧血症持续，应予以分侧肺通气。重建双侧肺通气是改善氧合的最快速、有效的方法。手术结束前及关胸前以较大潮气量通气，以确保肺复张。

六、并发症

1.缺氧 是胸腔镜手术麻醉单肺通气过程中最常见的并发症，原因除分流因素外，气管导管位置不当也是常见原因之一；其次在长时间手术过程中，下肺易发生肺间质水肿，从而进一步减少气体交换。

2.导管位置不正确 最常见的原因是导管选择过长，以致插入主支气管太深，可出现气道阻塞、肺不张、肺膨隆不能萎陷、氧饱和度降低。导管选择过粗则不能插入主支气管，是另一方面原因。解决方法：选择适合的导管，应用纤维光束支气管镜插管。

3.气管支气管破裂 是一危险的并发症，与操作者缺乏经验、探条的应用不恰当、反复粗暴试插、存在气管支气管异常、气管导管或支气管导管套囊过度膨胀、手术切断导管前端及老龄组织脆变等因素有关。预防：支气管导管套囊充气不超过 3～5ml；移动患者体位或头位时，应先放出套囊气体；在处理和切断支气管前，应先放出套囊气体，仔细稍予退出导管的位置；手术结束拔管应是十分容易，拔管无需用暴力，拔管后应检查支气管导管的完整性等。

七、术后处理

胸腔镜手术术后疼痛轻，呼吸功能障碍发生率低，然而仍需防止可能发生的并发症。术后鼓励患者深呼吸，头高位及早期活动。胸背叩击及体位引流以促进分泌物排出。

（崔彦虎）

第九节 气管外科手术麻醉

气管外科手术包括气管、主支气管和气管隆突手术，是近十多年来外科和麻醉领域内探索的新课题。气管离断时及双侧主支气管离断时的气道控制及供氧是极为重要的问题，目前已有相当成熟的经验。

【麻醉前评估】

患者麻醉前有不同程度的呼吸紊乱，手术又具有独特的操作，麻醉插管操作复杂，危及生命而风险大。急症手术给麻醉增加的风险极大。

1.呼吸功能评估 麻醉前对呼吸功能要正确评估，判断气道阻塞情况。尽快解除气道梗阻，挽救生命。

(1)临床征象：下列征象提示气道严重梗阻。①病人烦躁不安，伴有发绀，心率快等缺氧症状；②呼吸困难，多数为明显的吸气性呼吸困难；③吸气时可见到三凹征，为吸气性呼吸困难严重时的体征；④肺部听诊，闻及吸气期明显延长，并有哮鸣、痰鸣音，严重阻塞者，呼吸音明显减弱；⑤X 线检查，气管正侧位片或 CT 片有阴影、管腔受压缩窄，直径＜0.5cm；⑥肺动脉血气分析，PaO_2 降低或伴 $PaCO_2$ 升高。

(2)支气管镜检查:进一步了解病变部位,气道阻塞程度,手术方式,以助于建立和维持气道的麻醉方案。

(3)挽救生命须保证供氧:已有严重气道阻塞的病人需要紧急处理。急救方法:①环甲膜穿刺术,对严重缺氧者,经环甲膜用输血针头穿刺术供氧较容易入气道,可迅速改善通气和缺氧,缺氧得以改善后行气管造口术。②气管造口术,施行气管造口因病人缺氧、挣扎而难以合作,造成气管造口术的困难。先行环甲膜穿刺使缺氧改善后,再做气管造口术。若直接进行气管造口术,就要以高浓度的氧吸入或高频通气。③喉罩通气,经喉罩通气可改善缺氧。④经口插入细长导管,紧急时经口腔插入细长导管,使其通过肿瘤狭窄处,以缓解梗阻,挽救生命。但有可能导管通过狭窄处时,使肿瘤脱落,"掉入"气管下段,导致窒息或出血误吸,威胁生命,有相当的冒险性。

(4)预防二氧化碳排出后休克发生:临近窒息的病人,经紧急处理,解除气道梗阻后,二氧化碳快速排出后,可能发生休克,要预防。

(5)气管镜检中窒息:气道严重阻塞的病人,支气管镜检必不可缺少,但在施行支气管镜等检查时,很可能发生窒息,应将这项检查安排在手术室或有抢救条件的室内进行。气管内插管的导管位于梗阻的上方,经辅助加压通气,也可改善通气。无效时,或气道严重梗阻时,用细而长的小导管(口径 0.2～0.4cm),让导管通过梗阻段后,解除气道梗阻。

2.通气壮术设备评估　麻醉在气管外科占有重要地位,供氧是麻醉成败的关键,术中气道控制很重要,术前要备好两套麻醉机及通气技术的设备。

(1)高频正压通气:在气管离断、左或右主支气管离断、端端吻合或气管吻合时应用此法通气。频率 130(60～600)次/min,V_T50～250ml,I/E 为 1/1。在气道漏气或气管离断下仍可保证有效的通气,为气管吻合操作提供充裕的时间,改善气体混合、通气/灌注比率及对心血管功能等均有好处。高频通气管内径为 3mm,驱动压为 1.5～2.5kg/cm^2。其优点为:①由麻醉科医师插入高频通气管,呼吸管理方法简单;②V_T 小,气道正压峰值低,肺膨胀幅度小,纵隔稳定,为气管吻合操作提供了安静条件;③高频通气管细,不碍外科手术空间,视野清晰,方便了手术操作;④如病变在左侧,与使用右支气管导管相比,则避免了右上肺开口被堵塞的并发症。但要注意二氧化碳潴留、血液倒灌和气压伤等并发症的预防。

(2)单肺通气。

(3)缩式气囊导管:此管的特点是气囊在加压吸气期自行膨胀,呼气期气囊迅速萎缩。从术野直接向离断气管或离断主支气管远端插入。其优点为:①吸气期膨胀、呼气期萎缩气囊,可确保气体交换;②导管内径 0.3～0.5cm,管径小不妨碍手术缝合。但也不能完全防止血液流入远端气管内。

【麻醉前准备】

按胸科手术常规及胸科手术麻醉的基本原则准备。根据肺功能选择用药。

1.呼吸功能障碍患者　不用镇痛、镇静药。

2.呼吸功能正常患者　咪达唑仑 10mg+阿托品 0.5mg,术前 30min 肌注。

3.心理治疗　患者手术前心理恐惧,精神紧张,可加重呼吸困难,除用药物外,注意麻醉前加强解释工作。

【麻醉管理】

1.麻醉选择 根据病变部位和手术范围常用方法如下。

(1)颈丛阻滞:颈部气管在皮下,其病变常由创伤、肿瘤或外来压迫所致。颈丛阻滞辅助小量的镇痛药效好,对生理干扰小、清醒合作者,有利于术中观察和防止误吸,术后恢复快,简便易行。

(2)气管插管全身麻醉:气管及主支气管手术时选用。

(3)硬膜外麻醉加全身麻醉:既保证麻醉效果良好,又保持术中气道通畅。优点较多。

2.麻醉诱导 要选择较有把握的麻醉诱导方法。

(1)估计导管可通过狭窄部:可选静脉快速诱导插管。

(2)对气道无保障病人:根据病情和具体情况,结合麻醉医师自己的实际经验,可选用:①表麻下清醒插管,或加用小量安定镇静药,在清醒或半清醒下插管。导管可轻松地通过狭窄部,但有导致肿瘤脱落和出血的危险。②纤维支气管镜引导下,将较细的支气管导管轻柔地通过狭窄部比较安全,因完全在明视下操作;如病人不能平卧时,也可在坐位或半坐位下完成。③若导管无法通过狭窄部,或肿瘤位于气管隆突时,可将导管先停留在肿瘤上方,避免触碰肿物,以维持通气。然后在局麻下尽快开胸,游离气管,在气管狭窄的远端另建立气道,即将另一根带气囊的无菌导管插入远端的气管,或一侧主支气管,维持通气。此法的危险性很大。或通过气管导管,将一细塑料管通过狭窄部位,行高频通气,④气道未确实建立的情况下,保留自主呼吸,在局麻下开胸,凡不能耐受者,可辅助少量吸入麻醉药。

(3)插入双腔导管:中心型肺癌侵犯上叶开口,做袖式切除时应选择插向健侧的双腔导管。如侵犯隆突,累及一侧主支气管,可向健侧主支气管插入单腔支气管导管。如不是在纤维支气管镜引导下而行盲插,导管因受支气管角度的影响,易进入右侧主支气管,若病变又在右侧者仍有肿瘤脱落和出血的危险。

(4)创伤性主支气管断裂伤:此类病人行主支气管断裂修补或吻合术时,可行静脉快速诱导麻醉,向健侧插入支气管导管。

3.维持麻醉 可维持较浅麻醉,吻合气管时应加深麻醉,有硬膜外麻醉时,以硬膜外注药为主。或同时应用肌松药,以利手术操作。

4.术中气道管理 气管手术操作同时要气道控制。

(1)气管环形切除对端吻合或气管替代:先将气管内导管插至肿瘤上方,维持通气;开胸后由术者经术野将台上已备好的另一根导管,经气管断端或造口处插向气管远端或另一侧主支气管,维持通气;切除病变气管,将气管后壁对端吻合缝合完毕后,拔除在术中插入的导管,并将气管内的导管下送,达到吻合部位下方,继而吻合前壁,气管吻合完毕,又将气管内导管退到吻合口以上,加压膨肺,检查吻合口有无漏气。

(2)隆突重建:气管隆突部肿瘤切除后重建,或成形术的气道控制是气管内插管开胸;当左主支气管切断后,经术野向左主支气管远端,插入第二根气管导管,维持通气;切除隆突部肿瘤后,气管与右主支气管吻合完毕后,即拔除插入左主支气管的导管,将原气管内导管向下送入右主支气管。

(3)靠近主支气管根部的肿瘤做袖式全肺切除:接近主支气管根部的肺癌做袖式肺切除

时，气管和对侧主支气管对端吻合。

【常见手术的麻醉】

主要是气管肿瘤手术麻醉。

气管肿瘤切除后使气管部分也被切除，或隆突切除及重建术，是胸内手术中麻醉处理比较复杂而棘手的病例。

1.*术前检查* 对有呼吸困难者术前应行支气管镜检及X线检查，明确阻塞部位和程度。

2.*麻醉方法* 若肿瘤不大，估计能使导管通过狭窄部位，可静脉诱导插管。若导管通过狭窄部位有困难时，则应在表麻下清醒插管，轻柔地试行通过狭窄部，切勿暴力勉强通过，以防止肿瘤脱落及出血。若导管不能通过狭窄部，可使导管停留在肿瘤上方，避免触碰肿物，以维持通气。在局麻下尽快开胸，游离气管。在气管切断后，从手术野将另一根导管插入远端的气管，或一侧主支气管。控制气道，开始全麻，麻醉药的选择以对呼吸、循环影响小，苏醒迅速，对缺氧性肺血管收缩影响小为原则。氯胺酮、芬太尼、恩氟烷、异氟烷等均可选用。切除肿瘤后，拔去远端的导管，将原气管内导管往下送过吻合部位，控制气道。气管吻合完毕后，再将导管退到吻合口以上，加压膨肺。并检查吻合口有无漏气。

3.*隆突重建* 常因一侧肺癌侵犯隆突，而行隆突及全肺切除术的麻醉处理原则，同上述气管部分切除术的麻醉方法。

(1)呼吸困难的病人：免用麻醉前用药。向病人解释，取得合作。

(2)清醒插管：静注氟哌利多2.5mg，以不抑制呼吸为原则，气管内插管。

(3)拔管时机：病人术后头取屈曲位，以减少气管吻合口的张力。拔除导管要待完全清醒和通气良好时，方可拔管。防止、避免苏醒期挣扎、烦躁不安或呛咳，导致吻合口崩裂或出血。

4.*术中监测* 术中密切观察病人，常规监测血压.ECG，最好直接连续监测血压、动脉血气分析和SpO_2等。关胸后要使贮气囊加压，膨肺，使胸腔保持$-0.3\sim-1.3kPa(-2\sim-10mmHg)$负压。

5.*麻醉后管理* 如上述麻醉后病人，应完全清醒，通气量满意，肌力恢复满意方可拔管。常规给氧24～48h，避免挣扎、躁动或呛咳，术后头部取屈曲位10～14d，以减少吻合口张力，避免气管吻合处断裂或出血。保证气道通畅，及时清除口腔及气管内痰液。送入PACU或ICU或病室后，要注意肺膨胀情况，预防肺部感染等并发症。

（刘晶宇）

第十节 食管切除术

【适应证】

1.食管癌。

(1)患病率:男(6∶10000)、女(1.6∶100000)。

(2)食管破裂。

2.食管狭窄,食管扩张无效。

3.Barrett 食管炎。

4.食管或胃食管交界的良性梗阻性肿瘤。

【术前考虑】

1.营养状态 因为经常吞咽困难、营养缺乏导致代谢和功能改变,可能影响麻醉。

(1)脱水:患者术前常低血容量,影响血流动力学的麻醉药可能对其有更显著的影响。

(2)低蛋白血症:可能会导致对麻醉药的反应增强。

(3)贫血:常因为营养摄入减少和(或)肿瘤出血,患者缺血和输血的危险更高。

(4)电解质失衡。

①电解质紊乱常继发于营养不良,包括低镁和低钾。

②低磷可导致肌肉功能降低,进一步降低术后呼吸功能。

(5)患者常全肠外营养(TPN),能帮助抵消营养不良的影响。

①TPN 应该继续手术始终,速度降低到目标速度的一半或术前输注。

②术中使用 TPN 可能导致低血糖和高碳酸血症。

2.心脏状态

(1)食管切除术的患者,应该评估心脏状态,与其他手术相似。

(2)遵循 ACC/AHA 非心脏手术术前评估指南,食管切除术通常认为是高危手术。

3.气道评估

(1)与所有麻醉患者一样,详细地回顾患者的气道病史,应该实施的检查。

(2)食管切除术常使用双腔气管内导管,特别要注意放置这一气道设备的能力。

(3)对病史或检查发现提示困难气道的患者,应考虑气管插管的替代方法。

【手术入路】

1.胸部切口

2.胸腹(三切口入路)

3.经膈入路

【监测】

1.动脉置管测血压和取血标本 强制性。

2.中心静脉置管 不强制;但经常需要大量液体(静脉注射液体、胶体、血制品),使中心静脉压存在变得有用，当然，用于外周通路有限的患者，是标准的操作。

【麻醉考虑】

1.血流动力学波动

(1)食管的位置对心脏的后面；因此，解剖时操作心脏可导致静脉回流下降，心排血量下降。

(2)常见心律失常。

2.单肺通气

(1)根据外科手术入路。

(2)所有与单肺通气有关的麻醉考虑都可用于食管切除术。

(3)双腔气管内导管。

(4)Arndt 支气管封堵器。

(5)纤支镜。

3.术后气道管理

(1)患者有高危误吸风险。

(2)因大量液体复苏，患者也有高危重新插管风险。

(3)考虑到这些，实践中保留患者气管插管并镇静过夜。

4.区域阻滞技术

(1)术中和术后用胸段硬膜外镇痛有助于疼痛管理。

(2)我们在食管切除术患者常规使用胸段硬膜外。

（刘晶宇）

第十一节　胸部手术的术后处理

一、术后早期危重的并发症

1.大出血　胸科手术后因出血需紧急开胸的发生率为3%。其发生的主要原因是肺血管结扎线脱落、创面渗血和体循环的动脉(支气管动脉和肋间动脉)出血。术后大出血可发生在术毕、苏醒室或ICU，血压进行性下降，严重者可导致急性失血性休克，必须立即开胸止血。因此，术后应观察胸腔引流管的引流量。当大量出血伴有血容量不足的表现时，即使胸腔引流管无液体流出，也不能绝对排除胸腔内有大量出血，因为血凝块或其他原因可堵塞胸腔引流管。

2.支气管残端脱结伴支气管胸膜瘘和张力性气胸，多半是支气管手术缝合上的问题，导致严重的通气不良，直接危及到病人的生命，需再次开胸探查。

3.心脏疝形成　由于肺切除术打开心包后有一大的缺损，不能再闭合，下列因素可通过缺损的心包形成疝：

(1)较强的胸腔引流。

(2)较高的通气压力。

(3)体位不当。

如果在上述因素的作用下,出现以下症状可诊断为心脏疝形成:①突然的血压下降。②心律失常。③出现上腔静脉综合征。处理:立即再次开胸探查。预防:病人取患侧卧位,加压输液和低压通气。

二、术后呼吸功能

胸腔手术后有40%~60%的病人可能出现呼吸功能不全,是术后常见的并发症,重要的有肺不张和肺炎。

多数病人术后常在手术室内或苏醒室很快清醒并拔管,少数严重慢性肺疾病的病人术后出现明显呼吸并发症,需要进一步的呼吸治疗。胸腔手术后肺换气功能的好坏与手术大小,持续的时间和呼吸力学的改变有关。重要的原因有:

1.肺膨胀不全。

2.总肺容积下降,功能残气量下降。

3.肺泡通气/血流(V/Q)比值失调。

4.肺内右向左分流。

5.呼吸做功增加而肺的顺应性降低。

6.分泌物多而排痰不畅。

这将导致术后低氧血症,需持续吸氧。另外,呼吸性和代谢性酸中毒并非少见,应加以预防。方法:胸部理疗,呼吸训练,体位引流和药物祛痰。

三、术后镇痛

术后镇痛有利于减少呼吸的并发症,使病人能做深呼吸,咳嗽和下床活动。目前,胸科手术后急性疼痛处理推荐多模式镇痛,即联合使用不同种类的镇痛药物与镇痛方式以达到满意的镇痛效果,减少慢性疼痛的发生。

1.阿片类药物　全身性应用阿片类镇痛药物能有效控制疼痛,但应注意可引起过度镇静、呼吸抑制、咳嗽反射的抑制等副作用。

2.非甾体类抗炎药　可减少开胸手术阿片类药物用量,一般手术切皮前给予。

3.胸段硬膜外镇痛　胸科手术后镇痛的有效方法。但是高位硬膜外镇痛常因交感神经阻滞导致低血压.心动过缓等并发症,适量阿片类镇痛药物复合低浓度局麻药可以减少单独用药的各种副作用,更大地发挥镇痛效果。

4.胸段椎旁神经阻滞　指将局麻药注射到胸部脊神经从椎间孔穿出处,即椎旁间隙,位于肋骨头和肋骨颈之间的楔形间隙,是一种替代硬膜外镇痛方法,避免硬膜外阻滞引起的并发症,同时可置管进行连续神经阻滞。

5.肋间神经阻滞　可用于开胸术后的镇痛,但操作难度大,局麻药吸收过快引起中毒,操作不当可发生气胸。

6.经皮电神经刺激(TENS) 此法费用低,无副作用,但镇痛强度较其他方法弱。

7.病人自控镇痛 是一种安全有效的镇痛方法,通过电脑药泵控制给药的最大剂量和间隔时间,当病人疼痛只需按一下开关,电脑按预设的药量自动注入静脉或硬膜外导管,产生镇痛作用,不会因药物过量或蓄积而产生副作用。

(刘晶宇)

第八章 心血管麻醉

第一节 心血管超声监测

一、超声成像的基本原理和类型

超声成像首先是由特别设计的发射电路给探头施以高频交变电场，探头的压电晶体产生了超声波。经技术处理的单向声束传入人体各种组织，因遇到大小各种界面而引起反射回波，反射回波作用于压电晶体使其产生电位变化。对回波电信号进行时相性、空间性、幅值性及频率变化等多种形式的显示即形成各种类型的超声影像。

1.M型超声心动图　当把辉度信号加在示波器的垂直方向输入，而给其水平方向输入施加一25mm/s或50mm/s等速度时基信号时，示波器上出现的是某一声束所经组织界面回声辉度与距离信号随时间变化的线条样运动图像，即M型回声显像。主要用于精确测量心腔内的径线。结合同步显示的心电图，能更准确地确定各心腔在不同心动周期的变化。

2.二维超声心动图(2D)　当探头发射多条声束时，有一定角度的组织界面将超声信号反射至探头，仪器将不同角度的声束与单一声束的辉度信号分别施加给显像管的水平与垂直输入极板，就构成了组织的一幅回波信号的二维声像图。当这种二维图像的更替频率达到一定速度时，就能够看到连续活动的心脏影像。

3.脉冲波多普勒(PW)　当探头超声波的发射与接收由同一晶体片完成，并且依次交替进行。只要对回声冲超声进行时间上的选择性截获并计算频移加以频谱显示，即可声速通道上的血流进行定位取样分析，但难以用于高速血流的定分析。

4.连续多普勒(CW)　的换能器工作式与超声成像探头的不同之处在于，这种探头发射与接收超声波晶体片是分开的，发射晶体片连续不断地发射超声波，而接收晶片则连续不断地接收超声波，仪器快速计算出多普勒频移并给以维频谱显示。其特点为所接收的是整个声束通道上所有血流信的总和，但因接收晶体片接收到的回波脉冲频率实际上与超声发频率相同，一般在2MHz以上，故以频谱方式显示的频移信息量大，能较真实地测出高速血流。

5.彩色多普勒　彩色多普勒血流显像是在脉冲多普勒技术基础上发展起来的。彩色多普勒血流显像是在多条声束上进行点取样，并且将不同的多普勒频移信号显示为红、绿、蓝三种基本颜色及其混合色，这些彩色信息点即构成血流状态的二维影像。一般以红色规定为正向多普勒频移(朝向探头的血流),而将蓝色规定为负向多普勒频移(背离探头的血流)。当血流朝向探头但为湍流时显示为黄色(红与绿的混合色),而反向湍流编码为深蓝色(蓝与绿的混合色)。彩色的亮度显示血流速度,颜色越明亮,血流速度越快。

二、术中经食管超声心动图监测

(一)基本设备

一台配备完整的经食管超声心动图(TEE)仪包括 TEE 探头(换能器)、主机和与之配备的图像记录系统。换能器是超声检查的关键部件,它通过特定的压电晶片将电信号换成超声信号发射至人体心脏,然后将经过心脏反射回来的超声信号转换成电信号。主机主要是控制发射超声频率和接收反射回来的超声信号,以灰阶图像或多普勒频谱等显示出来。主机配备有强大的计算机功能和图像处理系统。

TEE 探头是 TEE 的必要设备。最初使用的是机械式扫描二维探头,后来采用相控阵式等各种类型的二维 TEE 探头,扫描形式也从单平面、双平面发展到多平面等类型。目前的 TEE 探头,种类很多,根据用途分为成年用儿童和婴儿用等类型,主要差别在于换能器大小和管体长短、粗细等。目前使用的 TEE 探头均具有二维、M 型、彩色、脉冲和连续多普勒检查的功能,2007 年已推出具实时三维图像的 3D-TEE 成人探头。

(二)术中 TEE 检查方法

1.食管的解剖特点　食管是一肌性管道,长度与身长有关,成年人一般长 25cm 左右,平均内径 20mm。从中切齿计算长度,一般至起始部约 15cm,至贲门约 40cm,故 30～40cm 通常是 TEE 常规检查的探头深度。食管从咽部下行,起始部近似垂直,颈部中段至食管胃连接处轻微向左侧偏斜。食管起始部、左支气管及主动脉弓水平、膈肌食管裂孔为食管的三个狭窄部位。

术前应充分了解有无经食管插管的禁忌证。绝对禁忌证包括吞咽困难、食管肿瘤、撕裂和穿孔、食管憩室、活动性上消化道出血、食管手术后不久等。相对禁忌证包括食管静脉曲张、严重的颈椎病变等。因此,对拟行术中 TEE 监测的患者,术前探视时一定要仔细询问上消化道等病史。

2.TEE 探头的置入　一般是在麻醉诱导并完成气管插管后进行。将特制的牙垫套入消毒过的探头,探头前端涂以超声耦合剂。患者平卧,检查者右手持探头管体,使换能器面朝前并略微前屈,左手提起下颌后送入探头至食管内约 30cm,然后将牙垫放入上下门齿间。如盲插探头遇阻力时应退出探头,在直接喉镜暴露、明视下插入探头,避免强行插入引起损伤。术中放入 TEE 探头时更加需要动作轻柔,同时应尽量在肝素化前进行。因为肝素化期间一旦发生损伤可引起严重的出血。如胃内有较多气体,应先放入胃管将气体抽出以免影响图像质量。

术中检查时应注意尽量通过旋转多平面角度来获得所需要的检查切面,进退探头时应使探头前端保持于水平松弛位置,避免在食管内粗暴移动探头。术中使用电烙时,应中断检查并停止 TEE 探头工作。在体外循环低温停搏期,最好解除探头与主机的连接,以免探头与食管温差过大导致食管灼伤。TEE 检查时,应先将换能器送至所需要到达的深度,再转换探头方向以获得所需要的检查切面，并通过观察影像变化来定位探头。

仪器的设置和校正直接影响图像质量和 TEE 诊断能力。有些 TEE 探头可用多个换能器频率来获取影像。增加探头频率可提高图像的分辨力却相应降低其穿透性。因此越靠近探头的结构如主动脉瓣等，使用的频率越高成像效果越佳；相反，越远离探头的结构如左室心尖部位等远场结构，使用的频率越低成像效果越佳。调整影像的探查深度使被检查的结构位于视野中央，并聚焦于目标部位。调整图像增益和动态范围使心腔中的血液显示为黑色，周围组织显示为灰色，从而使二者区分开来。调整时间增益补偿来统一整个视野的明亮程度和对比色。调整彩色血流多普勒增益到刚好去除彩色区域黑色背景的杂音干扰。缩小彩色区域的尺寸和深度可增加速度伪像和帧频。缩小二维影像的宽度也可相应增加帧频。

以下具体介绍心脏和大血管的 TEE 检查方法。

1.左心室　左心室是心脏最重要的组成部分，各部分左室壁不同的冠状动脉分支供应血液，当冠状动脉发生病变时，其供血围的室壁节段可发生厚度和功能的异常，形成室壁节段性运动异(SWMA)。

为了解相应冠状动脉血供情况，一般将左心室分为若干节段，TEE 可根据左室(LV)节段模型准确测量局部室壁运动异常的范围及定位。将左室壁由心底部至心尖部分为三个水平：心底部、中部和心尖部。心底部和中部的心肌环心腔一周被分别划分为 6 个节段，心尖部则被分为 4 个节段。实际操作中，左室功能由目测的室壁运动情况和收缩期节段室壁增厚度来进行评估和分析。室壁运动情况的分级评分标准为：

(1)运动正常(收缩期室壁增厚度＞30％)。

(2)轻度运动减弱(室壁增厚度为 10％～30％)。

(3)重度运动减弱(室壁增厚度＜10％)。

(4)运动消失(收缩期室壁不能增厚)。

(5)矛盾运动(收缩期反向运动)。

这一分级标准已广泛应用于术中 TEE 的研究和论著中。由丘室的 5 个切面(3 个经食管中段切面及 2 个经胃切面)可获得左室 16 个心肌节段的图像，分述如下。

换能器定位于二尖瓣(MV)水平的左房(LA)后方，可获得左室的食管中段切面，其扫描平面同时通过二尖瓣瓣环的中点和左室心尖部。通常情况下，左室心尖部的位置较心底部更靠前方，可通过略微后屈探头顶部，使扫描平面贯穿左室心尖。从 0°前旋多平面角度至 10°～20°，当主动脉瓣(AV)从视野中消失，三尖瓣(TV)瓣环直径最大时即获得食管中段四腔心切面。

食管中段四腔心切面可显示心底部、中部和心尖部的室间隔壁和左室侧壁的 6 个心肌节段。前旋多平面角度至 80°～100°左右，当右房(RA)和右室(RV)从视野消失时，即获得食管中段两腔心切面。此切面显示了心底部、中部及心尖部的左室前壁和后壁的 6 个心肌节段。

继续前旋多平面角度至 120°～160°左右，当出现左室流出道(LVOT)、主动脉瓣和升主动脉近端时，即获得食管中段左室长轴切面。此切面可显示心底部和中部的室间隔前壁和后壁的 4 个心肌节段。当探头定位准确且扫描平面恰好同时穿过二尖瓣瓣环中点和心尖时，不需要移动探头位置，只需简单地从 0°向 180°前旋多平面角度，即可对整个左室进行全面显像和系统检查。

获得经胃左室切面需推进探头至胃部并前屈探头顶端，直到脏出现在视野内。多平面角度于0°时，出现左室短轴切面图像，此时略微转动探头即可使左室位于视野中央。前旋多平面角度至0°～20°左右，直到视野中出现一个心腔面积最大时的环状的匀称的图像即为经胃中部短轴切面，是最常用的监测左室运动功能的视野。经胃中部短轴切面常常被用来评估左室心腔大小和舒张末期(精确计算即心电图的R波起始点)的室壁厚度。正常左室短轴的直径应小于5.5cm，室壁厚度应小于1.2cm。在这一切面上可通过测量左室舒张末期和收缩末期的面积，计算出射血分数的变化，并以此为参数评估左室的收缩功能。前旋多平面角度至90°左右，当心尖和二尖瓣瓣环进入视野时即获得经胃两腔心切面，向左或向右轻转探头使图像中的左室腔长度处于最大值。此切面显示了心底部和中部的左室前壁和后壁的运动，通常不包括心尖部。

由经胃中部短轴切面后退探头，当二尖瓣出现在视野中央时即获得经胃的心底部短轴切面，此切面显示了左室心底部的6个心肌节段。由能充分体现换能器位置与左室长轴关系的经胃两腔心切面，轻轻推进或后退探头可完整显示左室不同水平的切面图像(心底部、中部和心尖部)。当达到所需水平时，通过向0°方向后旋多平面角度可获得相应部位的短轴切面。

2.*二尖瓣二尖瓣(MV)*　是由前、后瓣叶、腱索、乳头肌、瓣环和左室壁共同组成。一般把MV前、后叶划分为三个部分，即前叶：外1/3(A_1)，中1/3(A_2)和内1/3(AS)；后叶：外部(P_1)，中部(P_2)和内部(P_3)。

一般由食管中段四腔心切面和经胃左室长轴切面来检查二尖瓣。首先，在食管中段四腔心切面上，二尖瓣后叶的P_2位于图像的右方，二尖瓣前叶的A_2位于图像的左方。然后，前旋多平面角度至大约60°左右，二尖瓣后叶转换到了图像的左方，而前叶位于图像的右方，形成食管中段二尖瓣瓣叶交界处的切面图像。此切面上，A_2位于左室流入道的中部而后叶位于其两侧，P_1位于图像的右方，P_3位于图像的左方。接下来，前旋多平面角度(90°左右)显示食管中段两腔心切面。现在，后叶的P_3移到了图像的左方，前叶的A_1则位于图像的右方。最后，前旋多平面角度(120°左右)至食管中段长轴切面。此切面上，二尖瓣后叶的P_2位于图像的左方，而前叶的A_2位于图像的右方。当扫描平面在食管中段水平恰好通过二尖瓣瓣环中点时，不需移动探头只需旋转多平面角度从0°到180°，即可系统检查到整个二尖瓣的结构和功能情况。

在食管中段四腔心切面或食管中段长轴切面，用PW技术，将取样容积置于开放状态的二尖瓣两个瓣尖之间，可探测到经二尖瓣的血流速度从而评价左室的舒张功能。应尽可能地缩小取样容积的大小(3～5mm)，并使声束方向与经二尖瓣的血流方向尽量平行。

经胃的二尖瓣切面可通过推进探头使换能器位于左室基底部水平来获得。通常在多平面角度处于0°时的经胃心底部短轴切面的基础上，略微前屈并稍微后退探头，以获得二尖瓣的短轴切面。后内交界C_2位于图像的左上方，前外交界C_1位于图像右下方，后叶位于图像的右边，前叶则位于图像的左方。检查经胃中段短轴切面可查看有无邻近乳头肌的室壁运动异常或乳头肌运动亢进(提示乳头肌或其组成成分的断裂)。在同样的探头位置前旋多平面角度至大约90°左右出现经胃两腔心切面，此切面对于检查与声束垂直的腱索意义较大。后内交界乳头肌的腱索位于图像的上端，前外交界乳头肌的腱索位于图像的下端。

3.*主动脉瓣，主动脉根部和左室流出道* 主动脉瓣是由三个瓣尖构成的半月瓣，几乎位于心脏的中心。主动脉根部的结构包括主动脉瓣环、瓣尖、冠状动脉窦、冠状动脉开口、窦管结合部和升主动脉近端。左室流出道是左室的流出部分，位于主动脉瓣的下方。上述所有结构可通过以下4个切面进行详细检查。

(1)食管中段主动脉瓣短轴切面：可在食管中段切面的基础上推进或后退探头至视野中出现主动脉瓣时，前旋多平面角度至30°～60°左右，使视野中出现能清晰显示主动脉瓣三个瓣尖的影像。邻近房间隔的瓣尖是无冠瓣的瓣尖，位于最前方的是右冠瓣瓣尖，另外一个是左冠瓣瓣尖。轻轻后退或略微前屈探头使扫描平面的方向通过其上方的瓦耳萨耳瓦氏窦即可看到左、右冠状动脉的开口和窦管结合部。推进探头将扫描平面移至主动脉瓣瓣环水平可显示左室流出道的短轴切面。食管中段主动脉瓣短轴切面位主动脉瓣瓣尖水平，通常被用来测量主动脉瓣瓣尖游离缘的长度和瓣口面积。使用彩色多普勒血流技术可在此切面探测有无主动脉瓣反流、反流束大小和定位。

(2)食管中段主动脉瓣长轴切面：于食管中段主动脉瓣短轴切面基础上，前旋多平面角度至120°～160°可显示左室流出道、主动脉瓣和升主动脉影像，即达到食管中段主动脉瓣长轴切面。是测量主动脉瓣瓣环直径、检查瓦耳萨耳瓦氏窦、窦管结合部和升主动脉近端等结构的最佳切面。在此切面使用彩色多普勒血流技术可显示左室流出道、主动脉瓣和升主动脉的血流情况，对于探测和评估主动脉瓣的反流情况尤为重要。

(3)经胃的长轴切面：在经胃短轴切面的基础上前旋多平面角度至90°～120°左右，将主动脉瓣影像定位于声束远场的右方，即可获得经胃的长轴切面。某些情况下，需要显示左室流出道和主动脉瓣时，只需将探头向右轻转即可。检查两个经胃主动脉瓣切面的目的是使多普勒声束方向尽可能地与经主动脉瓣的血流方向相平行，从而可准确测量主动脉瓣的血流频谱，而这一点在食管中段切面是不可能做到的。对某些患者，这两个切面也可提供关于主动脉瓣心室面的信息。

(4)深部经胃长轴切面：推进探头使其更深入胃部，前屈探头使声束方向恰好朝上向心底部扫描，显示深部经胃长轴切面的影像。在深部的经胃长轴切面，主动脉瓣位于声束远场，显示在图像的下端，左室流出道的方向背离换能器。某些时候在这一切面上旋转多平面角度可得到主动脉弓和大血管的影像。

由经胃长轴切面或深部的经胃长轴切面用多普勒测量流经左室流出道和主动脉瓣血流速度是可行的。将具有定位功能的PW取样容积置于左室流出道的接近主动脉瓣中心部位来测量左室流出道的血流速度。经主动脉瓣的血流速度，可直接将CW声束定向在左室流出道穿过主动脉瓣瓣尖的位置加以测量。

4.*左房、左心耳、肺静脉和房间隔* 由食管中段四腔心切面对左房开始检查，推进或后退探头约几厘米即可显示左房全貌，包括其最上方和最前方的毗邻结构。由食管中段切面向右轻转探头检查房间隔。轻轻后退或推进探头可完全显示房间隔的前方及其上部结构。前旋多平面角度至90°左右可获得与四腔心切面方向相垂直的食管中段两腔心切面影像。在此切面上只需左右转动探头即可对左房进行系统检查。左心耳位于左房的外上方，TEE可探测到其内血流情况。再向左轻转探头显示左上肺静脉。由食管中段两腔心切面右转探头并前旋多平面角度到80°～110°左右，当视野中同时出现上腔静脉和下腔静脉影像时，获得食管中段双腔切面。此平面可同时显示房间隔、右房、右房角部和上、下腔静脉，是探测经房间隔异常血流效果较佳的切面。经此切面再向右轻转探头可显示右上肺静脉的入口，将PW取样容积置于距肺静脉右房入口0.5～1.0cm的部位探测肺静脉的血流速度。左上肺静脉血流方向因与多普勒声束几乎平行，易被显示。还可以使用TEE测量肺静脉血流频谱来评估单肺通气手术患者的肺血流变化情况。

5.*右室* 右心室由游离壁、间隔壁和右室流出道(RVOT)组成，为不对称的新月形腔状结构。对右室的检查应从食管中段四腔心切面开始。前旋多平面角度至60°～90°左右，在保留三尖瓣影像的同时显示右室流出道、肺动脉瓣和主肺动脉即获得食管中段右室流入-流出道切面。

经胃中部短轴切面上，右室位于图像的左方，左室则位于右方。由此切面右转探头将右室腔定位于视野中央，前旋多平面角度至100°～120°左右，使右室心尖部显像于图像的左边，即获得经胃右室流入道切面。此切面上右室游离壁的下部(膈面)位于声束近场，故显像较佳。在某些患者，由经胃右室流入道切面将多平面角度后旋至0°水平，前屈探头可显示右室流出道和肺动脉瓣影像。

6.*三尖瓣* 三尖瓣由三个瓣叶(前叶、后叶、隔叶)，腱索，乳头肌，瓣环和相关右室肌组成。在食管中段四腔心切面，三尖瓣的隔叶位于图像的右方，后叶位于图像的左方。推进或后退探头使扫描平面由下向上通过三尖瓣瓣环，将三尖瓣瓣环的影像定位于视野中央，前旋多平面角度达到食管中段右室流入-流出道切面。此切面上三尖瓣后叶仍位于图像左方，其前叶则被显像于图像右方。可用彩色多普勒血流技术在此切面上探测经三尖瓣的异常血流。

推进探头至胃内，形成经胃右室流入道切面，向心底部方向轻轻后退探头，将三尖瓣瓣环的影像定位于视野中央，后旋多平面角度至30°左右即可获得经胃三尖瓣短轴切面。此切面上三尖瓣前叶位于声束远场的左方，后叶位于近场的左方，隔叶位于图像的右方。用彩色多普勒血流技术在此切面上可探测经三尖瓣的血流情况。

7.*右房* 对右心房的检查应从食管中段四腔心切面开始，此切面上可直接比较左、右房的大小。右转探头将右房定位于视野中央，调整探查深度使右房显像最大，略微推进或后退探头可显示右房上部和下部的全貌。通过前旋多平面角度至80°～110°左右将上腔静脉(SVC)显像于图像右边，则下腔静脉(IVC)位于左边，此即食管中段两腔静脉切面。从右向左转动探头即可从内向外对右房的全部结构进行系统检查。

右房壁明显薄于左房壁。通常在上腔静脉入房口的位置可看到欧氏瓣，其大小个体差异较大，是一种正常的结构。由食管中段四腔心切面可在腔静脉与右房结合处的邻近区域通过推进或后退探头检查下腔静脉和上腔静脉。

8.*冠状静脉窦* 在食管中段四腔心切面可稍推进或后屈探头经左房下壁显示冠状静脉窦长轴影像。冠状静脉窦的短轴影像位于食管中段两腔心切面图像左方的房室沟影像内或其正上方。从经胃心底部短轴切面后退探头以显示冠状静脉窦的长轴影像是另一种成像方法。

9.*肺动脉瓣和肺动脉* TEE可在三个切面上检查肺动脉瓣。将多平面角度回到0°并前屈或稍后退探头可显示出主肺动脉分叉和起自患者右侧位于图像顶部的右肺动脉影像，因左支气管的原因，通常用TEE探查左肺动脉时显像较困难。食管中段右室流入-流出道切面显示了肺动脉瓣的长轴影像，应用彩色多普勒血流技术可探测瓣膜的反流情况。在食管上段主动脉弓短轴切面，转动探头可显示出位于图像左边的主肺动脉和肺动脉瓣影像。此切面上多普勒声束与经肺动脉瓣和主肺动脉的血流方向相平行，测量经这些结构的血流速度非常有帮助。

10.*胸主动脉*　TEE在食管中段切面检查位于声束近场的升主动脉近端和中段时，将升主动脉影像定位于视野中央，旋转多平面角度至0°～60°左右，当血管影像呈圆形时即获得食管中段升主动脉短轴切面，推进或后退探头检查不同水平的主动脉影像。前旋多平面角度至100°～150°左右可出现食管中段升主动脉长轴切面，此切面上主动脉的前壁和后壁相互平行。

由食管中段四腔心切面左转探头至出现圆形的血管短轴切面影像，将其定位于声束近场的中央，即得到降主动脉短轴切面。调节探查深度至6～8cm，使视野中主动脉影像显示最大，将聚焦深度移到近场可提高图像质量。从0°前旋多平面角度至90°～110°左右，获得血管前、后壁成平行线状的降主动脉长轴切面影像。在食管内略微推进或后退探头可检查到全部的降主动脉和腹主动脉上段。食管走向开始位于主动脉后方，在主动脉弓部远端水平环绕主动脉，在膈肌水平则位于主动脉的前方。因此从主动脉弓远端水平推进并左转（向后）探头，可显示降主动脉影像。

多平面角度0°时，后退探头显示主动脉弓，保持胸主动脉降部影像，直到食管上段切面，距门齿20～25cm，可得到食管上段主动脉弓长轴切面。前旋多平面角度至90°，可得到食管上段主动脉弓短轴切面，转动探头将扫描平面从弓部近端移到远端，可显示主动脉弓的全貌。

对个别患者，由食管上段主动脉弓长轴切面后退探头可显示近端的左锁骨下动脉和左颈总动脉影像。因为气管的阻隔，右头臂动脉显像困难，通常是TEE显像的气管前盲区，有研究通过气管内置入水囊，TEE可以显示主动脉弓近段、无名动脉长、短轴图像，建立“TEE经气管声窗”，部分消除了气管前盲区。在食管上段主动脉弓短轴切面，可分辨大血管起始部的解剖关系，如弓的上部位于图像的右边。就弓部血管而言，TEE对位于图像右边的头臂动脉的分辨能力最差，对左锁骨下动脉则最强。在主动脉弓切面上左头臂静脉通常位于弓的前方。

（三）术中TEE的临床应用

目前心脏术中TEE检查已成为不可缺少的部分，主要应用于手术室内的术前诊断、术后手术效果评价、引导心房和心室间隔缺损的封堵、指导循环功能管理等方面。

【血流动力学监测】

术中TEE可方便地进行血流动力学监测，实时评价前负荷、心室功能，指导术中循环管理。

1.*左心收缩功能*　TEE测量心排量主要有两种方法：一种取食道下段四腔心和两腔心切面，手动描记或采用心内膜自动描记法描记左室腔的心内膜。Simpson法计算出左室舒张末容积（LVEDV）和左室收缩末容积（LVESV），两者相减即为每搏量（SV），SV乘以心率即得心输出量CO，（SV÷LVEDV）×100%即为射血分数（EF）。另一种方法为取主动脉瓣口，二尖瓣瓣口或右室流出道的血流频谱，计算时间速度积分，乘以各瓣口的截面积即得每一心动周期跨瓣的血流量，也即SV，再乘以心率即可得CO。两种计算结果均与血管造影和热稀释法相关良好。但第一种方法测得的CO的绝对数值明显小于血管造影测得的数值，其原因主要在于超声对左室长轴的低估。而对EF的测量各种方法数值接近，其相关性良好。除了以上两种EF的计算方法外，还可取胃底左室乳头肌短轴水平测量舒张末面积（EDA）和收缩末面积（ESA），计算左室面积变化率（FAC），FAC＝（EDA－ESA）/EDA，FAC数值的大小可以反映EF的变化。另外，在术中连续从不同的切面观察到心室的整体收缩运动和局部室壁运动也有助于粗略地判断心室射血功能。

M型测量左心室收缩功能方法简单，重复性好，通常选用经胃短轴切面，使取样线通过圆心，可清楚显示心内膜边界。但前提是左室的形态基本正常。

2.舒张功能　近年来，对舒张劝能的重要性认识越来越深入，舒张功能异常是心衰的主要原因之一，而且舒张功能的异常常早于收缩功能的改变，及早发现舒张功能的异常变化对于心脏病患者的转归和预后有着重要意义。舒张功能的异常主要表现在左室舒张末压的升高，麻醉监测主要通过肺毛细血管楔压的增高来反映。但漂浮导管本身的缺陷限制了它的使用，而且因为是间接反映，影响因素多，可靠性降低。TEE主要通过测量二尖瓣、肺静脉的血流频谱来反映舒张功能的变化，与核素检查等相关性良好。

3.前后负荷　前负荷的定义为心肌收缩之前遇到的负荷，对左心室而言即左室舒张末期容积（LVEDV），心室舒张时的容积在心腔内形成一定的压力即左室舒张末压（LVEDP）。TEE取胃底乳头肌短轴切面动态观察可以准确地反映前负荷变化。后负荷指心室射血时所面对的阻抗，即心室壁的张力，TEE可通过计算左室壁的应力来反映后负荷。

4.心肌缺血监测　经食道超声主要通过观察心室壁的节段性室壁运动异常（SWMA）来反映心肌缺血，此方法反映心肌缺血的敏感性明显高于ECG及血流动力学指标。在冠心病架桥患者SWMA较为常见，而且架桥后SWMA的出现是患者术后转归的预测指标之一。

【手术效果即刻评价】

即刻评价各种心血管手术的效果是术中TEE最主要的价值之一。TEE适用于所有的成年患者心脏直视手术、大血管手术以及冠脉搭桥术的手术效果即刻评价。

1.瓣膜成形术术中TEE监测　术中TEE能在手术前后即刻准确评价瓣膜结构和功能，帮助外科医师制定成形术方案，术后立即评价成形效果。瓣膜成形前的TEE检查要点包括：瓣环扩张情况，瓣叶、腱索及乳头肌的受损情况，定位反流发生的部位。成形后需判断有无残余反流，有无狭窄，成形不理想的原因。

2.人工瓣膜置换术术中TEE监测　TEE探头位于左房后方，在显示人工二尖瓣时，其机械瓣所产生的声影及多重反射等干扰影位于远场的左室内，而左房的显示十分清楚，故能清晰显示人工二尖瓣的反流。而主动脉瓣人工瓣的探查就不如二尖瓣理想。

术中人工瓣评价要点：

(1)瓣叶的活动：人工瓣叶的开放角度是否足够，是否每个心动周期都正常开闭，有无卡瓣的情况等。需注意的是当心功能较差时，由于左房室压差不足以使人工瓣开启时也会出现类似卡瓣的表现，应认真鉴别。

(2)跨人工瓣的峰值流速和平均流速：与心输出量有关，压差降时间相对较少受心输出量的影响，更适合于判断人工瓣有无狭及程度。

(3)瓣的反流：机械瓣正常关闭过程中会产生闭合流，起源于环内，为向心性，时程较短。

(4)瓣周漏：其反流起源于瓣环外侧，多为偏心性。

(5)左室流出道梗阻：二尖瓣生物瓣可能造成左室流出道梗阻。

3.冠脉搭桥术术中TEE监测　术中TEE在冠心病外科治中的应用价值至少包括以下三个方面：

(1)即刻探查冠脉旁路术后是否有新的节段性室壁运动异常，同时配合其他临床征象提示血管桥闭塞，使术者能即刻施行血管桥疏通术或必要的药物治疗。

(2)术中TEE能在体外循环前及时探查患者是否合并其他心内病变，如瓣膜病等。

(3)术中TEE能较好显示升主动脉的粥样硬化斑块，可提示外科医师在升主动脉操作，如插管、阻断时避免粥样斑块脱落，从而减少术后脑卒中的发生。

4.先心病的术中TEE监测　对明确复杂先心病变和补充TTE诊断具有积极的意义，对畸形矫正的情况也可作出明确的判断。资料显示，术前TTE诊断中，转机前TEE发现新的病变者高达30%；转机前TEE明显改变治疗方案的占1%～16%；转机后TEE提示行再次转机或改变术后治疗的占3%～45%。畸形矫治后可对效果作出评价，而且对某些手术可能的并发症也能及时发现，如室间隔修补术后的残余漏，主动脉瓣反流等，可以立即施行补救措施。

5.肥厚性梗阻型心肌病术中TEE监测　一般认为心外膜超声在肥厚性梗阻型心肌病术中价值更大。但由于心外膜超声干扰手术进程，可能引起术后感染，故外科医师更喜欢术中TEE监测。事实上，目前多平面TEE在肥厚型心肌病术中一样具有重要价值。术中TEE可提示术者需切除的肥厚间隔的部位、长度和深度。手术理想的病例，术后TEE可显示：

(1)左室流出道部位的间隔明显变薄，左室流出道增宽。

(2)二尖瓣前叶的收缩期前向运动(SAM)消失。

(3)连续多普勒测量左室流出道与主动脉之间的压差明显减少，甚至接近正常。

(4)二尖瓣反流减少或消失。

6.主动脉手术术中TEE监测　TEE不仅能够显示主动脉病变的部位和范围，还能显示主动脉夹层原发破口的部位和大小、夹层是是否累及冠状动脉及头臂动脉、同时还能评价主动脉瓣功能等。

7.术中排气监测　心内直视手术后心腔内可能残留过多的气体，进而导致脑血管、肺血管或冠状动脉的气体栓塞。术中TEE可检测到心腔中气体并指导外科医师排气。

8.指导导管放置　术中TEE在血管穿刺，尤其是经颈外静脉、锁骨下静脉路径放置中心静脉导管穿刺方面能帮助麻醉医师准确显示穿刺导丝是否进入上腔静脉或右房。在放置飘浮导管和主动脉内球囊反搏导管时也具有准确定位作用。在刚刚兴起的微创心外科的麻醉中，TEE将引导麻醉医师经颈内或颈外静脉穿刺将心肌停跳液逆灌注管植入冠状静脉窦；引导外科医师将主动脉内阻断管经股动脉准确放入升主动脉；也可以引导将主动脉内球囊反搏的气囊放入降主动脉的合适位置，并对其作用进行评价。

9.体外循环中重要脏器灌注监测　体外循环中的重要脏器保护一直深受临床医师的关注，TEE技术让我们能够直观监测术中许多脏器的血流灌注。TEE使我们测量CPB时腹主动脉、肾动脉、脾动脉和颈总动脉的血管内径和血流量成为可能，获得体外循环时内脏血流变化参数，为体外循环过程中的脏器保护提供依据。

（四）TEE 在重症监护病房（ICU）中的应用

由于 TEE 检查可在 ICU 患者床旁进行，操作简便迅速，即刻到有关心脏解剖、心功能及血流动力学方面的信息，从而可及时确地作出诊断。目前 TEE 已用于 ICU 中危重患者的诊断和病情测，对临床实践具有很强的指导作用。为治疗方法的选择及手术果的评估提供确实可靠的证据。

在危重患者中应在具有明确适应证时方可考虑进行 TEE 检查。其适应证包括：

1.具有重要临床意义而急需明确诊断的心脏瓣膜病，如二尖瓣反流、修复瓣膜功能失调。

2.感染性心内膜炎。

3.低血压和血容量的具体评价。

4.病情危重状态下左、右室功能评价。

5.心源性栓塞的病因诊断。

6.明确低氧血症患者有无经未闭卵圆孔的右向左分流。

7.胸痛的鉴别诊断，特别是对主动脉夹层和心肌梗死后并发症的鉴别。

8.心包积液、心包占位性病变及纵隔出血的诊断。

9.胸部外伤时心脏的并发症诊断等。

TEE 通过检测左心室舒张末面积（EDA）、左室面积变化率（FAC）、二尖瓣和肺静脉血流频谱和左室节段性室壁运动等指标，可对不同原因的低血压进行鉴别诊断，为临床治疗决策提供可靠依据。

TEE 对呼吸困难和引起急性左心衰的多种病因的诊断和指导。及时处理具有非常重要的意义，包括缺乏心电图改变的心肌梗死或、心肌缺血、乳头肌或腱索断裂所致的急性重度二尖瓣关闭不全等多种情况。对急性呼吸困难者进行 TEE 检查，还应注意是否存在其他疾病，如主动脉夹层、创伤性或感染性心内膜炎引起的急性主动脉瓣反流和肺动脉栓塞等。

三、术中经食管三维超声心动图的应用

经食管超声心动图（TEE）是能够在心脏外科手术中应用的最简便易行的影像学技术，其实时性、精确性、可重复性受到手术医生和麻醉医生的重视，三维超声心动图 3D-TEE 可以对复杂的心脏解剖结构进行更为精细的成像，同 2D-TEE 相比 3D-TEE 具有如下优点：

1.成像形象直观，容易被手术医生所理解。

2.可以提供常规二维切面所没有的视觉角度，如从心房面观察房室瓣膜启闭的动态立体结构。

3.对获得的三维图像进行任意角度的解剖二维切面，更有助于观察心脏、大动脉情况。

4.可用于心室容量和射血分数的三维测量。

目前术中经食管 3D-TEE 有重建 3D-TEE 和实时 3D-TEE 两种形式，所谓重建 3D-TEE，是在心电和呼吸门控下旋转扫描采集序列 2D-TEE 图像经过像素插补形成三维体数据。其成

像角度大、图像分辨率较高。但在术中重建3D-TEE有两大技术局限:①图像采集受心律的影响,例如房颤的患者采集三维图像比较困难。②不能快捷地获得心脏功能信息,术中实时心脏功能监测比较困难。

实时3D-TEE图像需要3D-TEE探头和相应的图像处理平台,一般有4种模式:①二维模式,可同时显示相互垂直的两个二维平面图像;②实时三维模式;③3D放大模式;④3D全容积模式。

前3种模式只需采集一个心动周期,而全容积模式需采集至少4个心动周期。

实时3D-TEE由面阵探头直接采集三维体数据,目前由于受到探头技术的限制,成像角度较窄。

对术中超声心动图而言,实时3D-TEE的真正有价值的突破在于其三维体数据有较高的时间精度和同步性,在实时三维体数据的基础上可显示任何一个二维切面图像,将使经食管解剖二维成像成为现实。

不论是何种图像采集方式,所采集的三维体数据必须经过快速的滤波、显示、分割等图像处理才能获得有价值的解剖和功能信息。

(邓彩英)

第二节 心脏瓣膜置换术麻醉

心脏瓣膜包括主动脉瓣、二尖瓣及三尖瓣。其病变严重时进行置换是彻底治疗的方法。心脏瓣膜置换术占心内直视手术的52.2%,心瓣膜病大多由风湿性心脏病引起。换瓣术中,其中单瓣置换为最多,占33.3%~91%,双瓣置换占9%~14.5%,再次换瓣占4%~4.4%。一是此类病人病例多、病程长,病情严重,心功能严重减退,心脏明显扩大,伴有严重心衰、心律失常,急症多,多属抢救性手术,麻醉有很大风险性。二是病变粘连者多,心脏大,使手术难度增加,循环阻断时间较长,心肌受损大,严重并发症发生率高,心肌保护和大脑保护很重要,麻醉技术要求高,管理难度大。应了解每个瓣膜病变所造成的血流动力学改变的性质与程度,才能合理用药,做好麻醉管理,维持血流动力学的相对稳定。

【病理生理特点】

1.主动脉瓣狭窄(AS) 病因已由风湿性瓣膜病变为主改变为衰老、钙化度狭窄。当狭窄至0.8cm^2时,才会出现临床症状和体征,引起病理改变。

(1)左心室排血明显受阻,心排血量受限,当心动过缓时减少。

(2)左心室壁顺应性降低,循环容量已绝对不足,正常的心房收缩约提供20%的心室充盈量,而主动脉瓣狭窄病人则高达40%。

(3)左心室舒张末压升高引起肺充血,肺毛细血管楔压常较左心室舒张末压力为低。

(4)心功能不全,病变早期心肌收缩性、心排血量和射血分数均保持良好,后期则受损抑制,常见于心内膜下缺血引起的心功能不全。

(5)心肌缺血危险,心室壁肥厚使基础氧耗量增加,心室收缩排血时心室壁张力增加,心肌氧耗显著增多。心室收缩时射血时间延长，降低了舒张期冠状动脉灌注时间，及心室顺应性降低，舒张末压增高引起冠脉有效灌注压降低，部分病人因伴有冠心病而心绞痛。心动过速使氧供/需失衡，应大力预防和处理心肌缺血。

2.二尖瓣狭窄　二尖瓣狭窄(MS)多为风湿性，50%患者术前有充血性心功能不全、阵发或持久性房颤等。正常二尖瓣面积 $4\sim6cm^2$，$<2cm^2$ 为轻度，$<1cm^2$ 为中度狭窄，$0.3\sim0.4cm^2$ 为重度狭窄。

(1)左心房向左心室排血受阻：左心室慢性容量负荷不足，左心室腔相对变小，左心房则是容量和压力过度负荷。中后期射血分数降低。

(2)越瓣流率增加：跨二尖瓣压差与瓣口面积和经二尖瓣血流率有关。当心动过速时，舒张充盈时间缩短较收缩期缩短更明显，为了保持心排血量恒定，就需增加越瓣流率，压差与流率平方成正比，当出现快速房颤时就容易发生肺水肿。

(3)呼吸困难：病程长时，左心房压和肺静脉压升高，使肺水渗漏增加，后期在两肺基底部组织肺水肿增加，肺顺应性降低，增加呼吸做功出现呼吸困难。

(4)三尖瓣反流：病情进展时，发生肺动脉高压，肺血管阻力增加，使右心室后负荷增加，而引起右心室功能不全和出现功能性三尖瓣反流。

3.主动脉瓣关闭不全　先天性常伴其他畸形，后天性多为风湿性，主动脉瓣关闭不全常伴有主动脉根部扩张。病理改变如下。

(1)左心室肥厚：左心室容量过度负荷，左心室舒张末室壁张力增加，左心室扩大，室壁肥厚。

(2)心室舒张末压增加：心室舒张期顺应性增加，舒张期主动脉血液大量反流，虽然舒张末容量显著增加，但心室舒张末压增加有限。舒张压低，降低冠状动脉血流量。

(3)影响心肌氧供：左心室肥厚、扩大、基础氧耗高于正常；主动脉舒张压降低，有效冠状动脉灌注压下降，影响心肌氧供。冠状动脉内膜下缺血。

(4)左心室收缩力减低：后期影响心肌收缩性，心脏效能与每搏容量降低，收缩末容量增加，左心室收缩力减低而致左心衰，左心室做功增加。

(5)急性主动脉瓣关闭不全：其左心室大小及顺应性正常。但因突然舒张期负荷过多，造成舒张期压力骤升而降低反流量。左心室每搏容量，前向性心排血量和动脉压降低，通过交感代偿活动以增加外周血管阻力与心率来维持血压，但只能增加后负荷，将进一步降低前向性每搏容量。

4.二尖瓣关闭不全　二尖瓣关闭不全(MI)，以风湿性最常见。也可由细菌性心内膜炎、乳头肌梗死及二尖瓣脱垂等引起。其病理变化如下。

(1)心肌氧耗增加有限：左心室慢性容量负荷过多，等容收缩期室壁张力却降低；左心室收缩早期排血入低负荷的左心房，然后才排入主动脉，虽然心肌做功增加，但心肌氧耗增加有限。

(2)反流容量：取决于心室与心房之间的压差，以及二尖瓣反流孔的大小。

(3)心肌收缩性显著损害：一旦病人出现症状，提示心肌已有损害；病人有肺充血症状时说明反流容量极大，>60%，心肌收缩性已受到显著损害。

(4)急性二尖瓣反流：其左心房大小及顺应性正常，一旦发生二尖瓣关闭不全，形成反流，将引起左心房及肺毛细管压骤升。二尖瓣急性反流多发生在急性心肌梗死后，心功能不全、充血性心衰和肺水肿均发生，即使做紧急二尖瓣置换术而幸存，5年存活率＜30％。

【麻醉处理】

1.主动脉瓣狭窄麻醉管理

(1)保持窦性节律：应尽量保持窦性节律，避免心动过速，增加后负荷及对心肌明显抑制。①快速节律失常，即使血压在适宜范围，仍需积极治疗。普萘洛尔1～5mg，或艾司洛尔25～50mg，或维拉帕米2.5～5mg，以5％葡萄糖液稀释后，缓慢静注，必要时可增量。若药物治疗无效，且心电图提示ST段改变时，采用体外电复律。②室上性心动过速，苯肾上腺素0.1～0.5mg静注。避免心动过缓，因每搏量已下降，靠较快的心率维持冠状动脉灌注。

(2)防治低血压：注意保持血管内容量，避免容量不足，低血压影响冠状动脉灌注和心肌缺氧，每搏量降低可使血压进一步降低。处理：①补充血容量，纠正血容量不足。②用α-激动剂，苯肾上腺素0.1～0.5mg，静注，可升高血压，还可治疗室上性心动过速。除非血压严重下降，避免应用正性肌力药。

(3)高血压处理：①加深麻醉，及时调整麻醉深度。②用扩血管药，一般连续输注硝酸甘油，可降低肺动脉压，而对外周动脉压影响较小。比硝普钠或肼苯达嗪效果好。③正性肌力药，瓣膜置换术后停体外循环时常用多巴胺，若剂量过大也可致血压过高。

2.二尖瓣狭窄麻醉管理　二尖瓣膜置换时麻醉应注意：

(1)避免心动过速：患者术前存在的心房纤颤以洋地黄类控制心率，用至术前，不要随便停药。患者入手术室后，一旦出现快速房颤，或心室率过快，是患者焦虑、紧张所引起，处理：①静脉追加毛花苷C，0.2～0.4mg/次。②注意血钾水平。③立即静注镇痛药，更恰当的方法是静注吗啡，0.1mg/kg，解除病人焦虑紧张，降低基础代谢及肺动脉压。④面罩加压给氧。⑤必要时用硝酸甘油0.3～0.6mg，含舌下，5min即可奏效，使肺部过多的血流疏导至外周静脉，防止早期肺水肿发生。⑥控制心动过速，患者情况尚可、血压、脉压接近正常范围时，为控制心动过速，可静注普萘洛尔1～5mg；或艾司洛尔25～50mg；或维拉帕米1.25～2.5mg；或柳胺苄心定5mg等。

(2)纠正血容量：保持适当的血管内容量。CVP控制在10～15cmH_2O，有尿排。

(3)避免加重已有肺高压：为减轻右心室负荷，围麻醉期应积极防治、避免加重肺高压。①及早用扩血管药物。②低血压治疗，瓣膜置换术后低血压治疗会有一定困难，除纠正容量外，静脉输注多巴胺，或多巴酚丁胺，或多培沙明，或肾上腺素1mg，加入5％葡萄糖溶液100ml中0.05～0.5μg/(kg·min)等，剂量恰当，可增加心排血量和血压，而心率不致过于加速。缩血管药应予避免，因其加重肺动脉高压而促使右心室衰竭。③用血管扩张药与正性肌力药，一旦发现右心室功能不全，应立即用之。

3.主动脉瓣关闭不全麻醉管理

(1)避免增加左心室后负荷：外周血管阻力保持在较低水平，可增加前向性血流，降低反流分数，适当增加心率，可降低反流量和左心室腔大小。

(2)用血管扩张药：如硝普钠、酚妥拉明连续输注，防治围麻醉期血压过高及外周血管阻力增加。血压增高可加重血液反流。

(3)容量支持:部分患者需做容量支持。

(4)静脉输注异丙肾上腺素:当心动过缓时,可引起左心室腔严重扩大,用阿托品常无效,需输注异丙肾上腺素,若心包已被切开时,则可直接采用心脏起搏,提高心室率。

(5)急症主动脉瓣关闭不全:多属抢救性手术,术前已使用血管扩张药治疗,手术日不停药,并过渡到静脉用药。

4.二尖瓣关闭不全麻醉管理　其血流动力学改变同主动脉瓣关闭不全类似。麻醉应注意事项如下。

(1)保持轻度的心动过速:因较快心率可使二尖瓣反流口相对缩小。

(2)维持较低外周阻力:降低前向性射血阻抗,可有效地降低反流量;保持周围静脉适当的扩张,使回心血量有所下降,可降低舒张期容量负荷过重和心室腔大小;血管扩张药对这类病人特别有益。保证足够血容量。

(3)改善换瓣后心室负荷:换瓣后左心室将面对"新的"收缩压峰压、心室排血阻力增加,改善术后心室负荷,可将正性肌力药支持与血管扩张药同时应用。

【麻醉前准备】

1.麻醉前评估　心脏瓣膜置换术麻醉风险大,麻醉诱导及术中会出现室颤、心搏骤停。麻醉前全面了解病情,充分估计麻醉手术的危险性,做必要的麻醉前准备治疗和选择适宜的手术时机。

(1)心肌缺血或梗死:主诉有无频发性心绞痛,心电图及动态心电及彩超辅助诊断,诊断明确。因为体外循环及再灌注损伤加重病情。

(2)心功能状况:准确判断心衰症状、类型及心功能级别,心衰Ⅱ～Ⅲ级危险性较大,心衰Ⅳ级必经内科治疗、心衰控制后1年方可手术。急症除外。

(3)心律失常的性质:室性心律失常Ⅱ级宜先治疗,Ⅲ～Ⅴ级禁忌麻醉,否则危险。急症可在复苏措施或复苏成功后施行。左束支及双束支阻滞患者危险性大。房颤、Ⅲ度房室传导阻滞危险性大。

(4)高血压:三期危险性较大。

(5)呼吸困难:已有慢性缺氧,再出现急性缺氧其危险性增大。

(6)心脏明显扩大:心胸比例>0.7～0.95,心壁变薄,心肌收缩力减弱,麻醉处理困难,危险性大。

(7)心动过缓:仍然可为麻醉管理造成困难,危险性增大。

2.精神准备　由于病程长,病变重,患者存在着焦虑、恐惧强烈,麻醉医师术前应与患者交谈,减少恐惧心理和由此引起的心血管反应,使患者不至于过分紧张,有充分的精神准备。

3.麻醉前用药

(1)哌替啶1mg/kg(或咪达唑仑0.15mg/kg),术前30min肌注。氟哌利多0.1mg/kg。

(2)东莨菪碱0.1～0.3mg,术前30min肌注。麻醉前用药不可少。

4.其他　备新鲜血及起搏器等。

【麻醉方法及管理】

1.麻醉要求　心脏瓣膜置换术的麻醉要求有3点。

(1)对心血管功能的影响最小:力求各药物对心血管功能减损降至最低限度。

(2)降低应激反应:对气管插管和外科操作无强烈、过度的应激反应,改善心脏的负荷,保持血流动力学的相对稳定。

(3)控制性强:可按药效和病情随时加以调整。

2.麻醉诱导 须头高15°左右,必要时取半卧位或坐位,面罩吸氧及辅助呼吸,待患者入睡后将床摇平,行气管内插管。

(1)缓慢静注咪达唑仑,0.06~0.08mg/kg。

(2)静注,芬太尼6~8μg/kg+泮库溴铵0.1~0.2mg/kg,或阿曲库铵0.5~0.6mg/kg,控制呼吸,气管内插管。

(3)诱导前监测:连接ECG、桡动脉穿刺测压CVP等,建立两条静脉通路,在ECG、SpO_2监测下诱导,诱导后监测MAP,15min后监测动脉血气。

3.麻醉维持 目前以芬太尼类为主的静脉或静吸复合全麻,吗啡因其本身缺点而不用。

(1)芬太尼:连续输注20~30μg(最大40~50μg)/kg+氟哌利多10mg+泮库溴铵0.015~0.02mg/kg,或阿曲库铵0.1~0.2mg/kg,分次追加,维持一定深度。

(2)咪达唑仑+芬太尼+丙泊酚:注意血压及心率变化。

(3)氯胺酮:用于心率过缓病人,静注1mg/kg。

(4)多巴胺:5~12μg/(kg·min),连续输注等。

(5)吸入全麻药:吸入低浓度的氟烷、异氟烷或恩氟烷,或七氟烷,加深麻醉,维持血流动力学稳定。

(6)安置心外膜起搏导线:所有病例均应预防性安置心外膜起搏导线。

4.麻醉管理

(1)维持循环稳定:患者心功能差、心脏显著扩大、心肌壁薄、收缩力减弱、对麻醉药物耐受性差,管理的关键是维持稳定的循环功能,诱导时循环稳定,避免麻醉药对心功能的进一步抑制。如血压升高、心率有异常时及时处理。防止心动过缓。

(2)严防缺氧:心功能严重减退者,对缺氧耐受性差,入室后吸氧,诱导期充分供氧,用表麻等方法减轻气管插管的应激反应。控制呼吸方法要正确,效果可靠。维持冠状动脉灌注压,防止心肌缺氧。

(3)严密监测:常规监测ECG、MAP、CVP、SpO_2、体温、尿量及血气电解质。ECG监测心率、节律和心肌缺血表现,即ST段、T波的改变。有条件时监测经食管超声心动图(TEE),监测心肌缺血比ECG更为敏感和准确。手术涉及心脏时,及时提醒手术者,以减少对心脏的压迫和刺激,尽早建立体外循环(CPB),可避免低血压、心律失常或心搏骤停的发生。

5.麻醉后管理 当瓣膜置换完毕,体外循环结束时,血细胞比容为25%左右,管理工作如下。

(1)余血回输:先回输体外循环机器内自体血,后依据计算的失血量,输注库血以补充血容量。

(2)心动过缓:排除低温的影响后,用小量肾上腺素或异丙肾上腺素静脉输注纠正。

(3)血压偏低:输注多巴胺3~10μg/(kg·min)。

（4）血压过高：血压过高并外周血管阻力增加，静脉输注酚妥拉明；室性早搏，静注利多卡因，1mg/kg。

（5）术后心功能不全：CPB术后的低温、心肌缺血、缺氧、手术创伤和电解质紊乱等，对原有心功能减退者，更易发生低心排综合征，适当延长辅助循环时间，对患者有益。静注多巴胺，5～12μg/(kg·min)，增强心肌收缩力，若MAP＞100mmHg者，静输硝普钠，0.5～5μg/(kg·min)，使MAP维持在60～80mmHg，降低了心脏前后负荷，减少了心肌耗氧，保证了良好的组织灌注。

（6）安置心外膜起搏导线：每例患者都应预防性采用，以便能及时治疗心脏直视手术后心搏无力或心律失常，尤其心功能差、心脏巨大者。

（李华平）

第三节 先天性心脏病手术麻醉

先天性心脏病（CHD）手术是常见的心脏手术，占心脏手术中的首位。发病率占存活婴儿的0.6%～0.8%。常见的有室间隔缺损（VSD）修补术，房间隔缺损（ASD）修补术和法洛（TGA）四联症根治术等。目前手术成功率大大提高，麻醉病死率接近零，手术病死率也降到2%。成功的麻醉是手术顺利完成不可缺少的重要环节。

【麻醉前评估】

1.病史 是病情评估的主要依据，必须详尽、准确。包括询问症状、畸形表现、活动状况、喂养方式、内外科治疗史和现状、过敏史、麻醉史、气道情况及新生儿母亲的病史等。

2.体检

（1）一般表现：低氧血症、肺血流增多、容量负荷增大、充血性心衰、皮肤发绀、活动能力下降等。

（2）生命体征：血压、脉搏、呼吸、气道以及心肺体征等。

3.实验室检查 ECG、X线胸片、超声心动图、心导管等。

（1）先天性心脏病的ECG表现：见表8-3-1。

（2）胸部X线片：术前X线胸片提示肺血流淤血、心脏大小、肺血管浸润气道、心脏错位和畸形、主动脉弓位置及内脏位置和肺部浸润等情况。

（3）生化检查：包括血常规、尿常规、电解质和尿素氮，以及肝功能和凝血功能等，其他特殊检查按病情需要进行。

（4）超声心动图：无创性二维超声图像和彩色多普勒技术对诊断先天性心脏病有价值，二维超声心动图能显示心内和心外解剖结构和动力学特征。M型超声心动图测量大血管和心腔直径，心室功能（按收缩和舒张时心腔大小）及估计压力。多普勒超声心动图可判断血流方向、流速等。

（5）心导管检查：了解分流位置、方向和大小，各腔压力，肺血管阻力（PVR）、全身血管阻力（SVR）等。注入造影剂进行心血管造影。

表 8-3-1 先天性心脏病 ECG 表现

CHD	ECG
室间隔缺损(VSD)	V_3、V_4 导联 QRS 高电位,LVH、RVH 或两者均有
房间隔缺损(ASD)	V_1 导联 rSR,右心房增大,Ⅰ度 AVB,房性节律失常
动脉导管未闭(PDA)	与 VSD 相似,左心房增大,Ⅰ度 AVB
主动脉瓣狭窄(AS)	LVH、伴 ST 段和 T 波改变,重度狭窄 25%患者 ECG 正常
不对称性中膈肥厚(ASH)	明显 Q 波在Ⅰ、Ⅲ、F、$V_{5\sim6}$,左胸前导联 R 波高耸,LVH
主动脉缩窄(COARS)	正常,或 LVH,V_1 偶见 rSR
肺动脉瓣狭窄(PS)	RVH,V_1,T 波向上或 qR(RV 压力>LV),V_1 为 R 或 rR(LV 压力<RV),$V_{1\sim3}$R 波为主,T 波向上(见于重症 PS)
法洛四联症(TOF,TGA)	RVH,$V_{1\sim3}$R 波为主,T 波向上,RVHqR 或 V_1 rsR
心内垫缺损	LAS,不完全 RBBB,偶见Ⅰ度 AVB
Ebstein 畸形	右心房增大低电位,非典型 RBBB,10%出现 WPW。15%～20%Ⅰ度 AVB,房性过速
三尖瓣缺损(TA)	80%～90%LVH 或 LAD 右心房增大

注:表中缩写:LVH,左心室肥厚;RVH,右心室肥厚;WPW,预激综合征;LV,左心室;RV,右心室;LAD,电轴左偏;AVB,房室传导阻滞

4.*CHD 高危指标*　SpO_2<75%;肺血流(Qp):全身血流(Qs)>2∶1;左室流出道压力阶差>50mmHg;右室流出道压力阶差>50mmHg;PVR>6wood^U;HCT>60%。具备任何一条均表示高危。

【麻醉前准备】

1.*患儿准备*

(1)麻醉前用药:包括心脏用药、预防性抗生素和镇静药。达到保持患儿充分安静、合作、麻醉诱导平稳、减少麻醉药用量的目的,要求不抑制呼吸和循环,发绀型患者剂量要重。①基础麻醉,氯胺酮 5～6mg/kg,于术前 30min 肌注。或口服咪达唑仑糖浆,0.5～0.75mg/kg。②东莨菪碱,0.01mg/kg 术前 30min 肌注。③吗啡,0.05～0.2mg/kg,术前 30～60min 肌注。④阿托品,仅用于心动过缓者,0.02mg/kg。或东莨菪碱,0.01～0.04mg/kg,术前 30min 肌注。

(2)充分吸氧:麻醉前吸入高浓度氧,提高 SpO_2 的高度。合并气道梗阻者,或呼吸功能不全者,禁用麻醉性镇痛药和镇静药。

(3)麻醉前准备:①术前用洋地黄和利尿药的患者,持续用药至术日晨,或连续用药至术中;②重症新生儿和小儿术前,连续输注多巴胺和前列腺素者,术中应维持输注;③婴幼儿术前喂清饮料,术前 6～8h 禁食,2～4h 禁饮水;④发绀型伴细胞增多症(Hb>60%),术前静脉输液,乳酸钠复方氯化钠溶液 10ml/kg,使血液稀释,输液量可增加 1～1.5 倍。但充血心衰者应限制液量,仅需维持量的 1/4～1/2。

2.*诱导前准备*　入室患儿要保持安静、合作,当焦虑、啼哭和挣扎时,可肌注氯胺酮或咪达唑仑,基础麻醉。

(1)吸氧:法洛四联症患儿每天吸氧。

(2)监测和穿刺:行 ECG 及 SpO_2 监测。经桡动脉(或股动脉)穿刺置管,直接动脉测压,显示动脉波形、SP、DP 和 MAP 数值。测 CVP,输液、注药治疗(如 5%碳酸氢钠、极化液等)。经鼻咽腔及肛门置入测温探头监测温度。有条件时,测左心房压、右心房压或肺动脉楔压(PAWP),或经食管超声探头行心血管功能监测。

(3)保暖:非 CPB 时要注意保暖,室温 24～26℃,预防低温对心脏、肺血管的不良反应。备加温设备。低温 CPB 时,室温不宜过低。

【麻醉处理】

1.静脉诱导　可使患儿尽快安静,减少干扰患者病理生理与代偿机制之间的平衡,药物选择根据年龄和病理变化决定。

(1)发绀型患者:静注,氯胺酮 1.5mg/kg+芬太尼 10μg/kg+泮库溴铵 0.1～0.2mg/kg 或维库溴铵 0.08～0.1mg/kg。气管内插管,控制呼吸。

(2)右向左分流患者:可缩短诱导期选氯胺酮。

(3)充血性心衰患者:避免用硫喷妥钠,选芬太尼、氯胺酮、舒芬太尼等。

2.吸入全麻药诱导　其优点是麻醉浓度易于调节,苏醒迅速,减少心肌消耗,术毕可早期拔管。氟烷增加迷走神经张力,异氟烷扩张血管。

(1)面罩吸入全麻药:患者入室时已入睡,诱导开始用面罩吸入七氟烷诱导。

(2)先静注静脉全麻药后吸入全麻药:若患者未入睡,先用静脉全麻药,入睡后再吸入全麻药。

3.麻醉维持　按病情、手术方法及术毕是否带回导管而定。多选用以芬太尼族(如芬太尼、舒芬太尼、瑞芬太尼等)为主的静脉复合或静吸复合麻醉。

(1)芬太尼:分次静注或连续输注。机械通气。10～20μg/kg,分次缓慢注射。连续输注,30～50μg/kg,稀释后连续静脉输注或泵注。咪达唑仑 0.1～0.2mg/kg。分次静注。

(2)联合吸入全麻药:易于调节麻醉深度,术毕从肺部排出,可早期清醒拔管。常用 1%恩氟烷吸入,或 1%七氟烷吸入,或 0.5%～1.0%异氟烷吸入,潮气量 10ml/kg。吸入浓度可逐步减低,间断吸入。不用氧化亚氮吸入。

4.监测　全面监测是安全的保障,先天性心脏病手术 CPB 中监测困难,但却十分重要,常用方法及其临床变化的意义如下。

(1)MAP:CPB 中 MAP 高,提示管道位置不当、SVR 升高或浅麻醉。低血压时通常表示 SVR 下降、支气管侧支循环存在及其测压管道移位等。

(2)CVP:转流开始 CVP 升高,因上腔导管位置不当、血容量过多和静脉管阻塞。CVP 降为负压,是静脉血回入储血器产生虹吸作用所致,CVP 正压或零见于右心室剖开时。

(3)体温:降温和复温过程必须由测温器监测,其探头置入鼻咽部示身体中央温度,温度变化的速度也表明组织灌注情况。

(4)血气分析及电解质和激活凝血时间:这 3 项监测在先天性心脏病手术 CPB 管理中很重要。①血气分析,CPB 中转流开始、转流中和转流后应监测 PaO_2、$PaCO_2$,以提示呼吸功能和 pH 等。$PaCO_2$ 应为 28～35mmHg。②电解质,血液稀释可造成电解质紊乱,尤其是钾;转流中使用高钾心肌保护液，使钾离子紊乱，应间断测定血钾变化。③激活凝血时间，在施行升主动脉插管前，常规经心内注射肝素 2.5～3mg/kg，通过测激活凝血时间（ACT）达 480s，提示抗凝作用合适，转流中每 30min 测 ACT 1 次，转流毕静注鱼精蛋白拮抗肝素（常用量之比为鱼精蛋白 1.5mg 拮抗肝素 1.0mg），注入鱼精蛋白 10min 后，再测 ACT，直至正常值（90～120s）即可。

（5）尿量：观察尿量，了解心功能和肾功能情况，指导术中输液。

（6）潮气量：术中充分供氧，可随时测定潮气量，按 6～7ml/kg 计算，轻度过度换气，全麻结束＞6ml/kg。

5.心肌保护　是先天性心脏病手术麻醉成功的关键之一，为麻醉科医师和手术医师一直关注的热点课题，常用方法如下。

（1）体外转流全身低温：降温 25～30min，鼻咽温达 15～17℃，直肠温 18～20℃。酚妥拉明 0.5mg/kg，加入 5%葡萄糖液输注，促进降温。

（2）冷心停跳液：钳闭主动脉，于升主动脉正行灌注 0～4℃心肌保护液，近 20 余年来临床采用的常规方法。首次灌注 15～20ml/kg。＜1 岁婴儿（体重＜10kg），或特殊复杂畸形矫正术，可采用深低温停循环（DHCA），手术野完全无血，无插管阻碍，不用心内吸引，有助于精细地进行心内操作；减少非冠状血流，加强心肌保护；缩短转流时间，以减少血液破坏。目前含血停跳液中，温血停跳液应用较普遍。

（3）心脏局部降温：心脏表面置冰生理盐水和冰屑、小冰袋等局部降温有助于降温。

（4）控制室温：降低室温，头、颈部置放冰袋等，有助于降温。

（5）深低温下停跳：对新生儿及婴幼儿未成熟心肌的保护方法未取得一致意见，有的主张血液降温至深低温后，心肌在深低温下停跳（DHCA），不提倡用停跳液灌注。成人采用的多次停跳液灌注方法并不适用于小儿。

6.转流技术　CPB 是先天性心脏病及心血管外科的重要条件和技术保证，有其特点。过去小儿 CPB 由于大量血液稀释、血液成分严重破坏等影响，婴儿 CPB 并发症发病率和死亡率较高。成人预充液与血容量之比为 0.25∶1，而婴儿则为 3∶1，故转流期间的循环容量是以预充液为主，在小儿的预充液内必须追加红细胞或全血。近年有以下改进。

（1）膜肺氧合：应用于小儿先天性心脏病手术有较快发展，氧合功能明显提高。总体设计上由分体式发展为氧合、变温、储血于一体的整体结构，并有肝素附着的先进工艺。

（2）离心泵：为 20 世纪 90 年代来比较普及的，以代替滚压泵。新的 CPB 机和氧合器，可减少预充液，减少血液成分破坏，提高氧合效果，克服和减少 CPB 存在问题和弊端。

（3）维持组织灌注良好：婴儿的血管床开放，无阻塞性病变，血管阻力小，转流中即使流量很高（达 150ml/kg），MAP 仍低，为 20～40mmHg，虽然 MAP 低，组织灌注氧合却良好。应严密观察，若 MAP 低而 CVP 稍升高（如上、下腔静脉管道移位或阻塞），将使组织灌注明显下降，而导致组织缺血。转流技术和手术操作影响病人的安危。

7.转流期间的麻醉管理　先天性心脏病手术心肺转流期间需做以下麻醉处理。

（1）注意观察：①维持一定的气道压，钳夹阻断主动脉后，左心室射血停止，机械通气应即中断。麻醉机继续供氧，维持气道压 2.3～3.5mmHg。②转流，转流开始注意观察头面部肤色和 CVP，及时发现上腔管道阻塞，或动脉插管方向错误，并正确处理。③灌注，通过 MAP、CVP、尿量、体温下降速度、pH 和静脉血氧饱和度（S_VO_2）等监测，维持灌注良好。

(2)维持麻醉深度：转流中维持足够的麻醉深度，保持患者安静，无自主呼吸。转流前、中，追加芬太尼、咪唑安定、肌松药，也可在 CPB 机上安装吸入全麻药蒸发罐，吸入异氟烷以维持麻醉。

(3)备转流毕用药：备正性肌力药、血管扩张药、利尿药、鱼精蛋白等；备起搏器、冰冻血浆、血小板、平衡盐液等，转流毕使用。

(4)复温：心内手术操作完毕始复温。①停止转流的条件，畸形纠正完成；鼻咽温达 36～38℃，直肠温＞32.5℃；ECG 显示良好心律；pH、电解质、Hb 等均于正常范围；MAP 正常（即使应用正性肌力药时）等。②机械通气，转流停止，施行机械通气，吸入高浓度氧。③静注鱼精蛋白，CPB 机供血停止，不考虑再次转流时，可经主动脉根部推注或静注鱼精蛋白对抗肝素作用，密切观察血压，并复查 ACT。

8.转流后管理 转流后的麻醉管理更为重要。

(1)维持血流动力学稳定：当转流停止，即连续输注正性肌力药和血管扩张药，可持续数日，至 ICU 中逐渐停药，过早停药对维持血流动力学稳定不利。根据左心房压（LAP）、MAP、CVP 或肺动脉楔压（PAWP）及尿量等纠正血容量不足或过多，连续输注冰冻血浆、5%白蛋白或全血等胶体溶液，以替换体内水分，给予血小板等纠正凝血功能障碍。

(2)拔除气管导管：术后可选择性早期拔除气管导管。

手术室内拔管指征：全清醒，全身暖，肢体有力；自发呼吸恢复，血气分析正常；转流时间短，用或不用 CPB，主动脉钳闭＜30min；肺动脉压正常或反应存在；血流动力学稳定，未用药支持；凝血功能正常，无需再次手术。

术毕早期拔管：可减少术后并发症和缩短病人在 ICU 停留时间，术后机械通气不宜过久，以免产生依赖性。满足下列条件者早期拔管：①术前呼吸功能正常，术后 SpO_2 正常；②术前心功能Ⅱ～Ⅲ级，心脏畸形矫正满意；③心脏复跳后功能正常，循环功能稳定；④术毕很快恢复神志和自主呼吸。

安全护送患者至 PACU 或 ICU：对留置导管的病人，搬动前静脉追加芬太尼和非去极化肌松药，以保证病人护送途中安稳、防止躁动和寒战；准备急救用药，携带体积小的监测仪，护送途中继续人工呼吸，以确保安全。

【常见手术的麻醉】

1.房间隔缺损（ASD）麻醉

(1)维护心排血量（CO）：维护心率、前负荷和心肌收缩性，以维护 CO，因为 CO 下降可影响全身器官组织灌注压。

(2)防止 PVR/SVR 下降。

(3)避免 PVR/SVR 升高：否则可导致右向左分流。ASD 多数病人心功能储备良好，诱导和维持麻醉均可获得合适的麻醉深度，血流动力学平稳，不合并肺阻塞疾病，通常术毕可早期拔管。

2.室间隔缺损（VSD）麻醉 VSD 占先天性心脏病第一位，为 30%。麻醉原则如下。

(1)维护CO稳定:CO减少将影响器官组织的灌注,故要维持心率、前负荷和心肌收缩性平稳,以维护CO稳定。

(2)避免PVR/SVR不稳定:比值升高,可造成右向左分流,比值下降,则CO下降。

(3)缓解右向左分流:若右向左分流增加时,应加强机械通气,降低PVR,并维持和提高SVR,以缓解右向左分流。

(4)麻醉选择:VSD心功能良好,选用静脉或静吸复合麻醉诱导和维持,血流动力学平稳,气管插管后可维持良好通气,PVR/SVR稳定。

(5)新生儿和婴幼儿VSD:其VSD伴充血性心衰时,选芬太尼或舒芬太尼,可维持血流动力学平稳,并可抑制因手术操作所致PVR升高,诱导前肌注氯胺酮5～6mg/kg,用于不合作者。

(6)拔管:VSD修补后,肺动脉压立即下降,术毕血流动力学稳定时,符合拔管指征即可拔管。

(7)维持正常心率:有的病人因手术操作影响,可出现房室传导阻滞,需用异丙肾上腺素0.01～0.05μg/(kg·min),输注,或起搏器维持正常心率。

(8)支持右心室工作:若PVR下降不明显时,用机械呼吸,静脉连续输注多巴酚丁胺5～10μg/(kg·min),或多巴胺5～10μg/(kg·min),支持右心室工作。

3.法洛四联症(TOF)　麻醉TOF是最常见的发绀型先心病,麻醉期间尽管吸入纯氧,因受多种因素影响有时发生严重发绀,甚至诱发右心室漏斗部痉挛而致心搏骤停。死亡率高,麻醉有特殊性。TOF根治术麻醉要求如下。

(1)维持CO通过维持心率、心肌收缩性和前负荷稳定,支持CO。

(2)避免PVR/SVR升高或下降:否则将增加右向左分流,加重发绀。

(3)预防抑制心肌收缩性:尤其是严重流出道狭窄者。

(4)维持良好的机械通气:可降低PVR,控制或提高SVR,这对流出道重度狭窄者尤为重要。

(5)积极防治低氧血症:设法提高SpO_2,防止漏斗痉挛,保障患者安全。①麻醉前充分吸氧,麻醉前吸入100%氧。②充分镇静,因TOF病儿恐惧、哭闹、闭气致肺血流减少,加重发绀,且诱发漏斗部痉挛。术前肌注氯胺酮5～8mg/kg,或口服氯胺酮,基础麻醉,消除恐惧、哭闹与闭气。③解除漏斗部痉挛,用普萘洛尔0.01～0.1μg/kg,或艾司洛尔2.5～5.0μg/(kg·min),静脉输注,可解除漏斗部痉挛。④提高SVR,用去氧肾上腺素10～20μg/kg静注后,10mg加于5%葡萄糖溶液100ml,以2～5μg/(kg·min)连续输注,可提高SVR并降低右向左分流。⑤纠正酸中毒、降低肺循环阻力,改善肺血流量可提高氧饱和度。5%碳酸氢钠2ml/kg静脉输注纠正酸中毒。⑥及时补充血容量与纠正低血压,低血容量及血压降低,肺循环血流减少和右向左分流增加,加重缺氧和发绀,故术中应及时补充血容量。小儿腔静脉插管引流血量会引起严重低血压,应及时补充。当严重低血压时,去氧肾上腺素0.02mg/kg静注可增强体循环阻力,促使静脉血回流。

(6)麻醉选择:麻醉诱导和维持若选择吸入全麻药,可使肺循环阻力(PVR)和体循环阻力(SVR)同时降低,平稳。氯胺酮1～2mg/kg是唯一收缩血管的静脉麻醉药,适用于TOF患者诱导,使血压平稳或略升高。芬太尼 2～4μg/kg 或舒芬太尼 0.7～1.0μg/kg 对循环抑制小,抑制 PVR 升高。

(7)支持右心室工作:术毕用机械呼吸,支持呼吸,降低 PVR;静脉输注多巴酚丁胺 5～15μg/(kg·min),或多巴胺 5～10μg/(kg·min)支持右心室工作,而不增加 PVR。同时输注硝普钠 0.5～2μg/(kg·min),或前列腺素(PGE)15～30μg/(kg·min)。处理后 PAP 仍高时,用 NO(浓度为 20～40ppm)吸入;心肌收缩力欠佳者用米力农 0.25～0.75μg/(kg·min)。

(李华平)

第四节　冠状动脉旁路移植术的麻醉

冠心病旁路移植手术(CABG)治疗是冠心病治疗措施中最有效和最后的手段,在心脏手术分类中占第 3 位。手术病死率约为 2%,麻醉病死率更低。1967 年 FavAloro 首次报道用大隐静脉进行主动脉、冠状动脉旁路移植,以改善心脏心肌血供,便在欧美推广。我国 1980 年开始此项手术,目前全国各大城市已普遍开展此项手术治疗。麻醉科医师在 CABG 中作用尤为重要,应有相应的技能。麻醉前应全面评估,制定合理的麻醉用药方案,术中严密观察,减少心肌缺氧、缺血发生,尽早发现,及时处理。

【适应证】

1.*三主干之一心肌梗死*　心绞痛,左前降支、左回旋支和右冠状动脉三主干之一梗死、狭窄>90%。

2.*与瓣膜同时手术*　因瓣膜疾病、冠状动脉主干梗死两者同时手术。

3.*急症手术*　急性心肌梗死伴休克、冠状动脉成形术失败、溶血栓性治疗后急症手术。使患者消除心绞痛,能正常生活和工作,并预防心肌梗死和猝死。

4.*无症状者*　无症状但冠状动脉造影及心电图运动试验阳性者。

【麻醉前评估】

1.*心功能*　手术和麻醉的风险极大。心功能麻醉风险评估标准如下。

(1)心功能佳:胸部绞痛,无心衰,左心射血分数(EF)>0.55、高血压。

(2)心功能差:心衰,EF<0.4,室壁运动障碍,左室室壁瘤,LVEDP>18mmHg,冠状动脉左主干狭窄>90%.PTCA 失败后急症手术或心肌梗死后<7d 手术,年龄>75 岁,围术期危险性大。

2.*并发症的有无及处理*　并发症包括高血压、肥胖、肝肾疾病、糖尿病、肺疾患、心瓣膜疾患、甲亢、甲减、高胆固醇、精神病药物依赖、酒精中毒、吸烟等,危险性大。

3.*全面检查*　冠状动脉搭桥手术患者术前应全面地接受心血管功能检查,以评估心功能。

(1)ECG 和运动试验:提高术前患者心肌缺血的检出率。①ECG,可查出心肌缺血及心肌梗死的部位,估计严重程度;估计左、右心室肥厚和左、右心房扩大,心律失常检测等。ECG 正常不能排除冠心病。②运动耐量试验,术前进行运动耐量试验诊断胸痛、估价冠心病严重程度及评价治疗心绞痛的疗效等。

(2)核素闪烁摄像术:闪烁摄像术比 ECG 检查更准确。左前降支病变诊断准确率为86%,右冠状动脉敏感性为80%,回旋支准确率为60%。

(3)X 线检查:冠状动脉造影术,可明确冠状动脉病变部位和狭窄程度,并可计算 EF 等。X 线胸片后前位和侧位片等检查,两侧肺门充血,则提示收缩功能不全。冠心病病人心胸比例>0.5,心影增大,提示心功能。

(4)超声心动图:M 型超声心动图不能测定心室壁的缩短和厚度,对心功能估价有所限制;而二维超声心动图通过测量收缩末和舒张末的心腔直径,以测定左或右心 EF,计算 SV、CO 等估价心功能,可判断室壁活动正常、低下、反常和消失,评价心肌功能。

【麻醉前准备】

麻醉前准备极为重要,同体外循环麻醉,特别强调如下。

1.消除焦虑和顾虑　麻醉前访视,按全麻常规要求,做好心理治疗和解释,消除患者焦虑和思想顾虑,安静和有信心。

2.麻醉前用药　CABG 病人麻前用药应结合患者心肌缺血情况及术前药物治疗效果来考虑。

(1)术前治疗用药:重点在控制并发症。除抗凝药外,抗心绞痛药、β受体阻滞药、钙阻滞药、抗高血压药和强心药(正性肌力药)等。用药一律持续到术前当日。可降低围术期心肌缺血发生率。

(2)镇痛镇静药:吗啡 0.2mg/kg+东莨菪碱 0.3mg,术前 0.5h 肌注,用于左心功能正常者,焦虑者加服地西泮。左心室功能受损者(EF<0.25),吗啡和东莨菪碱量减半。可不用地西泮。

(3)镇静颠茄类:咪达唑仑 10mg+东莨菪碱 0.3~0.5mg,术前 0.5h 肌注。

(4)α受体兴奋药:可乐定 5μg/kg,术前 1h 口服,减慢 HR。

【麻醉处理】

1.麻醉选择　同体外循环麻醉。即选用气管内插管、全凭静脉或静吸复合全麻、在 28~30℃血流降温、体外循环、心脏停止跳动下进行手术。做好诱导前工作,诱导的方法和药物的选择,应根据患者心功能等情况进行。

2.麻醉诱导

(1)面罩吸氧:入室后面罩或鼻导管吸氧。

(2)开放静脉:在左上肢及双下肢开放两条静脉。

(3)预防性用药:静脉连续输注 0.12‰~0.2‰NTG,根据血压调节其输速,以减少心肌缺血发生。

(4)监测:局麻下行桡动脉穿刺,监测 MAP,颈内静脉穿刺置管,监测 CVP、ECG、体温、尿等,必要时监测 LAP、PAP、PAWP 和 CI。入手术室后静注咪达唑仑 1~2mg,保持病人安静。

3.诱导用药

(1)咪达唑仑 0.15~0.2mg/kg+芬太尼 10~20μg/kg+泮库溴铵 0.1~0.2mg/kg,或罗库溴铵 1mg/kg,或维库溴铵 0.15mg/kg,静注,肌松后气管内置管。麻醉呼吸机通气。

(2)依托咪酯 0.3mg/kg,或丙泊酚 2~3mg/kg+芬太尼 5~20Ug/kg+哌库溴铵 0.15~

0.2mg/kg(或阿曲库铵0.16～0.6mg/kg,或维库溴铵0.07～0.1mg/kg),静注,肌松后置管,控制呼吸,左心室功能差(EF＜0.4)的病人应用。

(3)咪达唑仑0.15～0.40mg/kg＋芬太尼20～100μg/kg＋泮库溴铵0.1～0.2mg/kg,或维库溴铵0.07～0.1mg/kg,静注,控制呼吸,同时吸入异氟烷,或地氟烷,或恩氟烷,预防血压升高和心率增快,左心室功能尚佳(EF＞0.4)病人应用。

(4)丙泊酚50mg＋芬太尼80～100μg/kg＋咪达唑仑0.15～0.2mg/kg＋哌库溴铵0.15 mg/kg,静注,肌松后置管,同时吸入异氟烷,行机械通气。

4.麻醉维持 以镇静药、麻醉性镇痛药、肌松药全静脉麻醉或与吸入全麻药联合用药,麻醉维持,相互取长补短,达到适宜麻醉深度和循环稳定。

(1)芬太尼20～60μg/kg,咪达唑仑0.1～0.2mg/kg,泮库溴铵0.1～0.2mg/kg,或哌库溴铵0.1～0.15mg/kg分次静注,间断吸入0.5%～1%恩氟烷或异氟烷。

(2)芬太尼30～60μg/kg,连续输注,或10μg/(kg·h)泵注,分次静注咪达唑仑0.2～0.4mg/kg,或氟哌利多0.1～0.2mg/kg,必要时吸入恩氟烷,或异氟烷,或地氟烷。灌注压高时,连续输注丙泊酚30～50μg/(kg·min),或硫喷妥钠2～3.5mg/kg,间断静注。维库溴铵0.07～0.1mg/kg,或泮库溴铵0.1～0.2mg/kg,静注,维持麻醉。

5.麻醉管理

(1)麻醉深度适宜:CABG麻醉前用药剂量要偏重,达到充分镇静。CABG麻醉最常用的是芬太尼类,可抑制气管插管反应,预防心率和血压急剧升高。舒芬太尼2～3μg/kg,药效比芬太尼大10倍,用后血流动力学比芬太尼稳定,起效快,排泄迅速,易于诱导,苏醒快,深受欢迎,有替代芬太尼的趋势,是阿片类药物中CABG的首选药物。大剂量连续输注,或在切皮、锯胸骨、转机前、关胸等步骤,分次静注芬太尼0.7～2.0μg/kg、哌库溴铵0.06～0.08mg/kg,或吸入0.5%～1%恩氟烷等麻醉药加深麻醉。危重病人CABG麻醉处理较困难,要缓慢注药和用药个体化。特别是左主干冠状动脉疾病及其相应的冠心病病人,病情危急,突然血压下降,致左心室心肌的血供中断而心搏骤停。诱导时要预防低血压,以静脉麻醉为主,避免用吸入全麻药。用药小量分次,按病人的心血管反应予以调整,切忌用快速诱导法。

(2)麻醉管理的重点:是维持血流动力学稳定,力保心肌总供氧量及减少总耗氧量。①麻醉诱导力求平稳,尤其是诱导期,维持循环稳定,切忌血压波动,心率增快。②保持心肌氧平衡,麻醉中应避免缺氧和CO_2蓄积,避免减少氧供应和增加氧消耗的因素,应降低心肌耗氧量,减轻心肌工作量,保证心肌供氧,尽量减少心肌氧需求。避免减少氧供应因素,包括冠脉血流量下降;心动过速、舒张压下降、前负荷增加、低碳酸血症和冠状动脉痉挛等。氧提取减少的因素,如贫血、大出血、血管扭曲、气道不通畅、缺氧、供氧不足和手术刺激心脏导致的严重心律失常等均可发生减少氧供应。以下情况发生时增加氧消耗,如心动过速,心率与收缩压乘积(RPP)＝心率×动脉收缩压。RPP＜12000不会发生心肌缺血,否则有心肌缺血的阳性表现;心肌壁张力增加;无论增加前负荷或后负荷均可使心肌壁张力上升;三联指数(TI)＝心率×动脉收缩压×PCWP。TI值应维持在＜150000。另以RPP_1 2000、TI 150000为标准进行计算,两者之商PCWP数值为12.5,而$PCWP_1$ 2.5mmHg为正常范围。室壁瘤切除病人,PCWP＞15mmHg;当增加心肌收缩力时。③补充血容量,应重视限制液体入量。术中根据血压、

CVP、尿量等来指导输血、补液，输入乳酸林格液和5%葡萄糖，输速为10～15ml/(kg·h)。血压偏低时，加快输注羟乙基淀粉或聚明胶肽。转流前不输血。复跳后及时输血。④应用扩张血管药，尽量维持血流动力学稳定的同时，常规应用血管扩张药作预防性用药。TNG为围术期血管扩张药的首选药。0.5～0.7μg/(kg-min)为常用量，根据MAP变化予以调整输注速度。SNP用于高血压病人，或对NTG反应差者，及时用0.5～5μg/(kg·mln)，使MAP维持在60～80mmHg。⑤β受体阻滞药，心动过速时，除加深麻醉外，还用β-阻滞药降低心率。于CABG术前普萘洛尔0.5～5mg静注或溶于5%葡萄糖液100ml连续静脉输注，术后心律失常的发生率下降。可减少心肌梗死面积，改善心肌缺血时局部血流。或将艾司洛尔150～300μg/(kg·min)从CPB连续注入，可有效控制心率，减少CABG围术期心肌缺血发生。⑥钙通道拮抗药，如尼福地平、尼卡地平、维拉帕米和地尔硫䓬等均可降低冠脉阻力，扩张冠脉，增加其血流量，降低心肌缺血的发生率。先以地尔硫䓬0.05～0.15mg/kg静注，后以1～5μg/(kg·min)的速度输注，要警惕心率和血压下降。⑦避免深低温，降温维持在28℃左右，一般在28～30℃体温下进行。

(3)麻醉处理：①维持气道一定压力，频率为10～12/min，据血气分析调整潮气量。维持$PaCO_2$ 40～45mmHg。完全灌注后停止通气，但维持气道压力于+5～+10cmH_2O，麻醉药经静脉或氧合器给药。②维持循环稳定，左心室功能尚好者，有低血压时停全麻药，加大灌注量，给甲氧明3～5mg静注。有高血压时，加深麻醉和用血管扩张药治疗。③左心室功能不全者，一般用芬太尼量较大，不用吸入药。④维持钾平衡，血管吻合好后，先复温、除颤，抽血查pH及血钾。高血钾者给碳酸氢钠、氯化钙、50%葡萄糖和胰岛素。⑤房室传导阻滞者，安放起搏器。⑥停用体外循环机前15～20min，停用全麻药，灌注量逐渐减少，密切观察心电图改变，以CVP和PCWP指导下，补充血容量。一般5～15min可停止体外循环，此后维持浅麻醉。⑦心功能不好者用氯化钙、多巴胺等强心药，心排血量仍低或高血压者，可加用血管扩张药，有条件时，采用主动脉内反搏等辅助循环。

(4)预防体外循环后低心排：体外循环后低心排是最常见的并发症，防治方法：①应用正性肌力药，多巴胺2～10μg/(kg·min)或多巴酚丁胺2～10μg/(kg·min)，严重低心排者用0.016‰肾上腺素1～2μg/kg或去氧肾上腺素0.5～1.0mg静注。对复跳后血压不易维持的患者早用。②体外循环全心或左心辅助，利用左心室及右心室辅助泵装置辅助，适用于因心肌收缩无力所致的重度心肌缺血，或因心肌缺血引起的心衰。③主动脉内气囊反搏术，对冠心病伴心绞痛而心功能正常者，通常可缓解症状，对于心功能不全患者可提高冠状动脉灌注压(CPP)，提高EF，解除心肌缺血，改善心泵功能。④去氧肾上腺素，300～500μg静注，对低血压患者可升压。

(5)术后管理：经TEE检测转流后心肌缺血发病率为36%，85%患者术后发生并发症。ECG监测术后心肌缺血发病率为40%～75%，比术前、术中发病率高。加强术后管理，提高冠心病搭桥术的成功率。术后管理措施为：①术后镇痛，丙泊酚5～10ml/h输注，使患者保持安静，降低应激反应，防止术后高血压。或术后PCA镇痛。②充分供氧，术后呼吸支持8～48h，维持良好通气。③加强监测，术后持续监测呼吸循环2～3d、静脉输注血管活性药3～6d监测下维持循环平稳。④防治出血及心脏压塞，观察病人面色、血压及引流管引流物的质和量，早期发现,及时处理。⑤防治再栓塞,使用双嘧达莫、阿司匹林 1 年以后,改善移植静脉的通畅,防止再闭合形成。⑥预防感染和高热,术后常规应用广谱抗生素,高热对症处理。

(李华平)

第五节 常温或浅低温不停跳心脏手术麻醉

低温心脏手术,心肌耗氧量减少,作为一种心肌保护方法被广泛采用。为避免低温心肌保护法和多次间断灌注损伤的缺点,一直在寻找更理想的心肌保护方法。近年来报道的常温 CPB,能显著降低心脏的氧需量,成为心肌保护较理想的新技术。1987 年由加拿大多伦多大学医学研究中心创立,国内 1991 年引进该项技术,效果满意。也有报道浅低温 CPB 对机体各种功能的不良影响极为有限,有其优越性。随着常温外科的发展,新的手术方式——心脏不停跳 CPB 心内直视手术正在兴起。现将常温及浅低温 CPB 心脏手术麻醉简述如下。

【概念】

1.常温手术 一般指直肠温度在 35～37℃。手术是在心脏搏动的生理状态、无机械辅助循环的情况下进行的。即不降温。

2.浅低温手术 一般指直肠温度在 32～36℃,在浅低温下进行手术。

3.心脏不停跳手术 肝素化后分别行主动脉、上、下腔静脉插管,转机后仅阻断上、下腔静脉,不阻断升主动脉,维持心肌血供及心律,不用停跳液,保持心脏在空跳动状态下进行心内手术操作。无心跳停止及室颤发生。

【优点】

1.常温不停跳 CPB 手术优点

(1)手术时间缩短:常温使 CPB 不存在降温和复温时间,节省 CPB 时间减少,也不需要心肺复苏时间。而使 ICU 停留时间和住院时间缩短。

(2)心肌和脑的损害少:防止因低温和再灌注对心肌抑制及心肌耗氧引起的各种损害,包括酸中毒、恶心等,且无脑损害。

(3)术后恢复早:对高龄和心肾功能不佳者,易于 CPB 撤离,且负担减轻。

(4)减少出血并发症:低温使肝素活性降低缓慢,而常温时较快;减轻了低温引起的凝血功能障碍和容易出血的并发症。

(5)操作简便且疗效确切:术中自始至终维持窦性心律和不需要阻断主动脉,不需要心肺复苏等。

2.浅低温不停跳 CPB 手术 优点浅低温不停跳 CPB 心内直视手术比深低温阻断主动脉停跳有较多优点。

(1)避免了深低温心脏停跳的损伤、CPB 心内直视手术存在着小肌缺血、缺氧性损害和再灌注性损伤。

(2)手术时间短,不需要心脏复苏。

(3)操作简便,不等待复温等步骤。

(4)可始终维持心肌能量的供需平衡和内环境的稳定，对机体全身生理功能干扰少，并发症少。术中和术后ICU呼吸支持时间短。减少住院时间。

【适应证】

1.常温不停跳CBP的适应证　对冠状动脉疾病、心功能不佳及心肌梗死后急症期病人等手术最为适应。具体为瓣膜(主动脉瓣，二、三尖瓣)手术、冠脉搭桥手术、瓣膜手术和冠脉搭桥术并行及其他手术等。

2.浅低温不停跳CBP的适应证　此法主要适用于房、室间隔缺损的修补术或二尖瓣及三尖瓣置换术，不宜用于主动脉病变及主动脉瓣置换术，及术前诊断不明确及复杂畸形者。

【麻醉管理】

1.不阻断主动脉

(1)常温：一组研究结果显示，转流量80～180ml/(kg·min)，灌注压95～155mmHg、腔静脉阻断时间最长75min，CPB转流时间最长120min。轻度血液稀释以满足常温下代谢需要。

(2)浅低温：另一组研究结果显示，CPB转流时间最长40min。有报道灌注流量为1.8～3.02ml/(kg·min)。

2.麻醉前准备　同CPB麻醉。

3.麻醉选择　全麻，气管内插管，CPB，药物选择同CPB麻醉，多选芬太尼为主的静脉复合麻醉。

(1)维持麻醉深度：术中麻醉应足够偏深，完全阻断不良反应；减少氧耗；及时适宜追加足量肌松药，足够的芬太尼用量有助于降低气管内插管的应激反应、心脏应激性和维持术中循环的稳定，术中操作或搬动心脏应避免低血压，完全消除呼吸动度。

(2)充分排出心脏内残气：术中及时调整手术床的位置，使心脏切口始终处于最高位置。

4.麻醉处理　此类手术对麻醉处理要求较高。

(1)预防术中脑损害：CPB时间越长其温度越高，术后脑损害发生率越增加。心跳不停跳CPB心脏直视手术中MAP＞50mmHg；保持上腔静脉引流通畅，避免脑淤血，并保持良好的灌注；加强脑氧饱和度监测(rSO_2)，可较准确地反映脑血流量的变化及脑氧供需平衡情况。若rSO_2下降，提示预后不良及大脑受损。注意年龄、心功能及脑动脉硬化程度等影响因素。

(2)维持氧供需平衡：在常温下必须保持高流量的CPB，应＞2.4L(kg·min)；维持RPP＜12000；及时输血输液、补充血容量，血红蛋白应＞100g/L；尿量200～300ml/h；灌注压＞77mmHg；及时查血气和电解质。同时力求BE、血糖及肌酸磷酸激酶MB同工酶(CPK-MB)变化轻微。

(3)合理选用血管扩张药硝酸甘油：对左主干重度狭窄和痉挛有减轻心脏做功的作用，在入室前0.5～0.8μg/(kg·min)泵注，一直维持至术后。

(4)维持循环稳定：选用去甲肾上腺素、多巴胺等维持血压、心率稳定。

(5)预防温血灌注可能出现的问题：对常温CPB可能出现的严重问题要予以预防。

常温：极少数出现以下情况。全身血管扩张，在预充液中加入微量去甲肾上腺素，使外周血管保持一定的张力；机械故障，可使CPB中断，手术医师立即夹住机器的动静脉管道，待机械故障排除；血液学并发症，常温下术后出血少，因为常温下凝血因素的保存较好；灌注导管变软，极少数情况下发生。

浅低温：对全身功能影响极为有限。防止转流中的室颤；预防冠状动脉和脑动脉的气栓。心内手术结束时认真排气。

(6)适当时机拔管：适当延长导管拔除时间，预防术后48～72h发生呼吸危象。

（李华平）

第六节　心脏肿瘤手术麻醉

心脏原发性肿瘤位于心房壁、心室壁或心腔内。良性约占80%，以黏液瘤最多，是外科手术治疗的主要对象。范围不大的原发性恶性肿瘤虽可经手术切除，只可缓解症状，延长生命时间，本节只介绍以心脏黏液瘤为主的心脏肿瘤手术的麻醉处理。

【病情特点】

心脏黏液瘤(CM)由胚胎发育期的心内膜黏液组织残余生长而成，多为良性。瘤体大部分位于左心房内，占67.7%～90.9%，右心房9.1%～29%，心室内3%～5%。

1.*瘤体特点*

(1)胶胨状：CM呈胶胨状，包膜薄而软，随心搏动被血液冲击使瘤体组织极易脱落，其碎片可造成脑、肺动脉或体动脉栓塞。

(2)带蒂：CM大多数带蒂，可使瘤体在心腔内游动，可影响房室瓣功能，导致排血受阻等病理改变。

2.*临床表现*　CM临床表现极为复杂。由瘤体所在位置、大小、形状、活动度，蒂部长短或是否分叶，碎片是否脱落，肿瘤内有无出血、变性和坏死等情况而决定。常见临床表现有4类。

(1)血液回流障碍表现：如心悸、气短、端坐呼吸、头昏、晕厥、心衰、心脏杂音及心音随体位改变而变化等，与MS患者十分相似。

(2)动脉栓塞症状：脑动脉栓塞有昏迷、失语和偏瘫；肺动脉栓塞可发生休克、呼吸困难、胸痛、咯血等；体动脉栓塞有下肢水肿、肝大、脾大和腹水等症状。

(3)全身反应：如发热、贫血、消瘦、荨麻疹、血沉加快、食欲缺乏和关节酸痛等。

(4)心律及传导异常：如心动过速，右束支传导阻滞等。

3.*麻醉耐力*　对麻醉的耐力降低。

【麻醉前准备】

1.*了解病情*　按心血管疾病检查，重点了解以下几点。

(1)患者习惯性体位：患者取何种习惯性体位，忌随意搬动患者。

(2)病史：有无咯血、昏厥史；有无充血性心力衰竭(CHF)和端坐呼吸；心脏功能；有无发热，关节痛及荨麻疹。

(3)特殊检查：X线胸片示左心房、右心室扩大、肺淤血与肺动脉高压(PAH)情况；胸透如瘤体有钙化点，钙化影随心搏跳动。超声心动图示瘤体随心脏收缩和舒张而活动及心电图，有无心律失常及其类型；有无贫血及低蛋白血症。

2.手术时机

(1)基本原则：CM 一经确诊，抓紧时间积极准备，争取在 1～5d 内手术。

(2)改善全身状况：严格卧床休息；对于老年、体弱、心肺功能不全者，应强心、利尿，积极改善全身状况、改善心功能；控制肺部感染；纠正水电紊乱，以提高对麻醉的耐力。

(3)病情平稳后尽早手术：在全麻、低温和体外循环下摘除心腔内肿瘤。对严重复杂病情者，如端坐呼吸、夜间不能平卧、腹水或长期卧床等患者要提高警惕，查明原因，对症处理，病情平稳后再手术可提高安全性。

3.并发症治疗　严重贫血与低蛋白血症者，适当少量输血与血浆。CHF 和心律失常进行适当治疗等。

4.麻醉前用药　病情较重者麻醉前用药不宜过大，以免使呼吸循环抑制；病情严重者，如严重贫血、昏厥发作或端坐呼吸者，应免用麻醉性镇痛药。

(1)镇痛药：吗啡 0.15～2.0mg/kg 或哌替啶 1mg/kg。麻醉前 30min 肌注。

(2)镇静药：氟哌利多 0.05～0.1mg/kg 或咪达唑仑 0.2～0.4mg/kg。麻醉前 30min 肌注。

(3)颠茄类：东莨菪碱 0.005～0.01mg/kg，麻醉前 30min 肌注。

5.其他准备齐全　麻醉及急救用品准备齐全、参加手术人员就位后，患者入室，在手术台上应取患者自感舒适的习惯体位，不能强迫搬动或改变卧位。

【麻醉处理】

1.诱导　静注诱导后气管内插管。

(1)咪达唑仑＋吗啡＋肌松药：依次静注咪达唑仑 0.2mg/kg，吗啡 0.2mg/kg 或芬太尼 0.002～0.005mg/kg，琥珀胆碱 1～1.5mg/kg，

(2)英钠诺合剂＋硫喷妥钠＋肌松药：静注英钠诺合剂 5～7ml，硫喷妥钠 2～3mg/kg，琥珀胆碱 1.5mg/kg。

2.麻醉维持　以芬太尼或吗啡、泮库溴铵分次静注，或芬太尼静脉连续输注、分次静注泮库溴铵维持。

3.监测　围手术期监测 ECG、MAP、CVP、T、尿量及电解质等。

4.CPB　麻醉后 CPB 用中度血液稀释，中度低温，预充液以平衡盐液为主。血红蛋白＞60g，血细胞比容＞0.25。CPB 装置应用动脉端安放微栓滤器。

5.麻醉实施　遵循 CPB 手术麻醉的基本原则，要做到以下几点。

(1)抓紧时间：充分吸氧祛氮后，抓紧时间实施麻醉，不宜等待时间过久。

(2)诱导平稳：麻醉诱导力求平稳，选用镇痛效果强、对循环呼吸功能影响小的麻醉药，如吗啡、芬太尼族对心血管功能影响轻微，前者有降 PAP 作用，后者使心率减慢，末梢血管扩张，降低心脏后负荷，使机体代谢降低，心肌耗氧量(MOC)减少，苏醒快。咪达唑仑 0.15～0.2mg/kg＋芬太尼 4～5μg/kg＋罗库溴铵 0.8～1.0mg/kg，静注。

(3)维持避免深麻醉：此类患者常合并贫血、低蛋白血症和 CHF，故不能耐受深麻醉。吗啡、芬太尼镇痛效能强。对呼吸循环功能影响小。不用氯胺酮。

(4)诱导时缓慢注射：因为肺淤血及心脏排血受阻，静注药物发挥药效较迟，诱导时应缓慢

注射。入睡后即静注肌松药，争取插管一次成功。

(5)肌松药量足：自诱导始即给予足量肌松药，防止麻醉中呛咳、屏气和肌束颤搐，预防发生肺水肿和瘤体脱落。

(6)持续挤压贮气囊：当缝合房间隔时，需持续挤压贮气囊，彻底排出心腔内气体，以防止发生动脉栓塞。在阻断主动脉前，避免搬动心脏和心内、外探查。

6.*加强心肌保护和循环支持*　阻断循环血温应降至32℃，及时灌注含钾停跳液5～15ml/kg，每隔20～30min重复1次，为首量的1/2，确保心肌全层降温，缓慢开放主动脉钳，左心充分引流，严防心脏过大。避免增加SVR的各种因素，如交感神经兴奋、血管收缩药、氯胺酮和双下肢屈曲等。如无低血压，可给予小量血管扩张药0.01%NTG或SNP，以降低心脏后负荷。

7.*纠正低血压*　转流早期，因急性血液稀释，如有低血压，应及时给予正性肌力药，静脉输注多巴胺3～10μg/(kg·min)，或静注多巴酚丁胺2～15μg(kg·min)，或静注去氧肾上腺素0.5～1.0mg，可予以提升血压，使MAP维持77mmHg。

8.*控制输液*　因为低蛋白、肺淤血及PAH，加之血流受阻，极易发生肺水肿。在CVP或PAWP指导下术中控制输血补液。

9.*头低足高位*　如CVP急剧增高、血压急剧下降时，应怀疑房室口阻塞，立即取头低足高20°～30°，尽快建立体外循环。

10.*防止心脏黏液瘤(CM)*　破碎CM易破碎，预防方法如下。

(1)注意患者体位改变：术前搬动和运转患者时，应注意体位改变，不宜突然改变体位，并注意观察循环功能改变。

(2)手术操作动作轻柔：因瘤体为胶胨状，质软，壁薄，故手术操作时应轻柔，避免瘤体破裂。

(3)预防栓塞：瘤体切除前后应预防动脉栓塞，手术操作还应注意：①CPB机常规应用微栓滤器，必要时动脉端加双层滤器，以防栓瘤脱落；②开放升主动脉阻断前，使头低于心脏平面，并用双手暂时压迫双侧颈总动脉，以防脑栓塞；③瘤体切除后应冲洗胸腔，防止瘤体碎片造成栓塞，同时严密观察患者。

11.*监测ACT*　CM患者血小板计数增高，抗凝血酶Ⅲ缺乏者可出现肝素耐药现象，故肝素用量应适当增加，并常规监测ACT。

12.*加强呼吸管理*　患者长期肺淤血、低蛋白及体力消耗，使机体防御能力降低，多数并发慢性气管炎、肺动脉高压等，术后易发生肺内感染，易造成呼吸衰竭，故应加强呼吸管理，严格无菌技术操作，围术期应用强效抗生素防治。

13.*预防过敏反应*　术前经常发生皮肤荨麻疹者，术中可能发生过敏反应，应加强观察与治疗。

14.*拔管*　术后不需早醒，可带管回PACU或ICU或病房。一般通气支持6～36h，正性肌力药辅助循环2～7d，扩血管药物应用4～12h。待循环稳定，自主呼吸满意，停机械呼吸，彻底清醒后拔管。

(李华平)

第七节　大血管手术麻醉

近年来我国大血管手术有增多趋势。大血管主要指躯干部位的主流血管，即主动脉及其主要分支的动脉瘤、狭窄等先天性和后天获得性疾病，手术时的创伤对患者损害大，失血多，麻醉处理困难。

【麻醉前评估】

主动脉及其主要分支手术操作复杂、创伤重、心肺并发症多，其麻醉处理是一个令麻醉医师棘手的问题。

1.病死率　大血管手术的病种分析为动脉硬化占68.4%，创伤(假性动脉瘤)8.8%，马方综合征7.0%，中膜囊性病变5.3%，其他占10.5%。腹主动脉瘤手术病死率，近年仍在1.4%～3.9%；若主动脉破裂行急诊抢救手术病死率高达35%～50%；若术前合并明显的心肺病变、肾功能衰竭或过度肥胖等，病死率高达20%～66%。

2.并发症　主动脉的手术以老年为多。常伴有缺血性心脏病(冠心病，CAD)、脑血管病、肾和内分泌等疾病，可能合并高血压、糖尿病、慢性阻塞性肺疾病(COPD)等，吸烟会使上述病情加重。术前应全面了解，根据临床检查结果全面评估。国外合并CAD者占44%～62%，其中24%有明确心绞痛史，为手术死亡的主因，占死亡患者的55%；围术期心肌梗死(MI)使病死率高达70%。若患者术前曾有MI而进行大血管手术，围术期再发MI的机会与MI后行大血管手术之间的日期明显相关。＜3个月有MI者，手术的危险性增加，围手术期MI再发生率，高达5.8%～37%；3～7个月为2.3%～16%；＞6个月为1.7%～6%。特别注意ECG正常的CAD。

3.心律失常和电解质失衡　当术前存在心律失常和电解质失衡时为高危因素，术前应予纠正。

4.抗高血压药物　大动脉手术患者40%～60%有高血压病史、对于已应用的抗高血压药、β--阻滞药或钙通道阻滞药等不主张停药，一直用到手术日晨。抗心绞痛、抗心律失常或正性肌力药都应继续到术日晨，以增加心肌保护。

【麻醉前准备】

1.患者准备

(1)高危因素：如前所述，患者术前是否有高危因素：如冠心病、心肌梗死、高血压心脏病、隐性心肌缺血等。稳定情绪，使病人安静、卧床休息；治疗冠心病、高血压病、心绞痛，保护肾功能，预防动脉瘤破裂。

(2)辅助检查：常规检查ECG，运动试验、24h动态心电图、超声心动图及放射性核素血管造影等。

(3)其他：同体外循环手术麻醉。气管插管除常规备单腔管外，还应备双腔支气管导管及特制接头(胸降主动脉手术需要)。应备双套测压装置，包括穿刺针、三通、换能器等，使用上、下身分别灌注方法时，同时监测上肢及下肢MAP；应备测温和降温设备。准备血液回收装置。

2.麻醉前用药　因为应激反应对心肌缺血有潜在影响，故大血管手术的麻醉前用药量要偏重。

(1)镇痛药：哌替啶 1mg/kg，或吗啡 0.2mg/kg，麻醉前 30min 肌注。

(2)颠茄类：东莨菪碱 0.3mg，术前 30min 肌注。

(3)镇静药：咪达唑仑 0.05～0.1mg/kg，术前 30min 肌注。

3.监测

ECGⅡ导联和 V_5 导联及 SpO_2 连续监测，桡动脉穿刺测 MAP，颈内或锁骨下静脉穿刺测 CVP，并监测体温、尿量、血气和电解质等。

4.建立足够静脉通路　开放 3 或 4 根静脉，供输液、输血和治疗用药等。

【麻醉处理】

1.麻醉选择　根据手术的部位、手术种类和方法的不同，麻醉宜选硬膜外麻醉、全身麻醉及全麻加硬膜外阻滞等，多种麻醉方法可选。

(1)硬膜外麻醉：在腹主动脉瘤切除及腹以下大血管手术、人造血管移植术时，既可保证肌肉松弛满意，又可合理地控制性降压，采取双管($T_{9\sim10}$、$L_{2\sim3}$)置管法，可同时或先后给药，满足手术需要，还可降低外周血管阻力，减轻阻断主动脉后对后负荷的影响，因阻断肾交感神经，减弱反射性血管收缩，增加下肢和移植血管血流量，降低应激反应，术后留置导管，以备术后止痛进行，可减少全麻操作、全麻药及肌松药引起的各项并发症，对预防和控制术后高血压有帮助。患者术后可早活动、恢复快、住院时间短等，是这类手术病人较好的麻醉方法。限制阻断腹主动脉的时间应在 30～45min 较安全。

(2)全麻：无论是胸主动脉，还是腹主动脉及其主要分支手术，年老或全身情况较差的病人，多选用全麻，病人没有精神紧张，较舒适，易接受，对呼吸、循环管理有利。常用静注麻醉诱导，静吸复合全麻，可控性强，麻醉深度可根据术中心功能情况，随时调整吸入全麻药异氟烷或恩氟烷的浓度，有效地控制心脏负荷及血流动力学的变化，满足心血管手术麻醉的要求。单纯大剂量镇痛药静脉全麻，可控性较差，患者病情和手术变化较显著，目前均采用芬太尼为主的麻醉。一旦用药量大，术后需要较长时间给予呼吸支持。如果发生大出血，可能对生命器官造成损害，是本法的不足。

(3)硬膜外麻醉加浅全麻：对年老、全身情况较差、肥胖、动脉瘤接近肾动脉等病人，手术难度大及心肺功能差的病人等，若选用硬膜外麻醉加浅全麻，可使麻醉更加完善，全麻用药量明显减少，术毕病人苏醒快，可术后镇痛。全麻可使术中呼吸与循环的调控更方便。胸部主动脉手术要用体表降温法，体温降至 32～34℃，减少全身耗氧量，保护器官对缺氧的耐受力，减少术后并发症。大范围大血管手术可在低温麻醉和体外循环条件下进行，在无血流状态下完成复杂大血管手术，增加了手术的安全性。但低温对机体产生强大的刺激，使选用受到限制。

2.麻醉实施　主要介绍主动脉瘤手术的麻醉处理。

(1)诱导：咪达唑仑 0.1～0.2mg/kg，芬太尼 10～20μg/kg，泮库溴铵 0.1～0.2mg/kg，面罩加压充分供氧。血流动力学稳定，肌松后置管，控制呼吸。

(2)维持：静脉输注芬太尼 30～60μg/kg，间断吸入 0.5%～1.5%恩氟烷。必要时静注咪达唑仑，或泮库溴铵等。

(3)术中输液:乳酸林格液和5%葡萄糖液,以5～10ml/(kg·h)输注。在中度低温CPB下完成手术。

3.麻醉管理

(1)麻醉选择要合理:麻醉选择合理时,心血管稳定。如果手术范围较大,估计出血较多,不宜选择硬膜外阻滞麻醉。手术面积大、手术时间长,大量冷血或液体输入,可致体温下降。年老和体弱者易发生心律失常和血压波动,应保温。

(2)确保循环动力学稳定:MAP维持在术前或稍低于术前水平,应>80mmHg,维持血流动力学稳定,对心肌功能保护有好处。①SNP,血压偏高时,辅以小剂量SNP静脉输注,控制性降低血压,减少术中出血;开放主动脉前,首先停用降压药硝普钠,加快输血输液,备好多巴胺或去氧肾上腺素,开放后即时用抗酸药、甘露醇或呋塞米维护肾功能;②补充血容量,根据术中出血量、MAP、CVP等及时输血或代血浆,纠正低血容量和低血压;③维持麻醉深度和平稳,麻醉既要满足外科要求,又要保持血压平稳,术野出血少。为手术创造良好条件;④连续监测,连续监测血流动力学各项指标,注意及时发现异常和正确处理。

(3)心肌保护:此类手术心肌保护很重要。

【麻醉后处理】

1.保持血流动力学稳定 纠正低血压、高血压和心律失常。

(1)低血压:若低血压合并心动过缓者,尤应积极处理。因为病人不能同时耐受两者的异常,可导致心肌缺血。快速输注晶体液或胶体液250ml后,CVP与血压同步上升,提示低血压来自低血容量。也可能是硬膜外阻滞范围广泛引起。

(2)高血压:少见,排除他因后,可静注α、β受体阻滞药拉贝洛尔(柳胺苄心定)5～25mg。

(3)心律失常:当有房颤或室上性心律失常者,应积极治疗心动过速。心率快时,引起心房失去充盈,继发严重低血压和心肌缺血。用普萘洛尔0.5～1.0mg,或拉贝洛尔5～25mg,静注,使心率降至70～90/min。

2.止痛 用胸部硬膜外阻滞,术后几天持续镇痛,能作深呼吸、咳嗽和床上活动,使术后肺功能、神经内分泌和代谢反应、转归均得到较好的改善。要达到胸$_{6\sim12}$或腰$_{2}$的相应平面,需0.5%丁卡因4～6ml,使患者下肢的血容量来代替内脏的血管扩张,保持半坐位时有足够的动脉压。PCA可让患者判断其阿片类需要量。

【常见手术的麻醉】

1.主动脉狭窄症手术麻醉 先天性主动脉狭窄症,采用低温降压技术,施行狭窄段主动脉切除吻合术。

(1)麻醉前评估:根据术前狭窄及侧支血管情况,充分估计阻断安全时限和应维持的血压水平。

(2)麻醉处理:结合主动脉狭窄症病理生理特点和术中可能出现的血流动力学变化做到:①全身降温,增加肾脏、脊髓等重要脏器在术中阻断主动脉期间对缺氧的耐受性。②控制性降压,减少术中出咖和阻断主动脉后高血压危象的发生。对降压的幅度、时机和利弊要熟悉。合理掌握低温、低压技术可预防脊髓缺血。③麻醉深度,麻醉的深浅度掌握有一定难度,易出现偏深和苏醒延迟。④血液稀释,术前急性血液稀释法是此类手术的适应证。

2.主动脉窦瘤破裂修补术麻醉　主动脉窦瘤破裂是较少见的一种先天性心脏病，多数病人为突然发生破裂，形成主动脉-心脏瘘，且伴有不同程度的主动脉关闭不全，严重影响心功能致患者死亡，危险性很大，麻醉处理有一定困难和特点。

(1)手术指征：主动脉瘤直径＞5cm为手术指征，否则每年约有10%病人发生动脉瘤破裂，当动脉瘤直径＞7cm时，则每年自然破裂发生率可高达40%。突然剧烈胸痛、心慌、气短等。甚至急性心力衰竭或严重心力衰竭，不能平卧。

(2)麻醉处理：主动脉窦瘤破裂为紧急手术，病人有严重低血压，麻醉处理很困难。①伴有心力衰竭，窦瘤破裂伴有心力衰竭，不应视为麻醉禁忌证，应及时手术。②保证循环稳定，窦瘤破裂血液反流，主动脉瓣严重关闭不全，SBP上升，DBP下降，P压增宽。诱导采用静脉麻醉药控制血压。修补前对心动过缓者静注阿托品或肾上腺素，使心率＞80/min。CPB后常规连续输注多巴胺2～8μg/(kg·min)，辅助心功能，使血压维持平稳。同时输注硝普钠0.5～2μg/(kg·min)，对心功能改善起到有益作用。③心肌保护，采取转流术中度低温(28～30℃)，辅以局部冰屑包绕心脏，使心脏温度保持在10～15℃。④肾功能保护，主动脉阻断前静注10%～20%甘露醇20g或0.5g/kg，使主动脉阻断期间有足够的尿量。

3.腹主动脉瘤破裂急症手术麻醉　腹主动脉瘤破裂(RAAA)是目前最为棘手的麻醉和最为凶险的急症手术之一，其病死率＞50%(40%～90%)。危重患者选择全麻；主动脉瘤未破裂时，选用硬膜外与全麻联合麻醉。麻醉管理难度大。

(1)血流动力学评估和监测：快速建立血流动力学监测，如直接监测动脉内压(IBP)、CO、PAWP和CVP等，指导复苏和救治，但不延误麻醉和手术时机，不影响抢救和复苏。血压愈低手术愈紧迫。监测ECG和SpO_2。

(2)体液复苏：出血失血导致低血压、休克，术前尽快体液复苏，恢复循环血量、细胞外液丢失量和内环境稳定。所有液体均应加温后输入，以预防体温过低。先晶体液后胶体液；高张性生理盐水或右旋糖酐等胶体渗液更易改善MAP、CO和尿量。最好用新鲜血补充或采用自体血回输。或高渗盐溶液(HSL)在早期应用具有起效快、升压快、用量少、并发症少等优点。

(3)积极做好麻醉前准备：一旦有RAAA时，应立即抢救和尽快做好术前各种准备，麻醉科医师在现场参与抢救。在术前极有限的时间内，快速建立各种监测，维持有效循环血容量，纠正和治疗高血压、心律失常，改善心功能等。包括：外周和中心静脉穿刺置管、配血型、血交叉配合试验、快速诊断；接到手术通知，即准备各种抢救药物和液体，准备有创、无创多功能监护仪、电热毯、血液加温器、输液泵及血细胞回收仪等，放置桡动脉留置针、连接ECG、SpO_2和其他有创、无创监测。麻醉前用药安全。HR不快者，哌替啶1～2mg/kg＋异丙嗪0.5～1mg/kg＋东莨菪碱0.3mg，术前30min肌注；HR快者，吗啡8～10mg代替哌替啶。

(4)麻醉诱导：静脉缓注芬太尼2～5μg/kg加咪达唑仑0.1～0.15mg/kg或氯胺酮1.5～2.5mg/kg，心血管稳定，不致血压骤降和再出血。诱导后立即手术，进腹夹闭腹主动脉，及时恢复血容量。

(5)麻醉维持：保持病人无意识和血流动力学稳定，多选用N_2O-O_2-芬太尼、异氟烷吸入等。

(6)肌松药：维库溴铵0.07～0.12mg/kg，控制呼吸，对心血管稳定，优于其他各类肌松药。

(7)正性肌力药物和扩血管药：麻醉一开始，就输注硝酸甘油0.5～3.0μg/(kg·min)，可降低主动脉阻断后左心室充盈压和改善心肌缺血。阻断主动脉后，一旦肺毛细血管楔压(PCWP)7>20mmHg时，应再开放主动脉钳，并输注硝酸甘油，之后再缓慢阻断主动脉。多巴酚丁胺2.5～5μg/(kg·min)输注，用于腹主动脉夹闭后，心肌收缩力减弱有效。

(8)碳酸氢钠：主动脉开放后下腹部和两下肢得到再灌注，使低氧的酸性血入循环，即5%的碳酸氢钠100～200ml输注，并增加通气量，消除潮气末PCO_2升高产生的过多CO_2。有报道用碳酸氢钠可加重酸中毒对心肌的损害，用碳酸氢钠纠正酸中毒是不可取的，但用新药代替尚待研究。

(9)保护肾功能：急性肾衰在RAAA的发生率>50%，是病人术后死亡的重要原因。只要保持血流动力学平稳，急性肾衰发生率就极少。输注10%～20%甘露醇20g或0.5g/kg，就使阻断期间有足够尿量。对多巴胺小剂量预防肾损害的作用有质疑。

(10)腹主动脉开放：腹主动脉开放可因严重的乳酸性酸中毒、高钾血症、下肢乏氧性血管扩张、吻合口出血、无氧代谢后毒性物质和血管活性物质释放等原因，而导致不同程度的低血压和循环紊乱，尤其已有严重氧债的病人，可发生再灌注损伤。在开放主动脉时，应先停用一切降压药，加快输血补液，纠酸扩容，在即将开放之际静注去氧肾上腺素1～2mg，收缩全身血管，增加静脉回流，维持血流动力学稳定。注意松夹时速度和心血管反应，使低廊压不致过重、时间过长。

(11)防治常见并发症：救治成功后的RAAA病人，因组织严重缺血、缺氧和大剂量输血、补液等因素，可引起各种并发症，常见的有心肌损害30%～50%，呼衰30%～50%，肾衰10%～40%，出血10%～20%，缺血性结肠炎5%～20%，脑卒中5%，下肢缺血4%和截瘫2%。如同时有两种以上的并发症，则术后死亡率更高。截瘫是在胸腹主动脉瘤手术中，主动脉被钳夹而致脊髓缺血性损伤、遗留神经系统严重后遗症的后果，是迄今无法完全避免的严重并发症，要从麻醉和手术两方面探讨对脊髓损伤的预防和保护方法，如低压、低温、旁路转流等。

(12)术后处理：术后严密监测循环、呼吸、肾、腹内压、移植血管和凝血状态。发现异常时予以纠正。机械通气支持呼吸，至病人体温正常和完全清醒，血流动力学平稳，血气结果最佳时停机和拔管。术后止痛时，禁硬膜外止痛。

4.马方(Marfan)综合征Bentall手术麻醉　马方综合征是一种遗传性中胚层结缔组织疾病，病变是升主动脉中层囊性变性坏死，形成主动脉夹层动脉瘤、主动脉窦动脉瘤等。在心血管系统病变中，其发生率为30%～60%，其病变为不可逆性，预后险恶而严峻。升主动脉瘤破裂、夹层剥脱及严重主动脉瓣关闭不全是导致猝死的主因。近年用Bentall手术治疗，切除主动脉瘤和主动脉瓣、置换带瓣的人造血管，行左、右冠状动脉移植，取得满意疗效，因手术操作复杂、CPB转流和心肌缺血时间长及术中失血多，给麻醉处理带来难度。除按一般心血管手术的麻醉处理外，管理重点如下。

(1)诱导期避免血压剧烈波动：麻醉诱导要平稳，保持适宜的麻醉深度，适当降低外周血管阻力，从而减少主动脉瓣反流，维持舒张压不低于正常临界限度。既要防止和避免呛咳及血压剧升而引起动脉瘤破裂，也要防止血压显著下降而致心肌急性缺血。

(2)维持氧供需平衡：术前输注葡萄糖、胰岛素、氯化钾混合液(GIK液)，吸氧；术中需良好的心肌保护，转流前适当降低后负荷，维持心肌氧供需平衡。如术中输注硝酸甘油，将SP

控制在 90mmHg 左右。转流期间采用左心引流，心内外同时低温，迅速停跳；复苏后有一段时间内，使心脏呈稍空虚低张力搏动，减低心肌氧耗，并增加冠脉血流。

(3)维持循环功能：术中保持正常血压和灌注压，保持体内环境稳定。转流后均给予正性肌力药维持心功能，须大量输血，防治心律失常、失血性休克，积极纠正病人凝血功能，备足新鲜血及纤维蛋白原，备多条静脉通路在紧急抢救时使用。

(4)术前危险因素评估：术前危险性因素包括：①术前并发症，合并心肌缺血和心肌梗死、脑栓塞、严重高血压或心律失常，因内膜剥离致脑、肝和肾血管损伤等；②伴有夹层动脉瘤者，应明确夹层的性质(急、慢性)及其破口部位与内膜剥离的范围；③左心功能受损程度，左心室收缩内径＞50mm、射血分数(EF)＜0.5 及缩短率(FS)＜0.3，示左心功能严重受损；④主动脉瓣关闭不全程度，脉压差＞100mmHg，超声波及主动脉造影示重度反流者；⑤瘤体大小，升主动脉瘤直径＞6cm。要防治术前及麻醉诱导中主动脉瘤破裂。

(李华平)

第八节　闭式心脏手术麻醉

不需体外循环的心脏手术，即为闭式心脏手术。常见疾病有动脉导管未闭、二尖瓣狭窄粘连、缩窄性心包炎等。1956 年北京阜外医院开展二尖瓣闭式扩张术，随着人工心脏瓣膜及球囊扩张介入术的开展，闭式二尖瓣扩张术日益减少。代之为瓣膜替换术。

【麻醉前评估】

1.心脏贮备力　基本和心内直视术相同。

(1)正常心脏贮备力：能应付日常体力活动而无心悸、气短等，心脏代偿功能好，能胜任任何麻醉和手术。

(2)心脏贮备力轻度减低：不能应付一般的体力活动。心脏功能不如正常人，但麻醉处理尚无特殊困难。

(3)心脏贮备力中度减低：不能应付比一般为轻的体力活动，病人休息时可有充血性心力衰竭的表现。心脏代偿功能已显著减弱，对麻醉和手术耐受性均很差。

(4)心脏贮备力重度减弱：在休息时心脏仍不能维护有效循环。麻醉手术危险性很大，要经过积极治疗，使心脏贮备力明显改善后，方可降低麻醉手术的危险性。

2.循环代偿功能　以下为循环代偿功能提供参考。

(1)临床表现：临床病情、症状和征象。

(2)X 线片。

(3)心电图：对正常心电图作运动试验。

(4)屏气试验。

(5)Moots 系数：Moots 系数-脉压/舒张压，正常为 50/100，过大或过小，均表现为代偿功能不足。例如缩窄性心包炎，患者血压为 100/80mmHg，Moots 系数为 20/80，说明代偿功能较差。

【麻醉前准备】

主要是加强营养，改善全身状况，控制气道或局部感染。纠正水电紊乱。心脏代偿功能低下的患者，手术指征应严格掌握。

1.手术时机　心衰病人经过治疗，症状基本控制后进行。最好在心脏代偿功能恢复后3周，施行手术较为安全。

2.麻醉前药物治疗　麻醉前应强心利尿，给洋地黄药物准备。其适应证如下。

(1)充血性心力衰竭：病史有充血性心衰者。

(2)心功能不全：有心功不全时，肺部有啰音等。

(3)严重心律不齐：有心房纤颤或扑动。

(4)心动过速：并发房性或室性心动过速者，心率应控制在满意水平。

(5)心绞痛发作：有夜间心绞痛发病史者。治疗过程中要严密观察，及时停药或减量，以防洋地黄中毒。

3.心包炎　心包炎并有心脏压塞症状，在局麻下施行引流术，先解除心脏压塞症状，以后再考虑较彻底的手术治疗。

4.房颤　二尖瓣狭窄伴有心房纤颤或扑动者，术前需用洋地黄治疗，使心率控制在<100/min时，进行麻醉手术较安全。但心功在Ⅲ～Ⅳ级，或伴有房颤，则麻醉手术中发生意外的可能性较高。

5.房室传导阻滞　不宜手术治疗。Ⅰ～Ⅱ度房室传导阻滞，术中可能转变为完全性房室传导阻滞或心搏停止，除非有绝对指征，一般不宜手术治疗。经处理待情况改善后进行麻醉手术较安全。

6.纠正贫血　严重贫血患者，术前应适当输血纠正。

7.纠正低钾　低血钾时，应予以纠正至接近正常。术前3～7d输注GIK液，每日1次。

8.曾用激素者　6个月内曾用激素的患者，术前应给予激素准备，以免术中发生不明原因的低血压。

9.镇静药　患者充分镇静，避免过度兴奋，给予适量的镇静药很重要。

10.麻醉前用药

(1)镇静镇痛药：肌注苯巴比妥钠0.1g，或吗啡8～10mg，或哌替啶25～50mg等。

(2)颠茄类：东莨菪碱0.2～0.3mg，肌注。

【麻醉处理】

1.麻醉选择　和心内直视手术麻醉相同。

2.手术径路　手术需切开(左侧)一侧胸腔，不必插双腔管或支气管内插管，同单肺麻醉的原则，这是闭式心脏手术麻醉的特点之一。

3.麻醉管理　维护血流动力学的稳定是管理的重点。

【常见手术的麻醉】

1.动脉导管未闭(PDA)手术麻醉　PDA是最常见的CHD之一，粗大短型者，或合并有肺动脉高压者在体外循环下施行手术，但是大部分轻症患者施行闭式手术。是在心脏附近的大血管手术，有相当大的危险性。

（1）麻醉前评估：根据导管的粗细、年龄、是否合并 PAH 和心功能来评估。①动脉导管直径为 5～15mm，若动脉导管管径＞15mm，为巨大未闭动脉导管。若短而粗，管壁又有退行性变，手术困难，易引起大出血。②若年龄大而动脉导管短粗壁薄者，手术困难，肺动脉钙化、粘连多、导管壁变得硬而脆，易引起大出血，麻醉的危险性增高。③若已并发有 PAH，右心压力负荷增大，右心室肥大，或伴有其他畸形，麻醉危险性很大。④注意左心功能，是否受损，损伤者麻醉风险大。

（2）麻醉处理与操作：静脉开放后，在 ECG 监测下，快速诱导，气管内插管，控制呼吸；以静脉药（芬太尼、肌松药）、吸入麻醉药（恩氟烷等）维持。或用高位硬膜外阻滞＋全麻。根据病情和手术方式确定麻醉操作与处理。

①常温控制性降压全麻：单纯 PDA，没有或仅有轻度 PAH 者，在常温下全麻开胸，予以结扎或缝合即可。在游离及结扎动脉导管前，即开始作降压麻醉，使收缩压降至 60mmHg，持续时间约 20min。以降低导管张力，导管柔软下利于结扎术进行。降压药可用 ATP、硝酸甘油或硝普钠，也可吸入氟烷等。

②浅低温和控制性降压麻醉：年龄较大者或短粗型导管，且合并中度以上 PAH 者，或合并主动脉降部畸形者，应行低温和控制性降压麻醉。鼻咽温降至 33～32℃。

③低温 CPB 麻醉：导管粗、分流量大、心脏大、出现双向分流或右向左分流早期；年龄大、严重 PAH 并发假性主动脉瘤、合并其他心内畸形者若需要短时钳夹主动脉以断流时，则应以低温麻醉 CPB 为安全。

（3）麻醉管理：PDA 患者的吸入麻醉，麻醉效果出现较快，而静脉麻醉，起效较慢，不要误以为药量不足而盲目追加。术中输血、补液应严加控制，欠量输，过量易发生肺水肿。结扎或切断导管后血压高时，持续输注 0.01％硝普钠 3～5μg/(kg・min)加以控制。

2.二尖瓣狭窄闭式粘连分离扩张手术麻醉　风湿性心脏病所致的二尖瓣粘连、二尖瓣口狭窄，需行二尖瓣闭式扩张术或球囊扩张术治疗。麻醉有一定危险。

（1）麻醉前评估：手术应在最佳时期进行，术前全面检查患者，以病情，如二尖瓣狭窄程度，有无房颤及 LAP 的高低等进行麻醉风险评估。

①二尖瓣狭窄程度：从超声心动或动脉导管检查以测算瓣膜口面积（MVA），或从症状估计二尖瓣口大小。正常人二尖瓣口面积为 4～6cm^2，当瓣口面积减少时，通过血流量也减少，使 LAP 升高而使其排出量维持不变。瓣膜口面积＜2.6cm^2 为轻度狭窄，患者的一般活动可不出现症状。遇到妊娠、发热等应激情况时，就会心慌气促，心排量无法增加。若≤1cm^2 为中度狭窄，瓣膜口狭窄严重，LAP＞26mmHg，患者静息的心排量也显不足；当 MVA＝0.3～0.4cm^{2}时为重度狭窄，病人仅能生存。估计 MVA 对病情及麻醉的危险程度的判断有临床意义。

②房颤：有心房纤颤时，术中能否出现栓子栓塞是应考虑的。

③心率：心率增速，诱发肺水肿。

④肺充血：胸 X 线检查，以了解肺充血程度，ECG 示有较明显右心室肥大，并从临床发现有无右心衰竭症状，对患者 PAH 的判断尤其重要。长期 PAH 症，能诱发右心衰竭，迫切需要

手术治疗，是麻醉的危险因素之一。但术前必须先经内科治疗，将心衰控制后，才能手术。

⑤控制心率：心率过快的患者，以洋地黄控制，术前不宜停用。

⑥补钾：长期用洋地黄及利尿药的患者。

⑦术前 1h 肌注咪达唑仑 5～10mg、东莨菪碱 0.3mg。慎用吗啡等药，禁用阿托品。

(2)麻醉选择：在常湿快速气管内插管、静脉复合或静吸复合全麻下施行二尖瓣闭式扩张术。同心内直视手术麻醉法。

(3)麻醉管理要点

①控制心律失常：麻醉诱导、气管插管或心脏内操作时，可出现不同严重程度的心律失常。若性质不严重，刺激停止后，心律失常也随之消失。若心律失常性质严重，应暂停手术操作，即术者将深入心房内探查二尖瓣孔的手指退出瓣孔，恢复血流，待心律恢复正常后继续手术操作。

②先手术后复苏：一旦出现室颤或心搏骤停，术者先迅速分离二尖瓣粘连，行闭式扩张术，后施行心脏按压或电击除颤等复苏处理。

③预防心排血量下降：心内操作使心排量下降。预防方法是在分离粘连前，静注麻黄碱 15～25mg。若血压已下降时，应予升压。术者手指伸入瓣膜口，若＞30s，应通知术者，迅速退出手指，恢复血流。

④不加重 PAH：已有 PAH 的病人，须迅速分离二尖瓣粘连，以改善症状，不加重 PAH。避免缺氧，纠正代谢性酸中毒；用药慎重，不用氧化亚氮吸入；不用或慎用血管收缩药，诱导时取头高位，术中不取头低位；PAH 发生时，应积极处理。用吗啡，有利于肺血管的扩张；严重 PAH 病人，控制呼吸用呼气末正压呼吸；必须要应用升压药时，以选用多巴胺等较适宜；高浓度氧吸入。

⑤限制入量：PAH 病人，对液体负荷很敏感，容易导致肺间质水肿，应严格限制输血、输液速度。若失血＞300ml，可输血 200ml 或更多。

3.缩窄性心包炎手术麻醉　缩窄性心包炎是一种常见的心包疾病，病因以结核性多见；因心包发炎后不能迅速地被治疗和控制而迁延成慢性，逐渐使脏、壁层心包瘢痕纤维化，形成硬壳将心脏固缩在里面，限制了心脏的舒张和收缩活动，严重地压迫心脏并妨碍心脏的正常充盈。临床以手术治疗为主，麻醉风险高。

(1)病因：慢性缩窄性心包炎多为结核性和非特异性心包炎所致。①结核病；②非特异性炎症，如特发性或病毒性心包炎、慢性肾衰、结缔组织疾病(如类风湿关节炎、心包炎)等；③心包肿瘤；④外伤；⑤心脏手术后心包积血或纵隔放射治疗之后等。

(2)治疗：外科心包切除术或心包剥脱术是主要治疗方法。术中有可能发生大出血或冠脉损伤导致心搏骤停，手术死亡率很高。近年来随科技的发展，病死率明显下降，但仍＞6％。

(3)麻醉前评估与准备：根据麻醉前检查结果及病情严重程度进行麻醉风险评估。①心包缩窄程度，心包缩窄越重，以心脏舒张受限为主越重，心排血量减少，血压下降、脉压变窄及静脉压上升的程度越重。②胸腹水有无，若有大量的胸腹水，呼吸功能受限制，先用利尿药减少腹水及水肿，但要注意低钾血症。当利尿药不能减少胸腹水时，施行胸穿、腹穿抽尽胸水，但腹水不宜完全放净。③心力衰竭程度，心力衰竭及心律失常，术前应纠正。给予小剂量洋地黄制剂。④改善全身状况，高蛋白饮食，或静脉补充白蛋白或全血，或水解蛋白，尽可能改善全身状况，增加血浆胶体渗透压。⑤备好充足血源。

(4)麻醉管理：患者情况重危，对麻醉耐力极差，麻醉管理十分棘手。麻醉医师应该高度重视。

①麻醉选择困难，危险性极大。心包剥脱术宜在气管内全麻下进行。

②麻醉诱导是关键步骤，患者很难渡过诱导关而死亡。诱导平稳，防止严重低血压甚至心搏骤停，是麻醉的重点。常选用小剂量的药物，静注氯胺酮 0.5～1mg/kg，泮库溴铵 2～4mg 或 0.02～0.08mg/kg，控制呼吸，进行气管内插管。硫喷妥钠 2～4mg/kg，或用依托咪酯 0.1～0.3mg/kg、咪达唑仑 0.15～0.2mg/kg，或小剂量氟芬，静注缓慢、推推停停，间断小量注射，以观察病人反应，静注应特别小心。无心血管抑制时静注肌松药，气管内插管。清醒插管，极危重患者，在半卧位下，做清醒气管插管比较安全。局麻开胸，手法辅助呼吸，高浓度氧吸入，必要时辅助少量氯胺酮输注。快速插管，症状较轻病人，面罩纯氧吸入，缓慢静注咪达唑仑 5～10mg，待入睡，静注芬太尼 2～5mg/kg、肌松药维库溴铵 0.07～0.2mg/kg，表面麻醉咽喉部，气管内插管。

③麻醉维持困难。吸入麻醉对心肌抑制较强，一般不宜应用，若一旦用恩氟烷、异氟烷或七氟烷时，应十分小心、间断吸入勿过深。气管内插管后，静注芬太尼 5～10μg/kg，或连续输注 0.5～1.0μg/(kg・h)，效果较满意。分次静注咪达唑仑 2mg，非去极化肌松药维库溴铵 0.05mg/kg，控制呼吸，保证血气指标正常及创造安静的手术野环境，以利手术操作的进行。切皮前、锯胸骨前分别静注追加芬太尼 0.1～0.2mg。锯胸骨时静注呋塞米 20mg，2h 后追加 20mg。

④保持一定心率：心率不应过慢，适当增快，80～100/min 有利于 CO 的增加，是缩窄性心包炎患者唯一的有限的代偿途径。但术中心率过快也会导致心排血量下降。术中心率维持在 80～120/min。

⑤维持血压：严重低血压可导致心搏骤停。须分析血压下降的原因，针对性处理。升压药宜选药性弱的药物，如麻黄碱等，不选药性强的甲氧胺、去甲肾上腺素及苯福林等药物。等量及时补充失血：维持有效血容量，不能过量输血、输液，心包松解后回心血量剧增，容易发生心衰，剥离心包前适当补液，剥离后应加速利尿，限制补液，但也不能有血容量不足。

⑥控制呼吸有效果：每 30～60min 施行血气分析检查，呼气末正压通气，避免缺氧和 CO_2 蓄积，术后早期呼吸的管理很重要。

⑦治疗心律失常：术前、术中大量利尿导致体内的镁、钾严重缺乏，剥离和切除心包操作时易出现心律失常，应密切监测心电图。术中注意补充电解质，以 3％氯化钾 60ml＋硫酸镁 1g 按 50ml/h 速度泵注。胶体液每 500ml 加高钠 5 支＋钙 2 支输注。出现异常及时处理。房颤，毛花苷 C0.2mg，缓慢静注；室性早搏，非连续性不必处理；连续性室性心律，应停手术，利多卡因 0.5～1mg/kg 静注，心肌表面喷洒 1％利多卡因或敷以利多卡因棉片，有助于防止其发生。室上性艾司洛尔 0.2～0.3mg/(kg・次)静注；心功Ⅲ级者，多巴胺剥离上下腔心包前 2～4μg/(kg・min)，剥离后调整至 6μg/(kg・min)支持心功；同时纠正代谢性酸中毒。

⑧拔除气管导管时机：病人清醒、潮气量基本恢复、血气指标正常，方可撤出呼吸机和拔

管。否则带管送回麻醉恢复室，或病房或 ICU 进一步辅助呼吸和支持心功能治疗，不宜急于拔除气管导管。

（李华平）

第九节　冠心病非心脏手术麻醉

冠心病（CAD）患者约占麻醉和手术病人的 5%～10%，其术后并发症的发生率和死亡率均高于非冠心病患者，属于外科高风险手术麻醉。

【病情特点】

1.中老年患者多　冠心病（包括心肌梗死）是冠状动脉供血不足引起的缺血性心脏病，为中老年人的常见病、多发病。发病率逐年增高，北京 1973 年为 21.7/10 万，1986 年为 62.0/10 万；上海 1974 年为 15.7/10 万，1984 年为 37.4/10 万。国内心电图有改变的发病率高达 14.8%。

2.手术病死率高　需进行非心脏手术的患者也逐年在增多。美国心脏病占总死亡的 35%，其中冠心病死亡占 24.1%，居死因之首。国内冠心病或心电图有改变（心肌梗死多导联低电压等）者，其手术病死率比正常高 2～3 倍。

3.并发症多　冠心病患者麻醉和手术的病死率明显高于同龄的一般人，其分别为 6.6%与 2.9%。尤其是心肌梗死，麻醉手术容易再度诱发而梗死。其并发症发生率也高于同年龄组，故必须注意，减少冠心病患者麻醉和手术的危险性，提高安全性。

4.麻醉困难　心脏病患者因并存其他疾病需要手术时，不仅心血管病变得不到纠正，且常因非心脏病而使心脏功能或使循环功能进一步恶化，特别是同时发生出血性、创伤性、烧伤性或感染中毒性休克时，可严重影响循环功能。如施行急症手术，因无充分时间准备，麻醉和手术的危险性就更大，有时形成恶性循环，危及患着生命。心脏病患者施行非心脏手术时，其麻醉处理有时比作择期心脏手术更为困难。

【麻醉前危险因素评估】

1.非急症手术　按照不同病情加以考虑，有急性心肌梗死的择期手术，延期推迟到 3～6 个月以后手术。

2.急症手术　危及生命的非心脏疾病必须施行手术时，如内脏穿孔、大出血及早期癌肿等，不必过多、过分强调心脏病病情，应在内科医师密切协作下，维持心脏功能。如快速洋地黄化、利尿、给氧等治疗，改善患者心功能，充分估计术中可能发生的危险或意外，并做好充分准备，急行手术挽救生命。

3.限期手术　非心脏疾病手术威胁患者生命时，必须外科手术才能得以彻底治疗，心脏病较重，术前又一时难以纠正心脏功能；或根本不能得以纠正者；或病情不允许拖延到病情稳定后再施行手术时。应在治疗冠心病的同时，积极手术治疗。手术种类和部位也影响 CAD 病人围术期并发症的发生率。如胸腔或上腹部手术围术期心脏并发症发生率为其他手术的 2～3 倍。并发心脏其他疾病，如伴有多瓣膜联合受损的风湿性心脏病、房颤、心功能 2 级并发早期子宫内膜癌的患者，要施行子宫内膜癌根治术，患者心脏情况较差，可在短期内进行冠心病充分治疗，在内科医师指导及心电持续监测治疗下施行手术麻醉。

4.心血管功能评估　为预测围手术期心血管危险因素而正确评估。

(1)心绞痛：有典型心绞痛发作者，提示冠状血管的病变范围广而严重，病死率高。既往有心绞痛史、运动试验阳性，ECG有Q波、有PTCA或CABG史、心功不全史等患者的相关病死率增加。但也有4%～6%无症状者。

(2)心肌梗死：3～6个月内有心肌梗死史者，手术麻醉后早期再诱发心肌梗死的发生率为6.5%，病死率也较高。

(3)心力衰竭：伴有充血性心力衰竭的患者，术前未洋地黄化时，其病死率增高。应于心衰纠正后2～3周才能施行非心脏手术。

(4)心电图：当心电图改变(有明显心肌缺血者)时应予以警惕。EF＜35%，左主干或多支冠脉狭窄；休息状态下ECG缺血表现；心脏扩大等，其病死率比正常高1.6倍。但是，部分(15%)冠心病患者心电图无异常，故不能单靠心电图确诊冠心病，心电图正常也不能排除冠心病。对手术危险性和预后与CAD相同。

(5)老年人：老年患者有心脏改变者，或X线片显示心脏有潜在心衰者，顽固性心律失常，并发脑血管疾病史，或糖尿病、肾功不全(血肌酐＞2mg/dl)者；中重度高血压者危险性大。

(6)术前心功能：易疲劳，难以完成以前可胜任的体力活动，提示心功能减退；端坐呼吸或发作性呼吸困难，提示心功能不全；术前服洋地黄制剂提示心功能不全；运动耐力差等需进一步检查治疗。

【麻醉前准备】

1.心脏疾病　术前有心绞痛者，应给予治疗，以改善心肌缺氧状态。术前曾服用普萘洛尔治疗的患者，心功能减弱，全麻时危险性增加，可在麻醉前不停药。严重的冠心病患者，普萘洛尔可用至麻醉前禁食时。

对有心绞痛史、心肌梗死史、心电图有心肌变性者，心律失常者，X线片显示心脏有潜在心衰，以及老年有心脏病变者，术前应洋地黄化，以增强对出血和创伤的代偿能力，预防心脏病情变坏。

2.高血压　冠心病合并高血压是CAD，心衰和脑卒中的高危因素。术前要得到控制，长期服用抗高血压药者，宜继续使用抗高血压药物治疗至术前。

3.气道疾病　急慢性气道疾病，术前应进行充分治疗。急性肺疾病应在治疗后2～3周，做血气分析和肺容量测定等其他检查，满意后再做手术。慢性肺疾患应在积极治疗后，取得可能最好效果后施行手术。长期吸烟者应尽早戒烟。

4.贫血　合并严重贫血者，应于术前纠正。胸部X线片、ECG、超声心动图、核素检查、心导管检查及造影等检查资料齐全。

5.心理治疗　冠心病患者术前应施行必要的心理治疗，解除对麻醉和于术的顾虑，使之安静，取得其信任，建立起治疗的信心。

6.监测　除常规麻醉监测外，ECG监测胸前导联或选取术前缺血表现最明显的导联。在较重的患者或施行较大的手术时，应备好动脉和中心静脉压测压管、导尿管，备好快速输血输液泵等可能需要的器械与仪器等。

7.麻醉前用药　充分镇静非常必要,但不能抑制呼吸和循环,根据病情许可和手术需要,选用适宜的镇静药。对心功能正常病人用药如下。

(1)颠茄类:阿托品因增快心率,一般不作常规用药。东莨菪碱 0.3～0.4mg,术前 1h 肌注。

(2)镇静药:高度紧张者常选用异丙嗪 0.75mg/kg 或咪达唑仑:0.1～0.2mg/kg。

(3)镇痛药:常选用吗啡 0.1～0.2mg/kg 肌注,或哌替啶 30～50mg 肌注。

(4)丹参等:针对心绞痛者,丹参 4～8g＋5％葡萄糖 250ml 静脉输注,或环磷酸腺苷 20mg,或布拉地新(双丁酰环磷腺苷)20mg,肌注。

【麻醉处理】

1.麻醉选择　力求平稳,避免血压剧增和心率增快,具体达到的原则:降低心肌耗氧量和心肌应激性;防止麻醉过深,对心肌和呼吸抑制轻微,降低末梢血管的阻力;麻醉效果好,无痛,镇静充分,肌松良好;安全,术中术后无并发症。

(1)局麻:符合以上的原则。但仅能完成小手术。

(2)神经阻滞:用于手术范围较局限者,对心血管功能影响小,效果满意,四肢手术采用。

(3)持续硬膜外麻醉:下肢、盆腔、会阴及下腹部手术选用,对生理扰乱小,较少发生高血压,术后可留置导管镇痛,减少深静脉血栓形成等,但禁忌高平面阻滞。

(4)全麻:中腹部以上手术,特别要强调的是硬膜外麻醉,由于阻滞平面较广,对血流动力学影响较大,为谨慎和安全起见,选用全麻。病情重,手术较大、复杂、时间长、范围大,应气管内插管。

(5)硬膜外麻醉与全身麻醉联合:CAD 病人非心脏手术选用,取两法之优点,应激反应轻,血压、心率平稳,减少全麻药用量,术后苏醒快,苏醒过程平稳,术后镇痛方便。抗凝血治疗者应禁忌硬膜外。

2.麻醉诱导

(1)力求平稳:诱导平稳是麻醉处理的关键。避免诱导中的挣扎、呕吐、呛咳和屏气,以降低心肌耗氧量(MOC)。

(2)面罩吸氧:面罩下给氧祛氮 5～10min。避免缺氧,或加重心肌缺血缺氧。

(3)诱导方法:要避免心肌过分抑制,采用药物组合。

①芬太尼 0.002～0.005mg/kg、硫喷妥钠 2～4mg/kg.琥珀胆碱 1.5～2mg/kg,缓慢静注,快速插管。

②咪达唑仑 2.5～10mg,2.5％硫喷妥钠 2～4mg/kg,泮库溴铵 0.1～0.2mg/kg,再 2.5％硫喷妥钠 2～3ml,静注,控制呼吸,插管。

③芬太尼 0.1mg、氟哌利多 5mg,即英纳诺(50∶1)混合液静注,诱导平稳,循环功能稳定,氟哌利多有预防心律失常的作用。用于心排量极低,且固定者。

④咪达唑仑 2.5～5mg,氯胺酮 1～2mg/kg,静注,短小手术,或表浅手术,面罩下给氧。

⑤咪达唑仑 0.1～0.2mg/kg、芬太尼 5～8μg/kg、丙泊酚 1.5～2mg/kg、维库溴铵 0.1～0.12mg/kg或阿曲库铵 0.5～0.7mg/kg 静注、插管控制呼吸。

3.麻醉维持

(1)芬太尼 50～100μg/kg 分次静注,氧气吸入,是当前最常用的较好的麻醉方法。

(2)氧化亚氮和氧 1∶1 吸入。对心肌无抑制作用,毒性低,最安全。但笑气浓度<60%为宜,需加深麻醉:①吸入 0.8%～2%恩氟烷或异氟烷。②γ-OH、氯胺酮或地西泮分次静注。③静注哌替啶 20mg,或吗啡 0.2mg/kg;或芬太尼 2μg/(kg·次)。④维库溴铵 0.08mg/kg,分次静注。

(3)吗啡 0.5～3mg/kg、维库溴铵 0.08mg/kg。因吗啡镇静作用不强而少用。必要时追加少量咪达唑仑。维库溴铵是目前对心血管效应最小的肌松药。

(4)连续微泵注丙泊酚 3～6mg/(kg·h),对心肾功能尚好,而不需严格限制输液的患者也可选用。

(5)静注氯胺酮,小量对不能耐受其他麻醉时可酌用。

4.麻醉管理　冠心病患者非心脏手术的麻醉管理十分重要,要使患者舒适,避免增加心肌氧耗量(MOC)。心率、心肌收缩力和室内压是影响 MOC 的 3 个主要因素。心率越快、心肌收缩力越强,MOC 越多。麻药的种类、麻醉深浅和血管加压药的种类都与此有关。引起室内压上升的高血压患者等,都使 MOC 增加,或供氧不足。

(1)加强监测:非常重要,随时发现患者心肌氧的变化,及时恰当处理确保生命安全。监测重点是血流动力学及心电图的变化。①监测血压、脉搏、呼吸、皮肤黏膜色泽及麻醉情况。②有条件者可持续监测 MAP、CVP、LAP 或 PAWP、RAP、HR、CO、SV、PVR 或 SVR(TPR)。③麻醉中可计算心缩间期(STI)、射血前期(PEP)、左心室射血时间(LVET),总电机械收缩时间(QS_2),PEP/LVET 和 I/PEP。心率缩压乘积(RPP)和三重指数(TI),CAD 病人 RPP>22000 时发生心绞痛,其中 HR 改变比 BP 更敏感,麻醉期间控制 RPP<12000。TI=HR×DP×PAWP(mmHg),宜<15 万。④监测尿量和血细胞比容。⑤监测 SpO_2,每 15～30min 检验 1 次血气分析,及时纠正、酸碱平衡紊乱及电解质异常,维持 PaO_2>80mmHg,$PaCO_2$ 在 30～40mmHg。

(2)维持循环功能

①严密观察病情,力求血压平稳,避免血流动力学的剧烈波动,一旦发现血压过高过低,积极处理。

②预防围术期心肌缺血,因冠心病患者对低血压耐受性极差,可使冠状动脉灌注不足、缺氧,有引起急性心肌梗死的危险,必须预防。开放静脉输液,维持循环有效血容量,手术一开始,等量补充失血、严防逾量,避免心脏前负荷增加过多;麻醉勿过深,麻药可使心排血量下降;纠正心律失常;充分供氧,维持好动脉压。也要防止输血输液不足造成低循环动力。保持 Hb>100g。如果血压下降超过原来病人静息状态血压平均值的 15%,或 SP 低于原 20mmHg 时,选用甲氧胺 3～5mg,或苯福林 0.2～0.4mg,或多巴胺 3～10mg 静注,对心肌有正性肌力作用,不增加外周阻力。

③冠心病患者高血压增加心肌耗氧量(MOC),加重心脏后负荷。严重高血压时,易出现意外,必须紧急处理。全麻太浅时加深全麻深度,神经阻滞范围不全时,调整阻滞范围,或辅助适量的芬太尼、氟哌利多等,使血压恢复正常。如不能控制,或不明原因的高血压,用血管扩张

药物，其指征为SP升高＞20%；PAWP＞18mmHg；RPP＞12000；TI＞150000；心电图显示心肌缺血改变。常选用NTG 0.01%溶液静脉输注，使血压降到预定水平，是常用首选药物。无毒性，低浓度时作用温和，是一种安全、效果好、作用快、时间短、易控制缓解心肌缺血、易控制调整血压的好降压药。也选用SNP。即SNP 50mg加入5%葡萄糖或生理盐水250～500ml，配成0.01%～0.02%的溶液，当血压降至预定水平，予以调整速度维持。防止用量过大，严密视察血压的变化。若发生反射性心率增快，可加快输液，或静注普萘洛尔0.25～0.5mg控制。后者可分次静注追加，一般不超过2mg。

血压波动应控制在基础值20%左右之内。插管前用2%利多卡因喷雾充分表麻气管内黏膜，可防止血压升高和心律失常。术前病人血压高时，在诱导前开始降压，以防诱导时继续升高。拔管后经导管气管内注入利多卡因40mg，或静注2%利多卡因1mg/kg，可预防拔管后心率加快，血压升高。

④心律失常：比较常见，但严重心律失常发生率不高，先检查发生诱因酌情予以治疗。窦性心动过缓为诱导期常见的心律失常，多由硫喷妥钠等增强迷走神经紧张性所致，以阿托品0.5mg静注效果好。维持心率90/min左右。窦性心动过速，加深麻醉和补充血容量，低血压即可纠正；低血压纠正后仍有心动过速时，用普萘洛尔0.25～0.5mg静注，每1～2min1次总量2～3mg可以控制。持续性室性或室上性心动过速静注维拉帕米2～5mg，或静注苯妥英钠、普鲁卡因胺、溴苄胺或利多卡因等，即可纠正；若无效时，可用电转复。当心动过缓并有低血压、且对药物治疗反应不佳时，应安置心脏起搏器。

(3)严防低氧血症和二氧化碳积蓄。急性缺氧，可使心肌很快失代偿而发生心搏骤停；慢性缺氧，可诱发或加重心律失常，导致低血压或心力衰竭；二氧化碳蓄积，对心脏的危害比缺氧还大。麻醉期间必须确保气道通畅，维持足够的通气量，全麻时控制呼吸，以防止缺氧和二氧化碳蓄积。硬膜外麻醉平面不宜过高，用辅助药需防止呼吸抑制。

(4)输血补液要充足适量：必要时以CVP和PAWP作为输血补液依据。

(5)手术后处理：病人心血管功能稳定，由手术室转到病房或PACU、或ICU抢救治疗。必要时将导管带到抢救室，以便于术后机械通气和监测治疗抢救。

【麻醉后处理】

全麻病人苏醒过程更危险，应保持平稳，避免疼痛和躁动，防治通气不足和心肌梗死。

1.监测　急性心肌梗死更多发生在手术麻醉后，术后应持续进行生理功能监测，使PaO_2良好。

2.气道清理　氧通过低浓度酒精（也可70%）湿化后吸入。注意无菌技术，吸出气道分泌物，以防气道感染。

3.控制输液量　精确计算补液，不宜过量。

4.纠正低钾　应特别注意纠正低钾血症，尤其在洋地黄化的病人。

5.防治心肌梗死（MI）　冠心病者术中、术后48h内均可发生MI，病死率为10%～15%，要注意防治。

(1)原因：①麻醉和手术期间的血压波动是重要的诱发因素，有MI史者复发。②心律失常可发生在术后1周内，术后2～3d较多。术后病人未清醒，若出现心律失常（室性期前收缩、心室纤颤等)，呼吸困难，发绀，不能解释的低血压，胸痛，心力衰竭时，应怀疑 MI。

(2)预防：①术中、术后心电图连续监测，出现异常和术前对比。②防止低血压，一旦发生即予纠正；也要防止高血压、心动过速，出现后即予处理。③纠正电解质紊乱，尤其是低钾血症。④充分给氧，防止缺氧和 CO_2 蓄积。⑤术后消除疼痛，避免肌松药残余作用，如高热、寒战等。

(3)处理：术中、术后一旦发生 MI 时，应积极治疗。①静注吗啡 5～15mg 或哌替啶 25～50mg 镇静、镇痛；②吸氧；③补充血容量，用多巴胺或阿拉明等升压药维持收缩压至术前水平；④应用 NTG、SNP 或酚妥拉明等血管扩张药，降低心室的前后负荷，降低血管外周阻力，扩张冠状血管，增加心肌缺血区的血流量。

6.术后镇痛　0.125%布比卡因(含芬太尼 1μg/ml)，微量泵注入 0.05～0.15ml/(kg·h)。

(李华平)

第十节　心脏手术麻醉后神经系统并发症的预防

神经精神紊乱或称术后认知功能障碍是心脏手术麻醉后的重要并发症，将影响病人以后的生活质量，术后死亡率增加，应该关注和研究预防，减少心脏手术后的神经精神紊乱，一旦发生时，认真治疗和处理。

【发生率】

神经及精神心理功能紊乱是心脏手术后的主要危险之一。手术后若出现严重神经系统并发症，则意味着手术失败。其发生率为 2%～6.1%。CPB 术后神经或精神心理功能障碍的发生率 80%，且可持续数月至数年。围术期脑卒中发生率 2%～6%。婴幼儿复杂心脏畸形术后达 25%，成人 CABG 并发中枢神经系统障碍达 35%～50%。国内报道术后 2～7d 并发严重障碍的发生率为 3.3%～4.8%。约 75%患者在 6 个月内恢复良好，但仍有 1%～3%患者成为残疾。心内直视手术后的神经并发症高于非心内直视术；CABG 术后患者神经系统并发症高于瓣膜置换患者。

【病因和危险因素】

1.病因　微栓或脑的低灌注是主因。

(1)脑栓塞：微栓可分为 3 种，即组织栓子、气体栓子和异物栓子。均与术后 CNS 并发症有关。微栓是 CPB 设施及手术本身产生的，因近年来微泡型氧合器和微孔滤器的应用，微栓的脑损害已有所减少。

(2)脑灌注不足：CPB 血流达不到机体组织和器官的生理需要，长时间 CPB 灌注压低时，重量仅占人体重 2%，血流量却占心排血量 15%，占全身耗氧量 20%的脑组织即脑氧供需失衡，首先发生缺血、缺氧性损害。

(3)颅内出血：CPB 中急剧的血流动力学波动、手术中肝素化后易引起颅内出血。

2.危险因素　有多种因素影响其发生率。

(1)CPB 时间：其长短与脑损害的发生率密切相关，长时间低灌注压的影响，CPB 时间延长，血成分破坏增加，灌注中微凝物质在数量或大小上进行性增加，发生空气或颗粒栓塞的机会增加。CABG 的 CPB 时间较长，其神经系统并发症就高于瓣膜置换病人。

(2)年龄：年龄越大，神经系统并发症发生率越高。年龄是术后发生神经系统并发症重要因素之一。儿童、婴儿、新生儿比成人及青少年能耐受较长时间的缺氧、缺血。

(3)原有脑血管疾病(CVD)：是术后并发神经系统并发症的重要因素之一，原有脑血管疾病者，脑卒中的发病率明显增加。

(4)术前心功能：心功能越差，术后神经系统并发症越高。

(5)CPB 方式：搏动性 CPB 可预防手术期内丘脑下部及垂体的应激反应，并能促进手术期内脑皮质血流和脑的代谢。而非搏动性 CPB 神经系统并发症就高。使用膜式氧合器或动脉滤网可减少栓塞的可能性。肝素化后凝血功能障碍，转流期间 MAP＞100mmHg，脑内出血发生率明显增加。

(6)再灌注及低温损伤：再灌注使脑内氧自由基水平提高，导致脂质过氧化，细胞膜性结构遭破坏，能量代谢受阻及超微结构改变，是暂时的与可逆的变化。CPB 在深低温下，低流量循环比停循环后大脑神经元产生更多异常的高尔基体。

(7)主动脉壁粥样组织脱落：主动脉粥样硬化是导致神经系统的最主要危险因素。在主动脉游离、插管和横断钳夹过程中，主动脉壁粥样化组织易脱落，被主动脉的高速灌注血流冲刷并析离，引起脑栓。

(8)手术方式：心内直视操作所引起的神经损害发生率较高。因瓣膜碎片、栓子及心室内空气均可导致栓塞形成。

(9)血动学：围术期任何原因引起的血流动力学不稳定，如低氧血症、组织灌注不足等，均可导致中枢神经系统并发症发生。

【临床表现】

CPB 心内直视手术后神经精神障碍表现有定向力障碍、情感障碍、行为障碍，如躁狂、木呆、妄想、谵妄(既往史中均无神经精神疾患)等。围术期脑卒中，是心脏手术后严重症状之一。

【诊断】

在术后即刻出现或延迟数小时才出现的神经功能紊乱的诊断，应正确区分麻醉药的影响和神经系统并发症。术后若用拮抗药后，仍不能唤醒或 24h 病人仍有意识障碍者，即应考虑病人已发生中枢神经系统并发症。再进一步进行神经心理功能测验系统检查，做出定性、定位的明确诊断。利用仪器可协助诊断。

【治疗】

治疗包括：①环境疗法；②精神疗法；③药理疗法，包括人工冬眠、早期持续人工冬眠降温，是减轻脑组织因缺血、缺氧造成原发损害和治疗以后代谢障碍所致脑水肿、变性、坏死等继发性损害的重要措施。可有效地抑制大脑恢复过程的异常活动，与 CPR 同时进行时，维持正常呼吸功能，应适当过度换气，维持 $PaCO_2$ 30～35mmHg，轻度降低颅内压，有助于降低脑水肿的发生率。

【预防】

围术期神经功能紊乱或术后认知功能障碍的预防胜于治疗，据其诱因复杂、多源性的特点，加强管理，做好预防。

1.非药物预防

（1）认真的术前准备：①术前与病人沟通，做好解释工作，消除思想负担，稳定情绪，对减少和避免术后精神紊乱意义重大。②积极改善心功能，维持内环境的稳定。③选择合适的手术方式。④正确选择麻醉药，麻醉药可影响脑血流和脑代谢，对术后神经并发症也肯定有影响，氟烷、恩氟烷和异氟烷可增加脑血流，降低脑代谢，氯胺酮以外的静脉麻醉药均使脑血流、脑代谢下降，尚待进一步研究。⑤控制血糖，高血糖术后可能发生神经损害，应予避免。

（2）控制 CPB 时间：心胸外科医师手术操作技术熟练，手术、麻醉和 CPB 机管理者紧密配合，尽量缩短 CPB 时间。缩短麻醉和手术时间，缩短术后 ICU 停留时间和术后住院时间。

（3）灌注技术提倡使用膜式氧合器和管道滤网：对老年及原有脑血管疾病的高危患者，使用膜式氧合器及滤网，因清除了微栓，可减少术中神经系统并发症。动脉端用 25～40μm 滤过器，凡加入机器内液体及血液均应过滤。

（4）深低温技术：低温使全身氧需和脑氧需下降，中度低温（33～35℃），可有效地减轻短暂脑缺血对中枢神经系统的影响，深低温（<24℃），可有效地减少神经系统永久性损害。低温除降低脑代谢外，主要通过抑制兴奋性神经递质释放、限制缺血后血-脑屏障破损、抑制自由基生成和膜氧化、抑制白三烯生成及减少异常的离子流等。

（5）血液稀释术：可补偿低温引起的血液黏滞度增加，使血流加快，以增加氧供应。CPB 患者通过此术降低血黏度，可增加低灌注组织，尤其是脑缺血区域的灌注，以改善神经并发症预后。防止血液稀释后外周阻力降低导致脑的低灌注；维持血液 Hb 浓度接近生理的渗透压；CPB 中保证充分抗凝，ACT 维持在 480s 以上；如应用抑肽酶，ACT 维持在 750s 以上。血液稀释可保护神经功能，在脑缺血 6h 内，使用中度血液稀释可改善脑卒中损害。

（6）逆行性脑灌注：最新提出，术后神经系统预后的关键是在循环完全停止（HCA）前，必须有足够的降温时间，脑组织的低温才能达到足够均匀程度。目前用逆行性脑灌注新技术，其优点是使用简便，避免了血管损伤；视野暴露好；逆行血流减少了微小空气及动脉粥样纤维素的栓塞；有效的脑氧输送，为一个重要的低温停循环的辅助。用于升、降动脉疾病的患者，也用于广泛主动脉粥样硬化实施冠脉手术及瓣膜手术的患者。应彻底排出血中空气。

（7）控制血压：脑血管正常患者，低温灌注期间维持脑灌注压（由 MAP-CVP 测得）≥36～40mmHg，CBF 就可保持适宜，即使短时间有更低的灌注压，仍不会出现神经损害。原有脑血管疾病患者，灌注压不足就可能导致或进一步加重神经损害。复温中低血压（SP≤80mmHg）和低心排血量，可导致术后神经并发症。对于主动脉严重粥样硬化的病人，应减少对主动脉的钳夹。

（8）低温下血气分析处理：血气分析处理有 α 稳态法（不进行温度校正）和 pH 稳态法（进行温度校正）两种方法。CPB 低温期间以采用 α 稳态处理血气为妥，不仅无神经系统不利影响，且有益。

2.药物预防

(1)谷氨酸受体(NMDA 及 AMPA)拮抗药应用于 CPB 可起到神经保护作用。

(2)利多卡因:CPB 下行 CABG 手术病人用利多卡因组比对照组可减少心脏手术术后认知功能障碍。

【监测】

神经功能监测对早期诊断、预防和控制神经并发症起很重要作用。

1.颅内压监测　因其临床意义未得到证实,又具有创伤性,故未列入临床常规方法。

2.EEG 监测　当大脑缺氧和高碳酸血症时,EEG 反应灵敏而迅速。当出现脑缺血、麻醉过深、体温过低或濒死时,EEG 呈现等电位。

3.CBF 监测　常人 CBF 约 750ml/min,相当于 50ml/100g。当脑半球平均血流量减至 25～30ml/(100g·min)时,即出现精神失常或意识障碍。在心脏手术患者监测 CBF,可避免发生中枢神经系统缺血性损害。

(1)惰性气体注射法:要反复行颈动脉穿刺,且分别行左右侧穿刺,临床应用有局限性。

(2)惰性气体吸入法:无创性、不需做颈动脉穿刺,可多次重复测定,可测出大脑两侧区域的 CBF,方法较准确,操作时间短(5～10min)。因需同时描记肺清除曲线,故不适用于有肺部疾病的患者。

(3)脑血流图:又称阻抗血流图(REG),对诊断脑血管疾病有参考意义。因仪器的型号不同,波形标准不统一,不适用于临床监测。

(4)经颅多普勒超声监测(TCD):可无创、动态监测颅内 Willis 环及其主要分支的血流动力变化特点,很适用于麻醉手术期间 CBF 监测。对确定微栓的来源及微栓的数量,是一极为有用的技术,也可作为微栓患者在手术室药物治疗的指导。低流量灌注期间,为维持有效的脑灌注,采用颅多普勒监测有实用价值。

4.脑代谢监测　当氧供应不足以满足其代谢需求时,即可发生缺氧致神经损害。故应监测脑氧供需平衡。

(1)脑氧耗率测定($CMRO_2$):在测定 CBF 的同时,抽取颈内动脉和颈内静脉血做血气分析,算出动静脉氧差。

$CMRO_2 = (PaO_2 \times 0.003\,1 + CaO_2 \times$ 血红蛋白 $\times 1.39 - P_jVO_2 \times 0.003\,1 - S_jVO_2 \times Hb \times 1.39) \times CBF$。

式中 $CMRO_2$ 的单位是 ml/(100g·min),P_jVO_2 为颈内静脉血氧分压,S_jVO_2 为颈内静脉血氧饱和度。

(2)颈内静脉血氧饱和度:从颈内静脉抽血行血气分析,也可经光导纤维进行氧饱和度连续监测。若颈内静脉血氧饱和度降低,说明脑氧供下降或脑氧需增加。颈内静脉血氧饱和度监测可作为传统温度监测的辅助,它反映了脑对氧的利用率。

(3)脑血氧饱和度(rSO_2):是一项无创性的新型氧饱和度监测方法,可连续监测脑及其他局部组织器官的氧饱和度。可以预测患者是否出现降温不充分,持续脑氧摄取造成的精神损害。

5.脑功能评价检查　在术中预测术后神经精神损害,为术后早期治疗提供信息。目前比较可靠的脑功能检查有：观察瞳孔大小有助于判断术后有无神经并发症；EEG 术中频繁地发生紊乱，可预示术后可能出现神经精神损害。CT 发现成人 CPB 之后脑梗死的发生率是 2%～3.9%；MR 检查术后脑梗死的发生率是 7%，为诊断 CPB 缺血并发症的手段；术后及术前客观的神经精神检查 NPT；阳离子发射 X 线体层照相（FDGPET）监测，分析术前及术后大脑对葡萄糖的代谢是很敏感的。

（刘海旭）

第十一节　肺动脉高压的麻醉

肺动脉压力高于正常值称为肺动脉高压（PAH）。

【分类】

正常肺动脉平均压（MPAP）≥20mmHg，或肺动脉收缩压>30mmHg 即为 PAH。低于正常者提示肺动脉口狭窄，此时右心室收缩压应高于肺动脉收缩压 10mmHg 以上。PAH 根据其临床表现和严重程度，有以下分类法。

1.*原发性和继发性 PAH*　原发性 PAH 较少见，继发性 PAH 常见于先天性心脏病，包括有动脉导管未闭（PDA）、心脏房室管畸形、VSD 和 ASD 合并 PAH 等。风湿性心脏病二尖瓣狭窄、左心衰、肺栓塞、慢性肺部疾病、高原性心脏病、原发性中枢性通气不足、肺泡纤维化、肺心病、严重贫血和甲亢等合并 PAH。

2.*分度*　依据严重程度分为轻度 PAH（20～40mmHg）、中度 PAH（40～60mmHg），重度 PAH（60～80mmHg）和极重度 PAH（>80mmHg）等。

3.*按肺动脉收缩压与主动脉收缩压比值分级*　近年来按肺动脉收缩压与主动脉（或周围动脉）收缩压的比值，分为轻度 PAH（≤0.45）、中度 PAH（0.45～0.75）、严重度 PAH（>0.75）3 级。

4.*按肺血管阻力分级*　按肺血管阻力大小分为轻度 PAH（<7wood U），中度 PAH（8～10wood U）和重度 PAH（>10wood U）。

5.*肺血管阻力（PVR）与手术危险程度*　正常 PVR 是体循环阻力（SVR）的 1/10～1/20，PVR>600mmHg/（s·L）为重度 PAH。当肺血管阻力指数（PVRI）每平方米≥460mmHg/（s·L）时，应给予扩血管药物治疗。PVRI 每平方米<350mmHg/（s·L），则 PVR 增高是可逆的。

6.*手术预后的阻力指数标准*　PRVI 每平方米<300mmHg/（s·L），且 PVR/SVR<0.4，说明 PVR 升高系由于肺血流量所致，缺损修补后可使 PVR 降低；若 PVRI 每平方米>600mmHg/（s·L），且 PVR/SVR>0.7，则缺损修补后 PVR 亦不能下降，手术病死率则明显上升。

7.*血氧饱和度*　肺动脉为 78.0%（73%～8526），血氧 14.2～16.2vol%。可了解氧合功能。

【影响因素】

1.*降低肺血管阻力的内源性介质*　①给氧；②NO；③PGI_2、E_2、D_2；④腺苷、ATP、镁；⑤缓

激肽、组胺、乙酰胆碱；⑥碱中毒；⑦心钠素；⑧迷走神经兴奋；⑨β肾上腺素能神经兴奋；⑩钾通道激动剂。

2.增加肺血管阻力的内源性介质　①低氧血症；②内皮素-1(ET-1)，持久有效的维持血管收缩。由作用于血管平滑肌细胞的ETA受体所引起；③$PGF_{2\alpha}$；④血栓素；⑤血小板活化因子；⑥酸中毒；⑦白三烯；⑧Ca^{2+}通道激动剂；⑨α肾上腺素能神经兴奋。

3.降低肺血管阻力的机械因素　①肺膨胀；②血管结构异常；③间质液及间质压变化；④心排血量(CO)增加；⑤气道压高；⑥重力增加。

4.增加肺血管阻力的机械因素　①通气过度或不足；②血管肌层过度肌化；③血管变形；④肺发育不良；⑤肺泡毛细血管发育不良；⑥肺血栓形成；⑦主动脉扩张；⑧心室功能不全；⑨静脉高压。

【麻醉前准备】

1.危险因素评估　有活动后心悸、气促史和反复上感史者，对麻醉和手术的耐受性较差。有下列情况时危险性增加。

(1)左向右分流心脏畸形合并PAH：其危险因素包括①MPAP＞60mmHg；②TPR＞600mmHg/(s·L)；③肺病理活检，Heath Edward Ⅲ级以上或严重间质炎；④合并严重呼吸衰竭，$PaCO_2$＞50mmHg；⑤肺部炎症；⑥心力衰竭。

(2)瓣膜病的危险因素：①合并中度PAH；②C/T＞0.7；③心功能Ⅳ级；④栓塞史；⑤房颤时间长、心室率＞100/min；⑥肾功能衰竭；⑦超声心动图示左心室舒张末期直径＞65mm。

(3)室间隔缺损(VSD)的危险因素：VSD所造成的血流动力学紊乱，当为中等以上的缺损，因左向右分流量及肺血流增多，左心的血流亦多，出现左心舒张期负荷过重，而致左心扩大。当PVR低而分流量大时，可发生左心衰竭与肺水肿，此为婴儿VSD死亡的主要原因。在伴有PAH者，可出现左右心室扩大，在严重阻力性PAH时，左向右分流量虽可减少，但右心室收缩期负荷加重、心肌储备能力大为减低，可出现右室劳损，甚至右心衰，此为成年VSD者死亡的主要原因。在控制感染和通过强心、利尿等措施将心衰纠正后再手术。

(4)动脉导管未闭的危险因素：年龄较大的短粗型导管，且合并中度以上PAH者，或合并主动脉降部畸形者，并引起左右心室肥厚、右和左心力衰竭，危险性大。

2.降低肺动脉压和外周血管阻力　对于严重PAH者，术前采取有效措施降低PAP。

(1)吸氧：应持续吸氧降低PAP、增加肺血流。

(2)输注硝普钠：1～4μg/(kg·min)，降压。

(3)输注前列腺素El(PGEl)：0.1～0.4μg/(kg·min)，降压。可提高手术安全性。

(4)吸入NO_2有条件时吸入NO，以减轻PVR上升。

3.积极预防和控制感冒和气道感染　保暖、用抗生素、禁烟、作深呼吸练习；控制哮喘发作。

4.先天性心脏病(CHD)合并PAH　用妥拉苏林控制肺动脉痉挛；年龄较大者加用抗凝血药；加强休息；间断吸纯氧，控制咳嗽，强心利尿，控制心衰，加强支持疗法。

5.麻醉前用药　用药时确保发挥其治疗作用，避免发生不良反应。

(1)镇静药：一般用苯巴比妥钠0.05～0.1g，术前30min肌注。严重肺疾患合并长期PAH

者，镇静药应酌减。主动脉极度狭窄、心脏压塞、缩窄性心包炎等，使用镇静药应格外小心。有气道梗阻、纵隔气肿、开放性与张力性气胸、心脏急症等，均应免用镇静药。

(2)镇痛药：心功能Ⅲ级以上者，吗啡 0.15～0.2mg/kg，术前 30min 肌注；心功能在Ⅲ级以内者可用哌替啶，0.5～1.0mg/kg。患儿用氯胺酮 4～6mg/kg，肌注。

(3)颠茄药：东莨菪碱 0.006mg/kg，术前 30min 肌注。或阿托品 0.01mg/kg。

6.其他　按胸科和心血管手术进行准备。

【麻醉管理】

1.麻醉选择

(1)麻醉选择原则：PAH 的麻醉宜深不宜浅，氧气宜增不宜减，浅麻醉、缺氧均可能加重 PAH。入室后高流量面罩下吸氧建立静脉通路。

(2)麻醉药选择：一般选用气管内插管全麻、按常规方法诱导和维持。二尖瓣成形术或替换术、VSD 低温 CPB 下进行。复杂 PDA 应行低温和控制性降压麻醉。严重 PAH 的 PDA 也需在低温 CPB 下处理。①吸入麻醉药，除 N_2O 外均可选用。因 N_2O 刺激交感神经系统而致 SVR 和 PVR 增加。对 PAH 病人有害。②静脉麻醉药，除氯胺酮不适宜外，均可应用。因氯胺酮兴奋交感神经，使 SVR 及 PVR 增加。以咪达唑仑、芬太尼最为适宜。大剂量麻醉性镇痛药降低肺血管阻力较好。

2.麻醉中处理　PAH 在 CPB 后早期可加重，围手术期对 PAH 进行治疗。以降低肺血管阻力，减轻右心室后负荷，保持血流动力学稳定为原则。

(1)正压通气：机械通气或高频振荡通气，充分供氧，以纠正严重低氧血症，使 $PaCO_2$ 降至 28～25mmHg，有助于降低 PAP。停机后输注 20%人血白蛋白 10g，以提高血浆胶体渗透压，配合以利尿药，降低肺间质水肿。术后 12～36h 行过度通气，以防止急性呼衰。

(2)降低应激性：合并严重 PAH 者，心肌多受累，心肌应激性增加，心肌收缩力与储备功能均已下降，故对麻醉耐力较差。维持合适的麻醉深度，凡挣扎、哭闹、激动、缺氧或二氧化碳蓄积均应避免。否则，不仅使心肌应激性大为增加，还使肺血管收缩，致 PVR 和 PAP 进一步升高，加重心脏负担或诱发心衰。

(3)降低 PAP 及外围血管阻力：术中输注 0.01%硝普钠，0.33～1.5μg/(kg·min)，或 PGE_1 0.05～0.4μg/(kg·min)；重度 PAH 可用 0.05～0.5μg/(kg·min)，或硝酸甘油 2～4μg/(kg·min)，输注，减低 PVR。维持血压、心率和心律的稳定，这是保证 PAP 不进一步增高的重要因素。

(4)合理应用正性肌力药：多巴酚丁胺 3～25μg/(kg·min)，溶于 5%葡萄糖液内输注，可减低 PVR。尽量少用多巴胺。为维持动脉压，有时并用去甲肾上腺素。

(5)NO：经以上处理，PAH 仍高者，术中可联合继续吸入 10～20ppm 的 NO，以减轻 PVR。应缓慢停用。

(6)纠正酸中毒：酸中毒使肺血管强烈收缩，应予避免。要预防代谢性酸中毒、呼吸宜碱不宜酸，保持 pH 稍高，伴酸中毒者使 PAP 升高，适当给予碳酸氢钠，使 pH≥7.25 即可。

(7)必要时 NTG 0.1～7.0μg/(kg·min)，输注；或酚妥拉明 1.0～20.0μg/(kg·min)，输注。

(8)异丙肾上腺素：0.05～0.1μg/(kg・min)，输注；速度快、浓度高，可致室性早搏，成人应<20μg/min。

(9)加强术后处理：PAH患者，因肺血管病变和肺血流增多等因素影响，肺顺应性降低，加上麻醉药的残余作用，开胸和手术创伤，CPB引起的肺部改变及心功能不全等因素影响，术后呼吸功能进一步障碍，故应以<10cmH_2O的PEEP的压力机械通气治疗4～20h，以维持呼吸循环的稳定；患者要充分镇静睡眠，减少吸痰，镇痛镇静；0.01%的硝普钠0.5～2μg/(kg・min)，输注也要持续到术后24～48h，以控制血压；及时补充血容量，保障麻醉后安全。低心排患者可予多巴胺2～4μg/kg，输注。

(刘海旭)

临床麻醉与疼痛治疗

（下）

刘晶宇等◎编著

吉林科学技术出版社

第九章　内分泌麻醉

第一节　内分泌与代谢功能监测

一、肾上腺皮质功能不全的诊断

在感染、创伤、休克等严重应激情况下，部分危重患者可出现急性肾上腺皮质功能不全并使病死率增加，小量糖皮质激素替代治疗可显著降低其病死率。但对于无急性肾上腺功能不全的严重感染患者，糖皮质激素应用则可能增加感染、消化道出血等并发症的风险。因此，尽早判断危重患者的肾上腺皮质功能状态，对其休克复苏及进一步的治疗非常重要。

（一）适应证

1.感染性休克，经过充分液体复苏后仍依赖血管活性药物维持血压者。

2.颅脑损伤、垂体梗死、肾上腺出血、恶性肿瘤危重期。

3.患病前曾接受皮质激素治疗的患者。

4.临床上出现不能解释的发热、精神状态改变与高动力循环状态，以及疲劳、虚弱、恶心、厌食、呕吐、腹泻、贫血、代谢性酸中毒等表现。

5.影响皮质功能药物应用期间，如酮康唑、苯妥英钠（抗癫痫药）或依托咪酯。长时间使用上述药物的重症患者应注意肾上腺皮质功能状态的监测。

（二）操作方法

肾上腺皮质功能检测通常包括基础血清皮质醇水平测定及 ACTH 刺激试验。

1.血清皮质醇测定　正常血清氢化可的松水平在 5～24μg/dl。严重感染、创伤、出血等应激后下丘脑-垂体-肾上腺轴（HPA 轴）被激活，皮质醇分泌的正常昼夜节律和分泌波峰丧失，故可测定任意时间的皮质醇水平。

（1）标本留取：外周血 4ml，无需抗凝，静置送检。目前医院多采用化学发光免疫法测定。

（2）意义：非应激状态下基础皮质醇＜3μg/dl，或 250μg ACTH 刺激试验后皮质醇＜18～20μg/dl，可认定为肾上腺皮质功能不全；应激状态下，任意血清皮质醇＜25μg/dl，提示存在肾上腺皮质功能不全。

2.ACTH 刺激试验　ACTH 刺激试验是评价患者肾上腺皮质功能状态的重要手段。包括 HD-ACTH（大剂量 ACTH）和 LD-ACTH（低剂量 ACTH）试验。

(1)HD-ACTH 试验:任意时间取血测定基础血浆皮质醇浓度后,静脉注射促皮质素 250μg,30min、60min 后再次取血测定血浆皮质醇浓度,若其浓度变化低于 9μg/dl(250nmol/L),提示肾上腺皮质功能不全。

(2)LD-ACTH 试验:任意时间取血测定基础血浆皮质醇浓度后,静脉注射促皮质素 1μg,60min 后再次取血测定血浆皮质醇浓度,若其浓度变化低于 9μg/dl(250nmol/L),提示肾上腺皮质功能不全。

LD-ACTH 试验:比 HD-ACTH 在重症患者肾上腺皮质功能不全诊断中具有更高的敏感性和特异性,并且推荐应用于非应激状态下肾上腺皮质储备功能的评估。

(三)急性肾上腺皮质功能不全诊断标准

合并急性肾上腺皮质功能不全的危重症患者,严重应激状态下可表现为以下几种情况:

1.任意血清皮质醇浓度<15μg/dl 和(或)△皮质醇≤9μg/dl。

2.不管基础皮质醇水平,△皮质醇≤9μg/dl,或低血压,任意皮质醇≤20μg/dl。

3.合并严重低蛋白血症时,基础血清游离皮质醇水平≤2μg/dl,或 ACTH 刺激试验游离皮质醇≤2μg/dl。

二、血糖监测

(一)适应证

1.严重创伤、感染、出血、大手术等应激状态的重症患者。

2.合并有糖尿病。

3.接受任何形式的营养支持。

4.应用较大剂量的糖皮质激素时(如氢化可的松>90mg)。

5.应用生长激素、生长抑素治疗时。

6.CRRT 治疗过程中。

(二)操作方法及程序

1.检测原理 目前常用的检测为经生化分析系统定量测定血液中的血糖含量,以及通过血糖仪测定指血中的血糖含量。

(1)生化分析系统定量血糖测定"通过酶电极法测定葡萄糖含量。葡萄糖经葡萄糖氧化酶(GOD)催化生成过氧化氢和葡萄糖酸。此过程为等分子消耗氧,用电极法测定耗氧率,可以计算葡萄糖浓度。

(2)血糖试纸上的酶(氧化酶或已糖激酶):与血液中的葡萄糖发生反应,并显示颜色,颜色与糖的浓度成比例改变,血糖仪分辨后显示读数。

2.检测方法

(1)动脉或静脉取血(通常是静脉取血)2ml,不抗凝,静置送检。

(2)取指尖血 1 滴,滴于快速血糖试纸上,插入快速血糖仪检测窗内,片刻即可显示血糖结果。

3.测定间隔

(1)血糖≥200mg/dl或<99mg/dl,每30min检测1次血糖。

(2)血糖在100～200mg/dl,调整胰岛素用量后1～2h复查血糖,达到目标血糖比稳定后(较上一次变化幅度<20mg/dl时),每隔3～4h复查,稳定后可继续酌情延长检测间隔。

(三)注意事项

1.动脉血血糖浓度比指尖血血糖浓度约高5mg/dl,比静脉约高10mg/dl。

2.在休克、PaO_2>100mmHg的患者可能会出现假性低血糖。

3.额外使用糖及血液制品时酌情增加普通胰岛素用量。

4.CRRT时置换液使用低糖配方。

5.在应用胰岛素控制血糖过程中多采用持续胰岛素泵入的方法。

三、葡萄糖耐量试验

正常人口服一定量葡萄糖或进食糖类(碳水化合物)后,血糖浓度暂时升高。生理状态下反应机制使血糖在短时间内即降至空腹水平,此现象称为耐糖现象。当糖代谢紊乱时,口服或注射一定量糖类或葡萄糖后则血糖急剧升高,恢复至空腹水平时间延长;或血糖升高不明显,在短时间内不能降至原来的水平,称为耐糖异常或糖耐量降低。临床上对空腹血糖正常或稍高,偶有尿糖,但糖尿病症状又不明显的患者,常采用口服葡萄糖耐量试验(OGTT)来明确诊断。

(一)适应证

OGTT适用于症状不明显或血糖升高不明显的可疑糖尿病、妊娠糖尿病、糖耐量减退。有无法解释的肾病、神经病或视网膜病变,其随机血糖<7.8mmol/L可用OGTT评价。人群筛查,以获取流行病学数据。

(二)禁忌证

无绝对禁忌证。

(三)操作方法及程序

1.试验前数天,患者可进正常膳食。

2.停用胰岛素和糖皮质激素等药物。

3.试验开始前10～16h停止进食,但可以饮水。

4.试验当天患者应卧床休息,清晨抽空腹血测血糖。然后,按世界卫生组织推荐的方法执行,对非妊娠成人葡萄糖负载量为75g(儿童按每千克体重1.75g计算总量不超过75g)。溶于300ml水中,嘱患者在5min内服下(或100g馒头)。服葡萄糖或馒头后30min、60min、120min分别各抽血1次做血糖定量测定。

(四)注意事项

1.试验过程中应要求患者不吸烟,不喝咖啡和茶。

2.若患者平素进食量很少,在试验前3天每天进食糖类不应少于250g。

3.若患者已饮食控制(能量和糖类),或近期体重很轻,则需调整饮食,使其每天进食糖类不应少于250g,7天后方能试验。

4.急性应激状态下出现的糖代谢异常,常不需紧急行糖耐量试验,急性疾病缓解后仍血糖升高者可考虑行此检测。

5.由于口服葡萄糖吸收不良可导致糖耐量曲线平坦,对某些不能承受大剂量口服葡萄糖或胃切除后的患者等,为排除影响葡萄糖吸收的因素,应按世界卫生组织的方法进行静脉葡萄糖耐量试验。

四、脂肪廓清试验

脂肪代谢障碍是脂肪清除速率下降,使脂肪在血液中蓄积,导致血清浑浊。

(一)适应证

使用完全肠外营养(TPN)或单独经静脉输注脂肪乳患者,尤其是合并脂代谢异常、重症胰腺炎及严重低蛋白血症需输注脂肪乳剂的重症患者。

(二)禁忌证

不能使用脂肪乳剂者。

(三)操作方法

1.拟静脉输注单一脂肪乳剂或含脂肪乳剂的全合一营养液的患者,于输入前,采集静脉血样标本1ml。

2.将1ml血样放入离心机内,以3000～3500r/min转速进行离心5min后,观察离心后血样的血清液浊度。浊度仪测定较为客观,可按比例稀释。

3.判断标准正常的血清液透明、清亮;轻度高脂血可见极轻度浑浊;中度高脂血轻度浑浊;重度高脂血可见较明显浑浊,呈淡乳白色;更严重者可见乳糜血和重度乳糜血。

(四)注意事项

1.脂肪廓清试验呈阳性,表明患者不能很好地清除脂肪乳剂,需延缓脂肪乳剂的输入。

2.当发现患者脂肪廓清能力降低时,应查血清三酰甘油;对于婴儿和儿童,监测脂肪廓清能力的同时应测定血清三酰甘油水平。

3.对需频繁取血行各项检验的危重患者,为避免医源性失血,可采用毛细管法末梢采血以代替试管法静脉取血进行试验。

4.对于接受TPN治疗的患者,TPN的营养液应采用全合-形式输注。脂肪乳剂单瓶输注者,应在停止输注一段时间后再予检测。

五、握力测量

测量握力,可反应患者上肢肌力情况,间接体现机体营养状况的变化。

（一）适应证

适用于患者肌力和营养状态变化的评价。

（二）禁忌证

1.患有上肢骨折未愈时禁用。

2.患有严重心、肺疾病患者慎用。

（三）操作方法

以电子握力计为例。

1.取下握力计仪器电池盒盖，按照正确的极性装入电池，然后关闭电池盒盖。

2.根据受试者实际手形扭动螺母调节握距，以准备测量握力。

3.按下开关键，液晶显示器显示 0000。

4.按清零键，液晶显示 0.0 时，即可进入测试状态。

5.当液晶显示器显示不为 0.0 时，按下仪器面板清零键，即可清除当前数据，准备下一次握力测量。注意在清零时不可施加握力。

6.受试者身体直立，两脚自然分开，两肩自然下垂，开始测试时用力握把，此时液晶显示器上的测量数据开始刷新显示峰值测量数据，直到不再有新的峰值出现为止，即可读取数据。

（刘海旭）

第二节　皮质醇增多症手术麻醉

【病理生理与病情特点】

皮质醇增多症又称为库欣综合征(CS)，是由各种原因引起的肾上腺皮质功能亢进，皮质激素分泌过多所导致机体的一系列病理变化。在过多分泌的皮质激素中，主要为糖皮质激素皮质醇，因此称之为皮质醇增多症。肾上腺皮质肿瘤，以及垂体前叶肿瘤或下丘脑-垂体功能紊乱使促肾上腺皮质激素(ACTH)分泌过多，是导致肾上腺皮质增生的主要病因。因垂体前叶 ACTH 分泌过多刺激肾上腺皮质增生引起皮质醇分泌过多的又称库欣病，为库欣综合征的主要类型。垂体性双侧肾上腺皮质增生约占本症的 2/3；肾上腺皮质肿瘤的约占 1/4，原发病变在肾上腺，多属良性腺瘤性质，一般为单侧单发病变。临床上长期使用糖皮质激素可导致医源性皮质醇增多症。

皮质醇增多症多发生于 20～40 岁的女性，皮质醇分泌过多时主要表现为机体调节糖、蛋白质、脂肪代谢功能紊乱。如糖代谢功能紊乱使血糖升高，过高可发生糖尿。蛋白质代谢异常则可因蛋白质分解代谢增强而出现负氮平衡，导致骨质疏松；蛋白质合成受抑制的结果为肌肉萎缩无力。对脂肪代谢的影响表现为促进四肢皮下脂肪的分解并重新分布到向心部位，形成向心性肥胖。

皮质醇能增加肾小球滤过率，抑制肾小管对水的重吸收，促进水的排泄。这可能是此类病人形成多血质(血红蛋白、红细胞增多)的原因之一。由于肥胖、多血质、循环负荷增大，约

80％的病人可有不同程度的高血压(一般为中度高血压)。长期高血压又可伴有左室肥大、心肌劳损等。

值得指出的是，糖皮质激素也具有轻度的保钠排钾作用。其作用机制与盐皮质激素相似，即能促进肾小管对钠的重吸收和钾的排泄。

综上所述，皮质醇增多症的临床表现主要有：向心性肥胖、满月脸、水牛背、高血压、肌萎缩无力、骨质疏松(可致病理性骨折)、多血质及皮肤紫纹等。可有血钠增高和血钾降低。部分病人可有糖尿病。尿或血中17-羟皮质类固醇含量测定具有诊断学意义，地塞米松抑制试验也对诊断本病症有帮助。

对肾上腺皮质肿瘤，应行患侧肾上腺切除术，手术的治愈率可达100％。对垂体前叶肿瘤等分泌过多ACTH造成的库欣病，可行垂体微腺瘤切除术，疗效差者亦可做垂体放射治疗。上述治疗效果不佳者则具备双侧肾上腺全切除术指征，但目前多主张一侧肾上腺全切除，对侧次全切除术。医源性皮质醇增多症唯一治疗方法是停用糖皮质激素。

【麻醉前准备】

皮质醇增多症病人对麻醉和手术的耐受性较差，麻醉前应注意纠正代谢和电解质紊乱。低血钾可加重病人的肌肉软弱无力，术前应适量补钾，必要时可考虑使用保钾排钠利尿药安体舒通(即螺内酯)。高蛋白饮食或给予能增强蛋白质合成代谢的激素(如丙酸睾酮)可纠正负氮平衡，改善肌萎缩无力。但有糖尿病或血糖升高时常需进行饮食控制，必要时用胰岛素治疗。为防止肾上腺切除后诱发低血钾，一般主张术前1天停用胰岛素。

术前应对病人的心血管功能作出评价。肥胖病人伴有高血压可加重心脏负荷，造成左室肥厚、心肌劳损等。对于中、重度高血压病人，术前应使用降压药物治疗，使麻醉前病人血压不致过高。

麻醉和手术前皮质激素的补充十分重要，目的是增加体内激素的贮备，防备可能因手术切除肾上腺后体内糖皮质激素水平骤降所引起的急性肾上腺皮质功能不全危象。为此，一般于术前1日和术日晨(术前2小时)给予醋酸可的松100mg肌内注射或氢化可的松100～200mg静脉滴注。术中、术后则应根据情况继续补充糖皮质激素。

皮质醇增多症病人一般对镇静镇痛药耐受性差，麻醉前用药量宜小，特别对术前有精神抑郁者。有的肥胖病人入睡后易发生呼吸道不全梗阻或呼吸暂停，对此类病人术前不宜以吗啡或哌替啶等抑制呼吸的药物作为麻醉前用药。但对术前有烦躁不安和紧张恐惧心理的病人，术前应用安定镇静类药物可使病人充分镇静，稳定病人情绪，对减少麻醉诱导期间的应激反应、减轻心脏负荷、避免术中心律失常或心衰的发生均有裨益。

【麻醉方式及管理要点】

麻醉方法的选择和麻醉药物的应用应以对循环、呼吸及肾上腺皮质功能影响较小，维持麻醉与手术期间循环功能相对稳定为原则。同时术中应加强对呼吸的管理。

1.全身麻醉　肾上腺手术部位深，手术视野小，手术操作要求镇痛完全，肌肉松弛充分，全身麻醉可满足上述要求。对儿童、肥胖、高血压、心肺代偿功能较差以及手术时间较长者应首选全身麻醉。肥胖病人麻醉后易有上呼吸道梗阻和通气功能障碍，气管内插管后可保证呼吸道通畅，便于呼吸管理，也利于急性心功能不全、循环骤停等意外情况的抢救。肥胖颈短的病人，气管内插管可能会十分困难。

一般采用静吸复合全麻或静脉复合麻醉的方式。氧化亚氮（N_2O）＋氧、硫喷妥钠及恩氟烷等药物对肾上腺皮质功能影响较小；氟烷则对肾上腺皮质功能有抑制作用。丙泊酚、依托咪酯、神经安定镇痛剂氟芬合剂等均可用于皮质醇增多症病人的麻醉。但应注意病人对麻醉药的耐量可能较小，麻醉药物用量宜少。由于肌肉无力和低血钾的存在，肌松药的用量也不宜过大，以免术后发生延迟性呼吸抑制。

2.*硬膜外阻滞*　连续硬膜外阻滞方法简便，对肾上腺皮质功能干扰小，对电解质和酸碱平衡扰乱少，肌松良好，恢复快且术后并发症少，在我国已积累了相当多的经验。硬膜外阻滞适用于在术中能合作，一般情况好及单侧肾上腺肿瘤切除的病人。

由于病人肥胖，硬膜外穿刺时会遇到定位及穿刺操作较难的情况。因病人骨质疏松，易致病理性骨折，搬动病人或变换体位时应格外当心。严重病例可有胸腰椎体压缩性骨折，对此类病例以全身麻醉为宜。

硬膜外阻滞期间应特别注意加强对呼吸的管理，阻滞平面较高或加用辅助药物易致呼吸抑制或呼吸道梗阻，此时应注意维持呼吸道通畅，面罩给氧，辅助呼吸，改善病人的通气功能。

3.*麻醉管理要点*　麻醉与手术期间还应注意有无急性肾上腺皮质功能不全危象。双侧肾上腺切除或一侧肾上腺切除（对侧肾上腺萎缩）后，可因体内肾上腺皮质激素水平突然降低引起急性肾上腺皮质功能不全危象，表现为心动过速、血压下降、发绀、体温上升、兴奋不安或昏睡。全麻时以心动过速、血压下降、体温升高为主，发绀可能不明显。术中出现原因不明的低血压、休克、心动过速、高热等，用升压药物如去氧肾上腺素（纯 α-肾上腺素能受体激动药）效果不佳时，应疑为急性肾上腺皮质功能不全危象。除一般抗休克治疗如应用升压药、输血输液外，应及时静滴可的松 100～300mg。由于这类病人术前对皮质激素已形成依赖性，术后也应继续使用糖皮质激素。

术中探查、挤压肾上腺时会使血压进一步升高，此时应维持一定的麻醉深度。术中应备好控制性降压药如硝酸甘油、硝普钠等。

长期高血压多伴有动脉硬化，心脏代偿功能及血管调节功能较差，术中易发生低血压，改换体位时也应注意血压的变化。这就要求麻醉与手术期间，注重对心血管功能的监测，严密观察血压、脉搏的变化。发生低血压时除皮质激素水平降低因素外还应从血管张力、血容量、心脏功能、麻醉深度、有无缺氧及 CO_2 蓄积等多方面分析原因，及时采取相应有效的措施予以纠正。

无论是硬膜外阻滞还是全身麻醉均应注意加强呼吸管理。硬膜外阻滞因手术操作损伤胸膜出现气胸时（右侧气胸多见），应加压面罩给氧，肺膨胀后缝合胸膜，有张力性气胸应行胸腔闭式引流。

全身麻醉使用非去极化肌松药时，术毕应用新斯的明拮抗。呼吸功能延迟恢复时，应想到有无电解质及酸碱失衡，特别是低血钾的可能。术后呼吸抑制、苏醒延迟的现象较易于发生在皮质醇增多症的病人。因肾上腺切除后引起低血糖，又未及时补充皮质激素和糖时，可因此影响麻醉后病人的苏醒。应严格掌握拔管指征，拔管后继续观察呼吸、循环功能的变化，只有呼吸道通畅、通气功能正常和病人苏醒后才能回病房。

不论使用何种麻醉方式，此类病人对失血的耐受性均很差，即使出血量不多，也常见血压下降，加上体位因素等影响甚至会有休克表现。对此，除正确判断并及时补充血容量外，还应考虑肾上腺皮质功能不全的可能性，如碰到原因不明的低血压、休克、心动过缓、发绀、高热等，且对一般的抗休克治疗如输液、使用升压药等效果不佳时，应考虑经静脉给予氢化可的松100～300mg，并应在术后每8小时经肌内注射醋酸可的松50～100mg，逐渐减少，根据病情可持续1～2周或更长时间。

（刘海旭）

第三节　原发性醛固酮增多症手术麻醉

【病理生理与病情特点】

原发性醛固酮过多症（Conn综合征）是由于肾上腺疾病所引起的醛固酮分泌增多，并导致机体以电解质和酸碱失衡为主的病理生理改变。病因多为肾上腺皮质肿瘤，单一腺瘤占80%～90%，少数为肾上腺皮质增生或癌肿。应注意与肾素分泌过多等因素所引起的继发性醛固酮增多相鉴别。

原发性醛固酮过多症以血清钠增高、血清钾降低、低血钾性碱中毒及血容量增加等一系列病理生理改变为主要特征。

多见于成人，女性多于男性。主要临床表现为高血压、肌无力和低血钾。由于钠水潴留而导致容量依赖性血压升高，一般为中度高血压。高血压可能是本病最初征象之一，且用抗高血压药疗效差。低血钾症可抑制神经肌肉传递功能，表现为四肢麻木、肌无力症状，甚至出现典型的周期性低钾性肌肉麻痹。心电图可有Q-T间期延长、T波增宽、降低或倒置以及出现明显的U波。病人可有多饮、多尿及尿比重低等尿浓缩机制障碍的表现，用垂体后叶素治疗常无效。约半数病人糖耐量降低。血浆醛固酮浓度升高及尿中钾排泄增多可明确诊断。血浆肾素活性的测定有助于区别是原发性的还是继发性的。

对肾上腺皮质腺瘤，应考虑手术切除。切除腺瘤后，细胞外液容量恢复正常，高血压治愈率可达50%～75%。如为双侧肾上腺皮质增生，可作双侧肾上腺次全切除，但近年来主张药物治疗，如长期服用安体舒通等。

【麻醉前准备】

麻醉前应采用补钾、低钠饮食和抗醛固酮制剂治疗，以纠正电解质与酸碱平衡失调，并适当控制血压，改善心血管功能状态。

1.补钾和低钠饮食　术前补钾可采用口服或静脉给药方式，视低钾程度而定。有低钾性肌麻痹者需静脉补钾，每日3～4g。补钾后应注意血钾和心电图的变化。低钠饮食有利于降低体内总钠量，且有保钾、保酸作用，应与补钾同时进行，每日钠盐摄取量应限制在5g以内。低钠饮食有利于减少细胞外液容量，从而减轻心脏负荷，降低血压，改善循环功能。

2.安体舒通的应用　本药为醛固酮竞争性拮抗药，通过拮抗醛固酮和去氧皮质酮在肾小管起到排钠、保钾和利尿的作用，是治疗原发性醛固酮过多症的主要药物。用法为每日120～

240mg,分 3～4 次服用。一般用药两周以上可产生明显疗效。

3.控制血压　此类病人的高血压为容量依赖性高血压,以补钾、低钠饮食和应用安体舒通为其主要治疗措施。一般不主张使用降压药物,术前应继续应用螺内酯。即使应用降压药,也应选择直接作用于血管平滑肌的降压药,避免利血平类耗竭体内儿茶酚胺的药物,以利于术中循环功能的稳定。

另外,对拟行双侧肾上腺切除者,术前应补足糖皮质激素。麻醉前应用镇静药,术前晚可用地西泮(安定)10mg 睡前肌内注射,以免因精神紧张而致围术期血压升高。

【麻醉方式及管理要点】

对麻醉前血钾水平已近正常、血压已得到基本控制、循环代偿功能尚好以及无明显肝肾功能障碍的病人,可按一般麻醉选择原则,选用全身麻醉或硬膜外阻滞的方法。连续硬膜外阻滞可满足手术的要求,且方法简单,易于管理,术后并发症少。对术前有低血钾症伴肌无力或肌肉麻痹,预计术中呼吸管理较困难或高血压合并动脉硬化、心血管代偿功能差的病人则以全身麻醉为佳。

应选用对醛固酮分泌影响较小的麻醉药物,如芬太尼、恩氟烷等。氯胺酮可促进醛固酮的分泌,禁用于醛固酮过多症病人的麻醉。低血钾和肌无力麻痹等因素可延长非去极化肌松药的时效,此类肌松药的用量宜小。

术中应特别注意心电图有无低钾和/或心律失常的表现,并予以及时纠正。麻醉与手术期间血压升高较为常见。在探查肾上腺、分离挤压肿瘤时血压波动较大,加深麻醉多能缓解,无效时酌情应用短效降压药物,如硝普钠、硝酸甘油等,一般收效令人满意。

麻醉用药量过大、麻醉过深、硬膜外阻滞平面过广(周围血管扩张,回心血量减少)及失血过多造成低血容量等是引起术中低血压的主要原因。肿瘤切除后,由于醛固醇分泌急剧减少,常易导致低血压。应针对病人情况采取适当措施,如减浅麻醉、给予麻黄碱等血管收缩药和加快输 m 输液等多能奏效。肾上腺切除特别是双侧肾上腺切除后发生的低血压,经上述处理血压仍不能回升时,应考虑到有急性肾上腺皮质功能不全的可能并及时补充糖皮质激素。

无论采用何种麻醉方法,术中妥善管理呼吸十分重要。术毕遇有延迟性呼吸抑制时,在排除了肌松药残余作用的因素后,应想到可能存在电解质平衡紊乱和酸碱失衡。低血钾、低血钙均能影响神经肌肉传递功能,使呼吸功能的恢复迟缓。由于原发性醛固酮过多症病人可能有低血钙,大量输血时适当逾量补钙,对病人呼吸的恢复有利。术后也应同样加强呼吸管理并注意维持循环功能的稳定。有条件的医院最好术后将病人送麻醉恢复室观察。

(孟宏伟)

第四节　嗜铬细胞瘤手术麻醉

嗜铬细胞瘤是机体嗜铬组织内生长出来的一种分泌儿茶酚胺的肿瘤,大约 90%发生于肾上腺髓质,少数(10%)位于肾上腺以外,可发生于交感神经系统的嗜铬细胞,如椎旁交感神经丛、肠系膜、膀胱、睾丸等,嗜铬细胞肿瘤大部分为良性(约 90%),只有 10%左右为恶性或转移瘤。

一、术前准备

充分的术前准备是非常重要的，它可明显减少围手术期死亡率，目前死亡率大约1%～3%。

1.诊断　凡是高血压患者，年龄较轻，合并代谢方面改变，或基础代谢率增高，而又无甲状腺功能亢进或糖尿病的其他症状，临床上应考虑诊断为嗜铬细胞瘤。

2.实验室检查　血和尿中儿茶酚胺及其代谢产物（如VMA）有助于诊断，特别是尿去甲肾上腺素和肾上腺素的测定最为敏感。

3.药物试验

（1）可乐定试验可用于鉴别诊断。口服可乐定可抑制原发性高血压患者儿茶酚胺分泌，而不抑制嗜铬细胞瘤分泌儿茶酚胺。

（2）酚妥拉明抑制试验也可于嗜铬细胞瘤的鉴别诊断。

4.影像学检查　CT对嗜铬细胞瘤有诊断意义，核磁共振对于孕妇定位诊断较为合适，可以避免X射线。近年来临床上应用^{131}I-间位碘苄胍造影，对诊断具有很重要的意义，尤其是对肾上腺外肿瘤或转移肿瘤的诊断，并提供功能诊断。

二、术前药物治疗

（一）治疗与控制高血压

1.α受体阻滞剂　临床上较常用的是酚苄明，术前14～20天开始口服100mg/次、2次/天，逐渐增加剂量，大多数病人用到100～200mg/d，直至血压控制满意。血压正常或大致正常，或高血压发作程度和次数减少，高代谢率的症状改善，病人体重增加，出汗减少，血容量恢复等都是病情控制好的标志。

2.β受体阻滞剂　应用α受体阻滞剂治疗出现心动过速和心率失常时应用β受体阻滞剂，临床应用普萘洛尔，每次10mg，3次/天。也可应用美托洛尔。值得注意的是β受体阻滞剂不能单独使用或在α受体阻滞剂前使用，否则会引起严重高血压、充血性心力衰竭或肺水肿，特别是儿茶酚胺性心肌病的病人应慎用。

3.钙通道阻滞剂　①能有效控制血压。②有利于控制心血管并发症。③预防儿茶酚胺诱导冠状动脉痉挛和心肌炎。④能减弱去甲肾上腺素的升压反应。⑤和α受体阻滞剂合用能控制儿茶酚胺释放引起的血压升高（不能单独使用）。

4.目前临床上应用乌拉地尔（压宁定）　作为术前用药控制血压能较显著降低外周阻力，术中病人血压较平稳，较少出现反射性心率过速。

（二）纠正病人血容量

嗜铬细胞瘤病人血容量较少，病因在于儿茶酚胺血管收缩，血管内压力增高，毛细血管内水分从血管壁外渗，使病人血容量明显减少，HCT＞45%，而当肿瘤切除后容易发生低血压，术中使用升压药有时难以维持平稳血压。所以术前补血补液，临床上在应用α受体阻滞剂扩张血管的同时进行一定扩容，使 HCT 降至 40%～35%。扩容时应注意心脏负荷别过重，经过扩容后的病例术中在肿瘤切除后血压均较稳定。

三、麻醉方法选择

（一）麻醉前用药

术前应用咪唑安定或安定、东莨菪碱等药使病人安静，消除焦虑，抑制腺体分泌，降低迷走神经张力等。

（二）麻醉方法选择

1.硬膜外麻醉　其优点是能达到满意麻醉效果，抑制术中儿茶酚胺分泌，对机体干扰轻微，术后恢复也较快。缺点是不能完全消除术中牵拉反应，更不能消除病人紧张情绪而导致血压波动。如需克服这些缺点，就必须复合应用神经安定镇痛术，如应用 Innovar 或杜氟合剂等，和（或）应用浅全身静脉麻醉（在保证良好通气供氧情况下实施），如应用异丙酚 4～6mg/(kg·h)微量泵输注；同时加用哌替啶 1mg/kg 肌注镇痛。另外应用硬膜外麻醉时在肿瘤探查及处理时血压易上升，而肿瘤切除后血压又易偏低，较全身麻醉发生率高。因此术中应及时补充血容量，使术中血压维持较稳定状态。同时备用 α 受体阻滞剂、激动剂及时调节好血压，以减少并发症发生。

2.全身麻醉　全身麻醉为首选麻醉方法，特别是肿瘤定位不确切或异位时，或病人精神紧张和小儿患者。全身麻醉优点在于能有效避免，肿瘤切除前后由于血压波动而导致病人紧张和不适，更重要的是能有效进行呼吸管理保证良好通气和氧供，并较容易调节病人血压。为了维持平稳循环系统，避免血压、心率波动，应力求麻醉平稳。麻醉诱导：异丙酚 2mg/kg 静注、芬太尼 10μg/kg 静注、氟哌啶 3mg 静注、维库溴铵 0.1mg/kg 静注，并利用 1%丁卡因喷雾喉头、声门、气管内，行气管插管，对部分病例在应用诱导药后血压仍波动较大时，可应用艾司洛尔 1～2mg/kg 静注，能有效防治插管时所致心血管反应，如血压升高和心率增快。麻醉维持可采用静吸复合麻醉，麻醉药可选择芬太尼、异丙酚静滴或泵输注，吸入安氟醚和异氟醚。肌松剂可选用维库溴铵，它无交感神经兴奋作用，不释放组胺，是较为理想的肌肉松弛剂，阿曲库铵、罗库溴铵临床上也较成功应用于此类病例。芬太尼、氟哌啶能对抗儿茶酚胺的升压作用，并能有效降低心律失常发生率。

（三）围术期麻醉管理

1.嗜铬细胞瘤麻醉处理的关键在于

（1）麻醉诱导气管插管时。

（2）肿瘤探查和切除时。

（3）肿瘤切除后即刻。这 3 个重要时期是引起急剧血流动力学改变的危险期，可致血压急升或骤降和严重心律失常（主要是室上性心动过速）。

2.术中监测有创血压、CVI、心电图、呼吸末二氧化碳、尿量。左心功能不佳病人应行肺动脉压、肺动脉楔压监测，以了解左心室功能。

3.术中保持良好通气和氧供，避免缺氧或CO_2蓄积，以免加重嗜铬细胞瘤分泌儿茶酚胺，加重循环波动。

4.心律失常处理　心律失常应先去除诱因，控制血压前提下应用抗心律失常药物。常用抗心律失常药有β受体阻滞剂，如心得安和艾司洛尔，前者1～5mg静注，后者2mg/kg加生理盐水20mL静注。两药均能有效控制术中出现的室上性心律失常，如出现室性心律失常可应用利多卡因1mg/kg静注，然后用利多卡因800～1000mg＋5％葡萄糖500mL静滴（2mg/min），或据病情调节滴速，以治疗心动过速，减少心肌耗氧量。

5.降压药使用

(1)硝普钠：临床上常为首选，麻醉诱导和术中出现高血压时立即静滴0.01％硝普钠或微量泵输注，2～4μg/（kg・min），如血压不降低可加大用药量。该药起效快，作用时间短，对动脉、静脉都有扩张作用。应用于术中控制性降压和治疗高血压危象，大剂量使用会产生氰化物中毒，因此静滴时剂量应控制在8μg/（kg・min）内，总量应＜1～1.5mg/kg。

(2)酚妥拉明：起效时间长于硝普钠，每次1～5mg静注。该药能使血管扩张，血压和肺动脉压下降，周围血管阻力降低。扩血管机制是阻断α受体和直接扩张血管平滑肌，该药较硝普钠引起反射性心率加快明显。

(3)β受体阻滞剂：临床常用艾司洛尔，该药能有效控制血压和减慢心率。它具有起效快、作用持续时间短的特点，用量为1～2mg/kg，加生理盐水20mL静注，也可50～100μg/（kg・min）持续泵输注维持降压。目前该药临床上主要用于控制术中出现室上性心动过速。

6.升压药使用　手术在肿瘤血管结扎后，循环中高浓度的儿茶酚胺急剧下降，如果容量补充不足或不及时，可出现血压下降。因此在肿瘤血管结扎和肿瘤摘除后应积极扩容输血输液，以尽可能减少血压下降程度。但是该类手术病例大多数病人血压均下降，且下降程度较大。所以术前必须备用好升压药，以利及时使用，否则因低血压处理不及时会导致心血管及脑、肺、肾功能严重并发症。常用5％葡萄糖500mL＋去甲肾上腺素1mg静滴，滴速据病情（血压）而定，也可应用去氧肾上腺素或多巴胺[4～10μg/（kg・min）]泵输注，使血压升高，反射性地提高迷走神经张力，使心率减慢。

7.术中输血输液　该类病人术前存在不同程度的低血。容量和血液浓缩，术中应及时补充晶体液和胶体液，以较好预防血压下降。但是输液量多少应据CVP和心功能状况来决定。如心功能较好的病人，在肿瘤切除前尽可能补液、1000～1500mL，有利于维持血压平稳。肿瘤切除后，血中儿茶酚胺浓度急剧下降，外周阻力随之下降，血压下降（血压下降程度还取决于循环血容量不足程度、心脏功能情况）。此时如因循环不足应尽快补充血容量，如心功能不全应强心利尿。另由于儿茶酚胺浓度急剧下降，解除了儿茶酚胺对胰岛素的抑制，术中病人可出现低血糖，因此术中注意补充葡萄糖。

（四）高血压危象

凡是术中病人血压阵发性或持续性增高超过33.3kPa（250mmHg）以上，并持续1min，可称之为高血压危象。病人可伴有心动过速、心律失常，严重病人出现心脏骤停。所以一旦出现高血压危象，应争分夺秒积极治疗。

1.充分做好术前准备，对于防止术中高血压危象很有意义。因此术前2周应用α受体阻滞剂把血压控制在21.28/11.97kPa(160/90mmHg)以内,病人有心动过速者,配合应用β受体阻滞剂治疗。

2.在麻醉诱导、肿瘤探查和摘除时加深麻醉,以消除疼痛和手术刺激反射以致血压波动。预先应用艾司洛尔2mg/kg静注或酚妥拉明1mg/次静注,同时应用硝普钠静滴,使血压得以有效控制。

3.积极处理出现的高血压,当血压超过26.7kPa(200mmHg)时,应立即用药控制血压:

(1)酚妥拉明2~5mg分次静注。

(2)短时快速静滴硝普钠。

(3)应用异丙酚2mg/kg静注或吸入高浓度(4%~5%)安氟醚(短时)辅助控制血压,以最快速度使血压下降至正常水平。如同时出现心动过速应立即静注心得安1~3mg或普萘洛尔1mg/次,也可应用艾司洛尔1~2.ng/kg静注控制心动过速,同时应及时补充血容量。

(五)术后病人处理

该类手术病人术后应注意的问题主要是高血压、低血压、低血糖。

1.高血压　大约有40%~50%病人术后出现高血压,可持续2~3天。另外疼痛刺激、缺氧和CO_2蓄积也可引起高血压,应分别对待处理:静注扩血管药,疼痛治疗,保持良好呼吸。

2.低血压　原因是肿瘤切除后,减少了儿茶酚胺分泌物,病人机体动、静脉显著扩张和减弱了受体对内源性儿茶酚胺的敏感性。如果术前使用α受体阻滞剂,可明显减少术后低血压发生程度和几率。发生低血压后应在CVP指示下,进一步输血输液扩充血容量,必要时可给予升压药,如多巴胺4~10μg/(kg·nun)微量泵输注,维持循环稳定。

3.低血糖　术后应及时监测病人血糖,发生低血糖及时补充葡萄糖,发病原因如前已述。值得注意的是低血糖病人,往往仅表现为低血压症状,注意鉴别。

4.术后做血气分析　注意诊断有无代谢性酸中毒情况,特别是术中、术后发生低血压情况较长病人。并注意及时纠正电解质紊乱,注意Hb、HCT的测定。

(孟宏伟)

第五节　甲状腺功能亢进症手术麻醉

一、病理生理与病情特点

甲状腺功能亢进症(简称甲亢)是由于甲状腺分泌过多的三碘甲状腺原氨酸(T_3)和(或)甲状腺素(T_4)所致的全身性疾病。甲状腺素是由甲状腺球蛋白分解出来的有机结合碘,主要作用为促进细胞氧化过程,加速蛋白质、碳水化合物和脂肪的分解,全面增强机体的代谢,导致产热及氧消耗增加。甲状腺素分泌过多时表现出交感神经活动增强如心动过速、快速型心律失常、心排血量增加等循环高动力学代谢特点。甲状腺素的生理作用在很大程度上与肾上腺素相似。血浆甲状腺素浓度的持续升高可增加心肌等组织β肾上腺素能受体的数量和亲和力，使机体对肾上腺素更为敏感。

甲亢可分为原发性(即突眼性或毒性甲状腺肿)和继发性(即结节性甲状腺肿合并功能亢进)两种。病因至今尚未完全明了，但目前多数认为原发性甲亢是一种自身免疫性疾病。原发性甲亢最常见，发病年龄多在20～40岁。继发性甲亢较少见，年龄多在40岁以上。甲亢女性发病率是男性的4倍以上。

甲亢的临床表现特点有甲状腺肿大、性情急躁、容易激动、失眠、两手颤动、怕热、多汗、食欲亢进反见消瘦、心悸、脉快有力(常为窦性心动过速)、脉压增宽(主要由于收缩压升高)、血压增高等。

基础代谢率(BMR)和血清T_3、T_4测定对诊断甲亢有特殊意义。BMR＝(脉率＋脉压)－111，需在完全安静、空腹状态下测定。BMR正常为±10%；＋15%～＋30%为轻度甲亢；＋30%～＋60%为中度；＋60%以上为重度。T_3测定值：3～20岁＞4.15nmol/L(250ng/dl)，21～75岁＞3.53nmol/L(230ng/dl)为甲亢；T_4＞142nmol/L(11.0μg/dl)为甲亢。

甲亢手术治疗的最大麻醉危险性是围术期发生甲亢危象，在病情估计时应结合病史和精神状态、心率和心律的变化、体重的改变、BMR等综合分析判断病情严重程度。

二、麻醉前准备

甲亢病人择期手术的术前准备至关重要，主要目的在于控制甲亢的症状和体征，以防止术中术后甲亢危象的发生。

1.*术前抗甲亢药物治疗*　所用药物包括甲硫氧嘧啶、丙硫氧嘧啶、甲巯咪唑、卡比马唑等，此类药物可抑制甲状腺素的合成。药物准备：是术前降低基础代谢率的重要措施。有两种方法：①先用硫脲类药物降低甲状腺素的合成，并抑制机体淋巴细胞自身抗体产生，从而控制因甲状腺素升高而引起的甲亢症状。待甲亢症状被基本控制后，改用碘剂(Logul液)1～2周，再行手术。②开始即服用碘剂，2～3周后甲亢症状得到基本控制，便可进行手术。

硫氧嘧啶类药物包括甲硫氧嘧啶和丙硫氧嘧啶，每日200～400mg，分次口服，咪唑类药物，如他巴唑(甲硫咪唑)、卡比马唑(甲亢平)每日20～40mg，分次口服。碘剂含5%碘化钾，每日三次，第一日每次3滴，以后每日每次增加一滴，至每次16滴为止。由于抗甲状腺药物能引起甲状腺肿大和动脉性充血，手术时易出血，增加了手术的困难和危险，因此服用后必须加用碘剂2周，使甲状腺缩小变硬，有利于手术操作。必须说明的是，碘剂的作用在于抑制蛋白水解酶，减少甲状腺球蛋白的分解，从而抑制甲状腺素的释放，并减少甲状腺的血流量。但停用碘剂后甲状腺功能亢进症状可重新出现，甚至比原来更严重，因此，凡不准备实施手术者，不要服用碘剂。对于上述两种药物准备无效者或不能耐受者，现主要加用β受体阻滞药，如普萘洛尔。普萘洛尔能选择性地阻滞各种靶器官组织上的β受体对儿茶酚胺的敏感性，而改善甲状腺功能亢进症的症状，剂量为每6小时口服一次，每次20～60mg，一般一周后心率降至正常水平，即可施行手术。由于普萘洛尔在体内的有效半衰期不足8小时，所以最后一次口服应在术前1～2小时，手术后继续服用1周左右。对于患哮喘、慢性气管炎等病人忌用。

2.*β受体阻滞药的应用*　β受体阻滞药能降低儿茶酚胺的作用，降低血清中T_3浓度，使循环高动力学状态得以控制。常用药物有普萘洛尔和艾司洛尔。一般于术前至少3～4周用普萘洛尔40mg，每日3次口服，直用到手术前。普萘洛尔属非选择性β受体阻滞药（β_1、β_2受体均受到阻滞），故慢性阻塞性肺病、哮喘、充血性心衰、二度以上房室传导阻滞等病人禁用此药。艾司洛尔为选择性β_1受体阻滞药，用于静脉注射剂量为0.05～0.3mg/kg，作用时间极短（6～10分钟），适用于室上性心动过速的纠正，对伴有哮喘或慢性阻塞性肺病的甲亢病人选用艾司洛尔术前准备较为理想。

对术前心室率超过100次/分的心房纤颤或心衰病人，一般主张经内科治疗待心脏情况好转后再行手术。

3.*评价气道通畅程度* 麻醉前访视时应详细询问病人有无气管受压呼吸困难的症状，体位改变可否加重或减轻呼吸困难，有无声嘶和喉返神经麻痹。检查甲状腺肿大程度，阅读胸片以明确气管受压的部位及程度，有无胸骨后甲状腺肿大等，借以估价术前上呼吸道的通气状态如何，从而为麻醉选择和麻醉管理提供重要依据。有呼吸道感染者应在感染得到控制后再手术。

困难气管内插管常发生于甲状腺手术病人，麻醉前应有足够的思想和技术准备，包括准备不同内径的气管导管、不同型号的喉镜，甚至纤维支气管镜。对于有呼吸道压迫症状者，宜选择表面麻醉下清醒气管内插管。对于大多数甲状腺功能亢进症病人，若症状控制较好，且不伴有呼吸道压迫症状者，可采用快速诱导气管内插管。但必须注意，凡具有拟交感活性或不能与肾上腺素配伍的全麻药，如乙醚、氟烷、氯胺酮均不宜用于甲状腺功能亢进病人。其他药物，如硫喷妥钠、丙泊酚、琥珀胆碱、恩氟烷、异氟烷、七氟烷等均可选用。麻醉诱导过程中充分吸氧去氮，诱导务必平稳，避免屏气、呛咳，插管困难者可借助插管钳、带光源轴芯或纤维支气管镜等完成气管插管。有气管受压、扭曲、移位的病人，宜选择管壁带金属丝的气管导管，且气管导管尖端必须越过气管狭窄平面。完成气管插管后，应仔细检查气管导管是否通畅，防止导管受压、扭曲。甲状腺手术操作不仅可使声带及气管与气管导管壁彼此摩擦，而且可直接损伤气管壁，易引起喉头气管炎症，导致声嘶、喉痛，甚至喉痉挛、喉水肿而窒息。另一方面术后创面出血也可压迫呼吸道，这些因素均可导致病人术后呼吸道梗阻。

4.*最佳麻醉和手术时机* 主要取决于术前准备程度。一般认为，甲亢病人最佳麻醉与手术时机为：

（1）经抗甲亢药物等治疗后病情基本控制，全身症状明显改善，情绪稳定，体重有所增加。

（3）BMR在＋20％范围内。

（3）心率减慢，达80次/分左右，脉压变小。

5.*麻醉前用药* 由于病人BMR高，精神易于紧张，一般于术前晚给予安眠药，以保症病人睡眠充足。阿托品可使心率加快，应避免用于甲亢病人，可用东莨菪碱代替。术前应加大镇静药用量，可用神经安定镇痛类药，巴比妥类等作为麻醉前用药的一部分。但对已有呼吸道梗阻症状者，宜慎用镇静和镇痛药，以免引起呼吸抑制，加重呼吸道梗阻。

三、麻醉方式及管理要点

1.颈丛神经阻滞或颈部硬膜外阻滞　适用于平卧位头后仰后无呼吸困难、气道梗阻、BMR+20%以下，脉率<1007欠/分者。采用颈丛神经阻滞，如阻滞完善可取得较好效果，但术中牵拉甲状腺仍可有不适感，且麻醉作用时间有限。颈部硬膜外阻滞如操作得当，麻醉效果较好，其交感神经阻滞特别是心脏交感神经阻滞作用可使心率保持平稳，更有利于防治术中甲亢危象。一般局麻药中不宜加肾上腺素。术中需追加辅助药如哌替啶、吩噻嗪类或丁酰苯类药物时，应注意避免呼吸抑制。阻滞平面过广、局麻药中毒等均为引起呼吸抑制的因素。因此，麻醉期间应严密观察呼吸(频率、潮气量、每分钟通气量)的变化，加强呼吸管理。采用颈丛神经阻滞或硬膜外阻滞时，无论有无呼吸困难或呼吸抑制，应常规面罩给氧，监测脉搏血氧饱和度(SpO_2)。同时应有气管内插管、机械通气等应急设备随时可用。

2.全身麻醉　适用于术前精神紧张、情绪不稳定、甲亢尚未完全控制(系统用药后BMR仍在+20%以上)、甲状腺较大或有胸骨后甲状腺肿大压迫气管征象的病人。全麻的优点在于足够的麻醉深度抑制了手术刺激引起的交感神经反应，消除了手术牵拉的不适感，气管内插管可保持术中呼吸道通畅，防止局麻下因用辅助药过多引起的呼吸抑制或呼吸道梗阻，便于呼吸管理，增加了麻醉与手术的安全性。

全麻药物咪达唑仑、丙泊酚、恩氟烷、异氟烷、地氟烷、七氟烷、芬太尼、维库溴铵、罗库溴铵等，对甲状腺功能几乎无影响，对肝、肾功能影响小，可优先考虑使用。至于麻醉作用较弱的药物，如氧化亚氮、普鲁卡因，对甲状腺功能亢进的病人可能有麻醉难以加深的可能，必须增加其他药物或复合以恩氟烷或异氟烷吸入或丙泊酚静脉滴注。一组来自因垂体瘤所致的继发性甲状腺功能亢进症的研究表明，麻醉维持选择较高浓度异丙酚[8～10mg/(kg·h)]，可达到较恰当的动脉血浓度(2～4μg/ml)，此时丙泊酚的廓清率也较高(2.8L/min)。而乙醚、氟烷和氯胺酮则禁用或慎用于甲状腺功能亢进病人。

对有呼吸道受压(气管受压变形或移位)、呼吸困难者，宜选用表面麻醉下清醒气管内插管，应选择带套囊的金属螺旋丝气管导管，插管深度应超过气管受压狭窄平面。对甲亢未得到完全控制的病人，麻醉前应给予适量的镇静镇痛类药物，如静脉滴注芬太尼0.1～0.2mg，地西泮(安定)5～10mg等，以预防因插管等操作刺激诱发交感神经活动增强反应甚或甲亢危象。清醒气管内插管前充分给氧去氮也十分重要。

全麻诱导力求平稳，避免过度兴奋和憋气等不利反应，应时刻注意保持呼吸道通畅，充分给氧吸入。由于肿物压迫喉头上呼吸道、头后仰受限，显露声门可能会十分困难，应对气管内插管困难有充分的认识和准备。可借用气管插管钳或带光源气管导管芯的帮助，或改用经鼻腔气管内插管，插入气管食管双腔通气道等，有条件者可在纤维光导气管(喉)镜引导下插管。由于原有病变(如声音嘶哑)、手术牵动、体位(头后仰)等因素影响，最好选择口径适宜的气管导管。插管时动作轻柔，切忌用暴力插管，插管后妥善固定，以免导管滑脱移位，引起声门喉头气管损伤、喉痉挛、喉头水肿等并发症，给呼吸管理带来困难。

硫喷妥钠可降低血浆中甲状腺素和儿茶酚胺的水平，常用于全麻诱导。丙泊酚、依托咪酯、咪达唑仑、芬太尼、氟芬合剂等亦可用于全麻诱导和(或)全麻维持用药。氯胺酮能兴奋交感神经，禁用于甲亢病人的麻醉。肌松药中加拉碘铵可使心率增快，不宜采用。琥珀胆碱或无明显心血管效应的非去极化肌松药如苯磺阿曲库铵、维库溴铵等可用于甲亢病人。吸入麻醉药中乙醚有呼吸道刺激作用及拟交感神经反应，可使血浆甲状腺素浓度升高；氟烷除对肝功能的影响及易诱发心律失常外，亦可引起甲状腺素浓度的升高，不宜用于甲亢病人。恩氟烷、异氟烷等对甲状腺素无影响，可考虑使用。近年来多采用静脉复合麻醉或静吸复合全麻的方法，亦可应用神经安定镇痛术。以对心血管功能干扰小，有利于稳定 BMR，对肝肾功能无影响为药物选用原则。另外，术中应保证适宜的麻醉深度，避免缺氧和二氧化碳蓄积，保持血流动力学的相对稳定，注意观察有无甲亢危象倾向等也十分重要。

3.监测　除一般监测项目外，应加强对心血管功能的监测，特别注意心率、心律及血压的变化。为防治甲亢危象，术中体温监测应被列为常规监测项目。

4.并发症及其防治

(1)甲亢危象：是甲亢手术后的严重并发症，多发生于术后 12～36 小时，极少数可发生在分离挤压甲状腺时或甲状腺切除后不久。诱发因素包括术前准备不充分而匆忙麻醉与手术；术中反复挤压甲状腺或麻醉手术的应激反应；肾上腺皮质激素分泌不足；甲亢病人合并感染、酸中毒、心力衰竭、糖尿病等。临床表现为烦躁不安、精神激动、多汗、高热(体温≥40℃)、心动过速(心率在 120～140 次/分以上)，可伴有各种心律失常及充血性心力衰竭。严重者呕吐、腹泻、黄疸、大汗淋漓、极度烦躁、虚脱、昏迷、最后死于肺水肿、心力衰竭与水电解质紊乱。全麻状态下可部分掩盖神经精神症状，应注意与恶性高热相鉴别。防治甲亢危象的关键在于做好充分的术前准备，掌握最佳的麻醉与手术时机。其他预防性措施包括选用较大利量的神经安定镇痛药物或冬眠合剂；不宜应用阿托品，以免心率增快；避免精神刺激与应激反应；麻醉诱导及维持力求平隐，保持足够的麻醉深度与良好的麻醉效果；维持呼吸道通畅，防止术中发生缺氧和二氧化碳蓄积；术中严密观察心率和体温的变化等。术中心率增快达 120 次/分以上，已排除其他因素所致心动过速，同时体温达 39℃且有进一步上升趋势，应考虑到甲亢危象的可能。处理措施：①确保供氧充分。②给予碘剂和硫脲类抗甲状腺药物。③β 受体阻滞药，可用艾司洛尔或普萘洛尔。④应用肾上腺皮质激素，氢化可的松 100～300mg 静脉滴注。⑤冬眠降温或冷盐水输注及冰块覆盖降温。⑥及时纠正水、电解质及酸碱平衡失调。⑦其他对症处理，如肺水肿、心力衰竭的处理等。

(2)上呼吸道梗阻：术后可由于气管软化塌陷、喉痉挛、喉水肿、双侧喉返神经损伤、切口血肿、水肿、敷料包扎过紧压迫呼吸道、呼吸道分泌物过多等原因发生急性或慢性上呼吸道梗阻。术毕拔除气管导管时应注意完全清醒，且呼吸、肌张力、保护性反射等指标达正常范围时才能拔管，拔管动作宜慢，边拔管边严密观察，有无气管塌陷，有上呼吸道梗阻或呼吸不通畅时可将导管再次插入。术中也应注意有无上呼吸道梗阻征象，特别是当颈丛神经阻滞，颈部硬膜外阻滞等添加辅助药物之后，体位变动或手术牵拉提起甲状腺时。术前有呼吸道受压、呼吸困难，全麻宜采用清醒气管内插管是为了预防全麻诱导期间出现上呼吸道梗阻，对此类病人拔管后也应格外注意观察有无上呼吸道梗阻，必要时应作紧急气管造口。一般于拔管后在麻醉恢复室观察一段时间，待通气功能稳定后再送回病房。无论采用何种麻醉方式，围术期应备有紧急气管插管或气管造口等急救器械(包括氧气和机械通气设备)随时可用。术后亦应继续仔细观察呼吸的变化,加强对呼吸的管理。

(程　俊)

第六节　甲状旁腺功能亢进症手术麻醉

一、病理生理与病情特点

因各种原因所致的甲状旁腺分泌过多统称为甲状旁腺功能亢进症。甲状旁腺功能亢进症分为原发性甲状旁腺功能亢进、继发性甲状旁腺功能亢进和异原性(或称假性)甲状旁腺功能亢进症三种。原发性甲状旁腺功能亢进症是由良性甲状旁腺腺瘤、癌或甲状旁腺增生引起甲状旁腺激素分泌过多导致钙磷代谢失衡的疾病。其中良性甲状旁腺腺瘤占90%。继发性甲状旁腺功能亢进症是肾脏疾病等造成低钙、高磷或低镁继而导致甲状旁腺代偿性增生、甲状旁腺素分泌增加。与原发性甲状旁腺功能亢进症不同,此类病人血浆钙离子浓度低于正常。因甲状旁腺以外的组织分泌甲状旁腺素或内分泌作用相似的物质所导致的疾病为异源性甲状旁腺功能亢进症。肺癌、乳腺癌、肾癌等组织是常见产生此类激素的异位点。临床上以原发性甲状旁腺功能亢进症最常见,本节重点讨论原发性甲状旁腺功能亢进症手术的麻醉问题。

甲状旁腺功能亢进时,受过多甲状旁腺素的影响,骨骼内破骨活动加速,磷酸钙自骨质脱出,加上肾小管重吸收钙的能力增强,使血钙升高。同时,肾小管重吸收磷减弱,尿磷排出增加,使血磷降低。

临床表现主要包括:

1.早期泌尿系统的症状,病人诉口渴、多饮、多尿等类似尿崩症的表现。并发泌尿系统结石如肾结石、尿路结石,可有肾绞痛、血尿、尿路感染等,严重者出现肾功能不全,以泌尿系统结石为主的称为肾型。

2.骨骼的变化,有骨病及畸形,严重者可发生自发性病理性骨折。X线片上见有骨质疏松、骨皮质吸收、脱钙或囊肿样改变,以骨骼脱钙为主要表现的称为骨型。

3.胃肠系统可有食欲不振、便秘、恶心呕吐、消化性溃疡、胰腺炎或胃肠道出血的表现,称为胃肠型。

4.精神倦怠、肌肉无力,严重者被疑为重症肌无力。血钙过高可表现出神经精神系统症状,血钙高于3.49mmol/L(14mg/dl)可引起高钙性昏迷。

5.可有脱水、低血容量和酸中毒。高血压的发生率高。心电图:窦性心动过缓、P-R间期延长,Q-T间期缩短。

6.实验室检查:血钙明显升高,血磷降低,尿中磷和钙排出增多。血浆钙浓度高于2.8 mmol/L(11.2mg/dl)是诊断原发性甲状旁腺功能亢进症最有价值的指标,而一般不将甲状旁腺浓度测定作为可靠的诊断依据。

二、麻醉前准备

麻醉前准备的重点在于降低血钙并恢复血容量。术前主张给予低钙饮食、多饮水等纠正脱水和电解质紊乱。降低血钙浓度可采用液体、钠盐和利尿药三结合治疗法，即输入含钠盐液待扩容后给予呋塞米以促进钙的排泄，但应用利尿药时应注意血钾和血镁的变化；亦可用光辉霉素（给药后 2 天显效，对肝肾损害较大），降钙素（数分钟即奏效，作用短暂）降低血钙。对严重高血钙伴肾功能衰竭者，可采取血液透析疗法。术前查血尿素氮、肌酐及尿比重，可了解脱水程度和肾功能状况。

钙和洋地黄制剂对心肌及传导系统有协同作用，必须用洋地黄制剂时，宜慎重地从小剂量开始。

麻醉前用药中，应给予小剂量巴比妥类药或麻醉性镇痛药，可用常规剂量的抗胆碱药。

三、麻醉方式及管理要点

麻醉方式的选择，应视病情和手术需要而定。对定位明确且无气管压迫症状者，可选用局麻、颈丛神经阻滞或颈部硬膜外阻滞（后者必须合并气管插管，保证呼吸，以策安全）。定位不十分明确（可能有异位），肌无力症状明显，属多发性肿瘤、探查性手术，有气管压迫症状者，宜选择气管内全身麻醉。

术前有性格改变和神经精神症状者，不宜选用氯胺酮。恩氟烷易抑制心血管功能，且对肾脏功能有一定影响，应慎用于甲状旁腺功能亢进合并肾功能障碍者。由于心肾功能障碍，神经肌肉的兴奋性降低，对麻醉药和肌松药剂量应适当控制。此类病人对非去极化肌松药可呈现耐药性，对去极化肌松药可能敏感，在使用肌松药时应予注意。

局麻或神经阻滞，均应密切观察病人呼吸的变化，必要时面罩给氧。全麻时亦应加强呼吸管理，保证呼吸道通畅，高通气状态有利于降低血钙，有一定实用价值。

麻醉与手术期间应加强对心血管功能的监测。心电图可显示高血钙对心脏的影响情况，如 Q-T 间期的改变等。神经肌肉传递功能的监测有助于术中合理应用肌松药。肾功能不全时，应注意水、电解质平衡。术中应检查电解质和尿常规等。甲状旁腺功能亢进症病人术前多有一定程度的低血容量，术中及时输血输液，补充血容量是十分重要的。

因骨质脱钙、骨质疏松，在搬动病人和变换体位时需格外警惕有病理性骨折的危险。

手术切除甲状旁腺组织后，有出现甲状旁腺功能低下的可能，病人发生手足抽搐，严重低血钙者可发生全身性惊厥，喉痉挛甚至窒息，应事先做好气管插管和气管造口的准备。静脉注射氯化钙 0.5～1.0g，同时应用维生素 D，有利于纠正低血钙。

（刘海旭）

第七节 胰岛素瘤手术麻醉

一、病理生理与病情特点

胰岛素瘤和胰岛素β细胞增生是因器质性胰岛素分泌过多而引起以反复发作的空腹低血糖综合征为主要特征的一种内分泌疾病。病人年龄大多在20～50岁，男性居多，多有肥胖。本病良性肿瘤占84％，恶性占16％，症状为发作性，发作间歇可无异常。一般在清晨、空腹、劳累或情绪紧张时发作，表现为出冷汗、心慌、面色苍白、软弱无力、饥饿感等，可引起低血糖休克，可有意识障碍和精神症状，癫痫发作样症状，严重者可被误认为神经精神疾病。发作时血糖明显下降，空腹血糖低于2.8mmol/L(50mg/dl)。

二、麻醉前准备

术前主要针对低血糖发作情况进行治疗和准备。通过口服或静脉注射葡萄糖，饮用高糖饮食等方式缓解或控制低血糖发作。术前可适量用糖皮质激素如醋酸可的松100mg于手术日晨肌内注射，以防止术中低血糖的发生。也可用胰岛β细胞抑制药如二氮嗪100～200mg，一日3次口服，应于手术前36小时停药。无论采用哪种升高血糖的方法，应以血糖测定值升至正常为宜。术前血糖过高可影响术中测定血糖值的结果及准确地反映肿瘤切除与否的判断。

三、麻醉方式及管理重点

1.连续硬膜外阻滞　麻醉效果好时肌松良好，视野显露充分，便于手术探查，基本上可满足手术的要求。术中病人处于清醒状态，有利于早期发觉低血糖反应，与低血糖昏迷相鉴别。如硬膜外阻滞应用和管理得当，不会对血压和血糖产生影响。但对肥胖病人，如阻滞平面过广，可导致呼吸抑制和血压下降。麻醉与手术期间尽量避免发生低血压，手术开始就注意补充不含葡萄糖的生理盐水溶液或平衡盐液，血压稍降则及时用麻黄碱纠正。这样做也可最大限度地减少术中血糖测定值的波动。

2.全身麻醉　低血糖发作频繁，神经精神症状明显，预计不合作的病人可采用全身麻醉的方法。选择对血糖影响最小的麻醉药，如恩氟烷、异氟烷、氧化亚氮＋氧、硫喷妥钠等。神经安定镇痛药、丙泊酚、地西泮（安定）、γ-羟基丁酸钠等对血糖影响亦小，可以相互配合施行复合麻醉。

全麻期间要防止过度通气致二氧化碳分压（$PaCO_2$）过低，以免造成脑血流下降而使脑组织血糖供应减少。由于全麻下病人神志消失，无法察觉低血糖所致的精神症状和低血糖昏迷的表现，故血糖的监测十分重要。

3.麻醉与手术期间的血糖监测　麻醉与手术期间的关键问题是防治术中肿瘤切除前的低血糖反应和消除肿瘤切除后高血糖对机体的危害。因此，有必要定时进行血糖的监测，一般每15分钟抽静脉血样一次进行测定。为了利用血糖测定值准确判断肿瘤是否切除完全，术中要求尽量不输葡萄糖等含糖液体。但术中应维持血糖在2.8mmol/L(50mg/dl)以上。有低血糖休克表现时可输注50％葡萄糖60～100ml，输注前后应抽查血糖结果。在探查、挤压和切除肿瘤时易发生低血糖，而切除肿瘤30分钟血糖升高。如肿瘤切除后无高血糖反应，则提示可能有残留肿瘤存在，需进一步手术探查。

为使手术中血糖始终保持一定水平，国外有采用电子计算机控制血糖监测的分析和输入系统，值得借鉴。无此设备，可用输液泵匀速控制给糖的方法，不失为一种较好的控制血糖的方法。也有人用人工胰岛素装置，自动调整所需葡萄糖及胰岛素输注量，使血糖保持在5.6mmol/L(100mg/dl)左右，其目的是更能及时准确地判断肿瘤是否完整切除。

（刘海旭）

第八节　肥胖病人手术麻醉

肥胖人数在我国日趋增多。肥胖可引起机体一系列病理生理改变，明显影响器官功能并伴发相关疾病，同时给手术和麻醉处理带来困难，应引起重视。

一、肥胖及其对器官功能的影响

（一）肥胖的诊断与分类

过去多沿用Broca指数作为评估正常体重的标准，即：身高(cm)－100＝男性标准体重(kg)；身高(cm)－105＝女性标准体重(kg)。认为体重超过标准体重20％即为肥胖，超过30％则为明显肥胖。

近年来国际上已广泛使用体重指数来衡量肥胖程度，即：

$BMI(kg/m^2)=体重(kg)/[身高(m)]^2$

根据世界卫生组织(WHO)1997年制定的成年人BMI分级标准，BMI≥25kg/m^{2}为超重，≥30kg/m^{2}为肥胖，≥40kg/m^{2}为病态肥胖；而在1999年WHO针对亚太地区肥胖及意义的重新定义中，BMI≥23kg/m^{2}为超重，≥25kg/m^{2}为肥胖；我国于2001年根据数据分析结果将诊断标准修正为，BMI≥24kg/m^{2}为超重，≥28kg/m^{2}为肥胖。

同时WHO建议男性腰围＞94cm，女性腰围＞80cm为肥胖；在我国将男性腰围≥85cm，女性腰围≥80cm定为腹部脂肪堆积的界限。

根据病因一般将肥胖分为两类：①原发性肥胖，临床上最常见，肥胖是其主要表现，包括外源性营养因素、幼年体质等引起的单纯性肥胖，及水钠潴留引起的特发性肥胖。②继发性肥胖，以某种疾病为原发病，肥胖是其症状，如继发于内分泌障碍性疾患的下丘脑病变，库欣综合征等,或遗传基因异常所致的先天异常性肥胖。

(二)肥胖与呼吸系统

肥胖对呼吸系统的影响与肥胖的程度直接相关。长期肥胖导致胸椎后凸,腰椎前凸,限制肋骨运动,结果使胸廓相对固定,呼吸运动受限,胸廓顺应性降低。过度肥胖也可因肺血容量增加及小气道关闭而致肺顺应性降低。由于肺-胸顺应性降低,呼吸做功增加,胸式呼吸受限而以腹式呼吸为主,且受体位影响较大。

肥胖病人腹部膨满,膈肌升高,肺功能最常见的变化为肺总量、补呼气量或呼气贮备量(ERV)、功能残气量(FRC)减少,当 ERV<40%即可出现通气/血流(V̇Q̇)比值失衡,氧分压(PaO_2)降低;ERV<20%则有匹克威克综合征的表现。体位变化对肥胖病人肺容量的影响尤为明显,仰卧体位时可由于膈肌上抬及外周小气道大量关闭而使肺顺应性降低,V̇Q̇ 比值失衡,进一步增加呼吸做功。

匹克威克综合征亦称为肥胖性低通气量综合征(OHS),占肥胖病人的 5%~10%,主要见于极度肥胖者,表现为静止状态下低通气量、缺氧及高 CO_2 血症。此综合征首先由 Dickens 描述,包括过度肥胖、嗜睡、发绀、肺泡低通气量、周期性呼吸、继发性红细胞增多症、低氧血症、肺动脉高压、右室肥厚及右心衰竭等。肥胖病人颈部脂肪堆积,舌、软腭占口腔比例常增加,咽喉部软组织皱褶增多,易造成上呼吸道狭窄,而其较大的颈围使上咽腔更易塌陷,在睡眠过程中呼吸道易闭合,舌后坠致上呼吸道梗阻,出现呼吸暂停。此后因缺氧及 CO_2 蓄积使病人憋醒而恢复呼吸,熟睡后再度呼吸道梗阻,呼吸暂停,形成所谓的周期性发作性呼吸暂停,因此有人称之为睡眠呼吸暂停综合征(SAS)。此类肥胖病人由于呼吸严重受限,肺泡通气量不足,存在着明显的低氧、高碳酸血症及呼吸性酸中毒。这些变化继而导致肺血管阻力升高,形成肺动脉高压,加重右心负荷。长期缺氧和 CO_2 蓄积降低了中枢性呼吸的调控反应,形成周期性呼吸和低通气量状态,同时造成继发性红细胞增多症,致血黏滞度增高,也增加心脏负荷,形成恶性循环。

尽管肥胖与哮喘的有关机制尚未确定,但肥胖病人的哮喘发生率明显高于非肥胖者,且哮喘的相对危险性随着 BMI 的增加而增加,同时肥胖加剧哮喘的严重程度。这可能与肥胖对肺组织的影响,肥胖病人出现的慢性全身炎症,及肥胖的共患病,如高血压、2 型糖尿病等有关。

(三)肥胖与心血管系统

肥胖病人患高血压的风险较高,血压与体重呈正相关。高体重高代谢引起的高心排血量,伴随与肥胖程度成正比的高血容量,与因脂肪堆积而相对不足的血管床容量是引起血压升高的主要原因。若肥胖病人血压正常,则常伴有全身血管阻力降低,而全身血管阻力正常的肥胖病人多合并高血压。据统计,约有半数以上的肥胖病人可并发高血压,多为轻度或中度高血压,严重高血压较少见。

一般肥胖病人的心率不快,提示心排血量的增加为每搏量增加的结果。肥胖者无论血压正常还是增高,心脏的前负荷及动力循环状态均高于同血压水平的非肥胖者。长期的血容量及心排血量增加使左室容量负荷增大,久之则出现左室肥厚,继而右室肥厚。同时低氧血症可反射性地兴奋交感神经系统,使全身血管阻力升高,成为血压增高的诱发因素。长期的全身血管阻力增加及心脏负荷过重，最终可致左心衰竭或右心衰竭。此外，脂肪浸润心脏传导系统，可继发心脏传导障碍，为猝死的可能因素之一。

大多肥胖病人无论有无高血压在胸透时均可见到心影增大。值得注意的是肥胖可部分掩盖心电图左室肥厚的征象，心电图常显示心肌受损，QRS 电压减低，Q-T 间期延长，一度或二度房室传导阻滞等。并发高血压时，心电图常有左室肥厚。

肥胖病人多有脂质代谢紊乱，易发生动脉硬化。肥胖伴高血压的病人冠心病的发病率也很高，且此类病人猝死的概率增大。

（四）其他方面

肥胖病人可有肝脏脂肪浸润，部分病人肝功能化验异常。肥胖者胆囊和胆道疾病的发病率是非肥胖者的 3 倍。胆固醇代谢障碍与胆石症发病率增高有关，而高三酰甘油血症可造成肝脏三酰甘油浸润，是肝硬化的危险因素。过度肥胖病人并发肾脏疾病多出现明显的蛋白尿，并发糖尿病时可有糖尿病性肾病。

与肥胖并存的疾病主要有高血压、冠心病、糖尿病、脑血管疾病、癌症及猝死。肥胖病人非胰岛素依赖型糖尿病的发病率较高，对胰岛素作用有对抗性，糖耐量曲线异常。超重 60%以上者，上述疾病的并发率及病死率较非肥胖者增加 3 倍，直接威胁着病人的健康，而高胰岛素血症、低糖耐量、高三酰甘油血症及高血压已确认为是心血管病的危险因素。

二、肥胖病人的麻醉问题

（一）麻醉前病情评估与麻醉前准备

术前应首先对肥胖的类型及程度做出评价。除一般麻醉前访视体检外，着重检查呼吸和循环系统的改变。肥胖病人常颈部粗短，面罩通气困难及插管困难的发生率较高，但单纯 BMI 值较高并不能有效预测是否存在气道暴露困难，应常规检查张口度，甲颏距离，颈围及颈椎活动度，根据病人端坐张口后所能看到的咽部结构，评估气管插管的难易度。询问是否能平卧，平卧后有无呼吸急促现象，睡眠中有无鼾声及呼吸暂停，对于明显肥胖的病人应注意检查有无 OHS，行肺通气功能测定，有条件亦应作血气分析。

术前应注意肥胖病人是否合并高血压、动脉硬化、冠心病、糖尿病等，仔细阅读胸片和心电图，注意心电图有无左、右室肥厚及缺血性改变，对心血管功能及代偿状况做出评估。化验检查应特别注意血红蛋白、血细胞比容、血黏滞度、空腹血糖、糖耐量、三酰甘油、胆固醇及肝功能等化验结果。

对内分泌失调所致的肥胖，如为择期手术，可考虑先针对原发疾病治疗一个阶段并得到控制后再行手术。对单纯性明显肥胖的病人，术前提倡采取减肥措施，待体重减轻后再手术，以提高病人对麻醉和手术侵袭的耐受力，但一般要数月后方能奏效，只能适于择期手术病人。

对肥胖病人，术中应常规监测血压、心电图及脉搏血氧饱和度，对于过度肥胖者应备血气分析仪随时可用。麻醉前估计有困难气道时，应准备特殊插管器械，如困难喉镜、气管插管用光杖、纤维光导支气管（喉）镜等。

麻醉期间可能发生反流与误吸，胃内容物逆流至咽喉腔，进入气道将导致呼吸道梗阻、吸入性肺炎、肺不张等严重并发症。误吸的严重性与胃内容物的量和 pH 值密切相关,若胃内容物＞25ml(0.4ml/kg),pH≤2.5,危险性明显增加。大多数禁食后的肥胖病人在麻醉期间胃液量仍大于 25ml,且胃液 pH 值小于 2.5,一旦发生反流与误吸,对肺的损害比较显著。目前多主张麻醉前应用抗酸药(H_2 受体拮抗剂),如手术日晨给甲氧氯普胺(胃复安)10mg 或雷尼替丁 300mg 口服。应用 H_2 受体拮抗剂时应注意因组胺释放增强引起的支气管痉挛的副作用,支气管哮喘病人,此药属禁忌。另外,对于过度肥胖已并存 OHS 者,不宜用麻醉性镇痛药作为麻醉前用药,以免进一步加重呼吸抑制降低通气功能。

(二)麻醉选择

肥胖病人的麻醉选择受手术种类、病情、设备条件及麻醉医师临床经验等因素的影响,并无成规可循,应视具体情况而定。

实施椎管内麻醉时,常遇到体表解剖标志不清,定位及穿刺操作困难等问题。对过度肥胖病人来说,有时应用 10cm 长常规穿刺针仍嫌过短,应予注意。选用高位硬膜外腔阻滞时,最好复合气管内全麻以保证麻醉和手术期间的通气功能,增加安全性。

采用超声定位,可于直视下阻滞目标神经,提高了肥胖病人神经阻滞的成功率。神经刺激器辅助定位也是肥胖病人区域阻滞困难的解决办法,但应注意选择合适长度的神经阻滞穿刺针。

选择全身麻醉的一个值得重视的问题是麻醉诱导后、气管插管前要设法维持气道通畅。麻醉医师要做好困难气管插管的准备工作,应具有呼吸管理的经验,否则不宜作全麻。由于术中难以有效地维持呼吸道通畅,选择全凭静脉麻醉而不作气管插管对肥胖病人尤其是过度肥胖的病人是不适宜的。

(三)麻醉处理要点

由于肥胖病人多有静脉穿刺困难,麻醉诱导前开放可靠的静脉通路和给药途径十分重要。变动体位可对呼吸和循环功能产生影响,搬动时要倍加小心,特别是过度肥胖的病人,应注意观察平卧后有无呼吸困难加重的表现。全麻诱导期应托好下颌、压紧面罩、挤压呼吸囊及压迫环状软骨以确保呼吸道通畅并防止反流与误吸。肥胖病人胸廓和肺顺应性降低,为保证足够的通气量和气体交换功能,挤压呼吸囊用力稍大几乎不可避免。值得指出的是挤压特别是用力挤压呼吸囊时,必须以上呼吸道通畅为前提,否则即使采取压迫环状软骨的方法也不可能完全阻止气体压进胃内,使胃内压升高而导致胃内容物反流,同时胃膨胀胃内压升高又使膈肌上抬而致膈式呼吸受限,严重影响通气功能。为方便术中呼吸管理,建议肥胖病人尤其是过度肥胖者全麻时均行气管内插管。考虑到全麻诱导过程中有发生上呼吸道梗阻的可能时,建议在表面麻醉基础上行清醒气管内插管。随着 BMI 的增加,病人耐受呼吸暂停时限逐渐缩短,而由于肥胖病人有颈部粗短,头后仰受限,声门不易显露,使气管内插管时间延长,插管失败的机会增多,也易将导管插入食管。因此,插管前充分给氧去氮,插管后仔细用听诊器监听双肺呼吸音,推荐采用呼气末 CO_2 分压监测及时判断导管位置。

肥胖病人仰卧位后可有小气道大量关闭,通气量进一步降低,全麻后应注意辅助或控制呼吸的质量,加强对呼吸的管理。麻醉维持期间应设法保证充足的气体交换,避免缺氧和 CO_2 蓄积等不利因素,保持呼吸和循环功能的相对稳定,但长时间的吸入纯氧易导致术后肺不张,可根据监测情况调整空气氧气吸入比例。间断或持续正压呼吸有利于增加 FRC，提高 PaO_2，使用得当不会降低心排血量，应注意根据理想体重调整潮气量（6～8ml/kg）。由于肥胖病人胸廓及肺顺应性差，行辅助或控制呼吸时常需较大的压力来挤压呼吸囊。轻度头高脚低位有一定辅助效果。当然，此时也应注意排除有无麻醉深度不够，肌松程度不足，呼吸道梗阻等因素存在。肥胖病人术前多有通气功能障碍，明显和过度肥胖的病人不同程度地存在着低氧和高碳酸血症，围术期持续监测 SpO_2、血气分析等具有十分重要的意义。提倡有创测压，如选择无创测压，应注意袖套宽度的选择，且测量结果常由于袖套过小而偏高。

肥胖病人体内的全麻药代谢较一般人延长，影响术后苏醒。吸入麻醉药异氟烷可列为首选。异氟烷、恩氟烷、N_2O+O_2 对肥胖病人肝肾功能影响轻微，也不延长苏醒时间，适用于肥胖病人。阿片类及巴比妥类静脉麻醉药可积存于脂肪使消除半衰期延长，进而延长药效，而芬太尼的药效在肥胖病人中并不延长。可选择可控性高的短效制剂。药物用量按体重矫正值计算，即理想体重 IBW＋(0.4×超出体重)。

椎管内麻醉期间也应加强对呼吸和循环系统的观察。蛛网膜下腔阻滞平面易于扩散，有时难以预测并控制，平面过高可导致心跳骤停，应予高度重视。肥胖病人胸腹壁脂肪过多，腹内压增加致使硬膜外腔内静脉丛怒张，硬膜外腔相对变窄，导致药液在硬膜外间隙易于扩散，阻滞平面过广。因此，局麻药用量只需常用剂量的 1/3～2/3 即可满足要求。平卧位后应警惕阻滞平面有继续上升的可能，应严密监测血流动力学的变化并及时处理。另外，椎管内麻醉期间加强对呼吸的管理同样重要，尤其是头低位甚至平卧位可加重通气不足，肥胖病人椎管内麻醉期间应常规面罩吸氧，慎用辅助性药物如氟芬合剂、地西泮等，要密切观察呼吸，注意保持呼吸道通畅。

（崔彦虎）

第九节 糖尿病患者手术麻醉

糖尿病是临床上常见的有遗传性倾向的代谢性内分泌疾病。它是胰岛素的绝对或相对分泌不足所引起的糖、脂肪、蛋白质等代谢紊乱。手术麻醉的应激反应明显加重糖尿病病人业已存在的代谢紊乱及其并发症，直接影响手术′其围术期并发症及病死率为一般患者的 11 倍。麻醉医师必须掌握有关知识。

【特点】

1.代谢异常　高血糖和糖尿患者对糖的利用降低；蛋白质、脂肪、电解质代谢异常；酸中毒、白细胞吞噬能力减弱；网状内皮系统的功能降低；脱水、血管损害、肝肾功能降低，抵抗力减弱等原因，使糖尿病患者易合并感染。

2.安全性差　术中可能出现低糖、酮症酸中毒昏迷与血管意外等。严重者循环衰竭、昏迷或死亡。

3.术后并发症多　术后出现感染或感染加重，创伤切口不愈合、肾上腺皮质功能亢进，使糖尿病恶化等。

4.麻醉前准备很重要　糖尿病患者由于感染或血管病变需进行外科治疗，而外科病手术伴发糖尿病者也并不少见。麻醉手术可促使病情恶化，但经过治疗，糖尿病得以控制，糖及其代谢紊乱得以纠正，全身情况得以改善，又可使外科手术得以顺利进行。

【分类】

糖尿病分为1型和2型两大类。2型又分原发性和继发性两大类。原发性占绝大多数，原因不明，有遗传倾向。继发性仅占少数。可由下列病因所致。

1.与胰腺疾病有关　慢性胰腺炎、胰腺癌与胰腺的全部或大部分切除术后，胰岛素分泌绝对或相对不足及靶细胞对胰岛素敏感性降低，即为胰源性。

2.对抗胰岛素的分泌物质的作用　如腺垂体功能亢进，生长激素分泌过多；肾上腺皮质功能亢进，皮质醇增多症（库欣综合征）等；肾上腺髓质功能亢进，分泌过多肾上腺素、去甲肾上腺素过多的嗜铬细胞瘤；胰岛A细胞分泌高血糖素过多的胰岛A细胞瘤，即为内分泌性。

3.与激素治疗有关　长期使用肾上腺皮质激素治疗引起的类固醇性糖尿病，即为医源性糖尿病。

【病理生理】

胰岛B细胞分泌功能减弱或缺乏，使胰岛素绝对或相对不足，引起糖、蛋白和脂肪代谢异常紊乱。患者代谢障碍的程度与胰岛素分泌的多少有关。

1.高血糖及糖代谢紊乱　胰岛素是血糖维持在正常水平的主要激素。胰岛素能促进糖原合成，抑制糖原分解和异生，加速组织细胞对葡萄糖的吸收利用。胰岛素促进葡萄糖透过细胞膜进入细胞，促进细胞膜主动运转葡萄糖。所以正常人血糖浓度达到4.5～6.7mmol/L，即可进入细胞。胰岛素缺乏时，糖由细胞外向细胞内转移即发生困难。当血浓度高达29.5mmol/L才能进入细胞。胰岛素缺乏可导致葡萄糖磷酸激酶的活性降低，使肝糖原合成减少，而分解增多，糖原异生作用增强，使大量葡萄糖释放入血内。严重患者，血糖水平可达11.4～14.7mmol/L，甚至可高达37.5～74.4mmol/L。当血糖水平超过肾糖阈（11.4～14.7mmol/L）时，就可产生糖尿。尿糖增加可发生渗透性利尿，使水、电解质大量丢失。造成水、电解质紊乱。组织也不能很好地利用葡萄糖产生机体所必需的能量，就动用脂肪与蛋白质来供给机体能量。引起体重降低与消瘦。

2.脂肪代谢紊乱　胰岛素可促进脂肪的合成，抑制脂肪的分解，而减少脂肪酸从脂肪组织的释放和酮体的生成。胰岛素缺乏时，脂肪合成减少，脂肪分解加强，脂肪酸的合成很不充分。在肝脏内脂肪酸的氧化只能达到乙酰辅酶A阶段。脂肪酸氧化不全而产生丙酮酸、乙酰乙酸、β-羟丁酸进入血液。酮体生成增多。未及氧化而形成酮血症及酮尿。临床上出现酮症酸中毒症状，严重时发生糖尿病性昏迷。

3.蛋白代谢紊乱　胰岛素促进蛋白质合成。当胰岛素分泌减少时，则蛋白质合成减少而分解增加，使血中氨基酸浓度增加，尿氮排出增加，同时糖原异生作用增强，大量氨基酸可转变为糖，常出现氮质负平衡。较重患者出现血中氨基酸及非蛋白氮浓度增高。尿中氮化物及有机酸增多，影响水及酸碱平衡，发生失水及酸中毒、水及电解质紊乱。

【临床类型】

临床分胰岛素依赖型(IDDM)和非胰岛素依赖型(NIDDM)两型。其他分型如下。

1.成年型　多在40岁以后发病,又称稳定型,占糖尿病的75%以上。症状轻,多肥胖少酮症,多可由饮食控制,出现并发症慢,但并发血管病严重。

2.幼年型　多在发育前或15岁以前发病,又称不稳定型,占糖尿病的5%以下。少见,起病急骤、症状明显、消瘦、易伴有酮尿症型酸中毒。对胰岛素治疗敏感,血糖波动大而不稳定,胰岛素药量稍大引起低血糖,稍不足又引起酮症酸中毒,病情难控制,各种并发症出现较早,麻醉处理应注意。

3.临床症状分型

典型症状为"三多一少",即多饮、多食、多尿和消瘦。根据临床症状与空腹血糖的高低,分为轻、中、重三型。

(1)轻型:多于40岁以上发病,症状不明显,空腹血糖一般低于14.7mmol/L,但不发生酮症酸中毒。饮食控制疗法效果较好。治疗初期可辅以胰岛素,后期可不用。

(2)中型:发病年龄不定,症状较明显,空腹血糖一般在14.7～28.1mmol/L,偶可发生酮症型酸中毒,单用饮食控制疗法,血糖、尿糖不能达到正常,每日需胰岛素20～50U以上。

(3)重型:多在年幼发病,症状明显,空腹血糖多在28.1mmol/L以上,易发生严重酮症酸中毒,在饮食控制下,每日需胰岛素50u以上。

【糖尿病有关的终末器官疾病】

术前应明确病理损害程度并作出适当处

1.心血管疾病　糖尿病能增加高血压、高血压心脏病、冠状动脉硬化性心脏病、视网膜动脉硬化、脑血管意外与四肢坏疽等的风险。

2.神经系统损害　周围神经、脑神经、自主神经疾病;脊髓与脑疾病等为糖尿病常见并发症。

3.肾脏疾病　糖尿病引起蛋白尿、血肌酐上升、肾功能不全,最后导致肾功能衰竭。

4.眼底疾病及其他糖尿病　导致发生白内障、渗出或增殖性视网病变,玻璃体出血及视网膜剥离,甚至失明。

5.急性并发症患者易发生　酮症酸中毒性昏迷、胰岛素低血糖性昏迷,糖尿病非酮性高渗性昏迷与糖尿病乳酸性酸中毒。

6.感染　是手术后2/3的并发症,是约20%围术期死亡的原因,常是突然增加胰岛素用量的原因之一。

【实验室检查】

1.血糖　空腹正常值4.5～6.7mmol/L,饭后可＞8.7mmol/L。空腹＞7.8mmol/L,即可诊断。＜11.39mmol/L为轻症,重症在11.39～22.11mmol/L。

2.尿糖　阳性,0.03～0.56mmol/L。

3.血酮　浓度增高,呈强阳性,含量≥50mg/dl为严重酮症。

4.尿酮　重症或饮食不足,感染、发热,或胰岛素用量不足时出现酮尿。尿酮出现阳性应进一步测定血酮、电解质、CO_2 结合力或进行血气分析等。

5.葡萄糖耐量试验对诊断　有怀疑者，即使空腹血糖不高，进一步查糖耐量试验(OGTT)，以明确有无隐性糖尿病存在。OGTT后1h、2h，血糖>11.1mmol/L，或另一次空腹血糖>7.8mmol/L，即可确诊。

【病情估计】

根据糖尿病的分型、病情、症状，及有无并发症的严重程度，对糖尿病人术前做出全面的病情估计。眼、皮肤及末梢神经、末梢血管障碍等，一般不增加麻醉处理的困难。具有全身或重要脏器功能影响的并发症，如酮症酸中毒性昏迷、心肌梗死、肾脏病变、严重感染等。给麻醉和手术带来极大风险，给麻醉处理增加困难。

【麻醉前准备】

1.术前治疗　主要原则是治疗糖尿病，控制血糖和病情，增加糖原贮备，防治并发症，改善全身情况，提高对麻醉手术的耐受力。

2.全面了解病情　糖尿病人手术死亡率高的原因，是并发症所致的靶器官损害。麻醉前要详细了解病情、有无缺血性心脏病等并发症、有无代谢性酸中毒、是择期还是急症手术、是大手术还是小手术、尿糖、血糖控制的程度如何。

3.糖尿病的围术期治疗

(1)住院治疗：应在术前5～10d入院，进行必要的检查和治疗。治疗目的：①纠正体内代谢异常，使血糖、尿糖、血脂、水电解质等恢复或接近正常；②防治酮症酸中毒、感染及其他心血管、肾脏、神经系统等并发症，改善各重要脏器功能；③增加糖原储备，促进胰岛及其他内分泌系统的功能，增强机体对手术麻醉的耐受性，减低对创伤、感染、出血等应激反应。

(2)手术前对糖尿患者控制标准：术前治疗达到以下标准，有利于手术麻醉的安全。①无酮血症，尿酮体阴性；②空腹时血糖<8.4mmol/L，以5～7.2mmol/L为佳，最高勿超过11.7mmol/L；③尿糖检查为阴性或弱阳性，24h尿糖在0.5g以下。所有患者经过治疗可以达到上述水平。但应注意防止血糖降得过低，以致围术期发生低血糖。即成人血糖<2.8mmol/L，儿童<2.2mmol/L。

(3)治疗方法：采取综合疗法、饮食疗法、口服降糖药和胰岛素治疗。

(4)糖尿病术前治疗应注意：①防止发生低血糖反应，有头晕、心慌、手抖、多汗、烦躁不安、谵语、昏迷，多见于重型、不稳定型及幼年型糖尿患者。通过进食、静注50%葡萄糖50ml或胰高血糖素1mg等治疗。②过敏反应，少数患者出现荨麻疹等，轻者自行缓解，重者注射肾上腺素和抗组胺药治疗。③胰岛素耐药性，少数患者拮抗胰岛素，主要是抗体反应。改换胰岛素品种，用大剂量短效胰岛素克服，或改口服药。

4.择期手术的准备

(1)胰岛素治疗：根据糖尿病的轻重程度，有的仅用单纯饮食治疗，有的还要用胰岛素。为了增加肝糖原储备，术前不能过于严格地控制饮食，每天给糖200g左右，同时给予高蛋白质、大量维生素C、维生素B，以增加患者的肝糖原储备。如给糖后，尿糖重新出现，弱阳性可不处理，强阳性可加大胰岛素剂量以保证肝糖原的储备。

(2)绝对禁止手术：有酮症酸中毒必须先行治疗，使空腹血糖降到8.4mmol/L以下。对血糖的控制不应过于严格，要求接近于正常值即可，要避免发生低血糖休克。血糖最高亦不能超过 11.69mmol/L；尿糖为阴性或弱阳性，排除量<10g/24h，无酮症，一般在控制病情数日后才能进行手术。

(3)术前控制血糖时用胰岛素治疗的适应证：同胰岛素治疗的适应证。糖尿病得到控制，血糖接近正常，可按一般人麻醉方法的选择。

(4)预防术中低血糖：术前用长效或中效胰岛索者，因其作用时间长，麻醉与手术期间有低血糖的可能。故多主张术前 3～4d 改用正规胰岛素，用量不变，分 3 或 4 次皮下注射，并在早、中、晚分别检查 3 次血糖及尿糖。如麻醉前仍用长效或中效胰岛素准备者，则术前 1d 将胰岛素的用量应减半，并限制在早晨给药。口服降糖药控制病情者，术前应改为正规胰岛素，每克 D860 可以正规胰岛素 8U 代替。

(5)算准胰岛素剂量：手术日晨，可用相当平日早饭热量的葡萄糖静注，同时按每 2～3g 葡萄糖给正规胰岛素 1U 来计算。

(6)留置导尿：患者术前应留置导尿管，以便随时检查尿糖及尿酮。

5.急症手术麻醉前准备

(1)争取时间做必要准备：首先权衡急症手术的迫切性与糖尿病、酮症酸中毒的严重性。酮体阳性者应延期手术。应尽量争取术前数小时做必要处理。控制酮症酸中毒，急查尿糖、尿酮，争取急查血糖、血酮、钾、钠、氯化物、CO_2 结合力或血气分析等。

(2)胰岛素治疗：根据化验结果给予胰岛素治疗，静输葡萄糖，按每 2～3g 葡萄糖给胰岛素 1U。经过 0.5～1h 治疗，血糖达 8.4～11.1mmol/L、尿酮转变为阴性后，即可麻醉与手术。以后每 4～6h 或 2～4h 复查尿糖、尿酮或血糖、血酮等。根据检查结果随时调整胰岛素治疗用量。

(3)急症的处理：5%～10%的糖尿病人可发生急症。病情紧急手术需即刻施行，如不及时手术常有生命危险。对不能止住的内脏大出血、气道狭窄、气道阻塞的气管造口术、脑疝、剖宫产等，即使糖尿病得不到控制，也要先做手术救命。术前留置导尿管。根据病情轻重，先补给水、电解质、葡萄糖，给胰岛素治疗，以降低血糖和酮体。给予胰岛素并补充钾和血容量。后行手术麻醉，一边控制血糖、一边进行手术。

(4)糖尿病昏迷的术前处理：糖尿病昏迷时，除救命性小手术(如气管造口术)可做外，其余手术应暂缓。糖尿病性酮症酸中毒，有时出现急腹症的症状，是因严重脱水而引起，易被误诊为急腹症而手术，使手术死亡率增高，需注意。若发生急腹症的症状时，可先行酸中毒的试验治疗，如接受治疗后腹痛消失，则可鉴别。

(5)糖尿病伴有酮症酸中毒患者的处理：根据症状、尿糖、血糖、酮体与钾、钠、氯化物、CO_2 结合力、非蛋白氮与血气分析等，可确定诊断。①胰岛素应用，如血糖>16.75～22.11mmol/L，血酮增高(≥卌)，第 1 小时给胰岛素 100U 静脉注射；当血糖<13.94mmol/L 时，每小时给正规胰岛素 50U，静注葡萄糖 10g；在测定血糖，尿糖的同时，给胰岛素 10～15U/4～6h。②纠正脱水，最初 2～3h，静注生理盐水 1500～2000ml，纠正脱水。③纠正电解质紊乱，补钾，尿量增加，上述液体输完后，给 0.5%盐水加氯化钾 40mmol/(L・2h)，24h 至少输 3 次钾，纠正电解质紊乱；最初 24h 液体总量 5000～6000ml，钠 350～450mmol/L，钾 100～200mmol/L；如在

治疗初期就有低钾血症，则应密切注意补充氯化钾。④纠正酸中毒，pH＞7.1 时，原则上不给碱性药；有明显酸中毒、pH＜7.1 时，碳酸氢钠 40mmol/h 静注，直至 pH＞7.1、情况改善后，停碱性药；改善末梢循环及脑脊液的酸中毒，应充分注意神经系统状态。纠正酸中毒后再行手术。

(6)糖尿病非酮症性高渗性昏迷：本症非因胰岛素的绝对量不足，而是由于胰岛素的比较缺乏、无酮症酸中毒；高血糖(血糖值 22.11～113.90mmol/L)；高血钠；血浆渗透压亢进(350～450mOsm/L)；血酮阴性；无严重酸中毒。以上检查结果可明确诊断。治疗上，①纠正脱水和稀释血液，最初 1～2h，给 0.5%生理盐水 1000ml，输注，第 2 个 1～2h，重复同量；②胰岛素治疗，最初 24h 输液 4000～6000ml。随着输液和胰岛素治疗，血容量增加，血糖和血钠降低。当血浆渗透压降到 330mOsm/L 以下时，则改输生理盐水等渗液。胰岛素最初 1h，给 50u，血糖至少也应下降 30%～40%，否则在 2h 内反复给药。③其他处理，还要注意到使胰岛素降低的诸因素，如儿茶酚胺、胰岛素本身、麻醉与手术的侵袭、低氧血症、α-兴奋药与 β 受体阻滞药等。

(7)对症处理：如并发心血管、脑血管、肾脏病变时，除积极控制糖尿病外，还应紧急对症治疗，如抗生素、强心、降压、利尿等。

【麻醉前用药】

1.镇静药　术前做好心理治疗，给适量的镇静药可减轻应激反应，减少患者的紧张情绪。对老年及久病者，宜用小剂量，以防与发生低血糖昏迷时不易鉴别。如戊巴比妥钠、哌替啶或咪达唑仑等。吗啡可增高血糖，免用。

2.抗胆碱药　东莨菪碱 0.3mg 或长托宁 0.5mg，术前 1h 肌注。并发青光眼者，禁用抗胆碱药。

【麻醉选择】

要结合手术的要求，应尽量选用对患者糖代谢影响较小的麻醉方法。

1.局麻　尽管局麻药对胰岛素分泌有影响，但能阻滞、阻断知觉神经和交感神经的作用、抑制手术刺激对机体的反应，可尽量选用。局麻药中忌加肾上腺素，因其促进糖原和脂肪的分解。

2.神经阻滞麻醉　神经阻滞可阻断手术时引起的末梢疼痛刺激，对机体应激反应影响最小，糖尿病患者常首选。有利于糖耐量的保存及胰岛素的释放，但应严格掌握无菌术，因其对感染的抵抗力差，同时注意重型糖尿病患者常有脱水，局麻药中不加肾上腺素，必要时加麻黄碱。

(1)腰麻：不影响血中生长激素、胰岛素、游离脂肪酸、血糖稍上升。

(2)硬膜外麻醉或 CSEA：最适宜糖尿病患者的麻醉。适应证广，可阻断末梢疼痛刺激，又可部分地阻断交感神经系统。使手术时肾上腺皮质与高血糖反应减弱，或消失。可抑制手术时血中肾上腺素上升。无论硬膜外麻醉或腰麻，对伴有动脉硬化等血管系统并发症的老年人，容易发生低血压，应予注意。局麻药的剂量应偏小。

3.全麻　全麻对糖代谢影响较大。影响的因素较多，如必须采用全麻时，则选用对血糖影响小的全麻药。

(1)吸入全麻药：全麻选用恩氟烷及氧化亚氮药物，对血糖无明显影响。

(2)静脉麻醉药:以硫喷妥钠对血糖影响最小,羟丁酸钠和神经安定麻醉药对血糖影响亦小。咪达唑仑、丙泊酚、芬太尼和维库溴铵等均可应用。氯胺酮可增加肝糖原分解,慎用。

(3)气管内插管:要充分评估插管的困难程度,防止误吸、缺氧、CO_2 蓄积和低血压。

【麻醉管理】

糖尿病手术麻醉需要进行认真周密的管理。最大限度地减轻手术应激引起的代谢紊乱,尽量避免手术期间的交感神经兴奋,防止血糖升高。

1.监测　麻醉及手术时因机体的内分泌和代谢性的变化是有个体差异的。从术前糖尿病的轻重程度与控制的情况,不易预测麻醉中的状态。轻症或得到较好控制中、重症的患者,麻醉中也有产生高血糖、酮症酸中毒的病例,应积极处理,入室后除监测呼吸、循环外,立即监测血糖、尿糖。麻醉期间每 1h 监测尿糖和酮体 1 次。也可间隔 15～60min 监测 1 次。同时监测血清电解质与血气分析。监测血糖、尿糖与酮体,有专门监测试纸,虽精确度不高,但迅速、简便。

2.麻醉中控制指标　血糖在 8.38～11.39mmol/L;尿酮(－);尿糖(－)～(＋)的程度;血糖要维持在较高水平,以防用胰岛素时发生低血糖的危险。对伴有动脉硬化者,必须注意避免血压的大波动或低血压。

3.血糖变化的处理

(1)低血糖:因口服降糖药过量;或数小时前注射过剂量过大胰岛素,麻醉中又继用长效或中效胰岛素;或患者有脓肿、坏疽等感染性疾病,使患者对胰岛素的敏感性降低,当手术消除上述感染性疾病后,对胰岛素的敏感性转为正常,如仍按原剂量应用,则可能产生低血糖。术中出现低血压,特别是舒张压降低后发生低血糖。当全麻患者出现不明原因的心动过速、出汗、脉压增宽,或手术过程中患者意识消失的程度与麻醉的深度不相符合时;或停止麻醉后患者长时间不清醒时,应考虑低血糖的可能。神志清楚的局麻患者,可凭心慌、饥饿感、无力或眩晕等主观感觉来判断。检查血糖＜2.9mmol/L,血酮(－)、尿糖(－)、尿酮(－)。治疗上,立即静注 50％葡萄糖 20～50ml,停用胰岛素,必要时检查血糖做进一步证实。体胖静注穿刺困难的患者,可肌注高血糖素(glucagon)1mg。如意识恢复,继之经外周静脉给予一定量葡萄糖。

(2)高血糖:因胰岛素作用不足,含糖液输入过多而引起。必须查血酮。如高血糖同时伴尿酮阳性,为胰岛素用量不足而引起。应 1 次性给胰岛素 4～8U,直到酮体消失。可同时输晶体液,如乳酸林格液或生理盐水等。如尿酮阴性,而只有高血糖(11.39～16.65mmol/L)时,可减慢葡萄糖溶液的输液速度,或暂停输注,边查尿酮、血糖,边观察经过。如血糖高达 16.65～22.11mmol/L,是给胰岛素的适应证。

4.尿酮阳性　正常血中有少量酮体。血酮增加超过正常范围时,尿中也大量排出,试纸检验呈阳性。如血糖低时,应考虑为给糖量不足,而出现饥饿性酮病。先试输葡萄糖,酮体应变成阴性。血糖比较高时,也可疑为酮症酸中毒,可边观察血糖、边分次给予胰岛素与输晶体溶液,直至酮体变为阴性。监测血气分析,以观察酸中毒的改善情况。

5.低血糖昏迷　麻醉中有原因不明的频脉、冷汗、面色苍白多考虑低血糖昏迷。这是因肾上腺素的分泌增加,而代偿所出现的症状。经查血糖,如证明为低血糖时,则可即刻静注 50％葡萄糖 20～50ml。病情会好转,但意识恢复较慢。

6.麻醉后苏醒迟延　除麻药或辅助药过量、低温的因素外，对糖尿病患者应当考虑为低血糖或糖尿病性昏迷。酮症酸中毒时，尿酮呈强阳性。高渗性高血糖性昏迷，有明显的高血糖与血浆渗透压上升，尿酮阴性。乳酸性酸中毒等有乳酸上升明显、尿酮阴性。

7.麻醉输液　为补充细胞外液的丧失，与一般输液相同，术中输注晶体液及胶体液。对肾病、肾功能降低者，应限制输液。血糖较低时，术中应积极输入葡萄糖溶液。以含电解质的葡萄糖为好，同时给胰岛素治疗。对轻型的成人型(非胰岛素依赖性)的糖尿病患者，还可应用木糖醇、果糖、麦芽糖等。对中等程度以上的糖尿病，或轻症患者手术时间长时，应将补充细胞外液用的输液通道与补充输糖的通道分开，保持有两个静脉通道。给胰岛素时，血清钾浓度有降低的趋势，应及时补钾。

8.麻醉中胰岛素的用法　术中保持血糖在5.6～11.2mmol/L水平。

(1)输注：最确实可靠的方法是将规定量的胰岛素加入液体内，用输注法给药。由于部分胰岛素被输液器或莫菲滴管的内壁所吸附，所以经输液瓶滴入胰岛素时，可于塑料瓶中加0.1%～1.0%的血清白蛋白，或0.5%以上浓度的血代，并把被吸附胰岛素的估计量(回收率为68%±14%)加上为宜。GIK法：10%Glu、500ml＋胰岛素12～15U＋10%KCL10ml输注，100ml/h。

(2)静注：经静脉持续少量注入胰岛素(应用输液泵或小儿输液器)。在监测血糖条件下，每小时给胰岛素1～4U。

9.注意事项　各项操作要严格无菌，以防止感染的发生。硬膜外麻醉要预防血压明显下降。局麻药中禁忌用肾上腺素。

【麻醉后管理】

1.实验室检查　术后应根据糖尿病的轻重程度和手术损伤程度，定时检查血糖、尿糖和尿酮。如胃切除术后，从手术当天即能经口进食，至少应4～6h检查1次。如有特殊情况，检查间隔应缩短。保持尿糖±～＋＋。血糖5.5～13.94mmol/L。

2.输注胰岛素术后出现尿糖强阳性，首先检查血糖，如血糖达16.75～22.11mmoU/L，应给胰岛素6～10U输注，以观察之。如这时尿酮为阳性，应追加胰岛素直至尿酮阴性、血糖11.39～16.75mmol/L、尿酮阴性时可放慢葡萄糖的输注速度。

3.麻醉后输液　同一般输液。凡术后输液者为不能进食者，补给的糖量，除了排泄量外，至少补给100g/d。以均等的速度输液为好。给胰岛素时也应补钾。

4.机体对胰岛素的反应敏感性增高　术后比术前给的胰岛素量显著减少，仍有产生低血糖者，因为手术切除感染病灶后，机体对胰岛素的敏感性提高的结果。

5.昏迷　包括胰岛素过量而产生的低血糖性昏迷、糖尿病性昏迷(酮症酸中毒)、高渗性高血糖性昏迷、乳酸性酸中毒性昏迷等。低血糖性昏迷和酮症酸中毒昏迷，是麻醉中的主要危险，要特别注意，一旦发现，及时处理。

(邓彩英)

第十章　耳鼻咽喉颈、口腔颌面麻醉

第一节　耳鼻咽喉头颈外科手术麻醉监测

一、耳鼻咽喉头颈外科麻醉监测

（一）耳鼻咽喉头颈外科手术麻醉特点

1.特殊困难　气道如下因素增加气道管理的难度，特别是诱导时气道困难极具特殊性：

(1)部分患者术前存在明显呼吸困难，如儿童喉乳头状瘤、气道异物。

(2)咽喉部肿瘤直接影响明视气管插管。

(3)口咽腔及气管内操作限制了一些解决困难气道手段(如喉罩、经鼻插管)的应用。

(4)麻醉医生与术者常共用气道，且鼻咽腔血供丰富，手术操作很容易出血，增加气道管理难度。

(5)喉癌手术后气道解剖发生改变，再次手术时增加气管插管难度。

(7)麻醉清醒期气道风险高。

(7)头颈部被无菌敷料遮盖且远离麻醉医生，不利于气道管理。

2.气道管理

(1)多数情况下采用经口插入传统气管导管，此经典方法可确保气道的隔离和有效通气。但ENT高发的困难气道增加插管的难度，更重要的是气管插管可能引起一些并发症，特别是拔管期的呛咳和躁动对ENT手术危害很大。

(2)经鼻气管插管常用于鼾症手术和一些经口插管困难的患者。该方法可提供更好的口腔术野，利于手术操作和麻醉恢复期管理。

(3)可弯曲喉罩用于耳科手术、鼻内镜手术和扁桃体/腺样体手术不仅可满足通气和气道密闭要求，更能获得满意的恢复期质量，但应加强气道密闭性监测。

(4)经气管造口置入气管导管多用于喉癌切除手术。

(5)硬质气管镜建立人工气道，喷射通气经镜近端侧孔提供通气和供氧，此法多用于小儿气管异物取出术麻醉。

3.鼻腔和耳道狭小、血供丰富，出血影响操作，需采取综合措施减少出血以提供良好的术野清晰度，必要时行控制性降压。

4.固定支撑喉镜和开口器刺激强,易引起血流动力学波动,且可能导致气管导管受压。

5.鼓室为骨性腔隙,一旦堵塞则在使用氧化亚氮时会导致腔内压力增高,而停止氧化亚氮后压力很快下降。这种压力变化会引起 PONV 等并发症,甚至影响听力重建手术的效果。

6.即便是全身麻醉也常加用局部黏膜表面麻醉或神经阻滞。局部麻醉用药常复合较高浓度肾上腺素,其快速吸收可能引起相关不良反应。

7.诱导时以建立有效人工气道并确保通气为首要原则,据此合理选择诱导方式和肌松剂。

8.术中绝对制动,特别是显微镜下激光操作和气道异物取出术。

9.使用激光设备时需预防激光所致的燃爆意外。

10.喷射通气因无需气道密闭,常用于 ENT 手术麻醉。需选择合适的人工气道方式,并确保通气效果和二氧化碳的排出。

11.确保足够的麻醉深度和镇痛,维持血流动力学稳定。

12.大部分手术需要术毕迅速清醒,并尽快恢复到自然呼吸状态。

13.拔管期风险高麻醉苏醒期需平稳,剧烈呛咳不仅增加气道风险,还可能影响手术疗效和其他严重并发症。

(1)鼻咽部软腭后方为出血易积存区域,常形成血块,且很容易被忽略,可经鼻腔轻柔吸引。

(2)浅麻醉下气管导管的刺激和清理呼吸道操作极易引发严重的呛咳反应和创面的出血,处理很被动。不可贸然拔管,特别是插管困难的患者,否则拔管后出现紧急气道情况很难再次插管成功。

(3)部分手术使用喉罩替代气管插管可明显降低拔管期风险。

二、耳鼻咽喉头颈外科手术麻醉监测

1.血流动力学监测　常规无创血压监测可满足多数 ENT 手术麻醉需求。实施控制性降压的手术可采取有创动脉压监测。高龄、伴有合并症、创伤大、范围广的头颈部手术可行中心静脉压监测。

2.心电监测　即便是短小手术也必须常规监测心电图。ENT 手术许多操作均易导致心律失常,如支撑喉镜和开口器固定、颈部操作引起的颈动脉窦反射等;较高浓度的肾上腺素吸收也可能引起心律失常。

3.脉搏氧饱和度监测(SpO_2)　通过 SpO_2 持续监测机体氧合功能,及时发现低氧血症。当术中需要无通气操作时,SpO_2 监测用于指导何时暂停操作,以供氧达到满意后再次操作。

4.呼气末二氧化碳分压监测　呼气末二氧化碳分压监测($P_{ET}CO_2$)为常规监测。气道狭窄或气道内手术常使用喷射通气,或应用较细的气管导管,监测 $P_{ET}CO_2$ 以及时发现二氧化碳的蓄积。$P_{ET}CO_2$ 监测还可用于判断人工气道的建立是否成功和有效。

5.气道内压力监测　经口操作时,支撑喉镜/开口器的固定可能挤压气管导管,导致气道内压力明显升高;术中头部的位置变化可牵拉气管导管移位,甚至气管导管与麻醉机连接装置脱开。气道内压力监测可及时发现上述异常情况。

6.通气功能监测　监测胸壁起伏、双肺听诊、潮气量和分钟通气量，以判断通气情况，并评估清醒期自主呼吸的恢复程度。

7.神经肌肉传递功能监测　大部分ENT全麻手术要求术毕即刻清醒并恢复有效的自主呼吸。神经肌肉传递功能监测用以指导肌松剂的使用和对神经肌肉功能恢复的判断。术中需面神经监测时，肌松剂的使用可能对面神经监测结果产生影响。肌松监测可判断肌松剂的作用恢复程度，指导面神经监测的时机。

8.胸部听诊　术中、拔管前和术后需反复听诊双肺，以排除分泌物和上气道操作时的出血进入下呼吸道。

9.喉罩密闭性能监测　可弯曲喉罩是针对头颈部手术设计的特殊喉罩。与经典喉罩相比，可弯曲喉罩通气管更长、内径略窄、通气管内壁有钢丝。这种设计使得通气管具有较好的抗压性，可固定在口周任意方向，且通气管位置变化不影响通气罩的移位。另外，通气管占据更小的口咽空间，与呼吸回路的连接相对远离面部。由于压力不能通过通气管传导至通气罩，因此，需示指置于通气管与通气罩连接处，以持笔方式将通气罩送达到位；也可使用特殊的管芯辅助置入。可弯曲喉罩替代气管插管用于ENT手术麻醉的优点包括：①降低了与气管插管相关的并发症；②麻醉深度更易调控到适合不同类型手术的需求；③良好的恢复期质量，避免了气管导管拔管时的剧烈呛咳和躁动。可弯曲喉罩可用于耳部手术、鼻部手术、腺样体/扁桃体切除术。

可弯曲喉罩位置判断：①控制呼吸时胸部起伏正常，无胸腹部反常呼吸运动；②听诊胸部双侧均可闻及清晰肺泡呼吸音，颈部为清晰的管状呼吸音；③加压通气通畅，无漏气；④$P_{ET}CO_2$ 监测正常；⑤纤维喉镜直视观察通气罩与声门的距离和对位情况良好。

可弯曲喉罩密闭性监测：气道密闭性是可弯曲喉罩用于ENT手术麻醉重要的评估指标，一旦术中漏气处理非常棘手，特别是口内和鼻部手术。通常最大漏气压应在20cmH_2O左右，过低的最大漏气压会在正压通气时发生漏气，当最大漏气压力低于15cmH_2O时就需要放弃喉罩通气模式。

10.意识水平监测　术中意识水平的监测不仅使麻醉可控，避免过深抑制或过浅而导致术中知晓，还可通过指导合理用药而利于快速苏醒。常用的监测手段是BIS、熵指数、CSI、Narcotrend。

11.体温和尿量监测　较长时间的ENT手术需监测体温，特别是小儿。喉癌切除术、颈清扫手术、皮瓣移植术等范围广、时间长的手术需留置尿管监测尿量，可对组织灌注和补液提供参考。

12.喉返神经功能监测　甲状腺手术中因牵拉、钳夹、结扎或切断等操作可造成喉返神经损伤，导致立即出现的声音嘶哑或失声。双侧喉返神经损伤时，声带间隙缩小，甚至影响呼吸。术中经常与患者对话有助于及时发现喉返神经损伤，但全身麻醉状态下准确判断喉返神经功能监测需借助神经监测仪器。术中神经监测（IONM）可定位和鉴别喉返神经。

IONM结合特殊的气管导管监测术中喉返神经功能是一种操作相对简单且无创的方法。气管导管采用Medtronic Xomed Nerve Integrity Monitor（NIM）标准加强型EMG气管导管。导管蓝色区域中心部位（相当于暴露电极的3cm处）需与真声带接触。导管与监测仪连接，通过刺激喉返神经，使其支配的声带肌产生肌电信号，并通过导管与声带接触的电极接收，神经监测仪显示肌电信号的变化。IONM 肌电信号良好预测喉返神经无损伤的准确率为 92%～100%，但信号丢失预测术后声带麻痹的准确率变异很大(10%～90%)。肌电信号与声带功能之间的相关性与监测的操作有关。

二、常见耳鼻咽喉头颈外科手术麻醉的监测要点

(一)耳科手术麻醉监测

一些成人简单耳科手术可在局部麻醉下完成，局麻药和肾上腺素的吸收可能导致中毒和其他不良反应。因此，宜进行基本的术中监测。多数情况下，耳科手术均需在全身麻醉下实施。

【麻醉特点】

1.患者头偏向健侧且被无菌单包裹，麻醉科医生远离气道。

2.耳显微手术在狭小腔隙内操作，手术去除病灶时可能伤及周围解剖结构和颈内动、静脉，导致严重出血。因此，要求患者绝对制动，应常规使用肌松剂。

3.耳科腔内手术即便少量出血也会干扰操作，需采取综合措施减少术野出血。可采取头高 15°减少静脉淤血、局部应用肾上腺素、静脉给予止血药等措施，必要时行控制性降压。

4.避免使用氧化亚氮时对中耳内压力平衡的影响。

5.为防止手术操作损伤面神经，术中常使用面神经诱发电位监测，肌松剂的使用可能影响对面神经的监测。

6.术毕对伤口的抬头包扎动作常引发患者呛咳和头部抖动，需控制好麻醉深度。采用喉罩替代气管插管可较好地解决这个问题。

7.中耳手术后恶心呕吐发生率较高，需给予预防措施。

【监测要点】

1.常规监测　血压、心电图、SpO_2、$P_{ET}CO_2$。控制血压以减少出血对术野影响。血压和心电图监测有助于及时发现肾上腺素吸收的不良反应。

2.气道内压力监测　麻醉诱导后应监测并记录气道压力值，术中持续观察压力变化情况，及时发现气管插管与麻醉机连接螺纹管脱开及导管移位情况。

3.使用喉罩监测　如使用喉罩通气方式则需判断喉罩的定位、监测通气效果。手术开始前需检测最大漏气压力。

4.神经肌肉阻滞监测　判断肌松剂的作用和恢复情况，以确保患者绝对制动。术中需面神经监测时，应考虑到肌松剂对面神经监测的影响。当神经肌肉阻滞处于恢复阶段时对面神经监测影响较小。因此，术中应使用肌松监测并确保至少存在 10%～20%的肌反应。

5.麻醉苏醒期监测

(1)调整适宜的麻醉深度以满足术毕伤口包扎时不出现剧烈的呛咳和体动，同时保证迅速清醒。挥发性麻醉剂可在手术后期逐渐降低浓度并过渡到以静脉麻醉为主，通过呼气末麻醉

气体浓度监测进行调整。静脉麻醉如采取 TCI 方式，则可更精准地设计目标靶浓度，并与 BIS 等相关指标综合预估清醒时间。

(2)维持血流动力学稳定，监测血压、心率和 ECK 变化。

(3)观察患者的自主呼吸恢复情况，监测潮气量、分钟通气量和 SpO_2，宜使用肌松拮抗剂。

(二)鼻内镜手术麻醉监测

【麻醉特点】

1.常合并睡眠呼吸暂停低通气综合征(OSAHS)，许多 OSAHS 患者也常采取鼻腔扩容手术达到治疗呼吸暂停的目的。这些患者多肥胖，困难气道发生率高。

2.须采取气道密闭措施，防止手术操作时的出血进入下呼吸道。气管内插管和喉罩均可满足密闭气道的要求。

3.收缩鼻腔黏膜时使用的高浓度肾上腺素可经黏膜吸收导致血压升高、心率增快和心律失常。

4.采取综合措施提高术野清晰度

(1)头高脚低 15°。

(2)鼻腔应用含肾上腺素局麻药的纱条填塞。

(3)全身应用止血药。

(4)控制性降压。

5.注意控制性降压对重要脏器灌注的影响。

6.维持适宜的麻醉深度，保证血流动力学的变化在可控范围内。

7.术毕要求迅速清醒，并恢复有效自主呼吸。

8.麻醉清醒期须平稳，避免剧烈呛咳导致出血、呼吸道梗阻等并发症。

9.多需要术后镇痛，应在手术结束前开始实施。

【监测要点】

1.常规监测血压、心电图、SpO_2、$PElCO_2$。

2.困难气道患者麻醉诱导时应注意监测通气和 SpO_2，一旦实施了气管内插管，须即刻监测 $PErCO_2$。诱导期还应时时监测血流动力学变化。

3.如选择可弯曲喉罩，则除监测通气效果和 SpO_2 外，还需监测喉罩的最大漏气压。

4.通过 BIS 监测，并结合血压和心率的同步变化，针对性地调整麻醉剂和镇痛药的剂量，以确保麻醉深度维持在适宜且稳定的状态。

5.控制性降压期间监测

(1)持续监测血压、心率变化，对于手术复杂、出血量多、时间长、合并症严重的患者需进行有创动脉压力监测；

(2)在麻醉深度稳定状态下，通过监测和调整 TCI 靶浓度或吸入麻醉剂浓度适当降低动脉压力，以改善术野清晰度，必要时可辅助血管活性药物；

(3)密切监测 ECG，以及时发现因低血压引起的心肌缺血；

(4)除非出血量多，且动脉压力波动可能明显影响组织灌注时，尿量不作为常规监测；

(5)持续监测 SpO_2 和 $PFICO_2$ 确保通气和氧合。

6.麻醉清醒期监测

(1)通过 TCI 靶浓度/呼出麻醉气体浓度、BIS、停药时间、瞳孔大小等综合预估清醒时间。

(2)观察自主呼吸恢复情况,监测潮气量、分钟通气量,同时给予肌松拮抗剂。

(3)双肺听诊排除误吸可能;术中出血可能积存在软腭后方,拔管后血凝块可能脱落进入声门阻塞气道。吸引鼻腔和口腔可减少该意外的发生率。

(4)拔出气管导管前患者常出现呛咳,在无明显气道困难和活动出血,且自主呼吸恢复情况下,可拔出气管导管。拔管后即刻托起下颌并面罩给氧,观察气道通畅和胸壁起伏情况,以及 SpO_2 是否能够维持满意。必要时给予口咽通气道,并及时清理残存的血液。

(5)如使用喉罩,则患者可在意识和自主呼吸较好恢复状态下耐受喉罩,此时可从容拔出喉罩。

(6)监测清醒期的血压、心率和 ECG,及时处理血压和心率的波动。

(7)拔出气管导管/喉罩后送恢复室观察。持续监测和评估意识水平、呼吸、SpO_2、血流动力学变化,观察是否有出血、恶心呕吐等并发症。

(三)扁桃体/腺样体切除术

扁桃体/腺样体切除术是儿童常见手术,均应在全身麻醉下实施。扁桃体/腺样体肥大常引起上呼吸道梗阻,部分小儿伴有呼吸睡眠暂停。

【麻醉特点】

1.固定开口器的刺激强,易引起血流动力学波动。

2.术中开口器可能挤压气管导管,口腔异型导管利于放置开口器,且该导管可固定于下颌,方便手术操作;开口器还能造成舌体压迫过久引发肿胀,导致术后气道梗阻。

3.伴有睡眠呼吸暂停的患儿应首选静脉诱导。

4.诱导期口咽腔软组织张力降低,并向咽腔中心塌陷和堆积,特别是在使用肌松药后,很容易造成急性气道梗阻。

5.需足够的麻醉深度和镇痛,必须使用肌松剂保持术中制动。

6.气道密闭性要求高,防止操作时出血进入下呼吸道。

7.要求术毕即刻清醒,迅速恢复意识和保护性反射。

8.预防和控制拔管后并发症,如喉痉挛、气道梗阻、出血、误吸、呕吐等。术后应保持侧卧头略低位,利于血液和分泌物排出口腔。

9.喉罩的应用利于恢复期质量提高,但应使用特制的开口器。

10.术后出血可见于术后 24 小时内或术后几天。常伴低血容量和贫血,需手术处理时,按饱胃患者处理。

【监测要点】

1.常规监测　血压、心电图、SpO_2、$P_{ET}CO_2$。

2.气道内压力监测　麻醉诱导后应监测并记录气道压力值,术中持续观察压力变化情况,及时发现固定开口器引起的气管导管受压、导管移位、导管与呼吸回路连接脱落等情况。

3.使用喉罩监测　如使用喉罩通气方式则需判断喉罩的定位、监测通气效果。手术开始前需检测最大漏气压力。

4.麻醉深度监测　可用BIS或其他脑电指标监测意识水平，并结合血压、心率等指标随时调整麻醉用药，保证稳定足够的麻醉深度。

5.术中出血量　随时与术者沟通，观察术野出血情况并评估失血量，必要时检测血红蛋白含量。

6.双肺听诊　术毕拔出气管导管/喉罩前应常规听诊双肺，排除血液误吸的可能。

（四）喉激光手术麻醉

【麻醉特点】

1.多数手术时间短、术毕需即刻清醒。

2.操作在支撑喉镜暴露下进行，且支撑喉镜的安置贯穿手术全过程。固定支撑喉镜时刺激最强，而去除支撑喉镜为手术的最后一个步骤。因此，要求整个手术过程维持足够的麻醉深度，避免血流动力学的波动。

3.静脉和吸入麻醉均可。丙泊酚复合瑞芬太尼静脉麻醉不仅能提供满意的麻醉深度和镇痛、有效控制血流动力学变化，还可满足快速清醒的需求。

4.为方便声带肿瘤操作，通常选择较正常稍细的气管导管。普通常用的气管导管都具有可燃性，专用于激光手术的导管设计成不锈钢气管导管、带金属支架的双套囊导管、防激光外套的硅胶管。

5.术中麻醉机控制呼吸，避免使用氧化亚氮，使用最低浓度的氧气。如顾及较细导管增加气道压力，也可采用喷射通气。

6.术中需使用肌松剂，以确保绝对制动和声带静止。

7.激光操作时须预防相关风险和突发事件，包括气管导管意外燃爆、激光烧灼组织后的气雾污染及激光对人眼的损害。患者眼睛需被遮盖，工作人员应佩戴眼镜。

【监测要点】

1.持续监测血压、心率和ECG，特别是固定支撑喉镜时最易引血压明显升高和心率增快。丙泊酚复合瑞芬太尼可较好地控制血流动力学的剧烈变化。

2.气管插管和固定支撑喉镜后观察胸廓起伏、双肺听诊，监测 $P_{ET}CO_2$。

3.监测气道内压力变化，及时发现支撑喉镜对导管的挤压，以及导管的移位和导管与螺纹管的脱落。

4..持续监测 SpO_2 和吸入气氧浓度，避免使用 $P_{ET}CO_2$ 氧气。

5.使用喷射通气时，须持续监测通气效果和 $P_{ET}CO_2$。

6.使用BIS监测，对调控适宜的麻醉深度提供参考依据，以确{保足够的麻醉深度和镇痛，降低术中知晓的发生，同时利于快速:清醒。

7.激光操作时降低吸入气氧浓度，密切观察患者，确保声带绝、对制动，并对气管导管采取保护措施，预防激光击穿气管导管和,套囊。

(五)阻塞性睡眠呼吸暂停低通气综合征(OSAHS)手术麻醉监测

手术为治疗 OSAHS 患者的综合手段之一,需在全身麻醉下实施。OSAHS 患者本身的病理生理特点以及手术在口咽内操作的特殊性,对麻醉提出了更高的要求。麻醉所关注的问题涉及困难气道处理、脏器功能的维护、血流动力学的稳定、为手术操作创造条件、恢复期管理、术后镇痛等方面。

【麻醉特点】

1.患者多肥胖、颈短,咽腔软组织肥厚,属于困难气道高发人群,包括困难气管插管和面罩通气困难。

2.慢性缺氧导致全身病理生理改变,影响多个重要脏器功能,常伴有高血压、糖尿病、冠心病、脑供血不足、肺部疾患、高脂血症、血黏度增高等并发症。

3.对镇静药和镇痛药比较敏感,诱导时的镇静药使用常引起深度镇静和气道不通畅。

4.诱导按困难气道处理,易选择清醒镇静下经鼻气管插管。

5.肥胖患者需考虑到相应的药代动力学和药效学特点。

6.维持足够的麻醉深度和镇痛,保证血流动力学的稳定,控制血压升高减少出血。

7.维持有效通气和氧合,减少小气道闭合不张。

8.麻醉与手术共用同一气道,同时术中口腔须保持开放状态,充分暴露咽腭。麻醉方法的选择应在保证安全的前提下,为手术操作提供便利。

9.开口器暴露刺激强且可能对气管导管产生挤压。

10.麻醉恢复期风险高,需选择延迟拔管,术后恢复室或 ICU 观察。

11.术后疼痛明显,均需采取镇痛措施,且按需提供 3～7 天镇痛。

【监测要点】

1.麻醉前客观评估气道和脏器功能

2.须常规监测　血压、心电图、SpO_2、$P_{ET}CO_2$、气道内压力和呼吸监测,可采取 BIS 监测。有创动脉压力、中心静脉压力、体温和尿量不作为常规监测。

3.麻醉诱导期监测

(1)根据头颅 CT 片结合鼻腔通气检查结果,判断鼻中隔和鼻道情况,以选择鼻腔插管通路。

(2)清醒镇静、表面麻醉过程监测:①通过与患者对话和 BIS 监测不断判断其意识水平,及时发现药物导致的过度镇静;②持续监测 SpO_2、观察自主呼吸运动,警惕呼吸暂停和气道梗阻的发生;③监测血压、心率和 ECG,仔细观察患者,防止局部表面麻醉剂过量导致的局麻药中毒反应。同时,对咽腔、气管内表面麻醉可能引起的应激反应给予处理。

(3)鼻腔导管置入过程监测:①不断与患者的沟通,确保自主呼吸,取得患者的良好配合;②插入过程中对鼻腔至口咽腔表面麻醉效果检验和评估,如效果不佳,应予以补充;③导管经鼻腔通过后鼻孔过程中应动作轻柔,通过判断阻力决策是否继续推进导管;④及时发现和处理插入时黏膜出血;⑤根据导管传送出来的气流强弱,判断导管尖端对位;⑥导管进入声门后连接麻醉机,通过呼吸囊随自主呼吸的膨胀和缩小、双肺听诊及 $P_{ET}CO_2$ 监测判断导管位置是否正确；⑦气管内表麻不完善时，导管进入声门下可能引发呛咳和屏气，甚至躁动。除给予静脉麻醉剂处理外，应监测应激反应导致的血压和心率急剧升高；⑧一旦气管导管顺利插入，即刻给予麻醉剂和肌松剂。

4.麻醉维持期监测

(1)通过血压、心率、BIS等监测，调整麻醉剂用量，确保足够的麻醉深度和镇痛，肌松剂维持患者绝对制动。

(2)监测血流动力学变化，必要时使用血管活性药物避免血压明显升高引起出血增多。

(3)观察胸壁起伏，持续监测呼吸机参数、SpO_2、$P_{ET}CO_2$确保通气和氧合，必要时给予适当的呼末正压通气，预防小气道闭合。

(4)固定和术中调整开口器时，应监测和评估麻醉深度，并监测呼吸和气道内压力。与术者沟通，既满足术野暴露，又避免导管受压影响通气。

(5)持续监测气道内压力，及时发现和处理导管受牵拉移位、导管与螺纹管接口脱开。

(6)根据血压、心率、尿量等监测综合判断有效循环血容量，指导液体治疗。必要时可间断监测动脉血气分析。

5.麻醉恢复期监测 术后均须延迟拔管，送ICU或PACU观察数小时至24小时。

(1)持续监测血压、心率、ECG，维持血流动力学稳定，避免高血压导致创面出血。

(2)调整镇静和镇痛药剂量，监测和评估镇静深度，使患者安静耐受呼吸机治疗。

(3)监测呼吸机参数和患者的反应，确保通气和氧合。

(4)持续监测SpO_2、$P_{ET}CO_2$，必要时行动脉血气分析。

(5)观察伤口有无活动性出血，及时清理并与术者保持沟通。

(6)拔管期监测：①逐渐减少镇静剂和镇痛药用量，观察意识恢复情况；②调整呼吸机模式和参数，监测潮气量、分钟通气量，评估患者自主呼吸恢复情况；③继续监测血流动力学，稳定血压和心率；④脱机自主呼吸下观察自主呼吸是否满意，监测吸入空气时SpO_2是否维持稳定；⑤气管导管套囊放气，观察气道密闭情况，判断声门水肿的可能性；⑥如顾及拔管后出现紧急气道梗阻，可适用换管器；⑦拔管后首先观察有无自主呼吸下的气道梗阻，监测通气和氧合效果。继续监测血流动力学变化，评估术后镇痛是否满意。

（六）小儿气管异物取出术麻醉监测

【麻醉特点】

1.小儿常见，多为急诊手术。

2.术前多存在呼吸困难，常伴感染，甚至心衰。

3.手术时间难以预估，特别是术前已多次试取未成功者。植物性异物在气道内会膨胀，取出时易破碎为大小不一多块，增加取出难度，通常需1小时以上。

4.手术操作占据气道，增加控制气道难度。

5.经硬质气管镜侧孔行喷射通气控制呼吸为常用的方法，术中确保有效通气和氧合，并根据气管镜的位置变化调整通气效果。

6.应以静脉麻醉为首选，诱导前需充分供氧。

7.需要对气道进行充分的表面麻醉。

8.诱导时是否使用肌松剂取决于能否有效控制气道。术中肌松剂的使用有利于钳取异物操作。

9.气管镜钳取异物过程中刺激强,需维持足够的麻醉深度,并有效预防和处理血流动力学的波动。

10.气管镜进入患侧肺检查或钳取操作时,健侧肺通气不良或无通气,很容易导致缺氧。需时时与术者沟通,间断将气管镜退至正气管通气,待氧合充分后再深入支气管内操作。术中常反复重复上述操作。

11.钳夹异物取出时需患者保持制动,避免因呛咳和体动导致的异物脱落阻塞气道而致缺氧和窒息。

【监测要点】

1.术前对异物性质和堵塞位置、呼吸困难程度、是否有合并症,以及患儿合作程度、外周静脉穿刺难易程度等进行评估,以决定麻醉方式。

2.常规监测血压、心率、ECG 和 SpO_2。

3.静脉和吸入诱导均可,尽可能减轻患儿诱导时哭闹和屏气。通过观察胸廓起伏和 SpO_2 评估面罩通气效果。

4.诱导完成后选择静脉麻醉维持,喷射呼吸机经硬质气管镜通气。监测并调整麻醉剂、镇痛剂用量,以满足置入硬质气管镜刺激需求,可使用肌松剂制动。

5.持续监测胸廓起伏程度和 SpO_2,确保通气效果和充分的氧合。进入支气管检查和操作时,密切跟踪监测 SpO_2。一旦 SpO_2 低于 80%,即刻嘱术者将气管镜退至正气管并充分供气,待 SpO_2 回升稳定后再重复操作。

6.钳夹异物随气管镜退出时,须监测麻醉深度并确保绝对制动,避免呛咳和屏气动作。

7.异物取出后即刻面罩给氧控制呼吸,同时终止麻醉。监测血流动力学变化,判断自主呼吸的恢复。听诊双肺呼吸音,必要时进行气管插管继续观察。

(七)儿童喉乳头状瘤手术麻醉监测

小儿喉乳头状瘤虽是良性肿瘤,但反复生长,需多次手术,麻醉风险很大,集中表现在建立有效气道的难度上。

【麻醉特点】

1.困难气道极具特性,手术麻醉风险极大。

(1)肿瘤生长在声门或气道的任何部位,且多部位生长。声带及声门上肿瘤使气道梗阻,甚至仅有小的通气缝隙,给气道重建带来困难。

(2)小儿术前检查较困难,难以对肿瘤范围、特别是气管内情况作出准确评估。

(3)肿瘤反复生长、反复切除。多次手术可造成咽喉局部解剖不清,加上瘤体的遮挡,常难以窥视声门,气管插管难度极大。

(4)术前多存在明显呼吸困难,家长通常不接受气管切开,且气管切开有引起乳头瘤播种和沿气管、支气管树播散的倾向。因此,气管插管是术中保持气道通畅的主要手段。

(5)婴幼儿难以清醒气管插管,镇静、睡眠又可加重气道梗阻,诱导处理很棘手。

2.术前应用阿托品以减少呼吸道腺体分泌、减轻心动过缓和喉部操作对自主神经的强烈刺激引起的心律失常。通常不用镇静药。

3.麻醉实施的关键在于意识消失后、气管插管前是否能维持有效通气。

4.无论采取何种诱导方式,应在患儿意识消失后保留自主呼吸。异丙酚、芬太尼、咪达唑仑、氯胺酮均可用于诱导;也可采用吸入七氟烷诱导。最重要的是在保持自主呼吸的前提下评估气道梗阻程度。部分气道梗阻的患儿,麻醉起效后可变成完全的梗阻。只有当面罩正压通气有效后,才可使用肌松剂。

5.带管芯的气管导管应成直线形,这样在喉镜窥视下多可通过残留的缝隙送入气管内,或通过呼吸气流产生的气泡判断插管路径。肿瘤组织非常脆弱,插管时易出血,且脱落的瘤组织可能随插管进入气管内。

6.如遇插管困难,患儿因缺氧而发绀,应即刻面罩加压通气,同时助手用双手挤压患儿胸壁辅助通气,此法多可缓解缺氧。严重缺氧不缓解者,应紧急气管切开。

7.当气管插管成功后,以静脉复合麻醉维持较为适宜。

8.术中给予肌松剂,确保绝对制动。

9.术中麻醉机控制呼吸。当插入气管导管型号明显小于年龄所需时,应选择喷射通气控制呼吸。

10.术中不仅要保证通气和氧合,还需高度警惕二氧化碳的排出困难,特别是使用喷射通气时。否则,气体只进不出,很快会造成气胸和皮下气肿,并迅速导致心搏骤停。

11.当需处理声带肿瘤而气管导管妨碍操作时,可在充分氧合前提下,拔出气管导管,术者迅速切除瘤体。当血氧饱和度下降到一定程度,马上在明视下将导管经支撑喉镜重新置入气管内给氧。血氧饱和度上升后,可再次重复上述操作,直至瘤体切除干净。

12.术毕意识和反射恢复、自主呼吸下氧合良好,可小心拔出气管导管,并送恢复室进一步观察。

【监测要点】

1.术前尽可能了解气道情况,包括手术次数、肿瘤是否侵犯过气管内、呼吸困难严重程度,特别是睡眠时气道通畅程度。

2.常规监测血压、心率、ECG 和 SpO_2。

3.诱导期重点监测通气和氧合。患儿意识消失后首先观察面罩通气是否有效,监测 SpO_2 是否稳定。

4.插管过程中密切监测 SpO_2,当无法看清插管路径,而 SpO_2 迅速下降时,应面罩加压给氧保证通气。如面罩加压给氧无效,应迅速带管芯强行插入。除监测 SpO_2 外,还应密切监测心率和 ECG 变化,随时准备复苏。

5.术中密切观察廓廓起伏程度,特别注意二氧化碳的排出。当需要切除声门口或气管内肿瘤时,在监测 SpO_2 指导下,可拔出气管导管并停止供氧。当监测 SpO_2 明显下降时,将气管导管明视下置入气管内通气。

6.持续监测血流动力学变化,确保麻醉深度和镇痛。

7.手术结束后,观察自主呼吸恢复、吸空气 SpO_2 维持 93%以上、血流动力学稳定,无活动出血时可拔出气管导管。

8.拔管后首先观察有无气道梗阻，并继续吸氧，监测血流动力学变化。

（八）喉癌切除术麻醉监测

【麻醉特点】

1.气道困难　肿瘤可能限制张口度，引起声门显露困难。术前放疗患者导致颈部活动受限，一旦出现紧急气道困难，紧急气管造口很困难。

2.创伤相对大、范围广、刺激强，可能会大量出血。

3.老年患者相对较多。多伴有吸烟和饮酒史，常合并心肺疾患和其他脏器并发症。

4.常先行气管造口，并经造口插入气管导管。

5.对颈动脉窦的操作可引起迷走神经反射，导致心动过缓、低血压，严重者可心跳骤停。

6.行右颈清扫操作时，颈部自主神经系统创伤及右星状神经节的切除，可引起 QT 间期延长和室颤阈值降低。

7.颈清扫手术时，空气可进入开放的静脉而引发栓塞。

8.带蒂皮瓣重建术，保持有效循环血容量，避免使用血管收缩剂。

9.术毕更换气管造口专用导管时，需待自主呼吸恢复，必要时使用肌松拮抗剂。更换导管时还需注意新置入导管有误入假道而导致皮下气肿的可能。

【监测要点】

1.常规监测血压、心电图、SpO_2、$P_{ET}CO_2$。

2.预计手术时间长、手术范围广、出血多、高龄、并发严重合并症患者需进行有创动脉压、中心静脉压和尿量监测。

3.通过血压、心率、BIS 监测，结合吸入麻醉气体浓度/静脉给药剂量，综合判断麻醉深度，以确保有效的麻醉深度和镇痛。

4.术中持续监测潮气量、分钟通气量、SpO_2 和 $PETO_2$。特别是气管造口完成后，边退经口气管导管，边从气管造口插入另一导管时。

5.监测气道内压力变化，及时发现和处理导管移位、脱出和与螺纹管接口脱开。

6.严密监测血压，减少因血压增高引起的出血增加。

7.密切观察出血量，通过血压、中心静脉压、尿量、血红蛋白等指标，结合补液量评估有效循环容量和脏器灌注情况。

8.必要时行血气分析，维持内环境稳定。

9.$P_{ET}CO_2$ 监测可反映通气效果。其突然降低提示空气栓塞可能。

10.监测 ECG 以发现术中可能出现的心律失常。

11.术毕更换气管切开专用导管前，需观察自主呼吸恢复情况，并充分供氧。更换完成后，迅速观察通气情况，监测 SpO_2。

（九）甲状腺手术麻醉监测

【麻醉特点】

1.巨大甲状腺肿瘤可能引发压迫性困难气道，肿瘤侵犯喉返神经时，伴有喘鸣和声嘶。

2.可能存在甲状腺功能异常。

3.术中警惕甲状腺危象的发生。

4.手术操作可能损伤喉返神经,导致声带麻痹和气道梗阻。

5.术后潜在出血,严重者短时间内血肿即可压迫气道导致急性气道梗阻。

6.较大肿瘤或甲状腺肿切除后,可能出现因气管软化而致气管塌陷。

7.低钙血症是甲状腺手术的潜在并发症,原因是甲状旁腺损伤、血供阻断或腺体被切除。

【监测要点】

1.一般常规监测血压、心电图、SpO_2、$PFTCO_2$ 即可。

2.如存在困难气道,应特别强调诱导期通气和氧合的监测。

3.术中持续监测血流动力学指标,及时发现和处理异常情况。

4.观察术中出血情况。

5.对喉返神经功能进行监测,及时发现操作的损伤。此项监测并非常规。

6.根据手术情况评估术后拔管出现气道梗阻的可能性,以采取相应措施。

7.术后密切观察通气和氧合情况,继续监测血流动力学变化。观察伤口出血情况,警惕血肿导致的气道梗阻。

三、耳鼻咽喉头颈外科麻醉监测异常及处理

(一)术中血流动力学监测异常处理

【甲状腺危象】

1.监测异常　心动过速、心律失常、意识改变、体温升高。

2.原因　甲亢患者的甲状腺素释放入血。术中挤压甲状腺腺体,术后可能发生危象。

3.处理

(1)ICU 进行监护;

(2)β-受体阻滞剂控制心率;

(3)碘剂阻断甲状腺激素作用并抑制其释放。

(二)SpO_2 监测异常及处理

1.监测异常　SpO_2 突然降低或持续低氧血症。

2.原因及处理

(1)气管导管与麻醉机螺纹管接口脱开,及时发现并重新连接固定。

(2)术中头部位置变化、开口器/支撑喉镜固定、操作时对导管的牵拉等导致气管导管脱出或进入一侧支气管。听诊双肺进行判断,重新调整导管深浅。

(3)硬质支气管镜进入患侧支气管进行检查和钳取异物操作,造成健侧肺无法通气。将气管镜退至正气管,给予通气和供氧,可迅速纠正低氧血症。

(4)喉乳头瘤手术麻醉诱导后患儿意识消失,但面罩通气无效,且难以明视下迅速插管时,SpO_2 会迅速急剧下降。此时即刻在面罩加压给氧同时,助手挤压胸廓辅助通气。SpO_2 稍有

所改善后，迅速挑起会厌，助手挤压胸廓产生的气流会在声门和瘤体组织间形成气泡，据此判断插管路径，同时直线状管芯的导管从气泡处强行插入。一旦插入成功，首先经导管吸引进入气管内的血液和瘤体组织碎块，然后进行通气和供氧。

(5)全麻拔管后出现气道梗阻，特别是肥胖患者。术中可给予呼气末正压通气，拔管前适当鼓肺，减少小气道闭合。拔管后即刻托起下颌，必要时放置口咽通气道，并给予氧气吸入。

(三)气道内压力监测异常和处理

1.监测异常　术中气道内压力突然消失或短时间内迅速升高。

2.原因和处理

(1)气道内压力突然消失通常是气管导管与麻醉机连接断开。也常见于气道内操作破坏了气管插管套囊，导致气道无法密闭。如无法更换气管导管，则可行下咽填塞增加气道的隔离保护，同时可改行喷射通气控制呼吸。

(2)气道内压力升高通常是开口器/支撑喉镜对导管挤压造成，也可能是导管移位进入一侧支气管。通过重新调整一般可迅速恢复。

(四)呼气末二氧化碳监测异常及处理

1.监测异常　$P_{ET}CO_2$ 升高或降低。

2.原因及处理

(1)ENT手术操作可能因导管牵拉造成气管导管接头脱开，此时 $P_{ET}CO_2$ 突然降低到零附近，同时波形消失。及时发现重新连接固定即可；

(2)$P_{ET}CO_2$ 突然下降但未降低到零，提示气道密闭性可能出现问题。常见气管套囊破损、喉罩漏气。应更换气管导管或行下咽填塞；

(3)$P_{ET}CO_2$ 逐渐增高，但波形未改变，提示分钟通气量降低，应调整呼吸参数，检查气道通畅情况；

(4)甲状腺功能亢进手术中 $P_{ET}CO_2$ 升高应警惕甲亢危象。

(五)术中、术后异常出血监测及处理

【扁桃体切除术后出血处理】

1.监测异常　扁桃体术后24小时可发生急性出血。患者多有低血容量和贫血伴血流动力学改变，严重者出现休克症状。除监测血压、心率、血红蛋白外，部分血液会随吞咽进入胃内，因此，需客观评估出血量。

2.原因　术前感染未得到控制、扁桃体窝内下极和舌根处止血不彻底、机体纤溶性增高等。

3.处理　严重或持续出血需手术止血，儿童多选择全身麻醉。

(1)评估出血量，判断有无休克。

(2)开放静脉，确保液体通路。

(3)麻醉诱导按饱胃处理。

(4)加强术中监测，补充血容量。

(5)手术止血彻底后，待患儿完全清醒、气道反射恢复再拔出气管导管。

【鼻内镜手术中出血处理】

1.监测异常　监视器显示出血明显，停止吸引数秒则出血迅速充满术野。

2.原因

(1)反复手术或病变复杂，手术时间长；

(2)真菌性鼻窦炎常出血较多，鼻咽纤维血管瘤出血更加明显；

(3)术前鼻腔收缩欠佳；

(4)术中血压升高加重出血；

(5)术前未停用抗凝药者术中出血明显。

3.处理

(1)首先调整适宜的麻醉深度。

(2)头高 15°。

(3)手术开始前鼻腔应用高浓度肾上腺素处理。

(4)预防性静脉应用止血药。

(5)控制血压在正常低水平。

【喉癌切除术中出血处理】

1.监测异常　术野出血明显，可伴有血压降低、心率增快和血红蛋白降低。

2.原因和处理　手术创面大，特别是行颈清扫手术时常伴较大量出血。

3.处理

(1)加强监测，包括血流动力学、尿量、出血量血气分析等。采取有创动脉压和中心静脉压监测。

(2)维持有效循环血容量，必要时输血。

(3)控制血压，减少因血压高增加的出血。

(4)维持内环境稳定。

【甲状腺手术后出血处理】

1.监测异常　甲状腺手术后在 PACU 或病房观察期间应注意是否有活动性出血。出血量的不断增加可压迫颈内静脉和气管导致呼吸困难。

2.原因　常见原因包括残留腺体创面渗血、肌群断端出血、血管结扎线脱落、引流不畅、凝血功能障碍。甲状腺术后出血常发生在术后 24 时内，出血发生在颈深筋膜封闭的腔隙内，很容易直接压迫气管导致窒息。

3.处理　紧急进入抢救程序：

(1)即刻气管插管建立气道，给予控制通气。

(2)迅速实施全身麻醉。

(3)拆除缝线、清除血肿、解除压迫。

(4)补充液体，纠正容量不足。

(5)加强监测。

(6)手术止血处理。

(孟宏伟)

第二节 眼科手术麻醉

【特点】

1.外眼手术 尽管眼科手术范围较局限,但手术操作精细;眼眶区血管神经丰富,眼球又是十分敏感的器官,要求麻醉镇痛完善、安全,麻醉深度以使患者能安静合作、维持眼内压稳定即可,避免眼球操作时引起的眼-心反射、眼-胃反射。

2.内眼手术 除外眼手术所要求的以外,麻醉时要防止眼压升高。

3.麻醉选择 眼科麻醉的主要对象是老人和小儿,故麻醉处理比较棘手。眼科大部分手术可以在表麻、局麻和神经阻滞下完成。只有小儿、不合作者、时间长、较复杂(如破坏性眶内肿物等)的大手术才考虑全麻。

【麻醉前准备】

1.降眼压 有严重青光眼的患者要降眼压。如口服甘油 120ml,或 20%甘露醇 200ml 静脉输注。

2.治疗并发症 对术前重要器官功能充分评估,对合并与麻醉有关的疾病,如糖尿病、高血压病、冠心病、心肌梗死、脑血管意外、哮喘、慢性支气管炎、前列腺肥大和习惯性便秘等,要适当治疗。

3.麻醉前用药 阿托品、镇痛药和安定类。青光眼患者禁用阿托品,用东莨菪碱。

【麻醉选择】

1.全麻 以静脉复合麻醉常用。适于眼科显微镜手术及复杂的内眼手术。

(1)选用药物:硫喷妥钠、γ-OH、地西泮、氟哌利多、冬眠合剂和丙泊酚等药物常用,目前常用氯胺酮、芬太尼、瑞芬太尼、咪达唑仑、维库溴铵和阿曲库铵等。配合吸入氟烷、恩氟烷等。

(2)诱导:选快速插管。静注硫喷妥钠 3～5mg/kg,筒箭毒碱 3mg 或维库溴铵 50mg,再静注琥珀胆碱 50～100mg,完全肌松后气管内插管。避免呛咳、激动、咬合。

(3)维持麻醉:不能过浅。所用麻药及方法要避免升高眼压。用泮库溴铵静注,间歇性正压换气(IPPV)控制呼吸。眼内手术不用吗啡,用哌替啶。小儿选用氯胺酮和咪达唑仑麻醉,可不做气管内插管,SpO_2 监测,术前球后注射 2%利多卡因 2～3ml,可减少全麻药量,预防眼-心反射。

2.局麻 外眼手术和简单的内眼手术,如眼睑成形术、晶状体摘除术、周围虹膜切除和巩膜烧漏等,可以选用局麻。

【麻醉管理】

1.避免眼压(IOP)增高 内眼手术要注意避免使 IOP 增高的因素。

(1)保持气道通畅:解除气道梗阻,防止通气量降低,缺氧、CO_2 蓄积。要降低呼吸的较大阻力。可降低眼内血管扩张。

(2)降低血压:血压增高时降压。减少颅内压增加。

(3)预防静脉淤血:输血输液勿过量。

(4)降眼压药物:眼压高时,用镇痛药、镇静药和甘露醇脱水药。头高于胸10°～15°。

(5)麻醉平稳:诱导及维持要力求平稳,避免呕吐、呛咳和躁动,可降低静脉压升高。要过度换气,特别是吸痰时麻醉深度要够深。斜视全麻时不用琥珀胆碱和溴已氨胆碱,用泮库溴铵或卡肌宁。静脉诱导药不用吗啡和氯胺酮等。

(6)避免眼压增高:>15mmHg(正常值10～15mmHg),为IOP增高。其后果可使伤口裂开,眼内容物脱出,甚至可压迫视神经,导致失明等严重后果。

2.预防眼-心反射及眼-胃反射　麻醉和手术中注意防止过度牵拉眼肌,尤其是内直肌,以防压迫眼球。否则出现反射性心律不齐、心动过缓、血压下降,甚至心搏骤停。即称为眼-心反射。还会引起恶心、呕吐,即称为眼-胃反射。预防和处理措施如下。

(1)术前注射阿托品:发生眼-心反射时静注阿托品。

(2)术中心电监测:发现心律不齐时暂停手术。

(3)球后注射:以2%普鲁卡因1～2ml或2%利多卡因2～3ml,球后封闭,或1%丁卡因点眼。术中做眼直肌的局麻药浸润。

(4)避免用引起心律不齐的药物:如氟烷。

(5)避免缺氧和CO_2蓄积:发生时改善通气,充分吸氧。

(6)手术操作应轻柔:避免牵拉和压迫眼球。一旦发生心律不齐时,要停止手术,特别要停止压迫眼球。对原有心脏病的患者更应注意保护。

(7)保持一定麻醉深度:在深麻醉时,不良反应可避免。对保证眼球固定是不可少的。

3.严密观察和监测

麻醉科医师远离患者头部。但应仔细观察,监测ECG、SpO_2、$P_{ET}CO_2$和肌松。加强呼吸管理,做好控制呼吸,必要时过度换气。若有心搏骤停等意外,复苏抢救。

4.预防咳嗽反射术后用阿托品或胃长宁和新斯的明拮抗残余肌松药作用,恢复自主呼吸。拔管时麻醉不宜过浅,应预防拔管时咳嗽致缝合刀口裂开。应在患者呼吸不受抑制,安静时拔管,保护性反射恢复后,送回病房。给予止吐药以防止术后呕吐,术后3～6h内禁食水。需要时可用吗啡0.1mg/kg或PCA术后镇痛。

【常见手术的麻醉要点】

1.眶内容物剜出术麻醉　此手术创伤大,有时涉及眶周围骨膜。手术时间长,创面出血易流入口腔进入气道,故采用气管内全麻,并需口腔与气道隔开。诱导和维持的麻药无特殊选择。术中出血多,应补充血容量。快速诱导,经口明视插管,充气套囊,静脉复合或静脉吸入复合麻醉。

2.巩膜缩短术麻醉

(1)麻醉选择:手术时间长。选用气管内全麻。诱导时吸氧5～10min,静注咪达唑仑0.05～0.15mg/kg,入睡后表麻喉头,静注2.5%硫喷妥钠5～10ml加泮库溴铵2～4mg,控制呼吸后气管内插管,充气套囊,固定。以丙泊酚输注麻醉或静吸复合麻醉维持,间断静注少量硫喷妥钠或肌松药加深麻醉,避免诱导和维持中呛咳。拔管前吸净口腔及气管内的分泌物,亦避免强刺激,因为呛咳引起眼压升高或对手术效果产生负影响。只要吞咽反射恢复,即可排除导管，送回病房。

(2)全麻的优点

①无反射：麻醉中反射迟钝，很少发生呛咳。

②不缺氧：辅助呼吸使患者不缺氧，且使麻醉更加平稳。减低了患者的氧耗量。

③术后恢复平稳：能安静卧床休息，无躁动、恶心、呕吐，保持头部固定位置，以利术后的顺利康复。氟烷和恩氟烷等吸入麻醉药应用不方便，静脉 γ-OH 和氯胺酮可使眼压升高，且有精神上的不良反应，影响手术效果而有争论。

3.青光眼手术麻醉

(1)麻醉前准备

①麻醉前，青光眼患者应得到彻底治疗。

②虽经治疗，而未能完全控制病情者，不急于手术，待病情已完全控制后手术。

③注意眼科治疗用药可能出现对麻醉的影响，术前用噻吗心安或碘磷定等治疗的青光眼患者，要重视这两药的全身作用。噻吗心安是长效 β-阻滞药，有蓄积作用，可引起全身毒性作用。碘磷定是假性胆碱酯酶抑制药，可延长和增强琥珀胆碱的肌松作用。

④麻醉前用药要全面。颠茄类：阿托品 0.007mg/kg，肌注；镇痛药：哌替啶 0.7mg/kg，肌注；镇静药：氟哌利多 2.5～5mg 肌注；禁用地西泮、苯巴比妥类等降低眼压，如要测定眼压，不宜应用。

(2)麻醉管理重点

①控制眼内压：青光眼手术麻醉的关键问题是控制眼内压，保护视力。

②避免眼压增高的因素：禁止使用升高眼压的药物；预防各种原因引起的散瞳；用毛果芸香碱缩瞳药间断滴眼，避免低血压；免用球后神经阻滞治疗；避免麻醉中呼吸抑制的因素。

③麻醉药选用：根据具体情况选用硫喷妥钠、芬太尼、瑞芬太尼、氟哌利多、丙泊酚和氟烷吸入等，氯胺酮、琥珀胆碱等使眼压升高不宜用。

4.小儿眼科手术麻醉

(1)特点：小儿许多眼科手术需用全麻。小儿可能并存先天性疾病，不能语言沟通。具有小儿麻醉与眼科手术特殊要求相结合的特点。

①小儿气道解剖的特点：舌大颈短，声门高又狭小，咽部腺样体增殖，扁桃体肥大，黏膜富于血管，组织脆，腺体分泌旺盛等，容易发生上气道机械性梗阻。

②代偿能力差：呼吸肌不发达，大脑发育不完善，代偿能力差，容易缺氧。

③呼吸管理困难：眼科手术野被盖消毒敷料中后，麻醉科医师对气道的管理存在一定困难。

④不行气管内插管：由于手术时间不长，小儿的气管细，插管容易损伤声门、声门下及造成气管损伤后粘连，产生喉水肿，故一般不行气管内插管。

(2)麻醉前准备

①气道准备为重点：要重视麻醉前对气道的准备，是麻醉前准备的重点。

②抗炎治疗：详细查体，查体时的重点是咽部和肺部的情况。除外上气道感染和下气道感染。查看血象的白细胞、中性粒细胞、体温、胸透结果。当气道有炎症时，麻醉特别容易发生喉

痉挛，常是麻醉不顺利的主要原因。术前控制炎症，用抗生素。急症，又急需手术抢救眼睛时，避免用硫喷妥钠及吸入麻醉药，以冬眠合剂作为基础麻醉。加局麻，或表麻，或球后注射神经阻滞维持麻醉。用氯胺酮时也要特别小心并发症的发生。

③禁食水：术前禁食 6h，禁饮 4h，手术间必备吸引器，以免发生呕吐，造成误吸。

④保证气道通畅：患儿取平卧、头稍高于胸、麻醉后双肩下垫一薄枕，使头略向后仰。消毒前摆好位置，保持气道通畅。

⑤麻醉前用药：术前 30min 肌注阿托品 0.1mg/kg，或东莨菪碱 0.007mg/kg，减少分泌物，对抗迷走神经的兴奋作用。

(3)各种眼科手术的麻醉选择：眼科手术种类不同，麻醉选择各异。

①门诊手术麻醉：大多数手术时间短，需麻醉清醒快，免用延迟清醒的麻醉方法。常用基础加局麻。学龄前儿童，2.5%硫喷妥钠 20mg/kg 肌注。或氯胺酮 4～10mg/kg 肌注，入睡后 1～2mg/kg 静注。静注时需注意预防呼吸抑制的发生，在小儿配合地西泮或丙泊酚 2.5～3.8mg/kg 静注，极少见到有精神异常病例，清醒快，无恶心呕吐发生。

②手术时间长的眼科手术麻醉：如巩膜缩短及眶内容物剜出术，同成人的麻醉选择。气管导管的选择较该年龄的小一号；技术操作要熟练轻柔，避免损伤；以免引起喉水肿。

③眼肌手术及眼球摘除术麻醉：麻药的选择无特殊。各种麻药均可选用，麻醉要达到一定深度，应绝对制动，防止术中出现咳嗽、恶心和呕吐。目前常用氯胺酮静脉或丙泊酚复合麻醉。尽管氯胺酮麻醉时有的眼球不在正中、有震颤、肌肉较紧张、眼压上升等现象，但对眼肌及眼球摘除术尚不致造成困难。斜视矫正术患者应预防和监测眼肌受牵拉或眼球受压迫，当牵动外直肌时，可能出现眼-心反射(OCR)；若有心动过缓者，必须提醒手术医师立即停止眼肌牵拉，等到恢复正常心率，或阿托品 0.02mg/kg 静注后心率恢复后继续手术操作；间断静注琥珀胆碱，肌球蛋白尿症的发生率较其他眼科手术多数倍，最好不用琥珀胆碱，因可引起眼外肌纤维持续的强直收缩，而影响斜视矫正的准确性；血碱性磷酸酶明显增高；斜视可能是全身疾病在眼部的一种表现。恶性高热与斜视之间可能有关。斜视患者发生恶性高热者较其他患者为多。要注意对斜视患者的体温监测，注意异常反应。如果静注琥珀胆碱后，出现孤立性大块肌肉痉挛，不明原因的心动过速，静脉血明显发暗，血气分析提示严重缺氧和酸血症时，应警惕发生恶性高热的可能。

④白内障手术麻醉：要求眼球绝对安静不动，眼压不过高，以免手术困难，玻璃体外溢，引起眼的永久性损害。眼球需固定，眼肌需松弛。肌注硫喷妥钠，局部麻醉眼轮匝肌。或氯胺酮复合地西泮持续输注，维持适当的麻醉深度，球后注射局麻药，既止痛，又能降低眼压。麻醉时注意呼吸变化，保持呼吸道通畅。

⑤虹膜手术麻醉：眼压已增高者，尤其是先天性双侧青光眼，以基础加局麻较适宜。必要时辅助氟哌利多静注。

⑥眼穿通伤麻醉：眼球穿透时眼压为零，即大气压。诱导时眼压升高严重者可使眼内容物溢出，导致眼球的永久性损害。急症修补时注意按饱胃病人防止呕吐和误吸原则处理，面罩吸氧时，面罩不要压迫眼球；禁用琥珀胆碱，用维库溴铵 0.15mg/kg 诱导，肌松完全时插管，同时持续压迫环状软骨，以防胃内容物反流。插管后按以上全麻原则麻醉。

【麻醉监测】

眼科手术患者头部被手术敷料单覆盖、麻醉科医师远离患者头部，影响对患者的观察，但要加强监测。

(1)听诊器监测：胸部放置听诊器，监听心音、呼吸音。

(2)严密观察：观察皮肤、甲床色泽；胸腹呼吸动度。

(3)SpO_2 监测、呼吸监测。

(4)心电持续监测。

(5)体温持续监测等。

（刘海旭）

第三节 耳鼻咽喉科手术麻醉

【特点】

1.身体较佳 病变局限于头颈部，患者全身情况尚佳，对麻醉有耐受性。

2.表麻和神经阻滞麻醉即可 神经支配为脑神经及颈丛神经，其骨性标志明显，易于寻找和定位。耳鼻喉各部分表面被以黏膜，故多种手术可采用表面麻醉和神经阻滞麻醉来完成。

3.手术麻醉特点 手术操作在头颈部进行，其特点如下。

(1)刺激强烈：对病人的精神刺激远比其他部位手术更为强烈。无论局麻或全麻，麻醉前镇静药要重。

(2)易发生误吸：不少手术直接在气道上操作，易干扰呼吸，易发生误吸。

(3)维持气道通畅有难度：气道管理存有很大困难，从维护气道畅通观点上来认识，采用气管内全麻很有必要。不应片面追求局麻等。

(4)全麻要求浅：耳鼻喉麻醉不需太深，肌肉不需松弛。除咽喉部手术要求咽喉反射减弱、需要较深麻醉外，其他部位麻醉维持浅全麻可完成手术。

(5)禁忌吸入麻醉药：耳鼻喉科手术野极小，暴露困难，止血不便。头颈部血供又极其丰富，创面虽不大，但失血量多。常用肾上腺素溶液局部浸润及肾上腺素纱条填塞止血。要禁忌吸入麻药，以免致严重心律失常。肾上腺素用量也限制在 0.1～0.2mg 以内。手中出血多的手术应适当做降血压处理。

(6)麻醉观察困难：手术操作在头颈部，麻醉管理者离头部较远，增加了麻醉观察和判断深浅的困难。要加强责任心，注意全面观察，以确保患者的安全。

【麻醉处理】

1.局麻 绝大部分在表面麻醉、局麻，局麻加强化麻醉下进行，操作简单，由手术医师自己操作完成。麻醉医师给予强化、监测。

2.全麻 适用于小儿、老年、创伤大、出血多、手术时间长，患者有要求，手术复杂，手术部位在喉部、声门或气管的大手术。

(1)诱导:2.5%硫喷妥钠 10～20ml 加琥珀胆碱 50～100mg 静注,控制呼吸,气管内插管。

(2)维持:以静脉复合为主。最常用丙泊酚静脉复合全麻。长时间的手术,要在浅麻醉下进行,而时间短的手术要在深麻醉下进行。根据手术需要适当调节麻醉深度。必要时辅助肌松药,控制呼吸。

3.基础麻醉　使用硫喷妥钠和氯胺酮。而未进行气管内插管时,要防止发生喉痉挛。

【常见手术的麻醉】

1.扁桃体及腺样体刮除术麻醉　扁桃体手术是耳鼻喉科中的常见手术,在小儿多施行扁桃体摘除及腺样体刮除术。手术操作在咽部,口腔内牵引、器械的刺激及血腥气味,在局麻下进行,成人往往都难以忍受,故小儿难以在局麻下完成,除挤切外,必须在全麻下进行。

(1)麻醉特点:①手术小而麻醉深,手术操作的解剖位置是气道的关口,迷走神经丰富,手术刺激及血性分泌物均能刺激迷走神经兴奋易致喉痉挛。因而手术时间短、手术小,但需要深麻醉。②必须保持气道通畅,保证口腔内干净。③麻醉科医师与手术医师互相配合,增加麻醉的安全性。保证气道通畅也主要靠术者。

(2)口腔冲气法麻醉:曾一度使用。其缺点是难以达到扁桃体手术要求的麻醉深度;扁桃体手术中血性分泌物多,稍不注意,易流入气管,造成气道梗阻,甚至有窒息的危险,此法现很少用。但仍有沿用的。

(3)气管内插管全麻:可以保持平稳的深麻醉,保持气道通畅,使进入气管内的分泌物大大减少,还可从气管导管反复吸引分泌物,故易保持气道通畅。缺点是经口腔插管的导管妨碍手术操作,摘除一侧扁桃体后,将导管在声门以外的部分推移向对侧,对喉头声带容易损伤。若不注意,导管还可能脱出气管外到口咽部,产生危险。经鼻腔插管时,无口腔插管的缺点,但小儿的鼻腔小,导管较细,气道阻力增大,又对鼻腔黏膜有不同程度的损伤,刮除腺样体不便,摘除扁桃体手术便于进行。以丙泊酚 40～80μg/(kg・min)微泵输注和 0.1%～0.2%琥珀胆碱静输维持麻醉。

(4)丙泊酚、芬太尼全静脉麻醉:诱导用丙泊酚 2.5～3.8mg/kg,芬太尼 0.5～1.2μg/(kg・h);维持用丙泊酚 10～15mg/(kg・h),注射丙泊酚之前,先注入利多卡因 1.0～1.5mg/kg,芬太尼 2～3μg/kg。不用气管插管,以高频通气或面罩给氧支持呼吸功能,很适用此类手术。

(5)丙泊酚、氧化亚氮复合麻醉:芬太尼 1.0～2μg/kg,利多卡因 1～1.5mg/kg,丙泊酚 3mg/kg,琥珀胆碱 1～2mg/kg 或丙泊酚 4mg/kg,依次静注;加压给氧,气管内插管,控制呼吸。手术开始,吸入 66%～70%N_2O 加氧维持麻醉。术中必要时追加丙泊酚、琥珀胆碱、利多卡因或阿托品维持麻醉平稳。具有全麻诱导迅速、维持平稳、苏醒快、不良反应少等优点。

(6)氯胺酮:1.4～1.5mg/kg,静注,作为小儿扁桃体摘除术的麻醉方法。临床发现 10%的小儿出现轻度发绀,1/3 的病儿出现不同程度的喘鸣,偶尔出现吞咽动作,也妨碍手术操作,失血量也较其他方法多为其缺点。

(7)全麻摘除扁桃体麻醉管理:应选气管内插管。

①麻醉前用药:曾患心肌炎或心率快者,麻醉前用药宜给东莨菪碱,而不用阿托品。咪达唑仑 0.05～0.1mg/kg 静注,或经口或经鼻给予中等度镇静。

②收缩鼻黏膜血管:双侧鼻孔应滴入 3%麻黄碱溶液数滴,以收缩鼻黏膜血管,使鼻腔空

隙变大，减少损伤出血并利于鼻腔插管。

③评估后鼻孔受阻程度：如病儿扁桃体大，诱导后最好放一口咽通气管，以保持气道通畅。

④麻醉深度：一定要达到手术所需的麻醉深度，使咽喉反射减弱，手术操作便利，避免忽深忽浅，反而不安全。

⑤吸出分泌物：吸口腔分泌物时，吸引管不要接触创面，以防创面再次出血、拔管后误吸而发生气道阻塞。

⑥预防颈动脉窦反射：扁桃体窝部分，接近颈动脉窦、迷走神经等重要反射区，手术压迫不宜过重，在此区操作时，要特别观察呼吸、脉搏和血压的变化。

(8)二次手术止血麻醉：扁桃体摘除术后出血者，需再次急症手术止血。对此类患者的麻醉甚为棘手。较小病儿不能取得合作，须在全麻下进行止血。在小量芬太尼、氟哌利多或丙泊酚静注下，局部表麻，做半清醒插管，比较安全。注意诱导时有大量胃内陈血反流，阻塞气道，甚至误吸。诱导时要备好气管造口器械和吸引器。若有呕吐致误吸严重，发生窒息或气道梗阻、发绀时，应迅速做气管造口术。从气管造口置入导管，以便吸出血液和分泌物，保持气道通畅，通过气管造口导管接麻醉机，维持麻醉。

2.气管内异物取出术麻醉

(1)麻醉前评估：因手术操作占用气道，使麻醉中控制气道难度增大，自喷射通气临床应用以来，得到较好解决。大部分成人及婴儿的气管异物，均能在表麻下完成。但小儿经多次取异物操作，且已有并发症者，则需在全麻下完成。其特点是手术时间短，对咽喉部刺激性强；因异物阻塞气道，致急性呼吸困难，或部分阻塞可引起气道炎症、肺不张；或在局麻下取异物已损伤气管，有皮下气肿、气胸等。术毕要求尽早清醒，对麻醉有较高的要求，必须有较深的麻醉。否则会引起迷走神经反射，呛咳，支气管痉挛等而加重缺氧，术中随时有呼吸心搏停止的危险。麻醉前应充分吸氧；有完善的表麻配合；诱导不能用肌松药；保留自主呼吸。有的气管异物(如钉鞋钉等)需在X线下暗室操作，对于麻醉管理造成一定困难。气管内异物取出术的麻醉，绝不是小麻醉，而是高风险、高死亡率的麻醉。要时刻警惕缺氧及各种不良反射的发生，并针对原因及时处理。术中不断补充药量，以维持深麻醉。

(2)全麻选择：根据年龄、异物大小、呼吸困难程度、肺部感染情况而决定。最常用的是全静脉复合麻醉。

①冬眠1号(或4号)：术前半小时肌注阿托品0.02mg/kg，加地西泮(>2岁)0.2～0.4mg/kg；面罩给氧祛氮，改善缺氧。哌替啶1mg/kg肌注或静注。喉头表麻，气管内支气管表面麻醉。即将1%～2%丁卡因2ml，或2%利多卡因2ml置入一带有长塑料管的空针内，用喉镜暴露声门，将塑料管经声门裂置入气管后，将局麻药推注入气管内。如需一侧支气管表麻，利用体位引流相反的方向侧卧。如右侧支气管表麻，则行头高位右侧卧位使患侧向下，使表麻力求完善，方可避免呛咳、支气管痉挛的发生。表麻后静注2.5%硫喷妥钠0.4～0.6ml/kg，地塞米松2～5mg，患者咽喉反射消失，可放置气管镜，于气管镜侧口连接氧管，持续给予纯氧吸入，或用高频喷射式通气给氧。如发生呛咳或支气管痉挛，可经纤维喉镜(或气管镜)侧孔注入2%利多卡因3～5m10 此法优点是用冬眠合剂后，各种反射均减退，加上表麻及硫喷妥钠静注后，加深麻醉，保持自主呼吸及足够的麻醉深度。无缺氧及二氧化碳蓄积的顾虑，对于气道有

炎症的患者不会增加分泌物，有利于术后恢复。其缺点是清醒延迟。要当心异物夹取至声门时，易堵住声门而造成完全性气道梗阻。此时必须暂时将声门异物推入气管，改善呼吸后再取出，以减少并发症和危险。

②神经安定镇痛麻醉：5%葡萄糖溶液 150ml 加 innovar 10ml（含氟哌利多 2.5mg/ml，芬太尼 0.05mg/ml）输注。开始 60～120 滴/min，10～15min 入睡，40～60 滴/min 维持。然后行纤维气管镜检查，气管镜侧孔接氧管持续给氧。如有呼吸抑制，应减慢滴入速度，给氧并给予辅助呼吸，以增加通气量。在稳定血压的同时，又可缓解浅麻醉下的心动过速。阿芬太尼、瑞芬太尼等作用短暂，更可取；需配合完善的表麻。

③氯胺酮复合静脉麻醉：4～8mg/kg 肌注，入睡后开放静脉，面罩给氧，静注 γ-OH50～80mg/kg 或咪达唑仑 0.05～0.07mg/kg 加地塞米松 2～5mg，0.5%～1%丁卡因 0.1～0.5ml 咽喉喷雾表麻，10min 后静注氯胺酮 1～2mg/kg，开始置入纤维气管镜，高频喷射通气，频率 60～80/min，驱动压 0.5～0.8kg/cm^2。或纤维支气管镜取异物时仍从镜的侧孔吸入氧，麻醉深度不够，可辅助少量哌替啶和异丙嗪。此法优点是对气道无刺激。但注意预防对呼吸的抑制。

④丙泊酚静脉麻醉：术前 30min 肌注地西泮 0.2～0.4mg/kg、阿托品 0.02mg/kg。入室监测 ECG、心率、血压和 SpO_2，面罩给氧，开放静脉。静注 1%利多卡因 1mg/kg，丙泊酚 3mg/kg。用直喉镜暴露喉头声门，用 1%利多卡因表麻，静注丙泊酚 1.5mg/kg。可行纤维气管镜取异物，仍要注意呼吸抑制，气管镜侧孔接管吸入氧。为维持一定麻醉深度，根据应激反应，间断静注丙泊酚 1.5mg/kg，术毕给地塞米松 2～5mg。有呼吸抑制时，堵住纤维气管镜之口，用来吹张肺或用喷射通气呼吸，防止二氧化碳蓄积。

⑤特制气管镜：现有特制的气管镜，其窥视装置装有呼吸活瓣，当气管镜置入后，患者气道即成一密闭系统，可连接麻醉机，便于呼吸管理，利于气管镜操作及避免不良反应，则更为安全。

（3）麻醉管理

①加强监测和观察：气管内异物取出术约 50%在放射科暗室进行，对观察病情不利。术中连续监测 HR、BP、ECG、SpO_1，麻醉科医师严密观察呼吸和脉搏，以手摸胸腹及扪脉搏，用听诊器心前区监测心肺，暗室用手电筒照明，观察口唇色泽，根据手术操作及时调整、加强麻醉深度，麻醉大多顺利进行。

②并发症处理：有分泌物增多、恶心呕吐、心率减慢、喉支气管痉挛和呼吸暂停或窒息等常见并发症，应分别予以处理。有时气管镜进入一侧主支气管或堵塞健侧主支气管，加重缺氧，应及时提醒术者。若发绀严重，应暂时停止手术，立即高浓度氧吸入，如发绀仍不缓解，应立即辅助或高频通气控制呼吸，或面罩辅助呼吸。待情况好转后，再行检查操作。

③术后处理：异物取出后，在气管直视下吸出深部气道内分泌物，以防肺不张；因麻醉深而通气不佳时，不急于退出气管镜，待情况好转后再退镜。宜继续吸氧数分钟，待病情平稳或清醒后送回病室。异物取出后，易引起喉头水肿，严重时窒息，应雾化吸入预防。

3.鼻咽部肿瘤切除术麻醉　鼻咽部肿瘤是出血多、创面大、易于引起失血性休克的手术。常见者为鼻咽部血管纤维瘤。多为成年人，必须在全麻下手术。

(1)麻醉前用药:药量要重,术前30min肌注阿托品0.5mg,哌替啶50mg,异丙嗪25mg,地西泮10mg或咪达唑仑5～10mg。术前晚口服地西泮5.0～7.5mg,有好的睡眠。

(2)麻醉特点

①麻醉够深:手术操作直接在咽喉部,刺激大,创面大,麻醉要完善,要够深度。不宜采用部位阻滞麻醉。

②气道通畅:全麻用气管内插管,预防分离肿瘤时血性分泌物误入气管内阻塞气道。

③控制降压:由于出血多,止血又困难,常配合控制性低血压以减少创面出血,为手术创造良好条件。避免出血性休克发生。

④补充失血:有较多出血时,应及时输血,补充血容量。

⑤麻醉管理便于手术操作:如须术后行气管造口时,宜于麻醉前先行气管造口,经气管造口插管麻醉,管理呼吸,便于手术操作。

(3)麻醉方法

①诱导:静注2.5%硫喷妥钠10～15ml加琥珀胆碱50～100mg/kg,气管内插管,导管套囊充气,防止血液和分泌物流入气管内。

②维持:输注丙泊酚,负荷量6～8mg/(kg·h),3min后改为4～6mg/(kg·h),或以芬太尼2μg/kg分次静注加深麻醉。

③控制性降压:硝普钠降压效速。50mg溶于5%葡萄糖500ml静输,开始1μg/(kg·min),以0.5～8vg/(kg·min)维持SBP在80mmHg,减低滴数,血压控制得当。对术中失血要注意补充,不要使血压降得过低。降压期间应保持气道通畅,充分给氧,避免缺氧和二氧化碳蓄积。降压时头高15°～30°。降压时间尽量缩短,主要手术步骤完成后,即停止滴入。降压完毕要注意止血彻底。

4.鼻腔及鼻窦恶性肿瘤根治术麻醉

(1)麻醉前准备:多为老年患者,麻醉前充分准备。

①术前评估:充分了解心肺肝肾功能,准确地判断患者全身情况及对麻醉和手术的耐受能力。

②控制性降压:手术创面大,失血多,为减少术中出血量,使用控制性降压或作同侧颈外动脉结扎术。麻醉前了解有无动脉硬化、冠心病和潜在的肾功能不全等降压麻醉禁忌证。若瘤体不大时,可不用控制性降压。

③输血准备:降压时间不宜过长,降压幅度不宜过大,对术中失血应等量补充。

(2)全麻方法

①诱导:2.5%硫喷妥钠5～15ml,琥珀胆碱50～100mg静注后,快速诱导气管内插管。

②维持:以芬太尼、丙泊酚加深维持麻醉。

③降压方法:硝普钠50mg溶于5%葡萄糖500ml中输注。可减少术中出血,保持术野清晰。详见降压麻醉有关内容。

(3)术毕拔管:务必将气管及口腔分泌物吸净,患者清醒后拔管,确保经口气道通畅。否则极易引起喉痉挛。一旦发生严重喉痉挛,立即静注司可林再次气管内插管给氧,行辅助呼吸,患者情况会立即好转。继续观察,当患者情况完全好转后拔管。必须重视此类病人拔管。如肿瘤已浸润脑硬膜，手术操作的强烈刺激可引起循环、呼吸紊乱，应注意观察脉搏、呼吸、血压等。

5.全喉或部分喉切除术麻醉

(1)麻醉前准备：全喉或部分喉切除术是对声带及其邻近组织的恶性肿瘤的手术治疗方法，是耳鼻喉科最大的手术之一。麻醉特点是切除范围大、创伤重、刺激强、部分已有气道梗阻和喉解剖上的变异，给麻醉带来困难。术前应认真做好准备。

①麻醉前评估：患者年龄较大，多在40岁以上，常合并心肺疾病等，麻醉前必须正确评估患者体质状况、病变部位、范围及手术时间的长短等。因手术后患者失去说话能力，往往顾虑重重，麻醉前应做好思想工作和心理治疗。

②经气管造口：喉头已有的新生物，使气道有梗阻的危险，由于全麻气管内插管易致出血或脱落，造成更严重的呼吸困难，对于有气道梗阻者宜先用局麻行气管造口术，经造口置入带套囊的气管切开导管，充气套囊，防止血液从手术切口流入气管而误吸。导管接麻醉机，再给予全麻。

③麻醉前用药：术前30min肌注阿托品0.01mg/kg或东莨菪碱0.004～0.008mg/kg。

(2)麻醉方法：全麻诱导后采取全静脉复合全麻或静吸复合全麻。

①全静脉复合全麻：静注冬眠1号，或4号，或哌替啶异丙嗪合剂，或硫喷妥钠，再予丙泊酚静脉维持麻醉。无需肌松药，保留自主呼吸。或琥珀胆碱复合液持续输注，分次静注哌替啶、氟芬合剂或咪达唑仑维持麻醉，控制或辅助呼吸。具有气道干净、易于管理、术毕苏醒快等优点。

②丙泊酚复合麻醉药：丙泊酚2.5mg/kg、芬太尼2.5μg/kg、琥珀胆碱1.2～2.0mg/kg静注作全麻诱导，丙泊酚复合液输注维持，作用迅速、平稳、心血管应激反应轻、苏醒快，是较理想的维持麻醉法。或静吸复合全麻，使麻醉深度更易调节，停吸后9～17min清醒。若选控制性低血压麻醉，应严格掌握适应证。

(3)麻醉管理：由于术者在颈部及气道上施术，麻醉科医师远离手术野，增加了麻醉管理的难度，故需加强麻醉管理。

①加强监测：警惕导管与麻醉机脱落之意外，用高频喷射呼吸比常频通气方便、安全。手术操作易失血，且离颈部大血管近，易致颈动脉窦反应，出现低血压及心动过缓，严重时可致心搏骤停，应注意监测。如出现反射，应立即暂停手术，作颈静脉窦周围封闭，或阿托品0.5mg静注等处理。保持静脉通路畅通。

②预防静脉气栓：警惕颈部大静脉破裂时可能发生气栓。一旦发生，应停氧化亚氮麻药。用纯氧控制呼吸；局部立即用湿纱布加压，以防止空气继续入血；改换头位为低左侧卧位；气栓量大时，应安置心导管至右心房抽吸空气。

③术前治疗：术前还应注意禁烟、肺功能测定，并给予祛痰、抗生素、理疗和支气管扩张药等治疗慢性气管炎。

④加强麻醉后管理：术毕更换气管造口的专用导管，更换前呼吸功能恢复完全，必要时用药拮抗残余的肌松作用。术后抗生素治疗。

6.乳突手术麻醉

(1)特点:乳突手术包括电子耳蜗植入术、乳突根治术、改良根治术和单纯凿开术等。手术麻醉特点如下。

①神经刺激大:由于手术靠近鼓膜附近,神经分布密集,对疼痛刺激甚为敏感。

②麻醉深度足够深:钻骨和凿骨时声音及振动较大,不少病人难以忍受。因而单独局麻效果较差,手术在中耳内操作,须配合使用强化或分离麻醉。

③麻醉要求甚高:乳突手术对麻醉的要求,以手术刺激时病人不动即可,浅麻醉即能满足手术要求。

(2)麻醉选择:成人可在局麻或全麻下施行,小儿宜在全麻下施行。

①局麻加强化麻醉:成人选用。方法:哌替啶 50mg 加异丙嗪 25mg 静注,或冬眠 1 号,或冬眠 4 号 1/2 静注,然后 0.5%普鲁卡因或利多卡因局部浸润。手术时间长时,可追加哌替啶 25mg 加异丙嗪 12.5mg。一般手术均可完成。

②全麻:中耳及内耳(含电子耳蜗植入术)手术时间长;对精神紧张不易合作的成人和小儿宜采用吸入或静脉麻醉。因手术在头的一侧,气道较易保持通畅,一般不用插管,可置口咽通气管。凿骨时头部振动,气管插管易造成气管损伤。手术改变体位时,要特别注意气道通畅。麻醉科医师离病人头部较远,且被消毒手术单覆盖,气管内插管后,对气道的管理比较容易。一般行快速气管内插管或清醒插管,异丙酚泵注维持麻醉,分次静注哌替啶、芬太尼、咪达唑仑等加深麻醉,以病人手术刺激时不动即可,术后早清醒拔管。应避免用氧化亚氮。

(3)麻醉前治疗:对已并发耳源性颅内并发症(包括局限性或弥漫性脑膜炎、脑脓肿、迷走神经炎等)的患者,术前应进行适当输液、抗生素治疗等。

7.悬雍垂腭咽成形术麻醉　阻塞性睡眠呼吸暂停综合征(OSAS)是指每小时睡眠呼吸暂停>5 次,每次发作呼吸暂停>10s,伴氧饱和度下降>4%,或每晚睡眠 7h 中呼吸暂停>30 次。在全麻下施行悬雍垂腭咽成形术(UP-PP),也被称作鼾症手术,是近年来耳鼻喉科针对鼾症开展的效果满意的手术治疗方法。资料表明,全麻下行此种手术的手术死亡率高达 4.8%,应引起麻醉科医师的高度警惕。

(1)麻醉前评估:是将悬雍垂、软腭、腭扁桃体切除或部分切除,并加以腭咽成形,以改善睡眠状态下气道梗阻。手术刺激性强,气道管理困难较多,血流动力学波动大,肥胖者居多,血黏度增高,并存症多,麻醉风险大,应做好评估。

①潜在致死危险:有打鼾、逐年加重,夜间睡眠呼吸暂停憋醒等症状,常合并循环、呼吸、中枢神经系统功能改变,有多种并发疾病。一般合并高血压、肺动脉高压、冠心病、心律失常、糖尿病、肺心病和红细胞增多症等;反复发作缺氧和高碳酸血症;并发程度不等的脑血管疾病等均为潜在的致死危险。夜间睡眠时测得 SpO_2 90%~94%,或更低。应全面了解和准确估计循环与呼吸系统的代偿能力。

②麻醉风险较大:施行 UPPP 为患者治疗和缓解鼾症症状带来希望,但麻醉有困难和风险,术前应对气道困难作出合理估计。若估计不足,麻醉处理不当,可危及生命。多为肥胖型,存在不同程度的咽部梗阻,气道不通畅。插管困难的发生率可高达 13%,因为体胖、咽部气道梗阻等多种原因使气管内插管很困难,插管失败后又可发生窒息。术前要仔细评估和预测气

道困难的程度。术中因手术操作占用气道、开口器压迫导管或使导管脱出气管而发生险情。发现后及时处理。术后呼吸功能低下，部分患者术毕拔管后可发生呼吸困难，须紧急处理。

(2)麻醉前准备

①明确诊断：麻醉前要了解病史、症状，如用多导睡眠仪诊断是中度还是重度 OSAS，有无并发症等。

②身体处于最佳状态：并发症得到合理的治疗，术前没有明显器质性病变及脏器功能损害，ECG 及有关化验项目在正常范围内，使患者处于稳定期。

③尽快解决气道通气：若术前 $SpO_2<40\%$时，应术前行气管造口术，解除致命性窒息。

④麻醉前用药：阿托品 0.5mg，术前 30min 肌注。

(3)麻醉特点及麻醉选择

①麻醉特点：要求对阻塞性 OSAS 患者再不能发生无效通气，否则，要不了数分钟，可导致缺氧性心搏骤停。麻醉要保证患者平稳度过围术期。OSAS 患者因对各种镇静药、麻醉性镇痛药及所有中枢性抑制药都很敏感，故麻醉前少用或减量用麻醉性镇静镇痛药，或慎重应用。如在病房用后可能发生呼吸暂停等。由于手术时间短，麻醉要选用起效快、清醒快和可控性强的药物。麻醉科医师要高年资、富有经验者；因为 OSAS 患者咽部组织增生，张力下降，气管插管困难，麻醉技术必须熟练；麻醉管理和麻醉前评估要清楚准确。

②麻醉选择：局麻满足不了手术要求，也不能保证安全。选气管内插管全麻。经口插管的操作多有困难，不容易成功，气道管理也不容易；为便于手术操作，经鼻插管为宜，但经鼻插管技术难度更大，导管直径更细，气道管理更困难，一般多选经口插管，对手术操作没有更大的影响。

③麻醉诱导：重点是尽快建立通畅气道。麻醉前开始监测血压、ECG、SpO_2 等。进手术室开放 2 条静脉通路。面罩下吸氧祛氮。根据患者条件和术前评估插管难易情况，选择快速诱导或慢诱导。快速诱导，气道评估无困难者。静注 2.5%硫喷妥钠 0.3～0.5g 或丙泊酚 1.5～2.5mg/kg，芬太尼 0.1～0.2mg，琥珀胆碱 100mg 或阿曲库铵 0.4～0.6mg/kg，控制呼吸，气管内插管。慢诱导，对预计和评估插管困难的喉显露Ⅲ～Ⅳ者，静注芬太尼 2～3μg/kg，咪达唑仑 0.01～0.03mg/kg，在完善的表麻下采取清醒镇静插管。若有困难者使用纤维支气管镜或光杖协助，必要时采用逆行插管技术。1%T 卡因喷雾咽部表麻和气管内注射表面麻醉。

④麻醉维持：吸入 1%～2%恩氟烷或七氟烷，或 N_2O-O_2，或芬太尼<2μg/kg，分次静注。用阿曲库铵或琥珀胆碱维持肌松。

⑤术毕处理：术毕沿切口缝线创面黏膜下注射地塞米松 10mg。常规应用新斯的明、阿托品拮抗残余肌松药作用。待患者完全清醒后持续抬头>5s，最大呼吸≥34mmHg，气道通畅，呼吸和循环稳定后拔除气管导管，送回病房。

(4)麻醉管理

①麻醉前评估：麻醉前要充分评估气道通畅与插管难易情况，对预计插管阑难或快速诱导插管遇到困难者，应选择清醒插管，或使用纤维支气管镜或光杖，必要时采用逆行插管技术。

②咽喉部表麻：在诱导前，对咽喉部充分表麻，利于减轻插管不良反射，可减少手术时的全麻用药量，术后可减轻局部疼痛，患者恢复期安静。

③使用短效易控药：选用芬太尼、阿芬太尼、瑞芬太尼、N_2O、阿曲库铵、异氟烷和七氟烷等短效可控制药物，术毕清醒快，不致因气道分泌物阻塞而发生问题。减量用麻醉性镇静镇痛药物。

④严密观察：术中加强监测，密切注意气管导管情况，及时发现和处理气管受压，防止气管脱出。

⑤术后管理要加强：OSAS 患者的主要危险是全麻拔管以后气道梗阻或死亡，要严格掌握拔管指征，完全清醒后方可拔管；拔管后加强监测，密切注意呼吸的变化，及时处理呼吸困难，常规准备做好再插管或气管造口包。有条件时，术后应送入 PACU 或 ICU 观察。具体处理：凡清醒病人取坐位，减少上气道阻塞。提高 SpO_2，尤其是肥胖者。病人术后 1～5d 均有低氧血症，根据血气分析的 PaO_2、$PaCO_2$ 及临床表现，调整吸入氧气浓度（FiO_2）。术后镇痛用非甾体类消炎镇痛药，不主张用麻醉性镇痛药。术前异常肥胖、清醒后高碳酸血症、慢性肺疾病、肌营养不良等病人，术后不拔管送入 PACU 或 ICU 观察，机械通气到病情稳定再行拔管。必要时行气管造口术。

8.内耳手术麻醉　内耳手术较大。如迷路造孔和鼓室成形术等，重要步骤须在手术显微镜或手术放大镜下进行，要求病人绝对安静、不能躁动，手术野十分清晰，术野无血，处理迷路的手术也很精细等。

（1）局麻加强化：局麻下按术前预案切开耳后方组织，入迷路时，病人往往有恶心、呕吐反应，甚至眩晕。须辅助强化麻醉，或氯胺酮，或氟哌利多等。氟哌利多对恶心、呕吐反应的控制很有效。也可用 2%利多卡因 1mg/kg 静注，或滴入钻孔内，行表面麻醉，以解除疼痛。药液宜加温，不致产生冷的刺激，或给病人带来恶心、呕吐和晕眩等并发症。

（2）全麻：气管内插管，用快速诱导或清醒插管。用神经安定麻醉或静吸（恩氟烷或异氟烷）复合等维持麻醉。深度不必过深，一般用浅麻即可。但必须平稳，要求病人不移动。如头部有轻微移动，均对手术有很大的影响。禁用吸入氧化亚氮，因其可大量弥散入鼓室，使鼓室压力迅升，遇鼓咽管狭窄者压力可猛升至 385mmHg，致使鼓膜破裂。

（3）控制性降压麻醉：使术野干净、无血，如无禁忌时，可用硝普钠静输，使血压处于一定的低值状态，取头高 15°，可达到目的。

【麻醉管理】

1.预防体位性低血压辅助强化麻醉的患者变动体位时，应注意防止体位性低血压。

2.拔管手术后气管导管的拔除，应十分慎重。手术结束，清理并充分吸净口咽腔及气管内分泌物。待病人吞咽、咳嗽等保护性反射恢复，或清醒、呼吸无抑制时，可考虑拔管。拔管后，患者头侧向一边，观察 10～15min，无缺氧，估计气道通畅无问题时，可送 PACU 或 ICU 或病室。如拔管后气道不通畅，可用面罩吸氧，继续观察，至呼吸频率、潮气量及气道完全通畅后，或放置口咽通气管后送回病室。术后要预防呕吐等并发症。

（程　俊）

第四节　口腔、颌面部手术麻醉

一、麻醉特点

(一)呼吸道的远距离管理

口腔、颌面部手术，术者往往占据病人头部，迫使麻醉者远离其气道；麻醉机通常只能放置于手术台侧方靠近脚端，术中气管内吸引或观察导管位置都极为不便，加之术者操作时有可能将气管导管拖动、拽出或气管导管连接处脱落等引发的一系列意外，麻醉时应格外小心。

(二)困难气道的评估

由于专科疾病的特点，困难气道病人相对较多；因此，麻醉前需认真访视，重点了解与呼吸道有关的病史，做好详细的物理检查，可根据病人张口度、头颈活动度、甲颏间距、Mallampati分级等方法对插管难易度做出判断。正确评估出病人是属面罩通气困难还是气管插管困难，做出预案，采取最适当、最安全的方式进行诱导气管插管。

困难气道常见于以下几种情况：

1.张口困难　是口腔颌面部手术病人麻醉时最常见的问题。正常最大张口时，上下门齿间距介于3.5～5.6cm，平均4.5cm(相当于三指宽)。

Ⅰ度张口困难：张口2.5～3.0cm(相当于两指宽)。

Ⅱ度张口困难：张口1.2～2cm(一指宽)。

Ⅲ度张口困难：张口小于1cm(仅一条缝)。

Ⅰ度张口困难时一般能置入喉镜可快速诱导气管插管；Ⅱ度以上的张口困难，因很难置入喉镜明视插管，可借助带光源管芯(光杖)、可视喉镜或纤维支气管镜经口或鼻气管插管。常见于颞颌关节病变(炎症、强直)；颌面部瘢痕挛缩(炎症、外伤或烧伤后遗症)、下颌骨骨折、错位等。

2.头后仰困难　面颈部烧伤后瘢痕挛缩或颏胸粘连，使头极度前屈后仰困难。睡眠时可能已有鼾声或憋醒现象，麻醉前应引起警惕。否则贸然用药，麻醉后舌后坠阻塞气道时欲使头后仰、托下颌面罩加压给氧或置入口咽通气道及气管插管均困难；此时若不能及时成功的气管插管，病人可因缺氧而窒息，事先应有充分估计。以上两类病人因无法置入喉镜，不能经口腔明视插管，多需采用经鼻腔盲探插管或可视喉镜、纤支镜引导气管插管。

3.气管受压　头颈颌面部巨大肿瘤、巨大淋巴管瘤或颌面外伤致软组织下大量活动性出血(大血肿)均可压迫气管致使气管受压移位，麻醉后可加重呼吸困难，甚至引起梗阻窒息。术前应做影像学检查，了解气管受压部位及程度，以便选择适当型号的导管在清醒状态下气管插管。

4.舌或口内巨大肿瘤可使喉镜置入困难　一方面肿瘤阻碍视线，使喉头难以显露；另一方面操作时镜片及导管碰撞易致肿瘤出血或破裂引起误吸。可在表面麻醉后清醒状态下试插，或采取其他途径插管。

(三)出血

口腔、颌面部血管丰富,手术区域出血多,尤以恶性肿瘤、血管瘤、颌面部多发骨折开放复位内固定及舌癌根治肌瓣转移为甚,又难以止血。术中必须严密观察失血量,及时补充。

(四)苏醒期的管理

1.防止误吸　口内手术口咽腔多有积血,虽选用了带套囊的气管导管避免了误吸,但血液可顺食管流入胃内,致使在术毕清醒期出现恶心、呕吐,甚至拔管后呕吐大量积血。拔管前应充分吸引气道分泌物及胃内潴留液,待病人意识完全清醒、咳嗽反射恢复后再拔管。

2.保持呼吸道通畅　颌面部手术后常于头面部加压包扎,有时采用特殊固定措施限制了病人张口及头部活动,常不利于呼吸道的通畅。要求麻醉者掌握好拔管时机,过早拔管可因病人舌后坠气道不畅而出现意外;口内手术也可因手术创伤致组织肿胀、出血、舌后坠更应警惕。传统的方法是于术毕在舌深部缝一根丝线,必要时牵拉可保持气道通畅。现常于拔管前置入口咽或鼻咽通气道能明显改善气道通畅增加拔管安全性。小儿气管黏膜和喉头组织质嫩,血管丰富,长时间气管插管后有可能导致喉水肿,地塞米松可预防喉水肿发生,可适量使用。拔管后严重喉痉挛不能缓解时,需立即静脉注射琥珀胆碱解除痉挛再行插管。

二、麻醉方式

(一)局部麻醉

局部麻醉包括局部浸润麻醉和神经阻滞麻醉。是口腔、颌面手术除全麻外最常用的麻醉方法。具有操作简单、容易掌握,效果确切,价格便宜等诸多优点。因由术者施行麻醉,本节不多赘述。

(二)全身麻醉

口腔、颌面部手术麻醉安危的关键是维持通畅的气道、充分的肺通气及术后防止窒息。气管插管静吸复合麻醉(或全凭静脉麻醉)是口腔颌面部手术的主要麻醉方法。麻醉前必须根据病人呼吸道通畅度和气管插管的难易度,采取不同的诱导方式及插管方法。

1.插管途径的选择

(1)经口腔明视插管:对插管不困难的口外手术病人均作首选。

(2)经鼻腔气管内插管:一般来说为方便手术,口内手术多采用经鼻腔气管内插管。另外,对经口腔插管困难或有禁忌的病人也选择经鼻腔气管内插管。如外伤性下颌骨粉碎骨折,为避免插管操作加重损伤出血,常选择经鼻腔气管插管。口腔肿瘤、巨舌、颞颌关节强直、口周围瘢痕、颏胸粘连等张口障碍者,只能经鼻腔气管内插管。根据情况采用明视插管或纤支镜引导气管插管,无纤支镜条件也可试用盲探的方法。但对咽喉损伤情况不明者,鼻腔插管可加重损伤,如组织碎片脱落可将异物带入气管内。鼻骨骨折、筛窦或颅底骨折、外伤性脑脊液瘘,可将感染引入颅内,则禁用经鼻腔气管内插管。

(3)经气管造口插管:对经口、鼻腔插管都有困难或禁忌者,可先在局麻下气管造口,再经造口插入气管导管。或估计术后呼吸道不易维持通畅并可能气管切开的病人，可于麻醉前预防性气管造口，经造口处插管。

2.诱导方式的选择

(1)快速诱导气管插管：术前估计无气道梗阻及气管插管困难的病人，均可选择快速诱导。

(2)慢诱导自主呼吸下气管插管：气道梗阻症状不重，估计入睡或麻醉后梗阻无加重者，可采取此法。在给病人面罩吸氧后静脉注射小量咪达唑仑、芬太尼、丙泊酚或吸入七氟烷，也可结合表面麻醉进行。目的是使意识消失而又保持自主呼吸，不至因困难插管导致意外。

(3)清醒气管内插管：对已知困难气道、饱食、急性外伤者应采取清醒气管。插管前应做好解释工作，力求配合。关键是完善的口腔、咽喉、气管的表面麻醉，酌情选择插管径路。有条件者最好借助可视喉镜或纤支镜能明显增加插管的成功率减少损伤。一旦导管插入，立即静脉注药使病人进入全麻状态。

3.气管导管的选择　口腔、颌面部手术，由于手术视野小，为方便术者操作，通常选择柔软性好、不易扭折及抗压的带有螺旋钢丝内环的气管导管(Woodbrige 螺纹导管)。对气道受压变窄及鼻腔插管的病人，选择的气管导管要比一般的偏细，插管后套囊充气应足以避免误吸。

4.麻醉实施　对困难插管病人插管前应避免用任何麻醉药，保持病人意识清晰和自主呼吸；插管成功后迅速全麻。可采用静吸复合或全凭静脉麻醉。异氟烷、七氟烷为最常用的吸入麻醉药，辅助芬太尼、咪达唑仑等静脉麻醉药及肌松药后控制呼吸，可达到理想的麻醉深度。近年来丙泊酚配合瑞芬太尼微量泵注使麻醉经过更平稳、术毕清醒快而安静，在临床广为应用。

三、麻醉中的管理

(一)呼吸的管理

一旦插管成功，应仔细检查导管插入的深度及导管固定的牢固度。口内手术通常取肩部垫高头过度后仰位，加之开口器最大开口，往往导管插入应比一般稍偏深并由术者将导管缝合在一侧口角固定。深浅不当或固定不牢均可因术者操作致使导管过深或向外拽出而通气障碍或意外发生。插管后应常规气管内吸引保持气道通畅，术中也应观察气道压力，当压力升高时应找出原因积极处理。对体重小于 25kg 的儿童，最好采用压力模式机械通气，并常规进行 $P_{ET}CO_2$ 监测，避免缺氧或 CO_2 蓄积。

(二)循环的管理

口腔、颌面部血管丰富，手术出血多且不易止血。若病人术中头过低影响静脉回流，可出现颜面发绀、结膜水肿、术野渗血增加；如持续时间过长，将使颅内压升高，甚至损害大脑。为避免上述情况，病人宜取头部略高位。麻醉力求平稳，镇痛完全，不宜呛咳、躁动，保持血压稳定。对于出血多的手术(如血管瘤)，根据失血量及时补充，必要时采用控制性降压以减少出血。

(三)围术期监测

血压、心率、ECC、SpO_2 为常规监测项目。对小儿 $P_{ET}CO_2$ 监测必不可少。儿童仍需胸前放置听诊器观察心音及呼吸音。对长时间手术还需进行血气分析,以了解通气状况,便于及时调整呼吸参数。对术时长失血多的病人术中需进行有创动脉压及 CVP 监测,还应该严格观察尿量,末梢颜色及体温。

四、麻醉后的处理

主要是气道的管理。口腔、颌面及颈部手术后,可因肌肉松弛,舌后坠,咽或颈部肿胀、渗血或出血致血肿压迫,发生上呼吸道急性梗阻。而面、颈部敷料的包扎或特殊固定使一旦发生呼吸道梗阻很难处理。因此,气管插管的病人应严格掌握拔管指征:完全清醒、正确示意;安静状态下分钟通气量正常;喉反射完全恢复,有正常的吞咽反射;停止吸氧后 10 分钟 SpO_2 维持在 95%以上。拔管前应吸净气管内、口鼻腔分泌物及血液。拔管后病人若出现呕吐,应及时清除,以免误吸。对于某些病人估计术后可能发生气道梗阻者,作预防性气管造口仍值得考虑。

(邓彩英)

第五节 颈部手术麻醉

一般颈部手术包括颈部肿瘤、甲状腺和甲状旁腺疾病、颈部淋巴结疾病、先天性畸形、颈部大血管手术、外伤等,大多数可在颈丛阻滞或硬膜外麻醉下进行。但对于颈前巨大肿物,有压迫气道或已形成气道梗阻者,或者施行广泛的颈深部手术时,则需在全麻下进行。

【手术麻醉特点和麻醉前评估】

1.气道难以保持通畅 气管与食管纵行排列在脊柱的前方。当邻近气管的病变,或对巨大囊肿、甲状腺肿物、癌瘤的手术操作等,牵拉或直接压迫气管,使气管内径变窄,甚至完全梗阻不通,或使气管扭曲移位,造成程度不等的气道梗阻。麻醉中不易维持气道通畅。

2.声带麻痹可发生窒息 在气管和食管的前面及两侧有甲状腺,甲状旁腺及喉返神经和血管。若颈部手术损伤双侧喉返神经,导致声带呈内收型麻痹,声门闭合,气流不通,立即可发生窒息。必须有高度警惕和复苏抢救准备。

3.拔管后气道易梗阻 气管内全麻时,由于颈部手术操作反复牵拉气管,或手术体位的变动,可造成气管黏膜的损伤。术后可发生声带水肿,长时间的置管压迫气管引起黏膜坏死,故拔管后易出现气道梗阻。应该予以预防。

4.拔管后气管软化窒息 有的肿瘤长期压迫气管,已使气管壁软化。肿瘤切除后,失去支撑组织而塌陷,拔管后发生窒息,故应特别注意拔管时,在各种反射恢复或清醒后,仍有呼吸困难时,应怀疑有气管软化,需立即第二次气管内插管,或在手术台上行气管造口术,以策安全。

5.术中出血多 颈部大血管多、血流丰富,手术体位又常用头后仰卧位,使静脉回流受阻,出血往往较多。手术者要注意彻底止血，补充血容量。以免术后发生局部血肿，压迫气道导致窒息。

6.神经反射及感受器反射　颈部神经集中、广泛的颈部手术，刺激或牵拉颈内外动脉交界处的颈动脉窦的压力感受器，引起反射性循环干扰，出现心率过缓、血压剧降、呼吸减慢及脑内血流减少等循环和呼吸功能紊乱，麻醉中应密切观察和监测。有刺激该感受器可能时，应先行局麻封闭。若出现循环干扰时，应停止手术刺激，并对症处理。

7.做好大量输血准备　术中或术后有意外大出血的可能。术中损伤颈部动脉或大静脉时，断端回缩，难以止血，短期内可发生出血性休克、空气栓塞和反射性循环功能紊乱，甚至心跳停搏，是最危险的。术前要做好大量输血的准备。

8.防治静脉气栓和栓塞　当静脉损伤后，由于胸腔的负压吸引作用，静脉壁与颈筋膜粘连的牵拉，使静脉裂口不易闭合，而发生气栓或栓塞。当头过度后仰而自主呼吸强烈时，应当更加注意气栓和栓塞的发生。

【麻醉前准备】

1.治疗并发症　对全身性并发症应予以治疗。对合并气道感染、痰液较多者，应积极控制感染后施行手术才较安全。对甲亢患者进行系统内科治疗；对甲状旁腺病人的钙磷代谢障碍应尽量纠正。

2.纠正病理变化　患者要加强营养，提高对麻醉和手术的耐受力。如纠正贫血，低蛋白血症等。

3.维持正常呼吸循环功能　如控制肺部感染等治疗措施。

4.纠正水及电解质紊乱　术前正确估计病情，颈胸部正侧位X线摄片及CT检查，了解气管受压、移位、管腔狭窄大小和部位，心肺有无异常改变；对气管移位者应作MV摄片、气管断层摄影等检查，了解有无气管软化，常规检查电解质、心电图、肺功能、血气分析等；声音嘶哑者应作间接喉镜检查，了解声带情况等。

【麻醉处理】

1.快速诱导　无呼吸困难、无气道压迫的慢性病患者，如复杂的甲状舌骨瘘、恶性肿瘤的淋巴结清扫术可选颈丛或硬膜外麻醉，而对颈部外伤血流流入气管内，造成气道梗阻者，可行快速诱导，气管内插管。吸出气道积血和分泌物后，往往转危为安。气道可保持正常通畅。

2.气管内插管　有气道压迫或呼吸困难者，气管已移位，气道管腔内径已变窄，喉头的解剖关系已经改变。如巨大甲状腺囊肿或实质性肿物，或胸骨后甲状腺肿等患者。为提高手术及麻醉的安全性，气管插管全麻应注意如下几点。

(1)诱导方法：插管困难者应在表麻下清醒插管。麻醉前镇静药和镇痛药均应减少或不用。吗啡、哌替啶等抑制呼吸药用时要慎重，以免减少通气量，加重呼吸困难。清醒状态下，自主呼吸及咳嗽反射存在，自身有克服呼吸阻力的能力。一旦全麻后，患者神志及自我保护能力消失，咳嗽反射被抑制，甚至呼吸中枢受到一定程度的抑制，失去了克服呼吸阻力的能力。颈部肌肉松弛肿物失去了支撑后对气道进一步压迫，使气管阻塞加重，可造成患者窒息。因喉头声门的解剖关系已发生改变，声门显露困难，气管插管往往不能一次成功。

(2)插管途径：一般尽量争取经口明视插管，可减少损伤。对经口明视显露声门困难者，则经口盲探或经鼻盲探插管。有作者认为鼻插管后，患者可在浅麻醉下或清醒状态耐受导管，对维持气道通畅有利，对可能有气管软化的患者尤其更为适宜。

(3)导管粗细及长度：根据X线片气道受压的程度来决定。一般用小一号的气管导管。导管要通过气道狭窄区之下1～2cm。导管质量应有韧性，或用金属螺纹软乳胶导管，以防术中导管受压后，管腔内径变窄而影响通气。

(4)拔管时机：在麻醉已经减浅，咳嗽、吞咽反射恢复，或清醒后拔管。应先将导管退至受压部位上方，如退管后发生极度呼吸困难，则应将导管再次插入，直至施行气管造口术。气管造口术完成后，吸净分泌物后拔管。未有明显呼吸困难者，在转送PACU或病室后，也应有再次插管或气管切开包准备，以防万一。

3.麻醉维持

(1)无呼吸困难和气道受压者：可选用各种麻醉药。以静脉复合麻醉较好，患者清醒快，术后恶心呕吐少。

(2)气道有梗阻者或肺部反复炎症者：麻醉药的选择，以对气道黏膜刺激小的吸入麻醉药，或静脉药为宜。选用麻醉后清醒快、术后无恶心呕吐，反应小的麻醉药。

【麻醉管理】

1.麻醉中要加强监测　密切监测ECG、BP、SpO_2、T、R等生命指标。麻醉管理的重点是保持气道通畅。颈部重大手术，可能造成胸膜破裂，出现大出血或迷走神经反射性血压下降、心律不齐或心搏骤停，皆须暂停手术，积极抢救和处理。

2.急救准备　麻醉前应做好抢救用具、药品及输血的准备，保持两条静脉通路。甲状腺功能亢进症手术中、术后应预防甲状腺危象的发生。

3.全麻深度　一般不必过深。

【常见手术的麻醉】

以颈部外伤的手术麻醉为例。

1.特点　严重伤及喉，气管，食管，动、静脉和神经等。开放性损伤有大出血、空气栓塞、纵隔气肿及血液误吸而窒息等。闭合伤致血肿、皮下气肿，发生休克或呼吸困难甚至窒息。麻醉配合复苏抢救、气管插管、抗休克、边复苏边手术。

2.麻醉选择　根据外伤范围，手术范围和要求，患者等具体情况选择。

(1)部位麻醉：局麻下气管切开、动脉损伤结扎等。颈丛下行颈部气管断裂伤修补术，术中辅助哌替啶、芬太尼、阿芬太尼或瑞芬太尼等辅助药，患者清醒合作，术后恢复快。

(2)全麻：用于颈部大动、静脉损伤的修补，创伤严重复杂的清创，或血管吻合术，结扎颈内或颈总动脉等。

3.麻醉管理　麻醉平稳，维持血压，防气栓。

(1)保持气道通畅：采取一切有效方法，挽救生命；有严重气道梗阻、严重缺氧者果断行环甲膜穿刺，用高频通气以解除气道梗阻。注意加压包扎对呼吸的影响。必要时辅助呼吸。

(2)止血：颈部血供丰富，外伤后出血多，止血要彻底，以输血等综合措施预防和治疗休克。及时开放静脉。

(3)脱水：合并有肺、脑损伤者，在确认无活动性出血及血流动力学稳定后，应用甘露醇等脱水药。

(4)监测:术前常规监测血压、脉搏、SpO_2、ECG等。

(5)麻醉诱导与维持:以平稳、安全为主,机械通气保证有效通气,药量酌减,维持血压,防气栓。

(崔彦虎)

第六节 无痛牙科管理制度

重视牙齿的保健和牙科疾病的治疗是社会文明进步的体现,然而,许多患者在牙科疾病的诊治过程存在害怕和紧张心理,对牙科就医过程充满畏惧。牙科畏惧症(DF)在临床中发生率较高,目前国内外关于牙科畏惧症的流行病学调查结果不尽相同,其范围是40%~88%。对疼痛和陌生环境及诊疗仪器的畏惧是牙科畏惧症主要原因,其存在对牙科疾病早期就诊和诊疗质量等均有严重影响,部分牙病患者由于患有严重的牙科畏惧症而错过最佳治疗时机,导致口腔健康状况不断恶化。开展无痛牙科,使患者在无痛舒适的环境下接受牙科检查和治疗,是治疗牙科畏惧症的有效途径。

一、牙科畏惧症

牙科畏惧症又称牙科焦虑症,是牙科治疗的重要障碍之一,可分为儿童牙科畏惧症和成人牙科畏惧症。成人牙科畏惧症多表现为患者生理指标的变化,如心率加快、血压上升、呼吸加速等,而儿童牙科畏惧症患者则常表现为高声哭喊、身体移动、拒绝治疗等行为。牙科畏惧症对疾病的准确诊断及彻底治疗均有较大影响,是患者求诊及继续治疗的一大障碍,同时也会给牙科医师带来一定压力,儿童时期产生的畏惧感大多延至成人期。

牙科畏惧症的起因中包含了口腔医学、疼痛学、心理学等诸方面的复杂因素,因此它的解决也需要牙科医生、麻醉医生、牙科护士、病人及其家属等各方面的共同努力,需要多学科协同解决。医护人员在治疗前应重视对患者心理疏导,创造温馨环境,与患者进行语言交流,用患者熟悉的语言对所用器械进行形象解释,并把麻醉方法、治疗方案和有关治疗步骤告诉患者。除采用全身静脉麻醉技术外,同时可以采用一些新的局部麻醉技术,如电子麻醉法、计算机化局麻法、无针头局麻法等,以彻底消除患者不适感或疼痛。

二、无痛牙科设置

无痛牙科需配备的仪器、抢救用品及监护设备如下:

1.氧气、麻醉机、吸引器、心电监护仪(包括心电图、血压、心率、脉搏氧饱和度)。

2.麻醉抢救设备:喉镜、气管导管、牙垫、加压呼吸囊、吸痰管等。

3.麻醉药物及常用抢救药物。

4.麻醉器械(静脉输液泵、无痛局麻注射器等)。

三、无痛牙科工作流程

为规范无痛牙科的管埋,减少麻醉风险,提高患者满意度,需要麻醉科和牙科互相协作,明确医护人员职责,制定严密的工作流程,无痛牙科工作流程如下:

1.对接受全身静脉麻醉的患者,牙科医生告知患者或患儿家长麻醉前准备及注意事项,并通知麻醉医生实施麻醉的时间。

2.麻醉医生对全身静脉麻醉患者进行麻醉前评估,并签署麻醉同意书。

3.牙科护士对患者及家属进行心理疏导和治疗前的宣教。

4.接受局部麻醉的患者,牙科医生实行无痛局部麻醉技术;接受全身麻醉的患者,麻醉医生监测患者生命体征并实施静脉麻醉。

5.全麻患者完全清醒后,达到离院标准,由家人陪同可离开医院。

(崔彦虎)

第十一章 骨科麻醉

第一节 四肢创伤手术麻醉

随着现代工业及各种现代化交通工具的飞速发展，各种创伤的发生率也随之快速增长。肢体是人类活动最多的器官，因此也最易遭受意外伤害。另外，对四肢创伤的处理正确与否关系到创伤患者今后的生活质量。因此，四肢创伤的手术在急症外科手术中占有重要地位。

一、四肢创伤手术及麻醉的特点

四肢创伤包括开放性损伤和闭合性损伤，创伤可累及组织结构包括骨、神经、血管、肌肉、肌腱以及其他软组织。开放性损伤均需紧急手术处理。闭合性损伤以骨折最多见，除非合并重要血管或神经损伤，一般可视患者全身情况决定处理时机。但近年来主张对四肢长骨骨折应尽早手术内固定，避免患者长期卧床牵引带来的诸多负面影响，并能减轻伤后疼痛，为后期功能康复创造条件，也有利于减少严重并发症，降低病死率，明显改善预后。

单纯四肢创伤手术范围多较局限。但若伤及血管、神经，修复手术则要求精细，尤其是断肢再植手术需时较长，对麻醉也有特殊要求。四肢创伤常合并有胸腹内脏及颅脑等多器官损伤，手术处理宜分轻重缓急，先处理致命伤，待患者生命体征相对稳定以后，再处理四肢伤。如情况许可，也可同期处理四肢损伤。

低血容量是四肢创伤患者常见的并发情况，开放性损伤的失血量依受伤部位和严重程度有所不同，闭合性骨折不显性失血大致为单侧股骨 800～1200ml，胫腓骨 350～500ml，肱骨 200～500ml，尺桡骨 300ml。对创伤患者失血量的评价直接关系到麻醉选择和术中处理，应综合患者的伤情和全身表现，尽可能做出准确评估。若接诊时患者已经出现血压下降、心率加快，提示失血量可能已超过血容量的 30％，应立即采取输血补液等救治措施。

饱胃是创伤患者的另一个重要问题，紧张、休克和疼痛可使胃排空时间明显延长，因此，防止呕吐误吸极为重要。临床上对急症患者应一律视为饱胃患者，尤其是在全身麻醉诱导时尤应注意防止呕吐误吸。

二、术前准备与麻醉选择

（一）术前评估与麻醉前准备

四肢创伤患者急诊手术时，因时间紧，难免准备不充分，因此麻醉师在选择麻醉前应对患者一般病情进行简要的评估。

【既往病史】

着重了解有无明显心血管、呼吸系统及与麻醉相关的其他疾病并存及其治疗情况，药物使用情况，近期有无呼吸道感染等。是否接受过麻醉及麻醉中有无异常情况，尤其是有无局麻药变态反应史。

【进食情况】

急症手术应了解末次进食时间，尤其是进食后与受伤之间的间隔时间。同时还应了解进食内容，伤后有无呕吐。对饱胃患者尽量选择神经阻滞或椎管内麻醉，术中慎用镇静药。手术必须在全身麻醉下进行时，应选择气管内麻醉，可在充分表面麻醉下患者清醒时插管，也可采用快诱导气管插管，插管诱导同时压迫环状软骨，避免胃内容物反流误吸。术后亦应待患者清醒后再拔除气管导管。

【合并损伤】

检查是否合并有其他部位的损伤，尤应注意有无气道梗阻、气胸、血胸或腹腔脏器损伤等紧急情况。若需同时手术应综合考虑手术需要选择合适麻醉方法。

【失血量】

尽可能准确评估失血量。对低血容量状态应在麻醉前初步纠正。心率、皮肤颜色和毛细血管充盈时间是失血纠正满意与否的可靠指标。大量失血需快速输血补液，监测 CVP 可帮助判断血容量情况，也可防止液体过多。

【实验室检查】

血细胞比容和血红蛋白含量可大致提示失血纠正情况；血气分析可反映患者酸中毒情况；而心电图及 X 线检查也有助于对患者全身情况的综合了解，对决定麻醉方法和麻醉中处理也有一定参考和指导作用。

【手术前精神准备及用药】

解除紧张患者的精神焦虑，必要时给予适量苯巴比妥、地西泮等镇静和（或）镇痛药物。

【术中监测】

常规监测心电图、脉搏氧饱和度、无创血压。全身麻醉患者监测呼气末二氧化碳浓度。危重患者最好监测有创动脉血压以便及时发现血压变化，并可间断取血进行血气分析。麻醉开始前建立可靠的静脉通路，为输血补液及药物治疗提供给药途径。

（二）麻醉选择

【全身麻醉】

全身麻醉多用于下列情况：

1.儿童或不合作患者。

2.不适用局麻或强迫体位难以完成椎管内阻滞或神经阻滞操作的患者。

3.合并其他部位损伤需同时手术或估计术中难以保持气道通畅的患者。

4.合并有其他损伤(如脊柱或骨盆骨折等)而不能于侧卧位下行椎管内阻滞或神经阻滞者。

5.长时间手术时,可采用全身麻醉与区域阻滞联合应用的方法,在减轻患者术中不适的同时可为肢体再植手术提供良好的血流灌注条件。

全身麻醉是否气管插管,取决于患者的手术体位、术中能否维持满意的气道控制、是否需要应用肌肉松弛药及手术时间。一般短小手术的患儿不需肌松者,可在静脉或吸入麻醉下不插管完成手术;也有些短时间的操作,如闭合性骨折复位等,可在开放吸入麻醉下完成。其优点是苏醒迅速,可提供一定程度的肌松,但不宜常规应用。

对重度软组织挤压伤患者行快诱导气管插管时,可能由于存在高血钾状态,应用琥珀酰胆碱有诱发心搏骤停的危险。

【椎管内麻醉】

1.概况　椎管内麻醉包括蛛网膜下隙阻滞、连续硬膜外麻醉和蛛网膜下隙硬膜外间隙联合阻滞,多用于下肢手术,可提供完善的镇痛和肌肉松弛,伴发的交感神经阻滞可为肢体再植手术提供良好的灌注状态。

2.蛛网膜下隙阻滞　蛛网膜下隙阻滞是下肢手术常用的麻醉方法。

其优点是操作简单,局部麻醉药用量少、麻醉效果确定、肌肉松弛完善等。

常见并发症为手术中低血压和手术后头痛及尿潴留。当患者血容量不足时,血压波动更为明显,麻醉前注意纠正血容量不足,控制阻滞的范围可减少其对循环功能的影响;通过应用细针穿刺或使用改良的铅笔头式侧孔穿刺针,术后头痛发生率明显减少。尿潴留和作用时间受限,是目前限制蛛网膜下隙阻滞应用的主要原因。

蛛网膜下隙阻滞时多采用等比重溶液,如0.5%丁哌卡因12～15mg单次注射,可维持下肢手术3～4小时。虽然连续蛛网膜下隙阻滞在国内也有开展,但报道很少。

3.连续硬膜外麻醉　是目前国内应用最广,技术最成熟的麻醉方法之一。

其优点是不受手术时间限制;不受阻滞节段限制;对血流动力学及呼吸影响相对较小;无蛛网膜下隙阻滞后头痛;保留导管可用于术后镇痛等。

其缺点是起效慢,失败率相对较高;使用不当时,仍有呼吸及循环抑制问题。因此,术中仍应密切监测患者呼吸情况,辅助吸氧以维持正常血氧含量。

4.蛛网膜下隙-硬膜外间隙联合阻滞　是近几年来开展比较广泛的椎管内阻滞方法。它集中了蛛网膜下隙阻滞与硬膜外间隙阻滞的优点,如阻滞起效快、镇痛完全、肌肉松弛良好、局部麻醉药用量相对较少;不受手术时间的限制,并可保留硬膜外导管进行手术后镇痛治疗等。

应用蛛网膜下隙-硬膜外间隙联合阻滞时;采用等比重小剂量局麻药行蛛网膜下隙阻滞既可达到满意的阻滞效果,又对循环功能的影响较小。1～2小时后开始硬膜外间隙阻滞时,要注意常规给予实验剂量,给药后要密切注意测量阻滞平面的变化,预防出现连续蛛网膜下隙阻滞。

5.椎管内麻醉的注意事项　对术前已存在严重低血容量状态，或有败血症及凝血功能障碍的患者，应慎用或禁用椎管内麻醉。有些严重创伤强迫体位患者，改变体位可引发伤处剧痛，常难以配合完成椎管内麻醉操作，应选择其他麻醉方法。

【周围神经阻滞麻醉】

臂丛神经阻滞是上肢手术最常用的麻醉方法。下肢手术尤其是膝关节以下的手术也可在股神经阻滞、坐骨神经阻滞以及其他周围神经的阻滞下完成。

随着周围神经刺激器的广泛应用，周围神经阻滞技术越来越多的用于临床。周围神经刺激器的刺激频率通常为 1～2Hz，刺激强度从 1.0～1.2mA 开始，逐渐降低。当刺激强度下降到 0.5mA 以下，相对应的肌肉还有收缩反应，即可注药。常可达到满意的阻滞效果。刺激阈值越低，神经阻滞的效果越好。

神经阻滞麻醉可提供满意的镇痛、肌松和制动作用，同时对呼吸循环影响很少，术后可保持一定时间的镇痛作用，伴发的血管扩张还可增进肢体血液循环，尤其适用于断肢再植和血管修复手术、缺点是局麻药用量较大，发生血管内误注时可产生严重的局麻药中毒反应。阻滞成功率受麻醉者操作熟练程度的影响较大，穿刺操作有出现气胸和血管神经损伤的可能。单次注射时，麻醉作用时间受药物性能的限制。

三、四肢手术常用神经阻滞方法

（一）臂丛神经阻滞

【阻滞途径】

臂丛神经阻滞适用于从肩部到手任何部位的手术。上臂内侧、前臂及手部的手术，大多选用腋路臂丛神经阻滞法，对于肩部和上臂外侧的手术，可选择锁骨上或肌间沟臂丛神经阻滞。

1.肌间沟阻滞　该法适用于肩、臂部手术，手和前臂尺侧麻醉效果欠佳。较易合并膈神经阻滞，可出现霍纳征，进针过于平直偶可伤及椎动脉，或误注药至硬膜外或蛛网膜下隙。

2.锁骨上阻滞　本法可阻滞整个臂丛神经。偶尔阻滞欠佳时加大药量可改进效果。但仍有发生穿破胸膜的危险，门诊患者慎用。寻找异感时，若患者咳嗽表示针近胸膜，需格外小心。合并膈神经、喉返神经及星状神经节阻滞偶见报道。

3.腋路阻滞　腋路阻滞的并发症最少，适于门诊患者。缺点是肌皮神经阻滞不全。本法单点注药量较大，应避免血管内注射导致局麻药中毒反应。

【注意事项】

任何途径的臂丛神经阻滞均需要一定时间才能作用完全，20 分钟左右，偶尔潜伏期更长。臂丛神经阻滞时运动神经阻滞出现较早，肘部不能抬伸是腋路臂丛阻滞成功的最早表现。肌间沟和锁骨上法最早影响肩部活动，若注药后 10 分钟，仍未见肌无力表现，则成功可能性不大。

准确定位是保证臂丛阻滞成功的关键，异感是定位准确的可靠指标。但应注意异感传导的范围，肩部异感常因刺激神经分支引发，并不表明针的位置准确。腋路臂丛有时无法引出异感。应用神经刺激器能引出异感,但不能保证阻滞一定成功,可能是由于鞘内神经间的膜性结构可通过电流刺激但能阻止药物扩散的原因。

对长时间手术单次注药无法完成或需术后镇痛时,可试用导管法。即用套管针穿刺定位后留置导管妥善固定,需要时可重复注药。也可从不同路径间断分次阻滞臂丛,如先经腋路阻滞,然后经锁骨上或肌间沟阻滞;这样可在手术持续进行下完成第二次阻滞。

(二)上肢周围神经阻滞

【概况】

上肢周围神经单支阻滞作用有限,较大手术需多点注射并辅助浸润麻醉,主要用于臂丛神经阻滞不全时补充辅助,或为手部短小手术提供镇痛。操作时应避免将药物直接注入神经内,防止患者剧痛或引发神经炎。

局麻药选用丁哌卡因或利多卡因,注药后需一定时间才出现麻醉作用,有时可延迟到 15 分钟才作完全。

【常用的上肢周围神经麻醉】

1.尺神经阻滞 尺神经掌支可在茎突水平阻滞,在尺侧屈腕肌腱与尺动脉之间以细针与皮肤成直角刺入,如引出异感,将针保持原位注药 2～4ml。无法引出异感时,可将针刺及深筋膜及骨,然后退针至皮下,退针同时注药 5～10ml;也可获得满意的麻醉效果。阻滞尺神经背支,需从尺侧屈腕肌腱处绕腕部皮下环形注入局麻药 4ml。

2.正中神经阻滞 在腕部屈侧皮肤横纹处针贴掌长肌桡侧或自桡侧屈腕肌近中线 1cm 处垂直进针、神经位于皮下约 2cm 深处。可沿前臂长轴扇形移动针体寻找异感,引出异感后缓慢注药 2～4ml,另在皮下注射 1ml 阻滞到手掌酌皮支。

3.桡神经阻滞 较简单的方法:在腕关节处自桡侧向手背做环形皮下浸润,绕手背半环注药 4ml,注意勿伤及皮下静脉。

4.指神经阻滞 适于门诊手指手术。局麻药内不加血管收缩药。针由指根背侧边进针边注药,手捏注药点下方手指两侧,注药中觉有压力为止。两侧指根各注药 1～2ml,注药量大,局部组织压力过高,可能有害。

(三)下肢周围神经阻滞

【概况】

由于椎管内麻醉可提供完善的下肢手术条件,因此下肢神经阻滞麻醉相对少于上肢。膝关节以下的手术可应用坐骨神经阻滞、腰丛神经阻滞和股神经阻滞,有时还需辅助阻滞闭孔神经和股外侧皮神经。下肢周围神经阻滞可避免椎管内麻醉的血压波动,但由于大量应用局麻药,需要注意局麻药毒副反应的危险。

【常用的下肢周围神经麻醉】

1.股神经阻滞 股神经支配整个大腿前部的肌肉和相应皮肤区域。股神经解剖定位方便,患者取平卧位,于股动脉外侧 1cm 腹股沟皱褶水平为穿刺点,选择长度为 5cm 的穿刺针,穿刺针向头侧倾斜 45°进针。观察到股四头肌收缩或髌骨跳动为注药的指征。常用的局部麻醉药为 1%利多卡因,0.25%丁哌卡因或 0.5%罗哌卡因 15～20ml。

2.闭孔神经阻滞 闭孔神经支配大腿内侧皮区和大腿内收肌群。阻滞时令患者僻卧,小腿轻度外展,在耻骨联合下外2cm处进针直刺,针及耻骨水平支后退针向上外与皮肤成80°重新进针,避开耻骨支,继续进针到闭孔区注药15ml。

3.坐骨神经阻滞 坐骨神经是人体最粗大的周围神经,在梨状肌下经过坐骨大孔离开盆腔后壁,走行于坐骨结节与股骨大转子之间连线中点稍内方。阻滞常采用后入路。患者取侧卧位,患侧在上。健侧腿伸直,患肢屈曲,由股骨大转子与髂后上棘作一连线,其连线中点的垂线与股骨大转子一骶裂孔连线的交点即为穿刺点。选择长度为10cm的穿刺针,垂直进针,调整进针深度,当观察到腓肠肌随着刺激的频率出现收缩,或观察到足趾跖屈时,即可注药、注药后再进行刺激一般不会再出现肌肉收缩反应。因此应在确定刺激满意后二次给药,常用的局部麻醉药为1%利多卡因、0.25%丁哌卡因或0.5%罗哌卡因20～25ml。

4.腰丛神经阻滞在第四腰椎棘突旁开4～5cm垂直进针达椎板,拨针稍向外侧滑过椎板,继续推1～2cm体会阻力消失感觉;此时针尖位于椎间孔水平注大局麻药20～30ml,可阻滞整个腰丛支配区域,配合坐骨神经阻滞可进行腿部麻醉与镇痛。

5.股外侧皮神经阻滞 适用于在坐骨神经和股神经联合阻滞下需要使用止血带的患者。在髂前上棘内侧1.5cm向下与腹股沟韧带下缘交点为穿刺点,穿刺针与皮肤呈45°向下,向外进针,穿过阔筋膜,因其为皮神经,通常不能用神经刺激器诱发出肌肉收缩反应,出现异感即为注药指征或行扇状浸润阻滞。常用的局部麻醉药为1%利多卡因5～7ml。

四、四肢创伤手术麻醉的特殊问题

(一)局麻药的毒副反应

四肢创伤手术多在神经阻滞或椎管内麻醉下进行,局麻药用量较大,意外血管内注射或单次用药量过大均可出现局麻药的毒副反应。主要表现为变态反应和全身毒性反应。

真正的局麻药变态反应极少见。酯类局麻药如普鲁卡因是大多数变态反应的原因。酰胺类化合物由于不具备刺激抗体形成的能力,应用中不应出现变态反应。事实上有些所谓变态反应是机体对药物保存剂(如尼泊金甲酯)或稳定剂的反应。对曾有局麻药过敏史的患者术前可做皮肤敏感实验,原则上避免应用酯类局麻药。

全身毒性反应通常是周大量局麻药快速静脉内注射引起;首发症状是中枢神经表现,如头晕、耳鸣、口周麻木感、眼震和细小肌颤。处理应立即停止用药,保证气道通畅,吸氧。严重时可出现局部或全身抽搐性或强直性痉挛。由于局麻药体内再分布很广,血药水平迅速下降,痉挛常可自止。对持续发作者可小量、分次静注地西泮。此期处理应开放气道、吸氧,并过度换气;心血管功能抑制出现最晚;发生后可静脉输液,适当应用血管活性药和正性肌力药。

(二)脂肪栓塞

所有长骨骨折患者肺功能均有不同程度损害,很大程度上是由于脂肪栓塞造成的,但仅有10%～15%的患者出现临床症状,导致脂肪栓塞综合征(FES)。FES多发生于骨折后72小时内,出现呼吸困难、低氧血症、心动过速、意识状态变化,在结膜、上肢和上胸部等处出现瘀点、瘀斑。尿中出现脂肪滴不能确诊为脂肪栓塞;胸片检查显示肺部绒毛状沉积浸润可以确定肺损伤的存在。

比较严重的脂肪栓塞多发生于股骨和胫骨骨折术后。尽早处理骨折损伤，减少扩髓幅度可以降低栓塞危险程度。脂肪栓子可能通过未闭的卵圆孔和肺循环进入体循环，由此造成心脑血管等栓塞。

在全麻患者中，脂肪栓塞的征象可能表现为呼气末二氧化碳分压和动脉氧饱和度的降低，肺动脉压力升高，心电图出现缺血性 ST 段改变和右心劳损。

处理包括预防和支持疗法。四肢长骨骨折早期制动、复位可降低 FES 发病率；适当控制扩髓幅度；完善监测以及早发现栓塞的出现；保证充分供氧，必要时行持续气道正压通气，呼吸衰竭患者给予机械呼吸支持；适当控制输液量，避免或及时纠正低血容量状态可提高治愈率；注射白蛋白可结合血液中游离脂肪酸，其他如肝素、肾上腺皮质激素、低分子右旋糖酐及抑肽酶等均可试用，但疗效尚难定论；创伤发生后短期内使用大剂量激素可减轻临床症状，尤其适用于出现脑水肿患者，本病经充分支持治疗后可启行缓解，大多数患者仅需充分供氧防止低氧血症和适当的液体输注即可安全度过围术期，后遗残疾与脑灶性损害有关，总病死率 5%～15%。

（三）止血带相关并发症

止血带常用于上、下肢手术，可以最大限度减少手术出血，并提供良好的手术视野，但是止血带非生理性阻断肢体血流；有可能导致很多不良反应。止血带充气时间上肢以 1 小时为限，下肢不宜超过 1/5 小时，充气压力高于收缩压 100～150mmHg，充气时间过长（>2 小时）或压力过高易造成神经损害；为减少神经损伤，时间长的手术应用止血带时，应在 90～120 分钟松开止血带，5～10 分钟后重新充气。

止血带充气 8 分钟后，线粒体内的氧分压即可降至零，机体进行无氧代谢；超过 60 分钟即可导致细胞内酸中毒。低氧和酸中毒导致肌红蛋白、细胞内酶和钾离子释放，内皮细胞完整性受损使毛细血管通透性，增加，由此产生组织水肿，影响切口缝合和组织修复。放松止血带后，随肢体的灌注，无氧代谢产物进入循环系统，由此可能导致静脉氧饱和度下降，核心体温下降，呼气末二氧化碳分压增加，若无明显的肺内分流存在，动脉氧饱和度一般无明显下降。

止血带充气前应先抬高肢体；充分驱血，由此增加回心血量，外周血管阻力增加，临床可观察到中心静脉压或动脉压力增加。心功能不全患者、有可能由于回心血量的突然增加导致心力衰竭，尤其是双侧同时驱血充气时。放气后缺血肢体发生再灌注，中心静脉压和动脉压降低，全身反应一般较轻，患者多无自觉症状。

严重时可能出现“止血带休克”，临床表现为脉搏和呼吸加速、心悸、冷汗、四肢冰冷、循环系统不稳定，有时可能出现精神症状。主要是由于放松止血带后外周阻力下降，血液滞留于肢体内导致机体短时间内代偿不能，有效循环血容量减少，心脏充盈不足；心排血量减少；肢体无氧代谢产生的乳酸等代谢产物快速涌入循环系统，造成电解质紊乱和酸碱失衡，抑制循环系统。

神经阻滞下手术时，止血带超过 1 小时后有可能出现远端肢体的疼痛和烧灼感，造成止血带疼痛，可能与细胞内酸中毒有关，静脉注射吗啡类镇痛药效果欠佳，可放松止血带 10～15 分钟后再重新充气，加强神经阻滞的深度较之扩大麻醉平面更为有效。尽量减少止血带充气时间，充足的血容量；吸氧和完善的监测有利于减少相关并发症的产生。

(四)静脉血栓栓塞

骨科手术围术期常出现深静脉血栓，由此导致的肺栓塞也是术后死亡的主要原因。上肢手术深静脉血栓形成发生率低，但下肢创伤患者则发生率明显增高。

下肢创伤患者长时间卧床增加血栓形成的可能，手术期间血流瘀滞和凝血活性物质增多进一步增加了血栓形成的机会。缩短手术时间，改善肢体血流灌注，预防性给予抗凝药可有效减少血栓的形成。椎管内阻滞可降低肢体血管张力，改善血流灌注，减少血液瘀滞；而且可以降低血液黏滞度和凝血活性，由此减少深静脉血栓形成肺栓塞的可能，较全身麻醉而言更为安全，但远期效果二者并无区别。

术后早期活动有利于减少血栓疾病的发生；不能活动者可以抬高下肢，使用间歇性下肢气囊压迫装置改善血流；手术后预防性给予小剂量抗凝剂(阿司匹林、华法林和低分子肝素等)可以减少血栓栓塞性疾病的发生。硬膜外术后镇痛有助于患者早日活动肢体，避免下肢深静脉血栓的形成。

(宋正亮)

第二节　矫形骨科手术麻醉

矫形骨科手术椎管内麻醉和神经阻滞麻醉应用较多，全身麻醉应用较少，但应用血液稀释、控制降压、保持机体恒温、抗失血性休克治疗等技术，在围术期就有着其麻醉处理的特殊性。

一、术前准备和评估

1.心血管系统　老年人尤其是高龄病人应十分注重心血管系统情况的了解和评估：心功能情况如何，心肌缺血程度，有无心绞痛和心肌梗死史，高血压和心律失常情况如何？术前应进行认真检查和根据临床表现评估手术麻醉危险程度。心力衰竭、心肌梗死发生后6个月内、严重室性心律失常不宜手术，待情况好转后再拟手术治疗。

2.呼吸系统

(1)气道：类风湿性关节炎患者要检查脊柱活动受限程度，如有颈椎强直和活动受限可使气管插管发生困难，插管时应备有可行方案，并且备用纤维光导支气管镜插管。罕见由于气道严重解剖畸形致插管无法实施，必须在局麻下先行气管切开术，以解决气道问题。

(2)肝、肾功能情况：术前有肝、肾功能异常病例，应待功能正常或明显改善后再行择期手术，术中应尽可能不用对肝、肾功能有影响的药物，少用经肝、肾代谢的药物，术后应继续行保肝治疗。

3.患有类风湿关节炎、股骨头坏死病人　术前会长期应用激素治疗。术前应了解肾上腺皮质功能，并调整激素用量，但不宜停用药，药物用至手术当日，术中继续使用，以防出现肾上腺皮质功能异常(不全)的意外。糖尿病人术前应控制好血糖。

4.全身基本情况　重点注意有无贫血,低蛋白血症、脱水和电解质紊乱,如有应及时纠正。肌肉营养不良性疾病等可影响呼吸功能,因此该类病人行臂丛神经阻滞时,应注意自主呼吸代偿情况。对老年病人尤其是高龄病人肺功能减退、肺部慢性感染情况术前应积极治疗,有效控制感染,改善肺功能后行择期手术。

二、矫形骨科手术的麻醉方法及特殊问题

(一)麻醉方法

1.大部分肢体手术可在神经阻滞和椎管内麻醉下完成,目前国内大多数手术是应用臂丛麻醉和硬膜外麻醉。

2.对于许多复杂手术如复合性外伤清创术、骨折切开复位固定术、复杂骨肿瘤切除术、双全髋置换术等,应选用全身麻醉。

(二)麻醉的特殊问题

1.类风湿性关节炎病人麻醉处理中的问题　类风湿性关节炎病变致寰枢不稳定,气管插管时颈部弯曲可能引起脱位,一旦发生脱位,将会导致背脊髓的压迫,甚至发生脊髓动脉压迫引起四肢瘫痪,有的病人会突然死亡。对于这种病人插管时应避免颈部弯曲,麻醉处理上可行完善表麻下加小剂量镇静镇痛剂,应用纤维光导支气管镜行气管插管。术中、术后如发生气道阻塞时,气管切开术一般较困难,最好应用环甲膜切开置管行高频通气。

2.强直性脊柱炎麻醉中注意的问题　强直性脊柱炎最终导致整个脊柱僵硬,使肺功能受到限制,因此麻醉中应注意呼吸功能监测,并选择合适的麻醉方式。对于有颈椎骨折和颈椎不稳定的病人,麻醉时须注意以下几个问题:

(1)颈部不能活动时:一般由于整个椎体病变已经融合形成,椎管内麻醉穿刺可能困难,可应用全身麻醉。

(2)上肢手术行臂丛神经阻滞时(肌沟法)病人呼吸功能可能会受到程度不同影响,应注意辅助和控制呼吸。

(3)解决气道问题时可行环甲膜置管而后行气管切开术,最佳方案是应用纤维支气管镜行气管插管。

(4)病人头位应固定好,不能摆动、伸曲,并时刻注意术中体位、头位变化。

三、各种特殊情况和各种手术麻醉处理

对于各种手术有着各种不同特殊性,在处理上也有着不同方式。

(一)创伤与出血处理

复杂的矫形外科手术、复合性全身多处外伤会引起大量出血,如骨肿瘤切除术、脊椎侧(后凸)矫治术、全髋置换术等,术中会大出血。因此术中应采取综合措施以减少术中出血,如应用

血液稀释、控制性降压、应用止血剂、体位调节、维持正常体位等尽可能使术中出血减少。术中出血量大于1500m者,术后可应用抗纤溶药和血细胞重新回收。术中应重视血流动力学监测,如有创血压、CVP、SPO_2、EKG、Hb、尿量、血细胞比容等,以及时了解血流动力学变化和指导输血输液种类及量。

(二)术中应用骨水泥粘合固定情况处理

1.由于骨水泥有直接扩张血管的作用和心肌抑制,临床上部分病人应用骨水泥后出现室性心律失常,可应用利多卡因等药物静注处理;也有的病例在植入股骨假体的时候或置换全髋关节后骨水泥反应发生低血压,一旦发生低血压应立即应用多巴胺静注,据病情用1～5mg。有学者主张应用肾上腺素0.5～1mg静注,如发生心脏骤停应用肾上腺素大剂量静注,也可应用甲氧胺20mg静注。

2.骨水泥植入时可发生空气、脂肪或骨髓进入静脉导致肺栓塞,致术中病人肺不张、肺通气量不足致低氧血症,严重病例可致心脏骤停。一旦发生按肺栓塞和心肺复苏处理。

(三)全髋置换术麻醉处理

1.麻醉选择一般可选用硬膜外麻醉;手术过程复杂,全身条件较差情况下可应用气管插管静吸复合麻醉。但全身麻醉有一定顾虑,因需全髋置换的病人术前相当一部分卧病在床,致全身肌肉萎缩,肺通气功能下降,肺顺应性下降,有的老年病人合并肺感染,全麻后可加重肺部感染。因此对术前有肺部感染病人除术前严格控制感染外,应选硬膜外麻醉下行手术(局麻药小剂量,麻醉平面不宜过高、过宽)较为安全。

2.全髋置换术病人大多是老年和高龄病人,全身情况较差、心肺合并疾病较多,心肺功能难以准确评估,麻醉手术危险性较大,加上术中大量出血,所以术中病人心血管意外情况随时发生。因此术中应十分重视麻醉管理和监测。

(1)行EKG监测注意是否有心肌缺血情况。

(2)CVP和有创血压监测注意血流动力学变化并指导合理输血输液。

(3)了解SPO_2、尿量、血细胞比容(HCT),注意防止低氧血症,控制血液稀释程度,注意循环、肾功能情况。

(4)注意术中因脂肪或骨髓栓子导致肺血管内膜损伤,产生肺通气/灌注比例失调,增加低氧血症和肺水肿的可能性。

(5)术前肺功能较差或肺功能障碍病人,行硬膜外麻醉时取侧卧位,可致体位性通气/灌流失调引起程度不同低氧血症,经面罩间断辅助呼吸后低氧血症不能纠正时,须行气管插管全麻醉,以保障良好通气和供氧。

(6)侧卧位时肩部受压可影响腋动脉和臂丛神经,股部受压影响股部神经和血管,而产生相应并发症,因此术中应调整体位。

(四)全膝置换术麻醉处理

1.全膝置换手术适用于类风湿性关节炎和严重损伤者等,手术时间2h左右,硬膜外麻醉可满意完成手术。

2.膝关节置换术因使用止血带,术中出血量相对少得多,但术后渗血可达600～800mL,极少病人达1000mL以上。双膝置换术者术后因出血过多而发生低血压情况时常可见，因此术后应注意循环情况的变化。

3.术后疼痛治疗，早期运动或使用连续被动运动装置都会增加疼痛。因此术后行硬膜外镇痛或股神经、骶神经阻滞都达到满意止痛效果。

（五）颈椎手术麻醉处理

1.此种手术除局麻外，必须在气管插管全身麻醉下行手术。术中应固定好头位，以防气管导管滑出，并防止导管扭曲和阻塞。

2.对脊柱不稳定如骨折或关节炎不能后仰病人应采用纤维支气管镜插管，并在良好镇痛镇静情况下摆好体位。

3.颈椎手术术中可能导致四肢瘫痪和呼吸功能障碍，术中最好做躯体感觉诱发电位(SEP)监测和唤醒试验，有的术者为避免这一并发症常在局麻下加神经安定镇痛术完成手术。

4.颈部手术俯卧位时易发生空气栓塞。

（六）胸椎手术麻醉处理

1.对先天性脊柱弯曲病人应注意是否同时存在其他部位畸形，如心脏畸形、气道畸形、先天性神经系统缺陷等。

2.常选择气管插管全身麻醉，有的外伤病例可在局麻下加神经安定镇痛术完成手术。

3.监测：

(1)血流动力学监测：血压、CVP、SPO_2、尿量、红细胞比容、血气分析等。

(2)脊髓功能监测：SEP和唤醒试验。

4.胸椎手术常常出血较多，除重视血流动力学监测外，应采取综合措施减少术中出血，如实行血液稀释、控制性降压，头部浅低温、应用止血药等有效减少术中出血。

5.对有先天性心脏病或肺功能不全者，术后机械呼吸维持20h以上。

（七）腰椎手术麻醉处理

1.可在硬膜外麻醉下完成手术，局麻药常选用镇痛性能强、麻醉时效长的布比卡因，但注意俯卧时体位对呼吸循环的影响。

2.手术中出血量较多，应注意及时补充血容量，维持循环功能稳定。

3.注意神经系统功能监测，防止术中神经损伤。

（八）骨盆、骶骨切除术或骨折内固定术麻醉处理

1.常选用全身麻醉，重点监测血流动力学，如CVP、SPO_2、血压、尿量、血细胞比容等，行SEP监测以防$L_{4\sim5}$神经根损伤的可能。SPO_2监测下肢末梢血管循环情况，以了解盆腔手术有无损伤大血管和神经。

2.骨盆、骶骨切除术及骨肿瘤切除术病例术中出血量较大，术中应行血液稀释、控制性降压和应用止血药尽可能减少术中出血。对不可避免的出血应及时迅速给予补充，以保证循环功能稳定。

3.对在硬膜外麻醉下完成较简单手术，应注意体位对呼吸、循环、神经等方面的影响，一旦发生异常情况应及时处理。

（九）四肢手术麻醉处理

大多数上肢手术可应用不同径路的臂丛神经阻滞，局麻药选用 0.3%～0.375%布比卡因。

1.肩部手术组织由 $C_{5\sim6}$ 脊神经支配，采用肌间沟神经阻滞，如切口延长至腋窝可应用 1%利多卡因做皮下局部浸润麻醉完成。

2.肘部手术组织主要由 $C_8\sim T_1$ 神经支配，采用肌间沟或腋窝神经阻滞；如在臂内侧切开宜采用腋路臂丛神经阻滞加腋下神经阻滞 $T_{1\sim2}$ 支配的肋间臂内侧皮神经，可使麻醉更完善。

3.前臂和手部手术组织由 $C_{7\sim8}$ 和 T_1 神经支配，采用腋路法臂丛神经阻滞。

4.双上肢手术也可选用胸颈段硬膜外麻醉（$T_{1\sim2}$ 间隙穿刺），但穿刺技术要求较高，麻醉管理要求更高。麻醉管理重点是宜小剂量分次给药，低药物浓度（0.8%～1%利多卡因或 0.2%～0.25%布比卡因），严格控制麻醉平面，避免麻醉平面过广。术中重点监测肺通气量，SPO_2、血压、EKG 并密切观察其变化情况，尤其是给药后 5～20min 时变化，一旦发生呼吸、循环抑制，应及时有效支持呼吸和循环。因此，术中常规备用呼吸机和升压药物以应急使用。

5.下肢手术可采用硬膜外麻醉下完成，但局麻药应选用长效、镇痛效能强的药，又由于下肢运动神经较粗，应选用较高药物浓度，临床上常用 0.5%～0.75%布比卡因。硬膜外穿刺点为 $L_{3\sim4}$ 或 $L_{2\sim3}$ 间隙。

6.下肢神经主要由腰、骶神经丛支配，为使下肢麻醉更完善，要保障腰、骶神经丛阻滞良好，麻醉平面应达到 $T_{10}\sim L_5$。

7.足部手术如三关节面固定术、踝关节手术等，硬膜外麻醉时如药量过少或药物浓度过低不能较好阻滞 $L_5\sim S_1$ 神经，临床上会出现麻醉不全或麻醉作用出现较缓慢现象。

8.体质较差、老年病人硬膜外麻醉时应严格控制局部麻醉药用量，以最小药量达到最好麻醉效果，麻醉平面不宜过广，以免严重影响循环功能。

（十）同种异体或自身移植手术麻醉

1.骨损伤、骨坏死、骨肿瘤、四肢长骨手术后，有些病例有节段性骨缺损，需修复、移植骨可取自于活体，也可取自于死体，也可带血管自身移植骨，手术时间较长，出血量较多，术中需行血液稀释、控制性降压使术中出血量减至最少，保持干燥术野，并及时补充已失去血液，以保持血压稳定，保持移植血管畅通。

2.保持病人机体正常体温，尤其是四肢，以保障移植组织骨血管处于扩张状况，不收缩坏死。必要时可使用交感神经阻滞增加移植血管血流量，还可应用甘露醇和肝素抗凝等，保障移植组织血管血流畅通。

3.术后行硬膜外 PCA 镇痛，并通过静脉血氧饱和度监测仪和（或）超声多普勒血流监测仪判断移植组织的血流情况。

四、围术期并发症处理

（一）止血带引起疼痛

椎管内麻醉下行下肢手术时应用止血带，一般超过 1h 后可产生下肢疼痛伴烧灼感，使用神经安定药常无效，应用氯胺酮使病人神志消失，才能产生有效镇痛。如放松止血带，使血流畅通，予以纠正肢体组织酸中毒疼痛即消失。因此临床上应用止血带 1～1.5h，必须放松 10～15min 后再充气以消除病人疼痛。上肢手术如臂丛神经阻滞完善，即使 3～4h 也不引起止血带所致疼痛，疼痛与麻醉阻滞效果有关。

（二）止血带致神经损伤

使用止血带超过 2h 或压力过大，将会产生神经障碍。为了减少神经损伤，术中每 90～100min 放松和重新充气一次。当病人收缩压在 12.0～13.3kPa(90～100mmHg)时，止血带压力应不超过 33.3kPa(250mmHg)，收缩压和止血带压力之间的压力梯度为 20.0kPa(150mmHg)，这样可以减少肢体失血量。

（三）脂肪栓塞

所有长骨骨折病人均会产生程度不同肺功能障碍，轻者不出现明显症状，出现明显脂肪栓塞临床症状者仅占 10%～18%。诊断必须行胸片检查，当胸片显示肺浸润时才能确诊为脂肪栓塞。脂肪栓塞的病理生理改变是毛细血管、内皮细胞破坏导致毛细血管周围血性渗出。病变常发生在肺、脑，由于肺血管渗出造成肺水肿和低氧血症，脑缺氧脑水肿致脑神经损伤。处理：

1.及时确诊，一旦发生予以呼吸支持充分供氧，行氧疗。

2.应用大剂量肾上腺皮质激素可有效减轻症状。

3.对症处理，严格控制输液量。

（四）深静脉栓塞

骨科手术常常发生深静脉栓塞，如发生肺栓塞可致病人死亡。深静脉栓塞发生率因手术不同而异，如上肢手术 3%、全髋置换术 30%～50%、全膝置换术 40%～60%。发生原因主要系手术期间体位或上止血带因素影响静脉回流产生瘀血，致血栓形成。采用硬膜外麻醉手术静脉栓塞并发症发生率可下降 10%～15%；缩短手术时间和应用肝素抗凝药，或应用小剂量肾上腺素静注，可使深静脉栓塞发生下降至 10%左右。麻醉中应持续监测远端肢体循环，及时发现和处理深静脉栓塞。

（孟宏伟）

第十二章　整形及美容外科麻醉

【麻醉前评估】

1.求美者期望值高　随着我国人民生活水平的提高，要求整形及美容手术的人不断增多，整形美容手术在外科手术中所占的比例越来越大，对麻醉和手术的效果要求及期望值较高。

2.麻醉镇痛完善和平稳　手术部位在全身各部位的浅表组织器官，包括头、颈、面及四肢躯干的瘢痕切除、缺损修复与畸形矫正等，要在安全、无痛和良好的麻醉状态下完成，即麻醉不需太深、不需要肌松，要求镇痛完善，浅而平稳。

3.求美者思想负担过重　精神紧张和担心手术不成功，或者怕不安全等，术前要做好心理治疗，使其在最佳体格状态及心理状态下接受手术。

4.严格防止麻醉并发症　应将麻醉并发症的发生率降至最低，如一个小手术后出现局麻药中毒反应或是频繁呕吐不止，甚至需住院治疗，会对求美者的身心健康带来不应有的损失。应积极预防。

5.麻醉方法选择的灵活性和技巧性医学整形美容手术范围广，麻醉方法选择的灵活性大，无论局麻还是全麻，都要绝对有效、安全、细密、顺利；还要注意技巧，如头面部手术，血供极为丰富，注射局麻药时要反复回抽。

【麻醉选择】

麻醉选择以求美者能接受，手术安全、无痛，术后麻醉作用消失快为原则。还应结合求美者的年龄，精神、体质及手术的部位、范围、时间长短等全面考虑而定。

1.局麻及神经阻滞　适用于范围较小的整形手术。对生理扰乱小，是美容手术常用的麻醉方法。要求术者熟悉头颈部及身体各浅表组织的神经支配、麻醉操作法及局麻药的性能。但手术区疼痛感受器的阻滞常不易完善。如眼部、耳部和鼻部整形美容手术，及躯干和四肢的整形美容手术一般选用局麻或神经阻滞麻醉。

2.基础麻醉或强化麻醉　适用于小儿、手术不够合作者及部分精神紧张的求美者。

3.硬膜外麻醉　适用于胸、腹、会阴及下肢的各类整形手术，对双肩、双腋窝及双上肢的手术也可适用。有阻滞完善、阻滞范围及时间可控性强等特点。

4.全麻　对于手术部位及某些解剖部位不宜采用局麻的求美者，术中需要降温、降压及机械通气的求美者，手术范围大、时间长，或多部位、多区域手术的求美者选用全麻。或精神过于紧张、术前思想负担过重，或主动要求全麻者，及小儿也用全麻为宜。可完全消除术中疼痛和不适感，解除患者焦虑感，并对机体生理进行控制。

5.清醒镇静镇痛麻醉技术　是静脉复合全麻的一种形式，实际上是一种特殊形式的全静脉复合麻醉(TIVA)。也是医学整形美容手术最常用的全麻方法之一。麻醉平稳、安全，受术者舒适、苏醒快、恢复期平稳。

【麻醉管理】

1.区域神经阻滞

(1)头皮神经阻滞：支配头皮的神经为三叉神经及颈神经的感觉支。前额主要受额神经(眶上神经及滑车上神经)及颧颞神经支配；颞部受三叉神经的颧颞支及耳颞支支配；枕部及顶部受颈神经的分支枕大神经及枕小神经支配。上述神经在头皮筋膜下绕头呈线状排列，并在耳上方穿过枕后及眉间。通过阻滞深筋膜下的头皮神经就可麻醉颅骨、颅骨膜、筋膜、皮下组织及皮肤，在阻滞完善时，这一区域的麻醉范围呈帽状分布。用于此部位的整形美容手术。颞窝处软组织及肌肉丰富，阻滞时应适当增加局麻药量。头皮的血供及神经并行分布，用肾上腺素可显著减少这一区域手术时的失血量，并可延长麻醉作用时间。

(2)额面部神经阻滞：额面部头皮为三叉神经分支支配；枕、颈项部为颈神经分支支配。额面部及近人字缝处的头皮整形美容手术只要阻滞滑车上神经及眶上神经即可。眶上孔、眶下孔及颏孔都在距面部正中线2.5cm的同一垂直线上，即瞳孔的中点线，依此来确认较难触及的眶上孔的位置。阻滞法：摸到眶上切迹处，垂直进针有异感或骨质感即注药1～2ml，即阻滞眶上神经，注药后稍退针后再向中线方向进针，注药1～2ml可阻滞滑车上神经。额面部近中线的手术要采用双侧阻滞。

(3)眶下及牙槽神经阻滞：眶下神经起源于上颌神经，从眶下孔穿出分支为下睑部位是鼻外侧神经、鼻内侧神经、上唇神经及前上牙槽神经。阻滞后可麻醉下眼睑、鼻外侧部分上唇、口腔黏膜及上切牙范围。适用于该部位的整形美容手术。阻滞法：距眶下缘面部中线2.5cm处，垂直进针，至眶下缘深度，近眶下孔处注药2～5ml，不必找“异感”为指标，以免反复多次探寻而损伤神经。其最严重的并发症是将局麻药注入眼眶内导致眼压增高，产生视觉障碍。一旦产生，不需做特殊处理，待局麻药吸收后渐减轻；若为继发性出血(如球后血肿)应请眼科医师协助诊治。

(4)上颌骨神经阻滞：上颌及颊部区域的整形美容手术，要阻滞三叉神经的第二分支，即上颌支。上颌支从颅骨的卵圆孔穿出，卵圆孔位于蝶大翼内，在翼板前骨嵴的稍后上方，阻滞法有前方径路及外侧径路。

①前方径路法：患者平卧，两眼平视，触及冠状突的前缘及颧骨的下缘，取10cm针头，至针尖6cm处做一标记，垂直进针，有骨质感后略退针，再沿后上方的凹陷方向进针6cm，回抽无血液后可注药2～5ml。

②外侧径路法：嘱患者张口，触及乙状切迹，垂直进针在翼板外深4～5cm处可及乙状切迹，略退针后再向前及向上方进针，在翼板前面进入蝶上颌孔中，针头向前推进1～1.5cm，可达上颌神经附近，回抽无血液后注药2～5ml。

(5)下颌神经阻滞：下颌神经是三叉神经的第三支，也是最大的一个分支。从颅骨的卵圆孔穿出分为运动支和感觉支。感觉支司咽、下牙、舌前2/3的感觉，下颌骨、颞部及耳后区域的感觉。运动支司咀嚼肌等的运劫。面部外下区域的整形美容手术常采用下颌神经阻滞法。对假性颞颌关节强直和神经痛的治疗效果良好。阻滞法：在颧骨下沿、下颌骨冠状突及髁状突之间垂直进针，深度4～5cm可达蝶骨大翼底部，略退针再向后上方继续推进，遇异感或骨质感即可注药。

(6)下牙槽及颏神经阻滞：下牙槽神经的终末分支形成下切牙神经及颏神经。颏神经司下唇(包括黏膜部分)及颈部皮肤感觉。下唇及颏部的整形美容手术常采用。下切牙神经从下颌骨内侧发出，司下切牙及双尖牙的感觉。下牙槽神经阻滞法：仰卧，尽量张口，触及翼突下颌皱襞稍外侧的磨牙后凹陷，在下颌骨后面进针，针方向与下颌骨牙齿呈45°，且与牙合面平行，边进针边注入局麻药2～5ml，有异感，即可达到阻滞下牙槽神经。颏神经阻滞法：以颏孔进针，达颏孔后有骨质感，回抽无血液后注药0.5～1ml。

(7)鼻部神经阻滞：司鼻部皮肤感觉的神经为滑车神经、眶下神经及鼻神经外支。司鼻腔黏膜感觉的神经为蝶腭神经节分支及鼻腭神经。外鼻整形美容手术时阻滞鼻外分支可产生满意的麻醉效果。阻滞法：用浸润1%丁卡因或4%利多卡因药液的小棉签3个，将其一置于中鼻甲后1/3与鼻中隔之间以阻滞蝶腭神经节；另一置于中鼻部前端与鼻中隔间以阻滞鼻睫神经；最后一个棉签则放在下鼻甲以下阻滞鼻腭神经。注意局麻药勿逾量，因黏膜对局麻药吸收迅速，易很快达到药物中毒水平，应加强监护。

(8)外耳神经阻滞：外耳腹面受耳颞神经支配，背面受耳大神经、枕神经及枕神经的乳突分支支配。适用于外耳部位的整形美容手术。阻滞法：在耳周围形成环形浸润，取得较好的效果。

2.硬膜外麻醉

(1)颈部硬膜外麻醉：用于双侧上肢、双肩部及双腋窝的整形美容手术。穿刺点颈$_7$～胸$_1$间隙，向头侧置管，平面控制在颈$_5$～胸$_2$为宜，以较低浓度局麻药分次注入。但操作复杂，安全性差，易出现单侧阻滞，手术时间冗长的仍以全麻为宜。

(2)上胸部硬膜外麻醉：用于乳房整形术，胸$_{4\sim5}$椎间隙穿刺，向头侧置管，阻滞平面以胸$_{2\sim8}$为宜。局麻药浓度较低，一般利多卡因<1.5%、丁卡因<0.2%及布比卡因<0.25%，或罗哌卡因<0.5%，可达到良好的镇痛效果，而不致麻痹运动神经。术前和术中慎用镇静、镇痛药物。一旦出现呼吸抑制时，可常规面罩给氧，并行辅助呼吸；必要时才行气管内插管。阻滞平面过宽、平面>胸4时，心交感神经受抑制，心率减慢，伴有不同程度的血压下降，可用阿托品或少量麻黄碱等血管收缩药治疗。

(3)腹部硬膜外阻滞：用于腹部脂肪抽吸或切除腹壁皮肤成形术，经胸$_{9\sim10}$间隙穿刺，向头侧置簪，阻滞平面达胸$_4$～腰$_1$注意平面过广对呼吸、循环的影响。不需肌松，用相对低浓度的局麻药，术中辅助适量的镇静、镇痛药物。手术野大，术中失血、渗液较多，及时给予补充。

(4)腰部硬膜外阻滞：用于妇科会阴和下肢整形吸脂及祛肌肉、神经等手术，若为妇科会阴部手术，经腰$_{3\sim4}$椎间隙穿刺，向尾侧置管，阻滞骶(S)神经；下肢手术可经腰$_{2\sim3}$或腰$_{3\sim4}$椎间隙穿刺，向头侧置管，平面达胸$_{12}$～骶$_3$。麻醉平面不要过高，对循环、呼吸功能影响小。硬膜外麻醉安全可靠，术中管理方便，如因手术时间长，可选用布比卡因或耐乐品等长效局麻药。也用脊麻-硬膜外联合麻醉。

3.全麻

(1)麻醉药的选择：根据整形美容手术麻醉的特点和原则，选用静吸复合麻醉加用肌松药较为理想。

①吸入麻醉药：可选用恩氟烷、异氟烷、N_2O 等，恩氟烷、异氟烷有肌松效应，有强化非去极化肌松药的作用；N_2O 吸入后有良好的镇痛效果，大大减少术中麻醉性镇痛药物的用量。

②静脉麻醉药：常选用芬太尼、氯胺酮、丙泊酚等。芬太尼镇痛作用强，选用的较多，氯胺酮应用广泛，但对其引起的不良反应应予以充分重视，如使交感神经活性增强，导致血压增高、心率加快；氯胺酮对心肌也有直接抑制作用，右时可引起血压下降，在术前血容量不足、心功能有损害的求美者，可发生严重循环抑制，甚至心搏骤停；氯胺酮静注过快、剂量过大或术前曾用麻醉性镇痛药时，呼吸抑制明显，甚至呼吸停止；氯胺酮麻醉后有 30％患者出现精神症状，成人尤明显，应用时应注意，并用咪达唑仑、氟哌利多可减少精神反应。丙泊酚为新型静脉麻醉药，起效快、作用时间短，可连续输注使血药浓度维持在有效范围之内，用于整形美容手术，血压心率稳定，苏醒快、质量高，但应及时补充血容量。

③肌松药：非去极化肌松药均可选用，便于施行机械通气，以加强术中呼吸管理，并减少麻醉药用量和维持浅麻醉状态，避免深麻醉对循环、呼吸的抑制。也可以不用肌松药。

(2)插管方法和呼吸管理：选用何种插管方法应根据患者的张口度、颈部活动度、面颈部及咽喉部等检查结果来决定。气管插管后利于麻醉中呼吸管理。

①特殊气管插管方法：整形美容手术麻醉需要以下特殊气管内插管法。清醒插管法用于张口受限、颏胸粘连、面颊缺损、下颌退缩缺损、颞下颌关节强直、气道部分梗阻的患者，因能保留自主呼吸及保护性咽喉反射，插管较为困难，常采用经鼻插管。纤维光导喉镜或支气管镜引导，对于特殊插管困难的病例，如肥胖、颏胸粘连等求美者，使用纤维喉镜或支气管镜引导，可大大提高插管的成功率；或用喉罩为某些插管困难的病例提供了新方法。气管造口术对个别难以完成插管的求美者，先在局麻下行气管造口，经造口置入气管导管后再施行麻醉。

②呼吸管理：气管内插管后，采用机械通气，控制呼吸，监测 SpO_2、$P_{ET}CO_2$ 等，避免缺氧和二氧化碳蓄积。也应防止过度通气，维持通气在正常水平。特别是头部整形手术更应加强呼吸管理，严密观察，以防意外。

4.清醒镇静镇痛麻醉　术前 30min 阿托品 0.5mg、苯巴比妥钠 0.1g 肌注。术前准备和麻醉管理与全麻一样，常用的静脉麻醉药为咪达唑仑、氟哌利多、芬太尼、阿芬太尼、瑞芬太尼、氯胺酮、哌替啶、利多卡因等。保留自主呼吸，鼻导管给氧，保持气道通畅。

【常见手术的麻醉】

1.唇腭裂手术麻醉

2.显微整形手术麻醉

(1)显微整形手术麻醉特点：近年来显微整形美容手术比例增加，应用广泛。

①显微技术适应证：皮瓣、肌皮瓣、大网膜、骨肌瓣、神经及足趾移植手指再造术及同、异体断肢再植等手术。

②麻醉前准备：围术期准确的麻醉处理、积极的麻醉前准备是手术成功的关键。术前有水电解质和酸碱失衡时，应常规输液，尽量纠正。有感染症状时控制感染，后行手术。纠正恐惧和焦虑心理，术前应保持良好的心态，术前晚应保持充足的睡眠。麻醉前给予镇静药，可减少术前的紧张与焦虑。

③对麻醉要求高：手术操作精细，要求麻醉浅而稳、镇痛完善，确保手术野绝对安静、制动。

(2)麻醉选择:根据具体手术部位而选择。

①单纯上肢手术:可选臂丛阻滞。

②双上肢同时手术:可用硬膜外麻醉。

③下肢手术:选硬膜外麻醉或脊麻—硬膜外联合麻醉。

④上下肢同时手术:采用臂丛+硬膜外阻滞,但应注意诱导时药物的剂量,以防局麻药逾量。

⑤全麻:头皮撕脱伤后行再植术或游离皮瓣移植术者;双上肢同时手术,且手术时间冗长者;手术时间过长或术前精神极度紧张者,均应采用全麻。气管内插管,静吸复合或全静脉麻醉或清醒镇痛麻醉(MAC)维持麻醉。

(3)麻醉管理:麻醉管理是手术成功的关键。

①保证移植处组织有足够的血流灌注:应及时输血输液,维持有效血容量,特别是长时间手术。

②防止吻合后血管栓塞:术中输注平衡液和右旋糖酐-40,可减少血液黏稠度,防止吻合后血管栓塞。避免疼痛、寒冷、滥用血管收缩药等。

③监测:应监测心电图、血压、脉搏及尿量等。

④维持水、电解质平衡:维持水、电解质及酸碱平衡。

⑤术后管理:拔管不宜过晚,避免术后疼痛、烦躁、呕吐、躁动、血压过高或过低。对于张口困难、后仰受限者,可在其通气量、咳嗽、吞咽反射恢复后拔管,不必等完全清醒;术后止痛。

3.腹部脂肪抽吸术麻醉　腹部脂肪抽吸术是近10年来国内开展的一项整形减肥美容手术。其手术效果可观,可解除或改善肥胖患者因肥胖引起的生活不便,并获得形体美的感受。腹部脂肪抽吸术的麻醉不可忽视,且有一定特点。

(1)麻醉前准备

①心理准备:做好术前解释工作,消除患者对手术的恐惧感。

②其他准备:同一般手术。

③麻醉前用药:前驱药必给,且量要偏重。镇静药,苯巴比妥钠0.1g或地西泮0.2～0.4mg/kg,术前30min肌注,或咪达唑仑0.05～0.1mg/kg肌注。镇痛药,哌替啶1mg/kg,术前30min肌注。颠茄类,阿托品0.5mg或长托宁0.5mg,术前30min肌注。

(2)麻醉选择

①硬膜外阻滞:为腹部脂肪抽吸手术常选用的方法。腹肌松弛,麻醉效果满意。一般选胸$_{10\sim11}$和胸$_{12}$～腰$_1$两点穿刺,分别向头、向足置管。术中以1.6%～2%利多卡因或0.5%～0.75%布比卡因10～15ml维持,或0.15%～0.75%耐乐品10～15ml,根据手术需要追加。

②静脉复合全麻:是腹部脂肪抽吸术的较好麻醉选择之一。优点是静脉复合全麻表面镇痛完全,腹部肌肉可保持一定张力,可满足多部位手术操作的要求;静注或输注很方便,也无需插管,操作简便,可控性强,麻醉深度易掌握,苏醒快;安全性大,腹肌可保持一定张力,便于术者操作时判断抽吸深度,避免穿透腹肌损伤内脏的可能。静注哌替啶50mg、氟哌利多5mg。吸氧。术野消毒毕,1%普鲁卡因200ml加氯胺酮200mg输注,60～80滴/min,手术开始后维持30～40滴/min,手术前1min,术中酌情追加氯胺酮50mg。气管插管患者,咪达唑仑0.2～

0.4mg/kg、芬太尼 2μg/kg 静注，琥珀胆碱 1～1.5mg/kg 静注后气管内插管，复麻液维持。手术结束前 15min 停输注复麻药，术毕患者清醒、睁眼送回病房。术中监测心电图、心率、SpO_2 等。

(3)麻醉管理

①麻醉镇痛完全：腹部脂肪抽吸术手术范围广，要求达到一定麻醉深度。

②安全性要高：麻醉中安全措施做到，面罩或鼻腔吸氧，或机械通气。硬膜外阻滞因使肌张力消失，腹肌保护性反射也消失，术者难以掌握抽吸深度，易误伤内脏，增加了手术危险性。静脉复合全麻可避免误伤内脏的可能性，比硬膜外阻滞较优。

③补充血容量：抽吸脂肪量及出血量较多时可达近 10000ml，要建立 2 条静脉通路，必要时输血，使血容量得以补充，以增加安全性。

④麻醉后管理：求美者送回病房后要由专护护理至全麻清醒，护理工作包括去枕平卧，头偏一侧。监测心电图、血压、心率，保持气道通畅，加强观察，防止术后低血压。

（孟宏伟）

第十三章　泌尿外科麻醉

第一节　泌尿系统监测

一、内生肌酐清除率

内生肌酐清除率(CCr)代表单位时间内肾脏清除血浆内生肌酐的毫升数，是评价肾脏功能的定量指标。

【适应证】

用于肾小球滤过功能监测。

【操作方法】

1.24h 法

(1)集 24h 全部尿液，必要时加入甲苯 4～5ml 以防腐。

(2)混合 24h 尿液样本送检，测定尿液中的肌酐浓度。

(3)收集尿液结束的同时，采 2～3ml 抗凝血送检，测定血浆肌酐浓度。

(4)按公式计算 24h 肌酐清除率和矫正清除率：

$$24h\text{肌酐清除率}=\frac{\text{尿肌酐浓度}(\mu mol/L)\times 24h\text{尿量}(L)}{\text{血浆肌酐浓度}(\mu mol/L)}$$

$$\text{矫正清除率}=\frac{1.73(\text{标准体表面积})\times 24h\text{清除率}}{\text{实际体表面积}(m^2)}$$

(5)结果判定正常值为 109～148L/24h，平均为 128L/24h。

2.短时间法(4h 法)

(1)试验前的尿液弃去，然后准确地收集 4h(精确到分钟)尿，计算出分钟尿量，并送检尿标本，测定尿液中的肌酐浓度。

(2)收集尿液结束时采取血标本，测定血浆肌酐浓度。

(3)按公式计算每分钟肌酐清除率。

$$\text{每分钟肌酐清除率}=\frac{\text{尿肌酐浓度}(\mu mol/L)\times\text{分钟尿量}(ml)}{\text{血肌酐浓度}(\mu mol/L)}$$

(4)结果判定：正常值为 80～120ml/min，平均 100ml/min。

3.Cockcroft 推算法

用于无法测定尿肌酐时，用 SCr 推算 CCr。此方法不适合老人、儿童和肥胖者。

(1)测定血肌酐浓度。

(2)按公式计算男、女肌酐清除率。

$$男性：肌酐清除率(ml/min)=\frac{(140-年龄)\times体重(kg)}{72\times血肌酐(mg/dl)}$$

$$女性：肌酐清除率(ml/min)=\frac{(140-年龄)\times体重(kg)}{85\times血肌酐(mg/dl)}$$

【注意事项】

1.重症患者在测定内生肌酐清除率期间，应当注意每日氮的摄入与分解对检查结果产生的影响。

2.部分患者的肌酐清除率可能会受影响，如：慢性肾炎的氮质血症期受肾小管排泌肌酐增加的影响，肾炎肾病型受基底膜通透性增加的影响等。

3.时间法需进行体液负荷试验，以除外因入量不足导致的肾前性肾功能障碍。对严重肾功能障碍、水肿和心衰患者不宜采用 24h 法。

【临床意义】

肌酐清除率的降低程度，基本上能反映肾小球滤过率和肾实质损害程度。低于其正常值 80%时表示肾小球滤过功能已经开始减退；70～51ml/min 表示功能轻度降低；50～31ml/min 为中度降低；＜30ml/min 为重度，即可出现尿毒症临床症状。

二、单位时间尿量监测

尿量是反映机体重要脏器血流灌注状态的敏感指标之一。

【适应证】

1.各种危重患者的容量监测。

2.肾脏滤过与排泄功能监测。

3.循环功能与器官灌注状态的监测。

4.超过 2h 的麻醉手术中。

【操作方法】

1.患者留置尿管，连接床旁闭式引流袋，或一次性尿量监测器。确保尿管通畅。

2.准确收集和测量每小时尿量的毫升数并记录。

【注意事项】

采用普通导尿管有时会有侧漏而影响计量，最好使用 Foley 尿管。

【临床意义】

正常成人单位时间尿量为 40～100ml/h(1000～2000ml/24h，平均 1500ml)；若尿量＞250ml/h(或＞2500ml/24h)为多尿；若尿量＜17ml/h(或＜400ml/24h)为少尿；若尿量＜

10ml/h 需警惕无尿，而尿量＜100ml/24h 则为无尿。肾移植患者尿量 40ml/h 时应判断为少尿。

重症患者尿量变化波动较大，影响因素复杂，包括饮食、血流动力学状态、血浆渗透压、肾脏功能、垂体功能、体内代谢以及治疗策略等。故应结合患者的全身状况、血压、末梢循环、血清肌酐和尿素氮、电解质等综合情况评价。

三、尿比重监测

尿比重反映单位容积尿液中溶质的质量，并与所含溶质的浓度成正比，可部分反映肾脏浓缩和稀释功能。

【适应证】

1.用于各种肾脏功能障碍监测，主要了解肾脏远曲小管和集合管的重吸收功能。

2.肾功能正常情况下容量不足的简单参考指标。

【操作方法】

尿比重测定方法有：比重计法、称量法、超声波法、折射仪法、化学试带法等。尿比重计法因其简单、便捷，适用于床旁操作，简介如下。

1.将尿液充分混合后，沿管壁慢慢倒入专用的比重筒内，如有气泡，需吸除表面泡沫。

2.然后将比重计（上有 1.000～1.060 刻度）轻轻悬浮入尿液，勿触及筒边。

3.待比重计停稳后，读取筒内尿凹面与尿比重计处相切的刻度标记数，即为该尿液的比重。

4.如果尿量过少，可用蒸馏水稀释 2 倍或 3 倍后再按上述方法测定其比重。最后将测得的读数（第 2、3 位小数）乘以 2 或 3。该结果值一般高 0.001～0.002。

【注意事项】

1.尿比重与尿液中的排泄颗粒物质的重量、数量以及温度相关。因此，在比重计方法中，尿液中的葡萄糖、蛋白质、电解质、尿素、甘露醇及造影剂可对尿比重产生影响。必要时可将测得的比重读数减去每 100ml 尿中蛋白克数乘以 0.003；再减去每 100ml 尿中糖含量克数乘以 0.004，予以校正。

2.各种尿比重计规定的标准温度略有不同，可在 15～25℃不等。如尿液温度上下改变 3℃，比重可增加或减少 0.001。

【临床意义】

正常值范围：1.015～1.025。

正常人的尿比重可因饮食（水）、出汗和排尿等情况的不同而有较大的波动，即：尿比重随单位时间尿量的多少和所排泄的溶质含量而变化。生理状态下，尿比重与尿液排除的水分、有机物、盐类的含量有关；病理状态下，可受尿蛋白、尿糖、细胞与管型等病理成分的影响。婴儿的尿比重多低于成人。尿比重结果的临床参考：①尿比重增高示尿液浓缩，见于急性肾炎、心衰或循环衰竭时的尿量减少、高热、脱水、蛋白尿、血尿、糖尿、酮症、造影剂排泄、渗透性利尿等;②尿比重减低示肾脏的浓缩能降低,见于肾衰恢复期或慢性肾炎、肾盂肾炎的远端肾小管浓缩功能障碍、尿崩、原发性醛固酮增多症、精神性多饮多尿以及使用利尿药治疗后等;③尿比重固定变提示肾小管浓缩功能极差,应考虑肾实质受损。

四、尿钠排泄分数

【适应证】

尿钠排泄分数(FE_{Na})用于肾前性和肾性肾功能障碍鉴别诊断。

【方法】

1.收集 24h 或 4h 尿量送检,测定尿钠与尿肌酐浓度。

2.同时测定血钠与血肌酐浓度。

3.下述试验结果带入公式计算,其计算公式如下:$FE_{Na}=\frac{尿钠/血钠}{尿肌酐/血肌酐}\times 100$

【临床意义】

正常值为1%。若<0.01(1%)提示为血容量不足引起的肾前性氮质血症,肾小的钠重吸收活跃;若>0.03(3%)时提示肾小管损伤,考虑肾性可能。

五、自由水清除率

正常尿液含两部分内容,含溶质的等渗液,又称渗透清除部分(Cosm),和不含溶的纯水即自由水,又称自由水清除。自由水清除率(C_{H_2O})是单时间(分钟或小时)内从血浆中清除到尿中不含溶质的水量。因此,又称之为无溶水清除率,是反映肾小管浓缩与稀释功能的试验。

【适应证】

1.对远曲肾小管浓缩功能的监测。

2.对急性肾小管坏死恢复期肾小管恢复情况的追踪监测。

3.可作为肾移植患者早期排异的监测指标之一。

【方法】

1.同时分别测定尿渗透压 Uosm.和血渗透压 Posm.值。

2.先计算出 Cosm 值:

Cosm=Uosm(尿渗透压)×V(尿量)/Posm

C_{H_2O}计算公式为:$C_{H_2O}=V-Cosm$

【临床意义】

正常尿液因其为含溶质的浓缩尿致使自由水清除率为负值(≥25ml/h),尿为高渗。若负值≤25ml/h,则说明不能浓缩尿;自由水清除率为0时,常见于急性或慢性肾衰竭;若为正值,表明尿为低渗,常见于尿崩症。

六、肾衰指数

【适应证】

肾衰指数(RFI)用于肾前性和肾性肾功能障碍的鉴别诊断。

【方法】

1.收集 24h 或 4h 尿量送检,测定尿钠与尿肌酐浓度。

2.同时测定血肌酐浓度。

3.将上述试验结果带入公式计算,其计算公式如下:

$$\mathrm{RFI}=\frac{\text{尿钠}(\mathrm{mmol/L})}{\text{尿肌酐}(\mu\mathrm{mol/L})/\text{血浆肌酐}(\mu\mathrm{mol/L})}$$

【临床意义】

正常值和判断与尿钠排泄类似。

(曾江波)

第二节　泌尿外科手术麻醉特点

1.泌尿外科疾病常伴肾功能损害,导致水、电解质和酸碱平衡紊乱,常存在有血压升高或代谢紊乱,术前应作相应的血尿生化检查了解肾功能的状况和损害程度,熟悉各麻醉药物和方法对肾功能的影响。

2.泌尿外科手术在小儿和老年病人中占相当比例,小儿以膀胱尿道畸形多见,老年以前列腺手术常见。

3.泌尿外科手术常需特殊体位,如过度头低脚高位、截石位、侧卧位,故需加强对呼吸循环的管理,注意预防颅内和下肢压力变化带来的体位损伤。

4.泌尿外科手术时,常可碰到一些并发症,如经尿道前列腺切除(TURP)综合征;根治性前列腺切除术中大量渗血;肾手术时胸膜损伤致气胸或腔静脉撕裂引起大出血;后腹腔镜手术引起纵隔气肿和头颈部皮下气肿;肾癌尤其右侧肾癌易侵犯下腔静脉和心房,术中可发生癌栓脱落致肺栓塞;肿瘤堵塞下腔静脉回流时可出现持续性低血压等。

5.肾上腺手术对机体干扰大,尤其是嗜铬细胞瘤手术以阵发性或持续性高血压及剧烈的循环波动为病理生理特征,多因精神激动、过量活动或瘤体受挤压而发作,严重者可导致心、脑、肾等重要脏器出现并发症;肾移植手术要求足够的灌注压以利于移植肾恢复功能。

(曾江波)

第三节　麻醉前准备

泌尿外科病人特别伴肾功能不全者可有高血压、贫血、低蛋白血症、水肿、高钾血症、酸血症、凝血功能紊乱等病理改变，麻醉前应作适当治疗。给予外源性促红细胞生成素纠正贫血；已存在肾功能衰竭出现如高血钾、代谢性酸中毒、钠水潴留的病人术前应先作血液透析；血钾若超过 6.5mmol/L，可静脉滴注 20%葡萄糖 100ml＋15U 胰岛素、静脉注射 10%葡萄糖酸钙 10ml（起效快，作用时间短）或 50mmol 碳酸氢钠（尤其是酸中毒时），使之降至 5.0mmol/L 以下；低钾者应口服补钾，必要时静脉补钾；3 个月内接受过激素治疗者或需做肾上腺手术的病人，术前应给予激素；嗜铬细胞瘤伴高血压者术前应进行相应的处理，如阻滞交感神经控制血压 24 小时波动在 140/90mmHg 以内，心率控制在 100 次/分以内，并选择适当的术前用药。

（曾江波）

第四节　麻醉选择

1.肾、输尿管、膀胱和前列腺手术可选用连续硬膜外麻醉。

2.尿道、阴囊、睾丸、会阴手术可用腰麻或骶管阻滞。

3.小儿先天性泌尿系畸形手术可在基础麻醉下作硬膜外阻滞。

4.需阻断腹主动脉的肾血管手术，需作全身麻醉，慎重选择停循环和降温至 33℃以下。

5.巨大肾肿瘤手术或复杂的肾切除术需作气管内插管全身麻醉，必要时准备体外循环。

6.肾上腺及嗜铬细胞瘤手术原则上以选用全身麻醉为安全。

（曾江波）

第五节　麻醉管理

1.肾切除手术时采用侧卧位，下侧肺受腰桥压迫而影响呼吸，易致缺氧或术后肺膨胀不全，需严密观察潮气量、血氧饱和度。硬膜外麻醉时应给氧气吸入，全身麻醉时可适当增加通气量。

2.巨大肾肿瘤或肾周围严重粘连时手术操作可能损伤胸膜致气胸，此时应面罩加压给氧或气管内插管控制呼吸，并应对气胸进行处理。

3.在肾功能不良病人，不推荐用琥珀胆碱，因该药可致钾的血浆水平升高约 0.5mmol/L 产生高钾血症的危险，可改用快速作用的非去极化肌松药，如罗库溴铵行麻醉诱导和气管插管。

4.在慢性肾衰病人，慎重选择恩氟烷和七氟烷，因上述两药对肾的毒性作用存在争议。应选用异氟烷较为安全。

5.顺式阿曲库铵和阿曲库铵用于肾衰病人并无神经肌肉阻滞延长，为非酶性降解（Hoffmann效应）更适用于肾衰竭的病人。因肾衰竭时抗胆碱酯酶药的血浆清除时间比非去极化肌松药更长，故无再箭毒化的顾虑。

6.无尿病人手术中不应输给乳酸林格液（含钾4mg/L）或其他含钾溶液。

7.手术中补液可按3～5ml/(kg·h)计算。使尿量维持在0.5～1ml/(kg·h)。如果少尿不是低血容量所致，可用小剂量呋塞米（5mg）静脉注射。若为低血容量的原因，可快速输入平衡盐液500ml即可增加尿量。

8.如补液未能有效恢复排尿量，则应考虑到心衰的可能，这时可使用小剂量多巴胺有利于尿量的恢复和增加心肌收缩力。

9.经尿道前列腺切除术（TURP）：病人多为老年病人，常合并心血管病等疾病。麻醉多采用连续硬膜外阻滞。此种手术过程中，冲洗液由受压的前列腺静脉进入血管内是不可避免的，估计每分钟吸收10～30ml冲洗液。由此可产生循环负荷过重、低血钠和血浆渗透压下降：这就是经尿道前列腺切除综合征。其表现为：

（1）初期表现为血压高（收缩压、舒张压均升高），中心静脉压升高及心动过缓，后期血压下降。

（2）清醒病人出现烦躁不安，意识障碍，恶心呕吐，头痛，视力模糊，呼吸急促等脑水肿症状。

（3）肺水肿时出现呼吸困难，呼吸急促和发绀缺氧。

（4）肾水肿则可引起少尿或无尿。

（5）血钠降低，血钠是一项重要的诊断指标。当血钠下降至120mmol/L时，表现为烦躁和神志恍惚。低于110mmol/L时可发生抽搐和知觉丧失，休克，甚至心脏骤停而死亡。一旦怀疑TURP综合征，除及时测定电解质，了解血钠水平外，应立即采取下列治疗措施。①静脉注射利尿剂，如呋塞米40mg，几小时后可重复，以促使大量水分排泄，恢复正常血容量。②静脉注射3%～5%氯化钠250～500ml，缓慢输入，同时应密切监测肺水肿情况，根据血钠浓度决定再用氯化钠。③吸氧，纠正缺氧状态。④酌情使用洋地黄类药物，增加心肌收缩力。⑤脑水肿，应进行脱水治疗并静脉滴注地塞米松，有助于降低颅内压以减轻脑水肿。

10.嗜铬细胞瘤病人手术切除瘤体前后循环波动剧烈，应在全麻下做好呼吸和循环功能的管理。术前至少应建立两条以上静脉通路，一条供术中输血输液用，另一条作为调控血压的给药途径。应选择较粗的静脉穿刺，以保证输血输液和给药的速度。术中应监测直接动脉压和中心静脉压，能快速反映血压及血容量的变化，以便及时采取控制性降压及输液疗法等措施。还需连续监测ECG，尿量，SpO_2。麻醉中管理的重点是血压的调控，主要以肾上腺能受体阻滞药酚妥拉明或血管扩张剂硝酸甘油或硝普钠控制高血压，根据血压的变化调节用量。心动过速时用短效β肾上腺能受体阻滞药艾司洛尔治疗。肿瘤切除后的低血压首先是扩容，如果效果不佳可以用间羟胺静脉注射，必要时可以持续静脉泵注去甲肾上腺素。术后需继续密切观察血压、心率和中心静脉压的变化，必要时送ICU继续治疗。

（曾江波）

第十四章　妇产科麻醉

第一节　产科手术麻醉监测

一、产科围术期监测内容及要求

（一）常规监测项目

1.血压　妊娠末期血压的变化常受体位的影响。有5%～10%孕妇由于增大的子宫压迫下腔静脉，使回心血量减少，发生仰卧位低血压综合征。有报道约50%产妇于临产期取平卧位时出现仰卧位低血压综合征，表现为低血压、心动过速、虚脱和晕厥。通过放射学检查发现，在仰卧位时约有90%临产妇的下腔静脉被子宫所压，甚至完全阻塞。为预防仰卧位低血压综合征，进行椎管内麻醉时，产妇最好采用左侧倾斜体位，或垫高产妇右髋部，使之左侧倾斜20°～25°，这样可减轻巨大子宫对腹后壁大血管的压迫，并常规开放上肢静脉，给予预防性输液。少部分患者若左侧倾斜体位改善压迫下腔静脉现象不明显甚至加重，要考虑使用右侧倾斜体位。

当从仰卧位改成侧卧位时，心排血量可增加，症状即解除。妊娠高血压疾病占孕产妇死亡的15%，是孕产妇死亡的第二大因素，发生率为6%～8%，由于血管痉挛，凝血激活导致器官灌注下降，而引起特异的综合征。加强监测是了解病情的重要措施和手段，可应用24小时动态血压监测。妊娠高血压患者大多数是双期高血压，具有夜间血压不降或增高、舒张压的升高较为明显、昼夜血压波动节律性呈非杓型和反杓型等特征；平均血压的升高，尤其是白天舒张压的升高与胎儿出生体重密切相关；而夜间舒张压与肾功能损害相关。正常孕妇的血压昼夜节律性也多见非杓型改变，与常人不同。动态血压监测的应用可提供大量有价值的信息，指导妊娠期高血压患者的诊断和规范治疗，从而减少并发症，改善胎儿生长发育。

2.心率　在发生仰卧位低血压综合征时，心率首先表现为加快，也有部分患者出现心动过缓。孕妇心率监测如果发现异常增快可能与母体甲状腺疾病有关。若椎管内麻醉后，母体血压下降，心率亦下降，要高度重视麻醉的情况，测试麻醉平面是否过高，采取相应的措施以保持循环稳定。

3.呼吸及氧合　在妊娠过程中，如果出现呼吸困难，属肺活量显著下降的病理状态，多发生于严重贫血、心肺疾病、肺水肿或膈肌高度上移的孕妇。妊娠末期因腹式呼吸受限，代偿能力差，因此麻醉时应避免抑制胸式呼吸，脊麻时要防止阻滞平面过高，此外，麻醉时应加强呼吸管理。当施行气管插管时，更应注意避免口鼻黏膜损伤。注意观察呼吸频率、节律、幅度及有无发绀。脉搏血氧饱和度用于监测周围循环氧合情况，是术中监测必不可少的手段。

4.意识监测　对于非全麻手术患者通过意识监测可判定麻醉效果，并可及时发现许多异常情况，意识模糊或完全消失常见于以下情况：严重低血压；局麻药中毒；镇静镇痛药过量；缺氧；羊水栓塞；心脏停搏等。

5.尿量　术中监测尿量对于重度妊娠高血压疾病的患者有非常重要的意义，通过尿量了解肾脏灌注情况，间接了解其他脏器灌注情况，指导术中输液，合理应用药物，纠正循环紊乱。

6.体温　体温监测对判断感染有重要意义，在孕晚期宫内感染引起体温升高，需要终止妊娠，同时需要根据体温情况选择恰当的麻醉方式。但要注意区别正常产时发热的问题，一般产时发热属于低热，是非感染因素所导致，如疼痛刺激、强烈宫缩，应用缩宫素等药物，此外分娩镇痛引起应激减弱，应激-内分泌-免疫网络平衡打破，也可导致发热，产科手术时仍可选择椎管内麻醉。

7.分娩镇痛监测　分娩镇痛操作后必须常规进行必要的监护。有条件的医院可以由麻醉医师全程进行监护，包括连续监测胎心音、宫缩强度，参照世界卫生组织疼痛分级标准进行镇痛效果评估及运动神经阻滞评估，连续监测母体血氧饱和度、心电图、体温，每隔5～15分钟测量血压一次，同时根据不同患者进行个体化镇痛治疗。但是目前由于各医院分娩镇痛的普及率不同，麻醉医生的资源相对不足，大量的临床工作压力导致麻醉医生全产程监护行分娩镇痛的产妇不够现实，所以行分娩镇痛的产妇的监护可以由麻醉科和产房共同进行，在镇痛实施后早期的半小时由麻醉医生监护，后期由产房助产士协助，当出现特殊情况时请麻醉科医生到场处理。

椎管内阻滞镇痛对胎儿心率的影响仍存在争议，文献报道蛛网膜下腔注入阿片类药物用于分娩镇痛可增加胎儿心动过缓的危险性，但并不增加剖宫产率，硬膜外给药似无此现象，但此种药物导致的一过性胎心率减慢并不影响剖宫产率。

有研究表明硬膜外分娩镇痛常与产妇产程中发热（>38℃）相关。通常认为接受硬膜外分娩镇痛的产妇发热是由非感染因素引起的，需要鉴别接受硬膜外分娩镇痛产妇的发热是感染性还是非感染性的，来决定是否需要进一步治疗和处理。

（二）特殊监测项目

1.中心静脉压和肺毛细血管楔压　整个妊娠过程中，循环负荷量显著加重，约有2/3怀孕前患心脏病的孕产妇可出现各种危险的并发症，如心力衰竭、肺充血、急性肺水肿、右心衰竭；感染性心内膜炎；缺氧和发绀，栓塞。对于合并心脏病及高危妊娠产妇进行中心静脉压和肺毛细血管楔压监测非常重要。

2.血气分析、电解质、血糖检验　对合并呼吸、循环、内分泌系统疾病的产妇应进行相关化验及监测。

3.出凝血功能监测　对孕产妇进行凝血指标动态检测，可早期发现凝血功能的改变，对预防弥散性血管内凝血（DIC）的发生和治疗有重要的临床意义。胎盘早剥时剥离处的坏死组织、胎盘绒毛和蜕膜组织可大量释放组织凝血活酶进入母体循环，激活凝血系统导致DIC。麻醉前、中、后应严密监测,积极预防处理。整个妊娠期间孕妇处于血液高凝状态,妊娠期间血小板的激活和消耗使大多数凝血网子的浓度增加,这种状态可以持续到产后,因此产褥期血栓栓塞的可能性增加。此外血小板减少常见于孕产妇。

二、胎儿监测

(一)胎儿监测的仪器检测

1.B超　是诊断孕龄及估计胎儿发育情况的一种简便、有效且可靠的方法。因其为无创伤性检查,可定期多次监测,作动态观察。通常测量胎头双顶径、股骨长、头臀长、胸径和腹径等综合判断。还可测量羊水量和胎盘的成熟度,以便发现胎儿畸形的情况。

2.胎儿心电图监测　胎心的活动变化是胎儿在子宫内生存状况的反映,因此胎儿心电图检查有一定的诊断价值。

3.胎儿电子监测　其特点是可以连续观察,并记录胎心率的动态变化,反映胎心率、胎动、宫缩三者之间的关系。

4.羊膜镜检查　应用羊膜镜通过宫颈在胎膜处,观察羊水性状,看到受胎粪污染的羊水呈黄色或绿色,可诊断胎儿缺氧。

(二)胎儿监测的实验室检测

1.胎盘功能检测　胎盘是胎儿的营养供应站,所以其功能状况直接关系到胎儿在宫内的安危。而监测其功能状况,主要是测定其所分泌的激素水平。雌三醇(E_3)测定:正常值为15mg/24h尿。10～15mg/24h尿为警戒值,小于10mg/24小时尿为危险值。尿雌激素/肌酐比值(E/C):正常E/C比值大于15。10～15为警戒值,小于10为危险值。血清胎盘泌乳素(HPL)测定:足月妊娠HPL值小于4μg/L提示胎盘功能低下。

2.胎儿成熟度检测　羊水中卵磷脂(卵磷脂食品)/鞘磷脂比值(L/S)大于2提示胎儿肺成熟。

3.胎儿先天畸形的宫内检测　羊水中甲胎蛋白(AFP)值的测定,妊娠8～24周正常值为20～48μg/ml。开放性神经管异常或无脑儿可升高10倍,达200～480μg/ml。

4.胎儿遗传性疾病的宫内检测　羊水细胞培养染色体核型分析,妊娠16～20周抽取羊水进行细胞培养,做染色体核型分析;妊娠早期绒毛活检:在B超引导下经宫颈管抽吸绒毛,在做细胞培养后做染色体核型分析。

(三)围术期胎儿监测

围术期对胎儿的监测主要是胎心监护,胎儿心率受交感神经和副交感神经调节,受到母体胎盘的血供氧供的影响,通过信号描记瞬间的胎心变化所形成的监护图形的曲线,可以了解胎动时、宫缩时胎心的反应,以推测宫内胎儿有无缺氧。正常妊娠从怀孕第37周开始每周做一次胎心监护,如有合并症或并发症,可以从怀孕第28周开始监护。应注意胎心音的节律性是否忽快忽慢等,正常胎心音120～160次/分,应及时治疗。

胎心监护主要是两条曲线,上面一条是胎心率,正常情况下波动在120～160次/分之间,一般表现为基础心率线是一条波形直线，出现胎动时心率会上升，出现一个向上突起的曲线，胎动结束后会慢慢下降，胎动计数>30次/24小时为正常，<10次/12小时提示胎儿缺氧。下面一条曲线表示宫内压力，在子宫收缩时会增高，随后会保持在20mmHg左右。

胎儿心率异常的表现及原因：胎儿正常的心率是在120～160次/分之间，若胎儿心率<120次/分或>160次/分，持续10分钟以上，表明胎儿心率是异常的。目前胎心监护仪应用已普及，在胎心监护时，发现胎心图形有异常，也常常用来表示胎心异常。胎儿心率异常多数情况下是代表胎儿在宫内有缺氧，胎儿心率异常的程度越严重，常意味胎儿缺氧也越重，但并非所有的胎儿心率异常都是缺氧引起，除上述情况之外，孕妇本身的情况也影响胎儿心率的变化，如孕妇发热，胎儿心率常常会超过160次/分，孕妇有甲状腺功能亢进，其本身的心率很快，胎儿的心率也常常超过160次/分，若孕妇服用某些药物，如保胎时服用的沙丁胺醇，或用阿托品，都可引起母儿心率加快。胎儿心率慢可能由于胎儿缺氧引起，但有时孕妇服用某些药物，如普萘洛尔，药物通过胎盘作用于胎儿，引起胎儿心率减慢。在有胎儿心率持续减慢时，要注意检查了解胎儿有无先天性心脏病的可能，此外，妊娠超过40周后，由于胎儿的神经系统的发育问题，胎儿心率有时也可低于120次/分，因此在有胎儿心率异常时，需仔细地分析情况，作出正确的判断及处理，如确实有胎儿缺氧存在，应及早终止妊娠。

三、新生儿监测

（一）新生儿常规监测

1.Apgar评分　出生后立即进行的标准评估方法。在新生儿出生后，1分钟、5分钟、10分钟，根据皮肤颜色、心率、呼吸、肌张力及运动、反射共5项体征进行评分。满10分者为正常新生儿，评分7分以下的新生儿考虑患有轻度窒息，评分在4分以下考虑患有重度窒息。大部分新生儿的评分多在7～10分之间。

评分具体标准是：

(1)皮肤颜色：评估新生儿肺部血氧交换的情况。全身皮肤呈粉红色为2分，手脚末梢呈青紫色为1分，全身呈青紫色为0分。

(2)心率：评估新生儿心脏跳动的强度和节律性。心搏有力大于100次/分钟为2分，心搏微弱小于100次/分钟为1分，听不到心音为0分。

(3)呼吸：评估新生儿中枢和肺脏的成熟度。呼吸规律为2分。呼吸节律不齐（如浅而不规则或急促费力）为1分，没有呼吸为0分。

(4)肌张力及运动：评估新生儿中枢反射及肌肉强健度。肌张力正常为2分，肌张力异常亢进或低下为1分，肌张力松弛为0分。

(5)反射：评估新生儿对外界刺激的反应能力。对弹足底或其他刺激大声啼哭为2分，低声抽泣或皱眉为1分，毫无反应为0分。

1分钟Apgar评分代表了胎儿宫内生存状况，5分钟、10分钟Apgar评分代表了新生儿的预后。

2.心率、血压、呼吸、体温等呼吸和循环功能的监测。

3.监测控制新生儿的周围环境。

4.血液中的物理和化学变化。

(二)新生儿重症的监测

【基本监测】

1.体温监测 新生儿出生后由于蒸发散热,体温会迅速下降,需快速擦干,应用包裹、远红外辐射台或暖箱等方式保暖,使患儿保持适中温度,同时对新生儿进行体温监测,一般采用水银温度计,最好测量颈部或腋下的温度,尽量不测量肛温,以免肠道损伤。应用保暖箱或远红外辐射台可以监测皮肤温度。目前还有仪器可以监测鼓膜等处的温度,相关性较好。

2.血糖监测 生后如延迟开奶而未静脉补充可发生低血糖,一般正常新生儿生后 12 小时如无食物或静脉供应糖,会耗尽糖原储备,对于早产或小于胎龄者、巨大儿、生后延迟喂养者、患病新生儿,出生后应常规监测血糖,每天 3～5 次,直至血糖稳定。如血糖低于 2.6mmol/L 应及时给予纠正。

3.生化血气监测 危重新生儿容易发生内环境紊乱,严重感染、缺氧、损伤等可导致生化血气异常,及时监测电解质和血气分析可以及时发现病情变化,对于危重新生儿一般每天监测 1～3 次生化和血气。

4.体液平衡监测 大多数新生儿生后 24 小时内排尿,如生后 24 小时内未排尿或以后尿量小于 1ml/(kg·h)则要注意是否有循环或肾功能异常等问题存在。对于高危新生儿需每天监测尿量、体重,记录 24 小时出入量。

【呼吸系统监测】

高危新生儿非常容易发生呼吸问题,导致缺氧、脑损伤,甚至死亡,应及时进行监测。

1.临床表现 观察有无呼吸困难、呻吟、发绀、呼吸暂停等表现。

2.体格检查 正常呼吸 30～60 次/分,应观察有无气促、呼吸不规则、呼吸困难、发绀,呼吸音是否对称、有无桶状胸、啰音等。

3.经皮氧饱和度($TcSpO_2$)监测 高危新生儿应 24 小时实时监测,凡吸氧的早产儿必须监测,其水平应保持在 88%～92%。

4.经皮氧分压($TcPO_2$)监测 其原理为应用微电极加热局部皮肤,扩张毛细血管,使毛细血管动脉化,加速氧气从皮肤毛细血管经过真皮到皮肤表面,用化学电极测量其值,但因其相关性较差,临床较少使用。

5.经皮二氧化碳分压($TcPCO_2$) 监测原理为应用微电极将局部皮肤加热后使局部血流增加,用化学电极监测该处二氧化碳分压水平,虽然二氧化碳不需要加热局部皮肤即可测量,但加热后获得的数值更可靠,可动态观察体内变化情况,缺点为不够准确,但 $TcPCO_2$ 可用于观察血 PCO_2 变化趋势,需结合动脉血气监测结果分析,可减少动脉血气检测次数。需 2 小时更换一次探头位置,以避免皮肤烫伤。

6.呼气末二氧化碳分压($P_{ET}CO_2$)监测 $P_{ET}CO_2$ 用于气管插管患儿,连接于气管插管末端和呼吸机 Y 端之间,用于监测 $P_{ET}CO_2$ 情况。由于二氧化碳值在呼吸周期变化很大,而新生儿呼吸相对较快且潮气量相对较小,故在新生儿时期测得的数值不够准确,可结合血气情况,

用于动态观察 $PaCO_2$。

7.血气分析　血气分析可用动脉血或动脉化的毛细血管血进行分析。可判断体内氧分压和二氧化碳分压及酸碱情况等。一般早产儿氧分压维持在 50～70mmHg,二氧化碳分压维持在 40～55mmHg,pH 值维持在 7.35～7.45。

8.胸片　有发绀、呼吸困难的患儿,需摄胸片了解心肺情况。病情不稳定或气管插管者,最好床旁摄片,以避免病情突变,但需要防护。对 RDS 患儿,最好于生后 6～8 小时再摄片。对突然出现发绀、烦躁不安的患儿,需考虑是否存在气胸,并摄正侧位片。

9.肺功能监测　对严重呼吸困难或机械通气患儿监测肺功能,常用参数有:压力,容量、流量、肺顺应性、气道阻力、潮气量、每分钟通气量等。呼吸力学环:压力容量环、压力流量环、容量流量环等,可用于监测肺顺应性、气道阻力大小、有无漏气等情况,以指导呼吸机的应用。肺顺应性下降常见于 RDS、肺水肿、气胸等,气道阻力增加常见于胎粪吸入、慢性肺病、气道分泌物等。

【心血管系统监测】

对高危新生儿或患心血管疾病者应常规进行心血管系统监护。

1.临床表现　观察有无发绀、皮肤花纹或发灰、四肢末梢冰凉、意识障碍、水肿、尿量等。

2.体格检查　正常新生儿心率 120～160 次/分,注意心率、心律、心音、杂音、肤色、肝大小、股动脉搏动情况、毛细血管再充盈时间、四肢末梢温度、水肿等,如股动脉搏动减弱,提示存在主动脉狭窄,如存在差异性发绀,提示有经过动脉导管的右向左分流,有助于早期发现心脏病变。

3.心电监护　对所有高危新生儿都要 24 小时实时心电监护,监测心率、心律。

4.血压监测　虽然血压不是一个敏感的指标,但对危重新生儿常规定时监测血压非常重要,一般 2～6 小时测一次,对休克、失血等患儿要 1～2 小时测 1 次,要注意血压计袖带大小,必要时测四肢血压和经皮氧饱和度。

5.无创监护　包括使用经皮氧分压测定仪测定脉搏、心前导联测定心率及袖带测定血压。经皮氧分压测定仪简单易用,为目前 NICU 常选方法,但肢体移动或末梢循环欠佳、肢端凉可能会影响其测量结果,且如果存在心律不齐则无法判断。心前导联可反映心律,不受末梢循环影响,但需用导联探头,需注意放置位置是否恰当。

6.有创监护　新生儿一般应用脐动脉和桡动脉进行有创血压监护,常用于重症新生儿需要频繁监测血气和血压时;应用脐静脉监测中心静脉压及输液,常用于判断有效循环血容量及心功能等情况。但由于置管可能出现感染、栓塞等情况,故应用时需权衡利弊。有创监测技术要求高,需经过培训后使用且价格相对昂贵。

7.其他监测　可根据具体情况选择心电图、超声心动图、胸片、电解质、心肌酶谱等检查。

【中枢神经系统监测】

新生儿脑损伤发生率较高,并且不容易被及时发现,判断预后电非常困难,但早期发现新生儿脑损伤,判断脑损伤严重程度及预后,对医师和家长都非常重要,因此,对高危新生儿要进行神经系统监护。

1.临床表现　有无窒息、复苏等病史,观察哭声、意识形态、反应、有无抽搐等。

2.体格检查　意识、反应、头围、囟门、瞳孔、肌力、肌张力、各种反射。

3.实验室检查　血糖，电解质，脑脊液常规、生化、培养等，血气、血氧、血氨基酸、有机酸等。

4.脑电图监测常规脑电图(EEG)　是检测脑电生理的主要方法，可反映脑电背景活动和癫痫样放电，而且能反映不同的部位和频率，需要有经验的专业人员进行分析。

5.近红外光谱仪(NIRS)　在近红外光线范围(700～1100nm)内通过测定氧合血红蛋白和脱氧血红蛋白来监测脑组织氧合代谢，在新生儿可用于监测脑氧合代谢和血流动力学的变化，特点为安全、无创、持续床旁监测。

6.脑干诱发电位　对脑损伤早期诊断有一定价值。

7.头颅 CT 和 MRI　早期头颅 CT 检查反映脑水肿情况，晚期随访可发现白质软化及基底核损伤等，CT 也可反映颅内出血、脑梗死等病变。MRI 检查可反映皮质坏死及灰白质的脱髓鞘病变，但检查需时长，需要镇静，费用贵，不适用于基层单位。

【消化系统监测】

1.临床表现　包括喂养情况，有无呕吐、腹胀、便血，大便性状、黄疸等。

2.体格检查　包括腹部外观，有无腹胀、肠型、肤色改变、舟状腹等，肠鸣音，包块等。一般生后 1 小时可听到肠鸣音，如果生后即听到，提示可能存在胎儿窘迫，已排过胎粪。

3.影像学检查　腹部 B 超，腹部 X 线片，钡剂灌肠等。

4.胆红素监测　对高危新生儿及黄疸患儿要及时进行胆红素监测，经皮胆红素检测无创简便，便于多次反复检测。但只能检测总胆红素，不能检测结合胆红素，光疗时所测得的数值不准确。因此，经皮胆红素检测要与血清胆红素检测相结合，对黄疸患儿要监测血清胆红素，对阻塞性黄疸要定期检测结合胆红素的动态变化。

5.食管下端 pH 测定　食管下端 pH 测定可反映有无胃食管反流，

【血液系统监测】

观察肤色、皮疹、有无出血点、有无肝脾肿大等情况，监测血常规、网织红细胞、血细胞比容、外周血涂片等，了解有无红细胞增多或贫血、血小板减少等，必要时可行骨髓穿刺检查。怀疑 DIC 者需行凝血全套、D-二聚体等检查。怀疑新生儿出血症者需行凝血全套检查。

【感染指标监测】

新生儿特别是早产儿免疫功能差，易发生感染，新生儿若存在胎膜早破、窒息、母产前发热等病史者，更应注意发生感染。

1.临床表现　每天要多次密切观察新生儿反应情况、精神状况、进奶量、有无呼吸暂停等。

2.体格检查　平时需观察患儿体温、肤色、四肢循环、毛细血管充盈时间等情况。

3.血常规　定期检测血常规，感染患儿血白细胞明显增加，严重革兰阴性细菌感染者，血白细胞减少。血小板减少是新生儿重症感染的重要表现。

4.非特异性指标　新生儿感染时 C 反应蛋白常升高，C 反应蛋白检查比较方便和快速，已成为监测新生儿感染的重要指标。

5.病原血检查　新生儿感染时要动态检测病原，如血培养、痰培养、尿培养等。

总之，由于新生儿疾病临床表现比较少，新生儿病情进展快，不容易早期发现问题，常措手不及。因此，对高危新生儿要从多方面进行监测，全面了解各脏器的病理生理变化，及时发现可能出现的异常情况，并给予及时纠正。

四、产科手术麻醉异常情况监测及处理

（一）仰卧位低血压综合征的麻醉监测和处理

通过放射学检查发现，在仰卧位时约有90%临产妇的下腔静脉被子宫所压，甚至完全阻塞，下肢静脉血将通过椎管内和椎旁静脉丛及奇静脉等回流至上腔静脉，因此，可引起椎管内静脉丛怒张。硬膜外间隙变窄和蛛网膜下隙压力增加。平卧位时腹主动脉也可受压，从而影响肾和子宫胎盘血流灌注，妨碍胎盘的气体交换，甚至使胎盘功能受损。有报道约50%产妇于临产期取平卧位时出现仰卧位低血压综合征，表现为低血压、心动过速、虚脱和晕厥。为预防仰卧位低血压综合征，进行椎管内麻醉时，产妇最好采用左侧倾斜20°～25°体位，或垫高产妇右髋部，使之左侧倾斜20°～25°，这样可减轻巨大子宫对腹后壁大血管的压迫，并常规开放上肢静脉，给予预防性输液。也可术前询问病史了解孕妇平素体位，麻醉后就用该体位预防仰卧位低血压综合征。

（二）血小板减少产妇的麻醉监测和处理

【血小板减少症产妇使用椎管内麻醉的安全性】

硬膜外腔有丰富的静脉丛，硬膜外麻醉的严重并发症之一是硬膜外血肿形成。单次法发生率约为1/220000，硬膜外置管法约为1/150000，近一半发生在拔除硬膜外导管后。有统计显示，顺利进行椎管内麻醉的患者，硬膜外穿刺后椎管内血肿的发生率为1/150000，脊麻后椎管内血肿的发生率为1/220000。如果加上凝血机制障碍、抗凝治疗、创伤和置管困难等因素，椎管内血肿的发生率会更高。从实验室检查的角度考虑，实施硬膜外麻醉的禁忌证包括：

1.国际标准化比值(INR)＞1.5。

2.活化部分凝血活酶时间(APTT)＞40秒。

3.血小板计数＜50×10^{9}/L。此外，对血小板功能异常者也不应实施硬膜外麻醉。

【如何正确看待孕期血小板减少】

血液稀释和孕期血小板消耗使血小板数量下降，但是产妇在孕晚期凝血因子Ⅱ、Ⅴ、Ⅶ、Ⅷ、Ⅸ和Ⅹ等因子均有增加，血浆纤维蛋白原由非孕时平均3g/L，增至正常妊娠晚期4.5g/L，使孕妇血液处于高凝状态。另外，血小板计数检查仅反映血小板数量，而不能反映血小板功能。孕晚期血小板的生成增加，血中血小板多为年轻型，其黏附和止血功能增强，同时分娩应激时产生的肾上腺素、花生四烯酸、凝血酶和腺苷也会增强血小板功能。孕产妇是事实的高凝状况，尤其是妊娠高血压疾病的孕产妇，但时常表现为血小板计数单项数值的减少，这给麻醉的选择带来了困惑，许多学者认为，产妇椎管内麻醉时对血小板计数的要求可适当放宽。况且，目前产科对诸如妊娠高血压疾病等处于高凝状况的孕产妇已开始进行抗凝治疗，产科麻醉的理念也应不断更新。

【麻醉的选择和处理】

对于血小板减少的产妇，麻醉可选择细针单次蛛网膜下腔麻醉、连续蛛网膜下腔麻醉、全身麻醉和腰-硬联合麻醉(包括硬膜外腔麻醉)。血小板计数＜50×10^9/L 的产妇应摒弃椎管内麻醉，一律选择全身麻醉。

1.细针单次蛛网膜下腔麻醉　应用腰-硬联合麻醉包中的 25G 腰穿针完全可以进行蛛网膜下腔穿刺，实施单次腰麻满足剖宫产的需求，而基本不触及硬膜外腔，可适用于血小板计数在$(50\sim100)\times10^9$/L 的剖宫产产妇。

2.连续蛛网膜下腔麻醉　是通过置入蛛网膜下腔的导管一次或分次注入小剂量局麻药，从而达到维持蛛网膜下腔麻醉效果的方法，可适用于血小板计数在$(50\sim100)\times10^9$/L 的剖宫产产妇。

3.全身麻醉　推荐气管插管全身麻醉，适用于血小板异常的，尤其是血小板计数＜50×10^9/L 的剖宫产产妇。

4.腰-硬联合麻醉与硬膜外腔麻醉

适用于血小板计数在$(50\sim100)\times10^9$/L 的剖宫产产妇。涉及硬膜外腔的麻醉在血小板减少的产妇给麻醉医生带来许多困惑，考虑孕妇血小板减少的特殊性以及孕产妇事实上处于高凝状况，许多学者对这类产妇成功实施了硬膜外腔麻醉。对这类产妇更需注意以下问题：

(1)严格的术前评估：注重实际的临床表现，对贫血程度进行评估，临床是否有出凝血障碍，除考虑血小板计数外、更要重视纤维蛋白原定量、凝血酶原时间和凝血酶原激活时间等凝血五项的检查。如仅血小板计数减少，临床表现和其他检查无异常，可谨慎实施腰-硬联合麻醉或硬膜外腔麻醉。

(2)合理输注血小板：妊娠期血小板减少是围生期一种常见的疾病，发生率占妊娠总数的3.6%～8.3%，常由于多种内科合并症以及妊娠并发症所引起。一般无需血小板输注治疗，只是在以下紧急情况下才采用：孕期血小板计数≤20×10^9/L，足量输注血小板，可以尽快提高血小板计数，以免造成因血小板减少所引起的自发性多脏器出血(尤其是脑出血)而危及生命。血小板计数虽＞20×10^9/L，但＜50×10^9/L，患者有明显出血倾向或面临手术、麻醉，为防止严重出血，也应尽快采用血小板输注治疗，以迅速提高血小板数量。

(3)合理应用激素：对免疫性血小板减少的产妇可给予丙种球蛋白和糖皮质激素治疗。肾上腺皮质激素可改善毛细血管功能状态，使毛细血管脆性由阳性变为阴性，出血倾向好转，并可抑制血小板抗体生成，减少毛细血管通透性，从而提高手术麻醉的安全性。

(4)应用娴熟的穿刺技术：孕妇硬膜外血管处于怒张状态，穿刺置管应小心，以免误入血管。卧位穿刺时，硬膜外针应缺口向上，以减少对黄韧带的损伤，同时对多是纵行分布的硬膜外腔血管的损伤概率也降低。由于形成血肿的直接原因多是硬膜外穿刺后置入导管的损伤，硬膜外导管的拔出与置入导致硬膜外血肿的风险相近，因此应该同样予以重视。由于硬膜外腔血管分布以前面和两侧居多，后面较少，垂直正中入路法穿刺较少损伤血管。

(6)及时合理的处理措施：硬膜外导管若置入血管，应缓慢退管至回抽无血，视情况进行生理盐水冲洗。在穿刺过程中万一发生硬膜外腔出血，应用生理盐水多次轻柔冲洗，每次 5ml，直至血色回流变淡，或者用 1∶20 万～40 万的肾上腺素盐水冲洗。

(5)重视术后随访:对血小板减少的产妇实施椎管内麻醉后要定时随访,做到2~4小时随访一次。如发现麻醉平面消失后再次出现,或出现腰骶部剧痛,应高度怀疑有硬膜外血肿的可能,积极采取相应的措施。

(三)高危妊娠产妇麻醉监测和处理

【妊娠高血压疾病】

1.妊娠高血压疾病的分类

(1)妊娠期高血压,BP≥140/90mmHg,妊娠期首次出现,无蛋白尿,血压于产后12周恢复正常,患者可伴有上腹不适或血小板减少,只能在产后最后确诊。

(2)子痫前期

轻度:BP≥140/90mmHg,妊娠20周以后出现尿蛋白≥300mg/24h或1+,可伴有上腹不适、头痛等症状。

重度:BP≥160/$L_1$0mmHg,尿蛋白2.0g/24h或2+,血肌酐>1.2mg/dl或较前升高,血小板<100000/mm^3,微血管溶血(LDH上升),丙氨酸氨基转移酶(ALT)或天门冬酸氨基转移酶(AST)上升,持续头痛或其他脑神经或视觉障碍,持续性上腹不适。

(3)子痫:子痫前期孕妇抽搐而不能用其他原因解释。

(4)慢性高血压并发子痫前期:高血压孕妇妊娠20周以前无蛋白尿,若出现蛋白尿≥300mg/24h,高血压孕妇妊娠20周以前突然蛋白尿增加,BP增高或血小板<10万/mm^3。

(5)妊娠合并慢性高血压:BP≥140/90mmHg,孕前或孕20周以前即诊断或孕20周以后首次诊断高血压,并持续到产后12周后。

2.麻醉前准备　给予解痉、镇静、降压,以及适度扩容和利尿等综合治疗。子痫前期患者经积极治疗48~72小时不见好转者或妊娠已达36周经治疗好转者;子痫已控制12小时者,考虑剖宫产终止妊娠。妊娠高血压疾病产妇围术期监测:动、静脉测压监测,最好行直接动脉压监测,并进行中心静脉置管,指导降压和扩容补液及利尿等治疗。

(1)详细了解治疗用药:包括药物种类和剂量,最后一次应用镇痛药和降压药的时间,以掌握药物对母胎的作用和不良反应,便于麻醉方法的选择和对可能发生不良反应的处理。

(2)硫酸镁治疗:硫酸镁是重度妊娠高血压疾病的首选药,但应用硫酸镁应进行严密监测,防止过量。镁离子正常值为0.75~1mmol/L,治疗浓度为2~3.5mmol/L,超过5mmol/L将出现中毒现象,首先为膝反射消失,随着浓度增加进一步相继出现全身肌张力减退及呼吸抑制,甚至出现心跳停搏。应常规观察用药后的尿量,有无呼吸抑制,检查膝反射、心率和心电图,有无房室传导阻滞,如有异常应查血镁离子浓度。

(3)术前降压药物应用:理想降压至收缩压140~155mmHg,舒张压90~105mmHg。长效降压药物应在麻醉前24~48小时停药。该类药与麻醉药多有协同作用,易导致术中低血压。可以改为静脉应用短效药物控制血压,直至麻醉及手术前。若麻醉未使血压下降,术中需应用降压药,使血压控制在目标范围内。

(4)了解麻醉前患者24小时的输液量:便于调控麻醉手术期间的液体平衡。

3.麻醉选择　终止妊娠是治疗重症妊娠高血压疾病重要的措施。凡病情严重,特别是平均动脉压高于18.7kPa(140mmHg);短期内不能经阴道分娩,或引产失败,胎盘功能明显低下，胎儿缺氧严重者，子痫抽搐经治疗控制后2～4小时或不能控制者均为终止妊娠的适应证。麻醉医师均应积极准备，抓住麻醉手术时机尽力配合终止妊娠。临床麻醉经常遇到重度妊娠高血压疾病并发心力衰竭、脑出血、胎盘早剥、凝血异常，以及溶血、肝酶升高、血小板减少，称为HELLP综合征和急性肾衰竭等。麻醉选择的原则应按相关脏器损害的情况而定，依妊娠高血压疾病的病理生理改变及母婴安全的考虑，对无凝血异常、无DIC、无休克和昏迷的产妇应首选椎管内麻醉。椎管内麻醉禁忌者，考虑选择全身麻醉，有利于受损脏器功能保护，积极治疗原发病，尽快去除病因，使患者转危为安。对于应用硫酸镁的患者，选择全身麻醉时，均应进行肌松监测。

4.麻醉管理

(1)麻醉力求平稳：减轻应激反应，全麻插管前应用小剂量芬太尼，以减少插管引起的血压波动，应避免使用氯胺酮。将呼吸、循环功能尽力调控在生理安全范围。血压不应降至过低，控制在18.6～20.0/12.0kPa(140～150/90mmHg)对母婴最有利。预防发生仰卧位低血压综合征，如监测有高血压者，也可应用神经节阻滞药和硝酸甘油降压。

(2)维护心、肾、肺功能：适度扩容，以血红蛋白、血细胞比容、中心静脉压、尿量、血气分析、电解质检查为依据，调整血容量，维持电解质和酸碱平衡。应用硫酸镁治疗的患者，如果急性镁中毒，若肾功能尚佳者，可采用利尿剂，适量补液，增加镁排泄。可用钙剂作拮抗剂。有四肢或呼吸肌瘫痪表现时，可皮下注射溴新斯的明或皮下注射毒扁豆碱，根据病情可重复注射。给予对症及支持疗法，特别要积极防治呼吸和循环衰竭。

(3)积极处理并发症：凡并发心力衰竭、肺水肿、脑出血、DIC、肾衰竭、HELLP综合征时，应按相关疾病的治疗原则积极处理。

(4)麻醉的基本监测：包括ECG、SpO_2、NIBP(甚至直接动脉测压)、CVP、尿量、血气分析，确保及时发现问题和处理。

(5)做好新生儿窒息的抢救准备。

(6)麻醉手术后送入ICU病房，继续予以监护、治疗，直至患者脱离危险期。

(7)病情允许条件下均应给予术后镇痛。

【前置胎盘和胎盘早剥】

对母体和胎儿的影响主要为产前和产后出血及继发病理生理性损害。产妇失血过多可致胎儿宫内缺氧，甚至死亡。若大量出血或保守疗法效果不佳，必须紧急终止妊娠。

1.麻醉前准备　该类患者麻醉前应注意评估循环功能状态和贫血程度。除检查血、尿常规、生化检查外，应重视血小板计数、纤维蛋白原定量、凝血酶原时间和凝血酶原激活时间检查，并做DIC过筛试验。警惕DIC和急性肾衰竭的发生，并予以防治。

胎盘早剥是妊娠期发生凝血障碍最常见的原因，尤其是胎死宫内后，很可能发生DIC与凝血功能障碍。DIC可在发病后几小时内，甚至几分钟内发生，应密切注意监测。

2.麻醉选择的原则　妊娠晚期出血多属急诊麻醉，准备时间有限，病情轻重不一，禁食禁饮时间不定。胎盘早剥的症状与体征变异很大，有的外出血量很大，胎盘剥离面积不大；有的毫无外出血，胎盘几乎已完全剥离直接导致胎儿死亡。麻醉选择应依病情轻重，胎心情况等综合考虑。凡母体有活动性出血，低血容量休克，有明确的凝血功能异常或DIC，全身麻醉是唯一安全的选择，如母体和胎儿的安全要求在5～10分钟内进行剖宫产，全麻亦是最佳选择。母体情况尚好而胎儿宫内窘迫时，应将产妇迅速送入手术室，经吸纯氧行胎儿监护，如胎心恢复稳定，可选用椎管内阻滞；如胎心更加恶化应选择全身麻醉。

3.麻醉操作和管理

(1)全麻诱导注意事项：产妇气管插管困难或失败的原因常因对气管插管困难程度的估计不足，对产妇气道解剖改变如短颈、下颌短等缺乏处理经验，以及产妇体位不当等。临床上应采取必要的措施，如有效的器械准备，包括口咽通气道，不同型号的喉镜片，纤维支气管镜，以及用枕垫高产妇头和肩部，使不易插管的气道变为易插管气道，避免头部过度后仰位，保持气道通畅。调整好压迫环状软骨的力度、使导管易于通过。遇有困难应请有经验的医师帮助。盲探插管可做一次尝试，但不可多次试用，注意插管误入食管。预防反流误吸，急诊剖宫产均应按饱胃患者处理，胃液反流误吸引起的化学性肺炎后果严重。

(2)做好凝血异常和大出血的准备：高危剖宫产应开放两条静脉或行深静脉穿刺置入单腔或双腔导管，监测中心静脉压。

(3)预防急性肾衰竭：记录尿量，如少于30ml/h，应补充血容量，如少于10ml/h应考虑有肾衰的可能。除给予呋塞米外，应即时检查尿素氮和肌酐，以便于相应处理。

(4)防治DIC：胎盘早剥时剥离处的坏死组织、胎盘绒毛和蜕膜组织可大量释放组织凝血活酶进入母体循环，激活凝血系统导致DIC。麻醉前、中、后应严密监测，积极预防处理。

(5)其他：由于麻醉前产妇出血较少，无休克表现，胎儿心率正常可选择椎管内麻醉或腰-硬联合阻滞。麻醉管理应预防一过性低血压和下腔静脉压迫综合征。麻醉管理应充分吸氧，预防子宫血流量下降及胎儿氧供需平衡失调。

【HELLP综合征】

HELLP综合征又称溶血-肝酶升高-血小板减少综合征。

1.病理特点　本病是妊娠高血压疾病的一种亚型，其临床特征是在妊娠高血压疾病的基础上，出现微血管性溶血性贫血、肝细胞酶升高，血小板减少。据国内外报道，其发生率占重度妊娠高血压疾病的4%～16%。其发病机制与妊娠高血压疾病相同，可能与免疫介导的脂质过氧化引起的血管内皮细胞损伤有关。

2.临床表现　多在妊娠中期以后至分娩前发病，亦有20%～30%的患者分娩前无症状，在分娩后产褥期发病。在妊娠高血压疾病的基础上，出现上腹部疼痛、恶心、呕吐，甚至吐血及黄疸、血尿，牙龈出血，全身皮肤淤斑等。常易误诊为其他疾病。严重者出现DIC、肺水肿、急性肾功能不全、子痫、脑水肿、ARDS等。实验室检查可确诊，表现为：血红蛋白下降，外周血涂片发现破碎的红细胞，血小板减少，病情重者可有血胆红素升高，以间接胆红素升高为主。酶升高以乳酸脱氢酶(LDH)高最早、最明显，AST，ALT亦有不同程度升高。

3.麻醉管理

(1)本病一经确诊，最佳治疗手段是尽早终止妊娠，文献报道，HELLP综合征的总剖宫产率约为58%。由于其病情凶险，麻醉处理十分棘手，应高度重视，尤其是对合并有妊娠高血压疾病的剖宫产患者应常规检查血小板与肝功能。

(2)术前管理：本病患者严重并发症的发病率为：子痫7.9%、DIC21%、肺水肿6%、肾功能不全 8%、胸水 6%。术前准备重点是积极治疗上述可危及生命的合并症，防止抽搐。改善重要器官及子宫胎盘血流状况、稳定血压、纠正凝血异常。

高血压：肼屈嗪可增加子宫胎盘和肾脏的血流，为控制高血压的首选药，但其显效慢（15分钟），持续时间较长（6 小时）、调节性欠佳。心率增快时可用艾司洛尔等 β 受体阻滞剂，硝普钠的优点是富有调节性，常用于预防气管插管反应和治疗高血压危象。亦可用拉贝洛尔，降压药应持续用至术前。

预防及控制抽搐（子痫）：A.硫酸镁有轻度的中枢神经系统抑制和血管扩张作用。可松弛子宫肌层，增加子宫血供，故是治疗子痫前期的常用药物，同时也用于抑制子宫收缩。B.抽搐时应吸氧、人工呼吸及用解痉药：苯二氮䓬类可透过胎盘，新生儿抑制作用较强，应慎用。可选用其他镇静药或静脉麻醉药。

纠正凝血异常与血容量不足。抗血小板聚集药阿司匹林应服用至术前。合并 DIC 者早期应积极行肝素抗凝治疗，在抗凝治疗的同时输新鲜血（血浆）、血小板，严重贫血者术前应输血。要注意不可在未行抗凝治疗的情况下单独输注血小板及凝血因子，因为它们并不能减少术后出血，相反还可引起及加重血栓形成。在扩容治疗的同时，在 CVP 和 PAP 的指导下充分输液，维持 CVP8～12cmH_2O。

术前给予地塞米松 10～20mg 或氢化可的松 200mg，正在用肾上腺皮质激素治疗的患者，术前应增加其用量。肾上腺皮质激素应持续用至术后。

（3）麻醉中管理：剖宫产手术的麻醉管理同妊娠高血压疾病，但由于患者合并凝血障碍，原则上均应采用全身麻醉，禁用椎管内麻醉。除常规监测外，应监测有创动脉压、CVP，必要时应插入肺动脉导管监测肺动脉压与 PCWP。此外，还应行血小板计数、DIC 等凝血功能监测。麻醉中应注意以下事项：

1）由于本病多为紧急手术，应按照饱胃处理。此外，由于声门区软组织的肿胀，气管插管难度增加。

2）应注意维持血流动力学稳定，尤其是要避免高血压与低血压，文献报道，80%～85%的本病患者有高血压，加上浅麻醉及产后子宫复旧、缩宫素的应用等，可引起严重的高血压，增加脑卒中和肺水肿发生率。术中除应避免用氯胺酮等可引起血压升高的麻醉药外，还可用拉贝洛尔（5～10mg，静注）或肼屈嗪（5mg，静注）等扩血管药控制血压，维持平均动脉压不超过 120mmHg。但要注意不可使血压过低（舒张压不低于 80mmHg），以免影响子宫、胎盘及肝肾等重要器官血液灌注。

3）应注意围术期应用的镁剂与肌松剂的相互影响，进行肌松监测。

4）术中加强凝血功能监测，尤其是要注意有无 DIC、凝血功能异常。术中创面严重出血不止时，应根据血小板计数、凝血功能检查结果，及时补充血小板与凝血因子。

5）本病胎儿死亡率高。文献报道，围产儿病死率为 7.7%～60%。加上全麻药、产妇所用的血管活性药物等治疗用药均可能抑制胎儿，应作好新生儿监测与复苏的准备，应有专门的新生儿医生负责抢救新生儿。

4.多数患者妊娠终止后病情能得到改善，但产后 24～48 小时内血小板可持续下降达到最低值，肝酶持续升高并达到最高值，此后若无合并症，上述指标逐渐好转。同时还应注意术后

24小时充血性心衰与ARDS的发生率高，尤其是合并腹水者，术后应送重症监测病房继续密切观察治疗。

（四）羊水栓塞产妇的麻醉监测和处理

羊水栓塞是指在分娩过程中，羊水成分进入母体血液循环后引起的肺栓塞、休克、DIC、肾衰竭或呼吸循环骤停等一系列严重临床表现的综合征。为严重的分娩并发症，是孕产妇死亡的主要原因之一。

1.病因

(1)胎膜破裂或人工破膜后羊水进入子宫蜕膜或子宫颈破损的小血管而发生。

(2)宫缩过强或强直性收缩。

(3)子宫体与子宫颈部有异常开放的血窦。

(4)过期妊娠。

(5)死胎可使胎膜强度减弱，渗透性增加与羊水栓塞亦有一定关系。

2.病理生理　羊水进入母体血循环引起Ⅰ型变态反应性休克、肺栓塞、肺动脉高压、全心衰竭、DIC、休克。

3.临床表现　典型症状为发病急剧而凶险，多为突发心、肺功能衰竭或骤停，脑缺氧症状及凝血障碍。症状轻重与羊水进入母血循环的速度和量的多少，以及羊水有形成分有关。病程可分为三个阶段：第一阶段：产程中尤其在破膜后，胎儿娩出前后短时间内，产妇突发寒战、咳嗽、气急、烦躁不安、呕吐等前驱症状，继之发生呼吸困难、发绀、抽搐、昏迷、心动过速、血压下降乃至迅速休克。有的突发肺水肿，粉红色泡沫样痰。发病严重者可惊呼一声即心搏骤停死亡；一些患者可于数小时内死于心肺功能衰竭，经抢救幸存者出现DIC。第二阶段：主要为凝血障碍。临床表现为产后出血，血液不凝，全身出血，休克与出血量不符。故遇有产后原因不明的休克伴出血、血不凝，应考虑羊水栓塞的诊断。第三阶段：主要为肾衰竭。多发生于急性心肺功能衰竭、DIC、休克、肾微血管栓塞、肾缺血，而出现少尿、无尿、尿毒症。以上三阶段基本上可按顺序出现，但并非每例都全部出现。胎儿娩出前发生的羊水栓塞，以肺栓塞、肺动脉高压、心肺衰竭、中枢神经缺氧为主，胎儿娩出后发生的，以出血、凝血障碍为主，极少有心肺衰竭为主要表现。

4.抢救与治疗　羊水栓塞发病急剧，必须立即、迅速组织有力的抢救。

(1)纠正呼吸、循环衰竭，心搏骤停者立即进行心肺脑复苏。

1)纠正缺氧：遇有呼吸困难与发绀者，立即加压给氧。昏迷者立即气管插管行人工呼吸治疗。

2)纠正肺动脉高压：可用盐酸罂粟碱，直接作用于平滑肌，解除肺血管痉挛，与阿托品同时应用可阻断迷走神经反射，扩张肺小动脉。首次用量30～90mg，加入5%葡萄糖液250ml内静脉点滴。654-2或阿托品：解除肺血管痉挛，松弛支气管平滑肌。肾上腺素能阻断剂：酚妥拉明一次5～10mg。

3)防治心力衰竭：使用强心利尿剂。

(2)抗过敏治疗地塞米松；氢化可的松；钙剂。

(3)综合治疗休克补足有效血容量；使用血管活性药；维持酸碱与电解质平衡。

(4)DIC与继发纤溶的治疗。

1)DIC高凝期尽早使用肝素,症状发生后10分钟内使用效果最好。用量为0.5～1mg/kg(1mg=125u),每4小时1次,静脉注射。凝血时间在15～30分钟之内,一旦出血停止,病情好转可逐步停药。禁用于继发纤溶期。

2)输新鲜血、新鲜冰冻血浆:适用于消耗性低凝期。输注纤维蛋白原,一般需6g,如输注凝血酶原复合物以不少于400单位为宜。

3)输血小板:当血小板降至5万,应输血小板。

4)冷沉淀物:含Ⅰ、Ⅴ、Ⅷ、ⅩⅢ因子,每单位可增加纤维蛋白原100mg/L,提高第Ⅷ因子水平。

5)抗纤溶期的治疗:可用抑肽酶;氨甲环酸;6-氨基乙酸等。

(5)肾衰竭的防治:少尿期未发生尿毒症前应使用利尿剂如呋塞米、甘露醇。肾衰竭时如病情允许可采用透析治疗。

(6)产科处理:对于持续宫腔内出血难以控制者,可能需要行子宫切除术。

(侯贺胜)

第二节　妇科手术麻醉

一、麻醉特点

1.妇科手术体位特殊,如头低位、截石位,对呼吸和循环影响较大,术中应重视呼吸、循环监测,发现意外和并发症及时处理。

2.妇科手术中子宫肌瘤慢性出血较多,常常伴有贫血和低蛋白血症,术前应给予治疗和纠正。老年妇女常伴有高血压、糖尿病、慢性支气管炎、冠心病,术前应正确评估麻醉手术危险性,并待病情改善后行择期手术。

3.妇科手术系盆腔、阴道和会阴部手术,手术经腹和阴道实施,硬膜外麻醉需充分镇痛和肌松。

4.宫外孕、子宫破裂(穿孔)常常致大出血休克,术中应及时补充血容量并做好血流动力学监测。

二、麻醉选择

1.硬膜外麻醉适应绝大部分妇科手术,近年来为了使腹肌或阴道更松弛,普遍应用脊麻-硬膜外联合麻醉,临床上取得满意麻醉效果。硬膜外麻醉常选用两点穿刺法,即T_{12}～L_1间隙穿刺,向头端置入导管,另一点是$L_{3\sim4}$间隙穿刺,向尾侧置管,麻醉平面控制在T_6～S_4;经阴道手术可选择$L_{2\sim3}$间隙穿刺,平面控制在T_{12}～S_4。腰硬联合麻醉常常选用$L_{2\sim3}$间隙穿刺,麻醉平面控制在T_5～S_4。

2.对宫颈癌扩大根治术和对椎管内麻醉有禁忌证病人及体质较差病人可选择全身麻醉下行手术。

三、常见妇科手术麻醉处理

(一)刮宫术

过去常不需要麻醉,随着社会进步、人民生活水平提高,现在许多病人要求在无痛苦情况下行手术。可应用静脉麻醉下行手术,异丙酚 4.5mg/(kg·h)微量泵输注,为了增强镇痛效果,可给半剂氟芬合剂静注,但术中必须行 EKG、SPO_2 监测和做好人工呼吸准备,一旦发现低氧血症、呼吸抑制应立即行人工呼吸通气供氧。

(二)卵巢囊肿切除术

1.可在硬膜外麻醉下完成手术。少数体质较差、肝功能不全病例可在全麻下实施。

2.巨大囊肿可挤压腹腔实质器官,严重者可使膈肌上抬压迫肺,使病人通气不足;囊肿压迫腔静脉,可使回心血量减少,麻醉后可能出现仰卧位低血压综合征。腔静脉压力增高,也会致硬膜外静脉丛扩张瘀血,硬膜外穿刺时须注意出血,如出血较多应放弃硬膜外麻醉。

3.囊腔液体较多时,放液需缓慢,避免较大血流动力学改变,并及时补充液体以稳定血流动力学,输液应用上肢静脉进入比下肢静脉进入有效循环较高,液体量损失较多时须在 CVP 指导下补液。

(三)经腹子宫全切或次全切除术

1.子宫肌瘤、功能性子宫出血、子宫内膜异位症及宫颈癌都需行子宫全切除或次全切除术。术前应对合并症行正确评价,麻醉危险性主要取决于合并症严重程度,因此术前应积极治疗合并症并行纠正,增强病人对麻醉的耐受性。

2.麻醉可选择硬膜外麻醉或脊麻-硬膜外联合麻醉,后者肌松效果比前者好,并对骶区和预防牵拉反射效果较好。但麻醉平面应严格控制,对于年老体弱或存在较严重低血压的患者应慎用。

3.术中需辅助应用神经安定药以使病人安静入睡和加强镇痛效果,加强血压、SPO_2 及心电图监测,时刻注意呼吸循环变化,一旦发生问题及时处理,对出血较多者,应及时补充血容量以稳定血液循环。

(四)阴式手术

1.主要包括阴式子宫全切术、宫颈前后壁修补术、膀胱阴道成形术等。目前临床上该类手术选硬膜外麻醉或脊-硬联合麻醉,选择 $L_{2\sim3}$ 间隙穿刺,麻醉阻滞应完善,以免引起盆心反射,致血压下降、心动过缓。

2.麻醉中应避免麻醉平面过高,以免影响呼吸和循环,术中出血较多时应注意血压和心率变化,并及时补充失血量以利手术病人心血管系稳定。

(五)腹腔镜手术麻醉

1.手术多数采用气管内全麻,其优点是主动控制呼吸、保证良好通气和氧供(合),避免术中出现高碳酸血症,麻醉中应注意导管请勿插入过深或导管扭曲或导管被痰堵塞致低氧血症。

2.麻醉应选用静脉麻醉为主,应用异丙酚 5～8mg/(kg·h)微泵输注,间断静注芬太尼和维库溴铵或潘库溴铵肌松剂等短效药物作麻醉维持，术毕病人能及时苏醒拔除气管导管。

（六）异位妊娠手术麻醉

异位妊娠又称宫外孕，是妇科手术较为常见的急诊手术，术前应正确评估病人全身情况，根据血压、心率、尿量、CVP等变化和出血量多少，明确休克程度，制订麻醉方案。

1.术前及时充分补充失血量，纠正低血容量，病人已处于休克状态时应积极抗休克治疗，使循环功能基本稳定后，施行麻醉和手术，千万别仓促行麻醉和手术，否则可危及病人生命。在无血液情况下，可先输注贺斯或血定安等血浆代用品和平衡液（晶、胶体液按2∶1或3∶1），待血液到达后及时补充，使HCT维持在25%～30%，不宜低于25%，否则可致胶体渗透压下降，血浆外渗，导致肺功能下降，氧合能力下降，导致组织缺血缺氧。

2.做好血流动力学监测和EKG、CVP、血压、尿量监测，密切观察病情变化，采取相应处理。

3.麻醉选择

（1）局部麻醉：在休克未能完全纠正之前，急需手术止血治疗，可在局麻加神经安定镇痛术条件下行手术。如术中通过补充血容量和应用升压药能使血压、心率稳定，可在应用浅全麻加肌松条件下完成手术。

（2）硬膜外麻醉：出血性休克原则上在休克未完全好转前禁止应用硬膜外麻醉，因休克时血压的维持在很大程度上依赖外周血管收缩，如行硬膜外麻醉，此种代偿机制如受到抑制，可致严重低血压，危及病人生命。但在积极抗休克治疗前提下，可先行硬膜外穿刺置管，待休克治疗好转，血压基本稳定情况下，可应用低浓度、小剂量局麻药行硬膜外阻滞，但必须在备升压药的前提下使用。

（3）全身麻醉：吸入性全麻药有抑制循环、降低血压作用，其程度与吸入药物浓度呈正比，部分静脉麻醉药对循环抑制作用较强，应严格选择。目前临床上常选用对循环影响较小，静脉麻醉药为主的麻醉诱导和维持方法，如芬太尼、依托咪酯、γ-OH、维库溴铵、阿曲库铵等，必要时复合浅吸入麻醉。此麻醉方法较适合出血性休克病人，出血性休克病人对麻醉耐受程度与休克程度成正比，休克越严重，对麻醉耐受性越小，用药剂量宜小。

（4）麻醉管理：出血性休克病人行全身麻醉的最大危险发生在麻醉诱导期。因此，麻醉药物选择和用药剂量应严格把握，对循环功能不稳定病人最好采用表麻下加小剂量芬太尼3μg/kg静注行气管插管，麻醉维持可应用肌松剂加芬太尼麻醉下完成手术，有时辅助局麻。对于血流动力学较稳定病人（抗休克治疗后），可应用芬太尼、γ-OH、安定、依托咪酯诱导，不用硫贲妥钠、异丙酚、氯胺酮等药物诱导。麻醉维持可应用芬太尼、安定药为主静脉麻醉，辅助用浅吸入麻醉。麻醉中应严格监测EKG、CVP、血压、尿量，必要时监测血气分析、血细胞比容、血红蛋白等。结论：麻醉必须在治疗出血性休克基础上实施，否则休克治疗效果不佳，实行麻醉将带来严重后果。

（曾江波）

第三节 产科手术麻醉

近年来，国内剖宫产率显著提高，占15%～28%。剖宫产术的麻醉要保证母子安全，无痛，满足手术要求，减少手术创伤和术后并发症，不影响或少影响胎儿娩出后的子宫收缩。这是产科麻醉的基本原则和管理的独特要求。

【麻醉前准备】

1.详细询问病史　产科手术分平诊和急诊，即择期手术和急症手术。麻醉前应详细了解产妇的产程经过、既往史、药物过敏史、心理的准备等，做好解释工作，消除紧张情绪和顾虑。

2.做各种检查　麻醉前要进行各种辅助检查，如超声波、X线片、心电图及各种激素的测定。预先了解胎儿及胎盘功能情况。

3.禁食　产妇胃排空时间延长，胃内压增加，麻醉前至少禁食6h。

4.治疗并发症　对于产妇合并症，术前尽量治疗。如合并心脏病、糖尿病等，或妊娠中毒症等病理。麻醉与手术易使病理妊娠趋于恶化而威胁母子安全，给麻醉带来困难。

5.预防术后硬膜外血肿　孕妇硬膜外腔容积变小，静脉丛扩张，注入小量的局麻药，即可得到较广泛的麻醉平面和较广泛的阻滞范围，且术中出血及术后形成血肿的机会增多，尤应注意。

6.胎儿的全面情况及危险　尽量要考虑到麻醉前用药和麻醉药对产妇宫缩及胎儿的影响。

7.麻醉前设备检查　做好新生儿复苏抢救及母体意外出血的准备。如新生儿气管导管、麻醉机、氧气、吸引器、抗酸药及急救药品的准备；母体可靠的静脉通路及大输血的准备。麻醉医师要有一个训练有素的助手。

8.术前谈话　将用的麻醉药及围术期可能会遇到的情况，向产妇及家属交代清楚。产妇处于高危状态时，将风险应向家属解释清楚。

9.术前用药

(1)镇静药：量要小，咪达唑仑、地西泮、异丙嗪和巴比妥类较常应用。

(2)颠茄类：用量要轻，阿托品0.3～0.4mg或长托宁0.5mg肌注。

(3)禁用吗啡等药物：若手术所需要时，应待胎儿娩出前3～5min，或在胎儿娩出后，静注哌替啶50mg和异丙嗪25mg，作为辅助麻醉。不用吗啡等抑制胎儿呼吸的药物。

(4)抗酸药：术前应口服给予枸橼酸钠30ml，或碳酸氢钠，或静注胃复安10mg(术前无禁食产妇)。

【方法】

1.局麻　有时使用，如重度休克时。计算出所用药物的最大安全剂量。局麻时手术切口多能耐受，但手术操作到腹膜后，特别是切开子宫取胎儿时，子宫内手术操作，使产妇难以忍受，肌肉不松、手术操作不方便。

2.硬膜外麻醉　是产科手术的首选麻醉方法。镇痛完全，麻醉平面较易控制，肌松满意，对胎儿影响较少，对母子均安全。可满足手术要求，减少术中心血管动力学波动。穿刺点一般选择胸$_{12}$～腰$_1$，或腰$_{1\sim2}$或腰$_{2\sim3}$椎间隙，向头侧置管，置入3cm，用药量较一般患者为少，初次诱导量为5～15ml不等。阻滞平面上界达胸$_5$，当胎儿被取出后，麻醉平面有上升趋势，并有可能发生危险。应引起重视，作适当的预防和处理；还可于术后硬膜外止痛。胎儿娩出后可静注哌替啶等辅助药。

3.腰麻、硬膜外联合麻醉　其优点是患者清醒，可保证气道通畅，镇静药用得少或不用，经济、简单、易行等，但单纯腰麻平面不易控制，术后并发症多，现在很少选用。一旦选用时，用药量为常用量的1/3～2/3。药液易向头侧扩散，故要严格控制好平面，不使平面升得过高，一般控制在胸$_{8\sim6}$以下为宜。若平面＞胸$_6$时，会出现宫缩无力，子宫出血增多，血压下降等改变，难免危及母子安全。要及时予以处理。加快输液、输血，必要时从静脉注射麻黄碱15～30mg提升血压。近年多用联合腰麻，即硬膜外腔和蛛网膜下腔联合阻滞，先行蛛网膜下腔麻醉，必要时硬膜外腔加局麻药以满足要求，硬膜外腔可行术后止痛。

4.全麻　用于产妇异常精神紧张者，无法合作者，或合并有严重心脏病、腰椎病、局部感染明显、低血压或休克等硬膜外阻滞禁忌情况。麻醉前常规肌注阿托品，入手术室后吸氧祛氮5～10min，并保持良好的通气，以免在诱导插管时，母子发生低氧血症。快速诱导，插入带套囊的导管，以减少误吸的危险。诱导：0.5mg泮库溴铵、1～2mg/kg氯琥珀胆碱静注，丙泊酚1.5mg/kg，硫喷妥钠4mg/kg静注，气管内插管。加深麻醉。维持麻醉用氧化亚氮：氧为2～3：1。或吸入1％恩氟烷或异氟烷，以维库溴铵0.02～0.05mg/kg或阿曲库铵0.1～0.2mg/kg维持肌松。钳夹脐带时，可适当加深麻醉。切子宫下段时，停止吸入性麻醉药，只吸纯氧。麻醉不宜过深，且时间越短越好，争取5～10min以内取出胎儿，以减少麻醉药对胎儿的呼吸抑制。术后拔管时产妇应完全清醒，以防误吸的可能性。

【麻醉管理】

1.预先吸氧　无论选用何种麻醉，产妇入手术室后，都要吸氧祛氮。术前吸氧＞5L/min，保持气道通畅。要防止反流和呕吐，一旦发生呕吐时，取头低位并偏向一侧，及时用吸引器清除干净。必要时，在直接喉镜下吸引清除，以保持呼吸通气量的正常。

2.防止血压下降　术中全力维持血压，为预防“仰卧位低血压综合征”的发生，产妇子宫向左侧倾斜30°或右臀部垫以薄枕头，使增大的子宫左移，可以减轻其对下腔静脉受压的危险。产妇低血容量是椎管内麻醉的禁忌证。麻醉前液体预扩容可预防产科低血压。

3.预防流产　非剖宫产的孕妇手术时，腹腔内手术操作要轻柔，尽量避免对子宫的刺激，以免导致流产（＜妊娠6个月）和早产。孕妇术中无论何时出现疼痛，应及时解除。应吸高浓度氧。

【常见手术的麻醉】

1.妊娠中毒症（包括子痫）麻醉

(1)症状：妊娠晚期母体内发生很大变化，可引起中枢神经系统的功能紊乱。子宫因缺血而使胎盘产生某些有害物质，使小血管痉挛，导致高血压外周阻力增大、舒张压＞110mmHg，回心血量少等妊娠中毒症状。妊娠中毒症分为先兆子痫和子痫。

①先兆子痫：先兆子痫分为3类。轻度妊娠中毒症，仅有水肿和高血压症。舒张压＞

90mmHg，尿蛋白＜0.3g/24h。中度妊娠中毒症，＞妊娠24周，水肿、高血压、蛋白尿等。重度妊娠中毒症，血压更高，收缩压可＞160mmHg；舒张压＞102mmHg，除上述症状加重外，还有头痛、头晕、视物模糊、胸闷、恶心等症状。如不注意控制，很易发展成子痫。主要影响左心功能，心衰时易发生肺水肿。

②子痫：重度妊娠中毒症加抽搐或昏迷。昏迷时易发生误吸；抽搐致子宫收缩，早产；或由于子宫血管痉挛，发生胎盘早期剥离、死胎等并发症。肾血管痉挛可使肾血流量减低，出现少尿或无尿，甚至急性肾功衰竭；心脏负荷过重，发生肺水肿、心力衰竭等并发症。

(2)麻醉前准备：麻醉前积极进行监测和治疗，减少母子并发症。

①镇静：咪达唑仑10～20mg静注或输注，必要时，用2.5%硫喷妥钠5～10ml，静脉缓注，以控制抽搐。应密切观察呼吸。

②镇痉、降压：25%硫酸镁10ml加1%普鲁卡因2.5ml，深部肌注。或25%硫酸镁20ml加入50%葡萄糖80ml缓慢静注。或25%硫酸镁20ml加入20%葡萄糖400ml内输注。必要时，6h重复1次。总量＜24g。或冬眠1号合剂1/2肌注，或冬眠1号合剂1/2加50%葡萄糖20ml内静注。或肼屈嗪5mg静注，继之以5～20mg/h输注，以控制血压。做好新生儿复苏准备。

③扩张血管药和扩容同时使用：拉贝洛尔0.1mg/kg静注，或苄胺唑啉5mg/次或5～10μg/(kg·min)输注，或硝普钠0.5～8μg/(kg·min)必要时输注或微量泵注，调整速度，使舒张压维持在90mmHg左右。扩容用血代代血浆或平衡盐液或血浆或白蛋白(有低蛋白血症时)输注，使血细胞比容维持在35%左右。

(3)麻醉选择及管理：连续硬膜外阻滞，经$L_{2\sim3}$穿刺，当病情极重时用全麻。

①局麻配合镇痛药：局麻药内禁加升压药。

②硬膜外麻醉：较为理想。可降低血压，能达到满意的麻醉效果。麻醉平面控制在胸$_5$以下，给药浓度要较高，分次少量给药，注意血压的变化，防止缺氧和CO_2蓄积。

③对抗镁离子：发生高镁血症是危险的，如有效血清镁浓度＞2.5mmol/L(正常为0.8～1·2mmol/L)可抑制心肌收缩力，膝腱反射减弱或消失，易发生意外，术前应常规检查血镁水平。术中静注10%葡萄糖酸钙10ml，以对抗镁离子引起的呼吸抑制和心肌抑制。

④预防并发症：必要时监测MAP、CVP；对重症患者可测PCWP。预防肺水肿、左心衰竭等并发症的发生，一旦发生时，应积极治疗。包括血管扩张药的应用。无肺水肿征象时，不必用利尿药。

2.妊娠晚期大出血的手术麻醉

(1)病因：妊娠晚期大出血常见于以下两种情况。

①产科动态高危因素：妊娠后期，前置胎盘、胎盘早期剥离、胎盘置入、子宫破裂、胎盘粘连、子宫收缩弛缓和宫颈妊娠等原因，造成急性大量失血，危及母子的生命。

②纤溶亢进：胎盘早期剥离，从坏死的蜕膜或绒毛细胞释放的凝血活素或纤维蛋白溶酶，随着胎盘剥离时间的延长而逐渐增加，使血液中纤维蛋白原被消耗而不断下降。由于纤溶的活动性增加，发生难以控制的致命性的大出血。

(2)麻醉前准备：做好麻醉前病情评估及准备工作。

①大量输血:做好大量输血的准备工作。

②凝血情况:已处于严重失血性休克时,尽量于短期内纠正。大量输血时,应注意有无凝血紊乱。

③静脉通路:保证开放2或3条静脉。必要时行深静脉内穿刺,或静脉切开。以便快速输入扩容及有创监测。

(3)麻醉选择:根据手术和失血的严重程度,选择既能保证母子的安全,又能满足手术要求的麻醉方法。麻醉仍以硬膜外阻滞为主,如有下面情况可选全麻或局麻。

①全麻:同时切除子宫者选用,浅全麻配合肌松药,快速或清醒气管内插管,及时进行止血手术。

②局麻:产妇已处于严重失血性休克,又在短期内难以纠正者,应在积极快速补充血容量的同时,用局部麻醉配合小量镇静镇痛药,边抗休克边行手术止血,若施行插管者,麻醉过程应用面罩吸氧,以减轻由低血压导致的缺氧性损害。

在手术过程中,尽量输入较新鲜的血液或血小板等成分输血,在凝血机制的化验检查帮助下,应用抗纤溶的药物,如6-氨基已酸或对羧基苄胺,或立即止血。给予适量的激素和葡萄糖酸钙。

3.妊娠合并心脏病手术麻醉

(1)特点:产妇可伴发心脏病,占0.5%～2.0%,占产妇心衰者的60%左右,主要发生在第二产程,故当心功能为2～3级时,应行剖宫产术,是高危产科产妇麻醉的重点和难点,关系到母亲的安危、胎儿的生长和存活,有下列特点麻醉医师应有足够认识。

①心脏负担加重:妊娠期血容量增加,氧耗量增加,体内水钠潴留,胎盘循环的形成,子宫的逐渐增大,膈肌上升,使心脏位置发生改变,均迫使心脏的负担加重,储备能力进一步削弱。妊娠28～32周是最危险的阶段。

②肺循环阻力增高:分娩及娩出期,子宫收缩,腹肌及骨骼肌的用力,使回心血量及周围阻力增加,加上屏气、情绪紧张、挣扎用力等,又能使肺循环阻力大为增高。

③心脏负荷猛增:胎儿娩出后,因子宫骤然缩小,子宫血窦内大量血液进入血循环,使回心血量急骤增加,心脏负荷猛增,极易导致心力衰竭,应予预防和治疗。

(2)麻醉前准备:做好病情评估和治疗,具体做到如下几点。

①按心脏病患者手术麻醉处理:心脏病人如施行剖宫产术等,应按心脏病患者的麻醉处理。保护心功能,不使其发生心力衰竭;尽量减少对心血管的应激反应,必须制止产痛;吸入高浓度氧,镇静,保证产妇不过于紧张;同时做好胎儿娩出后的复苏准备。

②病情评估:了解麻醉前心脏病病情、既往有无心力衰竭、有无并发症,心脏治疗用药及抗凝药等情况。

③治疗心力衰竭:如有心力衰竭,应先控制心力衰竭。有心房纤颤、心室率过快或心功能较差者,可用洋地黄,正性肌力药物可使心功能较快恢复。只要求症状得以控制,而不需达洋地黄化。应监测EEG.BP、CVP,维持血流动力学的稳定。

(3)麻醉选择:麻醉选择重要而困难。

①原则:同心脏手术的麻醉。要选用对循环功能影响较小,镇静作用较好,给氧较充分的

麻醉方法。

②硬膜外麻醉或CSEA：用于心功能较好的瓣膜疾病患者；心功能较好的左向右分流的先天性心脏病患者；瓣膜脱垂或心肌病，未用抗凝药，或已用抗凝药的拮抗药的患者，心功能良好时。选用硬膜外麻醉或CSEA，应注意血压保持平稳，并配合适当的镇静药物。局麻药量小。

③全麻：若心功能较差的瓣膜疾患、左向右分流的先心病可右向左分流、原发肺高压、主动脉瓣狭窄、瓣膜脱垂或心肌病，选用全麻。气管内插管。维持用适量的咪达唑仑及芬太尼，或吸入氧化亚氮和氧。不宜用硫喷妥钠、氟烷等。

④维持血循环平稳：麻醉期间维持外周血管阻力、静脉回流、血容量或心肌收缩力不受抑制。注意补充失血。加强术后监测，预防心衰发生。术后硬膜外或静脉PCA镇痛。

⑤局麻：一般不选用。

4.妊娠晚期下腔静脉压迫综合征麻醉

(1)发生率：妊娠晚期下腔静脉压迫综合征，又称妊娠晚期仰卧位低血压综合征。在硬膜外麻醉下发生率为1%～11.3%。多出现在注入全量诱导麻药至开始手术后一段时间里。

(2)诱因：产妇仰卧位后，使巨大的子宫重压下腔静脉，使远端血液淤滞，回心血流量减少，可使心排血量减少25%，表现为血压下降，心率增快和休克等现象。下腔静脉压增高的同时，腹腔内感觉神经也受压，兴奋性增高，也是本综合征出现的因素之一。增大的子宫也压迫主动脉下段，使主动脉下段或其分支阻塞，导致肾、子宫、胎盘、下肢血流减少，胎儿因胎盘气体交换不足或胎儿窘迫受到危害。

(3)处理：本综合征一旦发生，应及时处理，否则可发生胎儿宫内窘迫症，甚至死亡。胎盘早期剥离、新生儿窒息、产妇循环衰竭甚至心搏骤停而死亡。应引起麻醉科医师的高度重视。

①诊断标准：仰卧位收缩压降至80mmHg以下，或下降幅度>30.8mmHg。

②预防。

③治疗：全面了解产妇一般健康情况，尤其要与休克鉴别。硬膜外穿刺前，局麻药内加入麻黄碱3～5mg。发生下腔静脉压迫综合征时，可嘱手术医师向上提起或向左推移巨大子宫，或将手术床左倾30°左右，使重大子宫压向左侧，是一种行之有效的方法；氧气吸入；当血压仍不回升时，静注麻黄碱5～15mg，可获得显著效果；加快开放的输液速度。

5.新生儿复苏术　新生儿复苏术是产科麻醉工作中极其重要的和紧急的工作之一。复苏的主要对象是新生儿窒息，或新生儿心搏呼吸停止。

(1)新生儿窒息的原因：约5%的新生儿娩出时有窒息、缺氧，主要是气道梗阻。如羊水、胎粪或血液等，进入气管内所致。

①各种原因所致的脐带受压：如脐带脱垂和绕颈等，造成气道梗阻。

②子宫血循环障碍：如子宫收缩过剧、低血压、巨大子宫压迫下腔静脉（即妊娠下腔静脉压迫综合征）及腹主动脉受压等。

③胎盘因素：胎盘梗死或胎盘部分剥离。

④产妇呼吸受抑制：如分娩及剖宫产过程中使用麻醉药、镇静药或镇痛药过量，使新生儿呼吸抑制。

⑤母体病理变化：产程过长、产妇体力耗竭，或因脱水、代谢性酸中毒等影响了新生儿的内

环境。

⑥胎儿发育不全：新生儿呼吸中枢和肺组织发育不全，造成中枢发育不良。

⑦产伤：产伤和颅内血肿造成中枢性呼吸衰竭。

(2)新生儿窒息分型：新生儿窒息分为发绀和苍白两型。均以缺氧为主要表现。严重时发生心搏呼吸停止。

(3)处理：需最快的复苏术处理。轻型新生儿窒息者，立即吸氧，并用吸引管或冲洗球等，吸出口咽部、气道的羊水、胎粪等梗阻物。重型新生儿呼吸停止时，可叩拍背部几次，拍打足掌使其哭啼后，呼吸也即恢复。一般羊水易被吸出，预后较好。若为胎粪梗阻，难以吸出，预后较差，危险性较大。

(4)气管内插管：新生儿窒息严重者，或下气道梗阻时，立即在新生儿喉镜明视下施行气管内插管。然后用细吸痰管吸出气管内的梗阻物。同时，用纯氧 T 形管加压人工呼吸。压力为 3～L_3cmH_2O，胸部呼吸动度良好，使两肺满意膨胀。但应防止压力过大（掌握在 10～30cmH_2O，＜30cmH_2O）而致肺泡破裂。插管时，避免误入食管，勿插入气道过深，妥善固定。亦应防止滑出声门或阻塞，保持导管通畅，保证有效循环。

(5)人工呼吸：无插管条件，或来不及插管时，在吸净气道分泌物的同时，立即行口对口人工呼吸；用手轻柔地挤压下胸部人工呼吸；双手将新生儿托起，弯曲和放松新生儿的躯干以进行人工呼吸。或面罩下加压给氧等。保持新生儿气道通畅（吸净分泌物，头取后仰位）。

(6)药物治疗：必要时用药物进行抢救性治疗。

①安钠咖或尼可刹米 0.5ml（含 125mg），或洛贝林 1mg 脐静脉注射或肌注。

②阿托品 0.02mg/kg 或长托宁 0.01mg/kg，脐静脉注射或肌注。

(7)心搏骤停复苏抢救：如发生心脏停搏，立即行胸外按压，实施 CPR 抢救，CPR 包括如下几点。

①胸外心脏按压：仅用大拇指或 2 或 3 个手指，轻轻按压胸骨下 1/3 部位。注意节奏性，100/min 左右。

②心内注射：胸外心脏按压 1～2min 心脏未复跳时，用肾上腺素 0.1mg 或心脏新三联针心内注射或脐静脉注射，以提高心肌的应激性。

③脐静脉注射：25%～50%葡萄糖 10ml，加维生素 C100mg，加尼可刹米 25mg（或洛贝林，或肾上腺素，或 10%葡萄糖酸钙，依病情需要决定）。

(8)应用镇痛药的拮抗药：如果窒息是由镇痛药引起，立即脐静脉注射丙烯吗啡 0.25～1.0mg，或纳洛酮 0.25mg 拮抗。

(9)纠正病理紊乱：对于严重型新生儿窒息，一旦呼吸恢复后，应及时脐静脉注入 5% $NaHCO_2$ 纠正代谢性酸中毒和低血糖，并用能量合剂。

(10)其他抢救措施：针刺人中、百会、十宣、水沟等穴位，也有一定效果。或用 70%乙醇，擦浴前胸以配合以上抢救措施。

(11)拔管指征：当呼吸通气量恢复到正常后，新生儿面部红润、呼吸节律规律、呼吸次数 30/min，即可拔除导管。拔管后观察 5～10min，不缺氧时，可送回新生儿室仍应给予氧疗。如果拔管后，呼吸不好，或有缺氧，可用面罩吸氧或重新插入导管机械通气，待呼吸、心率等平稳后，送回新生儿室。

(12)体温监测：抢救时注意保暖，并施行体温监测。根据病情适当选用抗生素及维生素 K 等药物治疗。新生儿哭闹不安者给予镇静药。注意预防拔管后喉头水肿的发生。

(李 静)

第四节 产科急症

一、子宫破裂

1.建立大孔径静脉通路：可能需要大量输血。

2.考虑有创监测。

3.考虑主动脉阻断。

二、胎儿窘迫

1.可能需要紧急或急诊剖宫产。

2.可能需要改变产妇体位。

三、子宫脱垂

1.发病率 1/2000 分娩。

2.考虑用 50μg 硝酸甘油 IV 或吸入麻醉药辅助子宫松弛。

四、经阴道双胎分娩

可能需要 50mcg 硝酸甘油 IV 或吸入麻醉药辅助子宫松弛。

五、羊水栓塞

1.发病率 1/8000 至 1/83000 活产，死亡率 61%～86%。

2.常见急骤循环衰竭、低血压、休克、低氧、DIC、意识改及肺水肿。

3.可能与强烈炎症反应有关。

4.需积极治疗和支持治疗，产妇病死率较高。

六、产后大出血

1.常因子宫收缩无力

2.危险因素

(1)胎盘位置异常。

(2)剖宫产史。

(3)肥胖。

(4)产妇高龄。

(5)先兆子痫。

(6)用力过多。

(7)阴道助产。

(8)多胎。

3.处理

(1)建立大孔径静脉通路。

(2)需要积极大量输血。

(3)考虑重组Ⅶ因子。

(4)考虑有创监测。

七、异位妊娠

1.外科治疗指征

(1)异位妊娠破裂。

(2)甲氨蝶呤禁忌或治疗失败。

(3)输卵管结扎史。

(3)并存宫内孕。

2.为大量出血做准备 建立大孔径静脉通路。

八、局麻药中毒

1.抽搐 考虑使用2～5mg咪达唑仑,50～100mg丙泊酚,或100～250mg硫喷妥钠。

2.循环衰竭

(1)较常见于布比卡因、依替卡因及罗哌卡因。

(2)可用20%脂肪乳剂(英脱利匹特)1ml/kg单次,此后0.5ml/(kg·min)。

(3)可用40单位血管加压素和1mg肾上腺素。

(4)考虑CPB。

(李 静)

第五节 新生儿复苏

新生儿窒息为新生儿死亡的主要原因之一,必须积极抢救和正确处理。凡估计胎儿出生后可能发生窒息者,均应在分娩前作好抢救准备工作。

【新生儿复苏】

新生儿复苏应以呼吸复苏为重点,当心率减慢或心搏停止时,也需进行心脏按压。

1.呼吸复苏 首先要清理呼吸道液体及胎粪,保持呼吸道通畅,建立有效通气,必要时应施行气管插管。

(1)吸引方法:胎头一经娩出,产科医师应立即使用干纱布清除口咽部羊水和血液,等胎儿完全娩出,再用吸管进一步吸引。根据 Apgar 评分,8～10 分的新生儿仅需清理呼吸道,4～7 分者在清理呼吸道的同时可给予一定刺激(轻压耳郭或拍打足底),面罩加压给氧。

(2)气管插管:Apgar 评分 0～3 分者应立即用喉镜显露咽部,吸除胎粪和羊水进行气管插管。由于新生儿颈短、喉头位置高、声门不易显露,常造成插管困难,故新生儿插管时头部不宜过度后仰,一般主张用直镜片挑起会厌,显露声门后插管。插管后应仔细听诊双肺呼吸音并观察两侧胸廓抬高是否对称,避免导管插入过深。吸入纯氧,用改良 T 形管装置行间歇正压呼吸。注意控制通气压力,防止肺泡破裂。当新生儿呼吸恢复,皮肤口唇转红,出现哭泣动作时,提示新生儿情况良好,可以拔管。

2.心脏按压:新生儿面色苍白,出现窒息,心率<80 次/分,即应开始胸外心脏按压。操作时两拇指放在胸骨中部,其余四指放在背后,将胸骨下压 1～2cm,挤压频率 100～200 次/分。当复苏效果欠佳时,可通过脐静脉置管给予阿托品、肾上腺素等药物治疗。

(李 静)

第六节 妊娠高血压综合征患者手术麻醉

妊娠高血压综合征(简称妊高征)是指妊娠 20 周后至分娩 24h 以内发生不明原因的血压升高。发病率在孕妇中占 5%～15%。妊高征为产妇死亡的最主要原因之一,须急症剖宫产术终止妊娠,因对母亲和胎儿生命构成危险而施行紧急手术,其麻醉处理过程往往较为困难复杂,风险性很大,故应当注意和警惕。

【麻醉前评估】

1.病因 妊高征病因不清楚,主要学说如下。

(1)子宫受压:子宫血流减少、张力过大。如羊水过多、多胎妊娠等。

(2)免疫学说:母体对胎儿、胎盘抗原产生的阻断抗体不足时,易发生高血压。因免疫抑制药损害了正常的免疫功能时,发生妊娠高血压的机会增多。

(3)前列腺素学说:前列腺素产生不足或破坏过多时,对血管紧张素Ⅱ的敏感性增加,发生高血压。

2.临床表现 患者全身小动脉痉挛，引起周围血管阻力增高，有高血压、蛋白尿和水肿3大病理特点，严重时出现抽搐、昏迷、心肾功能衰竭，使孕妇处于高危临产状态。

(1)高血压：血压≥140/90mmHg；或SBP较基础血压上升≥30mmHg，DBP上升≥15mmHg，重测两次，间隔6h以上，若重测仍高时，为高血压。病人术前1～2d，血压一般在160～200/95～120mmHg。甚至SP达240～140mmHg。

(2)蛋白尿：尿蛋白定性在“+”以上，或24h尿蛋白定量≥1g者为蛋白尿。

(3)水肿及体重剧增：体重急剧增加，每周可增加0.5kg，或在踝部、小腿、大腿、腹、背、面部有压凹性肿胀时为水肿。

(4)先兆子痫：病情严重者伴有头痛、头晕、眼花、视物不清、恶心、呕吐、上腹痛自觉症状等，称为先兆子痫。

(5)子痫：先兆子痫加惊厥或抽搐甚至昏迷，为子痫。可并发心衰、肾衰、胎盘早剥及DIC。

3.麻醉前治疗 对妊高征要进行积极对症治疗。

(1)冬眠药物：用于子痫者，达到镇静、解痉、预防抽搐惊厥。用冬眠Ⅰ号和硫酸镁等。保持气道通畅及吸氧；减少对病人的刺激。

(2)抗高血压：常用肼屈嗪5～10mg静注或25%硫酸镁4～8ml缓慢静注等。必要时再按1g/min速率输注维持。高血压危象时用硝普钠或硝酸甘油控制。

(3)利尿：水肿明显时呋塞米20～40mg静注，改善肾功能，预防左心衰和肺水肿发生。或用甘露醇降低颅内压；用碳酸氢钠纠正酸中毒。

(4)剖宫产术：终止妊娠，施行剖宫产术，迅速娩出胎儿。胎儿宫内窘迫患者以尼可刹米或洛贝林加50%葡萄糖液输注，当病情稳定和子痫抽搐停止、神志清醒后尽早手术；胎盘早剥、重度胎儿宫内窘迫者应及早手术。

【麻醉前准备】

术前访视病人，进行综合治疗，认真做好术前各项准备。

1.纠正水、电解质紊乱和低血容量 纠正因限制钠盐摄入(2～4g/d)和液体入量(2500ml/d)、脱水利尿药的应用而引起的脱水、低钠血症和低血容量。

2.拮抗镁中毒 麻醉前检查血镁、膝反射及呼吸频率。如呼吸≤16/min或血镁>5mmol/L者，静注10%葡萄糖酸钙或5%$CaCl_2$ 1～2g以拮抗镁中毒。需注意：

(1)升压药不敏感：利血平使体内儿茶酚胺消耗或释放受阻，使低血压时对升压药不敏感。

(2)肼屈嗪作用：肼屈嗪直接松弛平滑肌，直接或间接降低加压胺敏感性。

(3)麻醉前是否用优降宁：优降宁为单胺氧化酶抑制药，可增强拟交感胺类升压药的升压效应，故用优降宁后再用升压药，会出现血压骤升或危象；抑制多种药物的代谢酶，增强巴比妥类及镇痛药的毒性，产生低血压、昏迷、严重呼吸抑制等不良反应。麻醉前须详细了解优降宁的使用情况。

(4)防止体位性低血压：麻醉前了解酚噻嗪类用药时间和剂量，搬运患者时须防止体位性低血压。

(5)麻醉前用药：用冬眠Ⅰ号，加大镇静药剂量。颠茄类用阿托品或长托宁。

【麻醉选择】

1.硬膜外麻醉或硬膜外-腰麻联合技术　剖宫产术特别是高危妊高征病人，仍以硬膜外麻醉或硬膜外-腰麻联合技术为最佳选择，尤其是CSEA，局麻药用药量小，仅0.75%布比卡因1.5ml，即可满足大部分手术的需要。麻醉效果满意，产妇保持清醒，避免全麻威胁产妇安全，对宫缩影响较小，对患者生理干扰较小，并有降低血压的作用，使血压维持平稳。避免术中发生高血压危象。麻醉方法对气道无刺激，可按需要延长麻醉时间，术后硬膜外镇痛，误吸发生率低。

2.全麻　当凝血功能异常、出血患者、并发脑症状、胎儿窘迫、胎盘早剥或事先未估计到的技术困难时，以选用气管内插管全麻为妥。

【麻醉管理】

1.维持心血管功能稳定　麻醉中要密切观察血压变化，预防血压骤升、骤降。全麻时，可输注硝酸甘油，以减轻血压升高反应。血压突然升高时用硝普钠控制。硬膜外麻醉时用药要小量分次，严格控防平面过广。

2.预防硬膜外血肿　妊高征有血小板减少或凝血障碍，遇有用肝素治疗的病人，禁忌硬膜外麻醉，避免发生硬膜外血肿。

3.预防缺氧和二氧化碳蓄积　麻醉中保持患者安静，气道通畅；避免各种刺激，保证镇痛完善，充分供氧，避免缺氧和二氧化碳蓄积。

4.加强监测　术中严格监测心电图、血压、脉搏、SpO_2、CVP、尿量等。

5.维持内环境稳定　麻醉中注意出血情况，及时补充血容量，纠正酸碱失衡及电解质紊乱。胎儿娩出后应积极进行新生儿复苏。

6.肌松药应减量　当镁中毒时，全麻时肌松药要减量。

7.防治并发症　麻醉中或后要预防妊娠高血压性心脏病、左心衰竭、肺水肿、肾功能不全及产后血液循环衰竭等严重并发症。术后继续解痉、降压、镇痛等治疗；严密观察，及时发现变化，尽早进行处理。

8.预防出血　麻醉中或麻醉后，预防发生脑出血、胎盘早剥大出血、凝血功能障碍，如DIC等。

9.控制输液量　急症剖宫产时或手术室内不宜超量输液。以中心静脉压指导下输液，当中心静脉压和血压平稳时，母体仅需少量晶体液，75ml/h或更少，预防肺水肿的发生。

10.脱水利尿　此类患者术前准备与综合治疗时，若伴有脑水肿，给予甘露醇、呋塞米等药物脱水利尿，待病情稳定，实施剖宫产术。

（宋正亮）

第七节　无痛人流

一、概述

人工流产术是指妊娠14周内以人工的方法终止妊娠的手术。常用的人流术有吸宫术和钳刮术两种，前者适用于10周内的妊娠妇女，后者适用于10～14周的妊娠妇女。妊娠超过14周不能进行人工流产术，需要住院行引产手术。

人工流产术手术虽小，由于在手术时扩张宫颈管，负压吸引或刮宫壁过程中所引起的疼痛不适会导致患者产生紧张、恐惧、焦虑等心理应激反应而影响手术顺利进行。过去人流手术不使用麻醉，患者的痛苦比较大，并发症较多，除了伤害性刺激造成的疼痛、心理恐惧外，还可能引起人工流产综合征，主要表现为心率减慢、血压下降、恶心、呕吐、出汗、面色苍白，严重的可危及生命安全。随着人民生活物质水平的日益改善，对生活质量的要求也不断提高，患者在检查或治疗上对减轻痛苦的要求越来越强烈。新型麻醉药物的出现，使无痛人流术得以迅速发展和普及。无痛人流术是指在静脉全身麻醉下进行人工流产手术，患者在睡眠中接受手术，无任何痛苦，术后迅速苏醒，对手术过程无任何记忆。

相对于传统的人流手术，无痛人流术的优点有：①解除患者生理上和心理上的痛苦；②解除手术医生的心理压力，有利于保证手术质量；③减少手术并发症，减低人流综合征的发生率，有利于保障患者的生命安全。

二、适应证

1.初次妊娠、瘢痕子宫等估计手术需时较长的患者。
2.多次流产术后精神紧张难以配合手术的患者。
3.因高血压、心脏病不能耐受疼痛刺激的患者。
4.对传统人流手术恐惧或不能忍受其中痛苦的患者。
5.要求对手术过程无任何感觉的患者。
6.不规则阴道流血需要诊断性刮宫(诊刮)的患者。
7.长期放置同一宫内节育环需要取环的患者。

三、禁忌证

(一)相对禁忌证

1.未按要求执行禁饮禁食等术前准备的患者。

2.呼吸道评估预测困难气道或有呼吸道管理困难史需慎重。

3.无人陪护的门诊患者。

很多患者手术当时才决定使用全身麻醉，未能按全麻要求禁饮禁食。丙泊酚有内在的抗呕吐作用，而全身麻醉后基本避免了人流综合征的出现，迷走神经反射性兴奋引起恶心呕吐概率也可极大降低。故只要不是饱胃的患者，未严格禁饮禁食行无痛人流术不是绝对的禁忌证。备好负压吸引等抢救措施，由经验丰富的麻醉医生进行麻醉，还是可以保证患者安全的。

（二）绝对禁忌证

1.严重心脏疾病或心功能不全、心律失常的患者。

2.严重呼吸系统疾病或肺功能不全，哮喘急性发作的患者。

3.预计麻醉后可能有中重度上呼吸道梗阻并有困难气道史的患者。

4.对手术所需麻醉药品过敏的患者。

四、术前评估

为保证患者安全和减少术后并发症，对接受门诊腔镜诊疗麻醉的患者术前进行充分评估非常必要。麻醉前要针对与麻醉实施有密切关系的全身情况和器官部位进行重点复查。根据麻醉前访视结果，将病史、体格检查和实验室检查资料与手术麻醉的安危联系起来，进行综合分析，可对患者的全身情况和麻醉手术耐受力作出比较全面的估计。

值得注意的是患者精神状态的评估。很多要接受人流术的患者心理上都有很大负担，特别是年轻未婚女性，或者保胎失败不得不行清宫术的患者，失去胎儿的不舍和对于未来生育能力影响的忧虑，使这些患者非常敏感而紧张。有的患者不愿意摆好膀胱截石位或在清洗外阴时就惊叫喊疼甚至痛哭流涕。麻醉医生应在术前对患者的心理状态作好评估，给予耐心细致的解答和适当流露出关心都可以使患者得到一定的安慰，从而减少焦虑，产生对麻醉医生的信任，增加医从性。言语安慰无效精神异常紧张的患者，也可以在外阴清洗前就实施麻醉，不必坚持进窥器前才进行麻醉，以免增加患者的焦虑紧张。

五、术前准备

1.人流术前准备：测量血常规和凝血功能，避免贫血和术中异常出血。治疗外阴炎症。

2.麻醉前准备：禁饮禁食等常规麻醉前准备，稀释阿托品针备用。

3.体位采用膀胱截石位。

六、麻醉方法

随着医疗技术的提高，现今人工流产术一般只需 5 分钟左右的时间。这短短 5 分钟对于接受流产手术的患者是“漫长”的煎熬。人工流产术中的疼痛主要来自阴道扩张、宫颈扩张和吸刮子宫壁引起的子宫收缩，主要经 $T_{10\sim12}$，$L_{1\sim2}$ 交感神经支和 $S_{2\sim4}$ 副交感神经支传导。手术的刺激除了可以引起强烈疼痛外，还会引起迷走(副交感)神经自身反射，出现迷走神经兴奋症状，对心脑血管系统的一系列影响，表现为心动过缓、心律失常、血压下降、面色苍白、大汗淋漓、头晕、胸闷等，严重时可危及患者生命安全。患者的焦虑和紧张会加重这种影响。无痛人流术选择的麻醉方法必须要解除流产术中的疼痛和不良影响。

对于无痛人流术的麻醉有如下要求：①麻醉方法安全、平稳，对生命体征、子宫回缩、出血量无影响；②麻醉药物效能确切，镇痛完全，患者术中无知晓，术后无不适；③麻醉药物起效快，代谢迅速无蓄积，患者苏醒快而完全；④麻醉药物无呼吸、循环抑制等不良反应，无任何后遗作用；⑤麻醉方法及药物能为手术创造有利条件，如有效松弛阴道和宫颈口等；⑥麻醉的操作和设备简单、费用实惠，适合在门诊开展。目前临床已经基本能达到上述要求。

(一)静脉全身麻醉

1.单凭丙泊酚静脉麻醉　丙泊酚是新型的静脉药物，镇静作用强，无镇痛作用，起效迅速，患者苏醒快而完全，苏醒后心情愉快。对循环和呼吸系统有轻微抑制作用，注射速度增加则抑制作用增强，宜缓慢推注。常用的方法有单次静脉注射，微量泵持续推注和靶控输注。

(1)单次静脉推注：丙泊酚 2.5～3mg/kg 诱导剂量，20～50 秒内匀速静脉推注，待患者入睡、睫毛反射消失、呼吸平稳后开始进镜检查，如手术时间延长，可以追加丙泊酚 20～30mg(每次)。

(2)微量泵持续推注：静脉持续泵注比单次静脉注射更容易维持血药浓度的稳定，且呼吸循环抑制的发生率也比较低。手术前采用丙泊酚 2～2.5mg/kg 静脉注射，待患者入睡后静脉持续输注丙泊酚 2～10mg/(kg・h)，手术结束前停药。

(3)靶控输注：TCI 是智能化连续控制输注技术，由计算机自动算出诱导用量和诱导时间，使血液或血浆药物浓度快速达到所设定的目标浓度，并可根据需要随时调整给药，避免了诱导的时候血流动力学剧烈波动，而且维持麻醉时可以根据临床需要进行调节靶浓度，显示出计算的血药浓度，并自动补偿中断的药物输注，迅速达到预期靶浓度。还可预测患者清醒时间，并且能很好地控制麻醉深度，使麻醉过程平稳，减少循环和呼吸波动，使麻醉处于最佳状态。一旦停药，患者可迅速清醒。手术前将患者年龄、身高、体重输入 TCI 系统，设定丙泊酚血浆靶浓度为 5～6μg/ml，手术结束前 1～2min 停药。如手术过程中患者有体动，可提高靶浓度 1～2μg/ml 或者静脉单次追加 0.5mg/kg。

2.丙泊酚复合其他药物麻醉　丙泊酚无镇痛作用，需要大剂量使用才能消除手术给患者带来的疼痛，随着剂量的增加，副作用随之增加。伍用其他短效镇痛药可以消除包括钳夹宫颈、扩张宫颈和宫内吸引带来的疼痛，使麻醉效果更好，从而减少丙泊酚用量，副作用更少。常用的镇痛药有芬太尼、舒芬太尼和瑞芬太尼。

(1)丙泊酚复合芬太尼麻醉：芬太尼为阿片类镇痛药，镇痛效价高，单次小剂量静脉注射作用时间短，对呼吸抑制轻，不抑制心血管系统。术前采用芬太尼 1μg/kg 静脉推注，30 秒后缓慢推注丙泊酚 1.5～2.5mg/kg，待患者入睡、睫毛反射消失、呼吸平稳后开始手术，必要时追加丙泊酚 20～30mg(每次)。

(2)丙泊酚复合舒芬太尼麻醉：舒芬太尼是芬太尼家族中镇痛作用最强的阿片类药物，呼吸抑制轻，血流动力学稳定性好，在组织中无明显蓄积现象。单次静脉注射后药物作用达峰时间为 5.6 分钟，半衰期为 3 分钟。术前采用舒芬太尼 0.2～0.3μg/kg 静脉缓慢推注，30 秒后缓慢推注丙泊酚 1.0～2.0mg/kg，待患者入睡、睫毛反射消失、呼吸平稳后开始手术，必要时追加丙泊酚 20～30mg(每次)。

(3)丙泊酚复合瑞芬太尼麻醉：瑞芬太尼是一种新型 μ 受体激动药，镇痛作用强，代谢不依赖肝肾功能，起效迅速，作用时间短，消除快，重复用药无蓄积作用，非常适用于门诊手术麻醉。方法一，静脉缓慢注射瑞芬太尼 0.6～0.8μg/kg，接着缓慢推注丙泊酚 1.0～2.0mg/kg，待患者入睡、睫毛反射消失、呼吸平稳后开始手术，必要时可追加瑞芬太尼 20～30μg 或者丙泊酚 20～30mg(每次)。方法二，瑞芬太尼 1.0μg/kg 缓慢静脉注射持续 60 秒，随后静脉注射丙泊酚 1.0mg/kg，以瑞芬太尼 0.1μg/(kg·min)持续输注维持麻醉至负压吸引结束用药，待患者入睡、睫毛反射消失、呼吸平稳后开始手术，必要时追加丙泊酚 20～30mg(每次)。方法三，丙泊酚靶控输注，设定血浆靶浓度 3～4μg/ml，复合瑞芬太尼靶控输注，设定血浆靶浓度为 2～3ng/ml。待患者入睡、睫毛反射消失、呼吸平稳后开始手术。如手术过程中患者有体动，可提高丙泊酚靶浓度 1～2μg/ml 或者静脉单次追加丙泊酚 20～30mg(每次)。手术结束前停药。

有文献报道，在静脉推注瑞芬太尼的过程中，部分患者出现呛咳，可能与瑞芬太尼肌强直和呼吸抑制有关。另外，瑞芬太尼的呼吸抑制作用较强，与静脉注射的速度相关，复合丙泊酚时呼吸抑制更明显。二者复合用药时在降低血压方面也较为明显。麻醉诱导时应注意缓慢注射，必须要密切监测患者的呼吸和血压，出现情况及时处理。

(4)丙泊酚复合氯诺昔康麻醉：氯诺昔康是一种新型非甾体抗炎药，能减少前列腺素的合成和提高体内 5-羟色胺和内啡肽的浓度，降低中枢对疼痛的敏感性达到中枢性镇痛作用，无循环和呼吸抑制作用。氯诺昔康复合丙泊酚可以减少丙泊酚用量，还可以减轻人流术后的疼痛。手术前静脉注射氯诺昔康 8mg，丙泊酚 2.0～2.5mg/kg 缓慢推注，待患者入睡、睫毛反射消失、呼吸平稳后开始手术。如手术过程中患者有体动，可静脉单次追加丙泊酚 20～30mg(每次)。

(5)丙泊酚复合氟比洛芬酯麻醉：氟比洛芬酯是一种新型静脉注射用脂微球非甾体抗炎药.可以靶向性地聚集在手术切口、损伤血管和炎症部位而增强药效，脂微球结构还可以缩短药物起效时间并控制药物释放，使药效延长，与丙泊酚合用于无痛人流术的麻醉，可以减少丙泊酚用量，减轻呼吸抑制等不良反应，还可以作为人流术术后镇痛。术前静脉注射氟比洛芬酯 1mg/kg，10 分钟后缓慢静脉注射丙泊酚 2.0～2.5mg/kg，待患者入睡、睫毛反射消失、呼吸平稳后开始手术。如手术过程中患者有体动，可静脉单次追加丙泊酚 20～30mg(每次)。

(6)丙泊酚复合氯胺酮麻醉：氯胺酮对中枢系统的作用主要抑制丘脑-新皮质系统和大脑的联络径路，具有镇痛作用，对呼吸、循环影响较少。氯胺酮和丙泊酚联合用于人流术的麻醉，可以减少丙泊酚的用量，减少呼吸抑制的发生，减轻丙泊酚的降血压作用。术前静脉注射氯胺酮 0.15mg/kg，丙泊酚 2.0～2.5mg/kg 缓慢推注，待患者入睡、睫毛反射消失、呼吸平稳后开始手术。如手术过程中患者有体动，可静脉单次追加丙泊酚 20～30mg(每次)。

应用氯胺酮后，麻醉恢复期中少数患者会出现恶心或呕吐，个别患者可呈现幻梦、错觉甚至幻觉，有时伴有谵妄、躁动现象，联用丙泊酚可减少这种中枢性反应。患者苏醒后可能有头晕等宿醉感。另外，氯胺酮可引起分泌物增多，麻醉中需加以注意。如开展无痛人流手术的单位条件有限，也可采用氯胺酮麻醉，镇痛效果确切，对呼吸抑制小。但氯胺酮会引起心率加快，血压上升，颅内压增高，且复苏时间可延长。麻醉医生使用时需谨慎观察患者。方法一：氯胺酮 0.7mg/kg 缓慢静脉注射，待患者入睡后开始手术。方法二：缓慢静脉注射氯胺酮 0.5mg/kg，咪达唑仑 0.05mg/kg，患者入睡后开始手术。方法三：手术前静脉注射阿托品 0.3mg、安定 2mg，氯胺酮 0.4mg/kg 缓慢静脉注射，患者入睡后开始手术。

(7)其他：丙泊酚复合利多卡因麻醉，文献报道少量利多卡因联合丙泊酚应用，可以减少丙泊酚的注射痛。方法是 2%利多卡因 2ml 加入 1%丙泊酚 20ml 中，静脉注射丙泊酚 2.0～3mg/kg 缓慢推注，待患者入睡、睫毛反射消失、呼吸平稳后开始手术。如手术过程中患者有体动，可静脉单次追加丙泊酚 20～30mg(每次)。丙泊酚联合阿托品麻醉，可以扩张宫颈，有利于人流手术顺利进行。米索前列醇 400μg 术前 2 小时口服或阴道放置，或者米非司酮术前 24 小时口服 3 次，每次 50mg，术前联合丙泊酚麻醉，可以松弛宫颈，减少手术出血。

3.单纯瑞芬太尼麻醉　瑞芬太尼 1.5μg/kg 微量泵持续静脉注射 60 秒诱导，0.15ug/(kg・min)持续输注维持麻醉至手术结束前停止用药。

有报道指出单纯瑞芬太尼麻醉，部分患者出现术中知晓，甚至有患者围术期始终清醒，有牵拉痛和感觉不适，加大瑞芬太尼剂量则呼吸抑制明显增加。建议瑞芬太尼复合丙泊酚等镇静药物麻醉，效果更好。

4.芬太尼复合咪达唑仑麻醉　芬太尼 1～1.5μg/kg 稀释后缓慢静脉注射，2 分钟后给予咪达唑仑 0.1mg/kg 稀释后缓慢静脉注射，待患者入睡、睫毛反射消失、呼吸平稳后开始手术。

咪达唑仑是苯二氮䓬类药，具有良好的镇静和顺行性遗忘作用，但与丙泊酚相比起效时间和达峰时间较迟，代谢较慢，用于需时 3～5 分钟的人工流产手术可能会造成离院时间延迟。有报道指出咪达唑仑 0.07～0.1mg/kg 可造成中枢性呼吸抑制，在注射后 10 分钟内最明显，1 小时后恢复正常，稀释后缓慢注射可以大大减轻呼吸循环抑制作用，仍需引起麻醉医生注意。

5.依托咪酯麻醉　依托咪酯是短效静脉麻醉药，起效快，作用时间短，对呼吸和循环影响小，清醒迅速完全，无镇痛作用，不良反应有抽搐、恶心、呕吐和注射部位疼痛等。复合短效阿片类镇痛药，使麻醉效果更好，也可对抗依托咪酯的不良反应。方法一：依托咪酯 0.3～0.5mg/kg缓慢静脉注射，待患者入睡、睫毛反射消失、呼吸平稳后开始手术，必要时追加 0.1mg/kg。方法二：芬太尼 1～1.5μg/kg 缓慢静脉注射，随后依托咪酯 0.2～0.4mg/kg 缓慢静脉注射，患者入睡、睫毛反射消失、呼吸平稳后开始手术，必要时追加 0.1mg/kg。

(二)吸入全身麻醉

1.七氟醚吸入麻醉　七氟醚是一种新型吸入麻醉药，诱导和苏醒迅速，镇痛作用强大，无刺激气味，对呼吸循环抑制轻。术前使用专用的挥发罐以半开放式吸入浓度为 6%～8%的七氟醚和大流量氧气(5L/min)诱导，待患者意识消失后改用半紧闭模式吸入 2%～3%七氟醚和中流量氧气(3L/min)维持麻醉，手术结束前停止吸入七氟醚。

2.笑气吸入麻醉　笑气(N_2O)毒性小，对呼吸道无刺激，对心肺肝肾等重要器官无损害，镇痛效能强大而迅速，诱导和苏醒迅速。笑气无肌肉松弛作用，不影响宫缩。手术常规消毒时采用面罩紧闭式吸入 50%笑气，待患者意识模糊后进行手术操作，手术结束前停止吸入笑气。

由于患者采用面罩吸入麻醉气体，很难做到完全紧闭，可能造成手术室内麻醉气体污染，是门诊手术室应用吸入全身麻醉药的最大不足。另外，麻醉气体吸入至产生麻醉效果需要一段时间，相比之下，静脉全身麻醉起效更为迅速。笑气的麻醉效能较弱，患者在术中可能一直保持清醒，无法达到患者术中完全不知晓的要求。患者复苏的时间也比用超短效静脉麻醉药全身麻醉的患者长。建议门诊手术还是采用静脉全身麻醉为佳。

麻醉科无痛人流手术占全部人流手术的80%以上。麻醉方法如下：患者入室后取膀胱截石位于检查床上。开放静脉通路，中流量鼻导管吸氧，连续监测心电图、心率、血压、脉搏氧饱和度。检查前静脉注射氯诺昔康8mg，以丙泊酚2.5～3mg/kg在20～50秒内匀速静脉推注，待患者入睡、睫毛反射消失、呼吸平稳后开始进镜检查，如检查时间较长，出现睫毛反射或超过5分钟者，可以追加丙泊酚0.3～0.5mg/kg。麻醉诱导时采用鼻导管给氧，视呼吸情况给予手控辅助通气。检查中SpO_2<90%时采用面罩供氧手控辅助呼吸，SpO_2恢复到90%以上后继续鼻导管吸氧。平均血压下降大于基础血压30%时或心率低于55次/分时予麻黄素5mg(每次)静注。患者体动明显、平均血压高于基础血压30mmHg或心率高于120次/分时予丙泊酚0.5mg/kg(每次)静脉推注。ECG示心律失常马上结束检查，对症处理。检查结束后继续监测和吸入纯氧，保证充足的呼吸道通畅和氧供，直至患者清醒。患者在检查结束后5分钟左右清醒，对检查过程无任何记忆，苏醒后心情愉快，30分钟左右离院。

接受人流手术或者诊断性刮宫的患者，术后由于子宫受刺激而收缩，仍觉得下腹胀痛不适，部分患者因疼痛剧烈引起迷走神经反射性兴奋，产生类似人流综合征的表现。本着一切以患者为中心的思想和人文关怀，无痛人流术的麻醉方案里应包含术后镇痛，使患者全身麻醉苏醒后，刚好衔接术后镇痛，真正做到整个过程的无痛舒适。适合作为无痛人流术术后镇痛的药物有氯诺昔康、氟比洛芬酯和帕瑞昔布等非甾体抗炎药。

七、并发症的预防与处理

(一)呼吸抑制

人流手术有时会出现轻度低氧血症，原因为麻醉药物对呼吸有明显的抑制作用，可抑制患者对二氧化碳的通气反应，静脉注射时可发生呼吸暂停。一般为一过性，手术开始后的刺激会使患者的呼吸恢复或略微增快。芬太尼、瑞芬太尼和丙泊酚均有呼吸抑制的不良反应，使用时要注意适当减少用量，缓慢推注，避免严重呼吸抑制的发生。术中需要密切注意患者的呼吸和脉搏氧饱和度。如发现患者有呼吸抑制，应立即吸氧并采用面罩手控辅助呼吸，呼吸抑制多为一过性，待患者呼吸恢复正常，氧饱和度回升至95%再继续采用面罩或鼻导管吸氧。如患者持续呼吸抑制，应停用麻醉药物，吸氧并面罩手控辅助呼吸，必要时可气管插管或插入喉罩辅助呼吸至患者呼吸恢复正常。

(二)舌后坠

部分患者麻醉诱导后会出现舌根后坠，影响患者的呼吸。可轻轻托起患者的下颌，使患者呼吸道通畅。

（三）血压下降

丙泊酚可使外周血管阻力下降、心肌抑制、心排血量减少及抑制压力感受器对低血压的反应而引起血压下降。丙泊酚对循环功能的抑制呈剂量依赖性，并与注射速度呈正相关，因此应适当控制注射速度。如检查中患者血压比基础血压降低30%，可静脉注射麻黄素5～10mg。

（四）人流综合征

人工流产手术扩张阴道、宫颈和吸刮子宫壁时，可能引起迷走神经兴奋，患者出现心率减慢，严重的可引起以心动过缓、心律失常、血压下降、面色苍白、大汗淋漓、头晕、胸闷等为主要表现的人流综合征，严重可危及患者生命安全。手术时患者紧张、焦虑，都有可能诱发和加重人流综合征。接受无痛人流术的患者，处于麻醉状态，伤害刺激的传入被阻断，大大减少了人流综合征的出现。另外，手术操作动作要轻柔，避免过多刺激。麻醉中要密切注意心率变化，如出现心率减慢至55次/分，不合并血压降低的予静脉注射阿托品0.2～0.25mg，如合并血压下降的予静脉注射麻黄素5～10mg。必要时停止手术，可静脉注射肾上腺素，并作好心肺复苏的准备。

（五）恶心和呕吐

术后恶心、呕吐（PONV）可使患者恢复延迟甚至必须在门诊留观。丙泊酚有内在的止呕作用，发生恶心、呕吐的概率较小。一旦发生恶心可静脉注射止呕药如托烷司琼2mg。

（六）反流误吸

患者检查前均禁饮禁食，可以减少手术中出现反流误吸的概率。患者在静脉全麻的情况下，喉头反射迟钝，不一定能观察到呛咳的动作，麻醉医生需要特别注意。患者在检查过程中如出现呛咳和反流，应把患者推至侧卧位甚至半俯卧位，立即使用吸引器吸出胃液。如血氧饱和度下降，常规处理后不能回升，应果断行气管插管，机械控制呼吸，并予肺泡灌洗，防止出现吸入性化学性肺炎。

（李　静）

第十五章 小儿麻醉

第一节 婴幼儿和小儿手术麻醉监测

围术期麻醉监测是小儿麻醉的重要内容，是保障小儿麻醉安全实施的关键技术和手段之一。小儿与成人存在解剖、生理和药理等方面的差异，因此麻醉监测的侧重点也不同，例如新生儿易发生低体温、缺氧、窒息以及水电解质酸碱平衡紊乱等，这些情况都会影响围术期安全性。小儿麻醉监测应着重于早期发现那些可能导致血流动力学和呼吸功能剧烈改变的早期征象。通过临床观察与特殊监测仪器的使用，对小儿麻醉的呼吸、循环、体温、神经肌肉功能和代谢等进行实时密切监测，做到早发现、早防范、早处理，为麻醉处理和手术操作提供更充分的安全保障。

一、婴幼儿和小儿手术围术期监测

【临床观察】

随着现代化监测仪器的发展，越来越多的先进技术运用到临床麻醉中，特别是有创性监测的发展为提高临床麻醉的安全性作出了巨大的贡献。但是，当怀疑仪器受到干扰或者失灵时，必须与临床观察结果结合来进行验证，临床观察是临床麻醉监测不可缺少的监测手段。小儿麻醉监测临床观察主要包括以下几个方面：

1.小儿一般情况　年龄、性别、精神状况、营养状况，是否发育不良，是否有畸形，是否有牙齿松动(换牙期)。

2.心血管系统　脉率、心音强弱的变化、血压(如果用上肢血压计，其袖带气囊能包裹上肢长度的 2/3，袖带太小测得的值偏高，太大测得值偏低)、皮肤(颜色、毛细血管充盈时间)、脉搏(新生儿的腋动脉和颞动脉容易扪及)、黏膜和手术野的血色(出血量、血管充盈情况)。

3.呼吸系统　胸廓起伏程度、呼吸音变化情况，呼吸频率、深度、呼吸囊运动变化情况。

4.体温　小儿特别是新生儿应该持续监测体温，以发现一切低体温或者高热。可用直肠、食管、口腔、腋下或者其他皮肤温度计。

5.流泪与否和瞳孔大小形状变化。

6.肢体位置、肌张力和运动情况。

7.尿量　术前应放置适合患儿年龄型号的导尿管并妥善固定，记录每小时的尿量，维持在

1～2ml/(kg·h)。

【呼吸功能监测】

呼吸功能监测对于评价小儿肺部氧气和二氧化碳的交换功能，观察通气储备是否充分、氧合是否有效，防止由呼吸系统的原因引起麻醉意外伤亡事故很有帮助。小儿麻醉期间呼吸功能监测主要有以下几方面：

（一）吸入混合气氯浓度监测

目前吸入高浓度氧气在很多医院使用。吸入高浓度的氧气可以引起新生儿晶状体后纤维组织形成、氧中毒及高氧肺损害等并发症。流量表失灵或氧化亚氮流量表之间的漏气也可导致混合气氧浓度过低。因此，全麻期间，麻醉机吸入混合气特别是使用氧化亚氮时必须采用氧分析仪测定，并保证低氧报警处于正常工作状态。目前对吸入气氧浓度监测技术分为机谱电极法、电流电极法和顺磁反应法，前两种方法都需要带有氧电池的传感器，而且氧电池使用一段时间后需要更换，否则会产生误差或者失效。第三种方法测定氧浓度时需从气体回路中抽取气体样品，抽取数量从 20～150ml 不等，可能影响潮气量，因此在小儿麻醉的时候需要注意该参数的介绍。在全麻中肺不张与吸入气体成分有密切关系，FiO_2 越高，吸收性肺不张程度越严重；反之则其程度减轻。

（二）脉搏氧饱和度的监测

脉搏氧饱和度(SpO_2)的监测应用方便、数据可靠，为及早发现低氧血症提供了有价值的信息。小儿末梢脉搏氧饱和度的监测方法将探头包绕、环夹于指(趾)节或夹于耳垂、腕部手表式监测等。探头伸直后粘贴于耳垂表面监测结果与手指末梢 SpO_2 结果有良好的一致性，且简便易行。在使用脉搏氧饱和度监测的时候需要注意以下几点：

1.SpO_2 与动脉血氧分压有一定的对应关系，但当 SpO_2 大于 90%时，相对的氧分压可能不准确，应作血气分析而不是作推算。

2.SpO_2 数值与相关脉搏血管有关，各种原因引起搏动不佳的时候 SpO_2 数值会有差异。

3.由于正铁血红蛋白对 940nm 的红外线吸收率大于血红蛋白和氧合血红蛋白，因此在 SaO_2 大于 85%时，数值接近真实，在 SaO_2 小于 85%值偏离，特别是对正铁血红蛋白血症患儿作测量时，当 SaO_2 小于 85%时，数值不准确。

4.新生儿和极小婴儿所具有的胎儿血红蛋白并不影响脉搏血氧饱和度监测的精确度。

（三）血气分析

临床估计婴幼儿的呼吸功能较为困难，长时间手术有必要进行早期动脉血气分析。婴幼儿易发生酸碱失衡，代谢紊乱，故对发生严重酸碱失衡的患儿尤其应进行血气分析。避免过高 FiO_2 吸入，小于 44 周的新生儿 PaO_2 应维持在 50～70mmHg。低氧血症和酸中毒使肺血管反应性收缩，右向左分流增加，从而使动脉血氧分压进一步下降。故血气分析在危重患儿指导意义极大。但小儿麻醉中抽取动脉血标本比较困难，限制了其进一步应用。在小儿麻醉中可采用末梢静脉血代替动脉血行血气分析，正常情况下，动静脉血 pH 值、碱剩余参数、二氧化碳分压方面差异不大，而动脉血氧含量和静脉血氧含量有很大差异，但二者呈正相关。此方法可代替动脉血估价二氧化碳排出和体内酸碱状况，有很大的临床实用价值；但对于严重心力衰竭和循环衰竭以及严重肺功能受损或多器官功能障碍的危重患儿，此方法则不适用。

（四）经皮氧分压和二氧化碳分压监测

经皮氧分压监测（$TcPO_2$）和经皮二氧化碳分压（$TcPCO_2$）的测定是一种无创的监测方法，有一定的使用范围，可以反映组织的氧合、血流灌注状态。

1.经皮氧分压测定

（1）$TcPO_2$ 起初用于新生儿和小儿监测，随着对生理学的认识，目前成人也在应用。

（2）大量临床研究证实 $TcPO_2$ 与 PaO_2 有着良好的相关性，在一定程可代替 PaO_2，新生儿的 PaO_2 与经皮氧分压相关性很好，但严重的低氧血症者，经皮氧分压较低。

（3）1 岁以内婴儿的毛细血管密度较大，故准确性高于儿童。后者更多地用于判断氧分压的变化趋势。

2.经皮二氧化碳分压测定

（1）$TcPCO_2$ 常用于新生儿、小儿，在成人应用较少。

（2）小儿 $TcPCO_2$ 和 $PaCO_2$ 之间有良好的相关性，但此种相关性随着体温的降低而减少。

（3）$TcPCO_2$ 与 $P_{ET}CO_2$ 的准确性相似。而在先天性心脏病、通气/血流比例失调以及术中特殊通气模式等情况下，$TcPCO_2$ 的准确性更高。当 $P_{ET}CO_2$ 监测无法进行或有局限时，应采用 $TcPCO_2$ 监测，可以反映动脉 CO_2 水平。

（4）$TcPCO_2$ 的精确度受到许多内在因素和外界条件的影响，如皮肤的性质与清洁度、传感器的校准程度、探头与皮肤的接触、体温与周围环境温度的改变、肢体的震动、高频电刀的干扰等。

（五）呼气末二氧化碳浓度监测

呼气末二氧化碳分压（$P_{ET}CO_2$）监测可用来评价肺泡通气功能、循环功能的变化与整个呼吸道通畅情况及细微的重复吸入情况，并反映患者心肺系统、通气系统或供气系统整个机械通气中可能出现的问题，特别是其趋势图可以判断机体在整个麻醉期间有无麻醉过浅、躁动、休克或者心搏骤停等。目前已经广泛应用于临床，成为全麻不可缺少的监测项目之一。同成人一样，呼气末二氧化碳监测广泛运用于儿科麻醉中确定导管位置通气情况和突发事件判断等。低体重患儿（小于 12kg）相对无效腔量大，通过气管内导管近端的气体采样测得的呼气末期二氧化碳分压常低于真实值。在小儿麻醉中常采用旁路的二氧化碳监测代替放置于主导管的二氧化碳监测装置，减少人为增加无效腔量。二氧化碳监测技术最近有一些革新，将采样率降低至 30ml/min，增加了吸入气二氧化碳浓度监测等。近年来在二氧化碳监测中增加了吸入气二氧化碳浓度监测，此值过高说明钠石灰失效或被旷置。吸入气二氧化碳浓度监测可以用于全麻苏醒期二氧化碳催醒法：即在苏醒时将二氧化碳注入呼吸回路中，以达到提高血液中二氧化碳张力，以刺激呼吸中枢而达到尽早恢复自主呼吸的目的，但在小儿麻醉中应用较少。

（六）连续呼吸道监测

连续呼吸道监测采用旁气流技术，对患者通气压力、容量，流率、阻力和胸肺顺应性等 10 余项通气指标进行动态观察，以顺应性环和（或）阻力环变化为主综合分析，对了解肺和呼吸道力学的状态，通气失常的诊治，反映困难插管及心肺复苏的动态效果，麻醉意外的预测与防治有着重要的临床价值。连续气道监测除了提供与其他同类监测仪相同的指标外，其突出特点是顺应性环和阻力环的动态显示，在通气异常的早期，PaO_2、$P_{ET}CO_2$ 和血流动力学未发生改变以前，顺应性环和阻力环即已显示出来，它对诊断和纠正异常情况非常及时直观。对于气管插管机械通气期间，通气失常时导管突然扭曲，导管阻塞或气管口径缩小，导管误入食管，导管插入一侧支气管，单肺通气，双腔支气管导管反向等异常图形的改变，分析顺应性环和阻力环均可作出正确诊断。

【循环功能监测】

（一）心电监测

心电图能监测每次心脏搏动的电活动，但不能提示心泵功能和外周循环的状态。小儿虽然易发生心律失常，但一般都不作处理。婴儿心率较快，心率减慢（小于 100 次/分钟）可能是缺氧的早期体征。在小婴儿中缺氧所导致的心动过缓较氧饱和度监测显示的血氧饱和度下降早。相反，心电监测提示心动过缓转为正常节律能较早地显示缺氧的改善。由于小儿缺血性心脏病变很少见，小电图Ⅱ导联能更好地体现心律失常时心房的活动情况，因此推荐在小儿麻醉手术中常规使用Ⅱ导联心电图监测。

（二）无创血压监测

麻醉期间，婴幼儿的动脉收缩压与循环血容量密切相关，常用于指导输入量。无创性测定动脉血压的方法很多，主要有搏动显示法、柯氏音听诊法、超声波血流探测法、远端血流探测法。这些方法均需注意袖套的宽度，一般以遮盖上臂的 2/3 为宜。多普勒超声技术已用于测动脉压，即使休克时也很准确。

（三）有创血压监测

有创血压监测是监测危重和大手术患儿血流动力学的主要手段。小儿采用有创动脉穿刺置管的适应证包括：循环不稳的小儿；可引起大量失血[即失血总量超过估测血容量（EBV）50%]、急性血液丢失＞10%EBV、大量体液转移（即第三间隙损失量＞10%EBV）的重大手术；控制性降压；心肺转流；气体交换显著异常的小儿或可引起气体交换异常的手术（如开胸术）。偶尔也可用于无创测量法无法监测血压的小儿。小儿有创血压监测也通常用桡动脉，穿刺困难时也可以选用肱动脉、腋动脉及股动脉。有创血压监测可以提供准确、可靠和连续的动脉血压数据。同时通过对异常动脉波形的观察发现可能存在的异常情况：

1.圆钝波波幅中等度降低，上升和下降支缓慢，顶峰圆钝，重搏切迹不明显，见于心肌收缩功能下降或者血容量不足。

2.不规则波幅大小不等，期前收缩的压力低平，见于心律失常患儿。

3.低平波的上升和下降支缓慢，波幅低平，严重低血压，见于低血压休克和低心排综合征。

（四）无创心排量监测

在小儿手术麻醉期间，可通过经胸电阻抗法和二氧化碳部分重复吸收法实现无创监测心排量。经胸电阻抗法利用心动周期中胸部电阻抗的变化来测定左心室收缩时间和计算心搏量。其优点是无创连续、操作简单、费用低并能动态观察心输出量的变化趋势。但由于其抗干扰能力差，易受患者呼吸、手术操作及心律失常等的干扰，尤其是不能鉴别异常结果是患者的病情变化或机器本身的因素所致，在一定程度上限制了其在临床上的广泛使用。

CO_2 部分重吸收法监测采用的Fick原理对心排血量进行监测。其所测得心排血量由 CO_2 产生量和呼气末 CO_2 与动脉 CO_2 含量之间的比例常数求得。通过大量的动物实验及临床实践证实，其与温度稀释法有良好的相关关系。该种监测方法仅局限在气管插管的机械通气的患者。在小儿使用该设备监测时需注意使用相匹配的重吸入环，同时密切监测呼吸末二氧化碳变化，避免因为长时间使用而导致缺氧或者是高碳酸血症。

（五）中心静脉压力监测

中心静脉压监测结合动脉血压可提供很多循环系资料，如能配合肺毛细血管楔压及心排血量测定，对保证大手术患儿的安全很有帮助。小儿中心静脉穿刺置管可通过颈内静脉、颈外静脉、锁骨下静脉、脐静脉和股静脉。小儿颈内静脉穿刺并发症较多，而颈外静脉压穿刺便捷，虽穿刺针较难进入上腔静脉，但颈外静脉压与颈内静脉压相差不大，也可用颈外静脉作中心静脉压测定。新生儿可通过脐静脉置管行液体复苏，但要注意因导管可进入门静脉分支，输注致硬化或高渗液体发生永久性肝损伤的概率较高。在小儿，也可使用二维超声辅助颈内静脉穿刺定位，提高中心静脉穿刺的成功率。

【体温监测】

新生儿和婴幼儿体表面积相对较大和皮下组织隔热性能差，术中易发生低体温，导致苏醒延迟、心律失常甚至皮肤坏死等严重并发症，因此维护婴幼儿的体温十分重要。中心体温应以直肠及食管温度为准。腋温监测便捷，其值比中心体温低1℃。腋窝温度监测与鼓膜温度、鼻咽部温度和食管温度一样有效。但是，当可能发生体温过低的时候，只有能反映真实核心温度的远端食管、直肠和鼻咽部的温度才是可信的。在全身麻醉或者是局部麻醉中由于血管舒张，核心温度和外周温度之间热量混合，中心温度全面降低，在全身麻醉诱导后发生较多。为维持小儿体温的正常，应对较长时间手术常规加热雾化呼吸通路或变温毯保温。

【神经肌肉功能的测定】

小儿尤其是新生儿，因肝脏功能未发育成熟，故药物选择和剂量方面多有讲究。另小儿药物个体差异较大，儿科麻醉在使用肌松剂的患儿中使用4个成串刺激肌松监测可较准确地监测神经肌肉恢复，及时追加药物或使用肌松拮抗药物。

【代谢监测】

新生儿体液总量、细胞外液量和血容量与体重之比大于成人。静脉给药时分布容积大，药物在细胞外液中被稀释，故新生儿按体重给药需较大剂量。新生儿肝脏酶系发育未成熟，故药物半衰期较长。大多数药物或其代谢产物最终经肾排泄，新生儿肾小球滤过率低，影响药物的排泄。故在手术过程中，应正确掌握用药时机和用药剂量。婴幼儿代谢率和耗氧量较高，对饥饿的耐受性差，术前禁食时间应该尽最缩短。新生儿糖原减少后血糖水平降低，不注意补充易发生低血糖，虽然，多项研究显示，在麻醉诱导期小儿低血糖的发生率不超过2%。但当血糖低于1.7mmol/L数小时可引起严重的大脑皮质细胞损害，发生抽搐和呼吸停止等症状。早产儿应激反应强，也易发生高血糖症，所以应至少每4小时复查血糖水平。糖尿病和糖原生成过多的患儿术中应密切监测血糖水平。新生儿红细胞破坏增加，Rh血型不合的大量溶血或新生儿期用药可使游离胆红素增加，高水平的直接胆红素可引起基底神经核的永久性伤害。因此，有黄疸的患儿必须监测直接和间接胆红素水平。与维生素 K 有关的凝血因子水平下降，可致凝血障碍，故应测量凝血酶原时间和部分凝血酶原时间。缺氧、酸中毒和低温的患儿应监测纤维蛋白溶解和血管内凝血状态，包括纤维蛋白溶解产物和血小板消耗实验。

【麻醉深度监测】

越来越多的研究表明，麻醉深度监测能减少预料的术中知晓率，提高麻醉质量，减少麻醉药物的用量，提高麻醉的安全性。在儿科麻醉镇静深度监测中，更多的研究倾向于对年长儿的麻醉深度监测。现在有多种监测仪包括 BIS、NarcotrendIndex、AEP、MLNAP、SI、PS 等一系列的监测指标。由于目前没有专门针对于小儿的 BIS 监测软件，因此，使用 BIS 监测小儿的麻醉深度应有以下特殊考虑：

1.建议根据 BIS 值动态观察和分析。

2.在 1MAC 的情况下，不同患儿吸入麻醉药物的 BIS 值不同，即氟烷＞七氟烷＞地氟烷。

3.在 1MAC 的情况下，随着患儿的年龄增大，BIS 值逐渐下降。

4.在七氟烷麻醉下，小儿的 BIS 值随着吸入浓度的增高而下降，但当吸入麻醉浓度大于3%以上，BIS 值反而有增高的可能。因此，BIS 用于小儿的麻醉镇静深度监测，还有待于进一步的研究。当然，NarcotrendIndex、AEP、MLNAP、SI、PS 等方法也有用于小儿麻醉深度的研究报道，由于发育阶段小儿的脑电活动、神经突触功能、神经传导速度等均存在着显著差异，因此，目前尚难以获得小儿麻醉深度监测的可靠方法。

【胎儿监测】

在对胎儿干预的围术期都需要进行监测以确保安全。然而，在实际临床过程中获得可靠的胎儿监护测法及监测结果并不容易。胎心率的改变可反映胎儿在宫内的状况，在认为胎儿宫内受到抑制时，可采取措施提高子宫胎盘灌注和胎儿血氧。胎儿监测有较好的临床指导意义，但在对美国进行胎儿干预治疗的医院所作的调查发现，有 60%的医院做了常规胎儿监测。几种主要胎儿监测如下：

(一)胎动计数

胎动计数是最早监测胎儿的方法。孕妇能感知胎儿运动是胎动评价的基础，胎动减少可发展到胎儿死亡。正常胎儿在两小时内有 10 次明显的胎动。

(二)无应激试验

目前认为心率反应性能较好地反映胎儿自主调节功能。心率反应性的降低通常与胎儿睡眠相关联，但也可能与中枢神经系统抑制有关。无应激试验通过观察胎动时胎心率的变化来了解胎儿的储备能力。一般认为 20 分钟以内有两次或以上胎动伴胎心率加速为正常，异常为40 分钟以上无胎动伴胎心率加速。

(三)宫缩应激试验

宫缩应激试验是宫缩时观察胎心率的变化。宫缩诱导可以通过催产素输注或刺激乳头，10 分钟内至少有 3 次宫缩。每次宫缩时由于子宫动脉的收缩而使胎儿血氧发生改变，对于未充分氧合的胎儿血红蛋白而言，这种血氧的减少会导致胎心率变化而出现晚期减速。若胎心率基线有变异或胎动后胎心率加快，无晚期减速，为宫缩应激试验阴性，提示胎盘功能良好。

如多次宫缩后连续重复出现晚期减速，胎心率基线变异减少，胎动后无胎心率增快，为宫缩应激试验阳性，提示胎盘功能减退，但因假阳性多，其意义不如阴性大。

（四）胎儿生理活动评估

胎儿生理活动评估是整合胎儿在母体内的实时观察，以判断胎儿有无急、慢性缺氧的一种产前监测方法。胎儿生理活动评估是应用无应激试验和超声检查获得的胎儿呼吸运动、胎动、肌张力及羊水量五项内容来评估胎儿状况的测评方法。

（五）脐动脉多普勒血流速度测量

脐动脉多普勒测速技术是观察胎儿脐动脉血流速波形的无创技术。正常胎儿与生长受限胎儿血流速波形不同：正常生长胎儿脐动脉血流速波形表现为扩张的高流速血流，而生长受限的胎儿脐动脉血流速表现为血流量减少。

（六）胎儿电子监测

胎儿电子监测在临床上已广泛应用于胎儿监测，胎心监测可反映胎儿是否有充足的脑血氧。随着胎儿脑部对心脏调节的开始，心率的下降就可以反映胎儿脑血氧不足。胎儿电子监测对正常胎心率敏感，能确保胎儿安全，但对于有异样胎心率，却不能确定胎儿是否受到抑制。胎儿电子监测假阳性高，辅佐胎儿其他监测有助于诊断。同样，胎儿电子监测对于低氧监测敏感，而对于酸中毒不敏感。胎儿电子监测可以减少出生后窒息的发生率，但增加孕妇剖宫产率。辅助胎儿心电图监测的 ST 段分析有助于诊断胎儿情况。

（七）胎儿血氧饱和度

胎儿血氧饱和度可以通过经阴道或经腹部两种方式进行监测。经阴道血氧饱和度用于分娩期，需要宫口扩张 2cm 和破膜，将探针通过宫颈口放置在胎儿脸颊。而经腹部胎儿血氧饱和度监测为无创监测，没有破膜和宫口扩张这些限制，可以用于分娩前期以及分娩期，并能测量胎儿血氧饱和度和胎心率，通过超声测量胎儿头部到孕妇腹部的深度，然后孕妇腹部两个电极的距离是胎儿头部到孕妇腹部深度的两倍。经腹部血氧饱和度可以区分胎儿睡眠和胎儿低血氧。多项研究显示经阴道血氧饱和度和经腹部血氧饱和度监测值相似。胎儿正常血氧饱和度大于或等于 30%，胎儿血氧饱和度小于 30%被认为胎儿处于危险状态中，其脐动脉血 pH 值明显低于血氧饱和度正常组。不正常的胎心率联合胎儿血氧饱和度小于 30%可以说明胎儿抑制以及代谢性酸中毒，这在胎儿手术中有较高的应用价值。

（八）胎儿血气分析

胎儿手术中血气分析用于酸碱状态电解质状况以及红细胞比容等分析。胎心率不好时血气分析有助于诊断胎儿情况。胎儿 pH 小于 7.20 认为胎儿抑制需要相应处理。

（九）胎儿心电图

胎儿心电图也常用于胎儿监测，PR 间期有助于诊断胎儿酸血症。ST 段分析联合胎心产力图诊断可以减少因怀疑胎儿抑制的剖宫产发生率，并且对新生儿的情况无不良影响。

（十）胎儿超声心动图

可评价胎儿心肌收缩功能情况、心率及胎儿血容量。对于 EX-IT 手术而言，术中可用于纠正胎儿气管导管位置。

（十一）其他监测方法

还用于胎儿监测的方法有胎儿体温，胎粪，头宫颈力量等。

二、婴幼儿和小儿手术麻醉监测异常及处理

与成人麻醉相比，小儿麻醉中监测异常情况需要更为迅速判断、更为及时处理。

【临床观察异常及处理】

1.当发现反常呼吸或者出现呼吸三凹征等明显上呼吸道梗阻时应采用手法操作解除梗阻，必要时应用口咽通气道、鼻咽通气道、喉罩或气管内插管。

2.如果患儿出现面色苍白要注意是否有失血过多或者相关的牵拉反射，注意适时输血治疗或者暂停手术。

3.如果患儿较长时间少尿或者无尿要考虑是否有容量不足存在。

4.如果在椎管内麻醉或者区域阻滞麻醉中，出现患者抽搐或者肌张力增高，应关注是否有局麻药中毒反应，可给予咪达唑仑 0.1～0.2mglkg。

5.全麻下有患儿流泪等现象，结合生命体征要考虑是否麻醉过浅等。

【呼吸功能监测异常及处理】

（一）高气道压

一般是指气管插管全身麻醉患者机械通气过程中气道压高于正常值的情况，临床上以气道压大于或等于 20cmH_2O 为高气道压。

处理：发现高气道压应迅速查找原因。判断患者是否有通气，依通气受影响程度和致高气压原因不同做相应处理。

1.*有通气而气道压偏高者*　可能是因为气道或呼吸管道欠通畅、肺部受压或胸腔压力过大等，此时要通顺各类管道、清除气道内的血液或者分泌物、嘱术者减轻对肺或者气道的压迫、有气胸时放置胸腔闭式引流等。

2.*患者在高气道压发生时已中断肺部通气*　则应迅速明确高气道压发生原因是来自气管导管与患者气道和肺部还是来自呼吸机本身与呼吸环路，此时最简单有效的方法是迅速断开螺纹管与气管导管的连接，手压呼吸气囊明确呼吸机是否送出气体。一旦明确呼吸机与呼吸环路是致高气道压的原因，应立即更换或修复呼吸机，并在更换和修复呼吸机的过程中采用简易呼吸囊为患者行控制呼吸。如呼吸机能送出气体而患者肺部通气中断，则高气道压原因来自患者本身和气管导管，可以在以下几个方面作相应处理：

(1)解除口腔或气道沿途手术操作中术者或手术器械对气道或气管导管的压迫。

(2)清除气道内分泌物或病变组织等，或者调整导管深度和气囊压力，必要时更换气管导管。

(3)存在张力性气胸时迅速行胸腔减压或胸腔闭式引流。

（二）低气道压

一般是指气管插管全麻患者机械通气过程中气道压低于正常值的情况，临床上以气道压小于或等于 8cmH_2O 为低气道压。

处理：术中发现低气道压，应迅速判断是漏气性还是非漏气性。

1.非漏气性低气道压者可给予一定的肌松药使自主呼吸消失或调整呼吸机参数，自主呼吸规律且通气量尚可时可改控制呼吸为自主呼吸。

2.漏气性低气道压则应迅速明确漏气部位是位于气管导管与患者气道和肺部还是呼吸机本身与呼吸环路，此时最简单有效的方法是迅速断开螺纹管与气管导管的连接，堵住螺纹管前端，手压呼吸气囊看呼吸环路能否承受一定的压力。一旦明确呼吸机与呼吸环路是致气道压的原因，应立即更换或修复呼吸机，并在更换和修复呼吸机的过程中采用简易呼吸囊为患者控制呼吸。呼吸机性能完好，环路能承受一定的压力，则漏气部位位于患者本身和气管导管，可在以下方面做相应处理：

(1)检查气管导管气囊，使气囊充盈，若气囊破损则更换气管。

(2)手术野气道开放而漏气时则加大新鲜气体流量，以保证足够的肺泡通气量，可行单肺通气。

(3)严密缝合漏气的气道或肺组织。

(三)高二氧化碳血症

是指患者动脉血中二氧化碳分压大于 45mmHg。

处理：解除病因，包括治疗引起肺泡低通气的相关疾病及去除限制肺通气不足的诸因素。

1.保持呼吸道通畅，可采用徒手法或放置口咽、鼻咽通气道保持呼吸道通畅，必要时行气管内插管和机械通气。

2.充分吸引气管导管内的分泌物，保持呼吸道通畅。

3.调整呼吸参数，保证足够通气。

4.解除气道痉挛包括去除引起气道痉挛的刺激因素和使用有效的拮抗剂：

(1)纳洛酮可有效拮抗麻醉性镇痛药；

(2)苯二氮䓬类受体拮抗剂氟马西尼可以拮抗苯二氮䓬类药物；

(3)抗胆碱酯酶药可以拮抗非去极化肌松药；

(4)多沙普仑非特异性拮抗中枢呼吸抑制。

(四)低血氧饱和度

SpO_2 小于 90%定义为低氧血症。

处理：吸氧积极查找导致低氧血症的因素对症处理。

1.小儿导致低氧的因素主要是呼吸抑制，保持呼吸道通畅和足够的通气是防治低氧血症的重要因素。

2.如因手术因素干扰，嘱术者暂停手术，以纠正低氧。

3.对于小儿脊柱侧弯打石膏后的患儿，可能限制其呼吸，应特别给予关注，必要时请骨科医生进一步开大石膏窗，以利于呼吸。

4.对于各种原因导致休克的小儿要积极抗休克，纠正可能存在的心律失常等。

【循环监测异常及处理】

(一)低血压

是指平均动脉压下降大于本人基础压的 20%～30%。对于极低孕龄早产儿(27 周)，低血压的判断是指平均动脉压小于(孕周+5)mmHg。

处理:氧疗,同时查找低血压的原因。

1.如果是容量的绝对或者相对不足,加快输血输液的速度。

2.如果是麻醉过深,减浅麻醉。

3.如果是因为牵拉导致的心动过缓,暂停手术,必要时给予阿托品处理。

4.纠正可能存在的心律失常或者电解质紊乱。

(二)高血压

高血压是指平均动脉压大于本人基础压的20%～30%。

处理:查找原因,对症处理,同时积极预防可能发生的高血压。

1.在麻醉诱导、麻醉维持时,适当加深麻醉深度。

2.麻醉手术中给予足够的镇痛或完善的神经阻滞。

3.术后的高血压要考虑给予良好的镇痛或恰当的心理安慰,减少小儿术后躁动和哭闹。

4.对于继发性高血压要根据具体病因给予降压药物。

(三)心电图监测到的心律失常及处理

1.明确导致心律失常的病因,消除诱发因素,如暂停手术操作、解除气道梗阻,改善通气功能及纠正电解质紊乱等。

2.小儿较为常见的心律失常是室性心动过速,是否需要处理要根据对血流动力学的影响而定,如果血压及血氧饱和度正常,可暂时不予处理,如出现较大血流动力学波动,则要积极处理,首选利多卡因0.5～1mg/kg,必要时可以重复。

3.对于特殊的心律失常应该给予相应处理,常见于先心病患儿。

(四)体温监测异常及处理

1.低温　麻醉期间中心温度低于36℃即为低温。低温可以分为三级:32～36℃为轻度;28～32℃为中度;28℃以下为重度。

处理:预防重于治疗。维持正常体温的方法包括减少散热和主动加温。

(1)减少散热主要是通过控制室温,加强覆盖,避免不必要的暴露。室温至少控制在21℃以上,最好控制在24～25℃,对于新生儿和早产儿,室温应维持在27～29℃。皮肤是热量散失的主要部位,通过覆盖皮肤可减少热量散失,通常情况下,覆盖单层绝热层约可减少30%热量丢失。不过,多加覆盖层并不能减少热量散失。某医院将覆盖物放入恒温箱后再给予患者覆盖,具有较好的保暖效果的同时又增加了小儿的舒适感,更为人性化。

(2)主动加热措施包括循环水垫、充气加温、辐射加温等,同时可以采用静脉输血输液加温等,充气加温被认为是最有效的保暖方式,它通过对流及减少辐射两种机制起作用。对静脉输液和输血加温是维持中心体温的有效措施,尤其是大量输血输液时更为必要。此外,使用循环紧闭回路也是一条维持患者体温的有效途径;人工鼻在麻醉回路中的应用通过减少热量的散失而有效地维持体温;湿化器可以防止蒸发散热,是一条有效维持热量的途径。

2.体温升高　是指中心温度高于37.5℃或体温每小时上升2℃以上。体温升高也称为发热,可分为:低热(37.5～38℃)、高热(38～41℃)及超高热(41℃)。

处理:要同时考虑环境的温度和患者本身的因素,目前主张小儿体温＞38℃、新生儿＞38.5℃,应进行降温处理。

(1)控制手术室内的温度于合理范围。

(2)一旦发生体温升高应立即加强体表周围通气、对流降温或用冰袋等物理降温。

(3)输液降温。

(4)若物理降温效果不理想,应当加快输液,必要时可用利尿剂,增加尿量排泄。

(5)药物降温若上述措施处理后,体温仍然未控制在理想范围,可酌情使用地塞米松或其他退热药物。

(6)如因感染导致的发热,应该同时输注抗生素。

(7)对突然性高热的小儿应警惕恶性高热的发生。

(五)代谢监测异常

1.低血糖　是小儿麻醉中最常见的代谢紊乱之一,是指血糖降至生理低限以下(小于2.8mmol/L)而引起的一组内分泌学综合征。

处理:婴幼儿手术禁食时间不宜过长,较长时间禁食患儿应适当输注葡萄糖。一旦发现低血糖应给10%葡萄糖6～8mg/(kg·min),如发生惊厥立即给10%葡萄糖2～4ml/kg,治疗过程应加强血糖监测。

2.低血钙　指血清钙低于2.1mmol/L低于1.75～1.88mmol/L时可引起惊厥或手足抽搐。

处理:积极纠正可能存在的原发病,考虑酸碱、钾离子状态后综合治疗:可以应用10%的葡萄糖酸钙或者5%的氯化钙0.4～0.6ml/kg静脉滴注,必要时重复给予,同时监测血钙值。

(肖志强)

第二节　气道

一、儿童气道与成人气道在解剖学上明显不同

表15-2-1　成人和小儿气道解剖差异

参数	差异	麻醉提示
头围	相对于身体其余部分很大,枕部大	注意头颈部保持在直线上(可能需要肩垫)
舌尺寸	相对于口腔较大	气道看上去更加靠前,咽后部置咽通气道可有助于面罩通气
气道形状	狭窄,长,会厌折叠,小于8岁的儿童的气道最狭窄处位于环状软骨	直喉镜片更佳,有助于婴儿的上抬
		考虑无套囊气管导管的利弊检查气管导管周围泄漏。＞10cmH_2O,＜25cmH_2O为宜

1.喉头更高——C_2(儿童)vsC_5(成人)。

2.儿童喉器官多是软骨,杓状软骨非常突出。

二、不同患儿需要选择的设备尺寸不同，要求麻醉医师选择合适的气道设备

（一）气管导管大小（表15-2-2）

表15-2-2　一般气管导管尺寸（内部直径）

年龄	气管导管尺寸(mm)
早产婴儿<2.5kg	2.5
足月新生儿	3.0
1～6个月	3.5
6～18个月	4.0
18～24个月	4.5
3岁	5.0
>2岁的公式	(年龄/4)+4
若使用带气囊导管，导管尺寸内部直径应减小0.5mm	

（二）喉镜大小（表15-2-3）

表15-2-3　喉镜

年龄	类型
早产儿或者新生儿	Miller喉镜0
0～6个月	Miller喉镜1
6～12个月	Miller喉镜1或WH喉镜1.5
>12个月	Mac喉镜，Miller喉镜1，或WH1.5
直镜片最适用于年龄<1岁的婴儿	

（三）喉罩大小（表15-2-4）

表15-2-4　喉罩

喉罩尺寸	1	1.5	2	2.5	3	4	5
体重(kg)	<5	5～10	10～20	20～30	30～50	50～70	70～1
适合通过喉罩的气管导管最大内径	3.5	4.0	4.5	5.0	6.0	6.0	7.0

三、气管导管(ETT)位置

1.假如头不在中间位置,气管导管可能迅速移位。

2.记住——“导管随鼻子走”。颈部弯曲使导管位置变深,颈部伸展使导管位置变浅。从嘴唇到气管中部的导管深度规则如下:

(1)新生儿 1—2—3/7—8—9 法则

(2)1kg→7cm

(3)3.2kg→8cm

(4)3kg→9cm

(5)判定经口 ETT 深度的计算公式

(6)ETT ID×3

(7)经鼻 ETT 深度

(8)经口深度+20%

(肖志强)

第三节 液体管理

一、体重

除成人大小的青少年外,液体管理和药物使用以体重为基础(表 15-3-1)。

表 15-3-1 正常平均体重

年龄	体重(kg)
新生儿	3.5
3 个月	6
6 个月	7～8
9 个月	9
12 个月	10
2-9 岁	(年龄×2)+9

二、液体需要

1.每小时液体维持量(Holliday-Segar 法)(表 15-3-2)

表 15-3-2　每小时维持液体需要量

体重	ml/(kg・h)
第一个 10kg	4
第二个 10kg	2
剩余的每 kg	1

2.以此方法，一个 28kg 小儿应接受：

10kg×4ml/(kg・h)＋10kg×2ml/(kg・h)＋8kg×1ml/(kg・h)

＝40ml/h＋20ml/h＋8ml/h

＝68ml/h

(简算：假如体重＞20kg，那么＝40ml＋体重)

3.手术期间液体需要包括维持量(上文)、缺失量、不显性失水和失血。

(1)缺失量是禁食小时数×每小时需要量＋术前便、尿或蒸发丢失。

(2)不显性失水是以切口大小、肠道暴露、发热和呼吸频率为基础估计，不显性失水可达 10～15ml/(kg・h)。

(3)失血以失血量 3 倍的晶体代替。

4.针对已禁食小儿的手术

(1)通常建议快速给予 10ml/kg 等张液(生理盐水或乳酸林格液)，随后 1～2h 补足剩余的液体缺失。

(2)是否给予禁食患儿葡萄糖以预防低血糖，取决于年龄和营养状态。

①麻醉下小儿低血糖的风险通常高于高血糖。

②考虑含 2.5％葡萄糖的乳酸林格液或生理盐水溶液(5ml50％葡萄糖＋95ml 乳酸林格液或生理盐水)作为体重低于 20kg 或禁食超过 12h 小儿的维持用液体。

①快速补液和不显性失水用乳酸林格液或生理盐水。

②20kg 以下的小儿使用滴定装置。容量室充盈不超过 10ml/kg。

③假如患儿正接受肠外营养，术中继续输注并检测血糖。

④所有管道去空气，以便无气泡。

⑤婴幼儿用小口径管道(1.3～1.8ml 无效腔)。

5.晶体/胶体管理

(1)低血容量时的快速补液：10～20ml/kg 生理盐水或乳酸林格液。

(2)白蛋白：5％，10ml/kg；25％，2～3ml/kg。

(3)羟乙基淀粉：10ml/kg；不超过 35ml/(kg・d)。

()2％和 3％缓冲盐水

①1/2 维持量的一半到全部或 1～3ml/kg 超过 20min 快速输注。

②每小时监测血钠。

③2％的生理盐水可经外周静脉输注。

④3％的生理盐水必须经中心静脉导管(CVC)输注。

三、血制品管理见(表 15-3-2 和表 15-3-3)

表 15-3-3 估计血容量

年龄	血容量(ml/kg)
早产儿	100
足月新生儿	90
3～12 个月	80
1 岁	75
青少年	65～70

1.最大允许血液丢失(MABV)

$$MABV=\frac{EBV\times(初始\ Hct-目标\ Hct)}{(初始\ Hct+目标\ Hct)/2}$$

注:EBV＝估计血容量。

2.红细胞:10～15ml/kg 体重提高血红蛋白 1～2g/dl。

3.血小板:lU/10kg

(肖志强)

第四节 有创监测导管大小

一、动脉导管(表 15-4-1)

【消毒/铺单】

表 15-4-1 动脉置管尺寸

年龄	动脉置管尺寸(g)	备 注
婴儿	24	若体重＞5kg,可行股动脉置管,3F 导管置入 5cm
10～40kg	22	
＞40kg	20	

1.考虑使用 2.5F2.5cm 的聚乙烯导管。

2.婴儿可以用桡、足背、胫后、股、腋或脐动脉。

二、中心静脉导管（表 15-4-2）

1.召集重症监护技术人员支援。

2.消毒准备和每个血管通道装置都应采用完全的隔离预防策略。

3.推荐超声引导。

4.置管后需要胸部 X 线检查。

5.静脉置管选聚氨酯导管。

6.置管前根据小儿大小选择合适大小和长度导管。

表 15-4-2　中心静脉置管尺寸

体重(kg)	导管	备注
<2～3	3F；5cm	仅单腔导管
3～4	4F;5cm 或 8cm	单腔导管补液或 4F 双腔导管
5～10	4F;8cm,9cm 或 12cm	
10 ～12	5F;8cm	长度计算(cm)
12 ～40	5F;12cm 或 15cm	高度<100cm→(高度 110) －1
>40	7F;15cm	高度>100cm→(高度 110) －2

（孟宏伟）

第五节　麻醉管理

一、术前镇静

（一）咪达唑仑

1.小儿最常用的镇静药

2.口服

(1)0.5～1mg/kg,最大剂量 20mg。

(2)使用预先混合的口服糖浆,或可将静脉注射制剂(5mg/ml 与 10～15mg/kg 对乙酰氨基酚混合,味道更可口,基于人偏好,也可以与苹果汁或姜味汽水混合。

3.直肠给药

(1)0.5～1mg/kg 对幼儿有用,静脉注射制剂(5mg/ml)与 5 生理盐水用 10ml 注射器混合,一个 3～4 英寸经润滑 14F 吸引器导管直肠给药。

(2)加足够的空气,从导管推注药液。

(3)可能需要将臀部夹在一起几分钟,防患儿排出药液。

(4)这种技术常用于仍戴尿布的患儿。

4.经鼻给药

(1)0.2～0.3mg/kg。

(2)未稀释静脉注射咪达唑仑(5mg/ml),吸气时滴进鼻孔。

(3)小儿常不喜欢经鼻给药的味道和感觉。

5.静脉注射　按0.05～0.1mg/kg增加。

6.肌内注射

(1)0.1～0.2mg/kg。

(2)注射部位可有疼痛。

(二)氯胺酮

1.应同时给予止涎药(阿托品0.02mg/kg),预防分泌物过多

2.氯胺酮产生分离麻醉,患儿仍睁眼,但对刺激没有反应。.

3 剂量

(1)静脉注射:1～2mg/kg

(2)肌内注射

1)镇静:2～3mg/kg

2)全麻:5～8mg/kg

3)快速顺序诱导:10mg/kg(在没有静脉注射通路,需要紧急插管的患儿与速效肌松药一起肌注)。

4)可以与咪达唑仑0.1～0.15mg/kg合用(肌注部位可有疼痛)。

(三)口服镇静凯他唑仑

氯胺酮6mg/kg、咪达唑仑0.6mg/kg、阿托品0.02mg/kg与对乙酰氨基酚(10～15mg/kg)或布洛芬(10mg/kg)混合。

二、麻醉诱导

(一)小儿与成人间常见的差异

1.假如可以选择,多数幼儿更愿意吸入诱导,而不是静脉注射的穿刺。

2.假如允许家长进入诱导室,术前应告知诱导期间可能的呼吸变化、咳嗽和兴奋,家长目睹这些过程可能会有不适感。

3.麻醉面罩内部可以用唇膏涂上香味,或者可以购买带香味的面罩。

(二)吸入诱导

1.快速诱导技术使用高浓度的吸入性麻醉药,通常使用8%七氟烷和氧气,可用或不用70%N_2O。

(1)扣面罩之前,应将回路充满吸入性麻醉药。

(2)对不合作小儿，面罩应扣紧在脸上；小儿通常在几次呼吸或喊叫内就失去意识。

(3)合作的年长儿可以进行一次深呼吸，屏气，然后呼出，像吹生日蜡烛。

(4)通常30s内失去意识。

2.慢诱导技术用于能耐受面罩放在脸上的小儿。开始用100%O_2或70/30的N_2O/O_2混合物，七氟烷以0.5%～1%逐步增加，直到小儿意识消失。

3.吸入诱导期间，完全意识消失前，可发生一段时间的兴奋。

(1)为保持面罩扣在脸上，手放在面罩的两边，允许面罩随患儿移动。

(2)控制头移动的另一方法为左手夹住面罩和下颌骨，右手放在枕骨后，保持头不动。

4.深麻醉时，舌和气道肌肉松弛，有上呼吸道梗阻倾向。

(1)双手托颌和正压通气促进气道开放非常有效。

(2)口咽通气道可减少舌和软组织引起的梗阻。

(3)假如发生气道梗阻，应停止N_2O，用100%O_2。

5.吸入诱导后开放外周静脉通路，用于补液和给药。

6.假如静脉通路开放前发生喉痉挛，终止喉痉挛的第一个是用100%O_2正压通气。

假如喉痉挛没有立即纠正，给予琥珀胆碱(4mg/kg)和阿托品(0.02mg/kg)肌注。

(三)静脉注射诱导

1.年长儿或不喜欢面罩诱导的小儿，可在穿刺区域局部或皮下使用局麻药，然后开放静脉通路，之前可用或不用肌注镇静。

2.静脉注射通路建立后，同成人一样开始诱导。

(四)肌内注射诱导

假如静脉通道建立非常困难，可使用氯胺酮和肌松药胆碱、罗库溴铵)一起肌注。

(五)用或不用肌松药气管插管

在插管后，无论何时移动头部和复位，应确定双肺呼吸音和E_TCO_2，特别是婴儿，因为气管内导管轻微移动就能导致其位置有显著变化(假如颏向下，太深；假如颏向上，太浅；记住——“导管随鼻子走”；支点是颈椎——不是气管)。

三、区域阻滞麻醉

(一)小儿重要的体表标记

1.成人髂嵴线在L_3～L_4，小儿在L_4～L_5，婴儿在L_5～S_1。

2.成人脊髓在～L_1终止，而婴儿在L_3。

3.成人硬脊膜囊在S_2终止，婴儿在S_4。

4.胸段体表标记　肩胛冈是T_3，肩胛骨下缘是T_7。

(二)脊麻

1.小儿适应证包括合并慢性气管或肺疾病，或有恶性高热危险但能合作。

2.通常患儿侧卧位，用22～25G脊髓穿刺针实施。

3.予以重比重布比卡因0.3mg/kg(0.75%浓度和8.25%葡萄糖),使平面达T_4～T_6水平。

4.小儿脊麻的皮肤平面比成人消退更快。

(三)硬膜外或骶管麻醉

1.用于全麻期间术中和术后疼痛管理常于全麻诱导后实施。

2.单次骶管注射常用于脐以下短小操作,如疝修补术、包皮环切术。

(1)通常使用0.25%布比卡因或0.2%罗哌卡因,加肾上腺素1∶200000。

(2)剂量:0.5～1ml/kg。

(2)经常回抽,先注射试验剂量,观察1min,注意每天有无药物误入血管内的体征,再给予全量。

试验剂量:0.1ml/kg;最大剂量——含1∶200000肾上腺素的局麻液3ml。

(3)血管内注射的体征

①最初1min心率增加或下降10～15次或更多。

②最初2min收缩压增加15mmHg或更多。

③T波幅度改变25%(增加或下降)。

3.放置硬膜外或骶管导管,用于长时间操作或拟行术后疼痛管理。

(1)通过隧道的骶管或腰硬膜外导管用于疼痛管理,可保留3～4周(如膀胱外翻修补同时截骨)。

(2)在手术室开始单次注射,以同样的方法骶管单次注射,然后90min重复起始剂量的1/2～1/3;外科手术后在PACU或PICU开始持续注射(由小儿镇痛管理者开具医嘱)。

(3)注射速度为布比卡因0.2～0.4mg/(kg·h);罗哌卡因0.8～1.6mg/(kg·h)。

4.阴茎阻滞。

(1)用于包皮环切术、尿道下裂修补。

(2)用22G或25G针在阴茎根部、耻骨联合以下中线位置进针。

(3)1%～2%利多卡因或0.25%布比卡因,不加肾上腺素。

(4)在2和10点钟方向注射2～3ml。

5.下肢阻滞

(1)常用布比卡因剂量0.5～1ml/kg。

(2)注意不要用到中毒剂量,特别是行多点阻滞时。

(3)用神经刺激仪(目标0.4～0.5mA)和(或)超声。

(孟宏伟)

第六节　常见外科手术操作

一、斜视矫正术

1.最常见的眼科手术。

2.目标是通过肌削弱、肌加强或肌转移来纠正眼错位。

3.手术时间为60min。

4.门诊手术。

5.并发症。

(1)眼心反射:①立即放开牵拉的眼肌;②可应用阿托品预防;③眼肌反复牵拉一段时间,反射可以减退。

(2)术后恶心呕吐(PONV)风险增加。推荐预防PONV。

(3)眼痛:常用酮咯酸和小剂量麻醉药处理。

二、鼓膜切开术与可能的鼓膜造孔置管

1.通常因急性复发或严重的慢性中耳炎实施手术。

2.这些小儿有慢性、非化脓性鼻漏倾向。

3.手术时间为15min以内。

4.门诊手术。

5.麻醉技术。

(1)通常面罩全麻就足够。

(2)可能用笑气。

(3)21-三体综合征小儿可有小耳道畸形,技术上可能更困难,这些小儿有高度的呼吸睡眠暂停(osA)和气道梗阻风险。

三、腺样体切除术

1.适应证

(1)鼓膜切开与置管术不能有效治疗的复发性中耳炎。

(2)腺样体肥大。

2.手术技术　提升上腭,用镜子通过口腔看鼻咽。

3.手术时间　为20min。

4.麻醉技术要求　全麻,并使用经口RAE异型管(见扁桃体切除术的麻醉技术)。

四、扁桃体切除术

1.适应证

(1)扁桃体肥大。

(2)OSA。

(3)慢性扁桃体炎

2.外科技术

(1)用开口器开口。

(2)腺样体冷冻(刀)锥形切除或热烧灼切除后,从口移除。

3.手术时间　约为20min。

4.如果OSA不严重或患儿3岁以上,门诊手术

5.麻醉技术

(1)多数采用吸入全麻诱导,严重OSA患儿,考虑静脉诱导。

(2)可能要求口咽通气道减少舌和软组织引起的梗阻。

(3)外周静脉通道建立后,经口插入RAE异型气管内导管。

(4)带套囊或不带套囊导管,尽量减少漏气,避免呼吸道着火和血进入气管:①氧浓度降到30%以下,用空气混合,降低着火风险。②笑气也助燃。

(5)如果外科医师没有注射局麻药,常给予阿片类镇痛。

部分医师更愿意在患儿苏醒之后,给予阿片类药。

(6)苏醒之前,常用胃管从胃吸引血性分泌物。

6.并发症　包括气道梗阻和术中或术后失血。

7.小儿OSA

(1)表现——打鼾、睡眠中断、睡眠姿势异常、体重下降、多动、年长儿有肥胖,伴随气道异常和一些综合征。

(2)窒息低通气指数得分≥10,提示严重OSA。

(3)因为存在术后呼吸系统发病的高风险,按扁桃体切除术和腺样体切除术入院准备并整夜监测:①确诊或可疑严重OSA;②明显的合并症;③早产史;④年龄<3岁;⑤颅面畸形。

五、唇腭裂修补术

1.唇裂是一种颅面畸形,可以是单侧或双侧,可能联合腭裂。尽管多数没有综合征,但面部畸形可能是综合征的一部分,包括气道异常(如,腭裂舌下垂小颌综合征,Pierre Robin;下颌面骨发育不全综合征,Treacher-Collin)和先天性心脏病。

2.根据复杂性,手术时间可能为1～2h。手术分阶段——首先,唇修补;后期,腭修补。

3.患儿腭修补后,通常需要入院过夜观察。

4.麻醉技术

(1)全麻气管插管，通常用经口 RAE 异型管。

(1)标准的吸入诱导，维持自主呼吸。

(3)用喉镜常能成功插管，小颌症或张口度小的患儿，可能难以看到声带。

(4)进行口咽填塞，减少血性分泌物进入胃和气管。

5.患儿手术体位颈部伸展，脸暴露，并且床朝外科医师旋转 90°

6.手术结束时，患儿的手应用软板固定，这样在苏醒期间或之后就不能触碰脸部伤口。

六、腹股沟/脐疝修补术

1.多数腹股沟疝是间接的，因鞘状突未闭所致。

(1)当鞘状突的颈部大到肠足以通过时，就会发生疝。

(2)只有当腹腔内液发生积聚时，才会发生鞘膜积液。

2.约 80%鞘膜积液在 2 岁前可自行发生，95%的腹股沟疝在 5 岁前可自发关闭。假如无好转，需行修补术。

3.可实施腹腔镜手术(见下文)。

4.手术时间为 60min 以内。

5.麻醉技术

(1)通常用喉罩全麻，用于较大的婴儿和小儿切开疝修补术。

(2)气管内插管用于腹腔镜或脐疝修补。

6.区域阻滞用于疼痛管理，包括骶管阻滞(如前述)或髂腹股沟和髂腹下神经阻滞。

7.早产儿并发症多，特别是有肺疾病或心脏疾病的婴儿。

Hb<10g/dl，可能是早产儿或小婴儿术后窒息的独立的危险因素。

七、包皮环切/尿道下裂修补术

1.通常在手术室实施包皮环切术，徒手实施。在新生儿病房实施包皮环切术，用磁夹。

2.大或近端尿道下裂修补需要术中放置导尿管。

3.通常患儿各方面都是健康的，除非阴茎畸形是某一综合征的一部分。

4.包皮环切术的手术时间约为 30min。尿道下裂修补需要的时间依需要矫正的程度而定。

5.包皮环切术是门诊手术，而尿道下裂修补术可能要求住院，根据矫正的程度和潜在的导尿需要而定。

6.麻醉技术

(1)气管内插管、喉罩、面罩全麻。

(2)为术后疼痛管理，全麻常联合骶管阻滞。

八、腹腔镜操作

1.用于小儿人群的许多普通外科和泌尿外科操作。

2.腹腔镜检查用 CO_2 将腹膜吹起。

3.麻醉技术　全麻允许正压通气,且避免潜在的反流和误吸,以保护气道。

4.气腹常影响通气

(1)充气时腹压增加和头低足高位导致肺膨胀不全、功能残气量(FRC)下降、潮气量下降、肺吸气峰压增加、$PaCO_2$ 增加和 PaO_2 降低。气腹后,应增加吸气峰压和呼吸频率,以维持氧饱和度和 CO_2。

(2)腹腔镜检查增加腹内压,可以减少静脉回流。

5.并发症包括氧合和通气困难、低血压、腹部器官损伤、CO_2 气栓、皮下气肿。

九、幽门环肌切断术

1.幽门狭窄由幽门肌的环形增厚构成,导致胃出口梗阻。

2.表现:喷射性、非胆汁呕吐;体重下降;低氯、低钾、代谢性碱中毒;2 周到 6 个月之间的小婴儿。

(1)氢离子和氯离子在呕吐过程中丢失。

(2)钾离子从远端小管丢失,因为负载到肾的碳酸氢盐增加。

3.麻醉注意事项

(1)外科手术之前,必须实施液体和代谢管理。用生理盐水补氯,假如有需要,补钾。

(2)应用口或鼻胃管对胃减压,降低误吸风险。

(3)环状软骨压迫,快速序贯或改良快速序贯,静脉诱导。氧饱和度可能下降,除非充分的预氧合。

(4)常避免使用阿片类药物,因为手术时间短(开放,20～30min;腹腔镜,45min)。

(5)手术伤口局麻药注射。

（肖志强）

第七节　新生儿生理

新生儿期定义为出生最初的 30d;早产儿为胎龄＜37 周。生儿在生理上许多方面不同于成人,影响到麻醉管理。这些不总结如下。

一、心血管

1.新生儿氧耗＝7～9ml/(kg・min),而成人氧耗 3ml/(kg・min)。

1.新生儿静息心排血量比成人更接近最大心排血量。

新生儿每克心脏组织比成人具有的收缩能力更小。

3.麻醉相关

(1)新生儿的心排血量被认为是心率依赖性，因为新生儿心室顺应性(僵硬)比成人差，限制搏出量增加的能力。

(2)新生儿心脏储备有限，因为其心排血量的基线更高。

二、肺

1.以体重为标准，新生儿和成人的潮气量是相似的(每次呼吸 7ml/kg)。

(1)因此，要求新生儿的呼吸频率更快(30～60 次/min，而成人 12～16 次/min)。

(2)1 岁以上小儿的功能残气量(FRC)与成人相似。

1)婴儿的功能残气量更低，麻醉时小儿比青壮年的功能残气量丧失更多。

麻醉导致小儿的 FRC 比成人更大，因为婴儿 FRC 的维持是动力性的(内源性 PEEP)，且小儿与婴儿的胸廓更具顺应性。

2)新生儿：①新生儿分钟通气/FRC 更高；②新生儿正常潮气量呼吸时会产生闭合容量；③新生儿肋骨柔软，不利于用力呼吸；④新生儿隔膜的Ⅰ型慢收缩纤维相对少。

2.麻醉相关

(1)高氧耗，低 FRC 和高闭合容量使新生儿氧饱和度容易快速下降。

(2)高分钟通气量/FRC 致吸入诱导和苏醒迅速。

(3)PEEP、延长吸气时间、增快呼吸频率和增加潮气量可应对 FRC 丢失。

(4)新生儿肋骨柔软和Ⅰ型慢收缩纤维少，需要增加用力呼吸时，更易疲劳。

三、体温和液体丢失

1.新生儿体表面积/容量比例大，经辐射和对流导致的热量丢失增加。

2.高呼吸频率导致气道蒸发的热丢失增加。

3.早产儿通过皮肤蒸发热量丢失的风险极高。

4.新生儿对低体温的影响非常敏感，因为他们对产热需要的氧需增加补偿困难。

四、肾

1.新生儿比成人肾血流低，所以肾小球滤过率(GFR)也更低。

(1)新生儿的范围在 17～60ml/(min・$1.73m^2$)，而成人是 89～165ml/(min・$1.73m^2$)。

(2)新生儿肾小管细胞不成熟，对醛固酮的反应减弱。

2.麻醉相关

(1)与成人相比，从尿排泄的药物对新生儿有长期影响。

(2)新生儿重吸收钠的能力有限,没有钠补充,易于低钠。

五、血液系统

1.新生儿血红蛋白值比成人相对高,新生儿期 Hb＝16.5g/dl,而成人男女 Hb 分别是15.5g/dl和 14g/dl。

新生儿红细胞存活期相对短,主要由胎儿血红蛋白组成。

2.麻醉相关

(1)红细胞循环增加致新生儿非结合胆红素升高。

从血清白蛋白置换胆红素的药物(如头孢曲松)与核黄疸有关,在新生儿期存在高胆红素血症时,应避免使用。

(2)胎儿血红蛋白氧解离曲线是左移的,尽管,从理论上缺氧期间释放到组织的氧更少。这个发现的临床意义不明确。

(3)胎儿血红蛋白不具有β链。因此,链状红细胞病和β珠蛋白生成障碍性贫血的新生儿可能无症状。

六、肝脏

1.新生儿肝脏不成熟　催化Ⅱ相生物转化反应的能力减弱。

2.麻醉相关

(1)新生儿期肝结合反应减弱致高胆红素血症。

(2)结合反应减弱影响许多药物代谢,结果增加或减弱许多药物活性(如,活性吗啡代谢物吗啡-6-葡萄糖甘酸产量减少)。

七、神经系统

1.新生儿神经系统不成熟

(1)应激时中枢呼吸中枢默认胎儿模式,因此,异常情况可能导致孕后 60 周大的早产出生的婴儿窒息,包括麻醉后状态:①孕后 40 周的健康足月婴儿可以出院;②早产出生的婴儿术后应住院,除非年龄大于孕后 60 周。

(2)因为压力感受器不成熟,交感神经系统给新生儿循环提供的支持有限。

2.麻醉相关

(1)新生儿术后入院并监测。

(2)对琥珀胆碱或气道操作引起副交感活性增高导致的心动过缓,新生儿易受伤害。在这些操作之前,考虑给予迷走神经解除药。

(3)新生儿对低血容量没有反射性心动过速的反应。

(4)MAC 随年龄改变,在 3～6 个月达峰值。

(5)早产儿易于脑室出血。

八、内分泌

1.在子宫,葡萄糖通过胎盘从母体转运到胎儿,维持新生儿血糖水平。

2.出生后,新生儿通过糖原分解,维持血糖正常。

3.麻醉相关

(1)新生儿糖原储备少,没有足够的外源补充,容易低血糖。

(2)这个问题在糖尿病母亲的婴儿、小孕周新生儿和早产新生儿特别常见。

(肖志强)

第八节　新生儿紧急情况

一、腹部

1.脐膨出

(1)腹部内容物进入脐带基部形成疝。

(2)发生率——活产的1/6000～1/10000。

(3)与其他中间线的畸形有关——旋转不良、肠道闭锁、先天性心脏病、膀胱外翻、颅面和三体综合征(13,15)和Beckwith-Wiedemann综合征。

(4)麻醉相关:①肠暴露,液体和热丢失增加;②试图关腹可导致腹腔间隔室综合征;SILO袋是必要的,直到水肿消退,肠能合适地放进腹腔;③因为存在术后窒息风险和需要为关腹提供腹部松弛,术后机械通气是必要的;④注意其他合并畸形的征象,特别是心脏的。

2.腹裂(畸形)

(1)腹侧壁到脐部的缺损。

(2)活产发病率为1/30000。

(3)肠-直暴露,易发生化学性腹膜炎、感染、水肿、热和液体丢失。

(4)与其他畸形无相关。

(5)麻醉相关:低于脐突出;通常SILO袋是必要的,腹腔间隔室综合征风险更大。

3.坏死性小肠结肠炎

(1)缺血性肠损伤,因许多可能的原因;常见于革兰阴性内毒素血症;主要发生于早产儿。

(2)发病率在各中心不一。

(3)假如没有穿孔证据,内科处理。一旦发现游离气体,紧急手术治疗。

(4)考虑到疾病的全身影响,可以预见会有呼吸和心血管系统失代偿,出血倾向及肾功能不全。

(5)麻醉相关：①可能的情况下，给予麻醉药前稳定病情。对吸入麻醉耐受差，推荐以镇静为基础的麻醉；②常需要血管活性药。③大量第三间隙液体丢失；常需要血液制品；④术后(和术前大多时候)需要机械通气；⑤假如婴儿稳定，调节吸入氧浓度，保持动脉血氧张力在50～70mmHg，降低早产儿视网膜病的风险。

4.肛门闭锁

(1)肛门的轻度狭窄到完全不通。

(2)活产发病率为1/5000。

(3)手术选择包括肛门成形术或结肠造口术。

(4)麻醉相关：①与畸形相关，特别是VACTERL畸形(脊椎、肛门、心脏、气管、食管、肾和肢体)；②术中第三间隙液体丢失；③存在窒息危险，术后需要机械通气；④肛门成形术可能需要俯卧位。

5.肠梗阻

(1)十二指肠闭锁与其他先天畸形有关：21-三体综合征、囊性纤维化、肾畸形、旋转不良、肛门闭锁。

(2)空肠闭锁与其他畸形相关的机会小。

(3)胎粪性肠梗阻是囊性纤维化的特征，但不是所有的囊性纤维化患儿都有胎粪性肠梗阻。

(4)旋转不良和肠扭转与先天性膈疝、肠闭锁、先心病、泌尿器官和肛门畸形有关。肠扭转是绝对的急症，不处理会导致肠绞窄。

(5)麻醉相关：①饱胃/误吸风险；②腹腔间隔室综合征伴心肺和肾功能损害；③第三间隙液体丢失和液体复苏；④合并畸形；⑤有窒息危险的患儿术后应机械通气。

二、心脏

1.发绀性先心病

(1)肺或三尖瓣闭锁/狭窄，法洛四联症。

1)肺血流来源可能依靠开放的肺动脉导管。

2)可能需要前列腺素El(PGEl)重新开放关闭的肺动脉导管(PDA)。

3)肺血流也取决于肺血管阻力(PVR)。

假如PDA完全开放，需要予以治疗，如过度通气，增加氧合，以及可能的肺血管收缩治疗。

4)对经过内科治疗，肺血流仍不足的患儿，实施球囊房间隔造口术或球囊肺动脉瓣成形术。

5)以上治疗均无效的患儿，行分流手术，如Blalock-Taussing分流(锁骨下动脉肺动脉吻合术)。

6)麻醉相关：①继续以前的治疗；②合并呼吸暂停，PGE_1治疗；③诊断性导管插入术需要患儿有稳定的吸入氧浓度和E_TCO_2以计算分流；④导管室病例可能因心律失常或心脏停搏复杂化。

(2)大动脉转位(TGA)

1)生存依赖房间隔缺损、室间隔缺损或PDA混合存在。

2)没有足够混合的婴儿,需要紧急PEG1和可能的球囊房间隔造口术——假如失败,手术治疗(动脉转位术)。

3)麻醉相关。

2.压力过负荷型先心病

严重主动脉狭窄或主动脉弓离断

(1)体循环血流依赖于动脉导管。

(2)因体循环灌注显著下降和心肌劳损或缺血,患儿可能出现重度休克。

(3)治疗措施为直接开放PDA,降低全身血管阻力(SVR),增加肺血管阻力(PVR)、液体和肾复苏,处理酸中毒。

(4)婴儿有高度的坏死性小肠结肠炎的危险。

三、胸部

(一)气管食管瘘(TEF)和食管闭锁

1.五种类型的畸形。

2.活产发病率为1/5000。

3.与VACTERL畸形有关。

(1)25%存在心脏畸形

(2)25%是早产儿

(3)死亡率取决于潜在肺疾病的严重性、合并畸形和早产程度。

(4)多数病例食管闭锁和气管食管瘘一起发生,最常见C型。

4.麻醉相关

(1)必须维持自主呼吸;瘘结扎之前,使用肌松药是禁忌:①正压通气将导致胃扩张、肺通气不足和可能的由于氧合不足导致的死亡;②可接受温和的手动辅助通气帮助氧合。

(2)在吸入麻醉下,行气管插管;可保持清醒或保留自主呼吸。

(3)气管插管体位依瘘的位置而定:①瘘在气管中段位置,气管插管可向前通过瘘,有时可用正压通气;②瘘位置低,接近隆突,正压通气几乎总是有害的,因为气流优先进入低压的胃。

(4)婴儿胸廓切开术摆侧卧位:①在瘘结扎和使用正压通气前,可预见会有氧合不足;②气管导管可因为扭曲或血块阻塞,发生梗阻。

(5)常行动脉置管,用于监测血压和血气。

(二)先天性膈疝

腹部内容物通过膈缺损进入胸腔形成疝。

1.最常见的是左半膈后外侧缺损,被称为Bochdalek孔疝。

2.活产发病率在1/5000～1/2000。

3.最重要的伴随缺陷是肺发育不全。

4.部分婴儿伴随先天性心脏病。

5.多数婴儿患有明显的氧合损害。

6.最初的管理包括不用储气囊/面罩通气、气管内插管、胃减压和轻柔正压通气。

(1)常因积极通气而出现右侧气胸。

(2)常有持续肺动脉高压。

(3)常用体外膜式氧合器(ECMO)稳定这些婴儿病情,直到持续肺动脉高压得到解决。

(4)当婴儿病情稳定可停止ECMO时,就准备膈疝修补术。

7.麻醉相关:继续以前的治疗,包括ECMO。

(1)假如仍在用ECMO,应增加流量,以降低全身肝素化。

(2)转运必须仔细安排,带ECMO患儿的移动是危险的。

(3)修补可以从膈下入路或胸内入路。

(三)先天性肺叶气肿

1.受影响肺叶充气过度和渐进式空气滞留可导致呼吸窘迫、纵隔移位和心排血量下降。

2.如果患儿情况迅速恶化,则需手术治疗。

3.麻醉相关

(1)诱导和气道安全是关键步骤:①避免正压通气;②哭闹和挣扎可导致更多的气体滞留;③推荐平稳吸入诱导,避免使用笑气。

(2)外科医师必须在诱导室。防止心血管虚脱或氧合障碍的处理是紧急胸廓切开术,允许气肿肺叶疝出胸部切口,并减轻心血管压迫。

(3)气管内导管可能出现血块堵塞,麻醉医师必须准备随时重新插管。

四、神经管缺陷

【脊髓脊膜膨出】

1.妊娠28d神经管闭合失败。

2.常与其他身体系统畸形无关,但常与Arnold-Chiari畸形、脑积水和脊髓栓系有关。

3.关闭常在生后的1~2d实施,以尽量减少暴露神经组织的细菌感染概率。

4.麻醉相关。

(1)侧卧位或将脊膜膨出缺陷放进头环的中心后实施气管内插管。

(2)然后患儿转至俯卧位。

(3)缺陷大的患儿需要保持插管、肌松、俯卧位以防止裂开。

(4)手术避免患儿接触乳胶,因为可增加其终身乳胶过敏的风险。

五、其他

【骶部畸胎瘤】

1.骶尾部畸胎瘤通常是良性肿瘤,出生时就可发现。

2.肿瘤可能与潜在的脊椎畸形有关，可损害胃肠道或泌尿道功能。

3.肿瘤可能在出生时破裂，致出血。

4.需要外科手术治疗：假如出血，要紧急手术。

六、膀胱外翻

1."外翻"源于希腊语，意思是内部翻转到外部。相关的疾病谱包括典型外翻、泄殖腔外翻、尿道上裂。

2.典型外翻发病率是1/50000，泄殖腔外翻发病率在1/400000。

3.典型外翻与其他畸形无关。泄殖腔外翻包括脊柱裂；肛门、肾和肢体畸形；有时有脐膨出。

4.若新生儿期实施手术成功，预期可改善预后。

5.根据定义，耻骨联合是分开的；因此，修补包括耻骨分离修补，可能要求耻骨截骨。若耻骨联合能在出生后初期得到修复，有时不需要截骨。

6.麻醉相关

(1)要求气管插管全麻，推荐联合区域阻滞，隧道下骶/硬膜外导管，用于长期术后疼痛管理。

(2)部分婴儿要求使用肌松药24h以上，防止裂开(特别是没有做耻骨截骨时)。

(3)截骨增加出血风险和输血需求。

(4)手术避免患儿接触乳胶，因为可增加其终身乳胶过敏的风险。

(5)由于患儿需长期住院，推荐中心或PICC通道。

（肖志强）

第九节　先天性心脏病患儿非心脏手术

一、术前评估

1.病史　除常见的术前问题外，询问关于发绀、出汗、喂养困难、体重不增加、活动程度和喘鸣等情况。

2.气道评估

(1)先天性心脏病患儿可能有与困难气道相关的其他畸形和综合征。

(2)血管环、肺动脉扩张或严重的左心房扩大可能导致外部气道梗阻。

(3)21-三体患儿常有大舌头，可能有寰枕半脱位，因此，颈曲可能导致颈不稳定。婴儿期或幼儿期半脱位在颈部X线片表现可能不明显。

3.最近就诊心脏病专家

(1)重要的是心脏病专家知道患儿要做手术。

(2)回顾最近的就诊和心脏超声。

二、麻醉诱导

1.确保静脉注射液体无气泡。

2.先天性心脏病稳定的患儿通常能很好地耐受吸入性麻醉诱导。

3.严重主动脉狭窄和心血管储备受限的重症先心病患儿静脉诱导可能是必要的。潜在血流动力学不稳定或储备受限的患儿,对氯胺酮和依托咪酯耐受更好。

4.可在婴儿诱导前或诱导期间予以阿托品。新生儿心排血量是心率依赖性的。

三、心脏内分流

(一)右向左分流

1.一些增加肺血管阻力的因素会将肺血管床的血流转移到体血管床,全身血压增加。

2.哭闹会增加右心室流出道梗阻和肺血管阻力,因此会加重向左分流和发绀。

3.给予这类患儿吸氧以避免缺氧,过度通气促进肺血管舒张。

4.右向左分流的心脏缺陷见表 15-9-1。

表 15-9-1　右向左分流先天性心脏病

疾病	特征	特殊麻醉管理	外科处理
法洛四联症	大室间隔缺损、主动脉骑跨,在室缺、右心室流出道梗阻、右心室肥厚; 变异:肺动脉狭窄、肺动脉闭锁、肺动脉瓣缺失; 疾病的严重性与右心室流出道梗阻的程度及其对体循环阻力的影响有关	给予术前镇静,避免"四联症"(发绀)发作;长时间发作能导致脑损伤;高气道压和 PEEP 可能加重已经减少的肺血流	缓解性 BlalockTaussig 分流,即锁骨下动脉连接到肺动脉;婴儿尚不适宜接受完全矫正术包括;完全矫正、关闭室缺、疏通右心室流出道
大动脉转位	D 型转位:右心室→主动脉和左心室→肺动脉; 患儿存活依赖于血液通过房缺、室缺或大血管在平行的肺循环和体循环之间混合;大室缺可能导致肺动脉高压; L 型转位:右心房→解剖学左心室(静脉心室)→解剖学右心室(动脉心室)→主动脉,如果没有其他合并缺陷,患儿可以存活		D 型转位:心房间隔切手术;肺动脉束带(术)降低肺动脉高压;心房调转;动脉调转

续表

疾病	特征	特殊麻醉管理	外科处理
动脉干	主动脉和肺动脉都来源于普通的双室流出道；大室缺； 合并动脉干瓣膜关闭不全或狭窄、肺动脉狭窄、主动脉弓异常； 肺和体循环完全依靠相互的相对阻力，特别是没有肺动脉狭窄时	PEEP 有利于抵消肺血流增加	肺动脉束带(术)缓解；闭合室缺、动脉干瓣膜到左心室和右心室到肺动脉的引流矫正
三尖瓣闭锁	合并大动脉转位、肺动脉闭锁、肺动脉狭窄，生存依赖右向左分流的房缺 假如同时存在肺动脉(右心房、冠状动脉窦、下腔静脉、门静脉、肝静脉、静脉导管)	高气道压和 PEEP 可能加重已经减少的肺血流	出生时，行改良 Blalock—Taussig 分流；3～6 个月时行双向 Glenn 分流，将上腔静脉连接到右肺动脉；3～5 岁，完成 Fontan，使肺循环和体循环完全分离
全肺静脉回流异常	肺静脉连接到体静脉系统(右心房、冠状动脉窦、下腔静脉、门静脉、肝静脉、静脉导管)	PEEP 有利于抵消肺血流增加	心房间隔切开术可能是必要的；外科矫正调整肺静脉回流到左心房；出现静脉梗阻，可能需要紧急外科手术
肺动脉闭锁伴完整室间隔	肺血流依靠动脉导管未闭。体静脉从右心房经房缺或未闭的卵圆孔回流到左心房	高气道压和 PEEP 可能加重已经减少的肺血流	初期用 PGE_1 处理；可能需要房间隔造口术，然后改良 BlalockTaussig 分流。最终需要右心室到肺动脉的导管，除非肺动脉瓣膜能被打开

PEEP.呼气末正压通气；PGE_1.前列腺素 E_1

5.严重红细胞增多症的患儿，禁食期间可能要求静脉输液，防止血栓形成。

6.有发绀病史的患儿，血红蛋白应维持在 12g/dl 以上；以保证足够的氧供。

7.有导管依赖病变的患儿，给予 PEG1 维持 PDA。

(二)左向右分流

1.降低肺血管阻力的因素会使血流转移到肺血管床，全身血下降。

2.避免过度通气，吸空气或能耐受的最低吸入氧浓度。

3.左向右分流的心脏缺陷　见表 15-9-2。

表 15-9-2　左向右分流先天性心脏病

疾病	特征	外科处理
房间隔缺损	原发孔型(常涉及二尖瓣和三尖瓣);继发孔型(卵圆孔面积);静脉窦型(常涉及右肺静脉)	继发孔型可用介入下封堵关闭,其他则需手术关闭
室间隔缺损	大室缺导致肺循环过负荷、充血性心衰、肺动脉高压、艾森门格综合征(后期),可能合并传导障碍;主动脉瓣尖端可能通过室缺疝出,导致主动脉瓣反流和右心室流出道梗阻	通常手术关闭;部分可能适于介入关闭
动脉导管未闭	通常在早产儿,大的动脉导管未闭导致肺循环过负荷、充血性心衰、肺动脉高压和肺膨胀不全	通常手术结扎;部分可能适于介入关闭
房室管畸形	房缺(原发孔型)、室缺、二尖瓣和三尖瓣裂开,肺血管阻力升高;可能有传导异常;与唐氏综合征有关	闭合房缺和室缺;瓣膜重建

四、优先行心脏外科手术的患儿

1.Blalock-Taussig 分流术

(1)锁骨下动脉血流改道到肺动脉。

(2)通常右侧分流,但小部分病例可能左侧分流。

(3)用非手术侧袖带测压或动脉测压。

2.Fontan 术

(1)肺血流是被动的和依赖中心静脉压。

(2)通气期间避免高气道压或 PEEP 增加胸膜腔内压。

五、先天性心脏病患儿心导管术

1.诊断性心导管术

(1)维持与清醒状态相似的生理状态。

(2)患者优先吸空气。

(3)假如用机械通气,在呼气末测压。当实施测压时,短暂停止通气。

2.干预性心导管术

(1)血流动力学突然变化可能导致充气球囊或导管阻塞流出道。

(2)瓣膜球囊扩张可能有急性疼痛和刺激。

六、先天性长 Q-T 间期综合征

(1)回顾术前心脏病学评估。

(2)在部分病例有预防性使用β受体阻滞药、左心交感神经切断术、起搏器或除颤器植入的指征。

(3)维持正常电解质平衡,体温,钾、镁、钙水平。

(4)术前需要缓解焦虑,因为焦虑可能触发心律失常。

(5)心脏除颤器、起搏设备和急救药品应随时可用。

(6)儿茶酚胺循环的增加,会增大心律失常的风险。确保插管前深麻醉。

(7)恢复期间继续监测心电图。

(8)不会延长 Q-T 间期的麻醉药:①丙泊酚;②依托咪酯;③美索比妥;④维库溴铵;⑤阿曲库铵;⑥芬太尼;⑦阿芬太尼;⑧咪达唑仑;⑨去氧肾上腺素。

(程　俊)

第十六章　老年人麻醉

第一节　高龄对机体生理的影响

衰老表现为机体终末器官的功能减退，伴有不断加重的内稳态失衡以及病理变化。到70岁以上衰老的生理变化将比较显著。器官系统功能的减退表现为全身脏器的储备功能下降，对应激反应的能力降低。由于营养、疾病和其他因素的影响，老年人个体间的生理年龄与实际年龄间也有较大的差异。因此术前估计病情时，除参照实际年龄外，更重要的还应根据各项检查结果对其生理年龄作出适当判断。

高龄对机体各器官产生不同程度的影响，使脏器储备功能低下，使机体活力降低及易损性增加，对中枢神经系统及呼吸系统影响特别显著，且易患心血管系统疾病。

一、神经系统改变

老年人中枢神经系统、外周神经系统均呈退行性变化以及功能下降。60岁以上老年人有40％出现记忆力减退。灰质和白质容积均有减小。灰质容积减小主要是神经细胞固缩引起，而非神经元减少。近来研究发现衰老过程中，新皮层神经元总量略有减少，但有些特定的大脑新皮层区神经元数量基本不变。脑白质细胞在衰老过程中细胞数量减少近15％。导致脑回萎缩，脑室扩大。存在高血压或血管疾病时将加速皮层下白质和海马的萎缩进程。

皮层内突触的数量是否会随衰老过程而减少仍存在争议。非灵长类哺乳动物的部分脑区内神经递质，如多巴胺、乙酰胆碱、去甲肾上腺素和5-羟色胺含量随衰老过程而减少。但谷氨酸水平保持不变。脑电活动、脑代谢率和脑血流关系保持不变。脑血流量以及氧耗量显著下降。

老年病人脑储备功能的下降，表现在日常功能活动减少，对作用于中枢神经系统的药物包括全身麻醉药、镇痛药及镇静药敏感性增加，围术期谵妄以及术后认知功能障碍的风险增加。

神经轴的变化包括硬膜外间隙变小，硬膜通透性增加，脑脊液含量减少。脊髓背侧和腹侧神经根有髓神经纤维的直径减小和数量减少。外周神经施万细胞间距离减小，信号传导速度减慢。上述变化使老年病人对神经轴和外周神经阻滞更为敏感。由于运动神经末梢合成和释放的乙酰胆碱减少，神经肌肉接头后膜的受体对神经递质的亲和力代偿性增加，接头处受体数量也增加，故而老年人与年轻人对肌松剂的反应并无显著差别。

二、呼吸系统改变

老年人在呼吸调控、肺结构、通气和肺血流方面均有明显变化。老年人中枢神经系统活力降低，对高碳酸血症、低氧和机械刺激引起的呼吸兴奋反应低下。同时苯二氮䓬类、阿片和吸入性麻醉药的呼吸抑制作用对老年人尤为明显。因此老年病人手术和麻醉后呼吸系统的保护性机制受损，导致围术期肺部并发症风险显著增加。

随年龄增加，肺结构的改变包括肺实质弹性回缩力的下降，加上肺泡表面活性物质改变，使肺顺应性增加。肺顺应性增加使最大呼气流速下降，活动后通气反应降低。肺内弹性物质减少导致呼吸性细支气管和肺泡管扩张，小气道在呼气相较早塌陷。由于肺泡间孔的增大，可参与气体交换的肺泡面积减小。上述变化导致解剖无效腔增加，气体弥散面积减小，闭合容量（肺主要部分的小气道开始关闭时的肺容量）增加，不利于气体交换。

由于身高的降低，脊柱和肋骨的脱钙，形成典型的桶状胸改变，膈穹窿扁平，胸廓顺应性降低，不利于通气，呼吸做功明显增加。老年人的呼吸肌萎缩，肌力弱于年轻人，因此任何增加呼吸肌负担或者降低其能量供应的因素均使老年人更易发生呼吸衰竭。

虽然年龄增加肺容积发生变化，但肺总容量变化较小。残气量每十年增加 5%～10%。随着年龄增加肺活量降低，闭合容积增加。功能残气量和闭合容积的变化将导致通气血流比失调，是导致老年肺泡-动小功能残气量。到 44 岁时仰卧位下闭合容积等于功能残气量小于闭合容积，分流将增加，动脉氧合下降。上述变化导致预给氧效果降低。闭合容积增加，加之肌肉力量下降，导致 1 秒用力呼气容积以每十年 6%～8%的速度下降。

此外，随着年龄增加，肺血管阻力和肺动脉压也逐渐增加。老年人对缺氧性肺血管收缩反应迟钝，可能导致单肺通气管理困难。

三、心血管系统改变

评估老年人的心血管功能时重要的是了解其心脏储备能力。虽然心血管功能有时已明显受损，但在安静状态下，血流动力学仍可保持相对稳定。在应激状态下，老年人心血管系统应激反应迟钝 ，对低血容量和低血压的代偿反应差。在药物作用、失血等情况下容易出现血压骤升、剧降、低血压或休克。

四、肝脏改变

老年人肝体积可缩小 20%～40%，肝脏血流每十年减少 10%。肝脏代谢药物的能力下降，多种麻醉药物的生物转化和消除速率减慢。肝血流减少使某些代谢迅速药物的消除率下降，因为药物维持剂量降低。代谢缓慢的药物的清除则主要由肝脏本身功能决定。

五、肾脏改变

老年人肾脏体积及功能均逐渐下降。80岁老年人肾脏体积减小约30%，主要是肾皮质体积减小，功能性肾小球数量减少。肾血流量每十年减少10%。肌酐清除率随年龄增长而下降，由于肌肉量下降，所以血清肌酐水平保持不变。老年病人血肌酐水平无助于肾功能评估。即使血肌酐水平正常，在使用经肾脏排泄药物时要适当调整剂量。肾功能的变化主要表现在肾脏维持电解质平衡和尿液浓缩能力的下降。肾脏保钠和排钠能力下降，液体管理变得困难，因此应该频繁地监测老年病人的电解质和尿量。

老年人由于肾脏产生和释放促红细胞生成素的能力降低，可能有一定程度的贫血。另外血浆中蛋白减少，使血液中未结合的游离药物增加，药效增强。

六、代谢及其他改变

老年人糖耐量降低，围术期不宜经静脉补充大量含糖液体。基础代谢率在30岁以后每年降低1%左右，产热减少，体热容易丧失，体温容易降低。低温可导致寒战，使得氧耗增加，加重心肌负担。

老年人体内肌肉成分减少而脂肪含量增加，机体含水量减少，对药物的药代动力学及药效动力学可产生影响，导致药物临床作用时间延长。另外，解剖上的改变，如口腔牙齿脱落，棘间韧带、黄韧带钙化均可影响麻醉的实施。胃酸和消化酶分泌降低，肠蠕动减弱，腹胀、便秘发生率高。

（侯贺胜）

第二节　老年人药理学

一、全麻药药理学

影响老年人药理学反应的因素包括：①血浆蛋白结合。②躯体物质组成。③药物代谢作用。④药效动力学。酸性药物主要与血浆白蛋白结合，碱性药物主要与α_1-酸性糖蛋白结合，白蛋白水平随年龄增加而减少，α_1-酸性糖蛋白随年龄的增加而上升，血浆蛋白的变化对药物的影响取决于药物结合蛋白的类型，未结合药物的变化，总药物结合蛋白水平变化不是年龄相关药代动力学改变的决定因素。身体成分随年龄变化集中反映在躯体肌肉含量减少、脂肪含量增加、总含水量下降，从而使得中央室变小，导致单次给药物后血清药物浓度增加。由于脂肪含量增加，可导致某些药物分布容积增大，使其作用时间延长。某些药物药代动力学特征受到肝脏和肾脏储备功能下降的影响。脑敏感性的增加导致许多麻醉药物所需剂量降低，阿片类、苯二氮䓬类以及丙泊酚均是如此。总之，老年病人对麻醉药物更加敏感，而且药物作用时间通常会延长，异常的血流动力学波动也更常见而且严重，故而老年病人用药剂量均应减少。

二、特殊麻醉药物的临床药理学

1.吸入麻醉药　大多数吸入麻醉药的最低肺泡有效浓度（MAC）随年龄每十年降低约6%，清醒最低肺泡有效浓度的变化也与之相似。

2.静脉麻醉药　大脑对硫喷妥钠的敏感性不随年龄变化，但随年龄增加硫喷妥钠的分布容积减小，单次用药后血浆药物浓度升高，因此达到相同麻醉效果所需的硫喷妥钠用量降低。大脑对依托咪酯的敏感性也不随年龄增加而增加，同样由于分布容积减小和清除减慢，老年病人依托咪酯的用量降低。大脑对丙泊酚的敏感性随年龄增加而增加，丙泊酚的清除率则随年龄增加减慢，因此老年病人对丙泊酚敏感增加30%～50%。由于老年大脑对咪达唑仑的敏感性增加，加上清除率降低，据报道老年病人胃肠镜检查所需咪达唑仑用量降低达75%。

3.阿片类药物　年龄是预测术后吗啡用量的重要因素，老年病人所需镇痛药物剂量明显减少。吗啡在老年人的清除率下降。吗啡及其代谢产物吗啡-6-葡萄糖醛酸苷均有镇痛作用，吗啡-6-葡萄糖醛酸苷经肾脏排除，肾功能不良者同样剂量的吗啡作用将增强。舒芬太尼、阿芬太尼和芬太尼对老年人的作用增强约2倍，主要是中枢对阿片的敏感性增加，而非药代动力学改变所致，瑞芬太尼在老年人群的药代动力学和药效学均有改变。老年人大脑对瑞芬太尼敏感性增加2倍，因此单次用药剂量需减少一半。由于中央室，中央室表观分布容积和清除率下降，维持剂量需减少至1/3。

4.肌肉松弛剂　年龄一般对肌肉松弛剂的药效学无影响。但由于老年循环的改变，药物转运至效应部位的时间延长，因此大多数肌肉松弛剂起效时间延长。依赖于肝肾代谢的药物作用时间可能延长。泮库溴铵依赖于肾脏排除，因此作用时间可延长。阿曲库铵少部分依赖肝脏代谢和排除，因此消除半衰期在老年病人可延长，由于存在酯水解和Hofmann消除途径，因此临床上作用时间延长趋势可不明显。顺式阿曲库铵依赖Hofmann消除，不受年龄影响，适合老年病人麻醉。维库溴铵的清除在老年人减慢，可能与肝肾储备功能下降有关。

三、局麻药药理学

年龄对布比卡因腰麻运动阻滞作用时间无影响，但起效时间缩短，相同剂量重比重布比卡因阻滞范围扩大。年龄对0.5%布比卡因硬膜外阻滞作用时间的影响不明显，但起效时间缩短，阻滞范围扩大。老年病人局麻药血浆清除率下降，因此重复给药或连续阻滞时要减少用量。用0.75%罗哌卡因作臂丛神经阻滞时，年龄是决定运动和感觉阻滞作用时间的主要因素。

（侯贺胜）

第三节 老年人手术麻醉

一、术前评估

老年病人术前评估有两个要点。第一要重点评估老龄过程中常见的合并疾病，这些合并疾病往往对麻醉管理提出特殊要求。心血管疾病和糖尿病在老年人群很常见。肺部疾患发生率约5.5%，是老年非心脏手术后排第三位的致死因素。第二要将病人看作有机整体来重点评估器官功能的储备能力。单评老年病人实验室检查结果是否在正常值范围内，不能预测围术期不良反应。术前心电图异常较常见，但对术后心脏并发症无预测价值。ASA 分级和心脏病病人非心脏手术指南中的外科手术风险分级对病人评估意义更为显著。

二、风险预测

65 岁以上老年人手术风险和手术结果主要取决于四个因素：①年龄。②病人的生理学状态和合并的疾病（ASA 分级）。③择期手术还是急诊手术。④手术类型。术前评估的同时，还应注意到老年病人的特殊情况，如病人日常活动能力、术前认知功能、营养状态、制动、脱水等情况的全面分析和评估。

研究显示麻醉并发症和手术死亡率随年龄增加而增加。年龄是预测任何围术期严重不良事件的独立因素。根据手术类型不同，90 岁以上病人围术期死亡率在 0～20%。与中青年病人相比，90 岁以上病人行髋关节手术后住院死亡率明显增高。与年龄、性别和出生日期匹配的非手术人群比较，90 岁以上手术病人术后第 1 年生存率降低，术后第 2 年生存率增高，术后 5 年生存率相同。在 100 岁以上外科手术病人中，48 小时、30 天和 1 年死亡率分别为 0，16.1%和 35.5%。与年龄、性别和出生日期匹配的非手术人群比较并无明显差异。

年龄是手术风险的独立预测因素，全身生理功能状态和合并疾病的影响也不能忽视。老年人全身性生理状态和功能降低，并可能同时存在多种疾病如心血管疾病、糖尿病以及肺部疾病等，故术前对病人的生理和病理生理状态应作全面评估，同时应将病人作为一个整体考虑，仔细评估系统储备功能。急诊手术是非心脏手术后不良结果的独立预测因子，术前生理情况和术前准备差与不良结果有极大关系，术前对病人异常情况尽量予以纠正，使其在最佳生理状态下实施麻醉和手术，是降低并发症和死亡率的重要环节。老年病人手术死亡率与手术类型密切相关。心脏病病人非心脏手术围术期处理指南中，将手术分为低、中和高风险三类，多老年病人有重要参考价值。从事 1 分钟活动消耗 3.5ml 的氧，其活动强度称为 1 个代谢当量（MET），根据 MET 判断病人活动能力，能耐受＞4 MET 活动强度时，围术期心血管风险较低。

三、口服药物

虽然仍有争议，对于术前长期服用β受体阻滞药的老年病人，如无特殊停药指征建议围术期继续使用。β受体阻滞药特别适合术前高血压的治疗。术前数周开始应用β受体阻滞药可以减少术后房颤的发生率，可以降低非心脏手术心血管并发症的发病率和死亡率。但对未长期服用β受体阻滞药者，不建议术前当天加用β受体阻滞药。在病人可以耐受的情况下，使用β受体阻滞药控制心率的目标值应至少＜65次/分。术前服用ACEI类降压药物者，术中容易出现低血压，建议停用，但如病人有心功能不良病史，是否停用ACEI类药物需专科会诊后制定个体化方案。长期服用的钙离子拮抗剂类降压药物一般术前无需停药。儿茶酚胺耗竭药利血平建议停用一周，撤离时应注意避免心率和血压的反跳。利尿剂建议停用。他汀类降脂药无需停用或手术当天停用。

四、术前用药

老年人对吗啡等麻醉性镇痛药的耐受性降低，易发生呼吸抑制甚至循环抑制产生低血压。对巴比妥类及苯二氮䓬类镇静催眠药的反应性增高，易因意识消失而产生呼吸抑制。因此，老年人麻醉前用药宜避免使用麻醉性镇痛药，镇静催眠药的应用也应慎重，剂量要减少。老年病人多有心动过缓，全麻病人术前可给予阿托品。为避免阿托品增加心率，有明显的心肌缺血病人宜改用东莨菪碱。

五、麻醉方法的选择

1.局部麻醉　局部浸润、区域阻滞及神经阻滞麻醉，病人可保持清醒，对全身的生理影响轻微。只要能满足手术要求，应尽量应用。由于老年人对局麻药的清除能力减低及敏感性增加，应适当减少剂量和延长重复给药的间隔时间。但麻醉效果要保证满意。如镇痛不全，可导致高血压、心动过速等，并由此诱发心肌缺血带来并发症。

2.椎管内麻醉

(1)蛛网膜下腔阻滞麻醉(又称脊麻)：由于老年人脊髓及周围神经退行性变，脑脊液分泌减少、压力降低、容量减少及局麻药在蛛网膜下隙吸收减慢、浓度增高等，老年人脊麻起效快、扩散广、阻滞时间延长。加之老年人心血管调节能力差，易发生明显低血压。但只要没有明显心功能不全及血容量不足，T_{12}平面以下的阻滞对循环影响较轻。由于脊麻效果确切，肌松良好，因此老年人下肢、会阴及肛区手术采用低平面脊麻是可取的，但用药量宜减，一般减量1/3～1/2。如应用布比卡因5mg作鞍麻或5～7.5mg作低位脊麻。

(2)硬膜外阻滞麻醉：对于一般情况及心肺功能较好的老年病人，施行下腹部及其以下部位手术，硬膜外麻醉效果较好。由于老年人的蛛网膜绒毛显著增大，使硬脊膜渗透性增高，硬膜外隙局麻药有可能弥散至硬膜下，以致3ml的试验剂量，有可能出现高平面的硬膜外阻滞效果。所以老年病人应用硬膜外阻滞时应分次小剂量给药，并密切监测血流动力学变化和维持呼吸稳定。另外，老年人多有韧带纤维化和钙化，椎体肥大和骨质增生，硬膜外穿刺的难度有时较大。为保证病人在实施椎管内麻醉中的安全，病人入手术室后先开放静脉，补充液体300～500ml。在硬膜外麻醉效果满意的基础上，为了减轻牵拉痛，可适当加以辅助用药。切忌在硬膜外麻醉效果不满意的情况下，靠辅助药施行手术。区域麻醉对术后纤维蛋白溶解具有抑制作用。研究显示区域阻滞麻醉可减少全髋关节置换术后深静脉血栓的形成，甚至减少手术出血量。

3.全身麻醉　阿片类镇痛剂建议选用短效或易于滴定的瑞芬太尼，与其他阿片类镇痛药相比，瑞芬太尼在老年病人的药代动力学变异较小。老年病人全身麻醉建议选用短效肌肉松弛剂。研究表明泮库溴铵维持全麻者，术后肌松残余和肺部并发症发生率高于阿曲库铵和维库溴铵。环糊精的上市可能使罗库溴铵在老年病人全麻中更具优势。地氟烷用于老年麻醉具有苏醒迅速的优点。同时注意对术中体温的监测，防止低体温的发生。

（侯贺胜）

第四节　术后注意事项

一、术后监护

术前合并疾病对术后并发症的影响大于麻醉处理，围术期监护治疗主要针对合并疾病和手术类型进行。由于老年人呼吸储备功能不全，再加上切口疼痛及镇痛、镇静、肌松药的残留作用，术后易引起通气不足，应注意监测，及时治疗，预防发生呼吸衰竭。

在所有65岁以及65岁以上普通外科病人中，常见术后并发症发病率为：肺不张17%、急性支气管炎12%、肺炎10%、心衰和(或)心肌梗死6%、谵妄7%。高风险手术，如血管手术后严重肺部并发症发生率为15.2%。目前已经明确许多非心脏手术术后肺部并发症的危险因素，用以预测术后肺炎的发生。老年病人因为咽喉感觉随着年龄进行性减退以及因为吞咽功能障碍而导致误吸的风险性增加。心脏手术后吞咽功能异常发生率约4%，在老年病人更常见，与术中使用食管超声有关，易引起误吸和肺炎。

二、术后急性疼痛治疗

老年病人疼痛感知能力下降。老年人疼痛评估的原则与其他年龄的人群相似，但是对有严重认知功能障碍的病人的疼痛评估很困难。老年病人处理疼痛时要遵循以下原则。第一，多模式镇痛方式很重要，可以提高镇痛效果和减轻镇痛药物毒性。第二，使用局部镇痛是一个有效的辅助方法，比如开胸手术可以考虑肋间神经阻滞。第三，尽可能使用非甾体类抗炎药减少麻醉性镇痛药物的剂量、增加镇痛效果并减少炎症介质的发生。除非病人有禁忌证或对止血有明显的影响或有消化道溃疡，应该常规使用非甾体类抗炎药。阿片类药物用于老年术后镇痛要注意根据病人情况调整用药量。

三、术后认知功能障碍

术后谵妄是常见的不良事件，DSM-Ⅳ谵妄诊断标准见表16-4-1。择期大手术后老年病人谵妄发生率为10%。文献报道各类手术后谵妄平均发生率约为36.8%。心脏手术和髋关节手术后谵妄发生率更高。谵妄病人住院事件延长，住院费用增加，死亡率增高。与术后谵妄有关的因素见表16-4-2。术中管理对能否阻止术后谵妄尚不清楚，但是条件允许应尽量避免使用抗胆碱药物。

表16-4-1　DSM-Ⅳ谵妄诊断标准

A	意识障碍（如对环境的认知能力下降）伴随注意力的集中、持续或转移的能力的降低
B	认知功能改变（包括记忆力减退、定向力障碍、语言障碍），或知觉障碍，且不能用已有的、确诊的新发的痴呆所解释
C	短期内发病（通常数小时到数天），并在一天中多有起伏变化
D	从病史、体格检查或实验室检查结果，证明症状系由于一般身体问题直接造成生理改变所致

表16-4-2　术后谵妄的易感因素和诱发因素

人口学特征——男性，年龄＞65岁
认知损害或抑郁
感觉功能损害，尤其是听力和视力
经口摄入量减少
药物——多种药物联合应用、酒精中毒、精神活性药物、镇静剂、麻醉性镇痛药物、抗胆碱药物
同时罹患多种疾病——严重疾病和神经疾病
某些手术类型——高风险手术和整形外科手术
人住重症监护室
疼痛
失眠
行动不能或身体健康差

术后早期认知功能障碍大部分在三个月内可以逆转。心脏手术后6周认知功能下降达36%。65岁以上病人接受大的非心脏手术后1周和3个月认知功能障碍发生率分别为26%和10%。预测因素包括年龄、低教育水平、术前有认知损害、抑郁和手术方式。短期的术后认知障碍可能与多种病因相关，包括微栓塞、低灌注、全身炎症反应、麻醉、抑郁和遗传因素。远期认知功能障碍与麻醉的关系目前有争议。

（侯贺胜）

第十七章 器官移植麻醉

第一节 器官移植手术麻醉监测

一、心肺移植患者监测

(一)心肺移植患者围术期监测

心肺移植包括心脏移植、肺移植(单肺移植或双肺移植)、心肺联合移植。心肺移植是终末期心肺疾病的有效治疗方法,外科、麻醉及重症监护的发展和环孢素的应用使得心肺移植术患者手术生存率得到提高,患者生存质量得到明显改善。但此类手术的风险及围术期管理复杂程度仍然远大于普通手术。严密的监测是围术期管理的重要内容,是对患者生理状态进行评估诊断、治疗处理的重要依据。

心脏移植手术的监测重点在于循环功能的监测,而肺移植手术的监测需将循环监测和呼吸功能监测并重,心肺联合移植的监测及麻醉管理是单独心脏移植和肺移植的综合。

1.术前监测及评估

(1)对受体的检测和评估:包括病史及体检、血常规、血生化和肝肾功能、血气分析、病毒血清学检测、心电图(必要时检查运动心电图)、胸片、肺功能、心脏超声及心导管检查等,目的是确认受体终末期疾病的诊断,了解心脏功能、肺小动脉及全肺阻力,以确定是否适于接受心肺移植及手术方式的选择。

(2)对供体的筛查要求:无恶性肿瘤和系统性疾病,无败血症,无长时间的心脏停搏和胸部严重创伤,循环功能不需要大剂量变力性药物维持,年龄<45岁。术前需行血清病毒学检查,条件允许时可行心脏超声、心导管(或肺动脉导管)及纤支镜等检查。

(3)供、受体血型和组织相容性:供体和受体在ABO血型不一定要求相同但必须相符,应用交叉配型来保证供体抗原和受体血清抗体之间的组织相容性。

(4)供、受体器官匹配:供体心脏大小需与受体相匹配(20%以内),供肺容量要适合受体,不大于受体肺的1.5倍。

2.术中监测 心肺移植手术围术期的基本监测内容包括:心电图、血氧饱和度、呼气末二氧化碳、无创血压、体温、尿量监测、血气生化等实验室检测、有创监测如直接动脉测压(BP)和中心静脉压(CVP),而肺动脉导管(FAC)、经食道超声(TEE)等特殊监测也是非常重要的监测手段，可根据医师习惯、医院条件及病情需要来考虑实施，对于需体外循环（CPB）的手术，应进行凝血功能监测。

（1）心电图主要用于心律失常及心肌缺血的诊断和监测，随着模拟数字转换器的应用和电脑化处理能力增强，提高了现代监护心电图仪抗干扰能力及增强了波形显示效果和定量分析能力，但对于心肌缺血的诊断仍然存在一定的局限性。

（2）脉搏氧饱和度监测是麻醉监测中基本项目之一，但是在心肺移植等大手术中易受到术中低温、低血压、电刀干扰及长时间手术等因素影响。

（3）实验室检测包括血气分析、电解质、血红蛋白、血糖及乳酸等诸多项目，有助于呼吸参数的调整、内环境正常状态的维持。

（4）体温监测：CPB 手术通常需要监测患者外周和中心温度（膀胱或直肠温度，鼻咽或鼓膜温度），降温及复温不应使患者体温和水箱温度相差过大，应＜8～12℃，避免产生气栓。不应让动脉血温度超过 37.5℃，以免导致脑损伤。

（5）尿量监测：如果手术期间尿量较多会让医生觉得满意，并有利于液体管理，但是没有证据表明术中及 CPB 期间尿量和术后肾功能有相关性，一般情况下，如果能达到 0.5～1ml/(kg・h)，则不需要处理，在高钾、溶血、容量过多情况下，如果尿量正常或偏少，应适当用利尿剂。

（6）凝血功能监测：在 CPB 辅助下手术，监测活化凝血时间（ACT）是必须的，有凝血异常情况时，除监测出血凝血时间（BT、PT、APTT）等指标外，如有条件，可行血栓弹力图（TEG）或 sonoclot 凝血和血小板功能检测，以指导抗凝治疗，维持正常凝血功能。

（7）血压监测（BP）：是最普通和最简便的评价心血管功能的方法，但只是间接地反映心血管状态，血压的变化主要反映的是容量、心排量和血管阻力的变化。无创血压是最常用的血压监测方法，但直接动脉内测压才是心脏手术中血压监测的“金标准”，不仅可持续准确提供血压的读数，还给出直观的波形，可以粗略估计心脏功能，或者通过微创方法测得心排量等参数，与肺动脉导管测得参数具有较好的相关性，直接测压的另外一个益处就是便于抽血检验血气生化等指标。体外循环中灌注压维持在 50～60mmHg 以上，以保证重要脏器灌注良好，心脏、神经并发症少。

（8）中心静脉压（CVP）：常用来评估血管内容量水平和右心功能，为了准确测定，导管尖端应放置于腔静脉近右心房入口处，可通过电子系统或超声来定位更为准确，测量基准点应置于心房水平或腋中线，连续的监测（趋势变化）较单一的数值更有价值，数值之外，CVP 监测波形的特征对于心脏病理变化的诊断也有一定的帮助；监测过程中应考虑体位变化和操作对 CVP 值的影响，避免误判。CVP 管道在测压之外的用途：药物的注射通道、抽血检验、术后胃肠外营养、心肺移植手术常规放置多通道（三腔或两腔）CVP 管道。

（9）肺动脉导管（FAC）：肺动脉导管能提供肺动脉压（PAP）和肺毛细血管楔压（PCWP），还能持续监测心排血量（（CCO）、混合静脉血氧饱和度（Sv_2）、及推算出心指数（CI）、每搏量（SV）、体循环阻力（SVR）和肺循环阻力（PVR）等血流动力学参数。肺动脉置管可在 CPB 之前及麻醉诱导时提供重要的血流动力学参数，并且在 CPB 之后及术后有极为重要的价值。

肺动脉导管置管常采取右颈内静脉置管，由于一些心肺移植患者存在强迫体位（如半靠位)、心腔扩大、血流减慢、瓣膜反流或其他畸形等,使肺动脉导管难以到位,超声引导有一定帮助。术前超声检查右房内有血栓的患者,则术中由手术医生置入,以防血栓脱落。术中上腔静脉插管或肺门阻断前需回撤肺动脉导管,而在开放后重新置入,因此需要长的无菌鞘管。移植患者需使用免疫抑制剂,所有操作均应严格无菌操作,避免术后感染,而感染是最常见的并发症之一。

对心衰等循环功能不稳定的患者,动脉置管通常在麻醉诱导之前完成,有利于监测和维持诱导时相对稳定的血流动力学,中心静脉和肺动脉置管的时间可根据患者病情及麻醉医师个人习惯来定。

(10)经食管超声心动图(TEE):TEE 具有微创、并发症少的优势,而且能提供非常丰富的形态和功能方面的监测信息,因此得到日益广泛的应用。麻醉诱导后,先通过胃管行胃肠减压,然后置入 TEE 探头,TEE 检查可以提示其他方法无法立刻得到的信息,如心内血栓的存在、心室容积和收缩力、升主动脉和主动脉弓的动脉粥样硬化、监测体外循环脱机前的心内排气、检查吻合口情况等。

3.*术后监测*　术中大部分监测项目在术后需要继续监测,包括心电图、脉搏氧饱和度、血压、CVP 和肺动脉导管等,有创监测在血流动力学稳定后可以拔除,以减少感染风险,实验室检查根据需要定期监测,以维持相对正常的内环境。

定期行胸片和超声检查可以了解肺部和心脏状况,如怀疑移植物排斥反应,对移植心脏行心内膜活检或对移植肺行纤支镜检查是非常必要的。

大多数免疫抑制剂安全范围窄,术后其药物浓度的监测也是很重要的。

(二)心肺移植麻醉监测异常及处理

1.*心肺移植患者的术前评估*　大多数等待心脏移植的患者是心衰患者,心功能Ⅲ级或Ⅳ级(NYHA 分级)或 EF<20%,亦有小部分因为难以控制的恶性心律失常、原发肥厚性心肌病或冠脉手术不能纠正的致命性缺血性心肌病等患者,患者可能正在接受正性肌力药物或扩血管药物、循环机械辅助或正压机械通气治疗,对于围术期管理是一个挑战。

术前测定肺动脉阻力非常重要,如果肺血管阻力大于 6Woods 单位,则不适合原位心脏移植,可以选择异位心脏移植或心肺联合移植手术;对于肺动脉阻力轻度增加的患者与无肺血管疾病的患者相似,如果能度过移植手术后早期阶段,大多数可恢复正常;对于反应性肺动脉高压,在经过治疗(应用 NO 或前列腺素)后效果较好的患者也可安全接受心脏移植手术。

原发性肺疾病患者即使伴有右室增大和功能异常,通常只接受肺移植(单肺移植或双肺移植),如果有左心衰竭则需要接受心肺联合移植。对于单独的肺移植,通过术前右心导管(或肺动脉导管)和心脏超声检查评估肺动脉压力和右心功能,来决定是否需要 CPB,左心导管检查可以了解冠脉情况。

肝肾功能异常多是心脏疾病的结果,轻度肝肾功能异常的患者移植手术成功后可逐步好转。

2.*术中监测异常及处理*

(1)心电图及心率监测异常:在 CPB 期间心电图出现缓慢、规律的、增宽的 QRS,提示停跳液灌注不足,应该灌注停跳液;复跳后 ST 段突然升高提示冠脉内有气栓或微栓,可通过提高灌注压及硝酸甘油扩张冠脉等措施促排，如果出现持续的 ST 段升高，提示心肌缺血，应在停机前寻找原因并解决。

移植后心脏缺乏自主神经支配，对低血容量、高血压、麻醉深浅及应激等引起的心率反应缺乏，不能对这些生理状况进行有效调节和反应，因此围术期对心率的监测应该要考虑到这种特殊情况。

心脏移植后心电图主要特征为两个窦性 P 波，其中一个为保留的受体心房 P 波(保留了自身的窦房结和部分心房)，与术前 P 波比较，波幅略小，频率大致相同，此 P 波与 QRS 波群无关；另外一个 P 波为移植心脏所产生 P 波，与 QRS 波群有固定关系。二个 P 波形成“双窦房结并行性双重心律”。受者的 P 波一般无临床意义，但受者心房收缩与供者心房收缩不同步，可产生湍流，甚至血栓形成。

移植后心脏平均心率为 100±13.2 次/分，安静状态下＞130 次/分或＜70 次/分，均需给予相应处理。另外，移植后的心脏失去了神经支配，心率的变化主要依赖体液因素的调节。去神经支配心脏对药物的选择有一定要求，不直接作用于心脏而通过交感或副交感神经起作用的药物如阿托品、麻黄碱等通常无效，直接作用于心脏的药物如肾上腺素、异丙肾上腺素等是主要的选择，而兼有两种作用的药物如去甲肾上腺素、新斯的明等只出现其直接作用的效应。

(2)血压监测异常及处理：心肺移植患者围术期血压常表现为不稳定，变化较快而突然，发生低血压的主要原因有：患者本身的心功能状态不佳，麻醉药物对心血管的抑制作用，手术操作对心脏大血管的直接压迫，主动脉、腔静脉或心房的插管引流导致回心血量骤减，对心脏或肺门等的刺激牵拉导致心律失常等。在判断原因后相应进行处理，如增强心肌收缩力，缩血管药物，增加回心血量，停止不良刺激等可以恢复血压，必要时紧急行 CPB，以保证重要脏器的基本灌注。

高血压的发生也不少见，常见原因有：患者本身有高血压，麻醉深度不够，血管活性药物或容量过量，主动脉插管移位等，可以通过降压药物、加深麻醉深度，调整血管活性药物输注速度，检查动脉插管或调整灌注流量等措施将血压恢复到正常范围。

另外需要注意的是测压错误，常见原因如导管的打折和部分阻塞，其他情况如穿刺血管狭窄或灌注不足，低温体外循环后常会出现外周血管(桡动脉)压力“假象”，可低于中心血管压力 30％～40％，因此在应用血管活性药物之前应仔细分析并核实，避免不当使用升压药。

(3)CVP 监测异常及处理：在非 CPB 期间 CVP 值过低主要原冈为容量不足，在 CPB 期间 CVP 值在零左右或出现负值，为静脉引流充分的标志。

CVP 在非 CPB 期间过高，应该结合其他指标判断是否容量过多或心功能不良的结果，开胸直视条件下，直接观察心脏收缩情况和房室充盈是否“饱胀”，也非常有助于判断，并作相应处理，如增强心肌收缩力或扩张血管、利尿及限制液体输入等措施，如存在肺动脉高压，有时“正常”的 CVP，数值条件下却出现低心排、低灌注的不良生理状态，正常范围偏高值或适度偏高的 CVP 值有利于维持正常的心排量。

CPB 期间出现 CVP 增高，常见原因为导管尖端被腔静脉束带绑住或贴血管壁，但应该排除腔静脉引流不充分导致的压力过高，这时应观察颜面部是否肿胀淤血，并和灌注师沟通引流是否充分，必要时凋整引流管，否则长时间腔静脉高压导致脑水肿及脑灌注不足。

(4)FAC 监测异常及处理：FAC 测得数值及其衍生参数提供了丰富的信息，这些信息能为诊断心肺功提供帮助，如判断容量、持续监测心排量及其他血流动力学参数，并可相应调整治疗方案及动态观察治疗效果。

左心功能评估：PCWP 和 CO 异常结合其他指标（如 CVP、SVR 等）为评估左心功能状态和血管内容量提供了重要依据，并有助于指导制订治疗方案和评价治疗（或手术）效果。如果肺动脉导管尖端放置不当、PEEP 通气、及存在有肺血管疾病、二尖瓣病变，则 PCWP 不能准确反映左室舒张末期压力（LVEDP），而无法准确判断右心功能。

肺动脉压及右心功能评估：PAP 及 PVR 提供了肺血管的重要信息，反映了右室后负荷，术前 PAP 和 PVR 是心脏移植或心肺联合移植手术方案的重要参考指标，术中及术后其数值的变化可用来评估药物疗效和手术效果，如果出现低心排出量，肺动脉导管提示右心衰竭的诊断依据有：术中出现 CVP＞15mmHg、PAP＞40mmHg 或升高到 MAP 的 3/4 以上，而 PCWP 下降或正常。

其他：导致 SvO_2 下降可能的因素为心排量下降、氧耗增加、动氧饱和度下降或血红蛋白浓度降低。

FAC 虽然能提供非常有价值的监测信息用于指导临床，但是并没有因此而降低患者死亡率（与其相关并发症有关），因此限制了该监测技术的广泛使用。

(5)TEE 监测异常及处理：TEE 能迅速、直观和较为准确地评估血容量、左右心室收缩及舒张功能，PAP 及观察心腔内气体，可用于判断低血压的原因，避免不必要的 CPB，肺移植后 TEE 可用于测肺门血管，早期发现吻合口梗阻和血栓形成。

右心室收缩功能下降时右房和右室扩大提示急性右心衰竭，常伴有不同程度的三尖瓣反流，由于右心容量和压力大，房间隔和室间隔被偏向左侧，而左心充盈不足，导致每搏量降低。有人认为在判断右心功能不全方面 TEE 优于 FAC。

右心衰竭时适当的前负荷（容量）非常重要，容量过低难以维持有效的心搏量，而过高的容量加重心脏负荷及心肌缺血，使心功能进一步受损，而肺移植后，心肺对容量的耐受性很差，CVP 结合 TEE 对于指导容量控制有非常重要的意义。

TEE 观察到的室壁运动异常对于心肌缺血的判断较常规心图监测 ST-T 段位移更为敏感，心电图监测结合 TEE，有助于及早现心肌缺血，可及时处理防止病情恶化。

(6)肺移植术中肺功能监测异常及处理：除呼吸机参数监测、氧饱和度和呼气末二氧化碳等监测外需定期监测外周动脉血及混合静脉血血气分析。

术中单肺通气时，肺内分流量会明显增加，并出现 PaO_2 降低和 $PaCO_2$ 升高，及血流动力学的变化，可以采取减少潮气量和延长呼气时间，必要时通气侧肺 PEEP，非通气侧肺持续气道正压（CPAP）通气或高频通气以及容许性高碳酸血症甚至容许性低氧血症的通气管理策略。如果调整呼吸参数后不能纠正，那么应使用降低肺血管阻力的药物、强心药或支气管平滑肌扩张药。

阻断一侧肺动脉后，肺循环阻力会进一步升高，并影响心功能，CO 下降，氧输送的代偿能力显著下降。

单肺移植及双肺序贯移植多数不需要 CPB，但是对于严重的肺动脉高压及钳夹肺动脉引起右心功能衰竭则需要 CPB，而体外膜肺(ECMO)是肺移植中替代 CPB 的一种较好选择。

在单肺移植的患者，在开放后移植肺和受体肺的顺应性出现很大差异，双肺通气可出现移植肺膨胀过度而受体肺膨胀不全及纵隔摆动引起血流动力学紊乱，此时通过双腔气管导管对受体肺行正常的频率和潮气量加上 PEEP，而移植肺低频低潮气量不加 PEEP 的通气方式可以解决。移植肺通气并恢复血流后，由于血流主要进入低阻力的移植肺，PaO_2 会逐渐降低，至 2 小时左右最为明显，部分患者可影响血流动力学，致使血压降低、心率减慢，这时可行 ECMO 或右心室辅助装置支持呼吸和循环。

由于再灌注损伤和淋巴管系统的缺失，移植肺容易发生肺水肿，采取保守性液体治疗和必要时利尿措施来防止，难以控制的肺水肿可以采取 ECMO 来过渡，一般可以得到很好的控制并生存下来。

移植后肺静脉阻塞可表现为持续的肺水肿和肺动脉压力仍没有降低，TEE 检查可以显示狭窄的肺静脉或肺动脉吻合口以及高噪的快速血流信号。

3.心肺移植术后监测异及处理　心肺移植术后管理是术中管理的延续，监测项目大多数都需要延续进行，药物治疗及机械辅助装置也需要持续一段时间。

术后肺动脉高压、右心功能不全和低心排的正确判断和处理如降低肺动脉压、增强心肌收缩力、保证合适的容量和维持适当的灌注压等措施，是心肺移植手术成功的关键，这些都有赖于良好而充分的监测。

机械通气一般维持一天或数天，肺功能不全的情况下可延长。机械通气在保证氧合的情况下尽量减少肺损伤，如尽可能降低氧浓度、减少潮气量、不宜过高的气道峰压，适当的 PEEP，容许性高二氧化碳血症，保守性的液体治疗，在心排量和血流动力学稳定条件下尽可能低的 CVP 和肺动脉楔压，这些措施有助于减少肺损伤和肺水肿。

感染和排斥反应是影响心肺移植患者生存率的主要因素，急性排斥反应可发生在术后第一天至数周内，可表现为快心率的心律失常、心功能不全和血压下降、呼吸困难等症状，超声心动图可发现心脏收缩及舒张功能失常，胸片动态观察是临床诊断肺排斥反应的重要方法：胸片上出现浸润病灶，不能用肺不张及肺部感染解释时，可诊断为肺急性排斥反应，心内膜活检可以明确移植心脏排斥反应，支气管灌洗和组织活检有助于鉴别感染性和移植肺排斥引起的肺功能不全。一旦发现排斥现象，要求充分提高免疫抑制水平。

二、肝脏移植围麻醉期监测

肝脏移植手术日臻成熟。美国每年行肝脏移植手术 4000 余例。我国肝脏移植手术开展已经多年，尤其是近 4～5 年我国肝脏移植手术无论是数量上还是质量上都取得了很好的发展。肝脏移植已经成为治疗终末期肝病的重要手段，肝脏移植手术在很多医院也已成为常规手术。目前文献报道的肝脏移植均为原位肝脏移植(OLT)，接受 OLT 的患者绝大多数为终末期肝病患者，常伴有严重的各个系统病理生理改变，如，肝性脑病、高动力循环、肺动脉高压、肝肺综合征、凝血功能异常、肝肾综合征和水、电解质、酸碱平衡紊乱等，再加上肝脏移植手术本身的复杂性，肝脏移植围麻醉期的监测比其他手术要全面复杂。

肝脏移植的麻醉质量是 OLT 手术成功的关键因素，而没有全面的围术期监测就无从谈起麻醉质量。

肝脏移植手术本身具有对患者生理影响剧烈的特殊性，为了更好理解各项监测在肝脏移植手术中的意义，在介绍肝脏移植麻醉监测前有必要简单介绍一下肝脏移植手术的基本术式和基本过程。

1.基本术式

(1)经典转流原位肝脏移植：阻闭肝上静脉和肝下静脉，将供体的肝上静脉、肝下静脉、门静脉分别与受体肝上静脉、肝下静脉和门静脉吻合，同时应用静脉-静脉转流（VVB）将下肢（股静脉）和腹腔脏器的静脉血（门静脉）引流至上腔静脉（腋静脉）；此术式肾脏和胃肠道得到有效灌注，无血液淤滞。

(2)背驮式原位肝脏移植：部分阻断腔静脉，将供体肝上静脉与受体腔静脉吻合，供体门静脉和受体门静脉吻合，结扎供体肝下腔静脉，此术式受体下腔静脉部分受阻；胃肠道无有效血液灌注，血液淤滞，部分血液经已形成的侧支循环回流。

(3)经典非转流原位肝脏移植：阻闭肝上静脉和肝下静脉，将供体的肝上静脉、肝下静脉、门静脉分别与受体肝上静脉、肝下静脉和门静脉吻合，但不应用 VVB。此术式下肢、肾脏和胃肠道无有效血流灌注，血液淤滞，血液回流仅靠侧支循环进行。对肾和胃肠道影响严重。

(4)改良背驮式原位肝脏移植：无肝期将门静脉吻合到受体下腔静脉，胃肠道有血液灌注并可顺利回流。

2.手术过程

(1)无肝前期：从切皮到受体肝脏被取下，阻闭门静脉的时间。主要任务是游离受体肝脏，主要问题是出血。

(2)无肝期：从阻闭门静脉到供体肝脏的门静脉和肝上、下腔静脉吻合完毕并开放恢复肝脏血流。主要任务是吻合门静脉和肝上、下下腔静脉，主要的问题是下腔静脉回流受阻，下肢、肾脏和胃肠道产生淤血，回心血量减少，血压下降。在经典非转流术式尤其表现明显。

(3)新肝期也称再灌注期：从开放门静脉和腔静脉恢复肝脏血流到手术结束。主要任务是吻合肝脏动脉和胆道，主要问题是再灌注综合征和凝血病。

肝脏移植围麻醉期监测必须全面、准确、连续，可以确保及时、准确发现生命指征的变化，为及时处理和调控判断处理的正确与否提供有力依据。

【心血管功能监测】

(一)有创动脉压力

有创动脉压力监测是肝脏移植手术围术期基本监测之一。整个围麻醉期必须连续监测动脉压力以根据监测结果随时动态合理进行调控。动脉穿刺适应证、禁忌证、操作要领和术中管理与其他手术相同。但应注意以下各点：

①OLT 动脉有创监测的穿刺部位主要是桡动脉、肱动脉。足背动脉和股动脉不能作为监测连续有创动脉压力的穿刺部位。②接受 OLT 手术的患者动脉穿刺要求必须熟练，一旦穿刺和置管不顺利会引起血肿，血肿和加压止血又增加动脉血栓形成和远端肢体缺血坏死的危险。③临床上强调直接穿刺法，尽可能避免穿透法以避免血肿形成。④凝血功能异常者在加

压冲洗水中可不加肝素。500ml 冲洗水中最多加入 625U 肝素或不加肝素。⑤一般情况良好肝脏移植患者可在诱导后再进行动脉穿刺。

1.有创血压监测在肝脏移植中的意义

(1)手术时间长、创伤大,为围麻醉期处理提供有效的帮助。

(2)不论哪一种肝脏移植术式在无肝期开始和新肝期开始时均会发生明显的血流动力学变化,为麻醉医生提供有效的处理依据。

(3)可以根据有创动脉波形,结合其他监测判断心律失常、心肌收缩力、心排血量、容量状态以及开放后酸中毒和炎性介质对循环的影响;这是肝脏移植手术区别于其他手术的主要特征。

(4)判断临床处理的合理性和处理效果。

2.应用的关键点

(1)诱导:因为接受 OLT 的患者多伴有一般情况较差,比较衰弱,清蛋白水平明显降低,诱导时应用的各种镇痛药、镇静药容易使麻醉过深,要密切观察动脉压力和心电监测控制给药速度和剂量。

(2)阻闭门静脉和腔静脉:阻闭门静脉和腔静脉会导致回心血流量剧烈降低(经典非转流术式约有近 50%的血流量)。此时人体会发挥自身的调节作用,如心率增快、侧支循环更加开放加速回流,但仍无法满足组织灌注的需要,必须参考动脉压力以及其他与组织灌注和代谢相关的监测指标、各主要器官的功能状态,合理应用各种液体和血管活性药物进行调控,既要保证主要脏器的有效灌注,又要防止容量相对不足或者相对增加。

(3)无肝期:整个无肝期均须严密监测动脉压力和与组织灌注压力相关的监测指标进行人为调控和干预,目的是保证周围组织灌注的需要和避免产生因为灌注不良引起的内环境紊乱,如乳酸酸中毒等,同时避免开放后总体容量过多。

(4)新肝期:新肝期再灌注开始后的一段时间内是 OLT 围麻醉期血流动力学波动最剧烈阶段,主要是由冷保护液(或冲洗液)、炎性介质、酸性物质等产生的再灌注综合征,此时必须根据动脉压力以及所有血流动力学监测指标和其他监测指标进行正确调控,使患者顺利度过再灌注综合征并促进生理状态的恢复。

(5)通过监测判断肾脏灌注压力,促进肾脏功能恢复。

3.影响动脉压力的主要因素

(1)患者本身的病理生理改变:患者常病史较长,一般情况差,心血管功能低下,对麻醉和外科手术耐受性差,容易产生血压降低。

(2)手术术式:不论 OLT 的哪一种术式在无肝期和新肝期开始时都涉及门静脉和腔静脉完全阻闭或者部分阻闭,以及开放门静脉和腔静脉引起再灌注综合征,均可导致一过性低血压,尤其是新肝期开始的再灌注综合征,可以引起 95%的病例发生动脉血压降低。

(3)OLT 手术特点:OLT 手术特点是时间长、创伤大,对血流动力学影响剧烈,可以造成血压的剧烈波动。

(4)麻醉药物:ESLD 常伴有低蛋白血症,使血液中和蛋白结合的麻醉药减少,游离麻醉药物浓度增加,常规剂量的麻醉药即可引起血压下降。

【中心静脉压监测】

中心静脉压监测(CVP)是肝脏移植围术期基本监测之一。与其他手术不同的是在OLT围麻醉期CVP对预防新移植肝脏淤血,预防移植肝脏功能恢复不良具有重要意义。成人如果同时应用SwarrCanz导管进行心功能监测,中心静脉导管仍可经颈内静脉或者颈外静脉穿刺植入。肝脏移植手术建议超声引导下行深静脉穿刺。

1.监测的临床意义 终末期肝病患者的病理生理改变和手术的特殊性决定了肝脏移植手术围麻醉期进行CVP监测具有特殊重要意义。

(1)指导围麻醉期动态、合理进行容量治疗,确保有效血容量。

(2)随着手术进程,依据CVP做预防性处理。OLT围麻醉期分为无肝前期、无肝期和新肝期,每一期患者体内的总容量基本相同,但有效循环容量却相差甚远。可以根据CVP做相应的预防性处理,以便各期衔接顺利,过渡平稳。

(3)结合其他监测指标,如动脉压、PAP、EDV,循环阻力等,指导合理使用血管活性药物,正确处理再灌注综合征。

(4)降低CVP,降低门静脉和肝静脉回流阻力,减轻肝脏淤血、水肿,保护移植肝脏的功能和促进脏功能恢复。

(5)在经典非转流术式,可以结合其他和肾功能有关的指标,新肝期合理调控CVP,促进肾功能恢复。

尤其是新肝期开始后严密观察CVP变化,过高的CVP会导致腔静脉压力增加,是肝脏血液回流受阻,发生肝脏淤血和再灌注损伤。

2.针对预防肝脏功能损伤和促进肝脏功能恢复

(1)整个手术过程中,在保证有充分组织灌注情况下尽可能降低CVP。尤其是在新肝期控制容量十分必要,因为容量多而导致的肝脏急、慢性水肿。

(2)尽快调控再灌注引起的CVP增高。肝脏再灌注综合征可引起肺动脉压力增高和右心功能受到抑制,进而导致CVP瞬间剧增。尽快针对性降低CVP具有重要意义,有时甚至可允许短暂的周围组织灌注不足的存在,尽可能避免因为CVP过高引起的肝脏淤血和水肿的发生。

3.OLT围麻醉期影响CVP的主要因素

(1)术前病理生理改变的影响,如大量的腹水和胸腔积液可使CVP增高,而腹水和胸腔积液去除后CVP下降;

(2)无肝期阻闭门静脉和腔静脉,阻闭门静脉CVP降低,阻闭或者部分阻闭腔静脉后CVP进一步降低;

(3)新肝期开放引起的再灌注综合征,心功能受到抑制,肺动脉压力增加,右心功能进一步降低,导致CVP增加;但开放后的酸中毒和炎性介质释放也可以引起CVP降低;

(4)心肺功能异常,术前有肺动脉高压或者右心功能不全均可导致CVP升高;

(5)肝肾功能的情况,术前肝肾功能不良或者新肝期肝肾功能。恢复不良可以导致CVP升高;

(6)术中输血输液:术中输血输液不合理可以促使CVP升高或者降低;

(7)药物:肝脏移植术中,应用的很多血管活性药物,均可导致 CVP 增加或者降低;

(8)失血:肝脏手术时间长创伤大,加之凝血功能异常,导致术中出血较多,CVP 降低;

(9)外科操作:肝脏移植围麻醉期外科操作对患者生理状态影响剧烈,均可影响 CVP 监测数值;

(10)机械通气:术中机械通气以及某些状态下的呼气末正压通气可以使 CVP 升高;

(11)外科手术需要:外科为了良好显露肝脏,需要使用特殊的框架拉钩,也可以使 CVP 升高。

CVP 监测的数值应该结合手术进程以及患者情况做到具体问题具体分析。肝脏移植围麻醉期参考 CVP 数值处理问题时必须要考虑血流动力学的稳定、氧供需平衡、体内的液体总量以及是否影响肝脏功能的恢复,尤其是 CVP 对新肝功能损伤和促进新肝功能的恢复的影响与其他手术不同,容易被忽略。肝脏移植最佳容量应该是能保证组织充分灌注和血流动力学平稳的最低容量。

【心排血量监测】

心排血量监测在肝脏移植手术中的重要地位,尤其是终末期肝病患者以及伴有心脏功能降低患者。连续心排血量监测对指导 OLT 围术期容量治疗和合理应用心血管活性药物具有不可替代的作用。

1.心排血量监测的主要理由

(1)术前患者病情较(轻)危重,多合并心脏功能不全或者其他心血管系统疾病,有利于及时评估心脏功能状态并作出恰当的处理;

(2)有些患者发生高排低阻的病理生理改变,心排血量最高时可高达 18L/min,监测心排血量的变化过程,寻找可能原因以及适当调控心排血量,增加外周组织的良好灌注和防止肺水肿的发生;

(3)无肝期不论哪种术式均存在一定的回心血量不足,尤其是经典非转流术式有效循环血量会锐减 50%左右,心排血量监测及时通过容量和血管活性药物进行调控;

(4)开放后虽然血容量恢复,但因为酸中毒、炎性介质、冷灌注液或冲洗液的回流等,会导致再灌注综合征,连续心排血量可以指导及时治疗并可以判断治疗的结果。

2.Swan-Ganz 漂浮导管置入和管理的注意事项

(1)最好在摆外科体位前置入漂浮导管。等外科体位摆好后由于体位的变化不利于导管的置入;

(2)鞘管穿刺点应该缝合严密。临床上危重 ESLD 患者穿刺点必要时进行荷包缝合,以免出血或渗血;

(3)由于 OLT 手术本身对循环和呼吸影响剧烈,可以影响导管测定的准确性,要结合临床进行综合分析;

(4)心排血量监测数值不能反映即刻心排血量,监测数值延迟 5~7 分钟出现。

OLT 围麻醉期各期的变化情况:正常心排血量在 4~6L/min。但 ESLD 多合并高排低阻的血流动力学改变,无肝前期 CO 高达 10L/min 以上并不少见。背驮式 OLT 和经典转流 OLT 无肝期对 CO 影响较小,CO 一般降低 10%~20%,甚至不降低;但经典非;OLT 无肝期

CO 可以锐减 50%左右。心功能较差者甚至无法维持满足周围组织灌注的心排血量，不得不改变 OLT 术式。背驮式和经典转流 OLT 开放后 CO 很快回升到无肝前期水平；经典非转流 OLT 新肝期 CO 逐渐恢复到无肝前期水平，经常超过无肝前期水平。这可能与无肝期和新肝期应用血管活性药物以及容量治疗有关，也可能与心血管系统和自主神经系统反应剧烈有关。当 CO 超过 12～14L/min，为预防高心排血量对肺的损伤和产生肺水肿，在不影响肝脏回流的情况下，结合周围阻力监测和氧供、氧耗监测适当应用缩血管药物控制高心排血量。

【肺动脉压力和肺毛细血管楔压监测】

经 Swan-Ganz 导管测定肺动脉压力和肺毛细血管楔压已广泛应用于危重患者和心脏外科手术。肺动脉压力和肺毛细血管楔压监测在肝移植围麻醉期具有重要的特殊意义，这主要是由肝脏移植手术的特殊性所决定的。继发于门脉高压的肺动脉高压(PPHTN)是 ESLD 少见(发病率为 0.5%～0.8%)但可以引起严重并发症、影响患者预后的主要病理生理改变。随着人们对 PPHTN 的病理改变和发展过程的逐渐认识以及有效药物的出现，越来越多的合并 PPHTN 的 ESLD 患者接受了 OLT。但这一类患者术后心肺功能失代偿的发生率和死亡率仍远远高于无 PPHTN 的患者。确保这一类患者良好预后的最主要方法就是围术期严密监测和调控肺动脉压力。监测肺动脉压和肺毛细血管压力对 ESLD 患者，尤其是合并 PPHTN 的患者具有非常重要的意义。

1.PPHTN 的诊断标准

(1)患者有肝功能低下或者肝硬化指征；

(2)排除先天性心脏病、心血管栓塞疾病和心肺功能不全病史；

(3)静息状态下 MPAP 大于 25mmHg，同时 PCWP 小于 15mmHg；

(4)运动后 MPAP 大于 30mmHg；

(5)肺动脉血管阻力(PVR)大于 120dyn/s/cm^5。同时具备以上条件可以诊断为 PPHTN。

2.PAP 和 PCWP 监测的主要意义和关键点

(1)评估患者自身肺功能和肝肺综合征状态的判断：判断是否伴有肺动脉高压以及肺动脉高压的程度。肺动脉压力增高往往发生在病情危重的 ESLD 患者，术前已无法或者没有时间评估是否伴有肺动脉高压症，只有术中经过漂浮导管来即刻判断是否合并肺动脉高压以及肺动脉高压的程度。监测肺动脉压力的最佳时机是麻醉诱导结束，血流动力学趋于稳定但手术还没有开始时，可以比较准确反映患者的真实情况。因为麻醉后有诸多因素的影响，如机械通气、体位、麻醉药物等，PAP 应该反复测定以便为临床提供尽可能准确的监测数值。如果 PAP 测定值高时，可以适当加深麻醉，再行测定和评估。在麻醉足够深的状态下，同时没有明显的其他干扰因素存在，此时如果测定的 PAP、PCWT 和 PVR 达到诊断标准，基本可以确诊患者合并 PPHTN。

(2)寻找最佳的降低肺动脉压力的药物：用于降低肺动脉压力的药物很多，如硝酸甘油、硝普钠、短效前列腺素和钙通道阻滞剂等。很多临床报告表明不同的患者对降低肺动脉压力的药物反应不一致，在连续监测 PAP 的情况下，可以找到降低肺动脉压力最有效的药物和剂量，做到个体化用药。

(3)寻找有利于降低肺动脉压力的最佳麻醉药：不同的麻醉药具有不同的降低 PAP 的作用，每一个患者对不同的麻醉药反应性也不一致。在保证其他各种因素稳定不变的状态下，可以依据连续的 PAP 监测和其他血流动力学监测指标来寻找具有明显降低肺动脉压力的麻醉药物和最佳麻醉剂量，以便发挥麻醉药物的作用来控制和降低 PAP。

(4)判断对肺动脉压力影响最低的机械通气指标：过度机械通气可以增加胸腔内压力，肺泡膨胀后可以增加肺血管的阻力，导致肺动脉压力升高。连续 PAP 监测可以找到对 PAP 影响最小的、又可以满足通气需要的最佳机械通气指标，从而使机械通气对 PAP 的影响最小。

(5)再灌注综合征的判断：判断再灌注综合征引起的肺动脉压力升高和右心功能下降程度，并判断临床处理正确与否。再灌注对 OLT 围麻醉期对血流动力学影响十分剧烈，不论哪种术式均可发生不同程度的再灌注综合征。主要表现在左右心功能降低，肺动脉压力增加。PAP 监测对判断左心功能状态以及肺动脉压力增加对右心功能的影响均有十分重要的意义。右心功能可能直接影响肝脏回流的阻力。无论是什么原因引起的右心功能降低均可引起肝脏淤血和水肿，甚至严重影响肝脏功能的恢复。PAP 和 CVP 结合起来对于判断右心功能降低是继发还是原发，帮助合理选择血管活性药物以及评估用药的结果具有决定意义。

(6)容量治疗：PAP 和 CVP 一样，是围麻醉期容量治疗的主要监测指标，术前或者术中确诊合并 PPHTN 或者怀疑有 PPHTN 者，出手术室和回到 ICU 应该持续监测 PAP，以便保证围麻醉期的治疗得以继续维持。

【氧代谢和血管阻力监测】

血流动力学压力和容量监测的最终目的是了解人体组织的氧供和氧耗情况。OLT 手术的特殊性和患者本身的病理生理改变决定了 OLT 围麻醉期特别容易发生氧代谢障碍。氧供和氧耗监测对指导 OLT 围麻醉期的血流动力学处理以及呼吸管理以及合理用药确保围术期有良好的组织灌注。

OLT 氧供氧耗的变化规律：氧供氧耗失衡可以出现在 OLT 围麻醉期的任何一期。无肝前期主要是高排低阻和低血红蛋白导致氧供减少。无肝期主要是腔静脉阻断导致下肢和胃肠道血液淤滞，有效循环血量下降，同时无肝期经常应用血管活性药物以及贫血，很容易出现氧供减少，甚至氧耗降低，出现乳酸酸中毒。新肝期只要无贫血一般很少出现氧供氧耗降低。

OLT 围麻醉期影响氧供-氧耗的因素：

1.*肺功能* 肺通气和换气功能低下可导致气体交换障碍，血红蛋白携氧量降低。而 ESLD 经常合并有肺动脉高压、肺水肿和胸腔积液等病理生理改变。低氧血症虽很少见，但临床处理棘手。

2.*通气量* 每分通气量不足可以导致氧合不佳。有肺动脉高压者应增加呼吸频率提高通气量，尽量避免增加潮气量引起肺动脉压进一步增高，有肺水肿可以适当应用 PEEP，改善肺交换功能。

3.*氧浓度* OLT 手术时间长，尽量使用混合氧预防发生氧中毒。但无肝期等特殊情况下可间断使用纯氧提高氧分压，增加氧供。

4.*心功能状态和心排量(CO)* 除无肝期外一般 CO 正常或者偏高，CO 不是引起氧供减少的主要原因，无肝期腔静脉被完全或者部分阻断，CO 锐减，是氧供降低的主要原因，要结合实际情况适当补充容量、红细胞、提高心率等方法提高 CO,增加氧供。

5.Hb 的质与量　OLT 手术复杂,创伤大出血多,甚至瞬间可以丢失血液数千毫升。围术期多半处于低 Hb 状态,是氧供降低不可忽视的原因。传统手术 Hb 在 8g/L 即可,OLT 手术如患者合并低氧血症、肺水肿、明显的高排低阻或者在无肝期 Hb 应该维持在 10g/L 以上,确保充分氧供。

6.外周血管阻力和血流状态　高排低阻可以引起血流经过外周组织微循环加快,一部分血流经开放的短路直接回流,导致氧供氧耗降低。

7.组织的摄取能力　组织摄取能力降低导致氧耗降低。低体温、内环境紊乱、严重黄疸等均可使组织摄取氧能力降低。

8.血管活性药物　血管活性药物可以通过扩张周围循环系统、减慢微循环血流速度等使组织氧供改善。

9.外科手术的影响　外科手术所致的失血、无肝期静脉的阻闭、框架拉钩等都可以通过不同的方式影响氧供氧耗。

10.内环境　内环境紊乱可以影响肺的氧合、Hb 的携氧能力、抑制组织对氧的摄取等。

体循环和肺循环阻力监测的意义主要是为合理调控血流动力学和氧供氧耗提供参考,尤其是在预防、治疗 OLT 围麻醉期氧代谢异常、控制肺水肿和提高灌注压力具有重要参考价值。

【心室舒张末容量监测】

Swan-Ganz 导管经过不断的技术改进,可以连续测定心排血量和心室舒张末容量,是血流动力学容量监测近年来最重要的创新和进展,将压力监测和容量监测融为一体。

在 OLT 围术期监测中,右室舒张末容积(RVEDV)比压力监测参数 CVP 和 PCWP 更能直接和准确地反映前负荷。容量性肺动脉导管可连续监测右心室舒张末容量,有助于准确判断肝脏移植围麻醉期的容量状态和指导容量治疗。

(二)心电监测

心电监测是 OLT 围麻醉期基本监测项目。终末期肝病的患者往往存在水、电解质紊乱,且肝脏移植手术术式对循环影响剧烈,术中干扰因素大,可以发生各种各样的心律失常。

1.肝脏移植手术影响心电的主要因素

(1)电解质紊乱,尤其是低血钾或者高血钾;

(2)外科手术游离肝上下腔静脉的牵拉,搬动肝脏可引起心律失常;

(3)阻闭和开放造成的循环剧烈波动、内环境紊乱和炎性介质释放;

(4)再灌注导致的大量的冷保护液或(冲洗液)的回流;

(5)突然大量出血;

(6)血栓和气栓形成;

(7)术前心脏功能异常和器质性心脏病。

2.心律失常的主要表现　OLT 围麻醉期可以发生任何一种心律失常,但以下几种心律失常最为常见:

(1)心肌缺氧引起的 S-T 段改变:主要是由于术前心脏已存在心肌缺血,无肝期回心血量减少，快速失血导致血红蛋白降低，再灌注引起的冠状动脉痉挛以及舒张压减低导致的冠状动脉灌注不足；

(2)窦性心动过速：多发生于阻闭后导致的血容量下降引起；

(3)房性期前收缩和室性期前收缩：可发生在任何时期，和外科操作以及电解质紊乱有关；

(4)房颤：可以发生在无肝期或者新肝期，往往和电解质紊乱有关，也和术前心脏功能状态有关；

(5)心动过缓或者房室传导阻滞：多发生在新肝期，大量冷保护液或者冲洗液回流至心脏，酸中毒和炎性介质均可导致心动过缓发生；

(6)心跳停搏：多发生在再灌注期或者危重患者的无肝期。

(三)呼吸功能监测

OLT 围麻醉期亦需要全面的呼吸功能监测，主要用于评价肺部氧气和二氧化碳的交换功能及观察呼吸活动机制与通气储备是否充分、有效。OLT 围术期操作虽然对患者呼吸功能构成影响，但不如对循环系统功能影响那样剧烈。呼吸功能监测主要包括通气功能、通气效应、脉搏血氧饱和度、呼气末 CO_2 浓度监测。

1.通气功能监测　OLT 围麻醉期必须常规监测潮气量、呼吸频率、分钟通气量、气道压力、呼气末正压和肺顺应性等，并根据患者具体病情和手术进程适时调整各个监测项目。以上各监测指标主要根据以下情况进行调整：

(1)术前患者内环境和病理生理改变情况。

(3)外科的影响。

(3)新肝期开始。

(4)环境变化。

(5)血气结果。

(6)氧供氧耗。

2.通气效应　通气效应临床监测主要是指氧浓度。OLT 手术时间长，为防止发生氧中毒，需要吸入混合氧，一般氧浓度在 50%～60%。但在无肝期、肺交换功能差、失血、氧供减少等情况下可以适当提高氧浓度，必要时可间断吸入纯氧。

3.脉搏氧饱和度(SpO_2)　SpO_2 是呼吸功能监测主要参数，OLT 围术期 SpO_2 主要注意低体温对其的影响，其次是长时间可以影响指端血运，进而影响 SpO_2 的准确性。

4.呼气末二氧化碳分压($P_{ET}CO_2$)　$P_{ET}CO_2$ 是呼吸功能监测比较重要的指标，尤其是新肝期开始阶段。新肝期开始阶段呼气末二氧化碳上升主要是和纠正酸中毒应用碳酸氢钠和淤滞的血流重新回流有关。

(四)出凝血功能监测

凝血功能异常是肝脏移植手术区别于其他手术的最大特点之一。凝血功能监测亦是肝脏移植手术围麻醉期的主要任务之一，也是区别于其他手术麻醉的特征之一。

ESLD 凝血功能明显降低。凝血功能异常的表现在凝血过程的各个环节。ESLD 复杂而且机制并不完全清楚。肝实质的损害使得经过肝脏合成的各种凝血因子生成减少，肝病的血液稀释和脾功能亢进导致血小板减少症，血小板功能降低、体内组织纤溶酶原激活物增加和肝脏对其清除能力下降导致了纤溶亢进。

1.凝血功能监测的目的

(1)定性分析判断凝血功能异常以及每一凝血环节的具体状态。

(2)围术期针对性纠正低凝状态。OLT 围术期凝血功能的监测可以发现凝血功能降低的具体环节,根据患者具体情况进行针对性、个体化调控,可以大大减少纠正凝血功能的盲目性。

(3)预防术中和术后高凝状态防止血栓形成。OLT 围麻醉期纠正低凝状态是为了顺利度过手术,但必须考虑术后新肝功能恢复后自身凝血功能的改善以及内环境自身调整后血液稀释影响逐渐消失而出现的高凝状态。预防术后高凝和血栓形成同样是 OLT 围麻醉期凝血功能监测的任务之一。

(4)合理纠正凝血功能,避免各种血液制品和药物的浪费。

目前临床用于凝血功能监测的设备有血栓弹力图描记仪(TEG)和 Sonoclot 凝血和血小板功能分析仪。两种仪器监测原理基本相同,把凝血过程中不同阶段的血液黏滞度转化为电信号,描记成曲线,根据不同的曲线可以判断凝血全过程中,由于某种物质缺乏而引起的凝血功能异常。国外肝脏移植手术常规应用该类仪器监测围术期凝血功能,近 5 年我国一些大的器官移植医院亦逐渐使用该仪器监测术中凝血功能异常。

2.OLT 围麻醉期凝血功能变化特征

(1)无肝前期:无肝期凝血功能状态与术前病理生理改变和血液稀释有关;

(2)无肝期:无肝期本身对凝血功能影响较小,基本与无肝前期相似;

(3)新肝期:新肝期开始阶段凝血功能较差,主要由于体内肝素释放、血液稀释,输血、输液不合理等有关。用肝素酶试剂可以检测除肝素影响以外的凝血功能状态。新肝期经过凝血功能调控和新肝功能逐渐恢复凝血功能会逐渐好转。

OLT 凝血功能监测主要预防各种原因引起的低凝状态,同时新肝功能恢复后,结合肝脏功能状态逐渐转移到预防可能出现的高凝状态。连续动态监测肝脏移植患者出凝血功能状态更具有实际意义。

出手术室标准是:临床无因为凝血功能低下引起的渗血或出血等相对低凝状态。

(五)体温监测

肝脏移植手术时间长、创伤大及手术本身具有特殊性都决定了围手术期监测体温的重要性。

1.肝脏移植围麻醉期影响体温的主要因素

(1)室温的影响:安装空调或者是层流净化手术室,使麻醉状态下的患者容易丢失更多的热量。

(2)各种操作过程的影响:肝脏移植手术消毒和腹腔暴露的面积均比较大,手术时间长,术中输血、输液量大,往往需要快速输血、输液。开放前肝脏内含有大量的冷保护液或冷冲洗液,无肝期用冰屑保护肝脏等,均会导致热量的大量丢失。

(3)麻醉因素:各种麻醉药物均可以抑制下丘脑的体温调节中枢导致下丘脑体温调节能力降低。肌松药导致骨骼肌产热减少。

肝脏移植围麻醉期体温几乎全部出现降低。OLT 术中监测体温对保证机体正常代谢,维护各主要脏器功能十分必要。

2.OLT 围术期主要表现

(1)凝血功能低下,临床化验各项指标基本正常,但临床表现为创面渗血的凝血异常情况;

(2)肾脏功能降低,尿量减少或者新肝期肾功能恢复减慢,表现为无明显原因的肾功能不良;

(3)肝脏功能恢复减慢,表现肝脏颜色暗淡、胆汁分泌延迟或者胆汁稀薄。

3.OLT 最常用的体温监测方法

(1)直肠温度。

(2)鼻咽温度和深部鼻腔温度。

(3)食管温度。

(4)血液温度。

直肠温度由于其反应慢和操作不方便、容易脱出等缺点,已逐渐被鼻咽温度、食管温度和血液温度所取代。比较有临床意义的食管温度、鼻咽温度和血液温度。肝脏移植由于监测心排血量,故使得血液温度监测得以方便、顺利进行。血液温度可以灵敏反应血液的温度变化,在 OLT 围麻醉期对判断温度变化和采取有效措施调控温度具有重要意义。

(六)肝、肾功能监测

【肝功能监测】

OLT 围麻醉期肝功能监测包括供体肝功能术前监测和移植后肝功能监测,主要是有利于预先了解和评估移植后肝脏功能恢复情况以及对全身各系统功能影响,以便使临床的各种预防和治疗具有针对性和做到个体化。

1.供体肝功能术前评估 为保障移植肝的功能和手术成功,术前应对供、受体进行筛选和免疫学选配,其次要对供体进行评估,主要包括:

(1)供体年龄。

(2)有无肝炎和可以累及肝脏的其他系统疾病。

(3)供体临终前肝脏的血流灌注情况。

(4)灌注液和保护液以及灌注情况。

尽管供体肝功能是决定肝移植成功与否的关键因素,但目前还没有可以对肝功能进行定量检测评估肝脏功能的最好办法。一般临床把半乳糖清除试验和利多卡因代谢物生成实验用于测定供体肝脏功能,按此来评估供体肝脏功能,但仍缺乏特异性。

2.移植后肝脏功能监测 移植后肝功能监测对于调控凝血功能、内环境和肾功能等具有主要意义,但传统的肝脏蛋白代谢、脂肪代谢以及酶学指标对 OLT 围麻醉期的处理的临床意义并不十分有用,反而胆汁、凝血功能等指标对评估围术期即刻肝脏功能有主要的指导意义。

具有临床意义的评估移植后即刻肝脏功能的指标是:

(1)胆汁的质和量以及出现胆汁的时间:新肝期开始后,如果肝功能良好,15～30 分钟胆汁出现。胆汁量多、黏稠、颜色深预示肝脏功能良好;反之预示肝脏功能可能不良。

(2)肝脏的血运、颜色和柔软度:开放后肝脏灌注好、颜色红润、柔软度好,预示肝脏功能良好。

(3)凝血功能指标的变化趋势：凝血功能逐渐趋于好转是肝脏功能良好的较可靠指标。

(4)血糖代谢的变化趋势：血糖逐渐降低、对胰岛素敏感，是肝脏功能恢复的另一个指标。

(5)体温的变化趋势：体温逐渐升高恢复正常预示肝脏功能有效恢复。

(6)肾功能恢复情况：尿量逐渐恢复正常，经典非转流 OLT 新肝期开始后经过简单处理或不经处理泌尿功能恢复，尿量逐渐增加提示肝脏功能良好。

(7)血氨逐渐降低：对于暴发性肝功能衰竭的患者，新肝期开始后血氨逐渐下降和下降的速度可提示新肝功能状态。

(8)乳酸：有些危重濒死患者术前已经存在乳酸酸中毒。新肝期乳酸水平逐渐减低和降低的速度亦提示肝脏功能的恢复状态。

OLT 围麻醉期亦应该监测反映肝脏功能的一些有关肝脏代谢和酶学方面的指标，以便为术后继续评估肝脏功能提供参考。

【肾功能监测】

OLT 围麻醉期肾功能监测主要包括：尿量、尿常规、肌酐、尿素氮等。

1.尿量监测 尿量监测是 OLT 围麻醉期既简单又方便，同时也是判断肾功能最有效的监测方法。OLT 围麻醉期尿量监测应该按不同阶段分期监测，相比较而言，无肝期尿量和新肝期尿量对指导临床更有意义。经典非转流 OLT 无肝期一般无尿，新肝期尿出现的时间和尿量多少对指导容量治疗、评估移植肝功能、调控内环境、调控血流动力学和预防肺水肿都具有重要意义。

影响 OLT 尿量的因素有：

(1)容量：容量治疗仍然是 OLT 围麻醉期维持尿量的主要措施之一，但往往控制容量预防肺水肿和肝脏淤血相矛盾。如何找到一个有效维持尿量又不引起肺水肿和肝脏淤血的容量，需要具体问题具体分析，做到个体化。

(2)灌注压力：肾脏血液在无肝期部分或者完全受阻，对肾功能造成一定损害。新肝期开始阶段应该有略高于患者术前正常血压的灌注压力，促进肾功能恢复。

(3)术前肾功能状态：术前肾功能状态是决定围麻醉期尿量的主要因素之一。肝肾综合征患者围麻醉期要加强预防性保护和强化利尿治疗，一般新肝期后肾功能都会有所恢复。

(4)无肝期时间长短：应尽可能缩短无肝期时间以利于减轻对肾功能的损害。

(5)肝硬化程度和侧支循环情况：术前肝硬化严重、侧支循环丰富者对肾功能有一定保护作用。

(6)移植肝脏功能：移植肝脏功能状态与肾功能恢复密切相关。

(7)围麻醉期肾功能保护措施：肾功能保护方法很多，如小剂量多巴胺、硝酸甘油、前列腺素类等，但没有特异性肾功能保护药物；对肝肾综合征和术前肾功能不全应该常规采取保护性用药。

(8)利尿剂使用情况：新肝期在容量和灌注压等与尿量有关的因素无明显异常，20～30 分钟仍无尿给予合适剂量的强效利尿剂可促进肾功能恢复。

(9)缩血管活性药物的使用：缩血管活性药物对肾功能的影响存在争议，大剂量应用缩血管活性药物对肾功能不利。

(10)血液酸碱度:纠正酸中毒有利于肾脏功能恢复。

(11)其他与肾功能有关的各系统疾病:高血压和高血脂患者特别注意预防性保护肾功能。

2.尿常规监测

(1)常规监测可以间接反映肾功能状态和肾功能恢复程度。一旦发现新肝期镜下红细胞,应该尽快使用利尿剂保护肾功能。经典非转流 OLT 新肝期镜下红细胞阳性者可高达 20%。同时尿比重和尿 pH 是指导调控内环境的主要参考。

(2)肌酐和尿素氮虽然可用于肾功能监测,但在 OLT 围麻醉期监测意义不大。

(六)水、电解质和酸碱平衡监测和血气监测

OLT 围麻醉期和其他手术一样,水、电解质和酸碱平衡监测和血气监测是肝脏移植围麻醉期最基本、最实用的监测。有条件可选择连续酸碱、电解质监测。主要的电解质失衡:①低钾;②高钾;③低钙;④低镁;⑤低钠或者高钠。

监测的最佳时间点:按临床程序和手术过程以及临床实际意义,无特殊情况下可以把以下时间点作为监测酸碱电解质和内环境的时间点:

1.手术开始　纠正术前存在的酸碱、电解质紊乱,为顺利渡过无肝前期做好准备。

2.阻闭门静脉和腔静脉前 10～20 分钟　进一步纠正酸碱、电解质紊乱和改善内环境,为阻闭门静脉和腔静脉以及顺利渡过无肝期提供酸碱、电解质和内环境监测指标,以便为调控做好准备。

3.开放前 10～20 分钟　判断无肝期引起的酸碱和电解质以及内环境的变化,及时改善内环境,为新肝期到来做好准备,预防再灌注综合征的发生和减轻再灌注综合征的严重程度。

4.开放后 5～10 分钟　此时间点监测的理由是开放后下肢和胃肠道淤滞的血液回流,进一步加重内环境紊乱,可以及时改善和纠正因为淤滞血液回流产生的内环境紊乱。

5.开放后 30 分钟　进一步纠正内环境紊乱使之趋于合理。

6.手术结束前 1 小时　为患者出手术室做好准备。

(八)其他监测

【麻醉深度监测】

肝脏移植手术比其他手术更有必要进行麻醉深度的监测。很多危重患者,出于对血流动力学平稳的考虑,往往麻醉深度不够。再有无肝期往往需要减浅麻醉,容易发生术中知晓。整个围术期应用血管活性药物也可以影响对麻醉深度的正确判断。尤其是无肝期进行麻醉深度监测具有重要意义。

【经食管超声心动图(TEE)监测】

TEE 在国内外已经应用于 OLT。TEE 监测可以更早发现心脏功能的变化,在无肝期和新肝期可以较 RVEDV、PAP 和 CVP 等监测更早发现心功能不全和容量状态的变化。TEE 和肺动脉导管结合使用可以提供肝脏移植围术期最有价值的监测指标和指导意义。在患有严重门脉高压和食道静脉曲张的肝脏移植患者,不建议常规应用 TEE,并时刻注意和警惕食道曲张静脉出血的可能。

1.TEE主要监测内容

(1)心肌的顺应性和收缩性。

(2)转流和阻闭不严引起的气栓、腔静脉血栓。

(3)心室舒张末容积。

(4)心脏的几何变形。

2.以下情况应该考虑应该针对性使用TEE监测

(1)术前心功能Ⅱ级以上。

(2)有明显的心肌缺血,心电图诊断明确或者有临床症状。

(3)有肺动脉高压者或者低氧血症者。

(4)全身一般情况较差。

(5)有胸腔积液和心包积液。

【血管外肺水监测】

1.肝脏移植术中肺血管外水增多是术后肺水肿和肺部感染的主要原因之一。血管外肺水的监测在肝脏移植手术中具有重要意义。特别是对了解肺循环病理生理的改变和肺的气体弥散功能十分重要。

2.监测肺血管外肺水的方法虽然很多,但尚没有准确、灵敏、重复性好、无创、实用和廉价的监测方法。

3.血管外肺水监测在将来的肝脏移植围麻醉期将扮演重要角色。

【渗透压监测】

OLT围麻醉期液体出入量大,容易引起晶胶体渗透压短时间内发生明显改变。有报道围麻醉期渗透压增加10单位以上就可能引发中心性脑桥脱髓鞘,导致不可逆的神经系统损害。常规进行渗透压监测;有条件应该常规分别监测晶、胶体渗透压,以便指导围麻醉期合理应用晶体液和胶体液。

【血糖监测】

1.围麻醉期应该常规监测血糖。

2.新肝期应该增加监测频率为每30分钟一次,以便及时防止血糖过高或者血糖过低。

肝脏移植围麻醉期总的趋势是血糖逐渐增高,再灌注前也有发生低血糖的风险。

OLT围麻醉期监测强调全面、连续、准确和个体化。所有监测要结合OLT手术的特殊性和阶段性进行综合分析。不同阶段的各监测指标异常是必然和合理的。监测的目的是确保患者有良好的预后,而不是整个过程各项监测指标均保证绝对正常,这样才能做到OLT围麻醉期监测和调控的科学化。

三、胰腺移植患者监测

(一)胰腺移植围术期监测

胰腺移植是治疗终末期糖尿病的理想方法。胰腺移植的适应证包括:①1型糖尿病

(TIDM)；②1 型糖尿病合并终末期肾病肾功能不全(ESRD)；③部分 2 型糖尿病。术式主要有三种：①单独胰腺移植(PTA)；②肾移植后胰腺移植(PAK)；③胰肾联合移植(SPK)。目前全身麻醉和连续硬膜外阻滞麻醉是胰腺移植最常用的两种麻醉方式，由于两者各有其优缺点，要根据患者具体情况选择最合适的麻醉方法。该手术围术期麻醉评估与监测内容包括：

【移植受体的术前评估】

1.了解病史　既往有无意识障碍、视力减退、高血压病、心脏病、脑血管病、肾功能不全、贫血、足病、皮肤病、酮症酸中毒等病史，了解降糖、降压、抗感染、纠正贫血、透析等治疗病史。

2.评估气道及肺功能情况。

3.心、脑血管功能评价　术前行心电图、运动平板试验、超声心动图或多巴酚丁胺超声心动图负荷试验、放射性核素扫描及冠状动脉造影等，了解有无心肌缺血、心肌梗死等；TCD、头颅 CT、MRI，甚至全脑血管造影(DSA)了解有无脑血管狭窄、脑血栓、脑梗死等。

4.血糖水平及胰岛素用量。

5.肾功能、血清电解质、酸碱平衡状况和血红蛋白水平。

6.自主神经评价　有无因自主神经病变引起"胃轻瘫"及胃容物大量残留，防止诱导时发生误吸。

【术中监测】

1.常规监测

常规的麻醉监测应包括：ECG、HR、NBP、ABP、SpO_2、$P_{ET}CO_2$、CVP、尿量、食管温度(T)、全身麻醉气体维持行麻醉气体分析、静脉维持可行 TCI 靶控监测。有心脏和自主神经病变的患者，应在麻醉诱导前行桡动脉穿刺实时监测 ABP，条件允许时还应放置 Swan-Ganz 导管，监测肺动脉压和肺毛细血管楔压，或行经食道超声心动图(TEE)监测心脏解剖与运动功能、心排量及有无附壁血栓、瓣膜赘生物等。应用 BIS 监测麻醉深度。考虑到患者可能有脑血管病变，也需要监测脑氧供需平衡，包括脑血流量、脑氧饱和度、颈内静脉血氧饱和度等。

2.代谢监测　依病情每隔 30～60 分钟监测血糖。胰腺建立血供后应每 10 分钟监测血糖一次，至少 6 次后改为每 30 分钟一次。

随时监测血气、酸碱平衡以及水、电解质的变化。胰腺移植过程中常发生代谢性酸中毒。少数情况下，如糖尿病治疗不当，也可出现酮症酸中毒。因此，围术期应监测动脉和静脉血气，电解质的变化重点是监测 K^+ 和 Ca^{2+} 的变化，同时监测尿酮体。

【术后监测】

1.术后 ICU 监测　严格消毒隔离；吸氧 48 小时；观察受者的精神状态；持续胃引流减压，注意引流量及出血情况，每 6 小时测定胃液 pH，维持胃液 pH＞4；ECG 监测，警惕静息状态心肌缺血，维持心率在 60～130 次/分；呼吸监测；CVP 监测；SpO_2 监测；尿量监测，若尿量＜20ml/h，应停用环孢素直至改善；伤口引流管引流量应＜100ml/h；收缩压＞180mmHg 或＜100mmHg，均应积极处理；动脉血气；血糖；胸片，24 小时/次。

2.彩色多普勒超声监测　监测移植器官血管内有无血栓形成。

3.胰腺活检病理监测　定期经膀胱镜行移植胰腺活检或行超声引导下经皮穿刺移植胰腺

活检，通过病理改变的性质及程度判断胰腺的状态。

4.实验室检查监测

(1)需要每天1次的检查：如血常规、电解质、血生化、血淀粉酶、环孢素血浓度、动脉血气分析、凝血酶原时间、血清C肽、尿淀粉酶、尿常规等。

(2)需要每周2次的检查：淋巴细胞免疫活性、血EB病毒、血CMV抗原、C反应蛋白、红细胞沉降率、尿培养、尿蛋白总量和尿糖。

(3)需要每月2次的检查：血清蛋白电泳、lipid profile。

每月1次测定铁蛋白、血清总铁结合力、疱疹病毒血清学检查、糖化血红蛋白、生长激素、可的松、甲状旁腺素水平。

(二)胰腺移植麻醉监测异常及处理

【术前监测异常及处理】

1.对年龄小于45岁但糖尿病病程超过25年、心电图有心肌缺血表现或者吸烟者，建议术前行冠状动脉造影，以了解冠状动脉缺血的情况。

2.终末期肾病患者往往合并贫血，术前应通过输注红细胞使血红蛋白浓度高于80g/L。

3.若有糖尿病酮症酸中毒的发生，表明患者机体内环境的严重紊乱，术前应积极处理予以纠正。

4.若有因自主神经病变引起"胃轻瘫"及胃内容物大量残留，术前给予非微粒抑酸药，快速诱导气管插管时应压迫环状软骨预防误吸。

【术中麻醉监测异常及处理】

1.术中麻醉循环管理的主要目标是尽量缩短开放后血压下降的时间，维持移植器官的高血流量，提高移植器官的灌注压。术中循环监测及处理要点：

(1)充足的循环血量：根据CVP调整输液的种类和速度，维持心脏指数≥$2.5L/(min \cdot m^2)$。

(2)维持血压平稳：血管吻合后血管开放时血压波动明显，根据ABP及时调整多巴胺[$2 \sim 8\mu g/(kg \cdot min)$]等血管活性药物。

(3)提高心肌收缩力：维持收缩压在120～140mmHg，使移植器官获得充分的灌注。

(4)增加移植肾尿量：肾血管开放前给予甘露醇或呋塞米，减少移植肾早期无功能状态。

2.肌松效果监测　由于手术时间长，间断给予非去极化肌松药如苯磺酸顺式阿曲库铵，如果监测4个成串刺激，可获得良好的肌松效果。

3.术中应维持血糖的稳定　防止无胰岛素反馈调节机制的患者发展为酮症酸中毒，并可用来评估移植胰腺的功能。在移植胰腺血管开放以前，应每小时检测一次血糖。移植胰腺血管开放后，应每30分钟监测一次血糖。用胰岛素及葡萄糖经微泵持续输注，并根据监测的血糖水平随时调整输注速度。使围术期血糖控制在5.6～11.1mmol/L(100～200mg/dl)范围。

4.术中pH值监测　术中酸中毒若pH值低于7.25，应予碳酸氢钠纠正。

【术后麻醉监测异常及处理】

复杂手术操作后经常出现外科手术的并发症，并且围术期常需要一次或多次手术探查。

如果移植胰腺功能良好，血糖水平将在移植后几天内恢复正常。与胰腺移植前一样，术后仍需关注心脏方面的风险。

四、小肠移植患者监测

（一）小肠移植围术期监测内容及要求

小肠移植用于治疗肠功能衰竭和短肠综合征。与其他器官移植相比，由于小肠是体内最大的淋巴库和细菌库，使小肠移植成为最具挑战的腹腔脏器移植。

小肠移植适应证主要有：①短肠综合征引起的小肠功能衰竭；②肠蠕动失调症；③先天性肠表皮黏膜疾病；④成人疾病，主要有血管性疾病、肠扭转疾病、外伤等造成小肠坏死，施行广泛小肠切除耐发生的短肠综合征、Gardner 综合征、放射性小肠炎、硬纤维瘤病、Crohn 病、坏死性小肠炎、结肠炎等。

小肠移植的分类：①单独小肠移植；②肝小肠联合移植；③腹腔多器官簇移植：移植物中包含小肠和胃，可以包含肝脏，称为全腹腔多器官簇移植；也可以不包含肝脏，称为改良腹腔多器官簇移植。临床证明，与单独小肠移植相比，后两种排斥反应弱，患者存活时间长。

【移植受体的术前评估】

准备小肠移植的患者，全身状态极差，严重消瘦，电解质紊乱，低蛋白血症，经术前给予高营养、调节水、电解质平衡，补充蛋白制剂后，术中维持在正常低限水平。另外还需考虑与长期 TPN 有关的一些问题，少数有长期 TPN 的严重并发症：感染、血管闭塞及肝功能障碍。要重视静脉通道的检查，往往术前因多次反复穿刺而使周围静脉闭塞。注意检查是否存在 2 个或多个中心静脉血栓或锁骨下静脉闭塞，超声检查和静脉造影有助于术前评估中心静脉的通畅程度和放置中心静脉导管。

【术中监测】

术中麻醉监测包括：ECG、HR、NBP、ABP、SpO_2、$P_{ET}CO_2$、CVP、尿量、食管温度（T）、全身麻醉气体维持行麻醉气体分析，静脉维持可行 TCI 靶控监测。条件允许时还应放置 Swan-Ganz 导管，或行经食道超声心动图（TEE）监测循环功能。应用 BIS 监测麻醉深度。

【术后监测】

1.*术后 ICU 监测*　由于低温和腹内压高，患者转至 ICU 常需要维持一段时间的辅助正压通气。因此，除一般监测项目外需注重呼吸功能监测和气道力学监测。

2.*术后排斥反应监测*　小肠移植术后急性排斥反应（AR）是小肠移植成功的主要障碍。AR 的早期监测指标：

（1）形态学监测

1）移植肠黏膜组织：移植肠黏膜活检的形态学观察是诊断 AR 最准确的手段。病理学诊断主要依据：移植肠黏膜结构的改变；黏膜上皮和隐窝上皮损伤程度；固有层内炎性细胞浸润的种类和程度。

2）补体 C4d 在移植肠中的表达：研究发现，C4d 的阳性表达率与肠移植急性排斥反应的严重程度具有相关性，并且随 AR 病理分级升高而升高。

(2)理化监测指标

1)小肠移植造口溢液中钙卫蛋白(calprotectin)水平：小肠移植术后 AR 患者造口溢液中钙卫蛋白水平显著增高，与 AR 严重程度呈正相关，并且早于组织形态学改变。

2)血清瓜氨酸水平：有研究表明，随着移植 AR 逐级增强，瓜氨酸浓度明显下降。

3)移植肠组胺代谢酶有两种：①小肠、肝、肾和粒细胞中组胺 N-甲基转移酶(HNMT)；②肠黏膜等部位的二胺氧化酶(DAO)。HNMT 和 DAO 活性降低导致组胺降解受限，在体内聚集，浓度升高，引发胃肠道炎症或变态反应。

(3)基因监测指标

1)NOD_2 基因突变提高小肠移植急性排斥反应发生的风险。

2)TNF-α 基因在小肠移植急性排斥反应中的表达。Bradley 等在 1 例肠移植患者的肠黏膜组织中发现，TNF-α 基因在术后 2 周即表达上调，可作为早期 AR 的诊断标准。

3.术后感染监测　2009 年 ITR 资料显示小肠移植后感染问题更为突出，感染率高达 51%，主要包括细菌、真菌以及病毒感染，其中 50%为各种细菌感染，47%为真菌感染，病毒感染中 42%为巨细胞病毒(CMV)感染。

(1)细菌及真菌：组织学上可以通过观察炎性浸润细胞的类型以及发现真菌进行诊断，最准确的方法主要为术后小肠造口肠液以及血、痰、尿和引流液等定期、多次的细菌与真菌培养。

(2)病毒感染：小肠移植后病毒感染包括 CMV、EB 病毒(EBV)，腺病毒(ADV)以及单纯疱疹病毒(HSV)感染等，其中 CMV 感染是最主要的病毒感染，CMV 肠炎以及 CMV 肺炎是造成移植小肠失功能以及受者死亡的主要原因，而且小肠移植较之其他器官具有更高的感染率，一般发生于术后 1～4 个月左右。组织学上，移植小肠 CMV 感染诊断主要依靠在黏膜活检组织中发现 CMV 病毒包涵体，其主要位于小肠绒毛固有层毛细血管等血管内皮细胞，而黏膜上皮细胞内不多见。进一步诊断可以进行 CMV 的免疫组化染色，诊断依靠病毒培养、免疫组化染色或电镜检查确定。

(二)小肠移植麻醉监测异常及处理

1.维持围术期有效循环血量的稳定，是保证移植小肠血液灌注良好的基础。为防止移植血管吻合后，尤其是开放移植肠血运时，血流动力学明显变化，导致外周血管收缩，影响移植肠血供。术中采用措施为：

(1)及时补充血容量，维持 Hb 30%左右，中心静脉压 10 ± 3cmH_2O，以防止血栓形成；

(2)多巴胺 3～5μg/(kg · min)静脉泵入，不仅增加心肌收缩力与心排量，维持循环稳定，而且还有扩张肾血管和肠系膜血管作用，增加其血流量，改善移植肠血供；

(3)抗凝剂的应用：文献报道，术后早期肠系膜血管栓塞或血栓形成是手术失败的主要原因之一，为此，在移植肠切取、灌洗保存、修剪及血管吻合的过程之前，采用全身肝素化，按 1mg/kg 肝素静注，10 分钟后，测 ACT＞300s 后进行以上操作，取得满意效果；

(4)合理应用器官保护剂乌司他丁，前列腺素 E 等，以及合理的容量治疗。补充血浆、白蛋白、K^+、Ca^{2+} 均有利于扩张内脏血管，改善移植肠管微循环。

2.整个手术过程中应定时监测电解质、乳酸、酸碱度，警惕高血钾。在血管阻断前、阻断期间和开放后，应监测 Hb、HCT、血小板计数和电解质。如高血钾处理措施：

(1)10%氯化钙 5～10ml 静注，大于 2～5 分钟。

(2)静滴碳酸氢钠，但对肾衰者效果差。

(3)葡萄糖 25g 加胰岛素 10U 静注，10～30 分钟。

(4)呋塞米。

(5)血液透析。若 Hb＜6g/L，考虑输血。

3.血糖、肝功及肾功监测，注意及时处理。

4.因手术切口长、腹腔暴露多、时间长易发生体温过低，术中须密切监测体温，采用加温输液器及电热毯等加温设备。

5.各阶段的出入量

(1)游离残余空肠期。

(2)吻合动静脉期，维持液体平衡。

（刘晶宇）

第二节　术中输血治疗管理

一、输血治疗指征

输血是术中一种常用的特殊治疗措施，有短期的抢救作用，也有长期的积极效果，如延长移植肾的存活时间，也有副作用。降低输血治疗指征，避免和减少输血治疗是当前重要进展之一。输血治疗指征如下。

1.术中出血　患者对术中失血导致血容量减少的反应，取决于失血的量和机体对失血的代偿力。当失血量达血容量的 1/4～1/6 时出现症状，脉搏增快，应输血或血浆代用品，或输以平衡盐液和葡萄糖补充血容量不足，也可不输血。＞1/4 时应及时输血；＞1/2 时出现休克症状，应立即输全血或浓缩红细胞。

2.术中失血性休克　术中有大出血、急性出血、大面积烧伤或失血性休克时，需要及时输血，补充血容量。

3.术前严重贫血或支持疗法　术前患者贫血、低血浆蛋白血症，或为特殊情况手术时，如婴幼儿、老人、衰竭、心脏病、腹膜炎、脱水或电解质紊乱处于休克边缘等，即使术中有少量出血患者亦不能耐受，使之陷入危重濒死状态。输血可以补充血容量，作为支持疗法和非特异疗法，可提高对麻醉和手术的耐受性。

4.特殊出血患者的手术　血友病、血小板减少性紫癜及出血倾向者等，手术前应输以新鲜血、浓缩血小板或抗血友病球蛋白等治疗。术中更应输入大量的新鲜血液。需要大量输血。

5.术中失血达一定量　当失血使 Hb 明显下降时，为保证适当的氧含量和足够的氧转运量，必须及时补充全血或浓缩红细胞。Hb 70g/L(Hct＜0.21)必须立即输血，重症患者应维持

Hb>100～120g/L(Hct>0.30)。

6.器官移植患者　大多数受植患者在移植前输3～5次全血或浓缩红细胞，能获得最好的输血效果，可提高移植存活率。

二、术中失血量估计

(一)估计方法

手术中失血主要包括红细胞、凝血因子丢失及血容量减少，应精确评估失血量。临床上评估失血量常用方法有：

1.纱布粗估计法　纱布(32cm×20cm纱布全被血液浸湿需血30ml；36cm×36cm的大纱布全被血液浸湿需血50ml)的血、切口的失血量加上吸引器瓶内血量，即为手术中的失血量。

2.血压和脉搏的变化　休克指数＝脉率÷收缩压≦1，失血量达20%～30%时，休克指数>1。

3.CVP　对大手术和病情复杂患者，可随时了解心脏功能和血容量，是一种最可信赖的监测方法。CVP的变化比血压早，对输血量和输血速度的调整价值大。正常值为0～10cmH_2O，结合尿量、血压观察更为准确。当低血压时，CVP正常或<0～6cmH_2O，尿量少，表示有低血容量，为输血输液的适应证。若CVP>15～20cmH_2O，血压低，尿量少，表示有明显的心功能不良，输液输血会加重心脏负担。应及时用快速洋地黄，改善心肌张力和呼吸交换量，纠正酸中毒及合理应用升压药。当CVP为8～12cmH_2O，输血应慎重，输液的同时观察反应。当动脉压和排尿改善，CVP稳定、降低时，可以试探输血补液。如果CVP继续升高，动脉压及排尿无改善时，属于循环衰竭。若血细胞比容<0.3或血红蛋白<100g/L时，示失血多。

4.尿量　尿量的变化间接反映循环动力的变化，尿少或无尿，为失血多的表现。

5.血容量不足的指标　无CVP测定条件时，可参考临床指标。

(1)心率增快和血压降低，伴有昏厥前症状，患者苍白时，已到缺乏有效血容量第二期，Ⅲ期休克发生，血压很低。

(2)心充盈压很低，周围血管压力低(当静脉输血时，血流得很快)。

(3)尿量<30ml或无尿。

(4)快速输血输液后，听肺部无异常病理体征。

(二)称纱布重量法

称纱布重量法为目前测失血量的比较常用而相对准确的方法。先称固定规格干纱布重量，后称揩血纱布的重量，两者之差即为失血量(1g＝1ml血液)。即血纱布重量减去干纱布重量，再减去盐水量即为失血量。

(三)血红蛋白比色法

利用比色原理，事先制成Hb标准管，将术中洗涤纱布的血水与Hb标准管比色即可算出手术出血量。低血红蛋白者偏低，有误差，结果偏低的校正法：将测得结果×1.5＋200ml，则接近实际值。

(四)PCWP

有条件时,用PCWP作输血治疗监测,可知是否有循环过荷,其正常值上限25mmHg。在大手术中、后期经常应用,可反映血容量的快速变化和对治疗的反应能力。

(五)利用放射性元素测定

如^{131}I或^{51}Cr分别标记血浆量或红细胞量,再根据血细胞比容以求得全血量。所测得实际值与标准全血量相比较,其差值就是失血量。

三、静脉输血治疗法管理

静脉输血是手术麻醉期间主要的输血治疗法。一般选用肘内或内踝部静脉,有条件时行深静脉经皮穿刺置管或静脉切开。当大出血或严重休克等病情需要时,行快速输血,要掌握输血速度,测量CVP,治疗和预防休克。患者低血压时可行快速输血,必要时,用加压输血器加压输入。加压输血时要用粗针头,要升高输血瓶。加压方法有滑行法、三通管注射器法、二联球法、加压输血器法、输血泵法等,根据具体情况和条件选用。常规输血法有两种:一是封闭式输血,即将查对好的库血瓶或塑料血袋,接上输入胶管输注;二是开放式输血,即应用吊瓶输血。

四、动脉输血治疗法管理

术中经2或3个静脉输血通路,大量而及时的补充失血后,休克未能缓解而恶化时,为挽救生命,采取动脉输血治疗法。

1.穿刺部位　常用股动脉或任一大动脉。常规消毒皮肤后,术者以消毒后的左示指压于动脉侧,右手持注射器垂直刺入,刺中动脉后注射器回血压力大,且呈鲜红色,采用冲击式注入50%葡萄糖液50～100ml,借以反射性地提高血压。

2.动脉暴露法穿刺　切开皮肤,暴露桡动脉(或肱动脉),穿刺后接上二联球,或带有三通活塞的动脉输血器,加压输入较大量的血液和液体。注意充气球的压力＜204mmHg,充气球的挤压和患者的心率相符。

3.经手术野动脉路径　紧急时,利用手术野之便,经胸、腹主动脉直接输血,能取得很好的效果。

五、术中合理输血管理

充分利用血液宝贵资源,尽可能减少异体输血治疗,减少输血治疗并发症和输血性传播疾病。主要措施为成分输血、自体血回输和血液稀释等。

(一)术中血液稀释管理

麻醉期间首先适当选用平衡盐液和代血浆,达到快速扩容和电解质平衡,有效且安全,可降低血液黏滞度。

1.以血液代用品为主　术中失血量<1000ml者，可用平衡盐液和代血浆1500ml补充血容量，不必输血；当术中失血量>1000ml时，给平衡盐液2000ml，并给予适量输全血或浓缩红细胞。按细胞外液：血液=2.5：1的比例进行。

2.判断容量负荷　当患者术前有大出血和重度休克，而估计失血量不清楚时，处理如下：按2～3ml/(kg·min)输入平衡盐液20ml/kg；或羟乙基淀粉(贺斯)20ml/kg快速输入后，再输血液或浓缩红细胞，依患者病情、Hb、电解质，CVP、PCWP和休克情况，决定输血量的多少和速度。

(二)术中成分输血管理

成分输血或特殊成分输血是输血医学的新技术，应用很广泛。术中成分输血，又叫血液成分疗法，是将血液中的各种血细胞和血浆成分，用科学方法分离，制成各种高纯度和高度的血液制品，根据患者的具体情况，选择性输给患者，是今后发展的方向和输血方法的主流。

1.适应证　对术中不易止血的大失血或交换输血，全血最为有用，但不一定用全血，用成分输血可提高输血的效果。

(1)浓缩红细胞：大量失血时，补充浓缩红细胞以满足携氧的需要，用平衡盐液补充血容量；若需大量补充血容量时，可输血浆，必要时加用凝血因子和血小板等。麻醉手术中估算浓缩红细胞补充量公式：浓缩红细胞补充量=(Hct实际观察量×55×kg)/0.60。

(2)血浆或白蛋白：烧伤患者，不宜补给全血，以避免增加血液黏稠度，而最好补充血浆和白蛋白，针对性地补充了损失的血浆成分。

(3)血小板：血小板缺乏症或血小板功能异常手术时输注血小板等。

2.成分输血的优点　使输血治疗更有针对性，疗效好；节约血源；充分发挥一血多用的作用，使一个单位的血液做2～3倍的利用，对于抢救更多的患者极为有利，提高了使用效率；减轻了患者经济负担。减少了输血不良反应。

3.血液成分治疗选用　手术中以下3种情况确定需要血液成分治疗。

(1)增加氧运输：在术中大量失血或急剧失血时，对术前贫血或术后补充血液，为维持动脉血氧含量，可应用：①全血；②红细胞；③去除白细胞的红细胞；④去基质的血红蛋白溶液。

(2)补充术中血容量：所用的适宜的血液成分为①血浆；②冷冻血浆；③白蛋白溶液；④新鲜冷冻血浆(FFP)；⑤血浆蛋白成分(PPF)。

(3)控制术中出血：为控制和改善凝血机制，可输用：①浓缩血小板；②血浆(包括冷冻血浆、FFP、储存血浆)；③冷冻沉淀物；④凝血因子，包括浓缩因子Ⅷ、Ⅸ和Ⅻ等。

4.输血并发症　在大失血的患者输用各种血液成分时，应注意容量过大可引起负荷过重的不良反应及过敏、溶血等反应和并发症。特别注意各种成分应用的配方。

(三)术中自体血回输管理

术中患者胸腹腔内所丢失的大量血液(在无感染情况下)，可采取回收回输，既节约血源，又方便，效果好。这是减少患者输同种异体输血的新技术之一。

1.适应证　收集术中、术后的出血回输，应用范围很广，失血多的手术均可自术野回收，及时输还患者。常见手术如下。

(1)腹内脏器破裂:创伤性脾破裂、宫外孕破裂等。将腹腔内积血,回收过滤后回输。

(2)胸腔内积血:肺动脉、心脏及大动脉外伤。将胸腔内积血,回收过滤后回输。

(3)心血管手术:失血量大,可在术中回收,过滤后回输。

(4)手术切口失血:如脊柱手术中失血。收集后加抗凝药输还患者。

(5)术后引流血回输:纵隔、心血管手术后引流瓶内血,经滤过后输给患者。

(6)脾体血回输:巨脾切除后,将内脾血收集,加入抗凝药回输。

2.储血稳定剂的应用　用ACD抗凝保存液75ml,或生理盐水50ml,溶解枸橼酸lg,保养血液300m10用两层纱布过滤后,即可经输血器输入。

3.自体血回输装置　通过自动回收、抗凝、过滤、离心、浓缩、洗涤等程序,在数分钟内回输给患者,回输的主要是丢失的红细胞,所引起的并发症已大为减少。

(四)术中控制性血液稀释法管理

此法又称术前急性血液稀释或自家血输入。对预计失血多的择期中、大手术均可选用血液稀释,术前抽取患者血液、储备,术中、后期回输。

1.优点可避免输血反应,减少输血性疾病传播的危险,在外科手术中占有优势,具体优点为:

(1)代替同种输血,节省血源,提供新鲜血液。

(2)明显减少术中出血量。

(3)方法简便易行,安全可靠,不延长住院日数,较为经济。

(4)避免大量输入库血的并发症与库血的缺点,如输血反应、疾病传染(血清型肝炎和HIV等的传播等)、血液污染、枸橼酸中毒、非特异性免疫抑制和抗原特异性免疫抑制、凝血障碍、高血钾、氨中毒及输错血型等。

(5)自体输血可刺激内源性红细胞生成素生成和功能,使红细胞产生增多。

2.适应证　凡估计术中失血较多(一般>400ml)的心、肝、肺和肾健康的患者,无贫血和营养不良的大、中择期手术,Hb>100g/L,血细胞比容>30%,血清总蛋白>60g/L。均可应用血液稀释法。

3.方法　采血可分为术前3周或手术当日2类,在无菌条件下放血于储血瓶(袋)中,内有抗凝药,存放于4～6℃冰箱里妥善保存。

(1)手术前3周内采血和贮存:间隔均匀地抽血3～4次,低温下保存自备血800～1400ml。每次采血时,同时输入等容量的平衡盐液或代血浆,并口服铁剂。硫酸亚铁或葡萄糖酸铁300mg,3/d。所采血放置冰箱保存21d,在患者手术中、后期输回体内。冷冻红细胞可长期保存,对有不寻常抗体的患者尤为有用。

(2)手术日急性采血:术日早晨,测量患者血压、脉搏和呼吸。术中监测血压、ECG、脑血流图(REG)或心排出量(有条件时)。清醒或麻醉后,做两处静脉穿刺,先由一静脉所采血注入有ACD保养液的储血瓶(袋)中,放血速度为400ml/10min;同时,以快速或超速由另一(踝)静脉输注等容量的晶体或胶体稀释液,以维持正常血容量。采血量为总血容量的10%～30%,共400～1200ml,个别可采到1600ml。所输注的稀释液量为采血量的2～3倍。稀释液的比例按胶体:晶体=2:1。先输入胶体液1000ml,可选贺斯或右旋糖酐,或代血灵(羟甲糖淀粉钠)、代血宁(403)等。继用晶体液 500ml,选平衡盐液、生理盐水、复方氯化钠或 5%～10%葡萄糖溶液等。也可先输注晶体液平衡盐液 1000ml、后输注胶体液羟乙基淀粉(贺斯)500ml。但有人认为先胶体后晶体液为好。待术中大出血基本控制后将自血输还给患者,如情况紧急,亦可提前输还。

(五)自家血回输注意事项

采血中应严密观察血压、脉搏、呼吸等变化,维持血容量正常。在输还时,要求先采的血液后输,后采的先输。在采血前、术中、术后进行血细胞比容、血红蛋白、出凝时间的检查,使血细胞比容至 20%～30%,血红蛋白 70～80g/L。

六、防治术中输血治疗反应

(一)防治发热反应

这是最常见的输血反应(NHTR)。发生率为 0.5%～1.5%。受血者血清在多次输血治疗后,产生同种白细胞抗体或血小板抗体,当再输血治疗后可发生抗原抗体反应。故与同种异体免疫有关。

1.表现　为发热、寒战、恶心、呕吐和青紫等。体温高达 39～40℃,伴皮肤潮红、头痛,但血压无变化。多发生在输血后 1～2h。症状持续 1～2h 缓解,体温逐渐下降。全麻时,发热反应很少出现。

2.治疗　反应出现后应减慢输血速度,严重者停输血治疗,立即给氧、保温、镇静(如异丙嗪 25mg 静注或肌注),或每 300ml 血加 1%～2%普鲁卡因 15ml。当寒战不能控制时,可用 2.5%硫喷妥钠 3～10ml 静注,或氢化可的松 100～300mg 静注,或地塞米松 5～10mg 静注。

3.预防　输血治疗反应可预防,方法:

(1)输血器具用新型的或用后立即冲洗干净,严格消毒,输血前用生理盐水冲洗。

(2)输血治疗时严格无菌操作。

(3)输血治疗前将血液放在 40℃以下温水中加温后再输注。

(4)无热原技术,如停用供静脉注射时制作血的保存液。

(5)滤掉白细胞等成分,对有白细胞及血小板凝集素的患者应采用已移去浅黄沉淀层(内含白细胞及血小板)的红细胞混悬液。

(6)术前查受血者的 IgA 状态,给予无 IgA 或同型 IgA 血液。

(7)将输入血液的淋巴细胞除去,经放射处理后再输给患者。

(二)防治过敏反应

过敏反应是输血治疗中常见的并发症,要注意防治。

1.表现　输血治疗后约 1%出现皮肤瘙痒、出现局限性或广泛性的荨麻疹;或 0.1%～0.3%发生局部神经血管水肿,0.005%～0.007%发生支气管痉挛,过敏性休克甚至死亡等,症状出现越早,反应亦越重。

2.治疗　即用抗过敏、抗休克疗法。异丙嗪 25mg 静注,或 10%葡萄糖酸钙 10ml,或地塞米松 10mg 或氢化可的松 100mg 静注，或静注 0.1%肾上腺素 0.5～1ml。当血压下降时用升压药。要保持气道通畅，若有喉头水肿引起上气道阻塞时行气管造口术。

3.预防 对有过敏史者，或多次输血者，输血治疗前 1h 给予抗组胺药物，或在血液中加入氢化可的松 100mg 输注。

（三）防治溶血反应

溶血反应（HTR）是输血治疗反应中最严重并可致命的一种，为血型不合或红细胞破坏（如后者保存不当、过期血、血液受机械损伤、血液内加入高渗糖或等渗糖、血液过度加温和血液被污染等）的血液输入后，或 Rh 血型不合者等所引起。

1.表现 溶血反应的症状轻重不等。

（1）典型症状：输血治疗 10～20ml 后，患者即诉头胀痛、腰背剧痛面潮红、心前区压迫感；恶寒、高热、呼吸困难、大汗、皮肤苍白冷潮，脉搏弱速，血压下降等休克症状；也有荨麻疹、黄疸；少尿、无尿者，提示急性肾功能衰竭出现。

（2）突然发作：以上症状出现的时间，在仅输入少量血液（10～15ml）后；即可突然发作。全麻时病人不会出现以上症状，主要表现为血压下降，脉搏增速，血红蛋白尿，伤口渗血增多，黄疸等，应警惕溶血反应。

（3）血浆粉红色：立即抽血观察血浆颜色，如血浆呈粉红色，可以协助诊断。通过检测血中游离血红蛋白可确诊。如处理不当或不及时，常因肾衰死亡。

（4）迟发性溶血反应：Rh 血型不合者，于输血后 1～2h 或 20h，甚至 6～7d 溶血。

2.处理 当怀疑有溶血反应时，应停止输血，立即处理。

（1）紧急处理：重新核对受血者与供血者姓名与血型，并重新复查血型及交叉配合试验；取患者血液，观察血浆颜色有无溶血；同时取患者红细胞做直接抗人球蛋白试验，阳性结果表明红细胞为抗体所致敏，证明有溶血反应。给患者放置导尿管，查第 1 次尿血红蛋白为血红蛋白尿，血清中游离血红蛋白增高即可明确诊断。血瓶血直接涂片染色或培养，以排除细菌污染反应。测定每小时尿量，肉眼尿为洗肉水色或呈酱油色。后期检查血胆红质及高铁血红蛋白也有助于诊断。

（2）治疗：①立即吸氧；②尽早尽快抗休克；③用 0.25%普鲁卡因 100～200ml 肾囊封闭或静输，防止肾血管痉挛，维持肾功能；④使用 5%碳酸氢钠，使尿液碱性化，用脱水药，保持充分的尿量，并发肾功能衰竭时，按急性肾衰竭处理；⑤疏通血循环，利尿的同时补充血容量，输新鲜血液、血浆、平衡盐液、生理盐水、右旋糖酐、5%白蛋白或葡萄糖等，补充血容量，支持循环、升压药维持血压；⑥在维持血压的同时，静注 5%碳酸氢钠 200～400ml 纠正酸中毒；⑦升压药宜选多巴胺或间羟胺；⑧地塞米松 10mg 或氢化可的松 100mg 静注；⑨休克患者出现 DIC 时，及时应用肝素治疗；⑩有出血倾向时还可应用促凝血药，如止血敏、维生素 K、维生素 C 等药；换血疗法；血液透析疗法。

3.预防 预防溶血反应，主要是加强责任心。输血治疗前仔细查对，防止输错血型是关键。尽量输入同型血。在无同型血时又需要急救输血的情况下，输 O 型血要＜300ml。严格执行血液保存法规定。输血初期严密观察，特别是开始输血 15min，密切观察血压、脉搏、面色等变化。还可采用输血反应试验法，即先快输 5min，后放慢观察一段时间，无变化时，即放快输血后再观察。

(四)防治细菌污染血液输入反应

这是少见的输血治疗反应，一旦出现反应极为严重，病死率极高。患者呈现溶血反应和菌血症的表现。严重者死于尿毒症和酸中毒。治疗上，主要是抗休克、输新鲜血和抗感染。使用大量广谱抗生素。同时应用利尿药防止尿毒症，纠正酸中毒等。

(五)大量输血治疗并发症的防治

1h 内输入患者血容量的 1/2，或＜3h 输入相当于全身血容量 50％以上的血制品，或输血 150ml/min；或 24h 输入患者血容量的 1.5 倍，或 6h 输血＞5000ml，称大量输血治疗。常见于严重创伤、复杂心血管手术、产科急症手术及原位肝移植手术等危笃病情。大量输血治疗期间要维持必要的血容量、Hb 和凝血因子。其并发症如下。

1.循环负荷过重防治　静脉内输液输血过快，或输入血量过多，可引起心脏负荷过重，致心力衰竭。多见于心脏代偿功能减退的患者或 10 岁以下儿童。老年伴心血管疾病者，即使输液速度不快，血容量不大，也可发生心脏负担过重。

(1)症状：早期是胸部紧迫感，呼吸次数快，静脉压高，颈静脉怒张，脉搏增速，动脉压下降。如处理不及时，发生肺水肿，可出现发绀，呼吸困难和粉红色泡沫痰。

(2)处理：立即停止输血，输液；速效洋地黄静注强心；利尿酸静注利尿，有助于肺水肿的消散；加压氧吸入，或氧和乙醇气混合后吸入消泡沫，纠正心肌缺氧，同时减低肺毛细血管的通透性，可减少液体渗出；四肢扎止血带等。

(3)预防：对心功能减退的患者，老年及少儿，视病情掌握速度，特别是大量快速输血时，要严密观察、并进行 CVP 监测。

2.凝血功能异常及出血倾向防治　大量快速输入库血后，因库存血中血小板减少、血浆各种凝血因子减少，DIC 以及毛细血管功能减低、肝功能差等，容易有出血倾向。为预防出血倾向，对估计失血量较大的手术者，应详询病史，进行血液学检查，并尽可能在术前纠正：一般要求备新鲜血或新鲜血浆，或术前采自身血备用，可以补充血小板及其他凝血因子；或者采用成分输血，主动掌握失血补充；已输血 4000～5000ml 时，应给血浆或冷冻干血浆，可预防出血倾向；各种原因引起的凝血因子减少，并伴有明显手术创面渗血时，应输注 FFP、冷沉淀物或相应的凝血因子。静输氢化可的松可减少血小板、血浆凝血因子和毛细血管的损害，也有预防性作用。

3.严重代谢性酸中毒防治　枸橼酸大量进入体内，pH 低，库血保存期间葡萄糖分解及血细胞代谢紊乱，产生乳酸、丙酮酸及二氧化碳，库血二氧化碳张力高，大量输血可加重患者的酸血症。大量输血治疗期间，应维持通气功能良好，以改善酸血症，维持 $PaCO_2$ 在正常水平。经化验确诊是代谢性酸血症的患者，及时应用碳酸氢钠治疗。

4.血钾改变防治　库血中钾离子浓度增高，故大量输血时可有高钾血症。休克时，肝糖原分解，钾离子自肝细胞内释出，肾排钾功能减退；如有酸血症及组织损伤，更使血钾升高。但大量输血治疗后低血钾比高血钾更多见，可能因患者有代谢性或呼吸性碱血症所致。大量输血治疗时，监测心电图及血清钾浓度，若有血钾变化时应做适当的处理。

5.枸橼酸中毒防治　枸橼酸可与游离钙结合，以致血清钙离子浓度降低，对心肌有抑制作用。可能发生手足抽搐、血压下降、出血、心律失常等一系列枸橼酸中毒症状。在大量输血治疗时，每输 1000ml 血，缓慢静注葡萄糖酸钙 1～2g 以对抗。

6.体温下降防治　库血温度低，大量输血治疗可导致体温下降。当心脏温度降低时，可引起心脏功能紊乱，严重时可引起室颤。低温干扰枸橼酸及乳酸代谢，影响钙离子自骨中转移至血中，引起低血钙及代谢性酸血症；低温使血液氧离曲线左移，组织易于缺氧；低温使凝血机制紊乱，并增加红细胞的变形；体温低于 30℃时引起心律失常，特别是经中心静脉输血治疗，使心脏首先受累。故大量输血治疗引起的低温，对患者极为不利。故大量输血治疗时，血液要加温后输入，同时要经常测量体温，连续监测，及时采取对策。

7.微血栓栓塞防治　库血的小凝块可通过一般的输血滤器(凝块直径约 50μm，输血滤器网孔 170μm)而进入体内。大量输血治疗时，凝块被大量输入体内，可堵塞肺部毛细血管，是创伤后呼吸功能不全的原因之一，应引起重视。最好能用网孔直径＜50μm 的输血滤网(或使用微孔膜终端滤器)，完全可以避免输液(终端滤器可截留静脉输液时 1μm 的异物)时大量肉眼看不见的微粒，但不能用于输血或输新鲜血治疗，以减少输血治疗后呼吸不全的发生率。

8.输血治疗性传播疾病防治　输血治疗主要引起肝炎、AIDS 病及其他疾病等传播。

(1)病毒性肝炎：输血治疗可传播肝炎，最常见最严重的是丙肝、乙肝。

(2)性病：输血治疗传播艾滋病、梅毒等，应引起足够重视。

(3)其他：可传播疟疾、丝虫病、黑热病等传染病。

(六)输血治疗时管理

1.输血时要认真查对　输血前经两人以上校对瓶签、卡片及交叉配合试验报告，准确无疑时方可输用。

2.输血速度　无 CVP 时，以血压为依据。即收缩压为 90mmHg 时，500ml/h 的输血速度；80mmHg 时，1000ml/h；60mmHg 时，为 1500ml/h；40mmHg，3000ml/h；收缩压为 0 时，4000ml/h。一般健康患者 20～40 滴/min 较合适，当＞40～60ml/min 时即可发生循环过荷危险。术中快速失血或大出血性休克者可用加压输血法输入，当有大出血时以 60～100ml/min 输入；而有大出血的患者，如心脏病患者不能耐受快速输血时，可以 60～100 滴/min 输入，勿过量。婴儿 10～20ml/(kg·次)为宜。

3.要加温后输入　一般将库血血瓶(袋)放入 40℃以下温水中，即将手伸进温水中不烫手即可，加温 10～15min 后输入。以防血管痉挛、输注不顺利，也可避免温度过低对机体的影响。为了使血细胞混匀，温血前，将血瓶轻轻倒转数次。

4.预防非溶血性反应　为减少输血治疗发热反应，用新型的血液过滤器，输血治疗前，常规先用生理盐水冲洗瓶和管。婴儿用生理盐水或林格液稀释后输入。接连输两个以上供血者的血时，以输入生理盐水相隔，二者血不能直接混合。血液内不能随便加入等渗或高等渗葡萄糖溶液，不能加入抗生素，也不能加入含钙药品、酸性或碱性药品等。

5.血液过滤器　输血治疗时必须有过滤器装置，以预防血小板，红、白细胞凝块输入体内引起肺栓塞。并可防止导管内空气进入血管，特别是加压输血时，形成血气栓。如发现空气进入血管后，立即使患者处于左侧卧位。

6.废血瓶留置 24h　在输完血治疗后，应将血瓶(袋)保留 24h。以备一旦发生迟发性输血治疗反应时，做化验标本之用。

7.预防动脉痉挛　动脉输血治疗时应防止动脉痉挛。可用0.25%～0.5%普鲁卡因或利多卡因40～60ml，做肌膜套式封闭，但要防止封闭后前臂缺血性坏死。

8.及时处理高钾血症　当心电图显示有高血钾时，应立即输注5%葡萄糖、胰岛素以降低血钾。每输血300～600ml输注葡萄糖酸钙1g治疗。尤其是患者有高血压症或骨骼肌损伤时，低血容量和酸血症时，要予以注意。

9.抗纤溶药物治疗　当有出血倾向时，输新鲜血，或血小板，或凝血因子，并给维生素K_1或对抗纤溶药物治疗。如6-氨基己酸、对羧基苄胺、抑肽酶和止血环酸等治疗。并给予激素治疗。

10.血液代用品过敏反应　血液代用品在急症中可立即输用；在择期手术中进行血液稀释，可减少同种输血；术中输用对抗非预期的血液丢失，可提供安全保证；在血源紧张时，可救治很多生命；避免因得不到血液而延期手术，避免了HIV、肝炎、细菌或寄生虫被传播的危险，对患者甚为有利，临床应用广泛，但有可能引起过敏反应，特别是右旋糖酐，偶见有过敏者。其用量<30ml/kg，否则会引起出血，肾功能衰竭等，应予注意。

11.Epogen药物治疗　该药为人体重组红细胞生成素，原用于治疗肾衰及其他疾病导致的慢性贫血。对贫血(组织缺氧)反应，与肾脏产生的红细胞生成素相同，主要由肾小球基底膜外侧肾小管周围的间质细胞产生，可刺激骨髓产生红细胞。手术室内对慢性肾衰贫血患者已用红细胞生成素治疗，以维持血细胞比容在正常范围内。开始用量50～100U/kg，每周3次，静注或皮下注射，剂量应个体化。治疗过程中应视血细胞比容或Hb水平调整剂量或调节维持量。主要不良反应是血压升高，难以控制的高血压患者、白血病、铅中毒、孕妇及对本品过敏者禁用；癫痫患者、脑血栓形成者慎用；应用期间应严格检测血压、Hb及血清电解质变化；Hb增加速度宜每周<20g/L；试用期间注意补充铁剂、叶酸或维生素B_{12}。择期手术前于自体采血中，用其增加红细胞数，使红细胞产生增多，可提高出血性手术的安全性，减少或避免输同种血治疗。

12.输血治疗和肿瘤复发　输血治疗是导致肿瘤复发的因素之一。故对肿瘤患者输浓缩红细胞。在癌症手术期间，输血治疗指征应保守。

13.器官移植的输血　随着环孢菌素A(CsA)的应用，随意输血治疗已无益处。现多主张避免输血治疗，以减少对组织相容抗原(HLA)过敏的危险。

14.输血治疗和术后感染　输血治疗会使感染加重。研究证明，输血治疗与术后感染有非常显著的关系，故要降低输血指征。

15.输血治疗引起免疫抑制　输血治疗可引起免疫系统改变，亦叫免疫调节。输血治疗介导的免疫调节，既是免疫效应细胞的潜在抑制剂，又是免疫抑制细胞的激活剂。输血治疗引起的免疫调节，其最好的临床作用是提高了异体肾移植患者的存活率，但是，环孢菌素A(CsA)的应用，输血治疗已无益处。输血治疗后产生抗原特异性免疫抑制。此外，输血费用上涨，不应该无约束地用血。

(七)术中减少输血治疗的方法

临床上已采用多种方法来减少围术期出血和(或)输血治疗。

1.术中减少输血治疗的技术

(1)降低输血治疗指征:随意输血治疗已无益处。

(2)血液稀释:患者的心功能好者能忍受血细胞比容低至20%的血液稀释;如心功能不良,则血细胞比容宜维持在30%,并严密观测心功能变化,出现失代偿时应及时输血。

(3)自体血回输:收集术中失血回输。

(4)给予促红细胞生成素:术前给红细胞生成素,使红细胞生成增多,对提高出血性手术的安全性有好处。

2.减少术中失血 术中出血多少与手术操作和术式有关。注意仔细手术操作,选择合适的手术体位、改进外科技术及时止血外,还可采取以下方法。

(1)术中控制性降压:术中采用人工控制性降压术,可减少术中失血量的50%,比术中血液稀释更为有效。降压时MAP应>50~65mmHg。可能时,最好使术野处在高水平,以利静脉回流。高血压患者,降压底限应提高,及时补充血容量。常用硝普钠、硝酸甘油、三磷腺苷、α、β受体阻滞药、钙通道阻滞药、吸入麻醉药或椎管内麻醉等方法,做术中控制性降压;也可将以上方法联合应用,以提高药物降压效果,减少药物不良反应。最好使用有创性直接持续监测动脉血压,血压计应准确,并监测血细胞比容。

(2)抗纤溶药物:提高凝血系统功能。①氨基己酸及止血环酸:预防和治疗术中异常出血。止血环酸0.5~1.0g(10~15mg/kg)静注,2或3次/d。②抑肽酶:可保护血小板功能,增加激活凝血时间(ACT)。如CPB劈胸骨时200万U(280mg)快速输注,维持量50万~100万U/h至术毕输注。③立止血:能促进出血部位(血管破损部位)的血小板聚集,释放凝血因子而止血。以2kU静注或2kU加入5%葡萄糖液或0.9%NaCl 10~20ml稀释后静注。5~10min生效,持续24h。非急症出血或预防出血时,1~2kU肌注或皮下注射,20~30min生效,持续48h。

3.血液代用品 可以向组织释放氧,NO的生物学作用基础,治疗休克、出血和控制血流,可以全部或部分代替血液,减少输同种血治疗。但不能为此取消血库工作,现代化血库还得加强。

(王 治)

第三节 肾脏移植手术麻醉

一、肾功能不全患者手术麻醉

肾衰或肾功能不全患者的麻醉手术处理有一定特殊性,要提高警惕,不应因麻醉加重肾损害,确保围麻醉期安全。

【病理生理】

1.肾前氮血症 肾血流改变引起,是由低血容量、血管疾病、腹内压增高、胸内压增高、肝肾综合征或用改变肾血流的药物等，使原有亚临床的肾功能不全继发实质性损害，变成明显的急性肾衰。术前最常见的类型为急性肾小管坏死。

2.肾后氮质血症　由肾后梗阻引起，如前列腺肥大、腹内肿瘤所造成的输尿管梗阻、肿瘤或结石引起膀胱、输尿管、肾盏梗阻等。

3.肾功能不全症　肾功能不全患者的手术麻醉，主要是指慢性肾功能不全患者的麻醉。慢性肾功能不全的病因，主要有肾炎、肾盂肾炎、肾结核、尿路梗阻，以及各种原因的高血压等。病理生理改变主要有以下几个方面。

(1)水代谢障碍：血容量超负荷，水潴留、水肿。应限水。

(2)钠的代谢功能减退：有钠潴留。但仍供1～2g/d钠。

(3)钾代谢受限：尿<500ml/d，严重高血钾。血浆钾>6.5～8mmol/L，心律失常甚至室颤，危及生命。要立即实施血液透析等紧急处理，使钾降至生理安全界限。

(4)酸碱平衡失调：有代谢性酸中毒及脱钙性骨质疏松。

(5)贫血及出血倾向：红细胞生长受抑制，凝血因子减少，血管脆性增加，有严重贫血和出血倾向。

(6)严重心肺疾患：高血压性充血性心力衰竭和肺水肿。

(7)意识改变：严重尿毒症引起谵妄、嗜睡甚至癫痫和昏迷。

(8)甲状腺功能低下：特有症状为其他病理表现所掩盖。有消化道功能紊乱等。

【麻醉前准备】

依据病史、检查结果和各项肾功能化验数据等，对承受麻醉和手术刺激的能力做出正确判断和估价。

(一)病情评估

1.全身状况评估　了解拟手术的疾病状态，重要脏器功能状态，并存病的程度及其他病症。

2.肾功能检查结果评估　对了解术前肾病的病情，选择治疗和手术方法均有重要意义。

3.肾功能障碍的严重程度评价　用以指导围术期麻醉用药，水电、酸碱失衡等内环境紊乱的治疗和调节。

4.急慢性肾功能不全的严重程度与预后的评估　对麻醉管理有指导意义。

(二)其他准备

1.患者准备　主要是采取积极有效救治措施，使患者体质恢复到能承受手术和麻醉的程度。

(1)血液透析：急性肾衰中有85%的少尿型患者需要接受血液透析治疗，在非少尿型肾衰中也有30%需接受血液透析治疗，经过透析，术前患者的生化紊乱得到纠正，可改善患者预后。如高血钾、代谢性酸中毒、钠潴留等情况好转，心血管状态和高血压得到改善。如透析不及时，或肾病尚未严重到必须透析的程度而未透析时，麻醉中危险很大，肾功能稍受抑制即衰竭。注意避免低血压，维持内环境稳定，血压<160/100mmHg，肌酐(Cr)<130.20mmol/L；血尿素氮(BUN)<35mmol/L。

(2)控制感染：选用对肾功能影响小的抗生素，控制感染。

2.循环功能应处在最佳状态　保障循环功能稳定，控制心律失常、补充血容量、纠正贫血，使心功能得以最大限度的改善。可输红细胞混悬液300～500ml。

3.用药剂量要小　体质衰竭者，对麻药耐受性差，用药易逾量，要注意用药剂量。

4.限制水钠入量　高血压、水肿及稀释性低钠时，要限水；若尿钠>60mmol/(L·d)时，血压和水肿得到控制，可补液，酌给含钠液体。输液必须掌握恰当。

5.维持血钾平衡　补钾务必小心，缓慢进行。血钾在术前>7mmol/L时，要使之下降到5mmol/L以下。采取输高渗糖、胰岛素，加用钙剂和碳酸氢钠液，或采用透析等方法。纠正酸中毒时碳酸氢钠勿过量，以免液体过多和造成细胞内脱水。

6.麻醉前用药　肾衰患者可增强镇静、催眠药的效应，用药要谨慎、肾毒性药禁忌，要选对肾功能影响小的药物。

(1)镇静药：可用速可眠，戊巴比妥要慎用。苯巴比妥由肾排泄，不宜用。但速可眠用量宜小。

(2)镇痛药：吗啡、哌替啶等，一般由肾排出量仅占15%以下，此类药可用。但应避免对呼吸和循环的抑制。

(3)颠茄类：阿托品不经肾或部分经肾排泄，阿托品和东莨菪碱或长托宁对肾功能影响小。若反复应用，作用时间延长。

(4)酚噻嗪类：一部分在肝内破坏，另一部分由肾排出。轻患者可用，重患者慎用。但不宜反复用。

慢性肾功能衰竭患者，术前宜给阿托品，情绪紧张的患者可给咪达唑仑5～10mg肌注，其他药均不适宜。

【麻醉药物选择】

肾功能不全患者手术时的麻药选择，分吸入麻药、静脉麻药、肌松药和常用麻醉药。

1.吸入麻药　恩氟烷慎用；除氧化亚氮外，吸入麻药都有不同程度的抑制肾小球滤过和减少肾血流的作用，停药后都能恢复。但若血压下降、低血容量、交感神经兴奋或缺氧，则可因肾血流量减低而影响肾功能。异氟烷或地氟烷稳定性较好，为肾衰病人首选，但宜限制吸入浓度。防止血压下降、深麻醉较安全。

2.静脉麻药　肾功能不全患者对静脉麻醉药敏感性增高。

(1)硫喷妥钠：硫喷妥钠全部在体内分解，血压偏低者，则用量宜减少，注速要慢。如用量较大，可刺激加压素的释放，使尿量显著减少。

(2)异丙酚：此药毒性小，安全范围大，通过肝脏代谢，代谢物从粪尿中排泄，其余在体内代谢后，以CO_2经气道排出。肾衰患者作为基础麻醉和静脉复合麻醉，是一种较好的药物。

(3)安定镇痛麻醉：药物作用对肾功能影响小，毒性小，安全界限大，可降低代谢。芬太尼90%以上、氟哌利多很少或不经肾排出，影响不大。芬太尼抑制呼吸，引起胸腹膈肌的强直；氟哌利多为轻度α-肾上腺能阻滞作用，对肾血流无影响，用量过大可引起低血压，还有锥体外系症状，可能使血钾增高，故可应用，但应注意其不良反应、用量宜小，与其他麻药配合应用。

(4)氯胺酮：一部分肾肾排出，有升高血压作用，使儿茶酚胺增加，有肾功能衰竭及高血压者不宜应用。

(5)吗啡：小部分从肾排出，病轻者可酌用。吗啡抑制呼吸，大剂量对循环有影响，并有抗利尿作用，使尿量减少，不可多用。反复用，有蓄积作用。

(6)哌替啶：肾排量＜15%，对肾小球滤过率、尿量和尿溶质的排泄只有轻度降低影响，不引起尿的浓缩，可以用，要注意用量和蓄积作用。

(7)酚噻嗪类：丙嗪类药经肾排出量较多，肾功能衰竭者，作用时间延长，用量应减少；氯丙嗪尚有血管扩张作用，血压容易下降，应注意防止发生体位性低血压。

3.肌松药　肾功能不全患者对肌松药的作用时限延长，用时从严掌握。

(1)戈拉碘铵(三碘季铵酚)：完全从肾排出，禁用；溴己氨胆碱大部从肾排出，禁用。

(2)筒箭毒碱：30%左右经肾排出，但肾功能不全时从胆道排出的量增加，可以用，但作用时间延长，应减量，但链霉素、新霉素、多黏菌素、卡那霉素等抗生素，及奎尼丁加重呼吸抑制，合用时要注意。

(3)泮库溴铵：同筒箭毒碱，但其不释放组胺，没有神经节阻滞作用，对血压影响小，适用于肾衰患者，但有严重高血压者，应慎用。有些抗生素加重呼吸抑制，合用时应注意。晚期肾衰病人对维库溴铵的作用敏感，作用时间延长，且易蓄积；首选米库氯胺，其药效短于维库溴铵和阿曲可林，胆碱酯酶分解及肌松作用稍长。

(4)琥珀胆碱：肾衰患者，肝脏和血浆假性胆碱酯酶含量常较低，用琥珀胆碱后作用时限延长。静注后，使血钾升高，高钾血患者忌用，以免加重高血钾，诱发心律失常导致室颤。可用于单次气管内插管。有尿毒症性神经炎的患者，也有导致高血钾而使心搏骤停，禁用。

(5)阿曲库铵(卡肌宁)：依靠血液的 pH 自行裂解，不经肝、肾排出，对肾功能不全患者最为适宜。

4.常用麻醉药　肝功能尚佳的肾衰患者，静注少量咪达唑仑、吗啡、哌替啶、丙泊酚和氯胺酮可完成手术；多脏器衰竭的患者，耐药性极差，即使小量麻醉药，作用时间也延长，只能用对循环、代谢影响小，可控性好的短时效药，如慎选氧化亚氮、芬太尼、丙泊酚和氟哌利多等。

【麻醉选择】

对肾功能不全患者，手术麻醉方法的选择原则是小心谨慎，越简单越好。

1.局麻　对患者影响很小，但仅能用于中、小的手术。

2.硬膜外麻醉　对患者影响较小，多用于身体情况较好、贫血轻、凝血机制基本正常和无严重高血压者。麻醉平面不宜过宽，手术时间过长时，患者难以忍受，不易合作。可辅助氟哌利多等。但要注意预防出血倾向患者的硬膜外血肿发生。

3.全麻　用药如上所述。麻醉药的选用应以对循环、代谢影响最小，可控性最佳，时效最短为原则。

【麻醉管理】

1.监测血压　不能发生严重高血压、低血压而引起肾低灌注或肾缺血。袖带不要放在做动、静脉瘘的同侧肢体上进行，以免动、静脉瘘管发生血液凝固而阻塞。

2.补液　在 CVP 监测下进行，对已有钠滞留者，严格限液量。

3.升压药　尽量不用强烈的血管收缩药，如去甲肾上腺素、血管紧张素Ⅱ、苯福林等，因增加对肾功能的损害。可选用多巴胺、异丙肾上腺素、间羟胺等。

4.强心药　洋地黄初次量与一般相同。用维持量时应注意毒性反应。

5.利尿药　呋塞米不从肾排泄，可较大剂量应用，不良反应少，可用促进排钠。氢氯噻嗪、螺内酯、氨苯蝶啶和汞制剂均禁忌。

6.抗心律失常药　利多卡因、阿托品、苯妥英钠和普萘洛尔等均可用。普鲁卡因胺、奎尼丁经肾排泄，用药量及间隔时间都应注意。

7.新斯的明　60%经肾排出，当拮抗非去极化肌松药时应酌量应用。大量应用后，超出肾清除能力，残留体内的原形药，只能靠透析排出。

8.抗生素　红霉素、氯霉素、新霉素等经肾排出量＜15%，均可用。青霉素钾盐加重高钾血症，禁用。

9.预防感染等　肾衰患者所用的麻醉用具应严格消毒，按无菌术的要求操作，以预防感染。要警惕发生误吸。输血时要给新鲜血。硬膜外阻滞平面应控制在胸$_{T10}$以下。若超过胸$_{T9}$，即使心排血量和血压不变，肾血流量也会下降较多。利多卡因一次量＞200mg时即可抑制循环、呼吸。

10.老年患者　老年患者肾功能低下、心肺储备和代偿能力都退化，要特别尽力保护好重要脏器功能，不至于恶化而衰竭。并要进行术中监测，注意保持心、脑、肾、肝的血流灌注和供氧。代谢性酸中毒可使心室收缩力减弱，血压下降，钾的毒性增加。进行纠正时，须防止低血钙抽搐。

【麻醉及围术期肾保护】

1.低血压　因尿毒症患者术前就已有电解质紊乱、酸中毒、低蛋白血症，及高血压患者长期应用降压药物等因素，均易在麻醉后发生低血压。保障重要脏器氧和能量的供需平衡至关重要，任何原因的低血压均可引起肾灌注不良，肾功能减退。可用小剂量多巴胺。高血压患者已有动脉硬化及心脏病者，一旦发生低血压，后果较为严重。有高血钾者，发生低血压时，易发生室颤、心搏骤停。应避免对心血管系统有抑制作用的麻药的使用。高血压患者麻醉后，血压下降幅度不应低于基础血压的3/4；麻醉中及时补充血容量；硬膜外麻醉平面控制而不过广，发生低血压少。出现低血压时，适当加快输血、输液纠正，当血压下降到已影响到肾血流量、而用其他升压办法无效时，才用升压药。多巴胺静输1～3μg/(kg·min)，必要时加用间羟胺，也可用麻黄碱。

2.高血压　原有高血压病患者，用降压药使血压下降到正常范围内。

3.心律失常　尿毒症患者高血钾引起心律失常。加上麻醉时缺氧、二氧化碳蓄积、低钠血症、低钙血症、输入库血等因素使高钾血症可加重。血钾水平愈高危险性愈大。术前采用血液透析，忌用琥珀胆碱，诱导前先吸氧祛氮，保证供氧和呼吸交换，避免在浅麻醉下吸引气管内痰液等预防办法。

4.肺部并发症　保证围术期不缺氧，是肾保护的关键之一。尿毒症患者术前易并发肺部感染，由于激素和免疫抑制药的应用，对于感染的控制是很不利的。气管内插管，又增加了肺部感染的可能性。要常规用较大剂量的抗生素抗感染。

5.术后通气功能不全　主要是由于残留麻醉药的呼吸抑制作用，及肾衰药物排出量降低，肌松药残留、气道感染等因素所致。除氧治疗外，严重时可用呼吸器支持治疗，维持有效通气量。

二、肾脏移植手术麻醉

【适应证】

1.肾功能衰竭　各种终末期肾脏疾病肾功能衰竭者肾移植为首选治疗。

2.肾外伤后肾丧失　意外损伤丧失孤立肾或双肾者。

3.年龄适中　最适宜年龄为15～50岁。＜5岁、＞50岁移植成活率显著下降。

4.有供肾来源　目前，肾移植术主要采用同种异位肾移植。供肾的来源：同种活体肾移植、活体婴儿肾移植和尸体肾移植3种。移植肾保护都采用低温灌注的方法。

【麻醉前准备】

1.供体(肾)准备　评估供体器官质量与移植成功率相关因素。

(1)供肾来源：供体多为患者父母、兄弟姐妹等，大多是健康者，或患有严重畸形不能久活的肾(婴儿)及其他来源。

(2)供体全面检查：麻醉前对供体全面检查，并做出评估。

(3)安全准备：做好确保安全和防止意外的各种准备。

(4)供体输液：取肾前一晚8点，静输平衡盐液或生理盐水1000ml。

(5)减轻供肾抗原性：麻醉前静注呋塞米20mg；在保证充足输液和利尿的同时，于取肾前5～7h，静注甲泼尼龙5mg，环磷酰胺5～7g，以减轻供肾的抗原性。

(6)畸形儿供肾的准备：畸形婴儿除预防和治疗感染外，应适量补液以保证有效血容量和泌尿功能。

2.受体准备　给予足够的时间进行必要的术前准备。

(1)纠正水电解质与酸碱平衡等内环境紊乱：患者多有明显的尿毒症综合征，水电解质紊乱，酸碱失衡。如高血钾、低血钠及不同程度的酸中毒等。手术前24～48h，施行最后1次人工透析治疗(血液透析或腹膜透析)，使尿毒症得以改善，使血钾降到正常范围(5mmol/L以下)，尿素氮降至7mmol/L肌酐降到133μmol/L以下，血钠、血钙接近正常，并用碱性药碳酸氢钠输注，纠正酸中毒。

(2)纠正低血容量、贫血和低蛋白血症：术前纠正严重贫血，低蛋白血症，凝血功能障碍，出血倾向，维生素缺乏等。用叶酸、多种维生素、止血药改善贫血，必要时术前间断输血，使血红蛋白达100g/L以上。输血可改善患者的全身情况，提高移植肾的成活率。而在血透析的治疗中，输血所引起的血钾增加和尿素氮增加，可以不必考虑。

(3)控制高血压症：在纠正水钠潴留的同时，降压药术前1～2d停药，或不需停药，不使血压回升至过高水平。

(4)改善心肌功能：若心力衰竭，则为手术的相对禁忌。术前尽力积极治疗，使心功能得以改善，如限制水盐摄入，应用洋地黄、利尿药等措施。

(5)控制感染：用抗生素，注意无菌操作，使用近期消毒的器械等。

(6)凝血功能指标检测：如凝血酶原时间、国际标准化比值、部分凝血活酶时间、血浆纤维蛋白原浓度及血小板计数等。

3.术前用免疫抑制药 为了抗排异反应，术前开始用免疫抑制药物。

(1)活体肾移植的给药法：硫唑嘌呤最常用，术前1周开始3mg/(kg·d)。或术前2d100mg/d，维持量0.5～3mg/(kg·d)，术前1d晚、术日晨各200mg。或术前1d或手术日5mg/kg。

(2)尸体肾移植的给药法：①术前2d，硫唑嘌呤100mg/d，术晨200mg。②术前静输氢化可的松300mg，口服硫唑嘌呤4mg/kg，放线菌素C6μg/kg溶于生理盐水200ml内静输。③术日晨地塞米松40mg，口服硫唑嘌呤3mg/kg，术中吻合肾动脉时地塞米松40mg。

4.一般准备

(1)充分透析，按前述要求进行，手术前24h做最后一次人工肾透析。

(2)肾功能衰竭者预以纠正。

(3)并存症得到治疗。

(4)营养改善。

(5)禁食＞20h。

5.麻醉前用药

(1)颠茄类：宜用阿托品及东莨菪碱或长托宁，对肾功能影响小，依病情选用。

(2)镇痛药：哌替啶、吗啡和芬太尼等都可用。但应避免对呼吸和循环的抑制。

(3)镇静药：巴比妥类不宜用，因经肾排出；咪达唑仑可用，对肾影响小；酚噻嗪类慎用；利眠宁应减少剂量应用。

【麻醉选择】

1.供体麻醉选择

(1)成人供体：国内大都选用连续硬膜外麻醉，根据需要适当用辅助药，以解除紧张情绪及游离肾时的牵拉反应。国外仍以全麻为主，国内全麻也渐增多。麻醉作用要完善，保证供体的生命安全，维护肾功能，保持正常的血容量和呼吸循环的稳定。术中做好输血的准备，以防备游离肾动脉、肾静脉而发生意外的大量出血。

(2)畸形婴儿：因取婴儿双肾多用腹部十字切口，要求麻醉平稳，在取下双肾之前，保证婴儿呼吸和循环功能，以保持双肾的功能正常。予适量的麻药，使婴儿安静不动，保证手术的顺利进行。目前常用氯胺酮肌注和静注相结合，术中辅助咪达唑仑、氟哌利多或小量芬太尼。为保证婴儿的正常呼吸功能，麻醉时应保持气道通畅，持续给氧，必要时行气管内插管。开放静脉通路，适量补充平衡液和葡萄糖，维持婴儿的循环功能和有效循环量，以保持正常的泌尿量。

2.受体者麻醉选择

(1)硬膜外麻醉或CSEA：同种异体肾移植的受体以选用持续硬膜外麻醉或CSEA为多，对术前有心肺功能不全者，尤以选用硬膜外麻醉为佳。因局麻药在体内分解后，对肾功能衰竭的患者影响小，可使血压适度下降及增加肾血流量。硬膜外穿刺点，取两管法效果可靠，即胸T_{12}～L_1腰，或腰$L_{1\sim2}$，向头侧置管，腰$L_{2\sim3}$，向足侧置管；阻滞范围应为胸T_6～骶S_1段。也可取胸T_{12}～腰L_1一点穿刺法。注药时，先给上管注药，麻醉平面不可过宽，只满足下腹部切口需要即可，待切开腹肌后，再向下管注药。两点穿刺法较一点穿刺法效果可靠满意。氟哌利多、芬太尼为辅助药，作用时间长，镇静效果好，有轻度降压作用，对肾功能无明显影响。对术前准备充分、内环境调整较好患者，选CSEA不仅麻醉起效快、肌松良好、不受时间限制，而且用药量少、全身影响小、可控制高血压、术毕保留导管行术后镇痛。

(2)全麻：有出血倾向、凝血功能障碍者，不宜选用椎管内麻醉者，或精神过度紧张和不合作者，或心肺功能差的高危肾衰者选用。尽量选用不经肾或少经肾排泄的麻醉药。全麻诱导时，硫喷妥钠及琥珀胆碱药量要小。琥珀胆碱1mg/kg时血钾上升，应<0.7mg/kg，避免重复应用。麻醉维持时肌松药多选泮库溴铵、阿曲库铵和筒箭毒碱等为精细的手术创造条件，小剂量，防止用量过大或反复应用而使呼吸抑制延长。要注意和抗生素并用时，如链霉素、新霉素、多黏菌素、卡那霉素等对非去极化肌松药的强化作用。戈拉碘铵禁忌，因其全部由肾排泄。并存糖尿病者胃排空延长，术前给予抗酸药，以提高胃内pH值，快速诱导时按压环状软骨，可防止误吸和反流产生。全麻维持以氟芬合剂复合麻醉为首选。也可选小剂量异氟烷、地氟烷或氟烷吸入维持。

【麻醉管理】

1.保护肾功能　受体者肾脏功能完全失去时，对麻药排泄能力很差，移植肾的功能在早期也不佳。故不用对肾有损害和由肾排泄的药物，注意避免麻醉对呼吸和循环的抑制，全力注意肾功能的保护。

2.椎管内麻醉要用辅助药　硬膜外或CSEA麻醉效果有可能不完善，需要辅助地西泮、咪达唑仑或丙泊酚，或氟哌利多等，以消除紧张情绪和烦躁，或静注哌替啶25mg、异丙嗪12.5mg，以消除内脏牵拉反应和椎管内镇痛不全，并减少局麻药的用量和毒性反应。要预防局麻药过量的毒性反应，以防发生意外。

3.预防出血和血肿　在手术当天血液透析后，肝素作用尚未完全消失时，或有明显凝血障碍者，不用椎管内麻醉，以免并发硬膜外血肿而导致截瘫的危险。全麻置入气管导管时，动作要轻柔，以防损伤喉和气管黏膜，而引起出血或血肿。

4.严格控制输血和输液速度　术中等量输血，限制液体量、钠和钾的输入。当失血过多时，或动、静脉开放前应适当加快输低分子右旋糖酐-40、羟乙基淀粉，血浆或血液，既要维持和增加血容量，预防低血压的发生，有利于移植肾的灌注，也要防止输液超量而发生心力衰竭和肺水肿。术中失血量很小一般不用输血。当Hb<60g/L或70g/L时，输入红细胞。

5.洋地黄减量应用　肾功能衰竭时，影响洋地黄的排泄，术中必须使用洋地黄时，要减量，以防洋地黄中毒。

6.全麻中注意呼吸的管理　机械通气时轻度过度通气，保持气道通畅，充分供氧，防止二氧化碳蓄积，保证通气和减少氧耗，避免或减少发生术中缺氧的可能性。

7.纠正酸中毒　术中若有代谢性酸中毒时，输入5%碳酸氢钠以纠正。

8.纠正低血压　术中一旦出现低血压时，除加快补充血容量外，宜选用多巴胺、间羟胺，避免用强烈收缩肾血管的升压药，及时纠正低血压，MAP高水平血压和稳定，以免低血压对移植肾的成活造成不利影响。MAP≥90mmHg。

9.维护循环功能的稳定　肾衰竭患者有严重贫血、低蛋白质血症，加之术中的失血，故输血是必要的，可纠正贫血、补充血容量；胆碱酯酶含量减少，在应用琥珀胆碱时，除延长作用时间外，可因高血钾导致心律失常，甚至心搏骤停，术中低血压、缺氧和二氧化碳蓄积等也可导致心律失常。应积极治疗和避免高血钾、心功能不全、严重贫血、缺氧、二氧化碳积存、代谢性酸血症等，防治心律失常的发生。术前多并存高血压者，麻醉诱导时血压和心率的波动可非常剧烈。患者并存冠心病和心肌缺血者应严格控制心率和血压波动。

10.加强移植肾成活者的治疗　为预防免疫排斥反应，术中可用氢化可的松100～300mg输注。肾血管吻合完后，应快速输入低分子右旋糖酐-40、甘露醇或呋塞米。根据需要用血管扩张药，如酚妥拉明等，术中根据Hb和出血情况输注新鲜血或浓缩红细胞400～800ml，提高和促进患者的免疫耐受能力，减少术后排斥反应；在血容量和排血量有保证的情况下，使贫血状态下的脑、肝、肾血流有所增加，对保证移植肾的供氧很重要。

11.避免感染　患者对疾病的抵抗力差，极易发生严重感染，严格无菌技术操作，以预防感染，特别是气道感染。

12.加强术中监测　麻醉中常规ASA所监测项目，监测心电图、血压、CVP，血细胞比容和血气分析，监测电解质、Hb、Hct。

13.术后管理　术后送PACU或ICU监测治疗，继续用免疫抑制药治疗，密切观察移植肾功能恢复情况，预防并发症，对症处理，必要时术后镇痛。

（刘海旭）

第四节　肝移植手术麻醉

1955年Melch，1959年Moore先后实施肝移植的动物实验阶段。1963年Starzl在美国丹佛市完成首例原位肝移植。次年Absolon将异位肝移植引入临床。

肝脏移植手术程序复杂，要经过病肝分离期、无肝期、移植肝血循环部分恢复期和肝下、下腔静脉开放期四个阶段。手术范围广泛。经历缺氧、低温、灌注的移植肝脏，还需对受体施以影响。适应肝移植的疾病，主要有肝癌、非胆汁淤积性晚期肝硬化、先天性胆道闭锁、广泛性胆管硬化症等终末期肝病。是一种很有希望的唯一有效的治疗方法。肝移植最长存活者已25年。

【麻醉前评估】

肝功能衰竭引起的严重病理变化，对麻醉处理带来很大挑战，风险很大。

1.肝失去功能意味着死亡　肝功能非常重要，既复杂又多样。目前尚无一种人工脏器能代替。肝失去功能就意味着死亡。患者全身情况差，对麻醉耐受性差。

2.肝细胞对缺氧耐力差　肝细胞对缺氧的耐受力差。

3.手术时间长操作困难　肝受肝动脉与门静脉双重血液供应，手术中吻合部位多，手术麻醉时间长，操作较困难。

4.手术出血倾向和异常出血　肝具有多种凝血因子的合成作用，手术时容易发生出血倾向和异常出血。

5.肝免疫活性强　肝富于网状内皮系统结构，免疫活性强。

6.免疫抑制药对肝有损害　多数免疫抑制药物对肝都有损害和胆汁淤滞作用。

7.细菌感染后果严重　肝胆内常有细菌存在，移植后发生感染并发败血症往往是术后死亡的主要原因。

8.抗排异反应是提高存活率关键　肝移植后，排异反应的早期诊断较困难。1963 年 Starzl 将肝移植用于临床，到 1992 年，国外施行 26713 例肝移植术。一年生存率 50%，最长存活 11 年。我国自 1977 年秋开始应用于临床，共移植 500 例，最长存活 264d。目前认为提高存活率的关键是研究出新的、有效的、不良反应更少的抗排异药物。环孢素已在国外应用，抗淋巴细胞球蛋白，国内已有生产，为今后提高肝移植存活率创造了条件。

【麻醉前准备】

1.提高对麻醉和手术创伤的耐受力　患者都存在着晚期肝衰竭或局限包块，全身情况极差，有肝功能不全、腹水、血氧饱和度过低、发绀、低蛋白血症、电解质紊乱、凝血功能障碍、低血容量等，尽可能术前纠正，采用静脉输入高蛋白、高碳水化合物、高维生素的混合液。用碱性药纠正酸中毒，以增强对麻醉和手术创伤的耐受力。

2.肝原性凝血因子缺乏的补充　必要时应用人工肝去除血氨及血内与蛋白结合的有害物质。手术前适当补充维生素和新鲜冰冻血浆，纠正凝血功能、贫血和血小板减少。

3.麻醉前用药　应用对肝功能影响小的药物。

(1)镇静药：咪达唑仑 5～20mg，术前 1h 肌注；或氟哌利多 5～10mg，术前 1h 肌注。

(2)颠茄类：阿托品 0.5mg 或 0.3mg 东莨菪碱或长托宁 0.5mg，术前 1h 肌注。

(3)禁用肝解毒药：不宜用巴比妥类、吗啡及哌替啶等肝解毒药物。

【麻醉选择】

1.原则　对肝无毒性，减轻新肝负担；适度麻醉，深度镇痛；充分肌松。

(1)药物对肝脏无毒性作用：不用由肝脏代谢和对肝脏有毒性作用的麻药。麻醉方法不能影响肝的血流量，不引起缺氧、CO_2 蓄积和内脏血管收缩等问题。

(2)用药应从减轻移植肝的负担着眼：由于手术时间长，创伤大，刚移植的肝，又经过了缺血、缺氧、低温阶段，加上长时间手术带来的低血压，严重电解质紊乱和代谢性酸中毒等，对肝细胞已经受了一次严重打击，所选麻药和方法，都应为移植肝的生存创造良好条件。

(3)麻醉不宜过深：应选以对肝脏功能影响小的药物，相互配合应用，循环方面才容易维持稳定。避免因肝及移植肝的灌流量减低影响预后。

(4)力求保护患者各种器官功能近于正常生理状态：及时预防和处理麻醉中出现的生理紊乱，特别是术中出血多，变化快，随时可能发生意外情况。

2.方法　选静吸复合全麻最理想，或吸入全麻合用连续硬膜外麻醉也是很好的选择。

(1)全麻：麻醉诱导，静脉诱导，气管内插管。①丙泊酚 1～1.5mg/kg＋芬太尼 3～5μg/kg＋阿曲库铵 0.4mg/kg，静注后插管；②氟芬合剂 2U(氟哌利多 10mg，芬太尼 0.2mg)，静注或输注，患者意识消失后，静注琥珀胆碱 50mg，快速插管；③咪达唑仑 5～10mg，氯胺酮 30～50mg，入睡后，静注琥珀胆碱 50mg，做快速插管；④清醒插管。

(2)麻醉维持：多采用静吸复合麻醉，以神经安定镇痛为主。选用咪达唑仑、氟哌利多、芬太尼等。肌松药选阿曲库铵、泮库溴铵、罗库溴铵、氨酰胆碱等。麻醉维持用小量琥珀胆碱，并非禁忌。因手术时间长，术中应输入大量新鲜血，内含假性胆碱酯酶，可以对抗小量琥珀胆碱，不致影响术终的呼吸恢复。麻醉深度不足时，可配合异氟烷吸入，避免氧化亚氮，或氯胺酮输注或分次静注，对循环的影响小。当手术进入无肝期后，一般不需再给麻醉药物。

(3)吸入全麻合用连续硬膜外阻滞：气管内插管，硬膜外加浅静脉复合麻醉。无严重凝血障碍的患者，如凝血酶原时间延长<21s，即可用硬膜外麻醉复合。为肝移植术较理想的麻醉方法，其优点：①镇痛完全；②肌肉松弛良好，可减少全麻药和肌松药用量；③便于呼吸管理，可充分供氧；④麻醉较易维持平稳，未见明显的内脏牵拉反应，血压、脉搏、呼吸均较平稳，血压不致过高，脉压较宽，微循环灌注较满意；⑤苏醒快，手术完毕即可完全清醒；⑥术后止痛方便，避免术后躁动，易于咳痰，减少延迟性呼吸抑制及肺部并发症，利于病人恢复等。

【麻醉管理】

1.*无肝前期*　从手术开始到阻断上下腔静脉。主要变化是广泛渗血及出血，失血量与肝脏周围粘连的程度有关。静脉回流障碍，血容量不足，低血压。处理：预防低血压、休克和代谢性酸中毒。如大量输血会发生由输血引起的各种并发症。病肝切除后，应注意肾功能的维持，保持一定的尿量，必要时输注20%甘露醇250ml，预防肝肾综合征的少尿现象，也有利于麻药的排泄。大量输血时，为预防输血的并发症，应将血液加温至37℃输入，尽可能输新鲜血。每输血1000ml，静注葡萄糖酸钙1g(在无肝期则应用氯化钙)。血钾过高时，可用高渗葡萄糖加入胰岛素静注。每输1000ml血，静输4%碳酸氢钠30～40ml，并据血气分析结果，进一步调整碱性药的用量。

2.*无肝期*　从摘除病肝阻断肝循环起，至供肝血液循环建立之前的一段时间。停用或少用麻醉药。

(1)低糖：无肝期会使肝糖原不能转化成葡萄糖，出现低血糖，术中、术后反复测定血糖量。并在切除病肝前补充10%～50%葡萄糖，直至手术完毕。

(2)血容量不足：阻断下腔静脉及门静脉，使静脉回心血量大减，血压突然急骤下降，要及时报告手术医师，使其操作限制在15～30min，同时加快输血400ml，积极补充血容量，可静输50%葡萄糖60～100ml，500ml右旋糖酐-40，以增加回心血量，改善微循环的灌流量，将肝循环的损害降至最低限度。

(3)代谢性酸中毒：代谢紊乱，代谢性酸中毒必然发生，也是此期所有病例的特征。由于输注大量枸橼酸保养的库血，淤积在下半身的血液、无氧代谢及供肝本身灌注液的pH较低(pH＝6.85)等原因，进一步加重移植肝循环开放时的酸中毒。根据血气分析的资料，输注大量的5%碳酸氢钠溶液1500ml，纠正代谢性酸中毒及电解质紊乱。肝细胞在缺血时可释放大量钾离子，移植后发生高血钾，最好与氨基丁三醇(THAM)交替使用。肝实质血流归还后，钾离子重返细胞内，又可能发生低血钾。根据化验结果，及时补充钾。

(4)保持术中血流动力学的平稳：此期血流动力学发生剧变，应尽量要保证输血静脉畅通，必要时双通道紧急补充术中的大量失血。一般术中需要输血1000～40000ml，尽可能输用新鲜血。术中静注阿拉明10mg使血压上升，要间断地使用较大剂量的碳酸氢钠和氯化钙溶液，以改善心脏功能。

3.新肝期　即肝上、下腔静脉和门静脉吻合完毕，门静脉血液循环恢复，移植肝已有大部分血液与循环相通。应停用或少用麻醉药。麻醉管理遇到的问题如下。

(1)高钾血症：移植肝经缺氧、低温灌注后肝内含钾较高。当血管开放后，移植肝内的钾离子进入循环，即出现高血钾，如处理不当，可引起心室纤颤或心搏骤停。为预防此危险，应先放开肝下下腔静脉钳，从肝下下腔静脉放出肝中含有高钾的血液100～300ml，将供肝中的灌注液冲洗干净，以免发生血钾过高。随后再开放肝上下腔静脉。

(2)代谢性酸中毒加重：即行血气分析检查，根据pH、BE、$PaCO_2$结果及时纠正，直至肝动脉吻合完开放后，酸中毒才会逐渐好转。

(3)体温下降：低温灌注的移植肝、血液接通后流经肝，近似于全身血流降温，故要注意升温、保温。还要有血温输液装置。

(4)继续出现凝血障碍：因移植肝缺血时间长，功能不佳或失活，不能提供正常的凝血因子，可发生纤维蛋白溶解症和弥散性血管内凝血。TEG监测下进行调整。

4.恢复期　即肝上、下腔静脉开放，肝血液循环完全重建恢复以后。处于浅麻醉状态。

(1)高血压及高静脉压：下腔静脉开放后，回心血量突然增加，导致血压、CVP上升，应注意减缓输血、输液速度，预防循环负荷过重，导致急性心力衰竭。

(2)酸中毒：下半身淤血缺氧的代谢产物进入循环，酸中毒可继续加重。

(3)低血钾：肝循环重新建立，肝细胞的缺血、缺氧状态改善，肝功能逐渐恢复，钾离子又可重新吸收进入细胞内，血钾低，此时应纠正低血钾的问题。

(4)低血糖：供肝的肝糖原储备较低，肝功能恢复后，有可能发生低血糖。

(5)出血倾向：此期在供肝条件不佳时，或缺血时间过长，凝血因子减少，可发生低纤维蛋白溶解症，使血液不凝，可发生渗血不易制止。应输入纤维蛋白原3～5g；血小板10～20U；并应用氨甲环酸、氨甲苯酸等抗纤维蛋白溶酶药，必要时输注凝血酶原复合物(PPSB)及鱼精蛋白。高凝者予注射低分子肝素和血液稀释，避免吻合肝动脉中血栓形成。

5.加强生化监测　定时进行血气分析和pH测定，了解术中和手术后血液酸碱平衡状态，以指导及时治疗和处理内环境紊乱，加强术中及床边监测，应常规监测ECG、SpO_2、T、尿量$P_{EF}CO_2$及MAP、CVP、CO、APA等，及时纠正异常，是手术麻醉成功的基础。

6.术后治疗　术后将患者送ICU监测治疗，支持呼吸；充分吸氧，应用机械呼吸直至生命体征稳定，及正常呼吸功能得到安全保证为止。行PCA术后镇痛；注意尿量观察，维护肾功能；预防和抗感染治疗；抗凝血药治疗，器官功能保护；加强营养支持及免疫抑制治疗。防治术后并发症发生。

（王　治）

第五节　心脏移植手术麻醉

麻醉方法、麻醉用药及麻醉管理与心脏手术麻醉处理大致相同。此节介绍与心脏手术不同的方面。

一、术前准备

1.术前调整心功能 应用洋地黄、利尿剂、吸氧治疗等。

2.术前用药 因心功能差，药物剂量宜是正常剂量1/2～1/3。药物可选用小剂量安定、咪唑安定、依托咪酯、吗啡、东莨菪碱等。

3.访视病人 认真仔细阅读病历，重点了解心功能。生化检查、超声心动图、心导管检查和心导管造影等。

4.应用免疫抑制剂 术前常规口服环孢素A或硫唑嘌呤。

5.应用地塞米松 10～20mg，抗生素应大剂量以防感染。

二、围麻醉期监测

1.监测项目与心内直视手术相同，如 SpO_2、ECK、血压、血气分析等。

2.特殊的是行左颈内静脉放置双腔中心静脉导管，用于监测CVP及作为给药途径；另并做右颈内静脉穿刺置管测压并留作术后心脏活检用。

三、麻醉诱导

1.先缓慢静注咪唑安定0.1mg/kg和芬太尼20～30μg/kg；维库溴铵0.1mg/kg或泮库溴铵0.05～0.1mg/kg行气管插管，并备阿托品和麻黄碱以纠正低血压和心率过缓。

2.吸氧浓度为80%～100%，正压通气的压力在1.18～1.76kPa（12～18cmH_2O），不超过1.96kPa（20cmH_2O）。

3.准备好血管活性药物，以便出现低血压时随时静滴，目前临床上常应用微量泵输注，如多巴胺，用药量为4～10μg/（kg·min）。

4.此类手术麻醉无菌操作十分严格，所有用具如导管、牙床垫、咽喉镜都应严格消毒，麻醉者插管时必须戴手套操作，以防一切引起感染的可能。

5.麻醉维持 应用芬太尼静脉麻醉为主，间断分次静注，每次10～20μg/kg。辅咪唑安定0.1mg/kg或依托咪酯0.1～0.4mg/kg静注，肌松剂可选用维库溴铵0.1mg/kg或泮库溴铵0.1mg/kg间断静脉推注维持麻醉，如血压稳定可吸入低浓度（0.5%～1%）异丙酚维持麻醉。

四、围术期麻醉管理

1.在手术开始到心肺转流（CBP）期间，为了维持循环功能稳定（血压和心率），应在必要时应用正性肌力药和血管收缩剂，前者如西地兰、多巴胺等，后者如多巴胺、肾上腺素、去氧肾上腺素等。

2.在转流后切除有病心脏，植入供给心脏至大血管吻合时，围术期麻醉处理和心内直视手术基本相似。但注意麻醉用药量宜小,并注意心律失常和心脏及时复苏。

3.心脏移植操作全部(左右心耳、主动脉、肺动脉)吻合完成后,在开放主动脉时,开始应用微量泵静脉输注异丙肾上腺素0.005～0.01μg/(kg·min),使心率维持在100～120次/min,避免过快,不超过140次/min,以免心肌缺氧致心肌缺血。

4.心肺转流待血压稳定后再停机,停机再辅助心脏循环,待新移植心脏能较好工作,能有良好心排出量,使血压、心率维持在稳定情况下再渐渐缓慢撤除,绝对禁止突然停机,迅速撤离。

5.为了预防右心脏衰竭,心脏充盈压应缓慢增加。

6.为了扩张肾脏动、静脉,使肾脏血流灌注增加,防止肾功能衰竭,应用多巴胺2～4μg/(kg·min)微量泵静脉输注,同时也能良好支持心血管功能。

7.为了防止心脏传导系统功能障碍和心肌收缩乏力.可行心脏表面安置起搏器。

五、手术麻醉后处理

1.常规处理同心内直视手术,应重视的是吸氧浓度,术后12h内应为100%,以后降为60%,保持气道畅通,维持良好通气,但气道压应不高于25cmH_2O。

2.为了减少感染机会,尽可能早期(术后1～2天)拔除胸腔引流管,早期拔除气管导管(术后10～24h),并且ICU病房严格注意用具、器械、空气消毒。

3.应用静脉泵持续输注异丙肾上腺素,并维持5～7天,以辅助暂时无神经支配的心脏功能。

4.继续静脉应用免疫抑制药,以防免疫反应。

5.经右颈内静脉定期活检行复查术。

六、手术后可能出现的并发症

1.低血压、心律失常、低氧血症、移植的心脏衰竭或功能不全。

2.大血管吻合口处渗血、出血或大出血,致低血容量或失血性休克。

3.肺部感染或全身性细菌、病毒、真菌感染等。

4.移植心脏心率较慢需异丙肾上腺素用药维持心率,或需要起搏器起搏,极少病例需要永久性植入使用起搏器,以维持心脏活动,这可能是移植心脏窦房结功能低下所致。

5.两大长期主要并发症是

(1)全身性难以控制的感染。

(2)移植性心脏排异反应,经应用大剂量免疫抑制剂也难以控制症状发展,需要积极准备行第2次移植心脏手术。

(王 治)

第六节　肺移植手术麻醉

一、适应证

1.各种病因所致的终末期肺疾病拟行肺移植手术的患者。

2.终末期肺疾病的特征在最佳的药物治疗情况下病情渐趋恶化，难以维持生命1～2年。不能耐受运动，丧失社会活动能力甚至自主生活能力，伴有或不伴有CO_2蓄积及红细胞增多，药物治疗失败或不再有药物等治疗的方法可供选择。

3.进展至终末期肺疾患的常见疾病，包括肺纤维化、肺气肿、原发性肺动脉高压或继发于先天性心脏病所致的肺动脉高压、结缔组织病、自身免疫性疾病（如双肺结节病、肺淋巴血管瘤）、肺间质疾病（化学性或放射性）、肺纤维化、支气管扩张症等。

4.肺移植受体的确定，是非常慎重的，必须经过内科、外科、影像科、精神科、麻醉科、ICU等多学科专家的会诊、评估、确认，并经伦理委员会的讨论通过，患者及家属的知情同意。由于供体的匮乏，必须考虑供体的利他性。在选择受体的时候应考虑病情，而不能仅依据登记排序。此外，患者必须具有稳定的精神状态，能够服从手术后的抗排异治疗。

5.受体年龄的选择双肺移植应＜55岁，单肺移植应＜65岁，心肺移植应＜50，随着移植技术的进步，年龄可有所放宽。

二、禁忌证

1.长时间机械通气依赖者。

2.恶性肿瘤患者。

3.严重的内科疾病（包括慢性肾功能或肝功能不全或严重的左心功能损害）患者。

4.存在肺外感染者。

5.明显肥胖或库欣综合征患者。

6.药物成瘾或严重的精神疾病患者。

三、术前准备

1.改善全身状况的准备

（1）改善呼吸功能：采用综合方法改善患者的呼吸功能，避免支气管、肺血管的进一步收缩，减轻V/Q比例失调等。

1）保持呼吸道通畅雾化吸入、翻身扣背、理疗、稀释痰液辅助排痰、舒张小气道。

2）氧疗减轻全身（包括肺泡和肺血管内皮细胞）的缺氧。

3)抗感染合理选用抗生素防治感染。

4)呼吸肌力锻炼以利术后恢复。

(2)改善循环功能:针对肺疾病所致循环功能改变的病理生理特点进行调整,如减轻应激反应,扩张肺血管,减轻心脏前、后负荷等,给予氧疗增加心脏的储备功能。针对不同个体,如伴有高血压患者的维持治疗。

(3)保护肝、肾功能,改善机体的内环境术前应针对患者营养、水和电解质平衡、酸碱平衡、血糖情况进行调整,尽可能使内稳态接近于生理状况以增加麻醉、手术的安全性;对围术期所用药物进行筛选,抗生素及其他用药尽量简化,尽可能选择对肝、肾无或较少影响的药物,避免肝、肾功能的损害。同时给予氧疗还可增加胃肠道的氧供,提高消化功能,促进营养吸收。

(4)改善中枢神经系统的功能

中枢神经系统对缺氧的敏感性较高,终末期肺疾病患者长期处于缺氧状态可使大脑皮质的功能下降,使本体感知功能减退甚至缺失,智力和定向能力下降,情绪失控,甚至作出错误的判断与行为。因此,医护人员应注意鉴别,防止意外事件发生。缺氧也可使中枢神经系统对机体自身整体调节的能力下降,出现呼吸、循环、胃肠道及自主神经功能紊乱。缺氧可使脑内乳酸、腺苷等增加而使脑血管代偿性扩张,高碳酸血症也可使脑血管扩张,造成高颅内压症状。因此,术前氧疗对减轻中枢神经系统的损害有益。

2.心理准备 终末期肺疾病患者长期饱受疾病的折磨,虽对肺移植手术充满期待,但对手术的风险、手术后的疼痛及手术后长期的医疗费用等会产生众多疑虑。对肺移植患者术前精神、心理准备包括两个方面:首先判断其是否有潜在的精神病学疾病及药物治疗的依从性,以确定接受移植手术后的患者是否能够服从药物治疗并自觉戒烟。第二,对术前紧张、焦虑的心理状态进行疏导。通过与患者的访谈、沟通,耐心讲解手术和麻醉相关问题,解除患者的疑虑,并获取患者的信任,鼓励患者及家属增强手术成功的信心,使其能积极配合医护人员做好术后恢复时呼吸等训练工作。

四、麻醉处理

1.麻醉方法

(1)全身麻醉(全静脉或静-吸复合麻醉)。

(2)全身麻醉联合硬膜外阻滞或胸椎旁阻滞麻醉。

2.监测项目

(1)全身麻醉的基本监测心电图(ECG)、无创血压(NIBP)、脉搏血氧饱和度(SpO_2)、$P_{ET}CO_2$、体温。

(2)肺移植术所必需的监测与检查

有创血流动力学监测,包含有创动脉压(IBP)、肺动脉压(PAP)、中心静脉压(CVP)、肺动脉楔压(PAWP)、心排血量(CO)、SVR、PVR;监测两个部位的IBP,桡动脉及股动脉或腋动脉。血气分析和电解质、血糖、ACT测定。

(3)监测脑电双频指数(BIS)、脑氧饱和度、呼吸动力学、肌松监测、经食管超声心动图、凝血与血小板功能等。

(4)持续监测尿量,间断计量。

(5)纤维支气管镜检查:应贯穿于整个术中,以便及时发现观察支气管吻合口,排除任何黏膜或分泌物阻塞、破裂或缺血。

3.麻醉管理

(1)术前用药:取决于受体的基础疾病。支气管扩张药应持续应用至手术时。免疫抑制药根据各个单位抗排异协议,按照规定给药。预防性抗生素在切皮前30min用药。镇静药一般不用,以避免入室前的呼吸抑制。对严重焦虑患者,必须在麻醉医生监护、吸氧下滴定选用。对原发性肺动脉高压患者则应使用镇静药物,以避免焦虑增加肺血管阻力而增加右心负荷。不用抗胆碱能药,需要时术中静脉用药。

(2)麻醉诱导:长期处于缺氧和(或)二氧化碳蓄积的终末期呼吸疾病患者,水、电解质、酸碱平衡紊乱,麻醉诱导和自主呼吸向机械通气转换可引起明显的低血压,这不仅与麻醉药的血管扩张作用和心肌抑制有关,还与胸腔从负压变为正压也有关,对有气道阻塞患者还可因内源性PEEP致肺泡过度充气,甚至肺大疱破裂、张力性气胸而使循环功能崩溃。因此,麻醉诱导应充分去痰吸氧,增加氧储备;诱导用药须谨慎,避免血压过大波动。推荐用咪达唑仑1～2mg、芬太尼5～10μg/kg、小剂量诱导药物如异丙酚(10～30mg),或依托醚酯和非去极化肌肉松弛药。根据麻醉药物血管扩张的程度适当补充液体,以避免低血容量或过多输液;诱导期间挤压呼吸皮囊时宜柔和,忌用力过度,以使患者从呼吸负压状态逐渐向正压状态下平稳过渡。

(3)常规插入左双腔支气管导管,但对某些肺内感染、分泌物多的患者,宜先插入单腔气管导管,经反复变换体位、充分吸引后再更换双腔支气管导管。插管后纤维支气管镜定位,连接$P_{ET}CO_2$及呼吸动力学监测,在监测下开始机械通气。

(4)如选择全身麻醉联合椎旁阻滞,则在全身麻醉后侧卧位下沿手术切口上、下各三个间隙行椎旁阻滞,每点可用0.375%～0.5%罗哌卡因3～5ml。如选择全身麻醉联合硬膜外阻滞,则在全身麻醉前侧卧位下行硬膜外穿刺置管,如计划手术当天需要使用肝素也可在手术前1天晚行硬膜外穿刺置管,1.5%～2%利多卡因3ml试验量测出平面后备用。术中可以应用罗哌卡因联合吗啡或芬太尼沿用至术后镇痛。

(5)麻醉维持:一般可用异氟烷或七氟烷(0.7～1MAC)、咪达唑仑0.05～0.1mg/(kg·h)、丙泊酚6～10mg/(kg·h)维持,芬太尼5～10μg/(kg·h)镇痛等,维持BIS在50左右,血压、心率不因手术刺激而波动;如需要体外膜肺氧合(ECMO)支持,应避免同时应用丙泊酚,以防膜肺吸附脂乳造成氧合能力下降。

(6)术后镇痛良好的术后镇痛有利于维持患者足够的呼吸深度,有利于肺扩张,从而降低术后肺部并发症。可用硬膜外自控镇痛,也可用静脉自控镇痛。

五、注意事项

1.术中呼吸管理的目标是避免缺氧

(1)通气模式有赖于基础病理生理学变化,限制性肺疾病通常需要更长的吸呼比、更低的潮气量和更高的呼吸频率，阻塞性肺疾病要求更低的吸呼比，同时更高的潮气量和更低的呼吸频率。

(2)术前的血气分析可作为通气管理的一个指标，允许性高碳酸血症可降低肺气压伤和过度充气的危险。

(3)严重的气道阻塞(囊性纤维化、肺气肿)增加肺过度充气的危险或直接机械通气时产生“气体活阀作用”(只进不出)，引起肺过度充气，降低静脉回流，直接压迫心脏引起严重低血压。因此机械通气后如果低血压持续存在或病因不清，应脱开呼吸机以明确诊断。

(4)终末期肺疾病的患者不能耐受单肺通气(取决于患者的疾病状况、外科医生的手术技巧、麻醉医生的处理水平)，需要台上、台下的通力协作。单肺通气后由于无通气有灌注部位静脉血掺杂造成分流量增加即开始出现低氧血症，尽管分钟通气量不变，但由于这些患者肺储备功能有限，CO_2 蓄积与有效通气量下降同步呈现，患者对二氧化碳蓄积的耐受性较好，但是对缺氧的耐受性极差，因此，可以允许性高碳酸血症存在，而应避免缺氧。

(5)动脉血氧分压下降和二氧化碳蓄积治疗措施增加吸入氧浓度，改变正压通气模式，必要时增加每分钟通气量，增加 PEEP。一旦缺氧不能纠正应适时选择体外循环(CPB)支持。

2.术中循环管理的目标是尽力维持血流动力学的平稳

(1)由于手术操作对心、肺功能干扰较大，容易造成血压下降，甚至心脏骤停。因此，应熟悉外科手术步骤，麻醉处理的每一步必须与手术步骤相适应。

(2)适时调整容量、应用血管活性药物支持循环功能，经有创血流动力学监测、食管超声心动图监测及术野心脏观察。

(3)如果右心室扩张呈现低心排血量、射血分数明显下降，肺动脉压升高，血压下降，经药物治疗无明显效果，则需要 CPB 支持。

3.肺动脉阻断后的处理　肺动脉阻断后一般有三种情况：

(1)肺动脉压无明显增高，可耐受肺动脉阻断，外科手术可继续。

(2)肺动脉压升高，但在血管活性药物如吸入一氧化氮或伊洛前列素、静脉滴注前列腺素 E_1(PGE_1)和(或)正性肌力药(如米力农、多巴胺、肾上腺素、去甲肾上腺素等)支持下尚能维持血流动力学稳定，也可继续手术

(3)肺动脉压升高，经(2)处理循环不稳定，尤其是动脉血氧分压下降，则应尽早在 CPB 下手术。

为了避免长时间 CPB 对机体的不利影响，在双肺移植中还可在第一个肺移植手术操作结束，即将开放肺动脉前开始 CPB，这样避免了在另外一侧肺动脉阻断时全部心排血量进入新移植肺，减轻了新肺的负荷，从而降低与移植相关的肺毛细血管通透性增加所致的肺水肿的发生。

4.肺移植中的体外循环　遵循体外循环的处理原则，因多为辅助循环，注意保温与心脏功能的维护，避免心脏骤停。应用肝素涂层管道与膜肺的 ECMO 可明显减少肝素的用量，减轻对机体凝血功能的干扰，应用 ACT 及凝血与血小板功能监测，有针对性补充血小板和凝血因子，可达到有效保障。

5.肺再灌注、通气后缺血再灌注损伤的防治

(1)在移植肺动脉开放前应给予甲泼尼龙500mg,然后移去肺动脉阻断钳,逐渐用空气轻轻地膨胀肺。此时供体肺内缺血再灌注损伤物质及PGE_1进入循环可引起一过性低血压。这种低血压可用补充容量和升压药(去氧肾上腺素及去甲肾上腺素等)来处理。受体肺通气模式从低浓度氧开始,用正常的呼吸频率和低潮气量,并增加5～10cmH_2O的PEEP以降低肺内分流。

(2)在避免缺氧的前提下应尽可能降低新移植肺吸入氧浓度,警惕多种因素所致的移植肺失功能。积极处理移植肺失功能,包括轻柔膨肺、5cmH_2O的PEEP,让失功能的肺尽可能休息。单肺移植调整非移植的自身肺通气模式以获取更好的通气效能;双肺移植后移植肺失功能应使用体外膜肺氧合(ECMO),保证适宜的氧供,调整全身状况,使失功能的肺逐渐恢复功能。

(3)在保证有效循环血量的前提下,尽可能限制液体,必要时用利尿药,减轻肺水肿。

6.防治肺不张　由于移植肺为去神经脏器,加之双肺移植时手术创伤较大,患者术后容易发生咳嗽无力,必要时应气管镜辅助吸痰。

(赵　艳)

第七节　骨髓移植手术麻醉

【适应证】

不少以前属于不治之症的疾病,骨髓移植(BMT)为之提供了治疗机会,使患者治愈或长期存活。其适应证较广泛。

1.血液病　包括再生障碍性贫血、珠蛋白生成障碍性贫血、急性淋巴细胞白血病、急性非淋巴细胞白血病和慢性骨髓性疾病。

2.先天性免疫性疾病　有严重联合性免疫缺陷、重症免疫缺陷病等。

3.先天性代谢异常　如Hurler综合征、脂质沉积症、黏多糖病、骨硬化症、镰状细胞贫血等。

4.其他　发作性夜间血红蛋白尿;恶性疾病,如乳腺癌、Ewing肉瘤、淋巴瘤(Hodgkin病和Burkitt淋巴瘤)、多发性骨髓瘤、骨髓纤维变性、小细胞肺癌、成纤维神经瘤、睾丸癌。

【BMT的科技发展】

1.供髓者

(1)同基因移植:在同卵孪生子间进行的移植。

(2)自体移植:是指取出患者的自身骨髓,经过冷冻储存,而后行自体输入。

(3)异基因移植和自身骨髓拯救:在一些被接受放疗或免疫抑制治疗的,如淋巴瘤或其他可以治愈或长期缓慢的实体瘤患者治疗时,为了避免骨髓过多的破坏,治疗前将骨髓先抽出收取,治疗完成后把自身的骨髓再行自体输入,这种技术被称做自身骨髓拯救。

2.造血干细胞移植　较“骨髓移植”法简单;供者痛苦少,不需麻醉、不需反复多次骨穿;血

液还可回输供者体内。这种方法对供者无不利影响。

【方法】

1.造血干细胞的收取

(1)动员:捐赠骨髓不再抽取骨髓,而只是“献血”。首先让骨髓中的造血干细胞大量释放到血液中去,如粒细胞集落刺激因子应用后外周血中干细胞的数量增加,此过程称为“动员”。

(2)采集分离:运用造血干细胞“动员”技术后,采集分离 50～200ml 外周血,即可得到足够数量的造血干细胞。干细胞被采集分离后,血液可回输到供体内。

2.造血干细胞移植操作管理 受髓者的原发病必须缓解后才能进行骨髓移植。患者的健康状况须良好,重要器官功能要健全。行自体移植时,供髓者须无活动性疾病,供髓髓功能正常。除与供髓者是同卵孪生或患严重联合免疫缺陷疾病外,移植前受髓者的骨髓细胞成分必须进行灭活处理,通常用大剂量的环磷酰胺化疗和全身照射预处理,照射需遮蔽肺部,以免发生肺纤维化后遗症。为减少免疫抑制药引起感染,应尽量避免侵入性操作。将供髓放置在中心静脉的导管内滴入,即将骨髓干细胞经静脉输入患者体内,此达到各骨髓床,进行生长和发育。为预防输髓时的脂肪栓子发生,对供(髓)体肝素化可使此并发症适当减少。输髓患者转入隔离室,开始进行免疫抑制药甲氨蝶呤和环孢霉素治疗,以预防排异和移植物抗宿主病。

【并发症】

BMT 的并发症复杂多样,发生率高,病情严重,在一定程度上影响着 BMT 成效。

1.预处理预处理并发症有

(1)可造成胃肠道损害,口腔黏膜炎、恶心、呕吐和腹泻。

(2)肺纤维化。

(3)限制性心肌炎。

(4)白内障。

2.化疗其不良反应更常见

(1)消化道并发症。

(2)有中枢或末梢神经毒性、肾功能不全、出血性膀胱炎、间质性肺纤维化、扩张性心肌病、充血性心肌病、心律失常。

(3)肝脏肝管阻塞性疾病(VOD),化疗大剂量时发生,表现为直接高胆红素血症,右上腹痛和体重增加,发热＞40℃,不易消退,可能是感染、GVHD 或免疫学反应的标志。

(4)细胞活素包括白介素-1 和肿瘤坏死因子,可能是免疫源性发热反应的致病原因。

3.GVHD 是异基因移植的特征性不良反应,具有自身免疫性疾病的特征,是因具有免疫功能的 T 淋巴细胞进入到免疫抑制宿主而产生的。发病机制还包含细胞毒素对靶器官的损伤和各种淋巴因子释放等因素。临床上分为急性和慢性。前者多在移植后 10～100d 发生,慢性为急性型缓解之后出现,或在移植后 100～400d 内发生。其临床表现为:

(1)皮肤的温度调节功能损害,有硬皮病样综合征,皮肤溃疡与感染。

(2)眼白内障。

(3)胃肠道表现:有腹泻伴体液、电解质和(或)血液丢失,食管感染或溃疡,口腔溃疡或炎症,或伴念珠菌病。

(4)急、慢性肝炎伴消耗性凝血病，药物代谢功能受累。

(5)骨髓早期表现为各类血细胞均减少和免疫缺陷(预处理致急性GVHD)；晚期表现为各类血细胞减少和免疫缺陷(病毒感染致慢性GVHD)。

(6)肺有急性闭塞性支气管炎、间质性肺炎和肺纤维化。

(7)肾功能不全伴电解质紊乱，肾小管酸中毒。

4.低血压　当采髓量＞600ml，若补液不及时时，血压下降20～30mmHg，加速补液或静注麻黄碱15～30mg。

5.麻醉处理　麻醉是为BMT的成功起支持和保驾作用，其处理很重要。

(1)控制恶心呕吐：预处理时的胃肠反应，在移植过程中随时都能出现，影响BMT和麻醉，一旦出现，即予以控制。

(2)减少感染源：为免疫缺陷者，要尽量减少麻醉监测的侵入性操作。有消化道溃疡时，麻醉诱导和气管内拔管时，要注意对气道的保护。

(3)减少麻药用量：因GVHD或VOD发生肝功能减退，凡经肝脏代谢和排泄的麻醉药物，作用时间延长；应用局麻药局麻时，要考虑到消耗性凝血病的存在。

(4)维持血流动力学稳定：心脏损害几乎都与预处理有关，引起限制性心肌病，化疗药物引起充血性心肌病等，都能引起血流动力学改变，干扰麻醉的进行。

(5)防止CO_2蓄积：GVHD引起阻塞性支气管炎，化疗或放疗引起限制性肺后遗症，肺部的细菌和病毒性感染，都会造成CO_2潴留，给麻醉带来困难和风险。

(6)保护肾功能：肾功能不全随时可以发生，环磷酰胺引起出血性膀胱炎后能产生尿路梗阻，要注意预防；肾毒性抗生素格外慎重。

(7)监测：BMT时每小时做全血细胞计数和血清电解质测定，每周查1次肝功能。应用两性霉素B治疗者，定期检查血镁。发热病人要规律地进行血、痰、尿培养，拍胸和鼻旁窦X线照片。

(8)麻醉药和麻醉技术选择：对骨髓功能低下者，尽量不用吸入麻醉药氧化亚氮。多种麻醉法如全麻、椎管内麻醉都选用，但要注意潜在的多系统疾病。

(9)麻醉后护理：手术后进入监护隔离室(PACU)或仍在BMT或ICU病房。麻醉后死亡多与严重感染有关，与麻醉操作无关，术后应用预防感染的抗生素。

(韩裕权)

第八节　胰腺移植手术麻醉

自1967年美国明尼苏达大学完成了世界首例实体胰十二指肠移植之后，胰腺移植的报道日渐增多。因其复杂的毗邻器官关系和解剖位置，及同时存在内分泌和外分泌等功能，使胰腺移植的成功受到影响。随着技术的不断进步和完善，全胰腺移植的安全性和疗效不断提高。国内已于1981年有胰岛细胞、小块胰腺和胎儿胰腺移植的成功报道。

【适应证】

1.胰岛索依赖型糖尿病，血糖浓度不稳定、伴有严重和进行性微血管病变的胰岛素依赖型糖尿病。

2.早期糖尿病，尚未出现微血管病变。

3.青少年型糖尿病。

4.胰腺切除型糖尿病。

5.肾移植后糖尿病，进行实体胰腺移植时必须慎重，这类病人对全身免疫抑制的危险更重要。

6.非胰岛素依赖型糖尿病和壮年发病的糖尿病（晚期糖尿病）为相对禁忌证。

【供体选择与器官保存】

1.血型　供胰者的ABO血型必须与受胰者适合。

2.抗体　供者组织细胞毒素抗体，如果阳性将被排异。

3.相容性　控制相容性与不相容性的特异基因如果一致，组织配伍更紧密。

4.无糖尿病　供胰者不是糖尿病患者。

5.活体胰腺　供体胰腺尽量缩短缺血时间，放入含100U/L肝素的冷林格液中，经脾动脉冲洗。

6.尸体胰腺　摘取胰腺前在主动脉远端和在腔静脉插管，对胰腺灌注。摘取后放入4℃环境冷储存，待植。供胰在室温下耐受8～13min缺血。冷藏下可保存4.5～18h。一般从成人尸体、新生儿或胎儿尸体获取。

【外科技术】

胰腺移植分完整的、部分的移植物和胰岛细胞移植3种。

1.全胰或部分胰腺移植　胰管十二指肠吻合、胰管空肠吻合、胰管输尿管吻合和空肠Roux-en-Y吻合等操作。胰腺外分泌物的引流可引入腹腔内的通路，或用其他方法引出体外。注意外分泌物溢漏的问题。

2.移植失败的原因

(1)血管内血栓形成。

(2)胰腺泡组织缺血引起组织自溶等。

(3)排异反应非常严重。

【结果评估】

1.理想效果　最理想的是血糖浓度保持正常稳定；微血管病的损害程度变轻或恢复；周围神经病变得以恢复，视力并发症稳定，性功能恢复。

2.门静脉内胰（腺）岛移植　此法取得一些进展，但排异反应严重，用免疫抑制药治疗，避免排异反应。

3.排异　主要并发症之一是排异，6-精氨酸耐受试验是胰腺功能的灵敏指标。对于排异反应的进展为：

(1)抗淋巴细胞血清的临床应用。

(2)胰腺和肾脏移植同时进行,可获得协同的免疫学保护。

(3)皮质激素的应用。

【麻醉管理】

1.麻醉选择 首选硬膜外麻醉,一般情况差时选用全麻。全麻时以静脉镇痛剂加肌松剂为主,吸入麻醉药为辅。

2.麻醉前准备 麻醉前准备极为重要。

(1)检查血糖及血清电解质浓度:血糖尤其是酮症未完全控制以前,不急于施行移植术。

(2)治疗并发症:治疗心、肾、肺等并发症,恢复心、肾功能,纠正低血钾等。

(3)胰岛素治疗:根据血糖化验结果,输注5%葡萄糖-胰岛素。

3.监测血糖并调整 术中精心监测血糖,严密控制。尤其在胰移植完成后,血糖每0.5h下降2.8mmol/L。全麻下识别低血糖很困难,故应不断地取血标本送检血糖。高血糖(>11.2mmol/L)从术中到术后2周内随时都可发生,且对胰岛细胞有害,要避免。

4.影响血糖的因素

(1)免疫抑制药:对血糖影响大。

(2)全身麻醉药:对血糖影响小。

(3)手术操作:手术操作刺激可明显改变血糖的浓度。

5.药物治疗 随时调整葡萄糖和胰岛素的比例,即血糖>16.65mmol/L,其比例2.5g∶4U;血糖在11.1~16.65mmol/L时,其比例为2.5g∶2U;血糖<11.1mmol/L时只输5%葡萄糖,不给胰岛素。药物治疗如下。

(1)生长激素释放因子:在切胰腺前给供者输入,受者术后连续应用10~12d。

(2)抗胆碱新药:能减少酶的分泌,但急性胰腺炎禁忌。

(3)抑肽酶:本药是一种蛋白水解酶抑制药,与二氮嗪一样可使酶的分泌和外分泌物减少。

6.补钾 每小时测定血钾水平,根据血钾监测指导是否补钾和补多少钾。

【麻醉处理】

1.预防低血糖综合征术中严密观察低血糖,血糖浓度均有不同程度的降低,当植入胰腺恢复血供后更为明显。

2.纠正高血糖将高血糖要及时降到正常范围内,否则会发展到酮症酸中毒,甚至死亡。

3.预防血栓术中可出现高凝现象,尤其当供胰被植入、血供被恢复后,胰内会出现广泛血栓,静脉输注少量肝素,可以预防。整个胰腺移植要比部分移植可分泌更多的胰岛素,术后发生血栓的概率也大大减少。

4.预防排异反应警惕随时可能发生的急性排异反应,术中持续输注琥珀酸钠氢化可的松和肝素。术后预防感染和移植后胰腺炎。

(韩裕权)

第九节　小肠移植手术麻醉

1960年开始施行小肠移植，1999年国内也开展了首例手术，目前全世界已完成2000多例次。国内多家医院已开展，作为高肠道外营养的替代疗法。小肠移植是公认的器官移植领域中最难的手术，难点仍是排异问题。

【适应证】

1.短肠综合征　为一发病率和病死率较高的疾病。多见于婴儿和儿童。由慢性小肠结肠炎、克隆病或肠坏死发展而来。

2.栓塞或血栓形成动脉闭塞性疾病　多见于成年人。

【供体选择及术中注意事项】

1.供体　由活体亲属或脑死亡者赠捐。

2.保证同种小肠移植成活措施

(1)建立充分的血供：保持充分的灌注压和避免发生低氧血症。脑死亡者避免运输时间过长，而造成器官缺血。

(2)小肠与血管的吻合技术：术中外科吻合技术要优良。

(3)预防并发症：预防免疫抑制药治疗的并发症、预防GVHD。预防感染，因肠道细菌易位，应严格无菌操作，术前对受者应做肠道清洁准备；口服抗生素；供肠者的肠腔用生理盐水和抗生素充分灌洗；术后给头孢曲松及维生素C等治疗。

【麻醉前准备】

要认真做好准备。

1.禁食术前1周禁食。

2.口服硫酸镁等术前2d口服5%硫酸镁10ml，3次/d；阿米卡星0.2g，3次/d；甲硝唑0.4g，3次/d。

3.肠道准备手术日晨清洁灌肠。

【麻醉管理】

1.受者的麻醉　要求不影响肠系膜上动脉血流，麻醉深度要够深，减少儿茶酚胺的分泌。选用全麻，便于长时间手术操作，容易维持良好的循环功能，吸入高浓度氧，有助于供肠的氧供应。选用丙泊酚、芬太尼和阿曲库铵等静脉复合麻醉。禁用硫喷妥钠、吗啡、新斯的明等。

2.保持血流动力学平稳　手术开放移植肠血供时，是术中血流动力学最不稳定的时期。因移植小肠血管迅速充盈和渗血，有大量血液流失，又由于酸性代谢产物的作用、血管扩张药的应用等原因，使血压迅速下降，代谢性酸中毒。要加快输血、补液，控制呼吸，同时输注碳酸氢钠等，使血流动力学平稳。

3.防止缺氧和二氧化碳蓄积

4.移植肠的排异　因小肠及肠系膜富含淋巴细胞，移植后易发生排异和移植物抗宿主反应。应大量应用免疫抑制药。免疫抑制技术的进步，提高了患者的生存率。

(1)急性和慢性排异反应：排异反应威胁移植小肠的存活。故在供肠血供建立前即应用泼尼松、扩肠血管药物前列腺素 E，小剂量多巴胺输注，一直延长到术后连续应用。

(2)环孢素对抗：环孢素是抗排异反应的主要药物，在供肠血供建立前应用，术后继续使用。靠正常的小肠和淋巴管的吸收。

5.纠正低血钾　因肠道术前准备致消化液流失、大量类固醇药的应用及手术创伤等原因，致醛固酮分泌增高，又因输注碳酸氢钠后使钾离子向细胞内转移，应注意低血钾的发生，应凭化验血钾确诊，并予以纠正。

【常见手术的麻醉】

以腹腔多器官移植的麻醉为例。腹腔多器官联合移植(MOT)是腹腔广泛性肿瘤唯一可望治愈的方法，且远期生存率高。根据病情，手术要切除病肝、胆、胰、脾、部分胃及十二指肠，血管切除及重建阶段阻断下腔静脉及腹主动脉，血管重建后行移植器官再灌注。

1.麻醉特点　手术时间长，操作复杂，创伤大，出血多，术中应激反应强烈，麻醉危险性高，难度大。

2.麻醉选择　多选用气管内插管全麻加硬膜外麻醉，控制呼吸，间断吸入 N_2O、O_2、恩氟烷，间断静注阿曲库铵维持肌松。硬膜外注入 1%利多卡因、0.35%布比卡因复合液，或 0.5%罗哌卡因 10～15ml。加强麻醉作用。

3.麻醉管理

(1)加强监测：全面监测患者心电图、心排血量，MAP、CVP、血气、生化指标等。

(2)纠正酸中毒：主动脉、腔静脉阻断后，大量酸性代谢产物堆积，移植器官再灌注前需从肝静脉放血 250ml，使移植肝内的灌注液流出，补充碱性药，根据血气调节追加用量。

(3)积极处理大量输血、补液导致的并发症：如低钙、高钾、凝血障碍、低温等。

(4)积极保护肾功能：术中保持一定的尿量，防止肾缺血，不用肾损害的药物等。

(5)抗生素应用：术前即开始应用抗生素头孢三嗪，术后连续应用。

(6)降低血糖：在 MOT 期间，因胰高血糖素、ACTH、皮质醇及儿茶酚胺的增加使得血糖显著升高，血浆胰岛素水平低，而外周组织对胰岛素的敏感性又下降，导致血糖水平更加升高。要用外源性胰岛素，在 MOT 切除内脏后应用。

(7)抗排异反应：应用环孢素及泼尼松等，在开放供血后应用，术后继续应用。单纯性小肠移植不发生排斥反应的为 11%；而多器官联合移植不发生排斥反应的为 32%，且长期生存率(5～13 年)稳定在 41%。

（韩裕权）

第十八章　疼痛治疗

第一节　疼痛基本问题

从远古到现在，人类一直在努力认识疼痛，战胜疼痛。然而，对于疼痛的发生和调控机制远未阐述清楚，今天，疼痛依然是、并且更普遍地成为全球性的、严重的和代价不菲的公共卫生难题和挑战。社会，具体到家人、朋友和卫生保健提供者都必须面对疼痛病人所遭受的身体和情感的痛苦。有效解除疼痛，在提高人类的生存质量，保障社会生产力方面具有重要意义。

一、疼痛的现代概念

（一）疼痛概念

国际疼痛研究会（IASP），1986 年将疼痛定义为："疼痛是一种令人不愉快的感觉和情绪体验，并伴随有组织损伤或潜在组织损伤。"这一定义仍可能被修正。显然，疼痛包含了生理和心理因素。那么，疼痛感觉和疼痛反应在不同的人或同一个人在不同环境、不同生理和心理状态下的表现必然存在差异。因此，疼痛治疗呈现出很大的复杂性。

诚然，疼痛，首先是一种症状；但是，长久、持续的疼痛会导致外周神经系统和中枢神经系统出现功能改变甚至障碍。目前，某些慢性疼痛已被认为是一种疾病，而趋向是疼痛是"第五生命体征"。

（二）疼痛学说

闸门控制学说由 Melzack 和 Wall 于 1965 年提出，1986 年修订，认为伤害性刺激传入脊髓后角神经元（T 细胞），同时触发脊髓后角胶质细胞对传入冲动的抑制作用，粗纤维的传入冲动兴奋胶状质内的神经元，并因此关闭通向脊髓的入口闸门，而细纤维则开放闸门。这样伤害性刺激在传入中枢引起痛感和痛反应之前便已受到调控。不仅如此，认识性控制和下行抑制控制亦参与这一调控过程。

二、疼痛相关机制

从解剖学角度看，参与疼痛有四大主要生理过程：①转换（伤害性感受器）。②传输（初级传入纤维，脊髓背角，上行束）。③解读（皮质投射，边缘系统投射）。④调节（下行控制和神经体液介质)。

(一)疼痛感受器

痛感受器主要是游离神经末梢,广泛分布于皮肤、肌肉和内脏器官。可分为机械型感受器、机械温度型感受器和多型感受器,疼痛由感受器经传导纤维向中枢传导。

痛传导纤维分为两类:

1.A_{δ} 纤维即粗纤维,传导速度较快,末梢分布于体表,痛觉为锐痛或快痛,时间、空间和强度均有界限。

2.C 纤维即细纤维,传导速度慢,末梢分布于肌肉、关节、内脏,表现为钝痛,慢痛或灼痛,及弥散性痛。

(二)疼痛相关介质或递质

部分内源性致痛物质作用于神经末梢产生疼痛,如 5-羟色胺、血管缓激肽、钾离子、P 物质、乙酰胆碱和前列腺素等;而β-内啡肽、脑啡肽等则参与机体的镇痛调节。

(三)疼痛的调控

1.外周调控　通过神经调质或介质,如缓激肽、前列腺素、白三烯、组胺、5-羟色胺、去甲肾上腺素、P 物质和钙调素等的变化来抑制。①花生四烯酸代谢。②抑制介质的合成、释放和痛信号传导。③抑制血浆外渗。④抑制初级传出神经的活动。⑤抑制神经反射弧。

2.脊髓水平调控　在脊髓水平存在众多与疼痛有关的受体系统,目前尚在不断发现中。主要有:①阿片受体。②肾上腺素能受体。③5-羟色胺受体。④γ氨基丁酸(GABA)受体。⑤胆碱能受体。⑥腺苷受体。⑦神经肽-Y 受体等。通过这些受体的兴奋或抑制来实现对疼痛的调控。这是椎管内镇痛的重要生理机制。

3.脊髓上水平调控　在大脑皮层、丘脑导水管周围灰质、A_5 细胞团等处有神经递质参与痛调控,但目前所知不多。主要通过:①抑制上行系统。②激活脑内局部与局部的相互作用。③激活下行抑制系统。

(四)神经可塑性和中枢敏化

神经可塑性是指神经损伤后,在中枢神经系统发生的一系列解剖及神经化学改变。有时,尽管组织损伤愈合,但上述改变却长时间持续存在。现认为,这种中枢可塑性在神经病理性疼痛(可能不仅仅局限于神经病理性疼痛)的形成和发展中起重要作用。

神经可塑性变化表现为激活、调节和改变三种状态。通常,激活表现为自身敏化和上扬,是可逆的生理过程;经过反复刺激,神经可塑性呈现为调节状态,以外周敏化和中枢敏化为特征,其仍然为慢性的、可逆的过程;若强烈的刺激或神经损伤持续存在,则神经可塑性可表现为长期的、持续性的病理性改变,甚或不可逆。

中枢敏化是指组织损伤或神经损伤后,外周伤害感受器兴奋度增加,并且有多种神经递质释放,导致脊髓背角神经元出现异常高反应性。中枢敏化的表现是整个中枢神经系统对刺激的敏感性增强,尤其是丘脑对外界刺激阈值降低,特征是伤害性感受域面积扩大,即非损伤区域反应性增高,对疼痛的敏感性增加。临床上,中枢敏化的典型表现是痛觉过敏、痛觉超敏、自发性疼痛等。对正常情况下的非伤害性刺激能产生疼痛感觉,比如触碰感觉到疼痛。

(五)术后疼痛机制

切口疼痛与其他炎症或神经源性疼痛机制不同。

切口区域痛觉过敏——兴奋性氨基酸受体诱导在切口痛、痛敏和脊髓致敏的重要作用。

中枢神经元致敏可能引起术后疼痛和痛觉过敏。

术后疼痛可能与缺血性疼痛机制有关。

三、疼痛分类

数以百计的疼痛症状或疾病构成了疼痛的类别,多数为良性的、转瞬即逝的疼痛感觉,如刺痛。也有分娩痛,心脏病发作时的疼痛,截肢痛;还有伴随癌症和严重创伤的疼痛,以及脑和脊髓损伤相关性疼痛。由于疼痛的复杂性,至今尚无统一标准分类。有依疼痛机制、病因、病程、程度、性质、形式、部位等进行分类的;临床上则采用综合分类,以解剖部位为基础,综合病因、病程、病理等来划分。

(一)按病程分类

1.急性疼痛　临床症状为严重而短期的疼痛,可自我限制,如术后疼痛、分娩痛。

2.慢性疼痛　临床症状为持续性疼痛,非自我限制。

(二)按机制分类

1.神经病理性疼痛　特点为烧灼样、电击样、闪电样和针刺样痛等。例如三叉神经痛,舌咽神经痛、枕后神经痛、肋间神经痛、带状疱疹。

2.伤害性疼痛　以尖锐痛,酸胀痛和搏动样痛为特征,部位局限。例如各种炎性疼痛:颈肌筋膜综合征(颈肌筋膜炎)、肩周炎、冈上肌腱炎、肱骨上髁炎、腱鞘炎和骨关节炎性病变。

(三)按病因性质分类

1.截肢痛、幻肢痛。

2.癌痛。

3.风湿免疫性疾病:痛风、强直性脊柱炎(AS)、类风湿关节炎(RA)。

(四)各种疼痛综合征

茎突综合征、颈肌筋膜综合征、腕管综合征、前斜角肌综合征、颈椎病又称颈椎综合征、第三腰椎横突综合征。

四、疼痛评估和疼痛的测定

既没有办法告诉一个人有多么痛,也没有测试方法可以测量出疼痛的强度;既没有成像设备可以显示疼痛,也没有仪器可以精确定位疼痛。有时,医生发现最好的辅助诊断是病人自己对疼痛类型、持续时间和位置的描述,如头疼。

在痛与不痛、疼痛性质、疼痛范围、疼痛程度等方面,病人有时难以言状,对临床医生而言,目前的测痛方法尚未达到客观、精确、简便易行的标准。

因此，临床上只能选择性地参考以病人主观感受为主的疼痛评估方法。准确的疼痛评估是诊断和治疗的重要前提；是估计治疗效果、比较疗效、调整治疗方法的重要参考和依据；是疼痛研究中不可缺少的手段。

（一）口述分级评分法

口述分级评分法（VRS）是以形容词来描绘疼痛程度，有两种方式：

1.四级评分法：0 级，无痛。Ⅰ级，轻微痛。Ⅲ级，中等痛。Ⅳ级，剧痛。此法简单，易理解，但客观性差。

2.五级评分法：1 分，轻微疼痛。2 分，不适痛。3 分，具有痛苦感的痛。4 分，严重痛。5 分，剧烈痛。较四级评分更详细。

（二）数字评分法

数字评分法（NRS）是病人用 0 到 10 之间的数字来描述疼痛程度，0 为无痛，10 为剧痛。此法最简单，最常用，既可口述，也可记录。

（三）视觉模拟评分法

视觉模拟评分法（VAS）是用一根长 10cm（或 100mm）直线，一端标 0 代表无痛，另一端标 10 或 100 代表难以忍受的剧痛，由病人在线上标出自己的疼痛位置，医生量出数值，进行评估，为临床测痛中最具客观性的指标，以游动标尺测量很方便、敏感、可靠。此法需要病人具有一定的理解力。

（四）行为疼痛测定法

行为疼痛测定法（BRS）将疼痛分为六级：

1.无疼痛。

2.有疼痛但可被忽视。

3.有疼痛，无法忽视，不干扰生活。

4.有疼痛，无法忽视，干扰注意力。

5.有疼痛，无法忽视，影响日常生活。

6.剧烈疼痛，无法忽视，需休息，或求医诊治。

（五）Prince-Henry 评分法

用于术后疼痛的评分，分五级（0～4 分）

0 分：咳嗽时无疼痛。

1 分：咳嗽时疼痛。

2 分：深呼吸时疼痛，安静时无疼痛。

3 分：静息时轻微疼痛，可忍受。

4 分：静息时剧烈疼痛，难以忍受。

（六）马克盖尔疼痛调查表

马克盖尔疼痛调查表（MPQ）为多因素自报测痛法，从生理及心理角度，将疼痛的性质分为感觉、情绪与评价三维结构组成，各制成一个分量表。MPQ 由 78 个形容词组成，分三大组。此表主要用于评估慢性疼痛，而且要求被测试者有一定文化程度。

(七)其他测痛法

除了上述基于病人自我描述的测痛方法外,还有一些利用疼痛时生理功能的变化来间接估计疼痛程度的方法。这些方法,冠以客观方法,但由于疼痛本身带有强烈的情绪心理色彩,而且机体的生理功能改变绝非仅由疼痛引起,因此,这类方法的准确性难定。主要方法有:

1.定量感觉测试(QST),用可计量的机械力(力、冲击、振动和轻微触碰)、热量(冷痛、热痛)或者电刺激来测量痛阈和耐痛阈。方法有冷加压试验、热浸没试验、经皮电刺激、压力痛觉计、点机械刺激和炎性诱导伤害等。

2.生理生化指标等。

3.行为测痛法。

五、疼痛治疗目标

可供病人和医生选择的疼痛治疗方法众多:一些人比其他人更有效。有时,仅仅借助放松和想象以分散注意力就可作为有效的紧急治疗手段。所有的干预手段应当围绕治疗的终极目标进行。总体而言,疼痛治疗的目标是改善功能,使个体能够工作、上学或者参与其他日常活动。

1.急性术后疼痛治疗的目标——促进康复。

(1)充分保证病人安全。

(2)持续有效的镇痛。

(3)清醒镇痛。

(4)制止运动痛。

(5)不良反应少。

(6)病人满意度高。

2.炎性疼痛:使病人回到从前,工作生活。

3.神经病理性疼痛——改善机能。

4.癌痛——生存质量,尊严。

(韩裕权)

第二节 疼痛治疗的基本方法

疼痛的性质、程度及表现形式多种多样,这就决定了疼痛治疗手段丰富多变,仅靠某一方法通常难以达到治疗目的,综合治疗或多模式干预是疼痛治疗的重要特征。目前,疼痛治疗方法种类繁多,而且仍在不断发展,在这一领域,药物治疗是最基本、最常用的方法,而在麻醉科范围,神经阻滞则是重要手段之一。

一、疼痛的药物治疗

药物治疗应以诊断明确为前提，并且需针对疼痛的性质、部位以及疼痛对不同药物的反应选择药物。须注意并非所有的疼痛都适合或需要镇痛药物治疗。

（一）药物治疗原则

1.镇痛剂量高度个体化，应依照每个病人的具体情况调整药物种类、剂量和给药时间。

2.给药方式宜从口服开始（慢性疼痛），逐渐过渡到其他方式。

3.同时对引发疼痛的原发病进行治疗。

4.积极适当使用辅助药物，改善伴随症状，可提高镇痛质量。

5.客观进行疼痛治疗评估，包括镇痛效果、不良反应等。

6.安全第一。

（二）疼痛药物治疗的三阶梯疗法

1.世界卫生组织（WHO）癌痛的三阶梯治疗

第一阶梯：非阿片类药（NSAIDs）± 辅助药，如不能达到镇痛目的，则应选用下一阶段药物。

第二阶梯：弱阿片类药＋非阿片类药±辅助药，用于中度癌痛，如不能控制疼痛，则考虑最后一阶段药物。

第三阶梯：强阿片类药±弱阿片类药±辅助药，用于剧烈癌痛。

三阶梯侧重于全身给予镇痛药物，尤其是口服途径，因此，并非适合所有癌痛。特殊药物及特殊途径或特殊方法可作为有效替代或补充。

2.世界麻醉医师联合会的急性疼痛镇痛药阶梯治疗

第一阶梯：剧烈疼痛，强效镇痛药或联合应用局麻药及外周性镇痛药。

第二阶梯：当疼痛已缓解但需延长镇痛时限，可用外周性镇痛药及弱阿片类药。

第三阶梯：仅用外周性镇痛药来处理残存轻微疼痛。

绝非所有病人的用药程序均从第一阶梯开始，而应视病人的疼痛状态而定。

（三）常用药物

1.麻醉性镇痛药　阿片类药物源自于罂粟植物，是人类已知最古老的药物，包括可待因和最著名的镇痛药吗啡。吗啡的给药方式多种多样，包括 PCA 泵。阿片类药物有麻醉效应，可以产生镇痛和镇静作用，有些病人可能产生身体依赖。鉴于上述原因，使用阿片类药物的病人应该严密监控。除了镇静，其他常见的副作用包括便秘，恶心和呕吐。主要用于急性剧烈疼痛和晚期癌痛。

2.NSAIDs　NSAIDs，又称非麻醉性或非阿片类镇痛药（包括阿司匹林和布洛芬等），应用广泛，其作用是减少组织的炎症反应。由于这些药物有胃部刺激，因此通常与食物同服。一般而言，非处方（OTC）镇痛药通常用于轻度至中度疼痛；处方镇痛药，用于中度到重度疼痛。

对乙酰氨基酚也可能有一些抗炎作用，但它有别于传统 NSAIDs是 OTC 药。

阿司匹林可能是最广泛使用的止痛剂，自1905年以来一直经柜台销售治疗发烧、头痛和肌肉酸痛。布洛芬也是OTC药。

新的COX-2抑制剂胃肠道副作用少，但长期使用需评估心血管风险。

3.辅助药　抗惊厥药物尽管是用来治疗癫痫疾病的，但有时候也用于治疗疼痛。卡马西平特别适用于治疗疼痛性疾病，如三叉神经痛。另一种抗癫痫药物加巴喷丁，具有缓解疼痛的作用，尤其是对于神经病理性疼痛。

抗抑郁药物属于精神药物，有时被用来治疗疼痛。此外，抗焦虑药物苯二氮䓬类还充当肌肉松弛剂，有时被作为止痛药。

4.糖皮质激素

5.其他　辣椒素是辣椒中的一种化学物，是一种止痛霜的主要成分。

二、神经阻滞注射疗法

通过在神经干、神经丛、神经根或交感神经节等处以药物或物理方法阻滞神经传导功能，以实现对疼痛的诊断和治疗。其可能机制有：阻滞痛觉的神经传导通路；阻滞疼痛的恶性循环即"疼痛→肌紧张或小血管平滑肌痉挛→疼痛加剧"；改善血液循环；抗炎。

神经阻滞注意事项：①必须确保治疗工作场所有抢救设备和药品。②操作场所应有无菌条件，严格无菌操作，有充足的照明设备。③应取得病人合作，因为异感或不良反应源于病人陈述。④置病人于合适体位，既有利于操作，又令病人舒适。⑤如有条件，应尽可能使用神经刺激器或超声定位。⑥治疗前应签定同意书。

（一）枕神经阻滞

用于枕神经痛。枕大神经支配枕部、颞部、头顶到额部以及耳郭的头皮感觉，枕后动脉与之伴行；枕小神经支配枕外侧皮肤的感觉，包括耳后头皮部位。

1.枕大神经阻滞术　首先触及病人的乳突和枕骨粗隆，确定二者连线的中内1/3处（邻近还可触到枕后动脉）。消毒皮肤，用25号穿刺针直刺入皮下组织直至触及枕骨，然后针尖稍退，从内侧至外侧呈扇形注入3～5ml局麻药。即可麻醉枕大神经支配区域。

2.枕小神经阻滞术　确定枕骨粗隆和乳突连线的中外1/3处为穿刺点，使用25号穿刺针垂直进针，直至触及枕骨，然后注入局麻药即可。这样同时还阻滞了枕大神经的分支。

术后应观察2小时，有10%～20%的病人会出现出血症状。

（二）星状神经节阻滞

1.解剖　支配头及上肢的交感神经来自$T_{5\sim7}$节段的节前纤维，随后沿脊椎上行和颈交感神经节（上、中、下）中的一个形成交触结合，颈上、中交感神经元位于椎前筋膜的前方和颈动脉鞘的后方，分别在$C_{2\sim6}$水平向椎动脉延伸。下颈神经节位于胸膜穹窿的上方第一肋颈前方，在此与第一胸神经汇合形成星状神经节。上颈神经节发出细小的、无髓鞘的节后纤维组成灰交通支支配$C_{1\sim4}$颈髓神经根、心脏神经丛，并沿颈动脉内侧和外侧上行进入颅腔。中颈神经元的节后纤维支配第5、6颈神经根，另外还有分支入心脏神经丛以及甲状腺。星状神经节的节后神经支配C_7、C_8及T_1神经根和椎神经丛。

2.操作

(1)病人仰卧位,颈部伸直,枕下垫薄枕,下颌放松,用22G、长2.5～5cm穿刺针在环状软骨外侧垂直进针,触及C_6横突,后退2～3mm,回吸无血、无脑脊液,缓慢注射药液5～10ml。

(2)如有条件,应在透视下操作,在荧光显示器的导引下,用2.5～5cm、22～25号带斜面的针头穿刺,至针头触及C_6或C_7前体时,向内侧偏25mrn。注入3～5ml非离子造影剂,可见造影柱在同侧脊柱旁向头和尾端扩散。确定好针头位置后,回吸无血、无脑脊液,注入5～10ml麻醉药。

(3)阻滞后同侧皮肤电流反应消失、皮温增高4.4℃或更高为交感神经阻滞的证据。常有颈丛、膈神经、喉返神经麻痹。同侧Horner综合征也常见。

(4)也可通过导管间断或连续地进行阻滞。如注射0.25%罗哌卡因5～10ml,每日3、4次,速度为1ml/min。

(5)密切观察病人,监测生命体征,特别是有无误入血管的征象。

3.潜在并发症(可为急性,甚至危及生命)　癫痫发作、椎管内阻滞、低血压、气胸等;另外还有喉返神经阻滞、臂丛阻滞、膈神经阻滞和局部血肿等。

4.禁忌证

(1)服用肝素或华法林的病人。

(2)血液疾病并伴有凝血不良或异常的病人。

5.注意事项

(1)因为有隐匿性喉返神经阻滞的可能,麻醉作用时间内病人要禁食禁饮,以免增加反流误吸的危险。

(2)星状神经节阻滞不能双侧同时进行,因为会增加并发症的风险,包括双侧喉返神经阻滞所致的误吸以及双侧膈神经阻滞所致的肺通气不足。

(三)腹腔神经丛阻滞

1.解剖　腹腔神经丛位于T_{12}及L_1椎体上部,上连胸主动脉神经丛,下连肠系膜上丛及腹主动脉丛。丛内有两个腹腔神经节。自腹腔神经丛发出分支,随腹主动脉丛的分支分布于各脏器。

2.操作

(1)体位:病人取俯卧位,在腹部垫一枕头使脊柱前凸变直。最好在荧光屏下观测腰椎骨、腰胸结合和腰骨盆结合,以T_{12}肋定位。旋转C臂至后侧方,旋转过程中可见L_1横突。当横突和椎体影像重叠后,停止旋转。

(2)穿刺方法:在L_1棘突上缘旁开5～6cm处进针,针头穿过皮下软组织和椎旁肌肉向L_1椎体行进。使用带有尾端1～2cm 30°凸起的8.8cm或15cm 22～25号腰穿针,行进至L_1椎体的前侧边缘,当针头触及椎骨后,C臂调回至矢状面。可见针头在同侧纵线上,此时,C臂在十字面上移动,可见针头在椎体前方。轻轻向四边回抽穿刺针,回吸无血、无脑脊液,注入4～6ml非离子造影剂,在十字面影像下可见造影剂留在椎前线。如果造影柱在矢状面向下侧方扩散,表示针头过偏,此时针头应再向前推进1～2cm,如造影柱呈竖扫帚状,则表示针头误入大血管。

当造影剂注射和放射显影评估后，注入1%利多卡因12～15ml。注意防止局麻药毒性反应。治疗急性胰腺炎所致的疼痛可用80mg甲泼尼龙或6mg倍他米松。

（四）坐骨神经阻滞

坐骨神经阻滞常用于促进痉挛的踝关节和膝屈肌挛缩的活动，还可以用于下肢手术的麻醉及下肢包括膝关节疼痛的辅助诊断和治疗。

1.解剖　坐骨神经由胫神经和腓总神经组成，后者的纤维来自L_4～S_3脊神经根。坐骨神经从坐骨大孔梨状肌下出骨盆，在大腿后部分为腓总神经和胫神经，支配大腿后侧、小腿和足的皮肤感觉，同时还支配大腿后侧、小腿、足部的肌肉运动。

2.操作方法

(1)体位：后路阻滞是临床最常用的方法。病人侧卧，拟阻滞的一侧向上。阻滞侧的膝关节部分屈曲，脚后跟放在健侧下肢上。

(2)定点：寻找坐骨神经的方法之一是连接股骨大转子与髂后上棘的连线，这条线应当在梨状肌和坐骨大切迹的上缘。坐骨神经在这条线中点下方3cm处，该点为注射点。寻找此点的另一方法是在股骨大转子和骶管裂孔下2cm处连一条线，这条线的中点就是坐骨神经的位置，这个点应当和上述第一种方法找到的点相同。

(3)注射方法：在注射点以15cm的长针垂直进针，如出现向下肢放射的电击痛或在运用神经刺激器时，随着针的深入最初可见臀大肌的收缩，当针继续推进则可以观察到臀大肌收缩消失而膝关节屈肌出现收缩。回吸无血即可注药10～15ml。

由于坐骨神经在臀后的位置很深，用上述方法阻滞通常较困难，往往需要多次调整针的位置。运用超声介导有极大帮助。

（五）硬膜外腔注药镇痛

在椎管内这一特定区域给药可产生长时间的节段性镇痛效果而用药量大大减少。硬膜外腔注入吗啡仅需静脉用药量的1/4～1/10，作用时间却延长数倍，镇痛作用也更强。脊髓水平其他受体的相继发现以及对某些脊柱性疼痛机制的新认识，使应用于硬膜外腔的药物增多，硬膜外腔注药应用的范围更广泛。这一技术已成为疼痛治疗的重要手段。其优越之处为：①可提供完善的节段性的镇痛。②显著减少药物的用量。③减少药物中枢神经抑制作用。④对某些疾病有局部治疗作用。

1.解剖

2.操作

3.给药方式

(1)单次或间断分次法：将配制好的药液5～10ml，注入硬膜外腔，多用于门诊。

(2)持续输注法：用微量输液泵按预定设置剂量连续给药。长时间使用时可采用PCA或置入泵。

4.适应证

(1)术后镇痛：主要为中、大手术后镇痛。

(2)严重创伤疼痛。

(3)产科镇痛：产后痛和分娩镇痛。

(4)腰腿痛、下肢痛。

(5)癌性疼痛治疗。

(6)带状疱疹后痛等。

5.禁忌证

(1)穿刺部位感染。

(2)明显的出血、凝血障碍。

(3)哮喘及呼吸功能不全。

(4)全身情况差,严重休克病人。

6.并发症

(1)操作过程的并发症:神经损伤、导管进入蛛网膜下腔、导管折断、感染等。

(2)药物并发症:最主要的有阿片类给药后的恶心呕吐、瘙痒、尿潴留以及最严重的呼吸抑制。一旦开始长期治疗,应给予肠道刺激剂和大便软化剂控制便秘。氯贝胆碱可用来治疗尿潴留。

(六)注射疗法

许多慢性疼痛疾病如腱鞘炎、肩周炎、肱骨外上髁炎、紧张性头痛、腰肌劳损等均在疼痛处有明显的压痛点,即在按压时出现疼痛,比较固定集中。治疗可在每一个触发点注射药液 1～3ml,混合药液由德宝松 1ml 和局麻药(1%利多卡因或 0.5%布比卡因)9ml 组成。隔 5～7 天可重复注射,不超过 1 个月或 3 个月。病人通常对治疗反应迅速。若需反复治疗,则提示可能误诊或伴有心理障碍。滑囊、小关节、关节腔的注射也是十分有效的镇痛方法。

三、微创介入治疗

(一)技术简介

1.化学髓核溶解术　将木瓜凝乳蛋白酶直接注入突出的椎间盘以溶解椎间盘内的物质,从而减少压力和疼痛。现在较少应用。

2.射频治疗　射频(RF)治疗的基本设备包括电流发生器、电极针(置于拟破坏组织处)和负极。用于 RF 消融的电极针为一次性使用,由 20 号或 22 号绝缘套针(长 50mm 或 100mm)和头端导电的电极头(长 5～10mm)构成,通过黏性负极板共同构成完整的电流回路。

临床上,常用 70～80℃的温度,以产生不可逆性的神经消融作用。温度增加时,组织消融的范围也随之增大,组织起泡或炭化的可能也将大大增加。但近来的趋向是有限的消融,以达到“神经调节”的作用。

对电流、能量、电压和阻抗的监测有助于观察电流发生器工作是否正常。消融的范围与电极针的直径、结构(单极或双极)、作用时间和温度有关。

3.脊髓泵　将导管留置于硬膜外或蛛网膜下腔,于穿刺点穿出,经皮下隧道将导管近端引至前胸壁或侧腹壁,然后将全埋入式注射阀埋入皮下,将导管与注射阀连接,缝合伤口。此后可从注射阀分次注药,可重复数百次,达几个月。制定给药方案后病人可以回家或去临终关怀医院,并需要有经验的护理和严密随访。适于晚期癌痛或顽固性疼痛。

4.病人自控镇痛法(PCA)　由医师设定剂量及相关参数,用药时机由病人自控;此法克服了个体差异,最大限度地满足病人的镇痛要求。

5.脊髓刺激　脊髓电刺激疗法可用来治疗各种顽固性疼痛,方法是将电极置入硬膜外腔。

(1)作用机制:SCS控制慢性疼痛的确切机制目前尚不清楚,可能与直接或间接抑制疼痛的传导有关。

(2)脊髓刺激电极:电极可经皮或椎板切开术植入。经皮植入电极有4或8个电极头。其外层为坚硬的螺旋体状的聚亚胺酯层,使电极富有弹性和柔软性。电极间距越小,神经根刺激的可能性越小。

(3)电脉冲发生和接收器:电脉冲发生器以心脏起搏器电池为电源,可使用3～5年。通过外部的程序设定装置,医师可通过无线电波对植入体内的电脉冲发生器的刺激参数进行设定。天线与外部调节装置(发送器)以电缆连接。发送器类似于经皮神经电刺激器。

(4)病人选择标准:SCS系统适合于经过正确的诊断、治疗和康复治疗足够长时间的、对保守治疗无效的病人。病人必须能主动配合治疗,且无药物成瘾。

(5)植入技术:SCS可通过经皮的途径或开放途径完成。在X线透视下进行T_{12}～L_1椎间隙的定位。将电极由穿刺针内置入,使电极头位于硬膜外腔背侧。电极置入以后,接上延长电极,再通过延长电极接上测试装置。启动电脉冲,并观察病人感觉异常分布的模式。通过调整电刺激,使异感范围正好覆盖病人疼痛范围。在囊袋与切口之间建立皮下隧道。至此,SCS电极的植入完成。

(6)仪器参数设定:包括频率、脉冲宽度(刺激延续时间)和波幅(电压)。常用的频率为50～80Hz,需要强刺激时可增加频率。

(7)并发症:主要为斑痕形成、异感定位不良、电极线移位、电极折断、皮肤囊袋或电极线连接处疼痛、感染、神经损伤和硬膜外血肿。

(二)疼痛介入治疗目录

美国疼痛介入治疗学会的介入治疗指南依照技术特点将所有操作分为5组或6类:①盘内电热治疗(IDET)。②输注。③注射。④神经阻滞。⑤神经射频消融。⑥神经调节。

1.输注

(1)硬膜外阿片输注。

(2)鞘内巴氯芬输注。

(3)鞘内阿片输注。

(4)金刚烷胺静脉输注。

(5)双磷酸盐静脉输注。

(6)可乐定静脉输注。

(7)氯胺酮静脉输注。

(8)利多卡因静脉输注。

2.注射

(1)肉毒毒素治疗头痛、腰痛、肌肉筋膜痛、颈痛、颞颌关节紊乱。

(2)化学融合术。

(3)硬膜外可乐定注射(腰段)。

(4)硬膜外糖皮质激素注射(骶尾部)。

(5)硬膜外糖皮质激素注射(腰段)。

(6)硬膜外糖皮质激素注射(椎间孔)。

(7)硬膜外糖皮质激素注射(颈段)。

(8)透明质酸髋关节注射、膝关节注射、肩关节注射、颞颌关节注射。

(9)膝关节冲洗。

(10)增生疗法注射。

(11)糖皮质激素加局麻药治疗网球肘。

(12)糖皮质激素治疗腕管综合征。

(13)糖皮质激素治疗跟痛症、膝关节痛、颈椎和腰椎小关节痛、肩痛。

(14)扳机点注射。

3.神经阻滞

(1)腓总神经阻滞。

(2)诊断性颈椎、腰椎内侧支阻滞。

4.神经消融术

(1)三叉神经痛球囊微压术。

(2)背根神经毁损。

(3)甘油神经根切断术。

(4)神经射频消融术颈腰内侧支、背根神经节、三叉神经。

5.神经调节

(1)深部脑刺激。

(2)脊髓电刺激。

四、替代与补充疗法

(一)针灸疗法

针灸可以追溯到2500年前，是中国传统或东方医学中康复治疗的一种。针灸仍存在争议，但很受欢迎，通过刺激腧穴，作用于经络脏腑，抑制痛觉和痛反应。分针法和灸法。穴位的选择对治疗效果至关重要。

1.针法

(1)毫针：刺入穴位，采用“补泻手法”或“留针”等方式达到止痛效果。

(2)三棱针：采用腧穴点刺或刺络、散刺、挑刺等手法使局部皮肤出血。

(3)梅花针：以针按经络循行方向垂直叩打皮肤，避免针眼出血，反复进行。

2.灸法　用艾灸的温热作用于体表腧穴，通过温通经络，调和气血，达到止痛目的。适用于慢性痛。

（二）按摩疗法

以一定的手法施于病人体表的特定穴位或部位，达到活血化瘀，消肿止痛的目的。

（三）物理疗法

物理治疗和康复追溯到古代，在特定条件下使用物理技术和方法如热、冷、运动、按摩和手法治疗，以改善功能、控制疼痛并加速病人的康复。

1.*电疗法* 有直接电疗法、离子导入疗法、静电疗法等。治疗作用：①镇痛。②改善血液循环。③降低软组织张力。

2.*磁疗法* 有静磁场和动磁场之分，可产生止痛、镇静、消炎作用。适于软组织痛，有贴剂可供使用。

3.*光疗法*

（1）红外线疗法：主要通过其热作用改善局部血液循环、解痉、消炎、镇痛。

（2）紫外线疗法：具消炎止痛作用。

（3）激光疗法：具消炎止痛作用。低功率激光器已经使用，偶尔被一些物理治疗师作为治疗疼痛，但是就像许多其他的治疗方法，这种方法不是没有争议的。

4.*超声波疗法* 超声波可使周围神经兴奋性降低，传导减慢，产生镇痛作用。

（四）神经电刺激疗法

通过放置在身体相应部位皮肤上的电极板，将低压的低频或高频脉冲电流透过皮肤刺激神经，以达到提高痛阈、缓解疼痛的目的。其作用原理可用闸门控制学说解释。

1.*经皮神经电刺激疗法（TENS疗法）* 采用电脉冲刺激仪，经放置在身体相应部位皮肤上的双电极对皮下神经末梢（粗神经纤维）进行刺激，导致肌肉的变化，如麻木或收缩，使痛阈提高，缓解疼痛。主要适用于某些慢性痛。

使用方法：①将电极放置于支配疼痛区域之神经末梢或触发点部位。②调整波形、频率及波宽。③开机，一般刺激20～30分钟。

2.*经皮穴位电刺激疗法（SSPE疗法）* 以电脉冲波透射锥形电极刺激皮肤下相应穴位，使人体痛阈提高，从而缓解疼痛。由于此法是刺激穴位，故选则穴位是其治疗首要环节。

使用方法：①选择穴位，采用循经取穴或选“阿是”穴。②调节参数，持续刺激10～30分钟。

3.*韩氏经皮穴位及神经刺激疗法（HANS）* 以不同频率刺激穴位可使中枢神经系统中β-内啡呔、脑啡呔和强啡呔含量增加，产生镇痛作用，适于各种疼痛。

使用方法：①调整参数：如强度控制，频率形式。②放置电极：一对电极置于疼痛部位.另一对电极置于穴位。③开机，刺激30分钟。

禁忌证：①埋置有按需式心脏起搏器者。②严重心脏病病人。

4.*外周神经刺激* 通过手术将电极放置精心选择的体内区域。病人根据需要使用天线和发射机向相应区域提供刺激电流。

5.*深部脑刺激* 被认为是一种极端治疗，包括对大脑的外科的刺激，通常是丘脑。仅仅用于有限病情，包括严重疼痛、中枢疼痛综合征、癌症疼痛，幻肢疼痛和其他神经病理性疼痛。

（五）其他疗法

1.*认知行为疗法*　包括各种各样的应对技能和放松的方法，帮助准备和应对疼痛。可用于术后疼痛、癌症疼痛和分娩疼痛。

2.*咨询*　无论是来自家庭、团体或个人咨询都可以给遭受痛苦的病人急需的支持。支持团体可以提供除了药物或手术治疗以外的重要辅助手段。心理治疗也可以帮助病人了解疼痛所带来的生理变化。

3.*生物反馈*　可用来治疗许多常见疼痛的问题，最明显的是头痛和背部疼痛。使用一个特殊的电子机，训练病人，使其意识到、遵循、控制某些身体功能，其中包括肌肉紧张、心率、皮肤温度。个人可以学会效应改变他或她对疼痛的反应，例如，通过使用放松技巧。生物反馈通常用于结合其他治疗方法，一般没有副作用。同样，使用放松技巧在治疗疼痛时可以增加病人的幸福感。

（宋正亮）

第三节　急性疼痛

一、手术后疼痛

手术后疼痛分为术后即刻疼痛和术后慢性疼痛两大类，前者产生疼痛的主要原因是手术本身造成的急性创伤（切口）和（或）内脏器官损伤及刺激和引流物的刺激，一般高峰期是术后24～48h，属于急性疼痛；后者是手术创伤本身愈合后发生的疼痛，产生疼痛的主要原因是手术切口愈合后的瘢痕、神经组织损伤和胸、腹膜粘连、周围组织产生继发的异常变化，发生时间可以从术后数月到数年不等，一般属于慢性疼痛的范畴。本节重点描述手术后急性疼痛的诊疗。

（一）临床表现

1.术后皮肤切口和手术局部疼痛，多为锐痛。

2.术后疼痛引起机体多系统发生反应

（1）血压升高，心率增快，心肌缺血，心血管系统负担增加。

（2）肺顺应性降低、通气功能和血氧合功能减弱。

（3）产生负氮平衡。

（4）胃肠道功能抑制、恶心和呕吐、尿潴留。

（5）机体免疫系统功能抑制。

（6）凝血机制发生异常，呈高凝状态。

（7）患者明显的情绪异常，如焦虑、烦躁、睡眠异常等。

（二）诊断要点

1.手术后切口疼痛　患者主诉明显的切口疼痛。

2.临床表现　由于疼痛刺激所产生的各系统体征及情绪异常(如抑郁、焦虑等)。

3.实验室检查　内分泌系统功能异常，临床上可见儿茶酚胺、血管紧张素Ⅱ、醛固酮、皮质醇，高血糖素、ACTH 等多种激素分泌增加。

（三）给药途径和给药方案

【全身给药】

1.口服给药　适用于神志清醒、非胃肠手术和术后胃肠功能良好患者的术后轻、中度疼痛的控制；也可在术后疼痛减轻后，以口服镇痛作为延续；作为其他给药途径的补充(如预先镇痛)或多模式镇痛的组分。禁用于吞咽功能障碍(如颈部手术后)和肠梗阻患者。术后重度恶心、呕吐和便秘患者慎用。

常用口服药物包括对乙酰氨基酚、非选择性非甾体类抗炎药、选择性环氧化酶-2 抑制药、可待因、曲马多、羟可酮，以及对乙酰氨基酚与曲马多或羟可酮的口服复合制剂或上述药物的控、缓释制剂。

2.肌内注射给药　适用于门诊手术和短小手术术后单次给药，连续使用不超过 3～5 天。常用药物有 NSAIDs(酮洛酸、氯诺昔康、帕瑞昔布)、曲马多、哌替啶和吗啡的注射剂。肌注给药起效快于口服给药，但注射痛、单次注射用药量大、副作用明显，重复给药易出现镇痛盲区。

3.静脉注射给药

(1)单次或间断静脉注射给药适用于门诊手术和短小手术，但药物血浆浓度峰谷比大，易出现镇痛盲区，对术后持续痛者，需按时给药。常用药物有 NSAIDs(氯诺昔康、帕瑞昔布)、曲马多、哌替啶、吗啡、芬太尼的注射剂。

(2)持续静脉注射给药一般先给负荷量，迅速达到镇痛效应后，以维持量维持镇痛作用。但由于术后不同状态疼痛阈值变化，药物恒量输注的半衰期不等，更宜使用患者自控方法，达到持续镇痛和迅速制止暴发痛。

【局部给药】

1.局部浸润　局部浸润简单易行，适用于浅表或小切口手术如阑尾切除、疝修补术、膝关节镜检查术等，也可以切口长效局麻药浸润，减少全身镇痛药的用量。常用局麻药加阿片类药物，可增强镇痛作用并延长镇痛时间。如 0.75％罗哌卡因或 0.5％布比卡因 10～20ml＋吗啡 1～2mg 关节内注入；0.25％罗哌卡因 40～60ml 腹腔内注入：0.25％～0.5％罗哌卡因或左旋布比卡因 20～30ml 局部浸润。

2.外周神经阻滞　适用于相应神经丛、神经干支配区域的术后镇痛。由于患者可保持清醒，对呼吸、循环功能影响小，特别适用于老年、接受抗凝治疗患者和心血管功能代偿不良者。使用留置导管持续给药，可以获得长时间的镇痛效果。神经电刺激器和超声引导下的神经阻滞术可提高导管留置的精确性。常用局麻药及浓度为 0.2％罗哌卡因或 0.1％～0.15％布比卡因或 0.1％～0.2％左旋布比卡因，常用注射速度为臂丛阻滞 5～9ml/h、腰大肌间隙腰丛阻滞 15～20ml/h、坐骨神经或股神经阻滞 7～10ml/h、腘窝腓总神经和胫神经阻滞 3～7ml/h。

3.*硬脊膜外腔给药*　适用于胸、腹部及下肢手术后疼痛的控制。优点:不影响神志和病情观察,镇痛完善,也可做到不影响运动和其他感觉功能。手术后 $T_3 \sim T_5$ 硬膜外隙镇痛,不仅镇痛效果确实,还可改善冠状动脉血流量,减慢心率,有利于纠正心肌缺血。腹部手术后硬膜外隙镇痛虽然可能导致胸部和下肢血管代偿性收缩,但可改善肠道血流,有利于肠蠕动恢复和肠功能恢复。下肢术后硬膜外隙镇痛,深静脉血栓形成的发生率较低。在下腹部和下肢手术,几乎可以完全阻断手术创伤引起过高的应激反应。术后硬膜外镇痛过去多采用单一局麻药,如 0.2%罗哌卡因和 0.15%布比卡因,但所需药物浓度较高,导致运动麻痹为其缺陷。单纯使用 1～4mg 吗啡硬膜外镇痛起效慢,可能带来延迟性呼吸抑制,加之作用时间长(12h 以上),调整剂量不易,已较少使用。局麻药中加入阿片类药物不仅可达到镇痛的协同作用,还可降低这两类药物的副作用,是目前最常用的配伍,多以患者自控方式给药。

【患者自控镇痛(PCA)】

PCA 具有起效较快、无镇痛盲区、血药浓度相对稳定、可及时控制暴发痛以及用药个体化、患者满意度高、疗效与副作用比值大等优点,是目前术后镇痛最常用和最理想的方法,适用于手术后中到重度疼痛。

PCA 需设置负荷剂量:术后立刻给予,药物需起效快,剂量应能制止术后痛,避免术后出现镇痛空白期,又不影响术后清醒和拔除气管导管。也可术前使用作用时间长的镇痛药物,起超前镇痛和覆盖手术后即刻痛的作用。

持续剂量或背景剂量:保证术后达到稳定的、持续的镇痛效果。静脉 PCA 时,对芬太尼等脂溶性高、蓄积作用强的药物应该不用恒定的背景剂量或仅用低剂量。

单次剂量:使用速效药物,迅速制止暴发痛。一般单次剂量相当于日剂量的 1/10～1/12。

锁定时间:保证在给予第一次冲击剂量达到最大作用后,才能给予第二次剂量,避免药物中毒。有的镇痛泵还设定 1h 限量(如吗啡 10～12mg)、4h 限量等。

根据不同给药途径分为:静脉 PCA(PCIA)、硬膜外 PCA(PCEA)、皮下 PCA(PCSA)和外周神经阻滞 PCA(PCNA)。

1.PCIA

采用的主要镇痛药有阿片类药(布托啡诺、吗啡、芬太尼、舒芬太尼、阿芬太尼)和曲马多。强阿片类药物之间有相对效价比:哌替啶 100mg≈曲马多 100mg≈吗啡 10mg≈阿芬太尼 1mg≈芬太尼 0.1mg≈舒芬太尼 0.01mg≈布托啡诺 2mg。为防止阿片类药物的恶心、呕吐等不良反应,常可在镇痛合剂中加入抗呕吐药,如恩丹西酮 4～8mg。

2.PCSA　适用于静脉穿刺困难的患者。药物在皮下可能有存留,生物利用度约为静脉给药的 80%。起效慢于静脉给药,镇痛效果与 PCIA 相似。常用药物为吗啡、氯胺酮和丁丙诺啡。哌替啶具有组织刺激性不宜用于 PCSA。

3.PCEA　适用于术后中、重度疼痛。

(1)可选用 0.1%～0.2%罗哌卡因、0.1%～0.15%布比卡因、0.1%～0.2%左旋布比卡因或 0.8～1.4%氯普鲁卡因。

(2)可选择麻醉性镇痛药和局麻药复合芬太尼 2～4μg/ml、舒芬太尼 0.3～0.6μg/ml、吗啡 20～40μg/ml 或布托啡诺 0.04～0.06mg/ml 等。

(3)PCEA 方案首次剂量 6～10ml；维持剂量 4～6ml/h；单次剂量 4.6ml；锁定时间 20～30min；最大限量 12ml/h。

(4)舒芬太尼 0.3～0.6μg/ml 与 0.0625%～0.125%罗哌卡因或 0.05%～0.1%布比卡因合剂能达到良好的镇痛而不影响运动功能，适用于需功能锻炼的下肢手术。

4.PCNA　神经丛或神经干留置导管采用 PCA 持续给药。常用局麻药及用量同上述外周神经阻滞。

【多模式镇痛】

联合使用作用机制不同的镇痛药物或镇痛方法，由于作用机制不同而互补，镇痛作用相加或协同，同时每种药物的剂量减小，副作用相应降低，从而达到最大的效应/副作用比。

1.镇痛药物的联合应用

(1)阿片类(包括激动药或激动-拮抗药)或曲马多与财乙酰氨基酚联合对乙酰氨基酚的每日量 1.5～2.0g，可节俭阿片类药物 20%～40%。

(2)对乙酰氨基酚和 NSAIDs 联合两者各使用常规剂量的 1/2，可发挥镇痛协同作用。

(3)阿片类或曲马多与 NSAIDs 联合使用常规剂量的 NSAIDs 可节俭阿片类药物 20%～50%。在脑脊液中浓度较高的 COX-2 抑制剂(如帕瑞昔布)术前开始使用具有抗炎、抑制中枢和外周敏化作用，并可能降低术后疼痛转化成慢性疼痛的发生率。

(4)阿片类与局麻药联合用于 PCEA。

(5)氯胺酮、可乐定等也可与阿片类药物联合应用，偶尔可使用三种作用机制不同的药物实施多靶点镇痛。

2.镇痛方法的联合应用　主要指局部麻醉药切口浸润(区域阻滞或神经干阻滞)与全身性镇痛药(NSAIDs 或曲马多或阿片类)的联合应用。患者镇痛药的需要量明显降低，疼痛评分减低，药物的不良反应发生率低。

3.根据不同类型手术术后预计的疼痛强度实施多模式镇痛

(1)轻度疼痛手术，如腹股沟疝修补术、静脉曲张、腹腔镜检查等，仅口服对乙酰氨基酚和局麻药伤口浸润，必要时再加上 NSAIDs 即可；也可区域阻滞加弱阿片类药物或曲马多或必要时使用小剂量强阿片类药物静脉注射。

(2)中度疼痛手术，如髋关节置换术、子宫切除术、颌面外科等，除可采用上述措施外，也可外周神经阻滞(单次或持续注射)配合曲马多或阿片类药物 PCIA；或硬膜外局麻药复合阿片类 PCEA。

(3)重度疼痛手术，如开胸术、上腹部手术、大血管(主动脉)手术、全膝或髋关节置换术，宜采用以上多种方法综合镇痛。

二、分娩疼痛

(一)临床表现

分娩的过程是从开始出现规律宫缩至胎儿、胎盘娩出为止，通常分为四个产程，分别有不同的特点。疼痛主要在第一和第二产程。

1.*第一产程分娩疼痛* 第一产程中的疼痛主要为宫缩时对子宫下段和宫颈扩张、牵扯的结果，而宫缩时子宫肌层缺血，也与宫缩痛有关。第一产程的分娩痛也牵涉至相应的脊神经节段所支配的 $T_{10}\sim T_{12}$ 皮区，可感到轻微疼痛和不适。随着产程进展到活跃期，宫缩增强，T_{11} 和 T_{12} 皮区疼痛加重，呈锐痛或痉挛性疼痛，且扩散至相邻的脊神经（T_{12} 和 L_1）皮区，但在一根或几根脊神经皮区更剧烈。第一产程疼痛部位不固定，呈间歇性发作，进行性加重，宫口扩张至7～8cm 时最痛。

2.*第二产程分娩疼痛* 宫口开全后，除了子宫体的收缩和子宫下段的扩张引起相应皮区的疼痛外，先露部对盆腔组织结构的压迫以及对骨盆出口及会阴的扩张成为新的疼痛原因。与躯体表面部位疼痛一样，会阴痛为锐痛，且定位准确，主要局限在阴部神经支配的区域，可通过阴部神经阻滞消除疼痛。第二产程的牵涉痛表现在股部，较少见腿部的疼痛、烧灼感和痉挛性不适。

（二）治疗方法

【治疗原则】

1.*理想的分娩镇痛必须具备的要求*

(1)对母婴无影响。

(2)易于给药，起效快，作用可靠，满足整个产程镇痛的要求。

(3)避免运动神经阻滞，不影响宫缩和产程。

(4)产妇保持清醒，配合助产士完成分娩。

(5)必要时可满足手术的需要达到理想的麻醉效果。

2.*分娩镇痛的禁忌证*

(1)有产道解剖或生理异常的产妇。

(2)有产科并发症，已确定需要剖宫产的产妇。

(3)出现胎儿异常情况的产妇。

(4)伴有严重心、肺、脑、肝、肾等重要器官疾病的产妇。

(5)既往有剖宫产病史的产妇，镇痛可能掩盖子宫破裂的临床症状。

(6)有局部或全身感染的产妇。

(7)血液病或正在接受抗凝治疗的产妇。

【常用的分娩疼痛治疗方法】

1.*区域阻滞镇痛或麻醉*

最常用的方法有：①连续腰部硬膜外阻滞；②蛛网膜下隙阻滞（腰麻）；③宫颈旁或阴部神经阻滞；④连续骶管阻滞；⑤腰-硬联合阻滞。

在实施区域阻滞和麻醉时，麻醉医师必须做到：①对产妇的疼痛产生机制和麻醉药理学有全面的了解，必须具有熟练的操作技术和丰富的临床经验；②了解可能发生的并发症的预防和抢救措施；③操作前必须确保通畅的静脉液路和完善的抢救设备；④应用前需取得产妇和家属的同意；⑤有禁忌证时绝对不用；⑥实施镇痛期间必须连续监测血压、脉搏、呼吸和（或）血氧饱和度。

(1)连续硬膜外阻滞是最常用的方法,疼痛缓解的有效率可达到85%～95%。

1)适应证:①疼痛剧烈,产妇强烈要求止痛或惧怕分娩痛;②高血压危象(包括子痫和先兆子痫);③多胎妊娠;④早产或高危胎儿;⑤臀位和剖宫产前;⑥子宫收缩不协调。

2)禁忌证:①穿刺部位感染;②血液病或正接受抗凝治疗;③低血容量、严重贫血及休克;④脊柱畸形;⑤子宫出血或先兆子宫破裂;⑥宫缩异常或头盆不称及骨盆异常;⑦产妇拒绝或紧张害怕。

3)临床操作:①穿刺点:常规的硬膜外穿刺点常选择腰$L_{2\sim3}$至腰$L_{4\sim5}$椎间隙,向头端置管3cm。双导管法穿刺时,一点选择腰$L_{2\sim3}$椎间隙,向头端置管2～3cm;另一点选择腰$L_{4\sim5}$椎间隙,向尾侧置管2～3cm,或者骶管穿刺。②常规注药方式及剂量:临床常用的局麻药为0.125%～0.25%布比卡因或罗哌卡因,也可以选择1%利多卡因。试验剂量2～3ml,观察5min。常规阻滞给药剂量一般为10ml左右,阻滞平面在胸T_{10}～腰L_5。节段性阻滞初起剂量常为5～6ml,阻滞范围在胸T_{10}～腰L_1,当疼痛放散至骶尾及会阴时追加剂量10～12ml。双导管法时,在第一产程初,上管给药为4～5ml,阻滞平面为胸T_{10}～腰L_1;在第一产程后期,下管给药5～7ml,阻滞骶尾部及会阴区域。再次追加剂量根据开始的阻滞平面调节,一般将麻醉平面控制在胸T_{10}以下,多在第一产程末期停止注药。注药后不宜平卧位,可取半卧位,或每5min变换左右侧侧卧位一次。注药时间多选择在第一产程加速期,初产妇宫口开5～6cm,经产妇宫口开3～4cm时较为适宜。近年来多主张在潜伏期亦可实施分娩镇痛。硬膜外阻滞后,多数产妇疼痛明显减轻,但仍保留宫缩的感觉。硬膜外镇痛不会延长甚至可能缩短第一产程。在第二产程中应严格掌握用药量并指导产妇有效地屏气,否则可能会影响第二产程。镇痛后产妇能安静休息,主动配合分娩,避免了因疼痛而引起的并发症,阻滞平面控制在T_{10}以下时也不会对胎儿产生影响。

(2)硬膜外连续滴注镇痛:可采用硬膜外连续滴注局麻药或患者硬膜外自控镇痛技术(PCEA)。一般先注入试验剂量及首次全量,待出现阻滞平面后即可开始一定速度的匀速注入。常用药物为0.10%～0.25%布比卡因,滴注速度8～20ml/h。PCFA时滴注药液每次3～5ml,锁定时间10min,可先应用0.125%布比卡因10ml加芬太尼50μg单次注入,随后用0.1%布比卡因5ml加芬太尼2μg/ml,锁定时间10min。每小时布比卡因最大量15mg,芬太尼30μg,镇痛不全时可追加0.25%布比卡因4ml/h。罗哌卡因的推荐浓度和给药速度分别为1～2mg/ml和6～8ml/h,对产妇运动神经阻滞较轻,助产率明显降低。将小剂量阿片类药物与低浓度局麻药配伍使用取得了理想的临床效果。常用的组合配方有:

处方1:芬太尼-布比卡因。0.125%布比卡因加芬太尼50μg共10ml一次性注入;或持续滴入0.0625%～0.125%布比卡因加芬太尼1～2μg/ml混合液,滴速为10ml/h。

处方2:舒芬太尼-布比卡因。单次给药为0.125%布比卡因加舒芬太尼3～10μg 10ml;持续滴注给药为0.125%布比卡因加舒芬太尼0.1～0.2μg/ml,滴速10ml/h。若用舒芬太尼5μg加0.0312%或0.0625%布比卡因可获得满意的镇痛效果,低血压发生率降低。

处方3:舒芬太尼-罗哌卡因。0.1%～0.2%罗哌卡因加舒芬太尼0.5μg/ml,单次注射5～10ml,持续注入5～10ml/h。

(3)宫颈旁神经阻滞此方法操作简单,常用于第一产程和第二产程以缓解宫缩痛,术者以示指和中指并拢伸入阴道触及宫颈，用 22G 穿刺针沿手指引导方向进入，稍越过指尖在子宫颈旁相当于 4 点和 8 点位置穿刺，抽吸无回血，注入 0.25%布比卡因 8～10nd，或 1%普鲁卡因、1%利多卡因同等剂量，总量以不超过 20ml 为宜。为确保安全，常于阻滞一侧后观察胎心 10min，无不良反应再阻滞另一侧，以免引起胎儿心动过缓或宫内窒息。阻滞后疼痛可以缓解数小时。对早产儿、胎儿宫内窘迫、胎盘功能不全者禁用。

(4)阴部神经阻滞术：操作时术者以示指和中指并拢进入阴道，触摸到坐骨棘，穿刺针沿手指引导方向进入，在坐骨棘尖端内侧方刺入，触及韧带时会产生阻力感，回吸无血可注入局麻药 10ml。阴部神经阻滞范围小，常需辅助阴阜和大阴唇前部的局部浸润以增强止痛效果。

(5)连续骶管阻滞与麻醉：用 18G 长 7cm 的细空心针骶管穿刺，置入硬膜外导管，使管的尖端抵达骶 S_1～腰 L_5(约 8～10cm)椎间。第一产程和第二产程早期注入低浓度局麻药而产生止痛作用。胎先露旋转后或第二产程注入高浓度局麻药，使运动神经阻滞，导致会阴松弛以及胸 $T_{10\sim12}$ 节段和腰神经节段的不同程度阻滞。此方法主要用于消除会阴疼痛。

(6)腰-硬联合阻滞常规硬膜外和腰麻联合穿刺成功后，蛛网膜下隙注射布比卡因 2～2.5mg 或罗哌卡因 2.5～3mg 或舒芬太尼 5～10μg，均可迅速产生镇痛作用，持续约 60min。随后用硬膜外镇痛，用药方法同前述。

2.经皮(穴位)神经电刺激　第一对电极置于胸 T_{10}～腰 L_1 脊神经支配区域的皮肤；第二对电极置于骶 $S_{2\sim4}$ 脊神经支配区域的皮肤两侧。连续给予 2/100Hz 电刺激，当产妇感到宫缩痛时，可以自己增加刺激强度直至出现麻木感。约 40%～60%的产妇在第一产程可获得良好的止痛，但其中 2/3 的产妇在第二产程或分娩过程中要求局部止痛。

3.吸入镇痛法　一般由产妇自持麻醉面罩置于口鼻部，在宫缩前 20～25s 吸入 50%氧化亚氮(笑气)和 50%氧气，于深呼吸三次后即改为 30%氧化亚氮和 70%氧气吸入，待产痛消失即移开面罩。吸入 30～50s 即能产生有效镇痛。注意避免产妇意识消失或麻醉过深而抑制呼吸和宫缩。适用于第一产程和第二产程。

(三)并发症防治

1.区域阻滞镇痛和麻醉的主要并发症为母体低血压、局麻药中毒反应和高平面阻滞或全脊麻。阻滞前后应注意补充血容量，一般于阻滞前 10min 开始输入 500～1000ml 液体，以避免发生低血压，同时还应注意对主动脉与腔静脉的压迫。实施阻滞时应严格掌握局麻药的用量和操作规范。

2.用 PCEA 时，需要严格掌握局麻药及芬太尼的剂量，防止出现宫缩抑制和产程延长。

3.其他

(1)瘙痒：可肌注异丙嗪 25mg 或纳洛酮 0.4mg 缓慢静脉滴注。

(2)恶心、呕吐：恩丹西酮 4～8mg 静脉滴注，以上效果差可应用纳洛酮 0.1～0.4mg 加入 5%葡萄糖氯化钠注射液中缓慢静滴。

(3)尿潴留：下腹部按摩、理疗或导尿。

(4)产妇低血压和胎心过缓：麻黄碱和阿托品、输液治疗。

(5)产妇呼吸抑制：停止镇痛实施、吸氧气，有必要进行呼吸管理及缓慢静滴纳洛酮 0.4mg。

(6)采用硬膜外分娩镇痛时，必须严格控制阻滞平面，在第一产程中阻滞平面应控制于 T_{10}～L_1 之间，在第二产程中阻滞平面应控制于 S_2～S_5 之间。

7)采用腰-硬联合阻滞镇痛时，部分孕妇可以在产房内行走，但必须经麻醉医师检查运动阻滞的情况，同时有人陪伴。

8)分娩全过程持续监测产妇、胎儿及生产情况。

9)无 PCA 计算机微泵时，可人工模拟操作 PCA 程序施行分娩镇痛，但必须有麻醉医师在场。

10)临床监测产程时，可根据产妇的镇痛效果、运动阻滞情况调整局麻药浓度及芬太尼的含量(1～2μg/ml)。

三、急性创伤疼痛

急性创伤时神经系统兴奋性增强，内分泌系统活跃、代谢反应亢进，尤其是强烈的应激反应引起肾上腺素与肾上腺皮质激素显著增多。患者可因严重疼痛而处于极度兴奋、焦虑不安状态，需用强效镇痛药和神经阻滞等方法才能达到满意的镇痛。但须注意疼痛部分或完全缓解可能掩盖症状及创伤部位的反应，延误诊断，尤其复合外伤时。

(一)临床表现

可表现为心动过速，血管收缩和大汗淋漓；创面或组织移动、体位不当可使疼痛明显加重；患者精神和情绪常处于兴奋、焦虑、恐慌状态；防御反应过强。严重者可有休克、虚脱、高热等全身症状。

(二)诊断要点

结合创伤史、疼痛的临床表现、相应创伤部位的症状与体征即可诊断。化验检查：血浆17-羟皮质类固醇升高，外周血嗜酸粒细胞计数下降，尿量减少，尿氮排泄增加，尿醛固酮、尿渗透压升高等。

(三)治疗方法

【治疗原则】

1.正确判断病情。

2.根据病情选择镇痛方法。

3.根据创伤部位、疼痛程度、患者全身状况、对镇痛药的反应以及不同镇痛药的药理特点选用镇痛药。

4.镇痛治疗同时，尽快祛除致痛病因。

【治疗方案】

1.*颌面部及五官创伤后痛*　确认未并发颅脑创伤，可给予局部神经阻滞，或麻醉性镇痛药与神经安定药。疑有气道梗阻等呼吸系统功能障碍时慎用。

2.*颅脑创伤后痛*　意识是反映病情轻重的重要客观指标之一。在闭合性颅脑伤诊断未明确前，应避免使用强效镇痛剂和镇静剂。

3.胸部创伤后痛　无肺损伤时，可行局麻神经阻滞，并口服非麻醉性镇痛药。若疼痛剧烈，可静脉滴注吗啡2.5～5mg。对于循环稳定的剧痛可选用PCEA，其药物为0.125%布比卡因5～8ml/h；或芬太尼0.5～1μg/(kg·h)；或吗啡0.004mg/(kg·h)加用布比卡因0.2mg/(kg·h)。

伴有肺损伤无明显呼吸功能障碍者亦可采用上述治疗镇痛。如有广泛性肺挫伤，则应注意保持呼吸道通畅，适当镇痛。严重呼吸困难者应尽早气管插管或切开，并用呼吸机辅助呼吸，此时可合用麻醉性镇痛药。

4.腹部创伤后痛　无恶心、呕吐等胃肠道症状的单纯腹壁挫伤，可卧床休息，口服非阿片类镇痛药，疼痛较重者可采用局麻药区域神经阻滞。在腹部创伤确诊前一般禁用麻醉性镇痛药，以免掩盖症状和体征造成误诊。确诊后手术前可予以麻醉性镇痛药如吗啡等治疗。

5.脊柱创伤后痛　脊柱创伤一般疼痛较轻，口服非阿片类镇痛药和采用局麻药区域阻滞即可。如伴有高位截瘫，不用麻醉性镇痛药及对心血管系统有影响的镇痛药。

6.四肢创伤后痛　创伤范围较小和疼痛较轻者，可口服非阿片类镇痛药或曲马多，并可适当配伍应用地西泮、异丙嗪等镇静剂，也可在创伤部位行局麻药区域阻滞。

对于严重骨折、关节脱位、深部组织损伤伴剧痛者，如无颅脑和胸、腹部复合伤，可给予吗啡5～10mg或其他强效麻醉性镇痛药。全身情况较差者，则行局麻药周围神经或神经丛阻滞。

（于新平）

第四节　头面部疼痛

一、偏头痛

该病为一种发作性疾病，间歇期无任何症状。该病反复发作，多数病人有家族史。疼痛程度、发作频率及持续时间因人而异。

【病因】

1.颅内外血管的异常收缩、扩张。

2.血管壁中5-羟色胺蓄积。

3.遗传因素。

【诊断】

1.头痛局限于一侧。

2.扩展于面、颈、肩等很像非典型性面痛。

3.疼痛为搏动性，似在头痛中出现节律性搏动。

4.发病前有先兆症状：如情绪变化、倦怠、视觉或感觉异常、恶心、呕吐等。

5.疼痛发作可持续几小时或数天，有时为双侧性。

6.EEG 可排除癫痫，CT 排除颅内占位病变。

【治疗】

1.药物治疗　用解热镇痛药，阿司匹林 0.3～0.6g 口服，每日 3 次，用于急性发作。或酒石酸麦角胺，每次 0.25mg，皮下注射，每小时 1 次，共 2 次；口服或舌下含 2mg，每小时 1 次，最高达 8mg；或二氯麦角胺，每次 1mg，肌注，每小时 1 次；或麦角胺 1mg 或咖啡因 100mg 发作时口服。或 5～羟色胺拮抗药、二甲新碱。或用癫痫抑制药，苯妥英，100～300mg，每日 3 次；卡马西平 200mg。若头痛剧烈，上述药物不能缓解时，哌替啶 50mg＋咪达唑仑 5mg 肌注。

2.神经阻滞疗法　行星状神经节阻滞，或三叉神经 1 支阻滞，或枕后神经阻滞，或蝶腭神经阻滞。

二、紧张性头痛

【病因】

1.头颈项部的肌挛缩、血管的扩张或收缩。

2.精神紧张。

3.工作习惯致颈项肌紧张。

【诊断】

1.早晨发作，下午最重，无明显缓解期。从两侧枕部至颞部、额部的持续性压重感，伴头痛。

2.疼痛性质为钝痛、胀痛，头部有压迫感或紧缩感；对活动无影响；颈、项、肩胛背部肌肉变硬。

3.有时伴枕部痛、偏头痛。

4.注意排除颈椎及椎旁组织器质性病变。

【治疗】

1.一般治疗　消除紧张情绪，指导其戒烟。

2.药物治疗　用解热镇痛药（阿司匹林），或镇静药的苯二氮䓬类（安定），或中枢性镇痛药。或抗抑郁药，如阿米替林 25mg，睡前服，每 3～4d 增加 25mg；多塞平 25～50mg，3/d。

3.神经阻滞疗法　选用局麻药局部浸润，或枕大小神经阻滞，或星状神经节阻滞，最为有效。

4.物理疗法

三、丛集性头痛

【病因】

以前称为“周期性偏头痛性神经痛”“组胺性头痛”“偏头痛性睫状神经痛”，是一种偏头痛的变异型，即血管性偏头痛。不明病因，是多因素作用结果。

【诊断】

1.头痛发作有一短暂的丛集发作期，疼痛位于一侧眼眶，波及颜面，为重度疼痛，伴随自主神经症状，如流泪、结膜充血、流涕、眼睑下垂、瞳孔缩小等。

2.发作时头痛剧烈，持续 15min 到 3h，每日 1 或 2 次，丛集期与缓解期交替，丛集期 1 个月～3 年。

3.注意与三叉神经痛鉴别。

【治疗】

1.药物治疗　用酒石酸麦角胺 0.25～0.5mg 口服或肌注，每晚 1 次，连用 5d；或碳酸锂 0.125g口服，每日 3 次；舒马普坦 6mg，皮下注射，使 80%以上病人 15min 内头痛缓解。或皮下注射。泼尼松龙，维拉帕米口服等。

2.神经阻滞疗法　星状神经节阻滞等。

3.氧吸入疗法　可用于发作期。面罩吸氧，流量 7～10L/min，10～15min，可使 60%～70%的病人疼痛缓解。

四、心理性头痛

【病因】

很难找到确切原因的头痛。

【诊断】

1.疼痛始于额、枕部，通常放散整个头部。

2.持续时间长，很难从头痛中解脱。

3.疼痛性质为“绑绞头部”或“刀割头部”样疼痛。

4.排除头痛与颅脑、颈椎损伤或其他异常有关，并排除眼耳鼻疾病、肿瘤等器质性病变。

【治疗】

以综合治疗为主。

1.一般疗法　精神、心理疗法。

2.药物治疗　为口服解热镇痛药。

3.神经阻滞疗法。

五、枕神经痛

【病因】

1.原发性(持发性)，为真性三叉神经痛。

2.继发性，因各种原因的疾病所致、上位颈椎及其支持组织的并发症。

【诊断】

1.多呈发作性，也有间歇性压重感和钝痛，发作时有放射痛、有时可呈搏动性疼痛。

2.沿神经走行放散,时有三叉神经1支痛或结膜充血。

3.感觉异常,接触头发或头部吹风时诱发疼痛。

4.肩项背发硬、紧张、压痛。

【治疗】

1.药物治疗

2.神经阻滞疗法　可选枕大、小神经阻滞,用局麻药反复进行,不用破坏性阻滞;或颈2、3神经阻滞;或星状神经节阻滞。

(李华平)

第五节　颈椎病疼痛

因颈椎间盘退行性变本身及其继发性改变刺激或压迫邻近组织,并引起各种症状和(或)体征者,称之为颈椎病。可粗分为颈神经根痛、颈关节突综合征等。

一、临床表现

(一)颈型颈椎病

1.症状　以青壮年居多,颈部感觉酸、痛、胀等不适。酸胀感以颈后部为主。女性患者多诉肩胛、肩部也有不适。部分患者有颈部活动受限,少数可有一过性上肢麻木,但无肌力下降及行走障碍。

2.体征　患者颈部一般无歪斜。生理曲度减小或消失,常用手指捏颈项部。棘突间及棘突旁可有压痛。

(二)神经根型颈椎病

1.根性痛　根性痛是最常见的症状,疼痛范围与受累脊椎节段的脊神经分布区相一致。与根性痛相伴随的是该神经分布区的其他感觉障碍,其中以麻木、痛觉过敏、感觉减弱等为多见。

2.根性肌力障碍　早期可出现肌张力增高,但很快即减弱并出现肌无力和肌萎缩征。在手部以大小鱼际肌及骨间肌萎缩最为明显。

3.腱反射异常　早期出现腱反射活跃,后期反射逐渐减弱,严重者反射消失。然而单纯根性受压不会出现病理反射。若伴有病理反射则表示脊髓本身也有损害。

4.颈部症状　颈痛不适,颈旁可有压痛。压迫头顶时可有疼痛,棘突也可有压痛。

5.特殊试验　当有颈椎间盘突出时,出现压颈试验阳性。脊神经牵拉试验阳性。

(三)脊髓型颈椎病

1.症状　患者首先出现双侧或单侧下肢发沉、发麻的症状,随之出现行走困难,下肢肌肉发紧,行步慢,不能快走,重者明显步态蹒跚,更不能跑。双下肢协调差,不能跨越障碍物。双足有踩棉花样感觉。自述颈部发硬，颈后伸时易引起四肢麻木。一般下肢症状可先于上肢症状出现，上肢一侧或两侧先后出现麻木、疼痛。部分患者有括约肌功能障碍、尿潴留。除四肢症状外，往往有胸1平面以下皮肤感觉减退、胸腹部发紧，即束带感。

2.体征　最明显的体征是四肢肌张力升高，严重者稍一活动肢体即可诱发肌肉痉挛，下肢往往较上肢明显。下肢的症状多为双侧，严重程度可有不同。上肢的典型症状是肌无力和肌萎缩，并有神经根性感觉减退，下肢肌萎缩不明显，主要表现为肌痉挛、反射亢进，出现踝阵挛和髌阵挛。皮肤的感觉平面检查常可提示脊髓真正受压的平面。Hoffmann征阳性，Babinski、Oppenheim、Chaddock、Gordon征亦可阳性。腹壁反射、提睾反射可减弱甚至消失。

（四）椎动脉型颈椎病

1.眩晕　头颅旋转时引起眩晕发作是本病的最大特点。

2.头痛　由于椎-基底动脉供血不足，侧支循环建立，血管扩张引起头痛。头痛部位主要是枕部及顶枕部，以跳痛和胀痛多见，常伴有恶心、呕吐、出汗等自主神经功能紊乱症状。

3.猝倒　是本病的一种特殊症状。发作前并无预兆，多发生于行走或上台阶时，头颈部过度旋转或伸屈时可诱发，反向活动后症状消失。这种情形多系椎动脉受刺激后血管痉挛，血流量减少所致。

4.视力障碍　患者突然弱视或失明，持续数分钟后逐渐恢复视力，此系双侧大脑后动脉缺血所致。此外，还可有复视、眼睛闪光、冒金星、黑矇、幻视等现象。

5.感觉障碍　面部感觉异常，口周或舌部发麻，偶有幻听或幻嗅。

二、诊断要点

（一）颈型颈椎病

1.颈部、肩部及枕部疼痛，头颈部活动因疼痛而受限制。因常在早晨起床时发病，故被称为落枕。

2.颈肌紧张，有压痛点，头颅活动受限。

3.X线片上显示颈椎曲度改变，动力摄片可显示椎间关节不稳与松动；由于肌痉挛头偏歪，侧位X线片上出现椎体后缘一部分重影，小关节也呈部分重影。

（二）神经根型颈椎病

1.具有典型的根性症状，其范围与受累脊椎节段相一致。颈肩部、颈后部酸痛，并沿神经根分布区向下放射到前臂和手指，有时皮肤有过敏，抚摸有触电感，神经根支配区域有麻木及明显感觉减退。

2.脊神经根牵拉试验多为阳性，痛点注射对上肢放射痛无明显疗效。

3.X线正位片显示钩椎关节增生。侧位片示生理前弧消失或变直，椎间隙变窄，骨刺形成。伸屈动力片示颈椎不稳。

（三）脊髓型颈椎病

1.自觉颈部无不适，但手动作笨拙，细小动作失灵，协调性差。胸部可有束带感。

2.步态不稳，易跌倒，不能跨越障碍物。

3.上、下肢肌腱反射亢进，张力升高，Hoffmann 征阳性，可出现踝阵挛和髌阵挛，重症时 Babinski 征可能呈阳性。早期感觉障碍较轻，重症时可出现不规则痛觉减退。感觉丧失或减退区呈片状或条状。

4.X 线显示病变椎间盘狭窄，椎体后缘骨质增生。

5.MRI 检查示脊髓受压呈波浪样压迹，严重者脊髓可变细，或呈念珠状。磁共振还可显示椎间盘突出，受压节段脊髓可有信号改变。

（四）椎动脉型颈椎病

1.颈性眩晕（即椎-基底动脉缺血征）和猝倒史，且能除外眼源性及耳源性眩晕。

2.个别患者出现自主神经症状。

3.旋颈诱发试验阳性。

4.X 线片显示椎体不稳及钩椎关节增生。

5.椎动脉造影及椎动脉血流检测可协助定位但不能作为诊断依据。

三、治疗方法

颈椎病应采用综合治疗。

（一）颈椎病非手术疗法的基本原则

1.非手术疗法应符合颈椎的生理解剖学基础。由于颈椎的解剖结构和生理功能的特殊性，要求在治疗上严格遵循这一原则。粗暴操作，超过颈部骨骼和韧带的强度，可突然出现神经症状，甚至完全瘫痪。

2.非手术疗法应密切观察患者的反应，超过颈椎骨关节生理限度的操作，往往会造成局部损伤。轻者局部水肿，渗出增加，粘连形成，重者可使韧带撕裂，不稳加重。长期推拿可使骨赘形成加速。因此，如推拿后患者感到不适或牵引后颈部疼痛加重，应立即停止这种疗法。

3.非手术治疗的目的应是纠正颈椎伤病的病理解剖状态，停止或减缓伤病的进展，有利于创伤的恢复及病变的康复，预防疾病的复发。

（二）颈椎病非手术疗法的适应证

1.轻度颈椎间盘突出症及颈型颈椎病。

2.早期脊髓型颈椎病。

3.颈椎病的诊断尚未肯定而需一边治疗一边观察者。

4.全身情况差，不能耐受手术者。

5.手术恢复期的患者。

6.神经根型颈椎病。

（三）颈椎病非手术治疗方法

1.颈椎牵引疗法　目前牵引的器械较多，但大致分为坐式牵引和卧式牵引。从生物力学的角度看，卧式牵引效果较好。卧式牵引的优点是患者可以充分休息，可以在睡眠肌肉松弛时牵引。

2.*制动法*　颈椎制动包括颈托、围领和支架三类。

3.三维正脊、理疗、推拿、按摩、针灸和穴位注射治疗等方法，对多数患者有治疗作用。

4.*家庭疗法*　家庭疗法是一个综合性的治疗方法，集康复、预防于一体，方法也较多。家庭疗法的主要内容包括纠正和改善睡眠及工作中的不良体位，牵引及使用围领等。家庭疗法是正规治疗的基础，对颈椎病的预防和康复具有重要作用。

5.*药物治疗*　常用的药物有硫酸软骨素A、复方软骨素片、丹参片或复方丹参片、维生素E、维生素B、颈痛灵及抗炎药物。

颈部硬膜外局麻药加激素是治疗颈椎病的有效方法。若伴有睡眠障碍和抑郁症，可加用三环类抗抑郁药。

（四）颈椎病的手术治疗

当颈椎病发展到一定程度，必须采用手术治疗方可中止对神经组织的进一步损害。多数情况下，前路手术更合理，而后路手术为前路手术的补充治疗手段。不过，当有后纵韧带骨化时，脊髓广泛受压，宜采用后路手术。

1.*颈椎病手术适应证*

(1)颈椎病发展至出现明显的脊髓、神经根、椎动脉损害，经非手术治疗无效者。

(2)原有颈椎病的患者，在外伤或其他原因的作用下症状突然加重者。

(3)伴有颈椎间盘突出症经非手术治疗无效者。

(4)颈椎病患者，出现颈椎某一节段明显不稳，颈痛明显，经正规非手术治疗无效，即使无四肢的感觉、运动障碍，亦应考虑手术治疗以中止可以预见的病情进展。

2.*颈椎病手术禁忌证*　颈椎病手术不受年龄的限制，但必须考虑全身情况。若肝脏、心脏等重要脏器患有严重疾病，不能耐受者，应列为手术禁忌证。此外，颈椎病已发展至晚期，或已瘫痪卧床数年，四肢关节僵硬，肌肉有明显萎缩者，手术对改善生活质量已没有帮助时，也不宜手术。若颈部皮肤有感染、破溃，则需在治愈这些局部疾患后再考虑手术。

（李虎星）

第六节　肩部和上肢疼痛

一、肩部创伤性肌腱炎

肩部创伤性肌腱炎是指肩峰下滑囊炎、肩袖肌腱炎而言。在体操、投掷、排球、游泳及举重运动员中非常多见。疼痛的产生是肩袖或肩峰下滑囊与肩峰和肩喙韧带相互摩擦造成的。

【临床表现】

有明显的扭伤或运动过度病史。主要症状是肩痛，其次是肩活动受限、肌肉痉挛和肌肉萎缩。

急性期主要表现为急性肩峰下滑囊炎症状，肩部疼痛，活动受限，肩峰下面有剧烈压痛。

克服阻力时肩各个方向的活动都有疼痛。

亚急性期主动或被动地使上臂外展至60°～120°时或内、外旋时疼痛(但被动将上臂外展超过120°,则疼痛消失或减轻),肱骨大结节部压痛,外展或内、外旋克服阻力时也痛,肩外展受限。

慢性期肩一般不痛,即使令肩外展、内外旋克服阻力时也不痛,只有在做某一特殊动作时才痛,例如标枪运动员臂上举做反弓投掷姿势时。

【治疗方法】

根据病情的轻重,可用固定、注射治疗、理疗或手术等方法处理。

1.*固定* 急性炎症时疼痛剧烈,应卧床休息,并将上臂外展30°固定,以减少肌肉活动减轻疼痛。

2.*局部注射* 在压痛点及滑囊内注入1%普鲁卡因或0.5%利多卡因5～10ml+醋酸泼尼松龙25mg,常有奇效。每周注射1次,5次为一疗程。对于疼痛明显者,应加服非甾体类抗炎药。有效止痛后,加强功能锻炼。

3.*物理治疗* 急性期可用热灯照射,每日2次,每次20min;亚急性病例可用紫外线(4～5生物剂量)照射2～3次,每次间隔时间3～4天。此外,也可用直流电离子透入或超高频超声波等治疗。

4.*功能锻炼* 急性病例应在急性期过去后,开始肩关节的回环及旋转运动;亚急性病例以不痛为原则,进行三角肌及肩袖肌群的活动,改善血液循环,增加肌力,防止肌萎缩;慢性病例应加强三角肌力量的练习。

二、肱二头肌长头腱鞘炎

由于肩关节超常范围的肩活动,使肱二头肌长头肌腱不断地在结节间沟中横行或纵行滑动反复磨损导致损伤,或突然的牵扯致伤,肌腱与腱鞘发生创伤性炎症。

【临床表现】

相当于肱二头肌长头肌腱处有剧烈的疼痛,关节活动明显受限,提物或使二头肌收缩并克服阻力时都有疼痛。慢性劳损的患者,主诉三角肌部疼痛,压痛点较局限。

【诊断要点】

1.肩部疼痛,夜间加重。

2.结节间沟部压痛。

3.Speed试验使患侧肘关节伸直,做对抗性肩关节前屈运动,若结节间沟部疼痛或疼痛加剧即为阳性。

4.Yergason试验屈肘90°,做抗阻性二头肌收缩,若结节间沟部疼痛即为阳性。如同时做肩关节被动外旋动作,出现疼痛,则为Yergason加强试验阳性。

5.与健侧对比,患侧肱二头肌肌力减弱。

6.结节间沟局部注射治疗,症状显著减轻。

7.X线摄片偶见结节间沟部钙化影。

8.肩关节造影肱二头肌长头肌腱鞘充盈不全或闭锁。

【治疗方法】

1.1%普鲁卡因或利多卡因5～10ml＋醋酸泼尼松龙25mg局部注射治疗，效果较肯定。急性期过后可行功能锻炼，防止僵冻肩发生。

2.手术治疗可行长头腱下移固定在结节间沟内或移植在喙突上或肩峰成形术。适应证：①非手术治疗无效；②肱二头肌长头肌腱已在结节间沟中粘连；③骨性纤维腱鞘内骨赘形成，造成狭窄；④长头腱变性，部分肌纤维断裂。

三、肩峰下滑囊炎

位于冈上肌腱表面与肩峰之间的肩峰下滑囊发生炎症，急性期滑囊肿胀，慢性期囊壁增厚，囊腔粘连。本病好发年龄40～50岁。

【临床表现】

初起感肩前上方疼痛、疲劳，疼痛可向斜方肌方向或上肩和前臂放射。肩上举时症状加重。急性期疼痛较重，夜间不能入眠，患肩不能受压。肩峰下区及大结节近侧有局限性压痛。肩关节连续性伸屈运动可扪及关节内摩擦感。

【诊断要点】

1.外伤史。

2.肩峰下区及大结节近侧有局限性压痛。

3.肩前上方疼痛。

4.撞击试验阳性。

5.疼痛弧征阳性患肩上举60°～120°范围出现疼痛。

6.臂坠落试验阳性被动抬高患臂至上举90°～120°范围，撤除支持，患臂不能自主支撑而发生臂坠落和疼痛。

7.肩关节活动受限肩关节外展、外旋及上举受限。

8.后期出现肌肉萎缩。

病史和体征具备1、2、3三项，再加上4、5、6、7四项中的任何一项阳性体征，诊断即可成立。

【治疗方法】

1.手术治疗　急性期患肩制动，三角巾悬吊；口服非甾体类抗炎药物；局部注射治疗。炎症消退，症状缓解，开始进行肩关节功能的康复训练。

2.手术适应证　陈旧性冈上肌腱断裂者；存在肩峰下撞击因素者。

3.手术方法　有肩袖修复术、肩峰成形术。

四、肩关节周围炎

肩关节周围炎简称肩周炎，为肩痛及运动功能障碍的症状群。广义的肩周炎包括了肩峰下滑囊炎、冈上肌腱炎、肩袖撕裂、肱二头肌长头腱鞘炎、喙突炎、冻结肩、肩锁关节病变等多种疾患。狭义的“肩周炎”为“冻结肩”或“五十肩”的同义词。

【临床表现】

本病发病过程分为以下三个阶段。

1.急性期　又称冻结进行期。起病急骤，疼痛剧烈，肌肉痉挛，关节活动受限。夜间疼痛加重，难以人入眠。压痛范围广，X 线检查无异常。

2.慢性期　又称冻结期。此时疼痛相对缓解。由急性期肌肉痉挛造成的关节功能受限发展到关节挛缩性功能障碍。关节周围软组织呈“冻结”状态。X 线检查可观察到肩峰、大结节骨质稀疏和囊样变。关节镜检查：关节腔内粘连，关节容积减小，腔内见纤维条索及漂浮的碎屑。

3.功能恢复期　炎症逐渐吸收，血液供给恢复正常，滑膜逐渐恢复滑液分泌，粘连吸收，关节容积逐渐恢复正常，大多数患者肩关节功能可恢复正常或接近正常。肌肉萎缩需较长时间的锻炼才能恢复正常。

【治疗方法】

1.非手术治疗　急性期解痉止痛。可制动，口服非甾体类抗炎药物，局部注射治疗；冻结期应在止痛条件下做适当的功能锻炼，防止关节挛缩加重。

2.手法松解术　适用于无痛或疼痛已基本缓解的肩关节挛缩症患者。在全身麻醉下分别在矢状面行后伸松解，在冠状面行外展、内收松解，最后做内旋、外旋的轴向松解，手法松解术必须用力徐缓，忌暴力，必须依次按矢状面、冠状面及轴向的顺序进行松解。

3.手术治疗　冻结期患者，伴有重度关节挛缩，经非手术治疗无效，可用手术方法剥离粘连。

五、肱骨内、外上髁炎

肱骨外上髁炎又称网球肘，为前臂伸肌起点特别是桡侧伸腕短肌的慢性撕拉伤。肱骨内上髁炎又称棒球肘或高尔夫球肘，为前臂屈肌起点反复牵拉累积性损伤。

【临床表现】

1.肱骨外上髁炎　多见于网球、羽毛球运动员，搅拌操作工及家庭主妇也多见。肱骨外上髁部位明显疼痛及压痛，握拳伸腕和旋转前臂时疼痛加重。Mills 试验(抗阻力伸腕)阳性。

2.肱骨内上髁炎　多见于棒球和高尔夫球运动员。有肱骨内上髁部疼痛和压痛。如果前臂外旋腕关节背伸时，使肘关节伸直可引起局部疼痛加剧。

【治疗方法】

轻者可采用上臂限制活动；局部注射治疗或理疗等措施。保守治疗无效者，手术剥离松解相应肌肉附着处软组织或切断肌筋膜上穿出的微血管神经束，效果较好。

六、前臂骨间综合征

前臂骨间综合征多在前臂急性创伤或前臂和肘部的反复运动后发生，如使用冰镐之后。

【临床表现】

主要为前臂近端和手腕深部的剧烈疼痛。随着病情的进展，患者会抱怨自己活动时前臂无力或者是沉重感。体格检查会发现患者由于拇长伸肌腱和拇伸深肌腱的麻痹不能弯曲拇指关节和示指关节的远端。某些患者还表现为在前臂旋前圆肌区域的超敏感性。在肘部以下的6～8cm处还会出现正中神经前臂骨间分支区域的Tinel征。

【治疗方法】

1.非甾体类抗炎药或COX-2酶抑制剂。

2.三环类抗抑郁药如阿米替林25mg睡前服用，它的副作用有助于治疗睡眠障碍。

3.避免前臂的重复运动。

4.如果上述治疗不能缓解症状，可采用局麻药和激素于肘部正中神经注射。

5.若症状持续不缓解，可行手术探查和正中神经减压。

七、尺骨鹰嘴滑囊炎

尺骨鹰嘴滑囊炎缓慢发生，是由于反复刺激尺骨鹰嘴滑囊，或急性损伤或者感染所致。如果炎症变成慢性，则关节囊会发生钙化。

【临床表现】

患者在肘部做任何运动时都会感觉到疼痛，尤其在伸展运动时会加剧。疼痛定位在尺骨鹰嘴部，但常会在肘关节上方感到疼痛。物理检查常提示尺骨鹰嘴的疼痛点和关节囊的肿胀，被动地伸肘和肩部外展时也会出现疼痛，在关节囊周围按压也会导致疼痛。

X线平片可以发现肘关节内部小的钙化灶和慢性炎症改变。如果怀疑感染，则应该抽取关节囊液，行革兰染色，并进行细菌培养，然后选择合适的抗生素进行治疗。

【治疗方法】

短期应用镇痛药、非甾体类抗炎药、COX-2酶抑制剂。用护肘来防止肘关节的损伤。若疼痛没有改善，可局部注射局麻药加糖皮质激素。

八、桡骨茎突狭窄性腱鞘炎

【临床表现】

桡骨茎突部局限性疼痛，放散至手、肘或肩臂部，腕、拇指活动时加重。

【诊断要点】

1.桡骨茎突处压痛。

2.屈拇、腕尺偏时疼痛剧烈。

【治疗方法】

1.减少手部活动,理疗。

2.症状重者,局部注射治疗。

3.保守治疗无效者,手术切开腱鞘狭窄部(术中注意保护桡神经浅支)。

九、指屈肌腱狭窄性腱鞘炎

【临床表现】

1.掌指关节掌侧酸痛,向远、近侧放散。

2.症状重者,屈伸指时可闻及弹响声。

【诊断要点】

1.掌指关节掌侧压痛。

2.症状重者指固定于屈曲位或伸直位而功能受限。

3.扳机指征。

【治疗方法】

1.轻者休息患手,理疗。

2.局部注射治疗。

3.保守治疗无效行屈肌腱鞘切开。

十、手痛感觉异常

手痛感觉异常又称为手套样神经病变。手套样神经病变常由于桡神经的感觉支受到压迫所致。神经的直接损伤也会出现相同的临床症状。骨折和撕裂伤常常会直接损伤神经,导致桡神经分布部位的感觉缺失。手术治疗痛性腱鞘炎时偶尔也会损伤桡神经的感觉支。

【临床表现】

手背部桡侧和拇指基底部的疼痛、异感和麻木感。物理检查可见腕部的桡神经感觉减弱。前臂远端常存在着桡神经的 Tinel 征。当手腕行屈腕和内旋动作时,患者常会感觉到桡神经支配区域的手套感。

【治疗方法】

首先应祛除造成神经压迫的病因;应用非甾体类抗炎药或 COX-2 酶抑制剂。上述治疗方法无效时,可考虑腕部桡神经感觉支注射局麻药和激素。对于顽固病变者,可行手术探查和神经减压治疗。

十一、肩胛上神经卡压综合征

本症为肩胛上神经于肩胛上切迹及其远侧部位受压,引起冈上肌或冈下肌麻痹、萎缩,导致肩周疼痛和运动受限的症状群。

【临床表现】

1.好发于中老年人,以长期肩部扛、挑重物者多见。

2.起病缓慢,早期患侧肩部酸胀,夜间尤甚,患肩时有沉重感,提携物件无力。

3.肩部疼痛在肩前屈和外旋时加剧,在锁骨后方、肩胛冈前方凹陷处有压痛,可向肩后或颈部放射,肩关节外展、外旋无力,晚期出现冈上肌和冈下肌萎缩。

4.当神经卡压发生在冈盂切迹时,则表现为孤立性的冈下肌萎缩,肩关节外展、外旋无力,而常不出现疼痛。

5.肌电图检查在冈上肌及冈下肌可出现神经损伤电位。

6.肩关节X线片检查以判断有无肩胛骨骨折,并除外骨肿瘤。

【治疗方法】

本症早期非手术治疗,即可治愈。

1.患肢适当休息,不持重物。

2.药物治疗可口服消炎镇痛药和维生素B族。

3.神经阻滞治疗行肩胛上神经阻滞,选用药物为局麻药、类固醇激素,每周1次,5次为一疗程。

4.物理治疗理疗、针灸、按摩等有辅助治疗作用。

5.晚期肩部肌肉萎缩、肌电图检查示有神经损伤现象者,可手术治疗。

十二、腕管综合征

腕管综合征为正中神经在腕管部受压所产生的一系列症状。腕管内通过的有指浅屈肌腱、正中神经、指深屈肌腱及拇长屈肌腱。任何增加腕管内压的因素,都将使正中神经受到压迫。如骨性关节炎、腕骨骨折或脱位、腕横韧带增厚和指屈肌腱非特异性慢性腱鞘炎、腱鞘囊肿、脂肪瘤、血管瘤等。

【临床表现】

1.女性多于男性,男女比例约为1∶6。

2.患者主诉手掌面桡侧三指半麻木、疼痛,夜间或清晨较明显。疼痛有时放射至肘。甩手、按摩、挤压手腕,可使症状减轻。

3.有时拇指外展、对掌无力,动作不灵活。

4.检查可发现正中神经分布区皮肤感觉迟钝,但感觉完全丧失者少见。

5.有拇外展功能障碍者,可有大鱼际肌运动障碍,甚至瘫痪、萎缩。

【诊断要点】

1.手指麻木　示指和中指麻木、疼痛,尤以中指为明显,夜间症状加重,病期较久可出现大鱼际肌无力、萎缩。

2.屈腕试验(Phalen试验)　腕关节极度掌屈,1min后,自觉正中神经分布区手指皮肤麻木加重者为阳性。可双侧同时对比做。也可在屈腕时，一拇指压迫腕部正中神经部位，1min出现手指麻木、疼痛者为阳性。

3.神经叩击试验征　用手指轻叩腕掌部，如出现沿正中神经分布区异常感觉者为阳性。

4.肌电图检查　早期病例可用肌电图检查，以帮助确定诊断。

5.神经诱发电位检查　该法优于肌电图，它可借分段测定神经传导速度，而发现神经嵌压的部位，有利确立诊断，明确手术的部位。

【治疗方法】

1.早期病例采用非手术疗法，可用含局麻药的泼尼松溶液做腕管内注射，每周1～2次，5次为一疗程。泼尼松可使腕管内组织水肿减轻，肌腱滑膜变薄，神经充血及水肿减少，症状缓解。

2.应用非甾体抗炎药及神经营养药或进行理疗。

3.经上述治疗无效或发生大鱼际肌萎缩者，应行腕横韧带纵行切开或部分切除以减压，将增厚的正中神经外膜切除，行神经外膜松解术。如已出现大鱼际肌萎缩者，应同时在显微镜下行神经束间松解术。

4.如有腕骨脱位或其他病变，切开腕横韧带后，还应进一步处理腕骨脱位及其他适当治疗。

5.在关节镜下切开切除腕横韧带。

十三、肘管综合征

任何原因在肘管部位压迫尺神经，均可产生肘管综合征。

【临床表现】

1.早期患者常感到尺神经分布区皮肤麻木、不适，有时感到写字、用筷子等动作不灵活。

2.症状加重时，尺侧腕屈肌及无名指、小指的指深屈肌肌力减弱。

3.病程长者，可发生小鱼际肌及骨间肌萎缩，出现“爪形手”畸形。

4.肘部尺神经沟处近端尺神经变得粗大，局部叩击尺神经可有过敏现象。

【诊断要点】

1.发病缓慢，主要为无名指、小指麻木或感觉异常，手指活动不灵敏，自觉持物无力，并有前臂、手背侧麻木感等。

2.随病情进展，可出现手内侧肌萎缩，偶有肘部尺神经增粗，Tinel征阳性。

3.双侧尺神经沟切线位X线片，患侧可见尺神经沟变浅、不平滑。

4.肌电图检查早期病例可用肌电图检查，以帮助确定诊断。

5.神经电图检查通过测定尺神经前臂段（腕-肘下5.0cm）和肘段（肘下5.0cm～肘上5.0cm）传导速度及潜伏期的变化进行诊断，是诊断肘管综合征的主要方法。

【治疗方法】

1.早期病例采用非手术疗法，可用含局麻药的泼尼松溶液做肘管内注射，每周1～2次，5

次为一疗程。

2.应用非甾体类抗炎药及神经营养药或进行理疗。

3.无名指、小指麻木定位准确，内在肌萎缩，为手术指征。将尺神经从尺神经沟中解脱出来，然后移至肘前皮下。也可行神经外膜松解术，一般不主张行神经束间松解，否则易伤及神经内丛，使症状加重。术后屈肘位石膏托制动，3周后开始练习活动。

十四、腕尺管综合征

腕尺管位于腕关节掌尺侧，起于豌豆骨近端，止于钩骨钩的远端。在豌豆骨与钩骨之间有豆钩韧带作为腕尺管的衬底。管的顶部有小鱼际肌起始部，腕掌侧横韧带及尺侧腕屈肌扩张部所覆盖。中间构成一个骨性纤维鞘管，即腕尺管。尺神经及尺动、静脉通过此管至掌部。尺神经在此受压，产生一系列症状，称为腕尺管综合征。

【临床表现】

1.病程短者，仅以无名指和小指中、末节皮肤感觉障碍为主，手内在肌无力。

2.病程延长，可出现手内在肌萎缩。

3.腕尺管综合征应与肘管综合征或胸廓出口综合征相鉴别。前者除在Guyon管附近压痛或可触及肿物外，无名指、小指指深屈肌及尺侧腕屈肌不受累。

【诊断要点】

1.豌豆骨平面受压，即尺神经主干受压，发病缓慢，开始为小指、无名指尺侧感觉麻木、刺痛，可向前臂放射；病程延长，可出现手内在肌无力、萎缩，爪指畸形。

2.如在钩骨钩部受压，主要为手内在肌无力、萎缩、麻木，但无感觉障碍，无内在肌功能障碍。

3.肌电图也可以帮助定位诊断。

4.神经电图检查通过测定腕部以下尺神经传导的变化，可进行诊断。

【治疗方法】

1.同腕管综合征。

2.晚期病例或发现有手内在肌萎缩者，应手术治疗。祛除腕尺管上部纤维结构，解除一切压迫因素，局部肿物应予切除。

十五、桡管综合征

【临床表现】

1.桡神经在桡管内受压时，患者主诉肘外侧及前臂伸肌群近端疼痛，劳累后加重，疼痛向肘关节放射。

2.有的患者因上肢突然地过度用力，可发生桡神经完全性麻痹，出现垂腕、垂指、垂拇症状。此现象往往是肱三头肌纤维腱桥压迫桡神经所致。

3.临床检查桡管附近压痛,伸肘位抗阻力伸指及前臂抗阻力旋前、旋后时疼痛明显。

4.第 1、2 掌骨间背侧桡神经单一分布区的皮肤出现感觉障碍。

【诊断要点】

1.临床表现。

2.肌电图。

3.神经电图检查通过测定桡神经传导的变化进行诊断。

【治疗方法】

1.同腕管综合征。

2.诊断明确者,主要应采取手术治疗。沿桡管走行切开皮肤及深筋膜,分离肌间隔,切断或切除肱三头肌纤维腱弓。

3.病史较长、神经外膜增厚病例,可行神经外膜松解。一般术后都有较明显的疗效。

十六、旋前圆肌综合征

旋前圆肌综合征是由于正中神经在肘窝部经过时受到挤压而产生的神经运动和感觉功能障碍的一系列临床症状。

【临床表现】

1.多为男性,尤好发于经常做强有力前臂旋转工作者。

2.患者感到前臂近端疼痛,有时向桡侧三个手指放射,抗前臂旋转和屈腕使疼痛加重。

3.手掌桡侧三个半手指麻木,感觉减退或消失。

4.旋前圆肌有压痛、变硬或明显肥大。旋前圆肌上缘可出现 Tinel 征阳性。

5.拇长屈肌、示指及中指的指深屈肌、拇指对掌肌表现无力,患者拿笔写字无力或不稳或拿不住,不能做精细动作。

6.电生理检查显示前臂运动神经从旋前圆肌的两个头开始传导速度减慢,肌电图检查可显示拇长屈肌有去神经征象。

【治疗方法】

急性期患肢休息、制动,禁止前臂做过度旋前的工作及活动。早期保守治疗即可治愈。

1.药物治疗以镇痛、消炎、解痉为主,可常规辅助维生素 B 族制剂。

2.神经阻滞术局部痛点阻滞疗效最显著,该症的痛点,往往就是病灶的所在,将 0.5%利多卡因 10ml 含曲安奈德 20mg、维生素 B_{12} 500μg 的混合液 2～3ml,缓慢注入痛点的肌筋膜下,即可收到立竿见影的效果。对病程较长者,连续反复进行痛点阻滞,每周 1～2 次,5 次为一疗程。治疗一个疗程后,视病情变化继续治疗至痊愈。

3.物理治疗、针灸、TENS 疗法及局部热敷或药物外敷,有改善局部血液循环的作用,可以缓解症状。

4.若保守治疗无效,则手术治疗,探查旋前圆肌,解除束带或压迫性病变。

十七、旋后圆肌综合征

旋后圆肌综合征又称前臂骨间背侧神经卡压综合征，多指桡神经骨间背侧支在进入旋后肌深浅两层之间，由于旋后肌腱肥厚，或此处发生脂肪瘤、血管瘤、腱鞘囊肿及肘关节外伤后畸形，牵拉摩擦或机械压迫此神经，使其支配的肌肉产生不同程度的运动障碍甚至瘫痪。

【临床表现】

1.男性多发，病程较缓慢。

2.患肢主要表现为伸指无力而呈垂指状。

3.患肢前臂近端疼痛，休息时加重，常有夜间痛醒史，疼痛又往往是瘫痪的先兆；本综合征无感觉障碍。

【诊断要点】

根据临床表现及以下几点可作出诊断：

1.桡骨头背外侧相当于旋后肌投影处压痛，重压可向远端放射。

2.伸拇、伸指或外展拇指肌力减弱或消失。

3.伸腕肌肌力桡侧正常，尺侧减弱或消失，腕部呈背伸并向桡侧倾斜。

4.肌电图检查神经传导速度减慢，伸拇、伸指肌出现纤维震颤电位。

【治疗方法】

1.*一般治疗*　早期局部热敷、理疗及 TENS 疗法，可起到一定疗效，能使水肿减退，改善局部血供，缓解症状。

2.*药物治疗*　给予非甾体类抗炎止痛药物可减轻症状和抗炎止痛，也可辅助维生素族制剂。

3.*神经阻滞疗法*　局部痛点阻滞疗效明显，将局麻药、激素、维生素 B_{12} 混合液适量，注入旋后圆肌压痛处，每周 2 次，5 次为一疗程。

4.*手术治疗*　若经保守治疗 2～3 个月无效，可手术治疗，解除压迫或粘连。

十八、雷诺病

雷诺病又叫凉手综合征，是由于交感神经功能紊乱引起的指端局部缺血现象。

本病确切病因仍未完全明了，多数认为与长期受凉、感染、中毒、内分泌改变有关，这些因素引起脊髓血管运动中枢功能失调，出现末梢小动脉功能性、间歇性收缩，导致周围血液循环障碍。本病也可能有一定的遗传因素。

【临床表现】

常见于青年女性，发病年龄在 20～40 岁之间。手指发病多于足趾。寒冷是所有患者的诱发因素，一般是在受寒冷后，特别是手指接受低温后发作，故冬季和居住在寒冷地区的人多发，某些患者情感变化亦可诱发。经典发作的表现有三期：指(趾)动脉痉挛致血流停止，出现指(趾)苍白，有时变黄和麻木；血流缓慢恢复，因血氧饱和度低，指(趾)出现发绀；指(趾)动脉舒张，管腔完全再开放，因反应性充血指(趾)变为潮红，此期可伴有烧灼、跳痛感，然后变为正常颜色。发作结束后，指(趾)可有搏动感和麻木感。一般情况下发作自行终止，或因回到温暖环境，或将患处浸入温水中而终止，亦可通过揉擦、挥动患肢使发作终止。

【诊断要点】

(一)辅助检查

1.*血管无创性检查* 如激光多普勒血流测定、应变计体积描记法测定手指寒冷刺激时手指收缩压等，可见血流及手指收缩压异常改变。

2.*激发试验*

(1)冷水试验：指(趾)浸入4℃冷水中1min，75%可诱发上述发作的颜色变化。

(2)握拳试验两手握拳1.5min后，于弯曲状态松开手指，部分患者可出现发作时的颜色改变；将全身暴露于寒冷环境，同时将手浸于10～15℃水中，发作的阳性率更高。

3.*指动脉造影* 分别在冷刺激前后做，如发现血管痉挛，可于动脉内注射盐酸妥拉唑啉后再次造影，了解血管痉挛是否缓解。造影可以显示动脉管腔变小，严重者可见动脉内膜粗糙、管腔狭窄，偶见动脉闭塞。此项检查临床较少应用。

(二)诊断依据

1.多发于青年女性。

2.3.两侧对称的指或趾出现间歇性苍白、发绀和潮红，温暖后症状缓解。

3.发作由寒冷或情感刺激诱发。

4.肢端疼痛表现为灼痛、麻木，恢复过程中可感胀痛。疼痛范围一般与神经支配无关。

5.激发试验阳性。

6.一般无坏疽，即使有也仅限于指尖皮肤。

7.发作间歇期，疼痛可完全消失，但仍存在手指或足趾麻木等循环障碍症状。

8.无其他引起血管痉挛发作疾病的证据。

9.病史2年以上。

【治疗方法】

1.*患肢保暖* 防止手脚受凉，尽可能避免水中操作，避免损伤和疲劳，适当加强营养，吸烟者应戒烟。

2.*药物治疗* 硝苯地平10～20mg，口服，每日3次；罂粟碱30～60mg，皮下或肌内注射，每日2次；盐酸妥拉唑啉20～30mg，每日4次；双氢麦角碱(海特琴)0.25mg，每日0.75～1.5mg；酚苄明10～20mg，每日1～2次；烟酸50～100mg，每日3～4次；利舍平0.25mg，每日3～4次；血管舒缓素10U，每日30～90U；前列腺素E_1静脉滴注。

3.*物理疗法* 可用光疗、热疗、按摩、熏洗(活血止痛散或四阳止痛洗剂)等，改善血液循环，调整神经功能。

4.*神经阻滞* 交感神经阻滞具有一定疗效，下肢病变阻滞腰交感神经节，上肢病变行星状神经节或胸2、胸3交感神经节阻滞。

(侯贺胜)

第七节　胸背部疼痛

一、胸壁疼痛

胸壁由软组织及骨性胸廓构成。骨性胸廓是由 12 块胸椎和椎间盘、12 对肋骨和胸骨组成的骨架;软组织为胸壁固有肌、神经、血管、淋巴等组织,填充于骨架之间的空隙中。胸壁结构原发性和继发性病变均可引起疼痛。

【临床表现】

1.症状　局部疼痛,尤其在深呼吸、咳嗽或转动体位时加剧,严重时可出现呼吸困难。

2.体征　受伤的局部胸壁有时肿胀,按之有压痛,甚至可有骨摩擦感。用手挤压前后胸部,能引起局部疼痛加重甚至产生骨摩擦音。

3.辅助检查　胸部 X 线摄片可有肋骨骨折线或断端的错位,同时有助于判断有无气胸、血胸的存在。但前胸肋软骨折断不能显示 X 线征象。胸壁 B 超检查可提供软组织异常的证据。

【诊断要点】

1.根据病史及放射线证据确诊。

2.在缺乏放射线证据的情况下,损伤的部位可由轻轻地触诊胸壁,使患者深呼吸来确定。挤压征阳性可帮助诊断。

【治疗方法】

(一)病因治疗

病因治疗是主要的治疗方法,在明确疼痛的原因后应积极采取病因治疗,如胸椎骨转移癌、椎管内肿瘤、糖尿病、椎间盘脱出、骨折等。

(二)一般治疗

最初的治疗是休息,避免增加疼痛的剧烈活动。可以使用肌肉松弛剂,尽量使患者放松以配合检查和进一步的治疗。

(三)神经阻滞

神经阻滞是治疗根性神经痛的主要方法,尤其是对疼痛十分剧烈、呈持续性的病例。对于某些疾病,神经阻滞可以有助于病因治疗,如带状疱疹、开胸术后综合征等。一般使用椎旁神经阻滞。对于需要反复穿刺阻滞胸脊神经根的病例,可以采用硬膜外置管。对于有明显交感神经痛症状的病例,可以进行胸交感神经节阻滞或毁损,尤其是顽固性的剧烈疼痛。椎旁神经阻滞效果不明显者可以考虑使用胸交感神经阻滞,可以达到治疗和协助诊断的目的。

(四)镇痛药物治疗

一般在病因治疗无效或疼痛剧烈急需控制的情况下使用。但对于肿瘤全身多处存在疼痛的患者,身体情况不能接受过多的损伤性治疗时镇痛药物治疗则是唯一的选择。大多数的神经根疼痛患者对阿片类镇痛药物不敏感，可综合应用不同种类的抗癌药物。骨转移病灶累及脊神经或胸交感神经链时，需要加入抗抑郁或抗惊厥类药物。如果使用硬膜外置管控制疼痛，可以给予吗啡和布比卡因，或加入可乐定。

（五）手术治疗

对于有些压迫脊神经根的疾病可以行手术治疗，给予减压使疼痛得到缓解。目前提倡使用微创手术，如椎间盘髓核的摘除、神经根切断、神经化学毁损、神经射频热凝术等均可在腔镜下进行。

二、肋软骨炎

肋软骨炎主要表现为肋软骨局限性肿大和疼痛，也有称为肋软骨痛性非化脓性肿胀。

【临床表现】

1.症状　好发于20～30岁，呈突然或逐渐起病，表现为前上胸部疼痛，疼痛在咳嗽、打喷嚏、躯干侧屈活动时加剧，有时放射至肩部。

2.体征

(1)患病部位多为2～4肋软骨处，局部呈纺锤形或球形肿胀，压痛明显。

(2)多为单一根肋软骨受累，偶有多根或双侧肋软骨受累者。

(3)局部皮肤无炎症反应。

(4)尽管局部疼痛明显，但全身状态良好，偶有低热。

(5)症状多在3～4周内自行消失，偶可持续数年之久。

(6)有反复发作倾向。

3.辅助检查

(1)血常规正常。

(2)X线胸部透视或拍片肋骨或胸骨无异常，可除外胸壁结核及骨髓炎等病变。

(3)远红外热图扫描局部多呈高温图像。

【治疗方法】

1.镇静剂使患者精神安定。

2.症状明显者需对症处理。局部或全身使用肾上腺皮质激素；热敷及理疗；中药止痛；非甾体类抗炎镇痛药；消炎镇痛液局部注射；个别用放射诊疗；抗生素治疗。

3.药物无效、影响情绪和工作、不能排除局部恶性肿瘤者可行肋软骨切除术。

三、胸大肌肌筋膜炎

【临床表现】

1.症状　前胸部痛，可伴皮肤麻木，夜间疼痛明显，午间较舒适。与气候不一定有关。如不经治疗其病程长。

2.体征　局部有压痛，压痛区较局限，无红肿，无发热，肌肉可见轻度萎缩，有时可触及筋膜结节，重压有酸痛感。

3.辅助检查　血常规及胸透均正常。远红外热图扫描局部呈片状高温图像。

【治疗方法】

1.祛除病因。

2.消炎镇痛液局部痛点注射，每周 1 次，5 次为一疗程。

3.舒筋活血、祛风散寒类中药内服或外用。

4.非甾体类抗炎镇痛药口服或外用，必要时还可口服曲马多或外用芬太尼透皮贴剂。

四、肋间神经痛

肋间神经痛是指一个或数个肋间的经常性疼痛。原发性肋间神经痛相当少见，临床多见继发性肋间神经痛。

【临床表现】

（一）症状

1.肋间部位的疼痛，可呈发作性加剧，在咳嗽、打喷嚏或深吸气时疼痛加剧。

2.疼痛剧烈时可放散到同侧的肩部和背部，故患者感到如束带状疼痛。

（二）体征

1.相应皮肤区感觉过敏。

2.相应肋骨边缘、肋间组织压痛。

（三）辅助检查

原发性肋间神经痛可正常，而继发性肋间神经痛可有相应的阳性发现，如胸膜炎、慢性肺炎、胸主动脉瘤等。

【治疗方法】

1.祛除病因。

2.如无明显病因存在者可行理疗、局部神经阻滞、针灸、TENS 等治疗。

3.肋间神经脉冲射频。

五、棘上韧带炎

【临床表现】

1.症状　主诉背痛或腰痛，病前可有久坐、长时间弯腰屈曲工作史。

2.体征　疼痛处可有压痛，多局限于棘突和棘上韧带的一小点区域，无红肿；局部有叩痛或感纤维束在棘突上滑动的韧带“剥脱”感。

3.辅助检查　远红外热图扫描局部高温图像。

【诊断要点】

1.多见于中年以后,有长时间低头弯腰屈曲工作史者。

2.在棘上韧带,特别是胸 3～5 段棘突处有局限性压痛即可诊断。

【治疗方法】

1.对继发于椎间盘和脊柱疾患者要对原发病给予防治。

2.对长期埋头、弯腰、伏案工作者要注意工作姿势。

3.痛点局部注射消炎镇痛液。

4.理疗,湿热敷。

六、菱形肌综合征

【临床表现】

1.症状　背痛,多为酸胀痛,以后半夜为重,严重时可伴有相应肋间神经痛或相应的肋间神经周围的肌筋膜疼痛,以致患者心烦意乱。

2.体征　在肩胛骨脊柱缘与胸椎之间有压痛点,有时放散至前胸,局部皮肤无红肿。

3.辅助检查　远红外热图扫描局部片状高温图像。

【诊断要点】

1.有或无劳损史。

2.在肩胛骨脊柱缘与胸椎之间有疼痛感及压痛点。

【治疗方法】

1.按摩,仅以拇指点压镇痛手法就能使局部痛点减轻或消失,每日 1 次。

2.理疗,湿热敷。

3.疼痛剧烈可辅以局部痛点注射消炎镇痛液,也可采用局部注射疗法。

4.对长期反复发作、顽固的菱形肌筋膜炎,应考虑为颈椎病所致的肩胛背神经痛。

5.可用非甾体类抗炎药。

七、带状疱疹肋间神经痛

【临床表现】

(一)症状

1.多有前驱症状,轻度发热和全身不适感。

2.局部有感觉过敏和神经痛、烧灼感。

3.部位多呈单侧,非对称性,沿一定皮肤神经分布。

4.病程 2～4 周。

(二)体征

1.多在侧胸壁,一个或几个邻近的肋间神经分布区出现皮疹、潮红、丘疹、水疱,内容透明澄清，类似珍珠，患部炎症，明显有红晕。

2.新旧疱疹成群分布，排列呈带状，数天后水疱松弛，内容物浑浊化脓或水疱破裂，露出糜烂底面，最后干燥结痂，一般不留瘢痕。

3.不典型皮疹有：仅出现丘疹不发生水疱即吸收者称不全性带状疱疹；疱疹，如豌豆至樱桃者称大疱性带状疱疹；内容呈血性称出血性带状疱疹；中心坏死结黑色痂皮称坏疽性带状疱疹；病势进行，皮疹遍延全身者称泛发性带状疱疹。

（三）辅助检查

血常规可见白细胞减少或增多，淋巴细胞增多；病毒分离可呈阳性。

【诊断要点】

1.根据前驱全身症状，患者皮肤感觉过敏伴神经痛。

2.皮疹呈单侧性发疹，沿神经分布，多数水疱簇集成群排列成带状而可诊断。

3.病程急，很少复发。

【治疗方法】

1.严重病例应休息，特别是年老体弱者，注意局部卫生，防止水疱破裂和继发感染。对继发感染者宜抗炎处理。

2.全身应用抗病毒药物及免疫干扰剂如干扰素。

3.口服维生素 B_1 或肌注维生素 B_{12}。

4.局部治疗以消炎、干燥、收敛、防止继发感染为原则。

5.物理治疗、针灸、经皮电刺激疗法对缓解疼痛有效。

6.早期并用神经阻滞治疗可加强镇痛效果，促进治愈，并预防发生带状疱疹后神经痛。神经阻滞治疗可采用硬膜外隙注药、椎旁注药和交感神经阻滞。

7.口服镇痛药可选抗抑郁药、抗癫痫药和麻醉性镇痛药。外用止痛药物可应用芬太尼透皮贴剂或辣椒素。

八、胸肋关节错位

【临床表现】

1.背痛、憋气，不能自如活动，也不敢大声说笑，深呼吸时疼痛加重。可放散至前胸部。

2.个别患者疼痛可放散到右上腹部。

3.多在背部胸(椎)肋关节处有压痛点；运动受限。

4.胸部透视无异常发现。

【诊断要点】

1.背痛在突然改变体位或负重力后发生。

2.胸肋关节处有压痛点。

3.复位手法可使症状立即消失。

【治疗方法】

首选推拿整复手法。在排除胸椎结核、肿瘤及胸腔内疾患后,采用坐位膝顶复位法或俯卧位双手臂交叉法推拿可收到立竿见影之效。

九、乳腺切除术后疼痛综合征

乳腺切除术后疼痛综合征包括乳腺切除后出现在前胸、腋窝、上臂的中央和后部的持续疼痛。其经常发生在根治性乳腺切除和腋窝淋巴结清扫术后,也可发生在小的手术如乳腺肿块切除术后。疼痛发生率在4%~6%。

【临床表现】

1.前胸、腋窝,臂的中、后部出现压迫感、收缩感、烧灼性疼痛感。

2.在损伤神经分布的区域疼痛常伴随阵发性撕裂性疼痛,感觉异常,感觉过敏。

3.上臂淋巴水肿。

4.一些患者可产生反射性交感神经萎缩症,许多患者则出现加重的感觉过敏和痛觉过敏。

5.神经瘤时触诊可引起撕裂性的电休克感觉。

6.远红外线扫描多呈高温热图像。

【治疗方法】

1.药物　非类固醇药物结合三环类抗抑郁药,如阿米替林。

2.神经阻滞　如果出现严重的疼痛,可采用后肋间神经阻滞或持续硬膜外阻滞,通常使用长效局麻药,也可在硬膜外隙注入阿片类药物。另外也可行交感神经阻滞。

3.手术治疗　神经切断术亦可考虑,如后侧脊神经根切断和后根入口周围切断。

4.经皮神经电刺激　可减轻疼痛。

十、开胸术后疼痛综合征

【临床表现】

1.疼痛通常是中等或严重程度,可局限于胸壁或节段性分布。

2.可伴有感觉异常、感觉缺失,或其他感觉障碍。

3.患者可出现锥体束受损的征象。在少数由创伤性神经瘤引起的持续性疼痛可呈烧灼性疼痛,伴阵发性撕裂性疼痛。

4.胸壁的触诊可显示感觉过敏和痛觉异常。

5.一些患者在同侧上肢出现反射交感性营养不良RSD,伴随烧灼样疼痛和RSD的其他症状和体征。

【治疗方法】

1.由肿瘤复发和残留引起疼痛的患者可按抗癌治疗,其效果取决于肿瘤的类型和抗癌的方法。

2.缓解疼痛非类固醇药物和阿片类止痛药，偶尔也可应用类固醇类药物。伴有撕裂性疼痛的患者可应用阿米替林。如药物治疗不能缓解疼痛，应考虑神经阻滞，可行后肋间神经阻滞。如果伴双侧疼痛且CT显示没有硬膜外肿瘤存在的患者，可试用节段性的硬膜外神经阻滞。另外对于伴有严重烧灼性疼痛的患者可进行颈胸部交感神经阻滞。

3.对于仍不能缓解的严重疼痛，应考虑神经外科手术和神经破坏阻滞。

十一　硬膜外脊髓压迫

【临床表现】

疼痛是本病的首要症状，可发生在其他神经症状和体征出现以前数天和数周。疼痛开始位于背部中央，并伴随相关的神经根疼痛。背疼为钝痛、恒定，并逐渐进展，可由躺倒、伸腰、屈颈、伸直腿上举而加重，部分可在坐位或站位时缓解。可出现受累椎体棘突固定的局限叩痛。当主要压迫神经根时，可出现放射性疼痛。在胸部表现为双侧。有少数患者不表现为疼痛，常因诊断、治疗不及时而产生神经体征，故在诊断确立时，75％的患者表现为虚弱，50％的患者感觉缺失和自主功能丧失，表现为运动失调，可能由脊髓小脑束的压迫引起。

【诊断要点】

出现脊髓压迫的神经体征时，诊断不困难，损伤部位也比较容易确定。当疼痛是唯一的症状时，诊断就比较困难，也很难区别是脊髓压迫或脊髓转移，尤其当患者自己不知道患肿瘤时，可误诊为骨肌肉疾病。故对可疑患者应进行影像学检查。磁共振对本病诊断具有重要意义。

【治疗方法】

治疗的目的是缓解和控制疼痛，恢复运动功能。药物治疗包括应用皮质类固醇类药物，如大量地塞米松，可通过减少脊髓血管源性水肿来缓解疼痛。改善其他症状和体征，放射治疗已成为主要治疗手段，可使75％的患者疼痛缓解。外科处理包括解除压迫的椎板切除术、椎体切除。但是对于椎体塌陷和椎体半脱位的患者，椎板切除降低了脊柱的稳定性，有时导致症状的加重。现在采用器械来稳定脊柱的椎板切除，取得了一定效果。

十二、肺、气管和支气管源性疼痛

气管、支气管炎可引起轻度和中等度的疼痛，位于胸骨后，呈烧灼样，常伴有咽喉炎和喉部受刺激。

【临床表现】

急性支气管炎常常先有上呼吸道感染的症状，如鼻炎、麻疹、寒战、低热、背部和肌肉疼、咽喉炎。气管、支气管的起病以咳嗽为信号，开始干咳无痰也可产生少量黏痰，一天中持续几个小时，以后变为大量脓性痰。患者可感到胸骨后刺激、不适和明显的疼痛。严重的患者发热可达到38～39℃，持续2～5日，之后一些症状减轻，但咳嗽可持续几周。有时可因为继发下呼吸道阻塞而有大量的黏液脓性痰和呼吸困难症状。体检两肺呼吸音增粗，散在干、湿性啰音。

啰音的位置常不恒定,咳嗽后可减少或消失。

【诊断要点】

根据病史、物理检查可作出诊断。如果症状、体征持续存在,可行胸部X线检查以鉴别其他疾病和并发的肺炎。对于抗感染治疗无效的患者,革兰染色可确定感染的细菌种类。

【治疗方法】

治疗包括休息、抗炎和缓解疼痛。应用非类固醇类抗炎药物如阿司匹林等,可以有效地减轻疼痛和退热。如果患者有严重的咳嗽,并引起肌肉疼痛而影响休息,可加可待因30～60mg。其他措施还包括蒸气吸入、支气管扩张药物。如果患者持续高热,有脓痰或有慢性阻塞性肺疾病,应给予抗生素。如果症状持续或复发则应根据痰涂片和痰培养、药敏的结果应用抗生素。

十三、肺栓塞性胸痛

【临床表现】

肺栓塞最常见的症状是胸痛、呼吸困难、呼气急促。此外,咯血亦常见。肺梗死常常引起胸膜炎,造成胸膜摩擦音和疼痛。如果肺梗死面积较大,患者通常有严重的心脏或胸骨后的压榨性疼痛,除了不放射外与心肌梗死的局部缺血症状相似。这是由于肺动脉、右心室或两者突然扩张而引起。此种类型的疼痛伴随T波和ST段变化。

【治疗方法】

疼痛的治疗取决于肺栓塞疼痛的频率、严重程度、持续时间和性质。

当患者发生大的肺栓塞而突然产生严重的压榨性的胸前区疼痛时,应给予吗啡或其他有效的麻醉性镇痛药。吗啡4～5mg溶于5ml生理盐水溶液中,2～3min缓慢注射,注射5min后症状轻微缓解,10～15min后可有效的缓解。如果患者仍然有严重的疼痛,可再给予5mg,同时应严密监测。通常第二剂量可使疼痛缓解。如果在15～20min内还不能缓解,可再给予第三剂量。随之可用阿片类药物持续静脉输入或给予患者自控镇痛治疗。

颈交感神经持续阻滞可产生同侧完全的疼痛缓解,一般在注射后5～8min内疼痛缓解,可持续6～10h。

发生胸膜炎疼痛的患者通常用非甾体类抗炎药,同时使用有效的麻醉性镇痛药。如果疼痛不缓解,可采用布比卡因后肋间神经阻滞。

十四、肺癌疼痛

【临床表现】

肺癌的早期往往没有特异性的症状,大多数是在X线检查时发现。随着癌肿的增大,会出现刺激性咳嗽,痰中带血丝,胸闷,哮鸣,气促,发热和轻度胸痛。晚期肺癌可压迫侵及邻近器官、组织或远处转移,出现膈肌麻痹、声音嘶哑、上腔静脉梗阻、胸水等症状,当侵及胸壁则可引起剧烈疼痛，食管受侵时出现吞咽困难。上叶顶部肿瘤产生剧烈胸痛、上肢静脉怒张、水肿、臂痛和上肢运动障碍，以及颈交感神经综合征。少数病例由于癌肿产生内分泌物质，临床上呈现非转移性的全身症状，如骨关节病综合征（杵状指、骨关节痛、骨膜增生等）、库欣综合征、重症肌无力、男性乳腺增大、多发性肌肉神经痛等。

【诊断要点】

早期诊断具有重要意义。当症状、体征及 X 线片提示肺癌时，应及早确定组织类型和分期。获取组织学类型的方法包括痰查瘤细胞、纤维支气管镜检查、经皮针吸肺活检、纵隔镜、胸腔镜。

【治疗方法】

（一）肿瘤治疗

治疗方法的选择主要涉及肿瘤的部位、组织类型、分期以及患者的身体状况等。各型肺癌如病灶较小，无远处转移，患者情况较好者，均应手术治疗并根据病理类型和手术时发现的情况，综合应用放射治疗和化疗药物疗法。

（二）疼痛治疗

1.药物治疗　按照癌症三阶梯止痛原则进行。

2.神经阻滞　对于药物止痛治疗不能缓解疼痛的患者，可考虑用局部麻醉药或神经破坏药物进行神经阻滞。

3.神经刺激技术

4.神经外科手术

十五、胸膜炎疼痛

【临床表现】

胸膜的炎症可继发于肺炎、肺脓肿、肺栓塞引起的肺梗死以及肿瘤等疾病。胸膜炎常伴有局部疼痛。

胸膜痛，也叫做 Bornholm 疾病和流行性肌痛，以麻疹、咽痛、肌痛为特点。一般伴随食欲减退、发热、突然的肌肉、胸膜和腹部疼痛。疼痛是锐性的，在低位肋骨或胸骨后部位突然发作，在运动、呼吸、咳嗽、喷嚏、呃逆等时可明显加重，也可涉及肩部、颈部、肩胛骨或胸部。约 50％的患者前腹部肌肉的疼痛和痉挛可以和胸部疼痛同时发生。许多患者还可表现为疼痛部位的疼痛过敏、感觉过敏和感觉异常。这种状况可持续 3～7 日，并可复发。偶尔，胸膜炎可伴随胸膜渗出。在疾病早期，胸膜炎、心肌炎、肝炎可连续发生。晚期的并发症是睾丸炎，在复发的胸膜痛的患著中有 3％～5％可发生此并发症。

【治疗方法】

胸膜炎一般为自限性疾病，治疗原则是解除病因、缓解疼痛。对于轻微和中等程度的疼痛，可单独使用 NSAID 或给予适量的可待因。对于更严重的疼痛，可合用麻醉性镇痛药和 NSAID，效果良好。另外，可考虑后肋间神经阻滞或节段性的硬膜外阻滞，应用长效局麻药和阿片类药物阻滞。

十六、食管黏膜病变引起的胸痛

在食管黏膜病变中，胃食管反流是造成食管源性胸痛的最常见原因，其他原因依次为感染性疾病、全身性疾病、物理因素和外伤所引起的食管黏膜病变。

【临床表现】

1.烧心　这是胃食管反流的最常见症状，约50%以上的患者有此症状，为上腹部或胸骨后的一种烫热感或烧灼感。在立位、饮水或服抗酸剂时可使症状减轻或短时缓解，在弯腰、睡眠时反流加重，甚至反流至咽部或口腔。酒类、甜食、咖啡、浓茶可诱发症状。

2.吞咽时胸痛　吞咽的食物，特别是固体食物通过病变部位时产生疼痛。一般胃食管反流病引起的吞咽痛较轻，或不引起吞咽痛。

3.吞咽困难　这是胃食管反流患者的常见症状。早期吞咽困难为间歇性发作，为炎症刺激引起的食管痉挛所致。有时梗阻感位置较高，系因食管上括约肌发生痉挛。早期吞咽困难症状较轻，常不被患者所注意，需仔细询问病史才能发现。若有胸痛，同时有轻微下咽困难，应考虑有食管源性胸痛的可能。

4.食管慢性溃疡性炎症　最终可导致瘢痕形成，造成管腔狭窄。此时“烧心”症状逐渐减轻，出现进行性吞咽困难。

【诊断要点】

1.测定有无异常反流存在　食管pH测定是诊断胃食管反流的最有效方法。如果没有食管pH监测设备，可用酸液灌注试验。

2.直接观察　食管造影和食管镜检查对本病的确诊具有重要价值。

【治疗方法】

嘱患者取半卧位以减少夜间发生的胃食管反流，减少反流物与食管黏膜的接触时间。其他预防措施包括不饮果汁等甜食，减少脂肪摄入，严格禁止吸烟、饮酒和食用巧克力食品。

如果上述措施无效，可采用药物治疗。抗酸药物对于间断发作的烧心症状有效，H_2受体阻滞剂可抑制白天和夜间的基础胃酸分泌以及食物刺激引起的胃酸分泌，对治疗反流性食管炎有效。奥美拉唑具有强烈抑制胃酸分泌的作用，其疗效比H_2受体抑制剂好。甲氧氯普胺（胃复安）既能增加食管下括约肌的压力，又不增加胃酸分泌，是治疗反流性食管炎的理想药物，以每次15mg，每日3～4次为宜，剂量过大可引起锥体外系症状。虽然用药物治愈反流性食管炎引起的胸痛比较困难，但临床上很少推荐用抗反流手术来治疗单纯性反流性食管炎。

十七、食管运动功能障碍性胸痛

【临床表现】

（一）食管绞痛或心绞痛样疼痛

疼痛与心绞痛发作相似，容易与心绞痛相混淆。疼痛十分剧烈，患者同时伴有压榨感、濒死感，向上胸部、颈部、下颌和上肢放射。以下几点有利于食管绞痛与心绞痛的鉴别：食管绞痛与吞咽和平卧有关，并常伴有反酸和烧心症状，与身体劳累无关，疼痛易放射至背部。而心绞痛常在劳累、精神紧张或饱餐后发作，休息后好转。

（二）吞咽困难与吞咽疼痛

食管运动功能障碍患者在胸痛的同时存在有吞咽困难，在进流食和固体食物时均可出现。食管黏膜病变一般只在进固体食物时出现下咽困难。吞咽疼痛一般被认为是食管黏膜病变引起，部分存在食管痉挛。

【诊断要点】

（一）食管测压

食管压力测定是诊断食管运动功能障碍所引起的胸痛的最准确方法。

（二）X 线检查

弥漫性食管痉挛在食管造影检查时多表现为节段性、收缩性管腔狭窄。有人描述为节段性食管痉挛、梯状食管痉挛或念珠状食管等。少数患者表现为几个厘米长的食管收缩或食管下段几个厘米长的弥漫性狭窄，食管上段轻度扩张。

（三）激惹试验

对食管测压和 X 线检查不能确定诊断者，为观察胸痛是否源于食管，常有意识地刺激食管，诱发其产生异常运动，同时进行测压分析。

1.*冷刺激试验*　如果患者有下咽冷食后胸痛的病史，可用吞咽冰水的方法刺激胸痛发作。持续服用冰水会导致食管蠕动停止，因此刺激试验仅需吞咽 2～3 次冰水即可。

2.*注酸试验*　食管注酸试验可以引起胸痛，但同时进行的食管测压，部分患者在产生胸痛的同时，出现高振幅、长时程的收缩。

【治疗方法】

目前治疗食管运动功能障碍性疾病的方法虽多种多样，但没有一种是特效的。

（一）硝酸酯与亚硝酸类

约 50％的食管源性胸痛患者应用硝酸甘油能使疼痛迅速缓解。对硝酸甘油治疗效果较好的患者，应改用长效硝酸盐制剂硝酸异山梨醇酯或硝酸甘油贴剂。

（二）钙离子拮抗剂

钙离子拮抗剂可缓解部分食管运动功能异常患者的胸痛症状。常用的有硝苯地平、维拉帕米。

（三）手术治疗

最常用的手术方法是食管肌层纵行切开术，切开的长度自下括约肌至主动脉弓下缘，肌层剥离的范围必须超过 1/3 周。

十八、胸椎棘突间韧带炎

棘间韧带是连接两个相邻棘突，由三层纤维组织构成，交叉排列，在脊椎后方稳定脊柱，可防止脊柱的过度前屈。临床上胸椎棘间韧带炎多见于下胸段。病理可见病变的棘间韧带出现纤维组织断裂、炎性渗出、细胞变性等改变,这些变化刺激分布于该部位的胸脊神经后支,可引起肋间、腹部,内脏等部位的牵涉痛。由于棘间韧带的血运差,损伤后其修复能力也差。随着年龄的增长,因劳损而出现的退行性变增多。

【临床表现】

患者以中年人多见,多有反复发作史、弯腰搬重物的损伤史,或有驼背等不良姿势。主要症状为胸背痛,患者多能明确指示痛点,部分患者有肋间、腹部、内脏等部位的牵涉痛。许多患者诉说挺胸伸展背后感觉疼痛可减轻。查体两棘突间局限性压痛,多发于下胸段,也可发生于两个以上间隙,但多为其中一个间隙痛感最重。

【治疗方法】

(一)非手术疗法

1.药物治疗包括口服非甾体类抗炎镇痛药及各种维生素类药物。

2.理疗可改善局部血液循环,加速组织修复。

3.注射疗法包括局部痛点阻滞。

(二)手术治疗

主要用于久治无效、痛苦大的患者。

十九、肩胛内侧滑囊炎

本病也称为肩胛内缘综合征,常并发于肩胛内上角综合征或肩周炎。

【临床表现】

患者常述有肩背不适及肩胛内缘痛感,常需活动肩颈部以缓解。查体可见肩胛内缘局限性压痛,可触及该部位粗糙摩擦感或条索状物。病变被背阔肌及斜方肌遮盖,压痛较深,查体时可在患者指引下找到压痛点。

【治疗方法】

一般采用非手术疗法。

1.*药物治疗*　包括口服非甾体类抗炎镇痛药物及外敷各类消炎镇痛剂。

2.*理疗*　可改善局部血液循环,加速组织修复。

3.*注射疗法*　局部痛点病灶注射镇痛复合液 3～5ml,每周 1 次,4 次为一疗程。

二十、肋横突关节炎

【临床表现】

1.*症状*

患者常有背痛,呈钝痛或烧灼样疼痛,好发于背部及两肩胛之间,多有一最痛处,患者一般可明确指出疼痛的部位。炎症可累及胸椎脊神经后支,严重时可累及前支向相应的肋间、腹部、内脏等部位放射，表现为剧烈的刺痛或灼痛，并因活动、咳嗽、用力等因素加重。

2.体征 胸椎小关节处压痛明显，当累及胸椎脊神经后支时，可在小关节内侧和(或)外侧均有压痛。

3.辅助检查 影像学检查可有或无椎间隙或骨及骨关节改变，部分患者表现为胸椎侧弯、生理弯曲加深或变直。

【治疗方法】

1.一般治疗 可口服消炎镇痛药物，以及应用半导体激光、红外偏振光、经皮电刺激等物理治疗。

2.神经阻滞 准确定位病变肋横突关节处，注射消炎镇痛药液3～5ml，一周1次，一般4次为一疗程，治疗间歇期配合理疗。

二十一、胸椎间盘突出症

胸椎间盘突出症远较颈、腰椎的椎间盘突出症少见。

【临床表现】

胸椎间盘突出症的临床症状与突出物的大小、突出物在椎管的部位及突出物和椎管内容积的相应关系都密切相关。一侧后外侧突出，仅单侧神经根受影响，临床上只出现神经根症状，而无脊髓症状。而中央型突出是指突出物从正中或向正后方突出，脊髓直接受压，临床首先出现运动功能障碍，同时存在疼痛及感觉异常。有些患者会因突出物压迫而导致脊髓的急性循环障碍，而出现截瘫，检查显示脊髓横断性损伤。位于胸$_{11\sim12}$节段的突出，可压迫脊髓圆锥和马尾神经，疼痛可放射到腰部及下肢或出现马尾神经损伤的症状。

【诊断要点】

(一)病史

临床很少有急性症状发作者。有些患者有外伤史。背痛往往是开始的症状，多局限在棘突间，叩击时尤为明显，疼痛呈放射状，出现束带样分布在胸壁或上腰部。疼痛区域局限在1～2根脊神经皮区。

(二)体征

1.胸段脊神经支配区的压痛和放射痛，相应脊神经支配区的感觉减退或消失及温度觉异常。脊旁肌肉强直，并因此可致脊柱侧弯。

2.运动神经功能障碍的表现下肢肌力减退，下段胸椎间盘突出时可见下运动神经元病症和弛缓性瘫痪。而上运动神经元损害时显示肌痉挛、踝阵挛和髌阵挛阳性，深反射活跃、巴氏征等病理征阳性。个别存在马尾综合征、性功能障碍，趾端可出现营养性溃疡。

【辅助检查】

X线平片检查椎间隙狭窄、胸椎侧弯、椎体退行性改变都只能作为间接诊断依据。CT、MRI可见相应节段椎间盘突出的影像学改变，另外可见椎管有无狭窄、突出物后纵韧带有无钙化、黄韧带是否增厚、椎体和下关节突有无增生。

【治疗方法】

1.仅有单侧或双侧根性神经痛而无脊髓压迫者可考虑保守治疗

(1)静滴神经脱水剂,每天2次,7天为一疗程。

(2)口服非甾体类抗炎药。

(3)神经根阻滞治疗可行胸椎旁神经阻滞或胸部硬膜外间隙阻滞。急性期用药:得宝松1ml,维生素 B_{12} 0.5mg,0.5%利多卡因,总剂量10~15ml,每处注药5~8ml,1~2周1次。

(4)经皮电刺激治疗:电极放在相应脊神经支配区域或痛点。每天1次。

(5)红外线偏振光或半导体激光治疗每天1次,10次为一疗程。

2.出现脊髓压迫征或马尾综合征的治疗原则

(1)单侧不完全瘫痪,无骨性椎管狭窄,无突出物钙化,无后纵韧带钙化和黄韧带肥厚者,可考虑髓核化学溶解疗法和射频消融术。

(2)半身全瘫、截瘫或出现严重马尾综合征者,应行外科手术治疗。术后可给予药物、理疗辅助。

3.注意事项 糖尿病、高血压病患者禁用糖皮质激素。胃溃疡患者,禁用非甾体类抗炎药。

二十二、心绞痛

【临床表现】

心绞痛分为劳累性和自发性两大类,也可分为稳定型劳累性心绞痛、初发型劳累性心绞痛和恶化型劳累性心绞痛。

(一)稳定型劳累性心绞痛

1.该型最常见,也称普通型心绞痛,指由心肌缺血、缺氧引起的典型心绞痛发作。

2.每日和每周疼痛发作次数大致相同,诱发疼痛的劳累和情绪激动程度相同,每次发作疼痛的性质和疼痛部位在1~3个月内无改变。

3.典型发作是突然发生的胸骨体上段或中段之后的压榨性、闷胀性或窒息性疼痛。

4.疼痛可波及大部分心前区,可放射至左肩、左上肢前内侧,达无名指和小指,偶可伴有濒死的恐慌感觉,往往迫使患者立即停止活动。

5.疼痛持续3~5min,很少超过15min,休息或含服硝酸甘油片,在1~2min内(很少超过5min)消失。

6.常在体力劳累、情绪激动(发怒、焦急、过度兴奋)、受寒、饱食、吸烟、发生贫血、心动过速或休克时诱发。

7.发作时,患者表情焦虑,皮肤苍白、寒冷或出汗。血压可略增高或降低,心尖区可有收缩期杂音(二尖瓣乳头肌功能失调所致)。第二心音可有分裂,还可有交替脉或心前区抬举性搏动等体征。

8.患者休息时心电图50%以上属正常,异常心电图包括ST段和T波改变、房室传导阻滞、束支传导阻滞、左束支前分支或后分支阻滞、左心室肥大或心律失常等，偶有陈旧性心肌梗死表现。疼痛发作时心电图可呈典型的缺血性 ST 段压低的改变。

（二）初发型劳累性心绞痛

1.指患者过去未发生过心绞痛或心肌梗死，而现在发生由心肌缺血、缺氧引起的心绞痛，时间尚在 1～2 个月内。

2.有过稳定型心绞痛但已数月不发生心绞痛的患者再次发生心绞痛时，也可归入本型。

3.患者疼痛部位、性质、程度、可能出现的体征、心电图和 X 线发现等，与稳定型心绞痛相同，但心绞痛发作尚在 1～2 个月内。

（三）恶化型劳累性心绞痛

1.简称恶化型心绞痛或进行型心绞痛。指原有稳定型心绞痛的患者，在 3 个月内疼痛的频率、程度、诱发因素经常变动，进行性恶化。

2.患者痛阈逐步下降，较轻的体力活动或情绪激动即能引起发作，故发作次数增加，疼痛程度较剧，发作的时限延长，可超过 10min。用硝酸甘油后不能使疼痛立即或完全消除。

3.发作时心电图示 ST 段明显压低与 T 波倒置，但发作后又恢复，且不出现心肌梗死的变化。

4.本型心绞痛反映冠状动脉病变有所发展，预后较差。可发展为急性透壁性心肌梗死，部分患者已经存在较小心肌梗死（未透壁）或心内膜下散在心肌梗死灶而心电图无改变，患者随时可能猝死。

5.部分长期患稳定型心绞痛患者，可在一段时间呈现心绞痛进行性加剧，然后又逐渐恢复稳定。

【诊断要点】

1.典型心绞痛发作含服硝酸甘油后可缓解，再结合患者年龄、是否有冠心病因素，即可迅速建立诊断。

2.发作时心电图检查显示以 R 波为主导联 ST 段降低，T 波平坦或倒置（变异型心绞痛患者相关导联 ST 段抬高），发作过后数分钟内逐渐恢复。

3.无心电图改变患者考虑做负荷试验，不典型发作者要依据硝酸甘油疗效和发作时心电图的改变进行诊断。

4.暂时确诊困难者应反复检查心电图、心电图负荷试验或 24h 动态心电图连续监测，如心电图显示阳性变化或负荷试验诱致心绞痛发作时也可确诊。

5.诊断仍有困难者，可做放射性核素检查或考虑行选择性冠状动脉造影。

6.冠状动脉内超声检查可显示管壁的病变，对诊断可能更有帮助。

7.患者不典型心绞痛发作时，应先判断胸部不适感或疼痛是否出现在心绞痛发作时，需谨慎从事。因为心绞痛一词不单纯表现为疼痛，因为心肌缺血、缺氧的感觉可能是痛以外的感觉。

8.心绞痛应是压榨紧缩、压迫窒息、沉重闷胀性疼痛，而非刀割样尖锐痛或抓痛、短促的针刺样或触电样痛、或昼夜不停的胸闷感觉。

9.少数患者感觉为烧灼感、紧张感或呼吸短促伴有咽喉或气管上方紧榨感。疼痛或不适感开始时较轻,逐渐加剧,然后逐渐消失,很少为体位改变或深呼吸所影响。

10.疼痛常见于胸骨或其邻近,也可发生在上腹至咽部之间的任何水平处,但极少在咽部以上。有时可位于左肩或左臂,偶尔也可位于右臂、下颌、下颈椎、上胸椎、左肩胛骨间或肩胛骨上区,然而位于左腋下或左胸下者很少。

11.对于疼痛或不适感分布范围,患者常需用整个手掌或拳头来表示,用一手指指示疼痛部位者极少见。

12.疼痛时限为1～15min,多数3～5min,偶有达30min的(中间综合征除外),疼痛持续仅数秒钟或不适感(多为闷感)持续整天或数天者均不似心绞痛。

13.体力劳累和情绪激动是主要诱发因素,如登楼层数过高、平地快步走、饱餐后步行、逆风行走、用力大便、长时间位于寒冷环境、其他疼痛诱因、心情恐怖、紧张、发怒、烦恼等情绪变化均可诱发心绞痛。

14.晨间痛阈低,轻微劳力如刷牙、剃须、步行即可引起发作;上午及下午痛阈提高,即使较重的劳力亦可不诱发;而体力劳累加上情绪激动更易诱发。自发性心绞痛可在无任何明显诱因下发生。

【治疗方法】

(一)发作时的治疗

1.*休息* 发作时立即停止活动,停下来休息。

2.*药物治疗* 硝酸酯制剂作用较快,此类药物除迅速扩张冠状动脉、降低其阻力、增加其血流量外,还通过扩张周围血管,减少静脉回心血量,降低心室容量、心腔内压、心排血量和血压,减低心脏前、后负荷和心肌的需氧,从而缓解心绞痛。

(1)硝酸甘油用0.3～0.6mg片剂,置于舌下含化,可迅速为唾液所溶解而吸收,1～2min即开始起作用,约半小时后作用消失。长期反复应用可产生耐药性而降低效力,停用10天后恢复效力。不良反应有头晕、头胀、头部跳动感、面红、心悸等,偶有血压下降,因此第一次用药时,患者宜取平卧位,必要时吸氧。

(2)二硝酸异山梨醇(消心痛):用5～10mg,舌下含化,2～5min见效,作用维持2～3h。或用喷雾剂喷入口腔,每次1.25mg,1min见效。

(3)亚硝酸异戊酯极易气化的液体,盛于小安瓿内,每安瓿0.2ml,用时以手帕包裹敲碎,立即盖于鼻部吸入。其作用快而短,约10～15s内开始,几分钟即消失。作用与硝酸甘油相同,降压作用更明显,宜慎用。同类制剂还有亚硝酸辛酯。

(4)应用上述药物的同时,可考虑用镇静药。

(二)缓解期的治疗

1.*一般治疗*

(1)尽量避免各种诱致心绞痛发作的因素。

(2)调节饮食,禁忌进食过饱,禁忌烟、酒。

(3)调整日常生活与工作量,减轻精神负担。

(4)保持适当体力活动，以不致发生疼痛症状为度。

2.*药物治疗*　应选择作用持久的抗心绞痛药物以预防心绞痛发作，可单独选用、交替应用或联合应用下列作用持久的药物。

(1)硝酸酯制剂

1)二硝酸异山梨醇。口服二硝酸异山梨醇，每天3次，每次5～10mg；服后半小时起作用，持续3～5h。单硝酸异山梨醇20mg，每天2次。

2)四硝酸戊四醇酯。口服，每天3～4次，每次10～30mg；服后1～1.5h起作用，持续4～5h。

3)长效硝酸甘油油剂，服用长效片剂可使硝酸甘油持续而缓慢释放，口服后半小时起作用，持续可达8～12h，可每8h服1次，每次2.5mg。用2%硝酸甘油软膏或膜片制剂(含5～10mg)涂或贴在胸前或上臂皮肤，作用可能维持12～24h。

(2)β受体阻滞剂：具有阻断拟交感胺类对心率和心肌收缩力受体的刺激作用，减慢心率，降低血压，降低心肌收缩力和氧耗量，从而缓解心绞痛发作。此外，还降低运动时血流动力学反应，使同一运动量水平心肌氧耗量减少；使不缺血的心肌小动脉(阻力血管)缩小，从而使更多的血液通过极度扩张的侧支循环(输送血管)流入缺血区。不良作用有心室射血时间延长和心脏容积增加，可能使心肌缺血加重或引起心力衰竭，但其对心肌氧耗量减少的作用远超过其不良作用。

(3)钙通道阻滞剂此类药物能抑制钙离子进入细胞内，抑制心肌细胞兴奋-收缩耦联中钙离子的利用，因而抑制心肌收缩，减少心肌氧耗。扩张冠状动脉，解除冠状动脉痉挛，改善心内膜下心肌的血供。扩张周围血管，降低动脉压，降低心脏负荷。降低血液黏度，抗血小板聚集，改善心肌的微循环。

治疗变异型心绞痛以钙通道阻滞剂的疗效最好。本类药可与硝酸酯同服，其中硝苯地平可与β受体阻滞剂同服，但维拉帕米和地尔硫䓬与β受体阻滞剂合用时则有过度抑制心脏的危险。停用本类药时也宜逐渐减量然后停服，以免发生冠状动脉痉挛。

3.*中医中药治疗*　以活血化瘀法(常用丹参、红花、川芎、蒲黄、郁金等)和芳香温通法(常用苏合香丸、苏冰滴丸、宽胸丸、保心丸、麝香保心丸等)最为常用。此外，针刺或穴位按摩治疗也有一定疗效。

4.*其他治疗*　低分子右旋糖酐或羟乙基淀粉注射液，250～500ml/d，静脉滴注，14～30天为一疗程。抗凝剂如肝素、溶血栓药和抗血小板药可用于治疗不稳定型心绞痛。高压氧治疗增加全身的氧供应，可使顽固的心绞痛得到改善，但疗效不易巩固。体外反搏治疗可能增加冠状动脉的血供，也可考虑应用。兼有早期心力衰竭者，治疗心绞痛的同时宜用快速作用的洋地黄类制剂。

5.*外科手术治疗*　主要是施行主动脉-冠状动脉旁路移植手术(CABG)。取患者自身大隐静脉或乳内动脉作为旁路移植材料。一端吻合在主动脉，另一端吻合在有病变的冠状动脉段的远端，引主动脉的血液改善该冠状动脉对心肌的供血。

6.*经皮腔内冠状动脉成形术(PTCA)*　将带球囊的导管经周围动脉送到冠状动脉，在引导钢丝的引导下进入狭窄部位，向球囊内注入造影剂使之扩张，此技术可代替部分外科手术治疗。绝对适应证为：

(1)心绞痛病程<1年，药物治疗效果不佳。

(2)一支冠状动脉病变，且病变在近端、无钙化或痉挛。

(3)有心肌缺血的客观依据。

(4)患者有较好的左心室功能和侧支循环。应用该技术治疗效果不理想可以行紧急主动脉-冠状动脉旁路移植手术。多支冠状动脉病变、心肌梗死后出现再次心绞痛也用本法治疗，但有左冠状动脉主干病变者属于禁忌证。本手术即时成功率在90%左右，术后3～6个月内，有25%～35%的患者可能再次发生狭窄。

7.神经阻滞　可给予星状神经节阻滞或高位硬膜外隙连续阻滞，必要时给予星状神经节毁损性治疗。

二十三、急性心包炎引起的胸痛

急性心包炎可因感染、结缔组织异常、代谢异常、损伤、心肌梗死或某些药物引起。

【临床表现】

(一)胸痛

常在全身疾病的病程中发生胸痛，位于胸前或胸骨后，偶尔疼痛位于上腹部酷似"急腹症"，为钝痛或尖锐痛，并向颈部、斜方肌区或肩部放射。疼痛程度轻重不等，在胸部活动、咳嗽和深吸气时加重，坐起和前倾时减轻或缓解。

(二)其他症状

呼吸急促，呼吸困难；发热、干咳、寒战和乏力等。

(三)心包摩擦音

间歇出现且时间短暂，性质也在每次查体时可发生变化。多为二相(收缩期和舒张期)，有时仅出现于收缩期，但仅在舒张期闻及则较少见。

(四)心包积液

量大时出现心浊音界扩大、心音低沉。

(五)心电图

大多发生在胸痛后数小时或数天内，急性心包炎的系列心电图，中异常的ST-T段改变分为以下四个阶段。

1.第一阶段　伴随胸痛发作时的心电图改变，对急性心包炎有实际诊断价值，表现为ST段抬高，凹面向上(除aVR和V_1外)。无对应ST段压低。在ST段抬高导联中的T波通常是直立的。

2.第二阶段　发生在起病的数天后，表现为ST段回落至基线并伴T波的平坦，ST段的变化通常发生在T波倒置前。

3.第三阶段　T波倒置，不伴有R波消失或出现Q波。

4.第四阶段　可以发生在病程的数周或数月之后，为倒置的T波恢复至正常。

（六）超声心动图（UCG）

为安全、迅速、无创的检查方法，对识别心包积液有高效的敏感性和特异性。只有纤维素性心包炎时，UCG可能是正常的。

（七）X线胸片

如合并大量心包积液，可显示心影扩大和外形改变。约1/4的心包炎患者出现左侧胸腔积液，可为继发于结核或恶性肿瘤等提供诊断线索。

（八）血液检查

包括血常规、红细胞沉降率、心肌酶、血培养、结核皮肤试验、血清肌酐、抗链球菌溶血素O、抗核抗体、HIV感染试验，柯萨奇病毒、流感病毒和埃可病毒中和抗体测定，促甲状腺激素、T_3 和 T_4 等化验有助于对急性特异性心包炎的诊断。

【治疗方法】

1.明确病因进行特异性治疗。

2.卧床休息，直至胸痛消失与体温正常。

3.心包炎性胸痛常对非甾体类抗炎药物治疗有效。

4.胸痛严重且对上述治疗48h内无效时应用糖皮质激素。泼尼松60～80mg/d，分次服用。

5.抗生素只有在证实是化脓性心包炎时才应用。

6.禁用抗凝剂，如因有人工机械瓣必须长期抗凝，则推荐静脉应用肝素，同时定期复查UCG观察心包渗液的变化。

（邓彩英）

第八节　腰椎间盘疼痛

一、腰椎间盘突出症

60%的患者有腰扭伤史。特殊职业，如长期坐位工作、驾驶员等易患该病。其典型症状是腰痛伴单侧或双侧下肢痛。

【临床表现】

（一）腰痛

大多数患者有下腰痛，并且为先腰痛后腿痛，部分患者为腰、腿痛同时出现，少数患者为先腿痛后腰痛。疼痛部位在下腰部和腰骶部，位置较深。疼痛在活动时加重，卧床休息后减轻。当椎间盘突出突然发作时，可发生急性腰痛，肌肉痉挛，伴有坐骨神经痛和腰椎各种活动受限，疼痛持续时间较长。

(二)坐骨神经痛

由于95%的腰椎间盘突出症发生在腰$_{4\sim5}$或腰$_5$～骶$_1$椎间隙,患者多伴有坐骨神经痛,向腰骶部、臀后部、大腿后外侧、小腿直至足背或足底放射。当患者弯腰、咳嗽、打喷嚏、大便时疼痛症状加重。

(三)腰椎姿势异常

由于椎间盘突出的方向向后或后外侧,刺激、压迫了一侧(有时为双侧神经根)神经根,患者会保护性地采取一定的特殊体位,以避开椎间盘对神经的压迫。因此患者的腰椎可表现出如侧凸、侧后凸、双肩不等高、骨盆不等高等各种异常姿势。

(四)麻木与感觉异常

当突出的椎间盘刺激了本体感觉和触觉纤维,即可出现肢体麻木。麻木部位按受累神经区域皮节分布。有时患者感觉患肢怕冷、畏寒,夏日也穿多条长裤。

(五)马尾神经损伤症状

此症状出现于急性中央型椎间盘突出症患者往往是髓核脱出。患者在搬重物、用力咳嗽、打喷嚏或被实施腰椎重力牵引、重手法"复位"后,即感腰骶部剧痛,双下肢无力或不全瘫,会阴区麻木,出现排便、排尿无力或失禁等括约肌障碍症状。男性可出现功能性阳痿,女性可出现尿潴留或假性尿失禁。

【诊断要点】

(一)病史

1.仔细询问患者职业、发病时间与诱因、腰痛性质和下肢痛性质。

2.观察患者的步态与脊柱外形,疼痛症状较重者可出现跛行步态。脊柱外形如前所述。

(二)一般体格检查

1.*压痛点*　在病变间隙的患侧有深压痛。疼痛可沿坐骨神经分布区向下肢放散。

2.*腰椎活动受限*　腰椎在各个方向上均有不同程度的活动受限。前屈后伸运动受限明显;有脊柱侧弯的患者,向凸侧弯曲的活动受限明显。

3.*肌萎缩和肌力减弱*　受累的神经所支配的肌肉,如胫前肌、腓骨长短肌、伸趾长肌等,均可有不同程度的肌肉萎缩和肌力减弱。腰$_{4\sim5}$椎间盘突出时,肌力明显减弱。

4.*感觉减退*　受累神经根支配区,皮肤针刺痛觉明显减退。

5.*腱反射改变*　腰$_{3\sim4}$椎间盘突出时,出现膝反射减弱或消失。腰$_5$～骶$_1$椎间盘突出时,出现跟腱反射减弱或消失。

(三)特殊检查

1.*胸腹垫枕试验*　检查方法:患者全身放松,两上肢伸直置于身旁,检查者在病侧腰$_3$～骶$_1$各节椎板间隙的深层肌上用手指探压,寻找深层压痛点。若在腰椎过度前屈位上测定,使原有在超伸展位上引出的深压痛、传导痛或下肢酸麻感完全消失或明显减轻者,则可判定为腰椎管内发病因素。

2.*直腿抬高试验*　由于椎间盘突出时神经根袖受到卡压,限制了其在椎管内的移动。因此,在做患侧直腿抬高动作时因牵拉了受压的神经根而产生了疼痛症状,试验呈阳性。

3.直腿抬高加强试验　将患肢抬高到一定程度而出现坐骨神经痛.然后降低患肢使疼痛症状消失，此时被动背伸踝关节，当又出现坐骨神经痛时为阳性。

4.健肢抬高试验　当直腿抬高健侧肢体时，如果出现患侧坐骨神经痛的症状，即为阳性。此种情况多表明椎间盘突出为“腋下型”突出。

5.股神经牵拉试验　对高位椎间盘突出症（如腰$_{2\sim3}$和腰$_{3\sim4}$）的患者，股神经牵拉试验为阳性。但对部分腰$_{4\sim5}$突出的患者，该试验也为阳性。

6.屈颈试验　患者取坐位或半坐位，双下肢伸直，当被动向前屈曲颈椎时，如出现患侧下肢的放射性疼痛者为阳性。

7.颈静脉压迫试验　压迫颈静脉，使硬脊膜膨胀。由硬脊膜发出的神经根与突出的椎间盘相挤压，从而诱发出疼痛。

（四）影像学检查

1.X 线平片　在侧位片可见病变的椎间隙狭窄，正位片可见轻度侧弯。

2.MRI 检查　该项检查可更好地对脊髓内病变和椎间盘退变、脱水情况进行显影。MRI 对椎间盘突出的诊断有重要意义，但该项检查的假阳性率较高。

3.CT 检查　可清楚地显示椎间盘突出的部位、大小、形态和神经根、硬膜囊受压的情况。同时可显示黄韧带肥厚、关节内聚、后纵韧带钙化、椎管狭窄等情况。

4.腰椎管造影　注入造影剂后，通过正、侧、斜位 X 线摄片，直观地了解到任何对硬膜和神经根的压迫。现在使用较少。

5.CTM 检查　腰椎管造影后再做 CT 断层扫描，能提高诊断的准确性，尤其是对于侧隐窝和神经根袖受压情况的了解，具有单纯 CT 检查无法替代的优势。

6.腰椎间盘造影　此项检查适用于腰椎间盘源性腰痛的患者。在破碎和退变的椎间盘内注人造影剂，既可以看到造影剂外溢的影像，又可以在注射的过程中进行疼痛诱发试验。若注射造影剂可诱发出与患者以往相同的腰痛，即为阳性。MRI 普及后，该技术现在使用也较少。

【治疗方法】

（一）非手术疗法

非手术疗法的目的以缓解疼痛症状为主。

1.牵引治疗　间歇式牵引比传统的持续牵引有更好的疗效。但是，牵引治疗并非对所有椎间盘突出症患者都有效，其疗效取决于突出的椎间盘与神经根的关系。也可采用三维正脊快速牵引。

2.手法治疗　不同的推拿、按摩、旋搬手法治疗，均可取得缓和肌肉痉挛或改变突出髓核与神经的相对关系，从而可减轻对神经根的压迫，缓解症状。

3.理疗、卧床、药物治疗　卧床、理疗并配合消炎镇痛类药物治疗可以减轻神经根的炎性反应，以达到缓解症状的目的。多用于急性期。现多主张在有效镇痛的基础上适当功能活动。

4.神经阻滞和注射疗法　采用硬膜外注射和置入导管连续阻滞法，在 CT 或 C 形臂透视引导下，可以直接将导管置入硬膜外间隙，将药物输送到局部，直接减轻神经根的炎性反应。也可采用腰大肌间沟阻滞治疗。

(二)手术治疗

1.传统手术治疗方法　此方法经后路行开窗、扩大开窗、半椎板或全椎板切除,显露椎管内结构,摘除突出的椎间盘,解除神经根的压迫。

2.微创外科技术　包括脊柱内镜下椎间盘手术、椎间孔镜手术、经皮穿刺椎间盘摘除手术、经皮激光椎间盘切除术、纤维环及髓核化学溶解术、椎间盘射频冷消融术等方法,其中以椎间孔镜手术的发展变化最具代表性。该手术方法有创伤小、利于保护脊柱稳定性的优点。

二、腰椎棘上、棘间韧带炎

【临床表现】

1.患者多为青壮年,有慢性腰背痛病史,以酸痛为主。

2.棘上韧带炎多位于腰背部,而棘间韧带炎的位置较低,多位于下腰部。

3.患者在弯腰时因牵拉损伤的韧带使疼痛症状明显,伸腰时较轻。局部受压时症状较重。

4.在棘突和棘突间均可有压痛。在棘突上的压痛局限而表浅。压痛多为一个棘突,偶见两个棘突。

5.普通 X 线片检查无阳性发现。

【治疗方法】

1.减少局部应力。口服非甾体类抗炎药物,局部外敷止痛膏药。

2.局部理疗。

3.以上治疗无效时可以给予局部注射局麻药+糖皮质激素,效果较好。每周 1 次,2～4 次多可治愈。

4.对个别症状严重、保守治疗无效的棘间韧带炎患者,可以考虑手术切除韧带,并行局部脊椎融合术。

三、第 3 腰椎横突综合征

【临床表现】

1.腰痛其程度和性质不一,可反射至同侧大腿,少数可反射到小腿或其他部位。

2.腰部活动时或活动后疼痛症状加剧,有时翻身及步行困难;但咳嗽、打喷嚏、腹肌用力等则对疼痛无影响。

【诊断要点】

1.多数患者有腰部扭伤史。

2.在骶棘肌外缘第 3 腰椎(或第 2、第 4 腰椎)横突尖端处有局限性压痛,有进可引起同侧下肢放射痛。局部触诊可摸到肌肉痉挛性结节。

3.直腿抬高试验可为阳性,但加强试验阴性。有些患者股内收肌明显紧张。无神经根性损害体征。

【治疗方法】

1.口服消炎镇痛药物并配合局部理疗。

2.手法或三维脊松解治疗。

3.局部注射　患者俯卧位，腹部垫一软枕，用长针头做第6腰椎横突源码部骨膜下及周围软组织注射。每周1次，共2～4次。要求注射部位准确，否则无效。

4.对上述保守治疗无效而症状严重者，可考虑手术治疗，做横突周围软组织松解术。

四、经皮穿刺腰椎间盘髓核摘除术

（一）经皮穿刺腰椎间盘摘除术的机制

经皮穿刺治疗腰椎间盘突出症（PLD）的机制目前尚完全明了。并非所有腰椎间盘突出症患者都有症状，只有突出组织压迫到神经根，压迫脊髓，产生一系列症状，才能被诊断为腰椎间盘突出症。临床上所见椎间盘组织突出的大小与临床症状并不成正比，症状的产生还与其他因素有关。如椎间盘内高压，刺激纤维环周围的疼痛感受器而产生症状。有时通过某种方法使椎间盘内压力外泄后，也能达到治疗目的。PLD手术并非直接摘除压迫脊神经根的髓核组织，而是间接性摘除椎间盘中央的为突出的髓核组织。PLD摘除椎间盘内的部分或大部分髓核组织后，可使压迫神经根的髓核组织“回纳”，从而达到解除压迫的治疗目的。然而，大多数患者已无临床症状，但椎间盘突出的影像学却依然如故，仅有少部分表现为突出的髓核组织“回纳”。

一般认为PLD的主要机制可能是机械性的减压。通过椎间盘小开窗和部分切除髓核，使椎间盘内压显著降低，从而缓解对神经根及椎间盘周围痛觉感受器的刺激，达到缓解症状的目的。Monterid详细地描述了这一过程的作用机制：纵向挤压力将髓核推向椎间盘边缘，加之椎间盘内压增高，引起椎间盘突出或脱出；当从椎间盘侧方开窗，取出髓核组织，降低椎间盘内压，使疼痛缓解，并改变了髓核的突出方向，产生了致使突出的反作用力，从而避免了椎间盘向后突出压迫神经根和脊髓，并防止了复发。

（二）适应证和禁忌证

【适应证】

1.最佳适应证

（1）明确的腰椎间盘突出症状，包括反复发作性腰腿痛、跛行。

（2）神经根和脊髓受压体征阳性或感觉异常，如神经支配范围感觉减退、直腿抬高试验阳性、肌力下降、脊柱代偿性侧弯等。

（3）经CT或MRI等影像学检查，确诊为包容性（即指突出的髓核组织与椎间盘的髓核组织相连，包容在外层纤维环及后纵韧带内，髓核组织并未脱落进入椎管）或单纯性椎间盘突出，并且影像学表现与临床症状体征相一致。

（4）经手术治疗效果不佳者，反复发作或虽为初发但症状严重者。

2.相对适应证

(1)以腰痛症状为主,无明显神经根压迫症状,但经CT/MRI证实有相应平面的椎间盘明显退变,并排除其他原因所致的腰痛。注射造影剂0.5～1.0ml以上时,诱发疼痛和疼痛加重,或油造影剂吸收现象,可列入适应证。

(2)合并后纵韧带钙化者。

(3)硬膜外封闭效果不佳者。

【禁忌证】

1.有椎间盘病变,合并其他严重退变者。如椎间隙明显狭窄、严重钙化、椎管狭窄、侧隐窝及神经根管狭窄、黄韧带肥厚等。

2.椎间盘突出病史过长,尤其是10年以上,常见于老年人。

3.髓核和纤维环病变特殊,非包容性。如纤维环及后纵韧带破裂,髓核组织脱入者,CT/MRI提示椎管内突出髓核有明显粘连者,突出物过大,压迫硬脊膜囊严重,椎间盘突出致侧隐窝填塞者。

4.合并椎管或脊柱其他疾病,如椎体滑脱、椎管内肿瘤、椎体转移性肿瘤等。

5.非椎间盘病变引起的腰腿痛。

6.做过化学性溶核术,包括胶原酶、木瓜酶溶核术。

7.具有明显马尾神经综合征需行椎管减压者。

(三)经皮穿刺腰椎间盘髓核摘除手术方法

【定位方法】

由于腰背部肌肉发达,无大血管及神经等重要组织,因此,从侧后方穿刺为一安全的穿刺途径,也是目前最广泛的PLD穿刺方法。这种方法受穿刺点和进针角度两个基本参数的影响,一般情况下,穿刺点距脊柱中线旁开7～12cm为宜,进针角度为40°～50°。不同的椎间盘平面,其穿刺参数有一定的变动范围。

一般在侧卧位下穿刺,必须依赖多角度的X线透视,必须在高质量的X线电视监视下进行,正确的穿刺应该是正侧位透视下穿刺针头均在椎间隙中央,若有C形臂X线机更为方便。

有一些学者采用在CT定位下穿刺,这可以显示横断面下的穿刺针位置,单纯X线下只能看骨骼,而CT下可以看到软组织。然而,目前绝大多数CT无实时透视功能,无法实时监视整个穿刺过程。

首先应根据CT/MRI片测得穿刺点距脊柱中线的距离,并估计穿刺针与脊柱冠状面的成角,然后在穿刺者身上做好标记。如在侧位透视下穿刺,当穿刺针抵达椎间盘前后间1/3即髓核中心时,应作正位透视;而正位透视也应该显示穿刺针进入椎间隙左右间之中心,为正确的穿刺通道。正确的穿刺途径不仅受穿刺角度的影响,同时也受穿刺点距离的约束,而穿刺点距离与进针角度两者相互制约。如反复调整穿刺角度都不能进入正确位置(角度过小则受上关节突阻挡,角度过大则进入腹腔),此时则常表示穿刺点距脊柱中线过近,应把穿刺点适当往外旁开1～2cm后再穿刺;若穿刺针仍超越到中线对侧过多,则表示穿刺点旁开过大,可把穿刺点旁开距离缩短1～2cm后再穿刺。

【术前准备】

1.术前常规检查包括血常规、出凝血时间、肝肾功能、腰椎正侧位平片及胸片、心电图等。

2.让患者了解手术过程，必须获得患者的术中配合，术前常规使用镇静剂，如鲁米那 0.1g 肌内注射。

3.若术中需要作髓核造影，则需作碘过敏试验。

4.术前 1 天静脉滴注抗生素。

5.术前禁食和备皮。

6.根据 CT/MRI 片测量穿刺点距脊柱中线的最近距离和进针角度。

7.冲洗液的配制　500ml 生理盐水＋庆大霉素 16 万 U。

8.术前谈话应详细，包括术中、术后可能出现的并发症及对疗效的预测评估等，必须获得患者家属的理解和签字。

9.手术器械必须高温、高压消毒，严禁仅用消毒液浸泡消毒。

【手术操作】

1.体位　常采用侧卧位操作过程。患者侧卧于检查床上(C 形臂或普通 X 机)，腰间用软垫垫高，使略向上凸起。一般应从有症状侧进针，即患侧向上。

2.定位　以病变椎间隙为中心划出棘突连线即脊柱中线；从病变椎间隙向患侧划一垂直于中线的标记线并延至腋中线，在与腋中线交界处贴一金属标记物，然后对患者进行腰椎侧位透视，也可摄片定位。观察金属标记物是否重叠投影在病变椎间盘所在间隙后 1/4。在距中线 6～8cm 体表确定一点为穿刺进针点，测量出穿刺点距病变椎间盘后 1/4 的垂直距离(即穿刺点距金属标记点的垂直距离)，并根据“勾股定理”计算出穿刺进针角度及深度。

3.消毒和麻醉　以穿刺点为中心消毒、铺巾。用 1%普鲁卡因或 1%利多卡因加少量肾上腺素作皮肤及沿穿刺途径作局部麻醉，严禁将脊神经根麻醉。

4.穿刺　用尖头刀片于麻醉后的穿刺点作 3.0～5.0mm 横行皮肤切口，用直径为 1.0mm 的带芯穿刺针从皮肤切口经侧后方肌群缓慢插入病变椎间隙中央，要缓慢进针，如有神经根刺激症状应适当调整进针角度及方向以避开神经根。当到达椎间盘纤维环时，阻力增加并有柔韧感，突破纤维环时有减压感。取出针芯用一注射器向内轻轻推注空气加压，若有弹性阻力，则提示定位针进入椎间盘。双向透视准确无误后，摄正位片作原始记录。然后即可进行造影或经皮髓核摘除术。

5.扩张及打开纤维环　退出针芯，沿穿刺针逐级交换扩张管，最终置入直径 3.0～3.5mm 工作套管，抵达纤维环时把工作套管进至椎间盘中后 1,/3 处。经套管插入环锯至纤维环时，缓慢捻转环锯，打开纤维环，进入髓核腔，即“开窗”。

6.切割抽吸　把工作套管进入至椎间盘中后 1/3 处，退出环锯，经工作套管插入切割器，连接吸引器并接通冲洗液，以转速 300 次/分钟从不同深度和不同方向对髓核组织进行反复切割抽吸，直至无髓核组织析出为止。

7.拔管、包扎　先退出切割器，后拔出工作套管，局部消毒包扎。不应一同拔除切割器及工作套管，防止损伤软组织。

【术后处理】

术后12小时内密切观察血压、脉搏等生命体征，以及下肢感觉运动情况。术后当日即可在床上活动，次日下床。使用抗生素3～5天。术后可使用地塞米松5mg＋甘露醇250ml静滴1～3天。出院后继续卧床休息2～4周，减少腰部活动。

五、椎间盘镜下椎间盘髓核摘除术

(一)前路颈椎间盘镜手术

【适应证和禁忌证】

前路颈椎间盘手术主要适用于双侧神经根受压神经根型颈椎病和脊髓型颈椎病，主要表现为：①颈部疼痛伴臀部放射痛；②感觉丧失、针刺感、麻木、肌力减弱和(或)深部腱反射减弱的症状和体征；③MRI或CT结果为椎间盘突出，与症状体征一致；④肌电图和(或)神经传导检查阳性；⑤12周保守治疗无效。

禁忌证：①急性或慢性脊髓病变；②类似椎间盘突出症的神经、血管病变；③严重的脊柱关节强直伴椎间盘间隙狭窄；④明显的骨刺可能阻挡椎间盘镜的入路；⑤颈椎椎管狭窄或侧隐窝狭窄；⑥颈椎间盘脱垂或游离。

【手术方法】

采用局麻或全麻，患者取仰卧位，肩部垫高，用一条软皮带固定前额，肩部用带子微微向下牵，使颈部充分伸展。C形臂透视确定椎间隙后，进针点位于胸锁乳突肌内侧缘的中点，手指用力按压肌肉和器官之间的间隙，指向锥体表面，喉和气管在其内侧，颈动脉在其外侧，用指尖触诊颈椎的前面，然后一根18号的腰穿针扎进椎间隙，位置又透视来证实。

作2～3mm的皮肤切口，通过腰穿针插入一导针，拔出腰穿针，留下里面的导针，再用钝性套管扩张器沿导针抵达椎间隙，最后放置圆形工作通道。首先由工作通道插入环钻环形切削纤维环，再用小刮匙和小切割钳先将椎间盘组织松动、取出，随后用环形刀切削，冲洗后抽吸。整个过程在透视和内镜的严密监视下进行。

【术后处理】

术后用硬质颈围固定8～12周后，拍摄颈椎屈曲伸直侧位片证实已获稳定可取出外固定。仍有颈部和上肢疼痛者可给予止痛剂。

(二)后路颈椎间盘镜手术

【适应证和禁忌证】

主要适用于单侧神经根受压：外侧型的颈椎间盘突出；单侧的椎间孔狭窄；颈椎前路间盘切除融合术后仍残留神经根症状等。所有非单纯神经根型颈椎病均应视为后路颈椎间盘镜手术的禁忌证，多节段性的神经根型颈椎病是其相对禁忌证。

【手术方式】

全麻或局麻均可，患者取坐位头部用Mayfield支架固定，保持颈部屈曲中立位，将C形臂放在手术床下以便术中透视。用一腰穿针于正中线旁开2cm经皮肤刺入，直达一侧的椎间关节，透视证实间隙正确无误后，于进针处作一斜行切口，切开皮下组织及筋膜，拔除腰穿针，用1根克氏针沿腰穿针的方向由切口插到椎间关节，然后沿克氏针插入第一个扩张器，当抵达椎间关节时，拔除克氏针，接着插入其余几个扩张器。最后放置工作通道并用固定臂固定后拔出扩张器。

接好内镜并调整方向，此时工作通道位于椎间关节的内侧部分，可清楚看到椎板和关节突交界处，可用C形臂再次透视证实。椎间孔切开首先用长柄的磨钻钻出一小部分下关节突和上关节突，然后用一小拉钩探测椎弓根的位置，然后用1～2mm椎板咬钳继续清除骨质直到神经根的上下缘能够清晰显露。当神经根充分减压后，用含有醋酸甲泼尼龙较膏涂抹神经根，拔除工作通道，缝合切口。

【术后处理】

术后用硬质颈围固定6～8周后，拍摄颈椎屈曲伸直侧位片证实已获稳定可取出外固定。仍有颈部和上肢疼痛者可给予止痛剂。

（三）后路椎间盘镜腰椎间盘摘除术

【适应证与禁忌证】

一般认为腰椎间盘突出症的病理分型可分为：膨出型，纤维环呈环状或局限性隆起，但纤维环仍然完整；突出型，突出的髓核为很薄的纤维环所约束，切开纤维环后髓核自行突出；脱出性，突出的髓核穿过完全破裂的纤维环，位于后纵韧带下方；游离型，髓核穿过完全破裂的纤维环和后纵韧带游离于椎管内或椎间孔甚至位于硬膜内蛛网膜下腔。

1.适应证

(1)各种类型的腰椎间盘突出症，最佳适应证为单节段后外侧型腰椎间盘突出症。

(2)腰椎间盘突出症合并侧隐窝狭窄、局限性椎管狭窄者。

(3)腰椎间盘中央型突出伴马尾神经损伤者。

(4)腰椎间盘突出合并后纵韧带钙化或纤维软骨板骨化者。

2.禁忌证

(1)腰椎间盘突出合并严重脊柱退变和脊柱不稳。

(2)多节段后纵韧带钙化和纤维软骨板骨化者；由于解剖结构不清，定位及操作不便，不适用复发性腰椎间盘突出症。

【手术方法】

1.麻醉与体位　一般采用硬膜外麻醉。患者俯卧于可透X线的弓形手术床上，胸部及髂嵴处垫软垫，使腹部腾空。

2.椎间隙定位　于拟行手术椎间隙棘突间后正中线垂直插入12号针头，C形臂X线机下透视侧位片以证实穿刺间隙正确。

3.椎板下缘定位及剥离　于穿刺针头旁距后正中线0.6～0.8cm处患侧作1.6cm纵行皮肤切开，并切开腰背筋膜。切口内垂直插入穿刺针达上级锥体的椎板下缘，沿穿刺针插入第1个扩张管达椎板下缘，抽出穿刺针。用此扩张管刮擦、剥离椎板下缘及椎板间黄韧带区域，以免周围肌肉及软组织影响视野。依次插入第2、第3、第4根扩张管，并重复上述剥离动作。

4.插入通道管及内镜　通道管沿着扩张管插入，抵达椎板，将其与自由固定臂连接并固定。取出扩张管，将内镜插入通道管。开展该手术初期可以用C形臂X线机再次透视，以证实手术部位正确与否。

5.黄韧带、椎板的识别与切除　用髓核钳咬除椎板上及椎板间隙的残留组织，出血则以电凝止血。使用弯刮匙以区别椎板下缘与黄韧带，并与椎板下缘剥离黄韧带，进入硬膜外腔，从该处以枪式咬骨钳咬除黄韧带及少许椎板下缘骨质，暴露硬脊膜及神经根。若合并侧隐窝或神经根管狭窄者，应进一步咬除侧方黄韧带及部分骨质以充分减压。

6.椎间盘暴露与切除　以神经拉钩牵开神经根及硬脊膜暴露突出的椎间盘，切开纤维环，髓核钳彻底咬除髓核组织，探查神经根，确认其减压充分。

7.冲洗缝合伤口　冲洗椎间隙、止血、拆除通道管等，缝合伤口。

【术后处理】

术后平卧6小时，预防应用抗生素1～3天，术后24小时行直腿抬高训练，2～3天可戴腰围下床活动，1周后行腰背肌功能锻炼，10～12天伤口拆线。

【手术并发症】

术中并发症的发生与术者镜下操作的熟练程度及技巧有直接关系，主要包括硬脊膜撕裂、神经根损伤、马尾神经损伤、椎间隙感染、术后复发及镜下止血困难等。

六、髓核化学溶解术治疗腰椎间盘突出症

髓核化学溶解术为治疗椎间盘突出症的一种介入疗法，通过经皮穿刺向病变椎间盘注入一种化学酶(常用木瓜凝乳蛋白酶和胶原蛋白水解酶)，催化降解髓核的某些成分，降低键盘内压力或消除突出物对神经根的压迫从而达到消除或缓解临床症状的目的。

(一)适应证与禁忌证

对腰椎间盘突出患者行髓核化学溶解术前，经3个月的观察和保守治疗症状有时可以得到缓解和治愈，除非治疗过程中症状剧烈或进行性加重需即刻手术。然而对有下列情况者不宜行髓核化学溶解术：

1.孕妇及12岁以下的儿童。

2.对髓核化学溶解酶过敏者。

3.伴有马尾综合征的患者。

4.合并有骨性椎管狭窄或侧隐窝狭窄的患者。

5.游离死骨型或椎间盘钙化者。

6.伴有椎间盘炎症或穿刺部位感染者。

7.有心理或精神障碍者。

(二)髓核化学溶解术的注射方法

【盘内注射髓核化学溶解术】

患者侧卧位或仰卧位于能透视的特制治疗台上，弯腰屈膝或腹部垫枕，以使生理前凸和腰

骶角变直。

在C形臂下陷型侧位准确无误地确定欲做治疗的病变椎间隙，并在背部皮肤画出标记，距后正中线向外旁开8～12cm为穿刺点。

从穿刺点用18号6英寸(15.2cm)长带针芯腰穿针，与躯干矢状面成45°～55°，而腰穿针尾向头侧倾斜20°～30°，以旋转方式进针，经皮肤、皮下脂肪、腰背筋膜、骶棘肌外侧部、腰方肌及腰大肌。从神经根下抵纤维环后外侧表面时，此时有触到沙砾样的感觉，穿入纤维环时有涩韧感，待针尖穿道纤维环内层进入髓核时进针阻力突然减小，有落空感。

拔出针芯，接注射器，回吸无任何液体抽出时，行侧位及前后位透视证实针尖准确位于椎间盘中心，方可进行注射胶原酶。

【盘外注射髓核化学溶解术】

盘外注射是将髓核溶解药注射到椎管内的硬膜外腔，因而对药物的特异性要求很高，对周围组织尤其是神经组织应无毒副作用，目前临床上只要胶原酶。注射途径可分为经棘间韧带、经侧隐窝、经骶裂孔和经椎间孔髓核化学溶解术。

【术后处理】

1.术后具体处理

(1)患者采取屈膝屈髋仰卧位，此种体位可使腰腹肌松弛以达到椎间盘内压力降低，预防和缓解腰痛。

(2)保留静脉通道，以便发生过敏反应时及时抢救。

(3)注射胶原酶前测血压、脉搏，注射后10分钟内至少测2～3次，术后前2小时密切观察患者血压、脉搏及呼吸情况，以便及时发现过敏反应。

(4)术前空腹，以便尽早恢复胃肠功能，术后常规给予患者口服通便中药，必要时应用胃肠动力药、针灸、穴位注射新斯的明。

(5)术前训练床上排尿，术后热敷、按摩、针灸，必要时可行导尿。

2.腰痛的处理方法　腰痛是常见的术后反应，在处理上最为困难，应做好患者及家属术前和术后的思想工作。

轻者卧床休息即可。对中度者，先用麻醉止痛药，若还不能缓解可行骶管封闭。术后5～15天，鼓励患者下床活动，行走时需腰围保护。有时感到注射间隙使不上劲、酸痛、活动多时腰痛加重现象，均是脊柱失稳表现，鼓励患者行腰背肌功能锻炼，一般会逐渐消失。

【并发症】

1.过敏反应　50%的患者发生于注射药物后5分钟内，主要表现为呼吸道阻塞症状及循环衰竭症状。一旦发生，应立即进行抢救。立即静脉注射1∶1000的肾上腺素0.5mg。若症状不缓解，每20～30分钟继续静脉注射1∶1000肾上腺素0.5mg，直至脱离危险为止。同时静脉滴注甲基强的松龙琥珀酸钠40mg或其他肾上腺皮质激素。静脉输注低分子右旋糖酐及10%葡萄糖液体，保持呼吸道通畅，给氧。必要时行气管内插管，接呼吸机加压给氧。如心跳骤停者，应采取心脏按摩等抢救措施。

2.神经损伤　对于机械性损伤，常采用局部麻醉可避免或减少其发生率。脊神经根鞘膜及神经外膜完整时即便胶原酶与脊神经根接触也不会损伤神经根，但脊神经根屏障受到破坏或直接注入脊神经根鞘膜内就有神经损伤的可能。

3.椎间隙感染　主要是由于操作过程中无菌技术不严格所致，如有感染可给予抗生素，穿刺部位有感染者严禁穿刺。

（李虎星）

第九节　腹部、盆腔及会阴痛

一、急性胰腺炎

急性胰腺炎的发病率大约为0.5%，死亡率为1%～5%。主要病因包括乙醇、胆石症、病毒感染、肿瘤、药物、结缔组织病等。

【临床表现】

腹痛是急性胰腺炎最常见的症状。程度从中度到重度疼痛，特点是持续存在的烧灼样上腹痛且放射到肋腹和胸部。仰卧位时疼痛加剧，患者常常喜欢坐位并且弓弯腰，膝盖顶在腹部。恶心、呕吐、食欲不振也是急性胰腺炎的常见症状。

由于体内容量的不足，心率加快、低血压、低热也比较常见。15%的患者可见皮下脂肪的皂化，15%的患者出现胸膜炎和胸膜疼痛，呼吸功能受到抑制。可触及胰腺组织或者由于胰腺水肿形成的假性囊肿。如果有出血发生，脐周和侧肋部会产生瘀斑，提示为坏死性胰腺炎，预后不良。血钙可降低。

血淀粉酶升高提示急性胰腺炎。在发病后48～72h内达到峰值，然后开始下降到正常水平。血浆脂肪酶也会升高，且升高程度和胰腺炎的严重程度有良好的相关性。急性胰腺炎患者除了进行急性胰腺炎的相关检查外，还应行全血分析、血钙、血糖、肝功能和电解质的检查。腹部CT扫描有助于帮助鉴别假性胰腺炎及判断疾病严重程度和进展情况。

需和急性胰腺炎相鉴别的疾病包括急性消化道溃疡、急性胆囊炎、肠梗阻、肾结石、心肌梗死、肠系膜梗死、糖尿病酮症酸中毒和急性肺炎。非常罕见者还有血管的结缔组织病变，包括系统性红斑狼疮和结节性多动脉炎。

【治疗方法】

1.禁食　大部分的急性胰腺炎是可以自愈的，一般会在5～7天内自愈。急性胰腺炎治疗的最初目的为使胰腺休息。禁食可降低胃泌素的分泌。如果有肠梗阻存在，应先行鼻胃管引流。

2.镇痛　使用短效强力的镇痛药如羟考酮、哌替啶、吗啡、芬太尼。由于阿片类药物会抑制咳嗽反射和呼吸，必须严密观察患者，必要时呼吸支持。如果症状持续存在，可在CT引导下使用局麻药和激素行腹腔神经丛阻滞。采用局麻药加糖皮质激素行胸段的硬膜外持续镇痛，可以有效地镇痛并且可以避免由于阿片类药物导致的呼吸抑制的发生。

3.支持治疗　应积极地输注晶体液和胶体液以纠正体内血容量不足。对于长时间存在的胰腺炎,需非肠道营养支持以防营养不良的发生。

4.手术　严重的坏死性胰腺炎患者,对上述治疗方法无效时,需手术引流和清除坏死组织。

二、肾及输尿管绞痛

肾及输尿管绞痛的常见病因为肾结石或输尿管结石和肿瘤。绞痛是由于结石移动、肿瘤脱落块、坏死的肾乳头等使近端输尿管或肾盂急性扩张引起,其疼痛机制包括急性尿路梗阻引起输尿管扩张、肾盂积水、肾盂内压增加、肾体积扩大、牵拉肾被膜等而产生疼痛;输尿管急性扩张产生的疼痛;输尿管结石嵌顿可引起输尿管平滑肌强烈收缩痉挛,引起剧烈的绞痛;急性输尿管梗阻后尿液渗入肾皮质、肾周围组织、淋巴管和静脉壁,引起疼痛。

【临床表现】

1.肾绞痛　肾绞痛是间歇性绞痛或持续性的、难以忍受的内脏性疼痛,由脊肋角区域向下放射到腹股沟和会阴部。患者常伴有恶心、呕吐及肠蠕动减弱。

2.输尿管绞痛　输尿管绞痛由脊肋角向腹股沟及会阴部放射。低位输尿管结石会引起膀胱区不适、尿急、尿频等症状。输尿管肿瘤也可引起输尿管绞痛。

【诊断要点】

1.病史　肾及输尿管结石疼痛、血尿和排石三联症,对诊断具有重要的价值。

2.影像学检查　X线片是简单的检查方法,少数情况下可以在腹部平片看到结石影像;输尿管镜逆行造影可以确定肾或输尿管梗阻的位置。B超可以确定结石的大小、部位、数量。CT检查对于疑难的病例,可以明确病变的部位和性质,尤其是怀疑疼痛是肿瘤引发的情况下,可以全面了解病变的范围。

3.实验室检查　尿常规检查可以见到红细胞、尿潜血试验阳性,必要时可行尿培养。对X线隐性结石或怀疑有上尿路充盈缺陷者,可以进一步进行尿细胞学检查、膀胱镜检查和逆行肾盂造影。

【治疗方法】

1.病因治疗　导致肾或输尿管绞痛的原因大多数为结石。如果诊断明确,首先考虑采取排出结石的治疗方法。如果结石较小,可以通过大量饮水、活动甚至跳动帮助结石排出;也可以使用中医药疗法,包括排石汤、针灸等。对于较大的结石可以选择体外碎石技术,将结石击碎排出。对于肿瘤导致的疼痛,手术切除是首选治疗方法。

2.镇痛药物治疗　严重的肾或输尿管绞痛非常剧烈,患者往往难以忍受,当初步诊断后,应及时缓解剧烈的疼痛。一般需要强阿片类药物,如吗啡、哌替啶、芬太尼,也可以选择曲马多、布桂嗪(强痛定)、丁丙诺啡等药物。在使用镇痛药物的同时,应联合使用解痉药物,如阿托品、东莨菪碱及山莨菪碱等药物。

3.硬膜外阻滞　对于严重的疼痛,镇痛药物难以控制,可以考虑使用硬膜外阻滞的方法,既可以消除疼痛又可以缓解输尿管痉挛,使输尿管平滑肌松弛,利于结石顺利排出体外。

4.中医药治疗　针灸和中药治疗对有些肾或输尿管结石病例有一定的效果。

三、胆绞痛

胆绞痛一般是由胆管结石或胆囊结石所诱发，偶尔也会因为蛔虫逆行到胆总管而引起。

【临床表现】

胆绞痛通常始于右上腹，并向背部或右肩部放射，局部有深压痛和肌紧张。疼痛多在夜间发作，呈阵发性绞痛，多伴有恶心、呕吐、出汗及发热等。临床上常让患者试验性进食富含脂肪的饮食诱发胆绞痛，并以此作为确定诊断的依据。

胆石症的疼痛是胆囊和胆管平滑肌痉挛的结果，疼痛表现为逐渐增强到一定程度，然后逐渐减弱，反复出现。疼痛发作时患者常按压局部来缓解疼痛，但伴有胆囊炎或胆管炎的患者惧怕按压局部，并且伴有发冷、发热症状。胆石症的患者容易引发胆囊炎，在无胆绞痛的症状时，有时会感到有上腹局部隐痛不适，持续存在。

【治疗方法】

胆绞痛的治疗以病因治疗为主。诊断明确、反复出现疼痛症状者可以考虑手术治疗。急性疼痛治疗以药物治疗为主，首选解痉药物，如阿托品、山莨菪碱、东莨菪碱等。不要单独使用阿片类药物治疗胆绞痛，因为该类药物不能有效缓解平滑肌痉挛性疼痛，同时又可以使奥狄括约肌收缩，进一步加剧疼痛程度。

椎旁神经阻滞是治疗胆绞痛的有效手段，通常阻滞右侧的 T_8、T_9、T_{10} 椎旁间隙。椎旁神经阻滞后，腹部疼痛可明显缓解，对胆囊的运动及分泌功能没有明显的影响。

四、慢性盆腔炎

【临床表现】

1.腹部坠痛、腰痛，在月经期、性交后或劳动后加重。

2.可有尿频、白带增多、月经量增多、周期不准、经期延长等症状。

3.子宫后倾，活动性受限，可触及增粗的输卵管，并有触痛，有时可触及囊性包块。

4.可伴有不孕。

5.辅助检查　当形成卵巢输卵管囊肿时，B超可见腊肠形或曲颈瓶状的包块，壁薄。

【治疗方法】

1.药物疗法　透明质酸酶1500U，或α-糜蛋白酶5mg，肌内注射，隔日1次，5～10次为一疗程。

2.神经阻滞疗法

(1)骶管阻滞每次用0.25%普鲁卡因40ml，每周1次，5次为一疗程。

(2)注射疗法：即在距子宫颈1cm处刺进阴道侧穹窿约2～3cm深，每次注入0.25%普鲁卡因10ml，每周1次，5次为一疗程。

3.物理疗法 可选用激光、超短波、微波、中波直流电离子透入、紫外线、石蜡、热水浴等疗法。

4.手术疗法 长时间治疗不愈，经常下腹坠痛、腰酸，精神忧郁，影响身体健康及工作，尤以盆腔已形成包块、年龄在40岁以上、不考虑生育者，可行手术治疗。

五、痛经

痛经是指月经期疼痛，常呈痉挛性，集中在下腹部，其他症状包括头痛、头晕、恶心、呕吐、腹泻、腹胀、腰腿痛。是年轻妇女常见的症状。分为原发性痛经和继发性痛经。

【临床表现和诊断要点】

1.原发性痛经常发生在年轻女性，初潮后数月（6～12个月）开始，30岁以后发生率开始下降。

2.常在月经即将来潮前或来潮后开始出现，并持续至月经期的前48～72h，疼痛呈痉挛性。

3.疼痛集中在下腹正中，有时也伴腰腿痛或放射至股内侧。

4.盆腔检查无阳性发现。

5.辅助检查如B超、腹腔镜、宫腔镜、子宫输卵管碘油造影等，排除子宫内膜异位症、子宫腺肌症、盆腔炎症等，以区别于继发性痛经。另外，还要与慢性盆腔痛区别，后者的疼痛与月经无关。

【治疗方法】

1.心理疗法 对痛经患者进行必要的解释工作，尤其对青春期少女更为重要。痛经时可以卧床休息，同时热敷下腹部。注意经期卫生。

2.药物疗法

(1)口服避孕药适用于需要采取避孕措施的痛经患者。

(2)非甾体抗炎镇痛药。

(3)钙离子通道阻滞剂

经前预先服用硝苯地平5～10mg，一日3次，3～7天；或疼痛时用10mg舌下含服。副作用为头痛、心悸等，并注意血压下降。

(4)β受体激动剂：特布他林治疗原发性痛经，有一定疗效，但副作用较多。

3.神经阻滞疗法

(1)星状神经节阻滞法使用1%利多卡因5ml，隔日1次，5次为一疗程。

(2)上腹下神经丛阻滞法使用1%利多卡因6～10ml，隔日1次，5次为一疗程。用于严重的痛经患者。

4.物理疗法 经皮电神经刺激（TENS），可用于药物治疗无效，或有副作用，或不愿接受药物治疗的患者。操作方法：两个阴极分放在脐旁4cm.此区相当于双侧胸$_{10\sim11}$皮区，阳极放置于耻骨弓上方正中区域（胸$_{12}$皮区水平）。这三个电极刺激胸$_{10\sim12}$皮区的感觉神经，它们与子宫的感觉神经是相同的神经根支配，电刺激每秒100次，刺激强度40～50mA，脉冲为100μs

宽，患者自行调节强度，以达到一种舒服麻刺的感觉为宜。

5.腹腔镜下子宫神经部分切除术　对药物等方法治疗无效的顽固性痛经患者，采用腹腔镜检查了解有无器质性疾病存在，尤其注意有无子宫内膜异位症，与此同时行子宫神经部分切除术。操作时应注意止血和勿伤及输尿管。

六、子宫内膜异位症

子宫内膜异位症是指有活力的子宫内膜组织在正常子宫腔被覆黏膜以外的部位生长所致的疾病。好发于生育期妇女，至绝经后消退，主要病变部位为卵巢、子宫直肠陷凹、子宫骶韧带，是引起盆腔疼痛的最常见原因之一。

【临床表现】

1.疼痛

(1)痛经最常见，约50%的患者有痛经，最典型表现为经前1～2天开始，月经第1天最剧烈，经后逐渐停止。痛经程度可逐渐加剧，疼痛时可伴有面色苍白、出冷汗、恶心、呕吐、里急后重等。

(2)性交痛表现为深部盆腔疼痛，常为宫骶韧带病灶引起。月经前疼痛最严重，且有其特异的性交体位。可能为性交活动时引起盆腔器官移位和直接压迫子宫骶韧带病灶处或牵扯腹膜引起。

(3)盆腔慢性疼痛盆腔疼痛至少持续6个月，月经期疼痛可加重，常与晚期内膜异位症病变有关。

2.不孕　30%～50%的子宫内膜异位症患者发生不孕。

3.月经异常　可表现为月经过多，经期延长，经前点滴样出血或子宫不规则出血。卵巢功能异常是引起这些症状的主要原因。

(1)非子宫部位的异常出血如气管内内膜异位症可导致每次月经时咯血；腹壁瘢痕性子宫内膜异位症表现为周期性瘢痕疼痛及肿块增大。

(2)体征典型的盆腔子宫内膜异位症表现为子宫后倾粘连固定，子宫一侧或双侧附件区扪及与子宫相连的不活动囊性肿块，有轻压痛。子宫骶韧带、子宫直肠陷凹处有触痛性结节。若阴道直肠隔受累，可在阴道后穹窿部扪及甚至看到突出的紫蓝色结节。

【诊断要点】

1.病史、症状和体征。

2.辅助检查

(1)腹腔镜检查可确诊子宫内膜异位症，并可取得组织活检。

(2)超声检查应用于盆腔内形成子宫内膜异位囊肿的患者，需结合临床和其他检查予以鉴别。

(3)血清CA125在大部分患者升高，若以血清CA125浓度＞35U/ml为诊断子宫内膜异位症的标准，其敏感性为44%，特异性约为88%。CA125浓度与疾病的严重程度和临床过程相关。

【治疗方法】

对子宫内膜异位症的治疗主要有三种方法：一是用药物抑制其生长发展；二是对症治疗；三是手术消除异位内膜组织。原则上症状轻微者采用非手术治疗，需要生育的轻度患者明确诊断后先行激素治疗；病变较重而需要生育者则行保守手术；年轻但病变较重、无生育要求者采用保留卵巢功能的手术，再辅以药物治疗；症状和病变较重且无生育要求者或保守性手术治疗后复发者，可考虑根治性手术。

1.药物疗法由妇产科医师决定。

2.神经阻滞疗法采用星状神经节阻滞或上腹下神经丛阻滞。

3.手术疗法。

七、节育手术后疼痛

少数妇女于输卵管结扎术后或其他绝育手术后出现持久性腹痛，可能是由于手术方式、手术损伤或术后炎症而引起术后输卵管血管损伤、输卵管扭曲粘连，导致阔韧带内血液循环受阻，静脉怒张所致，严重者盆腔静脉淤血扩张呈“瘤状”，管腔直径可达 1cm 以上，此称为输卵管结扎术后盆腔静脉淤血综合征。

【临床表现】

1.“三痛”　即：术后下腹持续性隐痛、腰骶部疼痛和性交痛，部分病例可出现阴道刺痛，外阴、直肠坠胀。

2.月经紊乱，月经周期不规则，以缩短为主，经期延长或月经前后点滴出血，月经量以增多为主，但少数妇女表现为月经减少甚至闭经，伴有痛经。

3.白带增多。

4.自主神经功能紊乱，病程长者表现为无一定规律的、涉及多系统的主诉。

5.部分或全部丧失劳动能力。

6.体格检查无明显阳性体征，仅附件区及骶韧带、主韧带区稍增厚、敏感或触痛明显。

【诊断要点】

1.症状　绝育术前无腹痛病史，术后出现以“三痛”为主的多种主诉。

2.体征　体检及妇科检查无明显阳性体征，仅附件区及骶韧带、主韧带区稍增厚、敏感或触痛明显。

3.辅助检查

(1)盆腔静脉造影经宫底注射造影剂行盆腔静脉造影，是诊断本病的辅助方法。

(2)腹腔镜检查可见输卵管系膜淤血，有不同程度的血管怒张、增粗，重者可集合成圆形蓝紫色淤血区。但腹腔镜检查有一定的局限性，必须密切结合临床表现作出诊断。

(3)超声检查经阴道 B 超可较清楚地显示曲张的静脉，彩色多普勒超声扫描可准确地测量卵巢静脉扩张程度和静脉内血流动力学改变。

(4)经股静脉逆行造影术此技术损伤较大，但特异性高，还可同时行卵巢静脉硬化术，以达到既诊断又治疗的目的。

(5)放射性核素诊断。

【治疗方法】

1.一般治疗　注意休息，避免长期站立或坐位，加强心理疏导，增强体质，以调整紊乱的自主神经系统功能。

2.姑息疗法

(1)中药治疗选用活血化瘀、理气止痛的中药，如复方丹参注射液。

(2)采用孕激素对抗雌激素，甲羟孕酮10mg，每天3次，60天为一疗程。

(3)物理疗法。

(4)非甾体类抗炎镇痛药。

3.神经阻滞法　硬膜外阻滞、骶管阻滞或上腹下神经丛阻滞方法。

4.手术疗法　长期保守治疗无效，并经盆腔静脉造影或腹腔镜证实者，可考虑开腹手术，术中根据病变程度或范围，行输卵管或系膜内怒张静脉剔除术，经卵巢静脉内注入硬化剂，或行一侧附件、一侧输卵管及子宫全切术。

八、盆腔肌肉痉挛

盆腔肌肉痉挛较常见于肛提肌痉挛，是易被忽视的慢性盆腔痛病因。患者多主诉下腹痛和下坠感，尤其是每天的下午以后，常向后背和腰骶部放射，月经前可加重，但周期性加重不如子宫内膜异位症明显。

【临床表现和诊断要点】

1.肛提肌痉挛多主诉腹部下坠感，尤其是每天的下午和晚上，疼痛常放射到后背和腰骶部，此外还有性交痛。

2.经前加剧，但周期性特点不如子宫内膜异位症和盆腔淤血综合征典型。

3.疼痛于卧位时缓解，排便时疼痛。

4.体格检查时，可触及肛提肌疼痛，且疼痛在嘱患者收缩肛提肌时加重，此检查是有效的诊断方法。

【治疗方法】

1.神经阻滞疗法骶管阻滞、奇神经阻滞和上腹下神经丛阻滞，其效果较确切。

2.物理疗法。

3.药物疗法可选择非甾体类抗炎镇痛药、肌肉松弛药。

4.肉毒素局部注射疗法。

九、髂腹股沟神经痛

髂腹股沟神经痛是髂腹股沟神经（由 L_1 神经根发出，个别 T_{12} 神经根）在经过髂骨水平时受到腹横肌压迫所致。主要原因包括钝性创伤、腹股沟疝和骨盆手术的损伤。自发性髂腹股沟神经痛罕见。

【临床表现】

髂腹股沟神经分布区(大腿内上侧,男性阴茎根部和阴囊上部区域,女性耻骨前部和阴唇侧部)感觉性痛觉过敏、烧灼样疼痛和下腹部的麻木感,可放射到阴囊或阴唇,偶尔还可放射到大腿上部。疼痛不会放射到膝盖以下。伸展腰椎时,因牵拉神经使疼痛加重。患者常常处于向前弯曲的体位以减轻疼痛。若不加以治疗,由于下腹前壁的肌肉运动功能缺失,下腹部会逐渐隆起,有时候会和腹股沟疝相混淆。

物理检查可见大腿内侧、阴囊或阴唇的感觉减退。而且还存在着下腹前壁肌群强度的减弱。肌电图检查可帮助区分髂腹股沟神经受压的部位或区别糖尿病神经病变。

【治疗方法】

药物包括镇痛药、非甾体类抗炎药或COX-2酶抑制剂。要避免使髂腹股沟神经痛加重的动作(如蹲坐或长时间的坐位),利于缓解患者的症状。髂腹股沟神经痛的药物治疗通常效果不好,需要神经阻滞。可采用局麻药和糖皮质激素行髂腹股沟神经的阻滞。由于和髂腹下神经支配区域重叠,行神经阻滞时经常要阻滞两根神经的分支。

十、生殖股神经痛

生殖股神经起源于 L_1 和 T_{12} 神经根,穿过腰大肌过程中分出生殖支和大腿支。大腿支穿过腹股沟韧带,和股动脉伴行,支配大腿内侧的一部分区域。生殖支穿过腹股沟管在女性支配子宫圆韧带和大、小阴唇,在男性生殖支和精索伴行,支配睾丸提肌和阴囊底部。

生殖股神经痛的最常见原因是由于神经损伤,包括直接的钝性创伤、腹股沟疝修补术时的损伤以及骨盆手术的损伤。罕见的还有原发性生殖股神经痛。

【临床表现和诊断要点】

生殖股神经痛常见表现为感觉异常、烧灼样疼痛和偶发的下腹部的麻木感,可放射到大腿内侧,女性可放射到阴唇,男性放射到阴囊底部和睾丸提肌。疼痛向下不会超过膝部。伸展腰椎会使生殖股神经受到牵拉,而使疼痛加剧。患者常常采取向前弯曲身体的体位以减少疼痛。

体格检查可见大腿内侧、阴囊底部或者阴唇部位的感觉丧失。偶尔也存在下腹前壁肌群的强度减弱。在腹股沟韧带下方生殖股神经穿过的地方叩击生殖股神经,可引出Tinel征。此类患者要行肌电图和MRI检查以明确是否有恶性肿瘤侵犯腰神经丛或者是否是 $T_{12} \sim L_1$ 的转移性病变。

【治疗方法】

生殖股神经痛的治疗与髂腹股沟神经痛相同。如果神经阻滞的效果不好,可考虑行硬膜外神经阻滞。

十一、睾丸痛

急性睾丸痛发病急，可由睾丸外伤、感染、炎症及睾丸和精索的扭转造成。

慢性睾丸痛是指睾丸疼痛持续时间超过3个月，并且明显干扰了患者的日常生活。慢性睾丸痛可由阴囊外病变（如输尿管结石、腹股沟疝、髂腹股沟神经或生殖股神经受卡压、腰段脊柱及脊髓病变）及阴囊内组织病变（如肿瘤、慢性附睾炎、阴囊积液、精索静脉曲张）引起。

【临床表现和诊断要点】

1.睾丸疼痛。

2.睾丸检查是判断急性睾丸痛患者是否发生睾丸及精索扭转的直接方法。继发于感染（包括性传播疾病）所致的急性睾丸痛患者对睾丸触诊十分敏感。慢性睾丸痛患者除对睾丸触诊轻度敏感外，往往没有明确体征。继发于精索静脉曲张的慢性睾丸痛，阴囊静脉丛扩张呈蚯蚓状。慢性附睾炎患者附睾触痛明显。睾丸肿瘤时，睾丸可增大。

髂腹股沟神经痛和（或）生殖股神经痛引起的睾丸痛可出现大腿内侧及阴囊等区域的感觉减退、前腹壁肌肉组织无力。在髂腹股沟神经穿过腹横肌处叩诊可出现 Tinel 征。

3.慢性睾丸痛患者可有明显的性功能障碍。

4.对所有睾丸痛患者应行阴囊内组织超声检查。放射性核素及多普勒检查可用于辨别是否存在血管损害。对阴囊内容物进行透视检查有助于鉴别诊断精索静脉曲张。

5.肌电图可用于区分髂腹股沟神经本身病变、腰丛或腰部神经根病变、糖尿病多发性神经炎等原因所导致的病理性改变。

6.对怀疑肿瘤或血肿的患者可行腰椎及骨盆磁共振检查。

【治疗方法】

睾丸痛的疼痛治疗开始可联合应用非甾体类抗炎药物、环氧合酶-2抑制剂及物理治疗。局部热敷及冷敷也是有益的。可使用保护性贴身衣及运动员弹力护身缓解患者症状。

经上述治疗未能缓解者，可用局麻药及糖皮质激素行精索和（或）髂腹股沟神经、生殖股神经局部阻滞。如果睾丸疼痛仍然持续，可对阴囊内组织行手术探查。除上述治疗外，应同时对患者进行心理评估及干预治疗。

十二、外阴痛

外阴痛可由多种疾病引起，包括女性泌尿生殖道的慢性感染；无明显细菌、病毒、真菌感染的外阴皮肤黏膜慢性炎症；间质性膀胱炎；盆底肌肉功能紊乱；反射性交感神经营养不良等。慢性外阴痛患者病史中可能有遭受过性侵犯、罹患性传播疾病、性心理异常的病史。

【临床表现和诊断要点】

外阴痛的特征是外阴区域的钝痛、刺痛、触痛、灼痛。通常是轻度到中度疼痛，游泳、排尿及性交活动可加重其疼痛。可累及会阴、直肠、大腿内侧。常伴有尿路刺激征及由于外阴疼痛造成的性功能障碍。

急性外阴痛常由急性阴部和(或)尿道急性感染引起,其外阴表现为激惹痛、红肿、明显触痛。慢性外阴痛患者体格检查表现不典型,盆腔触诊可有轻微改变或正常。由于疱疹、慢性瘙痒、抓挠及冲洗作用,患者外阴区的皮肤及黏膜可有一定改变。少数外阴痛的患者在盆腔体格检查时表现为盆底肌肉痉挛。外阴及会阴区可有痛觉过敏,尤其在一些具有外伤病史的患者,比如有外科手术、放疗、骑跨伤病史等。外阴痛的患者还应考虑是否有外阴恶性病变。

外阴痛也可以是外阴以外的病变的主要症状。由外阴以外器官病变产生的外阴疼痛中,盆腔肿瘤是最常见的原因。腰部神经丛、马尾和(或)下腹神经丛的肿瘤是引起会阴及外阴区域疼痛较为少见的原因。外阴及直肠放疗后的放射性神经损伤也是外阴痛的病因。此外,髂腹股沟神经或生殖股神经嵌压症的临床表现也可以是外阴疼痛。

对怀疑外阴或盆腔不良病变者必须行 MRI 及 CT 检查以除外盆腔组织恶性肿瘤及其他如子宫内膜异位症等能造成患者疼痛的盆腔组织病变。常规尿液分析可以除外泌尿道感染,并应行尿液培养以除外包括疱疹病毒在内的其他性传播疾病。

【治疗方法】

1.镇痛治疗首选非甾体类抗炎药或环氧合酶-2 抑制剂。对于缺乏有效治疗的疾病所引起的外阴痛可使用加巴喷丁。

2.局部使用冷热坐浴。

3.抗菌治疗多西环素 100mg,一天 2 次,2 周为一疗程;即使尿液培养为阴性也可以应用。治疗阴道真菌感染可联合使用抗真菌药。

4.三环类抗抑郁药睡前口服阿米替林 25mg,并逐渐增加使用剂量至不产生不良反应的最大剂量。

5.对上述治疗无效的患者,可使用局麻药及糖皮质激素行骶管阻滞及阴部神经阻滞。

6.对于顽固性外阴痛,可行腹腔镜检查。

7.心理治疗外阴疼痛往往对患者造成心理影响,在上述治疗同时可联合心理学评估及治疗。

十三、痉挛性肛痛

痉挛性肛痛病因不明,特征性的表现为发作性直肠痛。发作的持续时间从数秒钟到数分钟。可自行缓解。缓解期可持续达数周到数年。痉挛性肛痛多见于女性,患有肠易激综合征的患者如伴有痉挛性肛痛,发作频率较高。

【临床表现和诊断要点】

痉挛性肛痛的疼痛尖锐或有束缚感,程度较为剧烈。当机体应激性增加时,疼痛发作的频次和程度也会随之增加,发作持续时间延长。在疼痛发作时患者可有排便的紧迫感。

查体常表现为阴性体征。患者可表现出抑郁或焦虑。直肠指检触诊深部周围肌肉和血管可引发疼痛发作,但个别患者当手指插入到直肠中时可终止疼痛发作。肛门栓剂也可阻断疼痛发作。

痉挛性肛痛靠排除其他疾病进行诊断。需要行乙状结肠镜或结肠镜检。大便潜血检查阳性也具有提示作用。盆腔磁共振(MRI)或计算机断层成像(CT)可用来排除潜在的病变。如果怀疑患者存在心理疾患或既往性虐史,需要行精神评估。

【治疗方法】

1.药物治疗起始治疗包括单纯使用镇痛药和非甾体类抗炎药或环氧化酶-2 抑制剂。在药物控制症状不佳的情况下,需加用三环类抗抑郁药或加巴喷丁。为了使副作用降低到最小,增加患者的依从性,需睡前给予 10mg 阿米替林。在副作用可耐受的情况下可将剂量增加到 25mg。可每周 1 次 25mg 增量试验治疗。多数患者可出现睡眠质量的改善,并在 10～14 天时疼痛缓解。如果增加药物剂量疼痛缓解不明显,可加用加巴喷丁或联合神经阻滞。起始加巴喷丁剂量为睡前 300mg,连续两个晚上。密切监视患者可能出现的副作用,包括眩晕、镇静、意识不清和皮疹。在副作用可忍受的情况下,可将药物加量 300mg,平均分到两个晚上,直到疼痛缓解或达到全天总剂量 2400mg。如果患者感觉到疼痛部分缓解,可检测血药浓度,并逐渐采用 100mg 加量。但很少达到全天总量 3600mg。选择性 5-羟色胺再摄取抑制剂如氟西汀也已经用于治疗痉挛性肛痛,尽管较三环类抗抑郁药有更好的耐受性,但药效较低。

2.局部治疗冷疗法和热疗法均可缓解症状。也可用温和的直肠栓剂。

3.对于以上治疗反应不敏感的患者,可用局麻药和类固醇阻滞阴部神经或进行硬膜外阻滞。

(程 俊)

第十节 癌性疼痛

癌性疼痛是当今医学的重要课题。控制癌痛对提高癌症患者生活质量具有重要的意义。消除患者疼痛,缓解痛苦,使患者离去时能感到人间的温暖和关爱。癌痛的治疗是麻醉科医师的任务之一。

【原因】

癌痛的发生是多因素共同作用的结果。

1.心理因素 癌痛有器质性因素,更有心理性因素。癌症患者的情绪、心理上的孤独感、恐惧感、丧失生理功能的自悲感,对死亡的不安感等都是增强疼痛的因素。

2.机体病理因素 80%晚期癌症患者有剧痛。国际上把癌痛原因分 4 类。

(1)直接癌症引起:如癌的组织毁坏、压迫、浸润和转移所致、占癌痛的 68%。即原发性原因。

(2)与癌转移相关:如肿瘤侵犯骨骼、空腔脏器等。占 20%,即继发原因之一。

(3)癌症治疗后所致:如手术瘢痕、放疗致骨坏死、化疗后的末梢神经疼痛及乳房切除术后疼痛等,占 11%,为继发原因之一。

(4)与癌无关的疼痛:因骨关节炎、肌痛和糖尿病性神经病等,占 1%。

3.机体衰弱因素 除心理、躯体的因素外,还包括社会的和精神的因素。癌症引起机体的焦虑、无助、失眠、无力、衰弱、压疮、便秘等也引起疼痛。

4.癌浸润因素　癌浸润是癌痛的主因之一，通过4种方式致痛。

(1)神经浸润：①神经鞘内的纤维神经被绞窄，或是致痛物质引起，或是神经营养血管被癌细胞闭塞后，致神经纤维缺血而疼痛；②当癌转移至椎骨或肋骨时，对神经根或肋间神经形成压迫，或癌浸润到腹膜、后腹膜、胸膜和胸壁者，产生顽固性疼痛，病人感觉有刀割、针刺样的，或性质呈锐痛的神经样疼痛，并向体表神经分布范围放散；③癌浸润至腹腔神经丛、肠系膜神经丛和骶神经丛时，发生C纤维性疼痛，即疼痛部位不确切，周期性反复，呈持续性的钝痛。但也有癌肿转移到感觉神经末梢存在处皮肤时，或累及感觉神经，并已转移到脊髓后角、脊髓丘脑路径和丘脑时，却不发生疼痛的病例。

(2)管腔脏器浸润：癌瘤浸润到管腔脏器，并使其通过障碍时所产生的疼痛，无明显的定位，有周期性的反复发作；常伴有恶心、呕吐、冷汗等表现，故称癌性内脏痛。

(3)脉管系统浸润：癌瘤压迫、闭塞或浸润动脉、静脉、淋巴管时，可引起疼痛。间歇性跛行症时，有缺血性疼痛。静脉或淋巴回流障碍出现明显肿胀后，致痛物质聚集此处而产生疼痛。动脉闭塞致局部缺血或坏死时，引起剧痛，合并感染发生炎症时，疼痛更加剧。

(4)骨浸润：原发性或转移性骨肿瘤均有难以忍受的疼痛。骨膜的感觉神经末梢、骨髓和哈佛管中的感觉神经产生疼痛；骨髓内压的变化，骨膜受刺激而产生的骨骼痛，为钝痛、定位不明确，伴有深部压痛。

【治疗】

1.药物治疗原则　选择适当的药物和剂量。要遵循5条原则给药。

(1)口服给药：癌痛应首选口服给药途径，无创伤性，便于长期用药，口服极少产生精神依赖性(成瘾性)，或身体依赖性(＜0.1%)。不能口服的病人才考虑其他用药途径。

(2)按时给药：制定的用药时间是恒定的，有规律地按“时”给药，如4～6h1次；或连续给药。提高镇痛效果，减少不良反应。

(3)阶梯给药：即从无创伤性和低危险性开始，过渡到创伤性和较高危险性。疼痛时先用非阿片类镇痛药＋辅助药；疼痛不缓解或加剧时用弱阿片类镇痛药＋非阿片类镇痛药＋辅助药；疼痛不缓解或加剧时，用强阿片类镇痛药＋非阿片类镇痛药＋辅助药，直至癌痛缓解。依据为WHO推荐的癌性疼痛“三阶梯疗法”。

(4)个体化给药：用药量应根据每个患者具体情况而定。用药量因人而异。

(5)实际疗效给药：应重视治疗的实际镇痛效果，注意用抗焦虑、抗抑郁和激素等辅助药物，以提高镇痛效果。

2.镇痛药　根据“三阶梯疗法”：

(1)第一阶梯——解热镇痛药：用于轻度癌痛者，①阿司匹林，100～250mg口服，1次/4～6h，有胃肠功能紊乱、大便出血等，若＞4g/d，不良反应增加，为轻度癌痛治疗的代表药物；②扑热息痛(醋氨酚)，500～1000mg口服，1次/4～6h，不良反应有肝脏损害作用，是目前治疗轻度癌痛的主要药物；③其他：去痛片、布洛芬、萘普生和吲哚美辛等也常选用。

(2)第二阶梯——弱阿片类镇痛药：当用解热镇痛药癌痛不缓解时，或中度癌痛者，可加用以下弱阿片类镇痛药。①可待因，30～60mg口服，1次/4～6h，不良反应有便秘，是用于中度癌痛的代表药物；②氨芬待因（含可待因 8.4mg 和对乙酰氨基酚 500mg），1～2 片口服，1 次/4～6h，不良反应有便秘、肝损害、头昏、恶心、呕吐等；③氨芬待因Ⅱ号（含可待因，15mg 和对乙酰氨基酚 300mg），1～2 片口服，1 次/4～6h；④强痛定，30～90mg 口服，1 次/4～6h；100mg 肌注.1 次/6～8h；⑤曲马多，50～100mg 口服，1 次/4～6h，不良反应有纳差、头昏、恶心、呕吐、多汗、偶有心慌、气短；100～200mg 肌注，1 次/6～8h。②③④⑤是治疗中度癌痛的主要药物。也可选高乌甲素注射液等。

(3)第三阶梯——强效阿片类镇痛药：当应用弱效阿片类镇痛药无效时或重度癌痛者，用强效阿片类药物。①吗啡，首次给药 5～30mg 口服，个体差异大，应调整适当剂量，以完全控制癌痛，1 次/4～6h；也可用吗啡缓释片，不良反应有便秘、恶心、呕吐、头昏、呼吸抑制等。吗啡是治疗重度癌痛的标准药和主要代表药物。吗啡缓释片，1 片，1 次/12h，个别 1 次/8h。不能口服的病人，采用皮下注射或肌注 5～15mg，或直肠用药，但缓释片不能经直肠和阴道用药。用量以解除疼痛为准，一般 200～300mg/d，甚至 1g/d。癌痛一旦控制，即用缓释片，将每天总量分 2 次给药。②哌替啶，首次给药 50～100mg 口服，1 次/3h，当不能口服时，也可肌注 1～2mg/kg。不良反应有恶心、呕吐、呼吸抑制、中枢神经中毒症状（如震颤、烦躁、抽搐）。③当吗啡不能控制癌痛，或出现严重不良反应时，也可选用丁丙诺非、美沙酮、非那佐辛、阿法罗定等。

(4)麻醉拮抗性镇痛药：镇痛效果强而呼吸抑制作用少，如在临床应用的喷他佐辛（镇痛新）、环佐辛、丁甲吗啡喃、丁丙诺非等。

3.辅助用药　可用于三阶梯治疗的任何时期，起到增强镇痛效果、治疗癌痛综合征的某些症状、减低及解除阿片类药物的副作用等。

(1)抗惊厥药：常用卡马西平 300～600mg/d、苯妥英钠 100～200mg，3/d 等，对针刺样疼痛有效。

(2)精神治疗药：常用奋乃静 30～60mg/d、丙米嗪 50～75mg/d、氯丙嗪 50～800mg/d，氟哌啶醇 4～60mg/d、羟嗪 50～100mg/d、地西泮 7.5～15mg/d 和阿米替林 75～150mg/d，起到抗焦虑，止吐和止痛作用。

(3)激素：泼尼松 20～80mg/d 和地塞米松 2.5～20mg 等可加强止痛作用。

4.神经阻滞　癌痛治疗中用神经阻滞疗法对某些顽固性癌痛效果好。为“三阶梯原则”的补充。

(1)蛛网膜下腔阻滞：除面部癌痛外，患者其他部位均可应用。选定椎间隙穿刺点，分次注入 10％酚甘油 0.2～0.4ml，间隔 10min，直至疼痛彻底消失及所需范围阻滞满意为止，总量 0.7～1.4ml。患者取 45°斜侧卧位，注入酚甘油后，保持原体位 30～60min，继而平卧 24h。主要用于单侧躯干体壁癌性剧痛。治疗后基本不痛占 65％，疗效持续 2 个月以上达 10％。

(2)腹腔神经丛阻滞：患者俯卧位，选取腰$_1$椎体，用长 10cm7 号针于正中旁开 7cm 及腰$_1$椎体中部进针，滑过腰$_1$椎体前外缘，继深入 1.0～1.5cm，经透视证实后双侧各注入 0.5％利多卡因 10ml，患者出现腹痛缓解，血压下降等，表明穿刺针位置正确，后再在两侧各注入无水乙醇 15～20ml，注完后立即平卧，监测脉搏、血压，及时开放静脉快速补液，嘱患者平卧 12h。适应于上腹部癌痛，疼痛消失达 95％。

(3)硬膜外阻滞:适当的间隙,置入硬膜外导管5cm,先注入1%利多卡因5ml,证实导管位置正确后,选用吗啡3mg或丁丙诺非0.1mg,用10ml生理盐水稀释后注入硬膜外隙,复现疼痛时再注入同量药物。镇痛效果可靠,一般于15~30min缓解;应用范围广,如颈、胸、腹及盆腔以下的癌痛,早期镇痛时间长,可达12~14h,1周后止痛时间缩短,血压下降少见。

(4)脑下垂体阻滞:将神经破坏药注入于脑下垂体,破坏垂体而达到止痛作用。用于癌痛治疗。实际上是脑下垂体破坏术(NALP),称为脑下垂体阻滞。在局麻下进行有一定优点,但因使患者恐惧,现在多数不用局麻,而在全麻下进行。氟烷或芬太尼常被选用,维持浅全麻状态下,可在注入乙醇时观察瞳孔的变化。也选短时效的静脉麻醉,不做气管内插管,因刺入蝶鞍部的操作可在10min内完成。操作中,定时测血压,当注入乙醇的过程中血压有上升趋势时,应停止注入乙醇,以防止血压剧升而致大出血;如早期发现尿崩症,需留置导尿;如早期发现体温上升,应进行体温监测;有条件时,做视觉诱发电位记录,依此发现眼神经和视交叉的障碍,一般不必要。操作前测定好穿刺针所能容纳的容积。患者仰卧位,头下放圆枕,以防头动,术者站位于患者的头侧。取12cm16G脑下垂体穿刺和19G外套针各1根,分别取出针芯,冲洗内腔。用收敛药收缩鼻黏膜,暴露筛骨和蝶骨凹陷部作为穿刺点。调整X线透视装置,能做左右透视的位置上,一般X线装置放在足部,以便术者容易看见;在X线电视荧光屏监视下,经鼻孔向蝶鞍正中刺入,当针到达蝶窦之后,洗净窦内,将针尖紧贴于鞍底;把16G针的针芯取出后,放入19G针(比16G针尖再向前突出8mm),用锤子轻轻叩打,此时19G针就进入鞍内,距外鼻孔约11cm。接注射器,回抽吸无血、脑脊液后,使麻醉清醒。做前后、侧X线摄片,重新确定针的位置准确无误;检查瞳孔反应、眼球运动、视野,证明无异常后,缓慢注入乙醇2ml(或6%酚甘油液加甲泛葡胺3.75g混合液),5min后拔针。针位置正确时,可觉得注入乙醇有轻微的阻力。阻滞后送回病房或ICU,24~48h观察有无鼻出血、瞳孔左右差异、眼球运动、视野差异、体温、尿量等。注意补给激素,氢化可的松500~1000mg,静注,5~7d后改为300~500mg,根据不同情况,有的于蛛网膜下腔注入氢化可的松50~100mg;阻滞后5~7d需用抗生素,阻滞当日静注头孢菌素类;根据患者情况输液,补充维持量的细胞外液制剂。如果1次脑下垂体阻滞不能祛痛时,待3~14d后,从对侧鼻孔行第2次阻滞。经几次阻滞后获祛痛效果。判断阻滞祛痛效果的标准,根据患者主诉分3级。即效果显著,原有疼痛完全消失;有效,疼痛虽有明显减轻,但还有疼痛;无效,与往常一样,疼痛无改变。临床祛痛成功率85%,祛痛持续时间,最短1d,最长2年,一般均能持续>1周。阻滞有暂时性头痛、食欲亢进、情绪高昂。尿崩症发生率为50%,一般2周后消失。

(5)脑神经阻滞:颌面痛选三叉神经阻滞,喉癌、上颌癌选用上颌神经、下颌神经酒精阻滞;范围广者选用半月神经节阻滞;舌咽神经阻滞。

5.*腰部交感神经阻滞* 该阻滞作为对下肢痛、血行障碍等疼痛的治疗而被广泛应用。在X线透视下指导操作,判断阻滞部位,可达到预期的效果。CT下腰部交感神经阻滞使安全性和有效性提高。

(1)适应证:①末梢血行障碍及疼痛性疾病:血栓闭塞性脉管炎、雷诺病及综合征、糖尿病性坏死、下肢难治性溃疡、下肢多汗症、大腿股骨头无菌性坏死、急慢性动脉闭塞症、闭塞性动脉硬化症等。②反射性交感神经萎缩症,外伤后灼痛、幻肢痛、带状疱疹后神经痛(下肢部)、脊椎术后下肢痛等。③癌症性疼痛。④下肢真菌症等。

(2)阻滞方法:分为傍脊椎法和经椎间盘法。

①傍脊椎法:病人取侧卧位,在透视下按照椎体前后方向判明针的位置,从正中线外7~8cm作记号,在记号点置一持针器,尖端的投影像与椎体的轮廓重叠来调节斜位角度,使目标椎体影像清晰为止。以记号为穿刺点,穿刺针刺入,达到目标深度后,针尖进入骨膜而呈固定状态,针的角度朝着斜面调节前进;进针时的针抵抗感十分重要,大时针向椎体侧,小时针朝外侧,针就能与椎体保持良好的接触状态。针进入椎体前缘一定深度后,注入造影剂和局麻药混合液。摄其侧面像。良好的造影从正面像上没有超过椎体外侧缘的部分,侧面像也没有向椎间孔流的迹象。15min无下肢皮肤、肌张力低下的情况,即注入无水乙醇或酚甘油,每一阻滞点1~3ml,安静休息30min。易引起阴部大腿神经的神经炎,须注意。

②经椎间盘法;病人俯卧位于透视台,腹部下方置枕,减少腰椎的前弯曲。术者位于阻滞侧。在腰$_{2\sim3}$的水平椎间关节面较与矢状面接近,关节未向外突出,由后方经椎间盘穿刺容易。从正中线2.5~4cm的外侧取穿刺点。在背腹方向透视下,由穿刺点向椎间关节裂隙稍外侧进针,触及下位腰椎关节的上关节突,略微拔出针,再稍向外侧刺入。沿上关节突的外侧面滑动进针,感到与骨性组织有贴附黏着状,即针触及椎间盘后外侧。出现放射痛时针已触及神经根,立刻将针拔回,并改变方向,从神经根的内侧、同时由尾侧向椎间盘内进针,有到椎间盘表面的感触时,将针向椎间盘内刺入1~1.5cm,腰深部一过性钝痛,为椎间盘表层的窦椎神经受刺激所致。透视或X线摄像确定针尖位置,如针尖位置合适,注入造影剂与局麻药的混合液3ml,5min后无神经学异常时,注入无水乙醇或酚甘油1~3ml。

以上两种方法有一定的危险性,可诱发和促进椎间盘炎、椎间盘变性、神经根损伤等并发症,及腰动脉损伤等。

6.外科手术

(1)脊髓后正中后索点状切开术:是选择性切断了脊髓中间部传导内脏痛觉的神经纤维。治疗宫颈癌、肺癌和胃癌晚期腹部内脏痛,效果肯定。

(2)脊髓止痛手术:根据癌性内脏痛的不同部位和特点,行脊神经根切断术、脊髓前外侧束切断术和脊髓前联合切断术。应慎重选择。

(赵 艳)

第十一节 神经病理性疼痛和中枢性疼痛

一、幻肢痛

幻肢痛是指患者在截肢后主观感觉已经截除的肢体依然存在并有剧烈疼痛的现象。如果仅仅感到已被截除的肢体仍完整存在,称为幻肢现象。截肢患者0.5%~20%发生严重的幻肢痛。

【临床表现】

1.发病时间　幻肢痛多于失去肢体后立即出现，有的可在截肢手术后1周内发病。少数患者可在手术后数月或数年后才开始出现幻肢痛。

2.截肢前疼痛　截肢前有严重疼痛的患者比截肢前没有疼痛的患者更易发生幻肢痛，而且这些患者发生幻肢痛的疼痛性质、疼痛部位与截肢前的疼痛相似。

3.病程　幻肢痛可在术后1～2年内逐渐减轻，最后可能消失。

4.疼痛部位　幻肢痛主要疼痛部位在已被截除肢体的远端，如手指和手掌或足趾和足底部，正中神经或胫神经的分布区疼痛常最严重。

5.疼痛性质　幻肢痛疼痛的性质和程度不一，可呈灼痛、钻痛、刀割样痛或放射性痛，其中尤以灼痛较多见且较严重，酷似灼性神经痛。幻肢痛多呈阵发性发作或反复加重，夜间发作较多。有些患者的疼痛程度相当剧烈，以至于在发作时伴有全身颤抖等极端痛苦的表现。

6.幻肢痛的诱发或加剧因素　天气变化、情绪激动、触摸肢体残端或其他各种外界刺激均可诱发或加剧疼痛。

7.幻肢痛的体表触发区　截肢后刺激体表某些非疼痛区域可能诱发幻肢感，这些区域称之为“触发区”。例如，一侧上肢高位截肢并伴有幻肢痛者在双侧面部、颈部、上胸部和上背部可发现多组触发区。刺激触发区，可引发幻肢痛。幻肢痛越严重，其触发区的数目就越多。腰部、下腹部及双下肢均未发现触发区存在。触发区的大小可随时间推移而改变，但始终与幻肢有明确的对应关系。

8.合并残肢痛　幻肢痛常与残端痛(也称为残肢痛)合并存在，单纯的幻肢痛少见。

9.心理异常　患者在截肢后初期，从心理上难以接受业已存在的事实，无法摆脱伤肢所带来的心理上的创伤，可发生程度不同的心理异常，严重者可有精神异常。忧虑、抑郁、他人同情、社会的评价及情绪失调可明显引起或加重幻肢痛。幻肢痛者的心理障碍程度与幻肢痛密切相关。

10.压痛和扳机点　一些幻肢痛患者的肢体残端有明显压痛，有的可触及瘢痕硬结，残端近侧的神经干也常有压痛。这些患者肢体残端的局部皮肤极为敏感，轻微触压即可引起放射性幻肢痛，类似三叉神经痛患者的扳机点。

11.幻肢痛的调节效应　幻肢痛的感受在不同患者甚至同一患者的不同阶段可变化多样。已知有许多因素可使幻肢痛发生变化，如精神紧张、情绪苦恼、残端触摸或受压、天气变化、刺激身体其他部位、配戴假肢等。这些因素作用于患者，可使原本无痛的幻肢现象出现疼痛或幻肢痛加剧，也可使幻肢痛减轻或消失。

12.神经系统损伤与幻肢痛的关系　已经形成的幻肢现象，无论疼痛与否，可因大脑或脊髓损伤而发生显著变化。脊髓损伤可诱发或消除幻肢痛。在内囊后部的灶性脑梗死可使原来的幻肢痛消失，一过性的大脑功能失调可使幻肢痛的性质或程度发生暂时性改变。

【诊断要点】

1.截肢后感到已被截除的肢体依然存在并有剧烈的疼痛。

2.具有上述幻肢痛的临床表现特点。

3.体检时发现肢体残端有明显压痛、瘢痕硬结，近侧的神经干压痛，残端的局部皮肤极为敏感，轻微触压扳机点即可引起放射性幻肢痛。

4.应注意与截肢后残端痛相鉴别。幻肢痛的疼痛部位常位于截肢的残端或非残端，而残端痛仅位于截肢的残端。难以与截肢后残端痛相鉴别时，可行诊断性神经阻滞，局部压痛点注射或局部神经阻滞常可使残端痛缓解，却不能使幻肢痛缓解。

【治疗方法】

1.由于对幻肢痛的病原学和病理生理学机制还不能肯定，因此对幻肢痛的治疗目前仍是一个难题。手术治疗有时可能导致疼痛加剧，故应以非手术治疗为主。

3.一般治疗　经皮神经电刺激、针灸、超声波和微波在某些残端痛和幻肢痛患者有一定的治疗效果。理疗、按摩和被动活动可以改善残端的营养和局部血液循环，从而起到一定的治疗作用。

3.伤口愈合后，给残端以种种不同的刺激，鼓励患者早日下地活动，使患肢多接触阳光、空气、冷热水，并对残端进行按摩和拍打，促进残肢的功能恢复。

4.精神、心理治疗对某些具有精神因素的幻肢痛有非常重要的意义。要解除截肢造成的精神负担，树立生活的信心。早期给予适当的抗焦虑或抗抑郁药物治疗，

5.药物治疗　目前无任何特效药物。吗啡、哌替啶等药物不但不能解除幻肢痛，而且可以很快成瘾，反而增加患者的痛苦，应避免应用。长期持续的幻肢痛容易对任何治疗药物产生耐受性。

(1)卡马西平：在某些患者有显著疗效，常用剂量为0.1g，每日3次，口服。

(2)抗抑郁药物多虑平对有些患者有效，特别是脊柱骨折合并截肢患者。常用剂量为25mg，每日2～3次，口服。

(3)皮下连续输注氯胺酮：静脉注射氯胺酮0.3mg/kg，幻足出现温暖感，疼痛立即缓解，无任何中枢神经副作用，然后用套管针穿刺留管皮下，与微量泵相连，泵注氯胺酮0.2mg/(kg·h)，应教会患者操作，回家治疗，疗效较好。

(4)口服氯胺酮：静脉用氯胺酮0.4mg/kg后，疼痛缓解，后改用氯胺酮20mg溶于果汁中口服，10min后疼痛缓解，一般可维持6h。以后患者按此剂量每日口服4次。

6.神经阻滞治疗

(1)神经干周围阻滞：对发病早期且幻肢痛较轻者，可在相应的神经千周围局部阻滞，注射0.5%利多卡因10ml加入适量糖皮质激素。

(2)星状神经节阻滞：对上肢幻肢痛效果较好。每次可注射0.5%～1.0%利多卡因5～10ml。

(3)腰椎旁交感神经节阻滞：一般对下肢幻肢痛可行T_2、T_3交感神经节局麻药阻滞，必要时可用乙醇损毁腰椎旁交感神经节，先注射2%利多卡因5ml，然后注射无水乙醇1～3ml。

7.残端探查术　目的是祛除来自残端的各种刺激因素。可酌情施行残端探查术，切除残端瘢痕组织、神经瘤和松解神经血管束。也可采用微孔滤膜或医用生物膜将神经断端囊状包裹、神经束结扎术、神经断端吻合术、肌肉包埋术等。

8.神经调控　可选择脊髓神经电刺激、外周神经电刺激、大脑皮质电刺激和脑深部核团电刺激。测试有效者，可植入永久性刺激器。

9.*无抽搐电休克*　每周1～2次,共8～12次。对幻肢强迫体位及疼痛有一定的缓解作用。

二、残端痛

残端痛也称为残肢痛,系指截肢后所产生的断(残)端疼痛。易发生于高位截肢或肩、髋关节离断后,上肢较下肢多见。截肢后周围神经干切断常形成神经瘤,产生疼痛。截肢残端骨刺的形成是残端痛的另一原因,由于截肢时骨断端处理不当,骨端不平整而使骨刺刺入周围组织造成疼痛。

【临床表现和诊断要点】

1.残端痛常于截肢伤口愈合一个时期后开始出现,随时间推移逐渐加重。

2.残端痛多呈跳痛、刺痛或灼痛。

3.残端痛常伴有幻肢痛,情绪波动、嘈杂声响或天气变化均可使疼痛加重。

4.残端痛患者的疼痛多为弥散性疼痛,可由整个断端并向身体其他部位放射。

5.少数病例的疼痛也可较局限,仅位于断端的局部区域内。

6.检查残端常可发现有显著的压痛点。断端的局部非常敏感,受到触碰、抚摸、假肢压迫或一些其他的轻微刺激即可引起剧痛。

7.有时可触到瘢痕硬结或明显的骨刺。X线摄片可确定。

8.难以确定诊断时可行诊断性局部神经阻滞。

【治疗方法】

1.*对症治疗*　应用非甾体类抗炎药和抗惊厥药缓解疼痛。

2.*神经阻滞疗法*　在断端压痛明显处,注射局麻药和糖皮质激素混合液。也可注射肉毒素。

3.*局部神经毁损术*　在断端局部应用局麻药局部浸润麻醉后,注射无水乙醇或5%酚溶液或75%酚甘油溶液等神经毁损药。也可行射频热凝术。

4.*手术治疗*　可行残端探查术以切除瘢痕组织、神经瘤、骨刺和松解神经血管束。

三、灼性神经痛

灼性神经痛是一种与神经损伤有关的顽固性火灼样疼痛,伴有感觉和痛觉过度敏感。

灼性神经痛的发生与神经缺血有关,如神经处于瘢痕中、神经伴行的大血管损伤、神经干的微循环障碍、严重神经挤压伤或药物性神经损伤。缺血可使有髓纤维发生脱髓鞘改变。外露的神经纤维失去其绝缘成分,容易受到组织代谢产物如酸性离子、儿茶酚胺等的刺激,局部瘢痕的刺激均直接作用到轴突上,产生灼性神经痛。

【临床表现】

1.灼性神经痛多数在受伤后立即发生或在1周内发生,少部分在受伤1个月以后才发生。

灼性部位广泛，持续时间较长。周围神经损伤者，发展为灼性神经痛者占 1%～5%。

2.以 20～40 岁多见(小儿极少)。

3.好发部位依次为臂丛神经、坐骨神经、正中神经、胫神经、股神经。损伤部位 85%位于肘或膝关节以上，极少数发生在三叉神经、枕大神经和马尾神经所支配的区域。

4.大多数患者疼痛发生在肢体末梢浅表部位，尤以指(趾)尖、手(足)掌心、手的尺侧等部位为甚。表现为烧灼样疼痛或火辣辣的疼痛，疼痛的严重程度不完全一致，大多数患者的疼痛呈严重的、持续性的，约 2/3 的灼性神经痛患者还主诉深部组织有刀割样、针刺样、撕裂样、压榨样和搏动性疼痛。

5.灼性神经痛影响患者的日常生活、饮食、睡眠，甚至使患者产生极严重的心理和行为障碍。严重者食宿不安、情绪波动，以致产生病态人格及特殊行为。

6.温度、噪音、刺眼的灯光、情感因素(如愤怒、恐惧、精神紧张、兴奋)等也可加重疼痛。

7.轻度疼痛一般在 1～3 个月内消退，中度疼痛约 4～6 个月烧灼感消失，重度疼痛持续大约 1 年，极个别患者的疼痛可持续多年。

8.多数灼性神经痛的患者有交感神经过度活动的表现。多数患者早期表现为血管扩张，晚期则血管收缩。部分患者只有一种表现，或扩张或收缩。

9.灼性神经痛患者的皮肤导电水平比正常人高，皮肤血流低，而且受影响的肢体和对侧比有不对称性。皮肤异常干燥或异常潮湿。晚期，受影响的皮肤、皮下组织、骨骼、关节发生营养不良性改变。多数患者早期局部皮肤潮红，有弹性。以后逐渐发展可出现皮下组织萎缩，皮肤变薄、光亮，指甲僵硬卷曲，毛发稀少、失去光泽、粗糙。许多患者指间小关节僵直而固定，肌肉萎缩和纤维化，最后产生挛缩以及不同程度的骨质疏松。

10.多数患者有不同程度的心理、情感方面的障碍，如抑郁、焦虑，甚至个别患者还有自杀倾向。

【诊断要点】

1.患者典型的受伤机制，周围神经干(丛)损伤，神经受伤后灼性疼痛持续数月、数年以上。

2.性质为难以描述的灼性疼痛。

3.灼性疼痛的范围超越损伤神经的支配区。

4.灼性疼痛的程度，轻者影响情绪，重者痛苦不堪，不思食宿。

5.好发部位依次为臂丛神经、坐骨神经、正中神经、胫神经、股神经。

6.早期对交感神经阻滞治疗有效。

7.需与其他慢性躯体性疼痛、心理性疼痛、复杂性局部疼痛综合征等鉴别。

【治疗方法】

灼性神经痛的治疗强调尽早综合治疗。中断被累及的交感神经的病理性反射活动。经皮神经电刺激和其他物理治疗能缓解部分患者的疼痛。

1.发病时间短，3 个月以内的患者，倾向于保守治疗，如物理治疗、抬高患肢、牵引、制动、电兴奋、共鸣火花、针灸、音乐、锻炼和一般的身心调养。

2.药物治疗

(1)地西泮：5～10mg，每天 1 次，口服。

(2)普萘洛尔:4mg,每 4h 1 次,口服。

(3)酚苄明:开始可用 10mg,每 8h 1 次,剂量可酌情增加,每隔 2 日增加 1 次,直到出现直立性低血压为止。疗程一般 6 周。最长 16 周。副作用主要有直立性低血压,疗效一般较好。

3.积极镇痛,可使用麻醉性或非麻醉性镇痛药,以及其他全身性药物。

4.对严重灼性神经痛伴有心理障碍的患者有必要进行心理治疗。

5.全身静脉普鲁卡因疗法 0.5%普鲁卡因 500ml,缓慢静脉滴注。

6.星状神经节阻滞有效者可维持 3h,必要时可损毁星状神经节。

7.静脉区域交感神经阻滞常用药物是胍乙啶、利舍平,产生非选择性的交感神经阻滞,能阻断肢体的交感神经传导,起到阻滞交感神经的作用。没有局麻药阻滞和全身用药的副作用。

8.对于下肢,行腰交感神经节阻滞治疗。

9.对已发展成不可逆营养改变致挛缩者,可行外科矫形术。

10.手术治疗

(1)血管手术:与神经伴行的主要血管损伤,应当修复,血管本身的神经缺氧无疑也是造成灼性痛的因素之一。

(2)神经手术:快刀切除痛性神经瘤,让其固缩在血运丰富的软组织内。神经瘤切除后,将神经分成两束,两束做端端吻接,有利于轴浆的循环流动平衡。切除瘢痕较多和有张力的神经干,代之以神经移植。

(3)中枢痛觉神经元手术:尾状核电刺激。

(4)交感神经手术:包括星状神经节切除术、胸腰交感神经节切除术、交感神经切断术、化学性毁损术、神经破坏术和脊神经后根切除术等。主要适用于诊断性交感神经阻滞呈阳性而治疗性交感神经阻滞疗效不能维持者。

四、复杂性局部疼痛综合征

复杂性局部疼痛综合征(CRPS)指继发于局部损伤或全身性疾病之后出现的以严重顽固性、多变性疼痛为特征的临床综合征。常伴发自主神经功能障碍和营养不良,其严重程度与病程远远超过当初致病因素引起的损伤。1995 年,国际疼痛学会(IASP)提出了 CRPS 的概念,并将反射性交感神经营养不良命名为复杂性局部疼痛综合征Ⅰ型(CRPS type Ⅰ),将灼性神经痛命名为复杂性局部疼痛综合征Ⅱ型(CRPS type Ⅱ)。

在复杂性局部疼痛综合征中,某些对交感神经阻滞效果良好者,称为"交感神经维持性疼痛(SMP)";某些对交感神经阻滞无反应者,称为"交感神经无关性疼痛(SIP)";另外一些交感神经阻滞后疼痛反而加重者,称为"ABC 综合征"。

【临床表现】

Ⅰ型与Ⅱ型的临床表现相似,但Ⅰ型有神经损伤的可能性,可是不能确定是什么神经受损,而Ⅱ型一般有较明显且明确的神经损伤。具体表现为:

(一)疼痛

自发痛与诱发痛并存。诱发痛包括痛觉超敏与痛觉过敏。诱发因素通常包括机械性、温热性、精神性刺激等。疼痛部位超越当初损伤的区域，严重程度及病程与最初损伤不相符，疼痛性质多种多样。一般患者描述为烧灼样、持续固定或搏动性疼痛，经常伴有发作性疼痛。一些患者仅有疼痛而无其他症状。也有少数患者在病程的某些阶段不发生疼痛。

（二）自主神经功能改变

一些患者在一定时期出现自主神经功能改变。常见皮肤温度与颜色改变及出汗增多、皮肤湿润潮红、温度升高或降低不定。早期常因血管运动神经功能障碍出现水肿，或水肿体征不明显，但患者主诉肿胀感。

（三）运动功能改变

患者运动功能改变的客观征象多种多样，主要表现为受累区域功能不全。因为剧烈疼痛患者常常保护性地减少肢体活动，久而久之因肌肉无力、挛缩及关节僵直导致运动受限。少数患者可观察到肌肉震颤与肌张力障碍。

（四）营养障碍

皮肤变薄，外观发亮，也可出现变厚及脱屑、毛发脱落或异常粗糙，指甲变厚。常常发生失用性骨质疏松。

（五）心理改变

长期的剧烈疼痛、功能丧失及缺乏明确的诊断，常导致许多患者出现焦虑、恐惧、抑郁等情绪。需与原发性精神疾病出现疼痛症状相鉴别。

（六）其他

CRPS可具有游走性、复发性，或四肢中两个或以上肢体同时发生，但这种情况极少见。有时出现反复发作的难治性皮肤感染（与慢性水肿有关）、自发性血肿、色素沉着、手掌或脚掌皮肤结节性筋膜炎与杵状指（趾）。

【诊断要点】

目前还没有用于确诊CRPS的诊断性试验，诊断需依赖临床表现。

（一）病史

1.通常在伤害性事件或受伤制动之后发生。

2.单侧肢体起病（很少累及对侧）。

3.通常1个月之内起病。

（二）症状

1.疼痛

是CRPS确诊必需的症状。疼痛的特点各不相同，为自发痛或诱发痛，或二者共存。自发痛可表现为SMP或SIP或二者共存。呈烧灼样，持续固定或具有搏动性。

2.其他症状

（1）肿胀感。

（2）皮肤温度或颜色改变具有不对称性与不稳定性。

（3）出汗具有不对称性与不稳定性。

（4）营养改变：毛发、指甲及皮肤出现营养不良性改变。

（三）体征

1.痛觉过敏或痛觉超敏（轻微碰触、深压、关节运动及寒冷等均可产生疼痛）。

2.水肿（单侧发生，除外其他原因所致）。

3.血管自主神经功能改变不对称或不稳定的温度或颜色改变。

4.患肢出汗增加。

5.毛发、指甲及皮肤营养改变。

6.运动功能障碍（可能存在肌张力障碍与震颤）。

（四）自主神经功能状态

CRPS 诊断及治疗时应对患者进行自主神经功能状态评估。

1.血管舒缩功能

皮肤血管舒缩反应受交感神经和副交感神经共同支配，临床可用划痕试验检查。白色划纹症：以钝器轻划皮肤，半分钟出现白色划纹；红色划纹症：以尖物重而慢划过皮肤，半分钟后出现红色划纹。轻划、重划分别出现白色和红色划纹，或轻划先白色后红色划纹，均为正常。轻划与重划后若划纹颜色相同为不正常，均为白色是交感神经亢进，均为红色是副交感神经亢进。血管舒缩神经走行与感觉神经一致，可用以协助定位诊断。

2.诊断性交感神经阻滞　阻断支配病变部位的交感神经后，如疼痛缓解，温暖发热，则证实疼痛为 SMP。同一 CRPS 患者在病程的一定时期可能表现为 SMP，另一时期则可能表现为 SIP，二者可能交替出现。

3.立毛反射　用寒冷物或针刺、搔擦或揉捏方法刺激颈部皮肤（头部立毛肌反射）或足底皮肤（脊髓立毛肌反射），正常情况下立毛肌收缩出现“肌皮疙瘩”，如果刺激后，同侧颈部和胸部皮肤立毛反射特别明显，表明交感神经亢进。

4.自主神经反射　包括眼心反射、颈动脉窦反射及卧立和立卧反射。

(1)眼心反射：缓慢加重压迫双眼球侧面 30s，前后脉搏之差少于 10 次/分为正常，如大于 10 次/分为迷走神经占优势，如压迫后脉搏反而增多为交感神经占优势。

(2)颈动脉窦反射：缓慢压迫下颌角平面的颈动脉，感到其搏动即停止压迫，计数压迫前后脉搏差。正常差值为 6～12 次/分，大于此值为迷走神经功能增高。注意不可双侧同时压迫，且不可久压。对颈动脉窦过敏者严禁压迫。

(3)卧立和立卧反射：从立位变换成卧位，正常脉搏差小于 12 次/分，从卧位变为立位，正常脉搏差小于 24 次/分，如超过以上数值为阳性，表示交感神经兴奋性增高。

5.其他方法　微小神经电极法、微量发汗测定法等。

【治疗方法】

（一）损伤后早期预防

局部受到损伤后，尽快处理与治疗，充分镇痛，在一定程度上可以防止 CRPS 发生，即使发生也可以改善预后。有效镇痛能够使患者早期恢复活动与康复，减少失用性功能丧失。对限制活动的患者应在损伤急性期进行物理疗法，一般认为多种疗法联合使用效果较好。

（二）抗交感神经疗法

对SMP患者效果较好，常用方法如下。

1.耗竭交感神经末梢的去甲肾上腺素　局部静脉注射胍乙啶，间断注射，以期可以实现累积效应；酚妥拉明5mg，每天1～2次。

2.交感神经节阻滞　用局麻药阻断支配病变部位的交感神经节，包括星状神经节、胸交感神经节、腰交感神经节等。

3.采用手术、化学或射频方法　破坏交感神经的传导，近期效果好。

4.其他药物　可以试用可乐定及酮咯酸等。

（三）硬膜外隙与鞘内注射药物

注射局麻药或阿片类药物或二者联合用药，但副作用是易引起膀胱与直肠括约肌功能障碍。可乐定硬膜外隙注射可能缓解上肢与下肢疼痛，口服则无此作用。

（四）经皮电刺激与脊髓电刺激

经皮电刺激对儿童效果较好，对成人则无效。成人可以采用脊髓电刺激疗法。

（五）膜稳定药物

周围神经受损后自发兴奋性增高，可使用膜稳定药物。如利多卡因、卡马西平、苯妥英钠、丙戊酸钠、加巴喷丁及慢心律（美西律）等。

（六）抗抑郁药

常用的有阿米替林、多虑平（多塞平）、马普替林及丙米嗪等。宜先从小剂量开始服用，逐渐增加剂量。

（七）心理支持疗法

像其他慢性疼痛综合征一样，恐惧、焦虑、抑郁、功能丧失及失业压力等可能在CRPS的发展中起重要作用。心理支持疗法如认知疗法、生物反馈疗法及催眠疗法等对患者有很大帮助。

五、带状疱疹后神经痛

急性带状疱疹临床治愈后持续疼痛超过1个月定义为带状疱疹神经痛，6个月以上者定义为带状疱疹后神经痛（PHN）。

【临床表现】

1.疱疹临床治愈1个月后患区仍存在持续或发作性剧烈疼痛；患区范围内可见明显的色素沉着。

2.患区内明显的感觉、触觉异常，大部分患者对痛觉超敏，轻轻触摸即可产生剧烈难以忍受的疼痛；部分患者浅感觉减退，触痛明显。

3.疼痛性质以自发性刀割样或闪电样发作痛或持续性烧灼痛为主，多数患者疼痛剧烈，难以忍受。

4.由于对剧烈疼痛的恐惧，患者心理负担沉重，情绪抑郁，甚至对生活失去信心，有自杀倾向。

【诊断要点】

1.急性带状疱疹临床治愈后持续疼痛超过1个月或既往有急性带状疱疹病史。

2.明显的按神经分布区内感觉、痛觉、触觉异常，局部可见色素改变。

3.疼痛性质为自发性刀割样或闪电样发作痛或持续性烧灼痛、紧束样疼痛。

4.患区内明显的神经损伤后遗症状，如痒、紧束感、蚁行感、抽动或其他不适感。

5.患者心理负担沉重，情绪抑郁，甚至对生活失去信心，有自杀倾向。

6.根据疼痛性质和临床表现可进行临床亚型诊断。

(1)激惹触痛型临床表现以痛觉超敏为特征，轻轻触摸即可产生剧烈的难以忍受的疼痛。

(2)痹痛型：临床表现以浅感觉减退和痛觉敏感为特征，伴有触痛。

(3)中枢整合痛型临床上可兼有以上两型的部分或主要的表现，以中枢继发性敏感化异常为主要特征。

【治疗方法】

首先应该强调PHN的临床治疗方法及结果是非常复杂和多变的，到目前为止没有任何一种方法能够完全地缓解疼痛，多采用综合治疗的方法来缓解患者的剧烈疼痛、改善患者的生活质量。

(一)药物治疗原则

1.*麻醉性镇痛药*　弱阿片类麻醉性镇痛药对部分患者有效。

2.*抗抑郁药*　阿米替林(25～100mg/d)、多虑平(25～150mg/d)、氟西汀(20mg/d)等，可常规选用。使用过程中应注意从小剂量开始并逐步增加剂量，防止发生显著的副作用。另外去甲替林、马普替林也可以使用。

3.*抗惊厥药*　卡马西平(200～300mg/d)和苯妥英钠(200～300mg/d)，使用过程中应注意肝、肾功能，特别是老年患者和长期服药的患者。加巴喷丁(300～1500mg/d)也可以使用。

4.NSAIDs　早期可配合其他药物使用，但应注意此类药物的胃肠道副作用，尤其老年人应特别注意有诱发消化道出血的危险，个别临床病例可以毫无症状或主观感觉地突然发生大出血。

5.*局部用药*　对于局部皮肤激惹症状明显的患者，即激惹触痛型后遗神经痛，疼痛局部表面使用利多卡因、辣椒素和其他NSAIDs类乳剂或膏剂均能取得一定的治疗效果。

(二)中西医综合治疗

中西医综合治疗包括中医中药、针灸、理疗等，有时可部分地缓解患者的疼痛。

(三)区域神经阻滞、交感神经阻滞和硬膜外隙注药

区域神经或神经根注药，包括局部注药、神经干阻滞、椎旁神经根及颈、胸、腰交感神经节阻滞。联合使用镇痛、抗抑郁等药物是缓解后遗神经痛患者剧烈疼痛比较有效的方法，尤其对于病程<6个月的带状疱疹后神经痛效果比较理想。硬膜外隙注药用于后遗神经痛的治疗，许多患者仅能暂时缓解疼痛，其效果不如外周神经根注药或交感神经节阻滞。神经根毁损需谨慎，仅用于运动神经支配不重要的神经根，以免引起运动障碍。肋间神经根阿霉素化学毁损效果较好，每个椎间孔注入2～3mg，0.5ml，每次不超过三根。

(四)神经调控治疗

神经调控,如经外周(TENS)、经脊髓(SCS)、经下丘脑(DBS)电刺激止痛等均可选用。

(五)心理治疗

从广义上说,心理治疗包括患者所处的环境和生活条件的改善,周围人的语言作用,特殊布置和医师所实施的专门心理治疗技术等。狭义的心理治疗则指专科医师对患者所实施的心理治疗技术和措施。后遗神经痛患者均伴有不同程度的心理障碍,如焦虑、紧张、抑郁、异常人格特性甚至自杀倾向,只有辅以有效的心理治疗才能达到临床目的。

1.暗示

(1)支持性暗示治疗。

(2)解释性暗示治疗。

2.行为疗法

又称为矫正疗法,是临床医师专门设计特殊的治疗程序来消除或纠正患者的异常行为或生理功能。常用系统脱敏、厌恶疗法、行为塑性法及自我调整法等。

3.生物反馈

借助于仪器使患者知道自己身体内部正在发生的功能变化并进行调控的方法,以达到改善机体内器官、系统的功能状态,矫正应激时不良反应,维持心身健康的目的。

(六)患区后遗症状的处理

患区后遗症状是指后遗神经痛患者在支配区除了疼痛之外的症状,如感觉异常、蚁行感、痒、紧束感、麻木感或不定时抽动及其他不适的感觉等,部分患者主诉此异常比疼痛还要难以忍受,往往与疼痛症状并存,绝大部分长于疼痛期。临床处理比较困难,因为除了外周神经受损伤外,中枢异常整合机制的涉入也是主要因素。交感神经阻滞有时可缓解症状。部分症状可终身存在。

六、交感神经相关性疼痛

交感神经相关性疼痛是继发于外伤(如挫伤、骨折、烧伤等)、医源性损伤(如外科手术切口瘢痕、注射、徒手整复损伤等)、血管性疾病(如静脉或动脉血栓、脉管炎、血管硬化等)、内脏疾病(如胸腔、腹腔、盆腔内器官的肿瘤、炎症、缺血)以及脑瘤、蛛网膜下隙出血等疾病之后,以剧烈的自发性、顽固性、多变性疼痛,对触觉、痛觉的刺激异常过敏,血管运动障碍以及皮肤、肌肉与骨骼的营养障碍和萎缩为特征的临床综合征。该疾病与交感神经的功能障碍、受损有关。

【临床表现】

(一)疼痛

疼痛是主要症状,呈灼痛、电击痛、针刺样痛等,可表现为突发的自发性疼痛,也有患者无自发痛,当身体活动时方可出现疼痛。大多数患者因机械性、温热性、精神性、情感性刺激而诱发异样疼痛,疼痛呈弥散、扩散状,不沿神经走行,可有痛觉、感觉过敏表现。疼痛的程度与损伤的程度和基础疾病的严重程度无明显相关性。

（二）营养障碍

在损伤部位及其周围组织可出现浮肿。有时浮肿不明显，但主诉有肿胀感。随着疾病的进行性发展，毛发、指甲的生长速度由加快转为减慢，并逐渐出现皮肤菲薄、指甲卷曲且失去光泽。

（三）血管功能异常

可出现血管功能障碍。当血管收缩占优势时，皮肤湿冷、苍白；当血管扩张占优势时，皮肤温暖、潮红。皮肤温度可高可低，后期皮温呈下降趋势，表现为缺血性变化。有时可见出汗异常。

（四）运动功能障碍

早期即可出现握力下降和精巧运动功能障碍。后期韧带和周围组织纤维化可致关节挛缩、骨质疏松，进一步加重运动功能障碍。

【诊断要点】

1.有外伤、感染或内脏疾病等病史。

2.持续性烧灼样疼痛，或异样疼痛，或痛觉过敏，疼痛剧烈。

3.血管舒缩和排汗功能异常。肢体水肿或脱水，对寒冷等刺激过度敏感。

4.皮肤、指甲、肌肉、骨关节营养障碍。

5.早期关节周围水肿、晚期肌肉萎缩和韧带纤维化致运动功能障碍。

6.诊断性交感神经阻滞试验多为阳性。

7.X线影像可见患肢的骨萎缩、骨吸收。

【治疗方法】

（一）预防性治疗

1.首要原则是预防本病的发生。

2.受伤早期对创面完善的处理和充分的镇痛。

（二）神经阻滞治疗

1.阻滞原则

（1）反复使用局麻药，尤其是通过阻滞，使疼痛逐渐减轻。

（2）强调用药的单一性。

（3）当局麻药阻滞后，疼痛症状只是临时改善时，选择使用神经破坏性药物，进行神经毁损或行交感神经切除术。

2.交感神经阻滞

（1）星状神经节或椎旁交感神经节或腹腔神经丛阻滞：根据疼痛的部位，选择相应的交感神经节。

（2）常用2%利多卡因5ml或0.25%布比卡因5ml。每日或隔日或数日1次，数周到数月反复进行。

（3）化学性毁损交感神经节：常用7%～15%酚甘油或无水乙醇0.3～0.5ml注入相应胸、腹交感神经节，如果一次阻滞效果不充分，间隔1～2天后可重复治疗。

3.硬膜外隙阻滞

(1)对椎旁交感神经节阻滞困难或双侧病变时,用连续硬膜外隙阻滞。

(2)导管可留置3~5天,可视病情延长至8~15天。

(3)用0.5%利多卡因10~15ml,每日2~4次注入,或用镇痛泵连续注入,视镇痛效果,每小时注入2~4ml。

4.局部阻滞治疗

(1)局部静脉内注药治疗适用于四肢病变的患者。先于肢体近心端用止血带加压达到33.25~40.55kPa(250~300mmHg),于远端静脉末梢注入药物。胍乙啶10~30mg,用生理盐水稀释至20~40ml;或利舍平0.5~1.0mg加生理盐水50~100ml;或倍他米松20mg加1%利多卡因15~20ml等,15~20min后,逐渐分次放松止血带,治疗过程中应密切观察心律与血压的变化。

(2)局部浸润治疗直接在疼痛触发点用局麻药行局部浸润阻滞,有时能收到较好的疗效。

(三)药物治疗

1.抗抑郁药　常用阿米替林、丙米嗪、多虑平、马普替林等,成人从每日25mg起,老人从每日10mg起,每晚睡前顿服。若效果不明显且无副作用,可每日增加10~25mg,达到每日150mg后,维持使用1~2周。最大量不能超过每日300mg。当出现口干时,表明药量已足。

2.抗痉挛药　代表药物卡马西平、苯妥英钠、丙戊酸钠,对电击样疼痛有效。苯妥英钠每日300mg口服。

3.抗心律失常药　慢心律50~200mg,每日3次,口服。心动过缓、房室传导阻滞者禁用。利多卡因100~300mg静脉滴注,每日2~3次。

4.氯胺酮　0.3mg/kg,先静脉滴注半量后,余下的量在20min内静脉滴注。效果不明显时,可加至0.6mg/kg,2~3周为一疗程。可用氟哌啶或咪达唑仑对抗其副作用。

5.交感神经阻滞药　常用酚妥拉明,每次5mg,每日1~2次,口服。胍乙啶每日20~30mg,口服6周,服药期间注意监测血压。

6.其他药物　可根据治疗情况,选择应用一些药物,如非甾体类抗炎药、神经妥乐平、前列腺素制剂、激素、吗啡类等。

(四)电刺激

1.硬膜外脊髓电刺激　用硬膜外麻醉的方法,于硬膜外隙插入电极,自体外给脊髓以电刺激,以期达到镇痛的目的。电刺激装置参数多用频率1~200Hz,电压0~10V,脉冲宽度0.1~1.0ms,在这个范围之内可变换各种条件进行治疗,以患者疼痛减轻为标准。

2.经皮体表电刺激　在体表神经敏感点放置电极进行刺激,参数同硬膜外脊髓电刺激。

(五)交感神经切除术

对病情严重或晚期患者,一般治疗无效时,可行交感神经切断术。

(六)物理治疗

针灸、理疗可作为辅助疗法应用,有一定效果。

（七）心理治疗

罹患本症的患者，多伴有不同程度的精神、心理障碍，在治疗疼痛的整个过程中，要适当地给予精神、心理方面的治疗，如认知疗法、松静疗法、生物反馈疗法、催眠疗法等。

七、中枢性疼痛

中枢性疼痛是指中枢神经系统病变或功能失调所引起的疼痛。其原发病变在脊髓或脑内，常见的致病原因有出血、梗死、血管畸形、肿瘤、外伤、感染、多发性硬化、神经元变性、脊髓空洞症等。此外，癫痫和帕金森病患者的疼痛也可归为中枢性疼痛。

丘脑痛是最典型和最常见的中枢性疼痛，各种中枢性疼痛也曾被笼统地误称为丘脑痛，其实脑和脊髓的各种病变、从脊髓背角或三叉神经脊束核至大脑皮质之间沿神经轴索任何水平的病变都能引起中枢性疼痛。

【临床表现和诊断要点】

（一）疼痛出现的时间

中枢性疼痛继发于中枢神经系统的病变或功能障碍之后，可即刻出现疼痛，也可垂迟数月或数年后出现疼痛，大多数是在数月内发生中枢性疼痛。

（二）疼痛的部位

中枢性疼痛多发生在躯体感觉减退、感觉缺失或感觉异常的部位，范围大者可以翼及全身、半身、整个肢体或头面部，范围小者可以只是局部。少数患者没有感觉障导区域，也会出现中枢性疼痛，而且疼痛的部位也不是固定不变的。

（三）疼痛的性质

中枢性疼痛可以是任何性质、任何形式，程度可重可轻，各种内在或外界的刺激，如触物、寒冷、情绪波动等常可以诱发或加重疼痛。烧灼样痛是最常见的疼痛类型，其他性质的疼痛如刀割样痛、针刺样痛、撕裂样痛、压榨样痛、紧缩样痛以及放射痛、牵拉痛、隐痛、跳痛、蜇痛等也可以单独或合并存在。

（四）疼痛的持续时间

中枢性疼痛是一种慢性顽固性疼痛，大多数疼痛持续存在，可以阵发性加重，但一般没有无痛间隔。有些中枢性疼痛也可以间歇出现，例如多发性硬化的间歇性疼痛和部分癫痫患者的疼痛都表现为反复出现的发作性疼痛，存在明显的无痛间隔。

（五）疼痛的伴随症状

中枢性疼痛可伴有中枢神经系统病变的其他表现，如头痛、偏瘫、截瘫、单瘫、失语、共济失调、脑神经损害症状以及躯体的感觉障碍等。此外，疼痛部位的感觉异常和感觉过敏也是中枢性疼痛的常见症状，表现为轻微的触摸、冷热等正常刺激即可以引起剧烈的疼痛反应。

（六）辅助检查

CT、MRI、DSA、PET 等神经影像学检查多有阳性发现，如出血、梗死、肿瘤和脊髓空洞等。

【治疗方法】

中枢性疼痛的治疗比较困难，目前尚无确切的治疗方法，治疗往往只是减轻疼痛而很难根治疼痛，几种治疗方法的联合应用有时能够取得较好的止痛效果。

（一）药物治疗

1.抗抑郁药　抗抑郁药物不仅可以改善中枢性疼痛患者的抑郁症状，本身也具有一定的镇痛作用，是中枢性疼痛治疗中应用较多的一类药物。常用的抗抑郁药有阿米替林、多虑平、帕罗西汀、氟伏沙明、氟西汀等。

2.抗癫痫药　常用的抗癫痫药有卡马西平、苯妥英钠、丙戊酸钠、氯硝西泮等，这些药物可以通过不同的途径抑制病变神经元的异常放电，从而减轻中枢性疼痛。

3.抗心律失常药　用于治疗中枢性疼痛的抗心律失常药物有利多卡因、美西律、妥卡尼等，可以作用于中枢和周围神经系统的离子通道，抑制神经细胞 Na^+ 内流，降低神经元的病理活动。

4.镇痛药　镇痛药对中枢性疼痛的镇痛效果较差，应用大剂量的麻醉镇痛剂往往也难以满意地控制疼痛，所以并不是中枢性疼痛的首选治疗药物。常用药物包括颅痛定、曲马多、芬太尼、哌替啶和吗啡等。

5.其他药物

可以用于治疗中枢性疼痛的药物还有纳洛酮、肾上腺素能药物和胆碱能药物等，一般只作为辅助用药。

（二）手术治疗

1.脊髓止痛手术

(1)脊神经后根切断术：适用于躯干、四肢的节段性疼痛或区域性疼痛，手术切断范围应包括疼痛水平上、下各两个神经根，一般需要切断相邻的3～4个脊神经后根才能产生带状的感觉丧失。切断脊神经后根后，不仅其分布区域的痛觉丧失，触觉和深感觉等各种感觉也均丧失。

(2)脊髓前外侧束切断术：脊髓前外侧束主要为脊髓丘脑侧束，位于脊髓的前外侧1/4象限，是痛觉和温度觉的主要传入通路。切断脊髓前外侧束可以阻断痛觉的二级传导通路，也可以阻断非特异性痛觉传导通路，疗效较为肯定。上肢、上腹部和胸部的疼痛一般做脊椎颈$_2$水平的脊髓前外侧束切断；下腹部、会阴部、下肢的疼痛宜做脊椎胸$_2$水平的脊髓前外侧束切断。疼痛位于中线或双侧者，可以切断两侧脊髓的前外侧束，但在高颈髓不宜行双侧切断，以免引起呼吸肌麻痹。

(3)脊髓前连合切开术：可以切断两侧痛觉传导的二级交叉纤维，用一次手术解除双侧或中线部位的疼痛，而且可以避免损伤脊髓的其他传导通路，防止严重并发症的发生。主要用于治疗躯体双侧、中线部位的疼痛。上肢疼痛可做颈$_4$～胸$_1$脊椎节段的脊髓前连合切开术，胸、背部疼痛一般选择胸$_2$～胸$_8$节段，腹都疼痛、盆腔疼痛和下肢疼痛的手术节段在胸$_7$～腰$_1$。

(4)脊髓后根入髓区(DREZ)毁损术：可以毁损脊髓后角RexedⅠ～Ⅳ板层，痛觉传导的二级神经元都集中在此区域，毁损后能够部分破坏脊髓丘脑束和脊髓网状束，减少疼痛冲动的上行传递。另外，毁损 DREZ 后，脊髓后外束（Lissauer 束）的调节功能发生改变，也有一定的止痛作用。该手术主要适用于臂丛或腰丛神经撕脱伤后疼痛、脊髓损伤或截瘫后疼痛、残端痛或幻肢痛以及带状疱疹后神经痛等。

2.脑内止痛手术

（1）丘脑核团毁损术：丘脑是各种感觉的中继站，可以毁损的核团有腹后内侧核（VPM）、腹后外侧核（VPL）、中央中核（CM）、束旁核（PF）、中央旁核（PC）、中央外侧核（CL）以及丘脑枕核等。丘脑核团毁损短期疗效显著，但容易出现感觉迟钝等并发症，长期随访有些病例疼痛复发，多与脑内其他核团或结构的毁损联合应用，以增强止痛效果、减少并发症。

（2）中脑传导束毁损术：中脑的脊髓丘脑束和三叉丘系分别是躯体和头面部的痛觉传导到达丘脑之前在脑内走行最集中的部位，也是切断疼痛的脊髓丘脑通路的理想部位，可以用较小的毁损灶比较完整地阻断疼痛通路，适用于偏侧性范围较广的躯干或头面部疼痛。躯干疼痛毁损对侧中脑脊髓丘脑束，头面部疼痛则毁损对侧中脑三叉丘系，手术要采用脑立体定向技术，精确性要求较高。

（3）双侧扣带回前部毁损术：扣带回在解剖上联系着纹状体、前丘脑、隔区、穹窿、海马、边缘系统和额叶皮质，对控制各种行为、精神状态和情绪反应具有重要作用。慢性疼痛患者往往伴有情绪和精神状态的异常，而且疼痛与情绪的关系也非常密切，扣带回毁损切开后可使疼痛患者的焦虑、忧郁、恐惧与强迫等症状得到改善，疼痛也会有明显缓解。近年来，扣带回前部毁损术已成为治疗各种顽固性疼痛的一种常用的手术方式，一般同时进行双侧扣带回前部的毁损，才能获得较好的止痛效果。

3.电刺激镇痛术　电刺激可能会引起中枢神经系统某些神经递质的改变，激发内啡肽的产生，或抑制甚至阻断痛觉传导，从而起到镇痛作用。常用的电刺激部位有脊髓背柱、丘脑腹后外侧核（VPL）、腹后内侧核（VPM）、三脑室后下部脑室旁灰质（PVG）和导水管周围灰质（PAG）等。电刺激的近期镇痛效果一般比较满意，远期疗效会有所减退。

八、灼热足综合征

灼热足综合征是指因营养不良而引起足底、小腿灼热样剧烈疼痛的一组症状群。该症又称为“疼痛足”、“电击足”、“痛足”及“闪电足”。该病病因尚不清楚。近年来研究认为，其原因可能是由于长期营养不良造成多种维生素缺乏，尤其是烟酸、核黄素和泛酸缺乏而引起的神经代谢障碍。

【临床表现】

1.主要的特征是两侧足趾和足背发生难以忍受的烧灼感和剧烈疼痛，疼痛的性质如针刺样、搏动性，呈电击样。一般为持续性痛、发作性加剧且表现为“晨轻夜重”，以致影响行走和睡眠。疼痛遇热则重；冷敷或浸于冷水中略可减轻。个别病例亦可发生在两侧小腿，甚至股部和双手。

2.局部感觉异常，痛觉减退成过敏；多汗潮湿。

3.病程长者，可因休息不好、精神紧张而有自主神经紊乱症状。

【诊断要点】

1.有长期营养不良和多种维生素缺乏史,如有群体性发病更具有诊断价值。足趾疼痛有“晨轻夜重”、“冷轻热重”特征。

2.局部检查无红、肿、热、痛的特征。

3.物理学检查及肌电图检查均无阳性发现。

【治疗方法】

1.病因治疗　烟酸 50～100mg;泛酸 50～200mg;核黄酸 5～10mg,每日 3 次,可使症状明显改善,亦可同时加用维生素和酵母,至症状消失后持续 1 个月。同时应补充高热量饮食及各种营养素。

2.神经阻滞疗法　低位硬膜外阻滞或骶管阻滞,每日或隔日 1 次;严重者可行连续硬膜外隙注药。药物可选低浓度局部麻醉剂,如 0.5%利多卡因、0.25%布比卡因。严重者可加用吗啡 0.2mg 加入 0.25%利多卡因溶液内,每 12h 注药 1 次。

3.镇痛药物治疗　可选用非甾体类抗炎药物。

4.TENS 疗法　刺激腓神经、胫神经表皮投影区以缓解疼痛。

5.其他　指导患者尽量下垂两足,足底部冷敷和冷水浸泡以缓解疼痛,同时注意多休息。

九、叶酸缺乏性周围神经病

叶酸即嘌呤谷氨酸,属水溶性维生素 B 族,是神经元代谢过程中的重要物质,是核酸合成所必需的物质。当体内叶酸缺乏时,可使神经元赖以代谢的 DNA 合成障碍而引起神经系统的损害,称叶酸缺乏性周围神经病,同时引起造血系统和胃肠道病理性改变。在我国,叶酸缺乏症的发病率北方明显高于南方。

【临床表现】

本病起病及进展均较缓慢,临床表现主要为多发性周围神经炎。

1.肢体远端感觉减退或消失,范围呈“手套”或“袜套”样分布,亦可出现麻木、刺痛及灼热感。

2.严重者可出现四肢无力,尤以下肢明显。表现为闭目难立、共济失调及深感觉丧失、巴宾斯基征阳性等亚急性脊髓联合变性表现。同时常伴有易激动、健忘、失眠等精神症状。

【诊断要点】

根据病史及上述临床表现可诊断本病。实验室检查可发现血清叶酸含量降低(正常值 13.4～47.67nmol/L),尿排泄叶酸减少。电生理检查显示感觉及运动神经传导速度均延迟。

【治疗方法】

本症多属营养缺乏性疾病,故首先要加强营养卫生知识的宣传教育.纠正饮食、烹调方面不科学的习惯,减少食物中叶酸等营养成分的破坏和丢失,从而达到祛除病因、改善症状,而且还有积极的预防作用。

1.药物治疗　叶酸口服 5～10mg,每天 2～3 次,连续服用 3～6 周或至临床症状消失。胃肠道吸收不良者可肌注甲酰四氢叶酸，每次 3～6mg，每天 1 次。症状重者可辅助应用维生素 B_{12} 及维生素 C。

2.神经阻滞疗法　可采用相应的神经节、神经根或神经丛阻滞，以改善局部营养、代谢，促进炎性改变的恢复，减轻疼痛，缓解症状。

3.TENS 疗法　肢体周围神经炎用 TENS 疗法可起到辅助治疗的作用。

十、维生素 B_{12} 缺乏性周围神经病

维生素 B_{12} 是机体合成 RNA、DNA 过程中所必需的一种辅酶，在动物组织中含量较多。每日需要量约 2～7μg，体内总含量为 3～6μg。当体内维生素 B_{12} 缺乏时可引起周围神经和中枢神经系统的病理性改变。

【临床表现】

主要表现在神经系统的病理性改变。尤其是四肢的周围神经，且下肢重于上肢。典型的症状是感觉障碍，严重者可出现运动障碍。

1.感觉障碍　早期常出现主观感觉障碍，表现为手足麻木、蚁行感或灼热感，进展可出现感觉过敏、减退或消失，常有束带状感觉异常，可伴有疼痛，呈自发性，刺激时加重。

2.运动障碍　病程进展缓慢，严重者出现下肢强直、行走困难、肌肉萎缩和腱反射消失。

【诊断要点】

1.临床表现　对称性、远端性神经系统损伤的症状，结合既往有全胃切除或胃大部分切除史和肠道疾病史，应首先考虑本病。

2.实验室检查　血清维生素 B_{12} 含量低于 150pmol/L，可作为本病的有力依据。尿中甲基丙二酸排泄增加，放射性核素维生素 B_{12} 吸收试验呈现缺陷。

【治疗方法】

对引起本病的直接原因，给予相应治疗措施，同时对症、支持治疗。

1.药物治疗　给予维生素 B_{12} 250～500μg，肌内注射，每日 1 次。亦可使用弥可保，其疗效较维生素 B_{12} 好，应用方法同维生素 B_{12}，也可加用 ATP、辅酶 A 等。

2.神经阻滞　可根据神经受损部位采用相应的神经节、神经根或神经丛阻滞，以改善局部神经营养、代谢，促进炎性改变的恢复，减轻疼痛，缓解症状。

3.TENS 疗法　用于周围神经炎，可起到辅助治疗的作用。

十一、维生素 B_1 缺乏性多发性神经炎

维生素 B_1 亦称硫胺素，蕴含于多种食物中，以酵母中含量最多，豆类、麦类、肉类、动物内脏（肝、心、肾）中含量十分丰富，糙米和米糠中含量很高。因饮食、烹饪习惯致摄入不足和（或）机体代谢障碍等原因而使维生素 B_1 缺乏，由此引起的周围神经疾病称为维生素 B_1 缺乏性多发性神经炎。脚气病是典型的维生素 B_1 缺乏症。

【临床表现】

因各种原因使维生素 B_1 缺乏持续 3 个月以上即可出现临床症状。

1.神经系统　最常见的病变是多发性周围神经炎。初始为疲乏、无力、小腿肌肉酸痛、头痛、失眠、食欲不振、体重减轻等。继而出现典型症状，即进行性四肢感觉异常，自远端上行进展，下肢较上肢重。自足及踝部出现感觉过敏及灼痛，并有针刺样疼痛，蚁行感，呈袜套样分布，夜间尤甚，以致影响睡眠。其后，过敏带向上发展，严重时出现痛觉、温觉及振动觉依次消失，随之出现四肢远端无力、肌肉酸痛（以腓肠肌最显著）、步态不稳，病程长者可见远端肌肉萎缩，造成垂足、垂腕。腱反射早期亢进，后逐渐减弱至消失。

2.心血管系统　常有运动后心悸气促，心前区胀闷痛、心动过速及水肿。如不及时治疗，短期内水肿迅速发展，呼吸困难加重，发生急性心力衰竭。

【诊断要点】

本病诊断主要依据营养缺乏史和典型的临床表现，并可依靠下列检查加以确诊。

1.蹲踞试验　患者取蹲踞姿势时，即觉小腿疼痛，起立困难。

2.挤压腓肠肌时有疼痛

3.足背、踝部、小腿下部皮肤触觉、痛觉减退

4.膝腱、跟腱反射异常、减弱或消失

5.实验室检查　发现血丙酮酸增高，红细胞转酮酶活性降低，糖代谢指数大于 15。

6.心电图检查　窦性心动过速、P-R 间期缩短、QRS 波低电压、Q-T 间期延长及 T 波双向变化。

7.肌电图检查　可出现传导速度减慢。

8.诱发电位　躯体感觉诱发电位可出现异常。

【治疗方法】

对本病的治疗原则是祛除病因，并尽早摄入大量维生素 B 族。

1.一般治疗　饮食宜采用富含维生素的高蛋白低盐饮食。注意休息，适当加强肢体的被动和主动功能锻炼，防止肌肉萎缩。

2.药物治疗　以维生素 B 族制剂为主，口服硫胺素片 5～10mg，每日 3 次，并可同时服用酵母片（干酵母）或复合维生素。对不能口服或肠道吸收不良者，可肌内注射维生素 B_1 10mg，每日 2 次，连续 7～10 日，或加兰他敏 5～10mg，肌注，每日 2 次。

3.神经阻滞治疗　对疼痛、感觉异常严重者，可根据病变部位，选取相应的交感神经节段施行阻滞术，上肢发病者可阻滞同侧星状神经节，双上肢对称者应交替阻滞。下肢发病者可阻滞腰$_{1\sim3}$交感神经节，双下肢对称者可行硬膜外阻滞术。能明显改善周围神经营养和促进代谢，缓解疼痛和其他症状。

4.TENS 疗法　有利于防止肌肉萎缩，对本病有辅助治疗作用。

十二、糖尿病性神经病变

糖尿病性神经病变是糖尿病患者发生的一组疾病症状群，表现为自主神经系统和末梢神

经系统的功能障碍。

【临床表现和诊断要点】

有长期的糖尿病病史，血糖控制不理想，逐渐出现糖尿病性神经病变，主要症状为肢体末梢甚至躯干皮肤有异感、异常胀痛。疼痛夜间会加重，并且干扰睡眠。体检可见皮肤感觉功能减弱和皮肤的异常性疼痛。肌电图和神经传导速率的检查可以定量地评估外周神经病变的程度。

应与可导致神经病变的其他疾病相鉴别，如麻风病性外周神经病变、人类免疫缺陷病毒感染、酒精中毒、重金属中毒、维生素缺乏、甲状腺功能减退症、尿毒症和急性周期性卟啉病等。

【治疗方法】

1.控制血糖　血糖控制越好，糖尿病性神经病变的症状越轻。血糖的剧烈波动可使神经病变的发展迅速。部分患者在将口服的降糖药转为胰岛素治疗后，糖尿病性神经病变的症状有所缓解。

2.药物治疗

(1)抗抑郁药：阿米替林在糖尿病性神经病变时有确切疗效。其他的抗抑郁药，如去甲替林和去甲丙米嗪等同样有临床疗效。但是，此类药物有很强的抗胆碱能副作用，包括口干、便秘、镇静、尿潴留。对于青光眼、心律失常、前列腺肥大的患者应小心应用。为了使副作用最小，阿米替林的剂量应从睡前10mg开始应用。当副作用在允许范围内，可将睡前剂量加大到25mg，若仍能耐受，可每周将剂量加大25mg。患者会在10～14天内有睡眠改善和疼痛减轻。

(2)5-羟色胺再摄取抑制：剂氟西汀也可用于糖尿病性神经病变，此类药比三环类抗抑郁药更容易被患者接受。

(3)抗癫痫药苯妥英钠和卡马西平单独应用或两者与抗抑郁药联合应用有不同程度的疗效。加巴喷丁对各种神经痛有效，睡前服用300mg，白天每天2次，每次服300mg。

(4)抗心律失常药：美西律对糖尿病性神经病变的切割样或烧灼样疼痛有效。

(5)局部用药：局部应用辣椒素可以控制疼痛。它的主要副作用是烧灼感和红斑，所以大多数患者不愿应用。经皮贴或凝胶局部应用利多卡因可短时缓解糖尿病性神经病变的疼痛。对于那些应用美西律治疗的患者必须小心，因为此药的蓄积可产生毒性作用。

(6)镇痛药：一般来说，麻醉性镇痛药对于神经性疼痛疗效不好。可使用曲马多，其对阿片类受体的结合较少，并且可缓解症状。曲马多与抗抑郁药物合用时要注意有可能增加患者突发癫痫的风险。

3.神经阻滞　已证实单用局麻药或加糖皮质激素行神经阻滞，对于糖尿病性神经病变引起的急性或慢性疼痛有治疗作用。

4.神经调控　脊髓电刺激神经可明显缓解疼痛。神经毁损技术非常少用，即使采用，也只用于糖尿病性神经病变疼痛严重影响患者的功能或生活者。

（刘晶宇）

第十二节　特殊疼痛

一、原发性骨质疏松症

原发性骨质疏松症主要以骨量减少和骨的微细结构破坏为特征，使骨的脆性增加并易发生骨折的一种全身性骨骼疾病。

【临床表现】

疼痛是骨质疏松症最常见和最主要的症状。其原因主要是由于骨转换过快，骨吸收增加。在吸收过程中，骨小梁的破坏和消失、骨膜下皮质骨的破坏均可引起全身骨痛，其中以腰背痛最为常见。若发生骨折，疼痛加剧。无并发症的骨质疏松患者可无症状，或只有乏力、骨痛。特别是在背部与骨盆区，常为持续性疼痛，一般与骨质疏松程度有关。尤以劳累时加重，机体活动受限，日久可引起下肢肌肉不同程度的萎缩。骨质疏松病程进展缓慢，患者多以腰背疼痛和(或)骨折来就诊。

脊柱椎体压缩性骨折、髋部骨折和桡骨远端骨折是骨质疏松症患者中最常发生的三种骨折。发生在胸、腰段的压缩性骨折，除有骨折症状外，尚有轻度肠麻痹，胸部可出现肋间神经痛。

患者可出现驼背，重者可引起胸廓畸形，甚至影响心、肺功能。肋软骨与骨盆上缘贴近，在腰部两侧常伴有疼痛。

部分患者也可出现脊柱弥漫性疼痛，多见于绝经后的骨质疏松症，沿脊柱有弥漫性压痛，原因不明。经过一段时间后疼痛也可自行消失。

【诊断要点】

原发性骨质疏松症主要根据临床症状和体征并结合辅助检查结果进行诊断。

(一)影像学检查

1.*X 线平片*　病变最常发生在椎体、肋骨、骨盆及股骨上端。椎体所见特点为骨密度降低，侧位片因髓核的张力，使疏松椎体的上下两个面形成凹形，凹缘的密度较高。压缩骨折的椎体呈楔形。骨折后的新生骨较为致密。全身其他部位的骨骼密度也有所降低。

2.*光子吸收法*　利用放射性核素所产生的射线，在穿透人体组织时被吸收，使其强度下降的原理，由计算机检测出射线衰减强度，换算成矿物质含量，可用于皮质骨及骨小梁的扫描，对骨质疏松的诊断有较大的参考价值。

3.*X 线吸收法*　本法基于 X 线在穿透骨组织时，因骨矿物质含量的不同而产生不同的 X 线吸收，通过检测器检测穿透骨组织的 X 线的强度，得出骨矿物质含量数值。

4.*定量 CT 扫描*　定量 CT 扫描可对骨骼密度进行三维测量，通过对 CT 图像重建处理所产生的 X 线衰减系数，来确定任何部位的组织密度。

5.超声波检查　此方法为新型无创骨质疏松诊断技术。应用超声波在不同介质中传播的速度及衰减系数的差异，能够测定骨骼的密度和强度，从而可以早期显示骨量的变化。

（二）形态计量学方法

通过骨穿刺取得骨组织样本，做成病理切片，在图像分析仪上对切片中骨小梁的数量、形态和分布进行观察、计算及分析，得出骨组织中骨基质、骨小梁等参考值。

（三）实验室检查

实验室检查尤其是生化检查对于骨质疏松的诊断具有重要意义，不仅有助于区分不同原因的原发性与继发性骨质疏松，而且还可用于预测发生骨折的危险性、监测骨量丢失以及选择适当的治疗方案。检测项目主要包括：①性腺激素；②钙调节激素：甲状旁腺素、降钙素、1，25-$(OH)_2$ 维生素 D_3 等；③血钙、血磷、尿钙以及 24h 尿钙/肌酐比值；④骨钙素；⑤碱性磷酸酶；⑥尿羟脯氨酸。

【治疗方法】

（一）延缓骨量的丢失和增加骨量的储存

1.采取以预防为主、防治并举的原则。

2.重视营养和药物治疗并举。

3.抓住年龄时机，早补、早防、早治疗。

（二）对症处理

骨质疏松症临床上常见的并发症是疼痛及骨折。因而可以利用药物、物理、神经阻滞和外科手术等方法对这些并发症进行综合治疗，并辅以康复措施，控制和缓解骨质疏松症的并发症状。

（三）药物治疗

对于骨质疏松患者可考虑酌情选用药物治疗。

1.补充钙剂及维生素D　每日给予钙剂 1～2g 为宜，睡前服用。老年妇女常有肠腔钙吸收障碍，同时应给予维生素 D，剂量每日 4000U，或服用阿尔法 D_3，首次量每日 0.5μg，维持量每日 0.25～0.5μg，以增加钙和磷从肠道吸收，促进骨骼矿化，降低血液中甲状旁腺激素水平和减少骨钙吸收，减轻骨骼和肌肉的疼痛。

2.性激素　雌激素是预防绝经后骨质疏松的首选药物，并对减少骨折发生具有肯定疗效。给予丙酸睾酮，可促进钙、磷、氮的贮存，对骨的生成有效。

3.降钙素　降钙素的快速作用可以抑制破骨细胞活性，缓慢作用可以减少破骨细胞数量，有止痛、增加活动的作用，并具有改善钙平衡的功效。

4.其他药物　还有甲状旁腺激素、二磷酸盐类、氟化物、异丙氧黄酮等，对原发性骨质疏松症都有不同程度的治疗作用。云克为 ^{99}Tc（锝）和二磷酸盐的合剂，静脉输注可以起到修复骨膜、减轻疼痛的作用。

急性骨折患者需卧床休息，服用适当镇痛药，给予降钙素甚为有效。穿特制的背心支架可限制脊柱活动。椎体压缩骨折腰痛明显者，患者可适当卧床休息，但不能过分强调制动，否则会加重骨质疏松的发展。三维正脊对于刚发生的椎体压缩骨折有一定的复位作用。

二、类风湿关节炎

类风湿关节炎(RA)是最常见的结缔组织疾病,人群的患病率大约为1.5%。类风湿关节炎的病因不明,似存在遗传倾向。环境因素能触发类风湿关节炎的活动,开始自身免疫应答反应。免疫异常包括滑囊液中自身浆细胞产生的炎性免疫复合物和抗体,如类风湿因子(RF)。当类风湿关节炎进展,患者自身的T辅助淋巴细胞渗入关节囊液中,产生细胞因子(如肿瘤坏死因子,粒细胞-巨噬细胞集落刺激因子),促进炎症反应,增加局部纤维素、前列腺素、胶原酶和白细胞介素-2的含量,吸引其他的炎性反应细胞参与,进一步促进血管炎和关节的损伤,导致受累关节的滑膜变厚,伴有血管翳,最终导致具有破坏性的多系统损窨。

【临床表现和诊断要点】

1.症状和体征　类风湿关节炎的发作较隐匿,患者早期的表现常为易疲劳、乏力、肌痛、食欲减退和全身不适等症状。关节晨僵渐发展,出现对称性关节烧灼样痛、腱鞘炎和关节两端的渗出。皮肤发红也可伴随其他炎性关节炎(例如痛风、脓毒性关节炎)。任何关节都可被侵袭,腕、膝、踝、掌指关节和足的骨骼最常见。若不加治疗,滑囊炎会加重,关节产生渗出液。肌腱发炎,可出现自发性断裂。最后,软骨组织和支撑性骨骼的破坏将导致严重的疼痛和功能障碍。受累的关节变形,包括屈曲性挛缩,手指和腕尺侧倾斜。炎性反应严重时可波及关节以外的组织,如胸膜、肺、心包、肾等,出现相应的表现。

2.实验室检查　类风湿关节炎患者的血红蛋白轻度降低。少数出现中性粒细胞减少症,常伴有脾大。也可出现血小板增多症、中度到重度的高丙种球蛋白血症。90%以上的患者红细胞沉降率和C-反应蛋白升高。类风湿因子滴度能够预示疾病的严重程度,较高的滴度标志着病情更加严重,而滴度下降也为类风湿关节炎治疗有效的粗略标志。

活动期的类风湿关节炎,其关节滑囊液中可见白细胞增多,主要是多形核细胞,也有淋巴细胞和单核细胞。黏度下降,蛋白水平增加。不出现结晶。

3.X线检查　早期类风湿关节炎的影像检查无特异性,常见软组织肿胀,提示关节液增加。随着疾病发展,骨软骨破坏和血管翳形成更加明显。类风湿关节炎最早的特异性放射线检查结果最常见于第2、第3掌指关节和近端第3指骨关节,可见软组织呈纺锤样肿胀,关节腔狭窄,关节周围的骨质缺损,关节面虫凿样改变,起保护作用的关节软骨缺损。在炎性肌腱腱鞘下出现浅表侵蚀。随着关节破坏的进一步加重,可见关节腔完全消失,出现各种畸形和骨与关节的移位,如指(趾)的天鹅颈样畸形。尺侧偏斜或掌指关节偏差是类风湿关节炎的特征性变化。

【治疗方法】

尽管类风湿关节炎不能治愈,但是大多数患者接受适当的治疗后,其症状能明显缓解,并且降低了严重残疾的可能。然而,有8%～9%的类风湿关节炎患者,尽管接受了最佳治疗,也会面临严重的残疾,影响自理能力和日常生活能力。

类风湿关节炎急性炎症的关节若得不到休息或固定,常导致不可逆的损伤,随后出现疼痛和功能障碍。所以对于急性类风湿关节炎的炎性反应,妥善的固定有助于减缓手和足畸形;同时强有力的抗炎治疗也非常重要。

（一）抗炎药物治疗

急性炎症应使用非甾体类抗炎药进行强效治疗，如阿司匹林、布洛芬等。为降低副作用，应给予保护胃黏膜的药物，如双水杨酯或水杨酸镁复合物、枸橼酸铋钾或 H_2 受体拮抗剂（雷尼替丁等）。不能耐受 NSAIDs 的患者，考虑使用 COX-2 抑制剂，但需要注意其心脏不良反应。鱼肝油也有利于抑制关节内前列腺素，促进心血管健康。

尽管 NSAIDs 是治疗急性类风湿关节炎的一线用药，糖皮质激素能显著缓解疾病急性加重期的疼痛和功能障碍。一般来说，糖皮质激素作为类风湿关节炎的治疗用药，局限用于不能耐受其他治疗或有威胁生命的关节外表现，如心包炎、胸膜炎或肾炎的患者。向发炎并疼痛的关节腔内注射小剂量糖皮质激素有助于缓解症状，阻断炎性发展，并可避免全身用药的副作用。

（二）免疫调节治疗

NSAIDs 或糖皮质激素是否能作为单独的治疗药物来改善类风湿关节炎的进程，还不明确。在类风湿关节炎的早期可使用免疫调节药物。

1.*免疫抑制剂*　包括甲氨蝶呤、硫唑嘌呤和环孢素。这些药物抑制类风湿关节炎急性反应的作用相同，总体耐受性好。必须监测骨髓抑制、肝肾功能损伤和肺炎。免疫抑制剂有触发恶性肿瘤的可能，尤其是长期使用硫唑嘌呤。甲氨蝶呤能够干扰叶酸代谢，需要同时行叶酸替代治疗。

2.*金制剂*　治疗类风湿关节炎有效，有注射液，常通过肌内注射给药，一周 1 次。也有口服制剂。副作用包括显著的肾脏和肝脏毒性，以及潜在的皮肤和血液毒性，甚至危及生命。

3.*青霉胺*　如果金制剂治疗无效或出现毒性反应，可口服青霉胺。青霉胺潜在的严重副作用有骨髓抑制、肾脏损伤和狼疮样综合征、肺出血-肾炎综合征和重症肌无力。使用医生应熟悉药物的毒性反应，并必须严密观察这些危害生命的不良反应。

4.*羟氯喹*　也能缓解轻度到中度活动期类风湿关节炎患者的症状。药物耐受性好，主要的副作用有肌病，还有眼部的副作用，包括可逆的角膜炎和可能不可逆的视网膜变性。

5.*柳氮磺吡啶*　主要用于溃疡性结肠炎，也可用于治疗类风湿关节炎。毒性小于金制剂和青霉胺，起效缓慢但全身耐受性好。肠溶性制剂增加了其耐受性。使用该药的患者需要监测血常规和血生化，从而发现血液、肾脏和肝脏的副作用。

6.*依那西普和英夫利昔单抗*　这是新的细胞因子调节药，单独或联合甲氨蝶呤治疗类风湿关节炎疗效明显。依那西普和英夫利昔单抗都是阻断了肿瘤坏死因子-α。急性类风湿关节炎的患者体内肿瘤坏死因子-α 的数量增加，会加速炎性反应，从而引起疾病相关的疼痛、肿胀和四肢僵直。这些药物的作用机制是通过结合游离的肿瘤坏死因子-α，减少加速炎性反应的数量。依那西普通过皮下给药，一周 2 次，耐受性好，副作用少，包括神经系统功能障碍、视神经炎和很少见的血细胞减少。英夫利昔单抗通过静脉给药，常伴有寒战、发热、血压异常和皮疹。这些药物不能用于急性感染患者，由于药物能抑制炎性反应，甚至是很小的感染，用药后也会威胁到患者生命。也有报道显示，这些药物治疗类风湿关节炎过程中能使结核病重发。

（三）物理和康复治疗

局部冷、热疗法能明显缓解疼痛、肿胀和四肢僵直，由理疗医师根据病情选择。使用矫形器装置防止关节变形是类风湿关节炎患者治疗过程中的一个组成部分。夜间固定夹减慢尺侧倾斜，疾病早期应使用。使用鞋的嵌入物和穿着合适的鞋也有助于保存功能和减轻疼痛。卧床休养保护肘部和跟腱，减少受压部位类风湿结节的发生。当急性炎症控制后，应实施温和的物理治疗方法，关注康复锻炼、关节保护及运动范围和功能康复。

（四）外科治疗

外科治疗局限于急性关节损伤的修复，如关节半脱位、软骨撕裂、肌腱断裂等，以及受压性神经病变的减压。全关节成形术适用于关节严重受损的患者。需要牢记，类风湿关节炎患者特别是有颈$_{1\sim2}$半脱位危险的患者，需要早期手术治疗避免致命性的脊髓损伤。任何外科治疗应结合理疗和康复，从而避免术后功能的进一步丧失。

三、小儿疼痛

（一）小儿疼痛的特点

1.小儿疼痛的诊断和治疗比较复杂，因小儿表达能力有限，欠合作，病史陈述不清，查体结果不可靠，治疗措施难以实施。

2.小儿对疼痛的敏感性高，年龄越小对疼痛越敏感。

3.小儿有时因惧怕治疗而隐瞒病情，不及时向医生及家长陈述疼痛，常延误治疗。

4.小儿疼痛的持续时间与成人相比明显缩短，常表现为阵发性疼痛，疼痛发生后，强度迅速减弱，表现为高起点短时程。

5.疼痛是一种强烈的不愉快的伤害性感受，可引起小儿和成人相似的反应，包括呼吸、循环、激素代谢、免疫等，可影响小儿的健康生长、发育。此外，疼痛对小儿心理和精神也有很大的影响。

小儿疼痛的评估相对困难，且具有特点。

（二）小儿生长性疼痛

生长性疼痛是一种原因不明的发生在小儿生长旺盛期之前的一种肢痛症。学龄儿童约5%发生过此疼痛。发生疼痛的最常见年龄是11岁，11岁学生中约20%的男生和30%的女生有此疼痛体验。

【临床表现和诊断要点】

1.疼痛部位以膝关节周围最常见，髋骨及股上段后侧次之，主要累及股部肌肉及腓肠肌。

2.不定期间歇性发作的下肢痛，发作频率不规则，夜间较多，疼痛轻重不一，持续时间不定，从数秒到数小时。

3.发作时无其他伴随症状，疼痛消失后肢体活动正常。

4.体格检查无异常发现。

5.实验室检查及影像学检查无异常发现。

诊断主要依靠临床表现，要与风湿性关节炎进行鉴别诊断。

【治疗方法】

1.一般无需特殊治疗，本病随生长发育的成熟可完全自愈。仅需注意疼痛的变化。

2.疼痛发生时可对症处理，发作频繁时可口服非甾体类抗炎镇痛药。

3.局部按摩、热敷等处理能否缓解症状难以肯定。

4.可用维生素 C 或补钙治疗。

5.本病预后良好，不影响健康，无后遗症。

（三）小儿腰骶椎裂

小儿腰骶椎裂是一种先天性骨骼发育畸形，分为脊膜膨出和腰骶椎隐性裂两个类型。有的小儿无任何症状，直至成年后发生疼痛。也有的在婴幼儿期就出现症状。可引起慢性神经根炎，病变附近软组织受累后引起韧带增厚、粘连、肌筋膜炎。随着年龄增长，活动增多，组织损害越来越重。脊膜膨出手术修复后，遗留的疼痛等并发症也比较常见。可因术中神经根或脊髓损伤，术后瘢痕形成等因素引起。小儿腰骶椎裂大多发生在后侧，发生在前侧的极少见。可见以下几种类型：隐性脊柱裂、脊柱裂伴脊膜膨出、脊柱裂伴脊髓脊膜膨出、脊柱裂伴脊髓外翻，可合并有脊髓内积水、无脊髓、畸胎瘤、皮样囊肿、骶骨发育不全、原发性泌尿系畸形及阿-奇畸形。

【临床表现】

1.腰骶部包块或局部皮肤异常。

2.神经系统症状症状的多少与程度，因脊髓及脊神经畸形程度而定，较常见的有下肢弛缓性瘫痪、大小便失禁等。随着年龄的增长，神经系统症状逐渐加重。

【诊断要点】

1.临床表现

2.体格检查　包块多位于背部的中线，偶有偏离中线，大小不定，表面皮肤正常或有毛发增多、色素沉着、红色斑痣等。脊柱裂伴脊髓外翻可见纵行的梭形肉芽创面，有时可在脊髓中央见纵行沟，即未闭合的神经管，有时可见脑脊液滴出。隐性脊柱裂没有包块，只有皮肤异常或无异常表现。包块通畅试验阳性，有时可触及骨质缺损。下肢弛缓性瘫痪和肌肉萎缩，感觉和腱反射减弱或消失。下肢常见发冷、青紫和水肿。马蹄足很多见，可有肌肉挛缩，有时伴髋关节脱位。

3.辅助检查　X 线、CT 及 MRI 检查均可见到椎板棘突缺如，CT 与 MRI 检查还可观察脊髓及脊神经情况。

小儿腰骶椎裂的诊断需与该部位的畸胎瘤、脂肪瘤及皮样囊肿相鉴别。

【治疗方法】

1.手术治疗应注意保留神经组织，防止发育过程中神经继续受到牵拉和压迫，以免畸形不断发展，加剧神经的功能障碍。

2.已有神经、肌肉功能缺损者，手术不能使之恢复。治疗可采取理疗、热敷、口服非甾体类抗炎镇痛药。局部压痛点注射或神经阻滞效果较好。

3.一般认为病儿有轻度的下肢瘫痪和大小便失禁时，仍应早期手术，术后再做功能重建及肛门括约肌成形术。

4.出生后早期手术感染危险少，神经根受到牵拉和压迫较轻，其支配区肌肉功能损害小。

四、皮肤瘢痕痛

由皮肤创面愈合后形成或正常皮肤自然发生的瘢痕引起的原发性疼痛，称为皮肤瘢痕痛。

【临床表现和诊断要点】

皮肤瘢痕痛为皮肤瘢痕部位及其周围一定范围内的烧灼样刺痛或跳痛、紧箍样感，阴雨天气或气温变化时症状可加重，同时伴有血管痉挛、发绀、多汗、皮肤和指甲的营养障碍等一系列交感神经功能亢进的表现。此外，还可出现肌力减退，但无肌肉萎缩。瘢痕在下肢和足部时可影响站立、行走，发生在上肢则可出现握力减弱。若瘢痕组织过度增多可形成蟹足状瘢痕疙瘩，称为“蟹足肿”。有时瘢痕可诱发内脏反射而引起内脏功能障碍。如头皮的瘢痕有时可诱发癫痫和心绞痛发作，背部瘢痕则可引起顽固性恶心和神志不清等表现。

根据病史，结合临床表现诊断本病并不困难。但若伴有瘢痕疙瘩时应与纤维肉瘤等疾病进行鉴别诊断。

【治疗方法】

本病症状顽固，治疗较困难，瘢痕中的神经纤维往往需要数月或数年的时间才能修复至正常。本病易复发，常需长期反复治疗。

（一）病因治疗

局部可采用放射治疗、物理疗法，也可外敷肤疾宁和类固醇激素软膏。亦可在瘢痕组织内注射皮质类固醇激素。此外，还可口服 H_1 或 H_2 受体阻滞剂，如氯苯那敏、西咪替丁等。

（二）疼痛的治疗

1.镇痛、镇静药的应用　可根据病情适当选用非甾体类抗炎药；对于症状顽固者可考虑使用麻醉性镇痛药。

2.神经阻滞疗法

（1）局部浸润阻滞：在瘢痕敏感部位的基底部注入0.5%～1%利多卡因或0.25%布比卡因，常能收到满意的疗效。

（2）神经阻滞：适用于瘢痕或疼痛范围广且无明显敏感点的患者，根据瘢痕及疼痛所在部位，可选择相应的硬膜外间隙、神经根、神经丛、神经干或神经支进行阻滞。在局麻药中可加入维生素B族或皮质类固醇激素，每周1～2次，5次为一疗程，一般疗程较长，需反复治疗。

（3）交感神经阻滞：如出现反射性交感神经萎缩症的体征时，应对支配瘢痕部的交感神经节进行阻滞，常可收到良好的镇痛效果。交感神经阻滞对蟹足肿有特殊的治疗效果，通过反复阻滞治疗可使蟹足肿逐渐缩小。

3.瘢痕皮下射频热凝神经毁损术

4.中医中药

(1)毒热内蕴、血瘀阻络型,以清热解毒、活血化瘀为原则。

(2)瘀血内阻、血流不畅型,则以活血化瘀、软坚散结为治疗原则。

(3)气虚血滞、脉络瘀阻型,则以益气养血、活血通络为治疗原则。

在上述治疗基础上,可同时外用瘢痕止痒膏。

5.对于顽固性病例也可采用在瘢痕疼痛敏感位点皮下注射酚溶液或无水乙醇,能起到延长疗效的作用。如经上述处理措施还不能奏效,可考虑应用外科手术切除瘢痕,对于较大的神经纤维瘤亦有手术切除的必要。

（于新平）

参 考 文 献

1.(美)艾德默,倪家骧.区域麻醉与急性疼痛治疗学(翻译版).北京:人民卫生出版社,2011
2.曲元,刘秀芬.疼痛治疗与麻醉咨询.北京:人民军医出版社,2010
3.郭政.老年麻醉学与疼痛治疗学.济南:山东科学技术出版社,2002
4.(美)米勒,邓小明,曾因明.米勒麻醉学(翻译版).北京:北京大学医学出版社有限公司,2011
5.吴新民.麻醉学高级教程.北京:人民军医出版社,2014
6.黄宇光.麻醉学.北京:人民卫生出版社,2010
7.庄心良.现代麻醉学.北京:人民卫生出版社,2004
8.(英)麦格康纳谢,姚尚龙.高危患者麻醉技术(翻译版).北京:人民卫生出版社,2012
9.熊利泽.麻醉学高级系列丛书·危重病症治疗技术.北京:人民卫生出版社,2011
10.张贤军.创伤麻醉及重症监护治疗学.南京:东南大学出版社,2013
11.章明,祝胜美.临床麻醉和疼痛治疗解剖学.杭州:浙江大学出版社,2008
12.王士雷,曹云飞,孟岩.麻醉危象急救与并发症治疗(第二版).北京:人民军医出版社,2012
13.曲元,刘秀芬.疼痛治疗与麻醉咨询.北京:人民军医出版社,2010
14.李文志.麻醉学高级系列丛书·危重病症的诊断与治疗.北京:人民卫生出版社,2013
15.赵俊.现代麻醉诊断治疗学.北京:中国铁道出版社,2007
16.杨承祥.麻醉与舒适医疗.北京:北京大学出版社,2011
17.王保国.麻醉科诊疗常规.北京:中国医药科技出版社,2012
18.佘守章.围术期临床监测手册.北京:人民卫生出版社,2013
19.田玉科.麻醉科指南.(第三版)北京:科学出版社,2013
20.方向明.分子麻醉学.北京:科学出版社,2012
21.邓小明,姚尚龙,曾因明.2013麻醉学新进展.北京:人民卫生出版社,2013
22.宋德富.麻醉科合理用药.北京:人民军医出版社,2011
23.岳云.简明神经麻醉与重症监护.北京:人民卫生出版社,2009
24.孙增勤.使用麻醉手册.(第五版)北京:人民军医出版社,2012
25.(美)海特米勒,(美)施温格尔,黄宇光.约翰·霍普金斯麻醉学手册(翻译版).北京:人民军医出版社,2013
26.于奇劲,肖兴鹏.围术期麻醉相关高危事件处理.北京:人民军医出版社,2011

27.CarA.Warfield,ZahidH.Bajwa 主编,樊碧发译.疼痛医学原理与实践.(第二版).北京:人民卫生出版社,2009
28.韩济生,倪家骧.临床诊疗指南疼痛学分册.北京:人民卫生出版社,2007
29.杭燕南.当代麻醉学.(第二版).上海:上海科学技术出版社,2013
30.弗里德伯格,丑维斌,费剑春译.美容外科麻醉学(翻译版).沈阳:辽宁科学技术出版社 2015
31.李惠芳,张小梅.临床麻醉学亚专业——疼痛治疗.昆明医学院学报,2007,04:138
32.于布为.麻醉学的进步与嗜铬细胞瘤的手术治疗.上海医学,2009,02:92-93
33.余志平.麻醉学研究关注疼痛治疗.中国医药报,2003-12-04
34.郑方.休克时内分泌系统的改变及有关治疗问题——日本国弘前大学麻醉学教研室尾山力教授来我国讲学内容之一.国外医学资料.麻醉与复苏,1980,04:2-3
35.严相默.疼痛综合征的麻醉学方法治疗(附 126 例报告).延边医学院报,1982,01:31-34
36.姚尚龙.现代麻醉学进展.华中医学杂志,2006,02:77-78
37.郭绍红,王晶晶.麻醉学监护下的局部麻醉胸腔镜胸交感神经阻断术 114 例.中国内镜杂志,2012,01:21-25
38.杭燕南,孙大金.麻醉学的新概念和新进展.上海医学,2005,11:905-907
39.高亚利,方才.循证医学与麻醉学.国外医学.麻醉学与复苏分册,2004,04:231-234
40.冯华,王天龙.颈动脉内膜切除术麻醉学进展.中国现代神经疾病杂志,2010,04:420-425